重庆市公益出版专项资金资助项目

主 编 陈幸华 张曦 孔佩艳

HLA不全相合造血干细胞移植

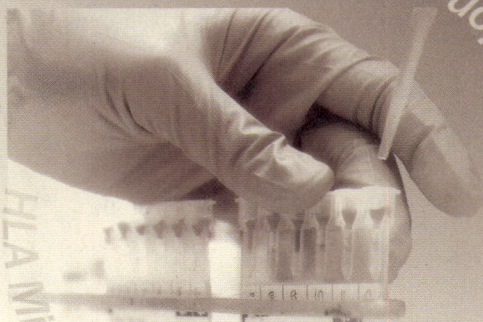

HLA Mismatched Hematopoietic Stem Cell Transplantation

国家一级出版社
全国百佳图书出版单位 西南师范大学出版社
XINAN SHIFAN DAXUE CHUBANSHE

编委会

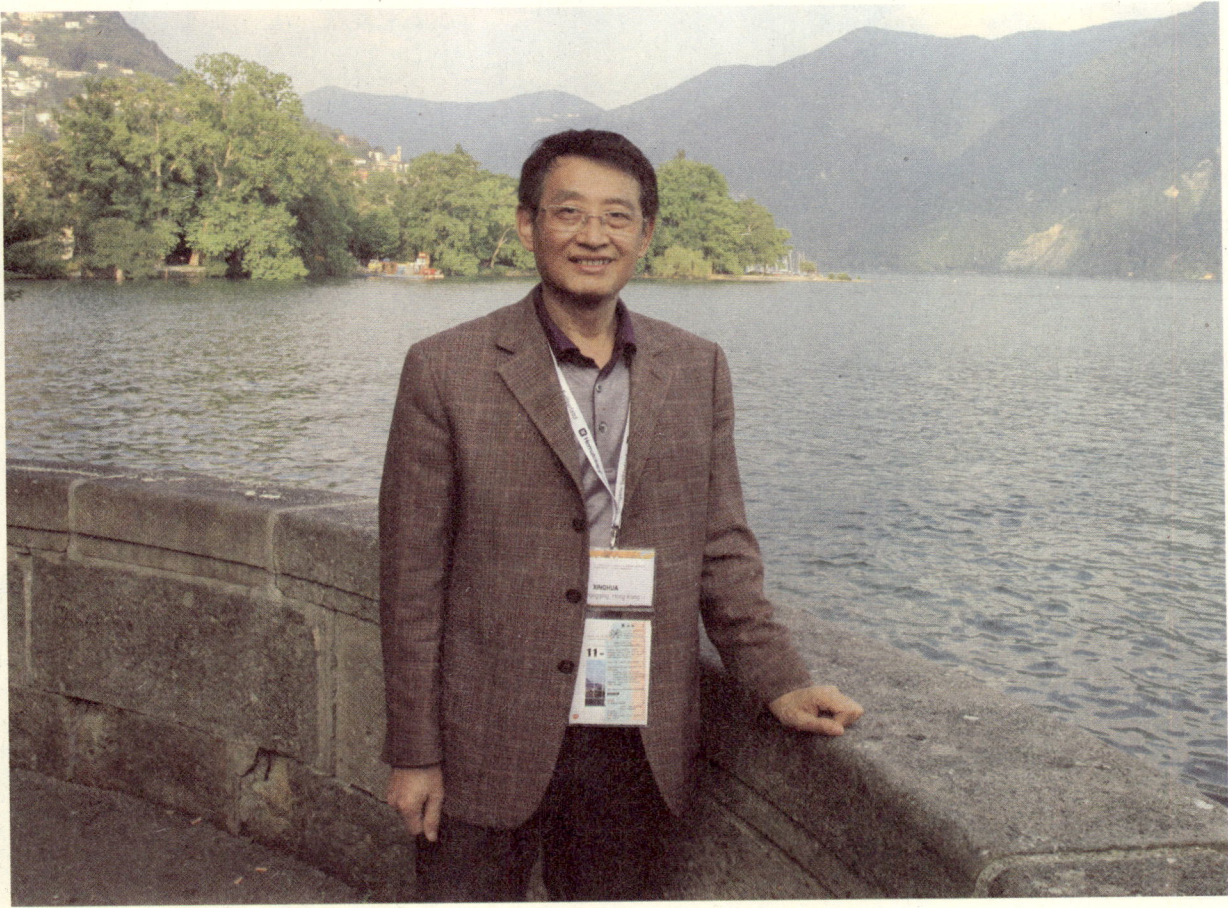

陈幸华

第三军医大学新桥医院全军血液病中心专家,主任医师,教授,博士生导师。

    1983年毕业于第四军医大学医疗系本科,1996年获第三军医大学实验血液学博士学位。重庆市学术技术带头人,中国抗癌协会血液肿瘤专委会副主任委员,重庆市医学会血液病学专业委员会主任委员,中国人民解放军医学科学技术委员会血液学专业委员会副主任委员,中华医学会血液学分会委员,中国医师协会血液科医师分会委员会委员,中华(两岸三地)造血干细胞移植合作组组员,重庆市中西医结合学会常务理事,重庆市中西医结合学会血液专委会主任委员。担任《中华实用医药杂志》常务编委,《中华医学杂志》、《中华血液学杂志》等9种杂志编委。

    主持国家自然科学基金项目5项,重庆市自然科学基金重点项目1项。以第一作者或通信作者在国外SCI收录期刊、国内统计源期刊发表论著260余篇。主编专著3部、副主编专著3部,参编卫生部"十一五"规划教材1部。以第一完成人获重庆市科技进步一等奖1项、军队科技进步二等奖3项、军队医疗成果二等奖1项。已招收培养博士后2名,博士生17名。

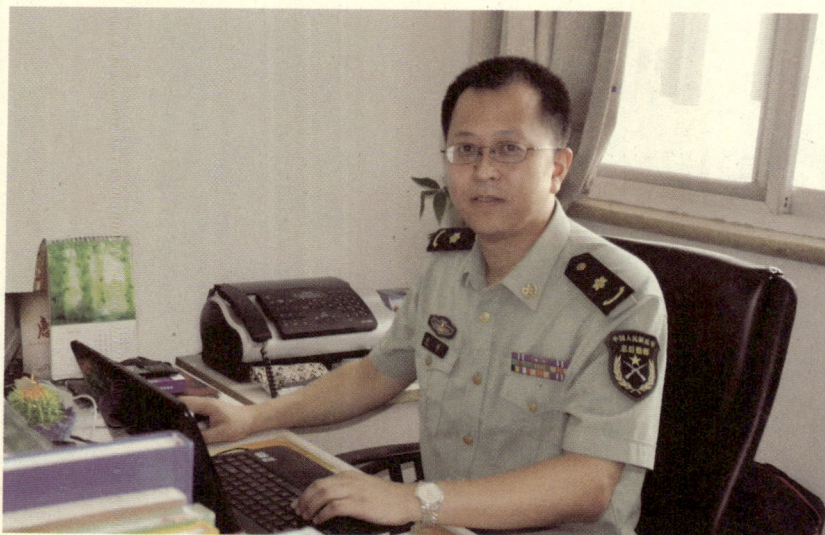

2006年获第三军医大学内科血液病学博士学位。兼任中华医学会血液学分会青年委员会委员、中国病理生理学会实验血液学专业委员会委员、中国抗癌协会血液肿瘤专委会全国委员、卫生部海峡两岸血液专家委员会全国委员、全军血液学青年委员会副主任委员等学术职务。获重庆市科技进步一等奖1项、二等奖1项，军队医疗成果二等奖1项，军队科技进步二等奖1项，获国家发明专利1项，实用新型2项，计算机软件著作权1项。主持国家自然科学基金及省部级科研课题9项，主编专著1部，副主编专著2部，参编全国高等学校统编教材1部。在国内外学术期刊上发表120余篇论文。

张曦

第三军医大学新桥医院全军血液病中心主任，
副主任医师，副教授，硕士生导师。

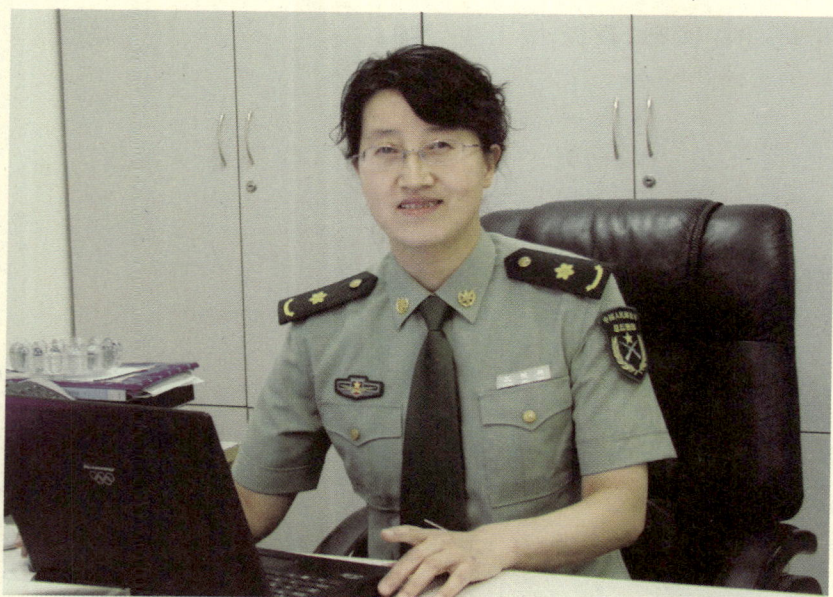

1996年获华西医科大学血液与肿瘤学专业博士学位，1996.9-1998.11在第三军医大学从事实验血液学博士后研究工作。兼任重庆市中西医结合学会血液专委会常务委员等学术职务。获重庆市科技进步一等奖1项，军队医疗成果二等奖1项，军队科技进步二等奖2项，四川省科技进步二等奖1项。主编专著《血液肿瘤的生物治疗》、《血液病诊疗精要》，副主编专著《小儿血液与肿瘤性疾病》。承担包括国家自然科学基金课题在内的10项科研课题。在国内外学术期刊上发表100余篇论文。

孔佩艳

第三军医大学新桥医院全军血液病中心副主任，
主任医师，教授，博士生导师。

前言

　　异基因造血干细胞移植是迄今被公认的治疗恶性血液病最有效的手段之一，也是治疗重型再生障碍性贫血、地中海贫血等非恶性血液疾病有效可靠的方法，人类白细胞抗原（HLA）相合的亲缘相关或无亲缘相关供者是异基因造血干细胞移植最合适的供者。然而，仅有25%~30%的患者能找到HLA相合的亲缘供者；在无亲缘关系人群中找到HLA相合供者的概率是1/50000~1/100000，甚至更低，且其寻找过程耗时较长而应用受限；在我国，随着单子女家庭数的日益增加，约70%~80%的患者因不能寻找到HLA相合的供者而失去造血干细胞移植治疗的机会。

　　如果供受者之间HLA位点不合数不超过一半，则称为HLA不全相合造血干细胞移植。在目前开展A、B、DR位点配型的异基因造血干细胞移植中，相合的等位基因的位点数可以是1个，也可以是2个或2个以上。HLA不全相合的供者（亲缘或非亲缘）来源广，如果能跨越HLA屏障，成功进行HLA不全相合造血干细胞移植，将使更多的患者获得生的希望。近年来随着HLA配型技术的进展，预处理方案的优化，新的免疫抑制药物的研发和生物治疗的开展等，使得HLA不全相合造血干细胞移植范围不断拓宽，其安全性和有效性进一步提高。HLA不全相合造血干细胞移植具有以下优点：需要移植的患者可以很快找到合适的供者；可根据年龄、疾病状态和供受者之间存在的诸多不利影响因素中选择最佳的供者；可有效控制细胞采集和移植物组成成分；因移植物具有抗白血病效应，使HLA不全相合造血干细胞移植后的疾病复发率降低；为满足移植后需要，可方便进行供者来源的细胞治疗。但是，HLA不全相合造血干细胞移植随着不相合位点数的增多，植入失败率高、造血重建慢、宿主抗移植物反应和移植物抗宿主病重、免疫重建迟、致死性感染发生率及移植相关死亡率高等诸多障碍，移植难度增加。

　　本书是目前国内第一部关于不全相合造血干细胞移植的专著。全书主要由总论和各论两大部分组成。总论分基础篇和治疗篇，阐述了HLA不全相合造血干细胞移植的基本概念、生物学基础、移植的具体技术等，并结合本单位与造血干细胞移植关系密切的造血微环境方面的研究进展进行了较为系统的介绍。各论部分，介绍了HLA不全相合造血干细胞移植在血液系统恶性肿瘤和其他类疾病中的应用。本书所涉及的各种新知识、新概念以及对于各种疾病的移植方案，都是本书编委们不断探索、艰苦实践的成果，旨在为血液学临床医师、实验研究人员、研究生和大专院校师生提供有益的参考。

　　本书的全部内容由多位长期从事造血干细胞移植的临床专家和研究人员

参加编写。该书的主编单位第三军医大学新桥医院血液科系中国人民解放军血液病中心重庆市医学重点学科,重庆市学术技术带头人单位,中国抗癌协会血液肿瘤专业委员会副主任委员单位,重庆市血液病专业委员会主任委员单位,中国造血干细胞捐献者资料库重庆市分库干细胞移植中心,重庆市造血干细胞移植、采集资质牵头单位,中华(两岸三地)造血干细胞移植合作组组员单位。该学科形成了以"造血细胞新来源探索及其移植重建血液肿瘤造血与免疫功能"的研究方向,近5年来获得国家自然科学基金及省部级科研资助课题30余项,发表CSCD论文300余篇、国外SCI论著40余篇,主编及副主编专著8部。《造血干细胞移植与重建造血功能的系列研究》于2010年获重庆市科技进步一等奖1项,获军队和省部级科技进步二等奖4项,医疗成果二等奖4项;获国家发明专利2项,实用新型3项,计算机软件著作权1项;优秀教学成果奖2项。主编单位亦为博士后流动站、博硕士学位授予点,已招收培养博士后2名,博士生17人,硕士生31人。

除本专著编委会外,特别感谢参与本书修订的朱丽丹、樊智敏、刘珊珊、陈果、王买红、于前进、沈照华、马影影、邓天霞、吴莎、徐亚琪、李忠俊、杨镇洲、王吉刚、司英健、王存邦、常城、郝磊、孙浩平、孙焰、付相建、张锦海、刘颖、向莎丽、魏立、涂葳、范方毅、张勇、李佳丽、杨世杰、张洪洋、邓小娟、墙星、冉岑霞、向茜茜、刘嘉、罗晓庆、刘学、刘焕凤、秦先念、陈婷、蔺诗佳、刘红云、张颖、吴静、蒋丽全、陈小丽、彭欣、冉凤、冯娜、李莎莎、周小琴、徐静、钟燕、陈瑶、熊贵莉、孙恒蕊、吴芳芳、熊傲雪、柳丽娟、邓欢、杜严兴、张玉、曾理、唐杰、吴承萍、曾荔、郝静、何业艳、李爽、黄茂、王应爽、蒲萄、王丽、胡晓、青小玉、李怀瑶、刘庆、王惠、田艾蘁、贾伊姝、曾映、伍洪群、蒋歆渝等人。

由于造血干细胞移植领域学科交叉性强,技术更新快,文中内容仅为编者个人的经验和意见,难免出现片面或不足之处,望各位同道和读者不吝赐教。

第三军医大学新桥医院血液科
中国人民解放军血液病中心
陈幸华　张　曦　孔佩艳

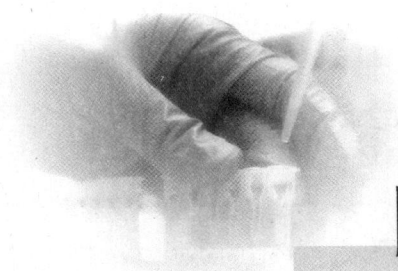

目录

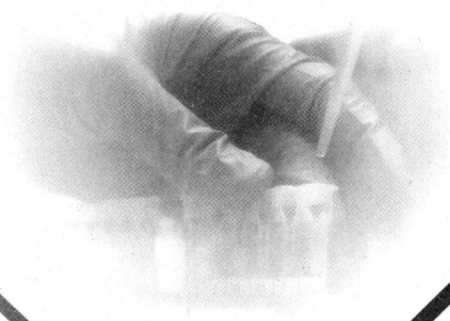

基础篇

第一章 概 述

异基因造血干细胞移植(allogeneic hematopoietic stem cell transplantation,allo-HSCT)是目前许多血液系统恶性肿瘤的有效治疗方法,也是免疫缺陷性疾病、某些遗传代谢性疾病和极重度骨髓型急性放射病治疗的最有效手段。目前,全世界每年进行造血干细胞移植(hematopoietic stem cell transplantation,HSCT)的患者超过10万例。人类白细胞抗原(human leukocyte antigen,HLA)全相合的亲缘相关或无亲缘相关供者是allo-HSCT最合适的供者。然而,仅有25%~30%的患者能找到HLA相合的亲缘供者;在无亲缘关系人群中找到HLA相合供者的概率是1/50 000~1/100 000,甚至更低,且其寻找过程耗时较长而应用受限。在我国,随着独生子女家庭数的日益增加,70%~80%的患者因为不能寻找到HLA相合的供者而失去HSCT治疗的机会。

如果造血干细胞移植供受者之间HLA位点不相合的数目不超过一半,则称为HLA不全相合造血干细胞移植。在目前开展的对A、B、DR位点配型的异基因造血干细胞移植中,相合的位点数(等位基因)可以是1个,也可以是2个或2个以上。因此,95%以上的患者能够找到HLA不全相合的供者,若能顺利跨越HLA限制,可使更多需接受移植治疗而无全相合供者的患者获得治愈的机会。

第一节 基本概念

一、血液系统及造血干细胞

血液系统由血液和造血器官组成。血液由血浆和悬浮其中的血液细胞即红细胞、白细胞及血小板组成。造血干细胞是各种血细胞与免疫细胞的起源细胞,可增殖、分化成为各种淋巴细胞、红细胞、血小板及白细胞等(图1-1)。胎肝是胚胎期主要的造血器官,出生后4周,骨

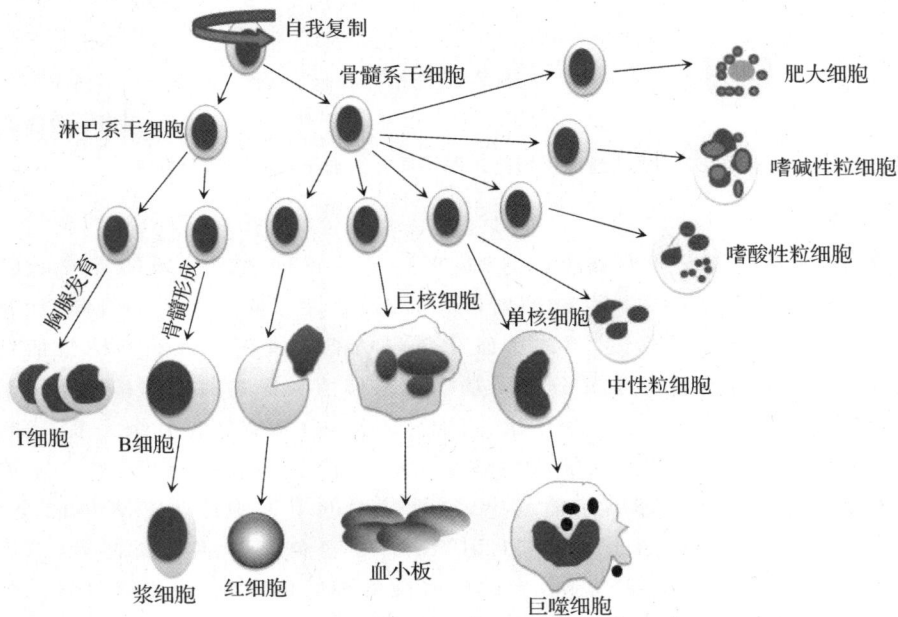

图1-1 造血干细胞分化、发育过程

髓成为主要的造血器官。婴幼儿时期，骨髓腔中充满红骨髓；约5岁以后，长骨骨干的骨髓腔内出现黄骨髓，逐渐替代红骨髓，成年人仅股骨和肱骨的上1/3、胸骨、颅骶骨、肋骨、肩胛骨、脊柱及髂骨仍为红骨髓。红骨髓中富含造血干细胞，正常外周血中含少量的造血干细胞，脐带血、胎盘血中含有较多的造血干细胞。

造血干细胞具有不断自我更新与多向增殖分化的能力。造血干细胞在体内形成造血干细胞池，其自我更新与多向分化之间保持动态平衡，因此造血干细胞数量是稳定的。造血干细胞数量不足会引起血液系统的再生障碍。一旦造血干细胞受到致病因素如化学药物、放射线、病毒、细菌等的作用损害时，造血系统会发生严重的疾病。动物或人受到大剂量的放射线照射后会出现骨髓衰竭。

二、造血干细胞移植的分类

采集正常人或患者自身的造血干细胞，通过静脉输注到患者体内，重建患者的造血功能和免疫功能，达到治疗某些疾病的目的，此过程称为造血干细胞移植。目前，可根据造血干细胞的来源、供者不同和预处理强度对造血干细胞移植进行分类。

(一)根据造血干细胞来源的不同进行分类（图1-2）

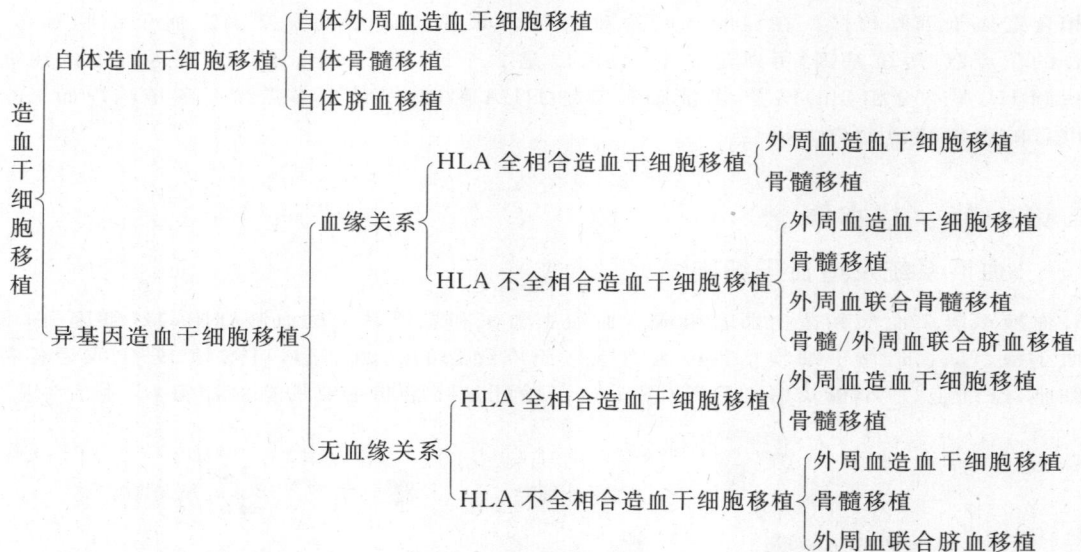

图1-2　根据造血干细胞来源不同对造血干细胞移植分类

1. 骨髓移植

骨髓移植是应用健康或基本健康的骨髓，重建已被各种病因摧毁的骨髓或已衰竭的骨髓，即用超大剂量的化学药物或放射线照射，彻底摧毁恶性血液病病人的骨髓，使其生成血细胞的能力为零，然后输入健康骨髓，重建造血和免疫功能的过程。骨髓移植包括自体骨髓移植和异体骨髓移植，异体骨髓移植又分为同基因骨髓移植和异基因骨髓移植。异基因骨髓移植按供者来源不同又可分为血缘关系骨髓（同胞兄弟姐妹）移植与非血缘关系骨髓（志愿捐髓者）移植。自体骨髓移植易复发，在临床中较少采用。目前，骨髓移植主要是异基因骨髓移植，取健康志愿者的骨髓经处理后回输给患者，骨髓中的干细胞进入患者体内定居、增殖分化，帮助患者恢复造血和免疫功能。临床上用于治疗自身免疫病、免疫缺陷病、再生障碍性贫血和白血病等。自体骨髓移植需将患者自己的骨髓处理后再回输，但难以除尽残余的白血病细胞，影响疗效；异体骨髓移植寻找HLA相配的供体困难，移植物抗宿主病（graft versus hcstdisease，GVHD）的发生率高。因此，临床上骨髓移植治疗受到限制。

2. 外周血造血干细胞移植

外周血造血干细胞移植是应用健康或基本健康的外周血造血干细胞重建已被各种病因摧毁的骨髓或原本已衰竭的骨髓，即用超大剂量的化学药物或放射线照射，彻底摧毁恶性血液病病人的骨髓，使其生成血细胞的能力为零，然后输入健康的外周血造血干细胞，重建造血和免疫功能的过程，其包括自体外周血干细胞移植和异基因外周血干细胞移植。外周血中干细胞数量很少（CD34$^+$细胞仅占 0.01%～0.09%），采集前需使用粒细胞集落刺激因子（G-CSF）等细胞因子将干细胞从骨髓动员到外周血。通过采集经过动员后的外周血中的造血干/祖细胞作为移植物移植给受者，使其建立起正常的造血与免疫功能。外周血干细胞移植的缺点在于会引起供者发热、骨痛、白细胞升高等副作用，同样存在 HLA 配型困难问题。

3. 脐血干细胞移植

脐血（或称脐带血）是婴儿娩出断脐后，残留在脐带和胎盘血管内的血液。研究表明，脐血中含有较为丰富的造血干细胞，由于其来源丰富，脐血可作为造血干细胞移植的又一重要来源。脐带血移植是小儿出生时把母亲和胎儿连接的脐带中的血液保存到脐带血库，如果该小儿患血液病，给予大剂量的化放疗后，再输入先前保存的脐带血。保存的脐带血也可以给其他的病人使用。脐血中干细胞含量与骨髓相似（CD34$^+$细胞仅占 2.4%），其增殖能力强，免疫原性弱，容易达到免疫重建，且来源方便，可以部分代替同种异体骨髓移植。

（二）根据造血干细胞供者的不同进行分类

1. 同基因造血干细胞移植

供受者组织相容性抗原基本相同，供者与受者为同卵孪生兄弟或姐妹，即双胞胎之间的移植。这种移植无移植物抗宿主病，排斥率低，并发症少，成功率高。这种移植是治疗重症再生障碍性贫血的最理想方法，也用于自身免疫病的治疗，但同基因供者的机会极少，且遗传病不能应用此方法。在恶性血液病治疗中，由于没有移植物抗白血病作用（graft versus leuke-mia，GVL），复发率高于异基因造血干细胞移植。

2. 同种异体（异基因）造血干细胞移植

供受者为同一种族，为非同卵孪生兄弟姐妹、父母或其他非亲属人员。供受者虽然基因不完全相同，但要求主要组织相容性抗原一致。造血干细胞来自于正常供者，具有良好的造血和免疫重建功能，这种移植适用于治疗各种类型的自身免疫病、血液恶性肿瘤、重症遗传性免疫缺陷病以及各种原因引起的骨髓功能衰竭。如对于再生障碍性贫血等，这种移植是目前应用最广泛、疗效最好的造血干细胞移植技术。供受者 HLA 相合程度直接影响移植效果，同胞兄弟姐妹 HLA 相合移植效果最好，但患者能够在同胞兄弟姐妹中找到 HLA 相配的几率为 25%，大部分没有合适的亲缘关系骨髓。没有兄弟姐妹合适的骨髓，但可从骨髓库中寻找供者。这种移植的移植物抗宿主病、排斥反应发生率高，并发症多，但由于移植物抗白血病作用，复发率低于自体造血干细胞移植。

异体造血干细胞移植根据干细胞来源、部位不同，又分为异体外周血干细胞移植和异体骨髓移植。异体外周血干细胞移植是指白血病患者接受超大剂量的化学药物和放射线照射，骨髓被彻底摧毁，其产生血细胞（即白细胞、红细胞、血小板）的能力为零，然后被输注其兄弟姐妹或非血缘关系的健康外周血干细胞，重建造血的过程。异体骨髓移植是指白血病患者接受超大剂量的化学药物和放射线照射，骨髓被彻底摧毁，然后被输注其兄弟姐妹或非血缘关系者的健康骨髓，重建造血的过程。

异体造血干细胞移植按供者来源不同，又分为同胞兄妹供者异基因造血干细胞移植和无血缘关系供者的异基因造血干细胞移植。

异体造血干细胞移植根据其 HLA 位点相合的程度，又分为 HLA 全相合异基因造血干细胞移植和 HLA 不全相合造血干细胞移植。

（1）HLA 全相合造血干细胞移植。人类第 6 号染色体上有一对复合基因，称为组织相合性基因，也叫人类白细胞抗原基因，英文简称 HLA 基因。每个人 HLA 基因有 2 条，分别来自父母，故子代和父母之间总有一条是相同的，即 HLA 基因半相同。兄弟姐妹之间 HLA 基因半相同的几率为 1/2，完全相同的几率为 1/4。因此，白血病患者如果有兄弟姐妹，则有 1/4 的几率完全相同。目前发现 HLA 基因主要有 A、B、C、D 4 个位点，每个 HLA 基因位点含 2 个等位基因，其中 D 位点中含有 DP、DQ、DR 3 个亚位点。目前在行异基因造血干细胞移植中，主要行 A、B、DR 位点配型。在异基因外周血干细胞或异基因骨髓移植中，供受者之间只有这些位点全相同时，移植后发生排斥反应的几率最小，符合这种情况则称为 HLA 全相合造血干细胞移植。供者可以从兄弟姐妹中寻找，也可从非亲属无关人员中寻找，即从骨髓库中寻找。

（2）HLA 不全相合造血干细胞移植。如果供受者之间 HLA 位点不合数不超过一半，则称为 HLA 不全相合造血干细胞移植。在目前主要行 A、B、DR 位点配型的异基因造血干细胞移植中，相合的位点数（等位基因）可以是 1 个，也可以是 2 个或 2 个以上。

3. 自体造血干细胞移植

采集患者自己的一部分造血干细胞，分离并深低温保存，待超剂量化放疗后再回输给患者，以此重建造血和免疫功能。对于淋巴瘤和实体瘤的患者和经治疗已获完全缓解的急性白血病患者，若无合适的异基因供者，也可考虑自体造血干细胞移植。移植的造血干细胞来源于患者本身，不受 HLA 相匹配的供者限制。由于自体造血干细胞移植无移植物抗宿主病等并发症，移植相关死亡率低，高龄患者也能接受治疗，扩大了造血干细胞移植的范围。其缺点是由于移植物中含有较多肿瘤细胞，并缺乏移植物抗白血病作用，移植后复发率较异基因造血干细胞移植高。

根据干细胞来源、部位不同，又分为自体外周血干细胞移植和自体骨髓移植。

自体外周血干细胞移植是白血病患者经化疗缓解后，采集患者循环血干细胞悬液，在实验室冰箱中冷冻保存，待该患者接受超大剂量的化疗及放射治疗后，再回输此干细胞悬液以重建自身造血功能。这种治疗主要用于对化疗和放疗尚敏感但普通剂量不能治愈的恶性肿瘤，如白血病、淋巴瘤、骨髓瘤、乳腺癌、神经母细胞瘤、睾丸癌、卵巢癌、脑瘤等。

自体骨髓移植是白血病患者经化疗缓解后，采集患者骨髓，在实验室冰箱中冷冻保存，待该患者接受超大剂量的化疗及放射治疗后，再回输此骨髓以重建自身造血功能。

4. 脐血干细胞移植

脐血移植根据脐血来源的不同，又分为自体脐血移植、血缘供者脐血移植和非血缘供者脐血移植 3 种。

（1）自体脐血移植。将正常胎儿出生后的脐血收集处理后，预冻存在液氮中，当婴儿在发育成长过程中不幸患血液病，需要进行干细胞移植时，就可调出自体脐血进行移植。

（2）血缘供者脐血移植（亦称同胞兄弟姐妹间的脐血移植）。当患白血病时，可将患儿父母第二胎胎儿出生后的脐血用于移植，但需进行白细胞抗原配型，第二胎与其同胞兄妹之间的相合率为 25%。

（3）非血缘脐血移植亦称无关供者脐血移植。需要在多家脐血库中寻找与患者白细胞抗原各位点相合的脐血用于移植。通过脐血库寻找适宜患者的脐血进行干细胞移植，是我国当前以及今后脐血移植的主要途径。

5. 胚胎干细胞移植

当受精卵分裂发育成囊胚内细胞团的细胞时，这种细胞就叫做胚胎干细胞。这种干细胞在体外培养时，是能够无限增殖和自我更新、多向分化的，可以分化为心肌细胞、造血细胞、卵黄囊细胞、骨髓细胞、脂肪细胞、平滑肌细胞、成骨细胞、软骨细胞、内皮细胞、神经细胞、神经胶质细胞、少突胶质细胞、淋巴细胞、黑色素细胞、胰岛细胞、滋养层细胞等，即能被诱导分化为机体几乎所有的细胞类型。

6.混合干细胞移植

混合干细胞移植是将多种干细胞同时回输患者促使其造血和免疫功能重建的移植。如在重庆新桥医院血液科采用的 HLA 半相合的外周血联合骨髓移植，以及 HLA 半相合外周血或骨髓联合无关供者脐血的移植。

(三)根据预处理的强度进行分类

1.清髓性造血干细胞移植

在造血干细胞移植前，采用大剂量的致死性化放疗的预处理，以达到彻底地摧毁患者的造血和免疫系统，从而最大程度地杀伤肿瘤细胞，为造血干细胞的植入提供空间。

2.减低预处理剂量的造血干细胞移植

在造血干细胞移植时，患者采用比常规预处理更低的化放疗的预处理，从而达到造血和免疫重建的移植。

三、造血干细胞移植相关概念

(1)移植：用正常的组织或器官来置换或替代有病变的或缺损的组织或器官，借以维持和重建机体的生理功能，这种技术称为组织移植或器官移植。

(2)供者(donor)：提供移植物的个体。

(3)受者(recipient)：接受移植物的个体，移植免疫学中常称为宿主（host）。

(4)移植抗原(transplantation antigens)：两个遗传不同的个体之间进行移植(grafted)时，存在于组织或细胞上的决定排斥反应(rejection)的抗原，主要是组织相容性抗原。

(5)主要组织相容性抗原(major histocompatibility antigens，MHAs)：能够引起急性移植排斥反应的同种异型抗原，在排斥反应中起最重要的作用。

(6)主要组织相容性基因复合体(major histocompatibility complex，MHC)：单一染色体上编码 MHAS 的一组基因。

(7)人类白细胞抗原(HLA)：指人的 MHC 抗原，首先在白细胞表面检测到。现泛指人的 MHC 或 MHAs。

(8)H-2 抗原(H-2 antigens)：小鼠的 MHC 抗原。

(9)自体移植(autograft)：同一生物个体自身的移植。

(10)同种移植(allograft)：同一种属不同个体之间的移植。

(11)同系移植(isograft)：同一种属具有相同的遗传型的不同个体(单卵双生、同系繁殖的动物)之间的移植。

(12)异种移植(xenograft)：不同种属之间的移植。

第二节　适应证选择

目前造血干细胞移植可用于治疗许多种疾病。主要有以下几大类：

1.血液系统恶性肿瘤

急性髓细胞白血病、急性淋巴细胞白血病、毛细胞白血病、少见类型白血病、慢性髓细胞白血病慢性期、非霍奇金淋巴瘤、霍奇金淋巴瘤、多发性骨髓瘤、骨髓增生异常综合征等。

2. 血液系统非恶性肿瘤

再生障碍性贫血、重型阵发性睡眠性血红蛋白尿症、骨髓纤维化、地中海贫血、镰刀状细胞贫血、无巨核细胞性血小板减少症等。

3. 其他实体肿瘤

乳腺癌、睾丸癌、卵巢癌、小细胞肺癌、神经母细胞瘤、其他实体瘤等。

4. 免疫系统疾病

重症联合免疫缺陷症、严重自身免疫性疾病、系统性红斑狼疮、多发性硬化等。

第三节　供者选择的基本原则

与 HLA 完全相合造血干细胞移植相比，HLA 不全相合造血干细胞移植具有植入失败率高、造血重建慢、宿主抗移植物反应(host versus graft reaction，HVGR)和移植物抗宿主病(graft versus host disease，GVHD)重、免疫重建迟、致死性感染发生率高、移植相关死亡率高等诸多障碍。HLA 不全相合 HSCT 的优点：①需要移植的患者可以立即找到合适的供者；②可根据年龄、疾病状态和供受者之间存在的诸多不利影响因素中选择最佳的供者；③可有效控制细胞采集和移植物组成成分；④移植后如果需要，可获得来自供者的细胞治疗。

合理选择供者，可以有效克服 HLA 不全相合造血干细胞移植的缺点，更好利用其优点。因此，制定一个以临床资料为基础的合理地选择 HLA 匹配供者的标准，对降低临床移植死亡率，提高患者生存率具有重要的意义。

一、选择 HLA 匹配供者的标准

(一)根据供受者对 HLA 匹配程度分类

根据移植存活率，将供受者 HLA 匹配分为完全匹配、部分匹配和错配 3 种类型。

1. 完全匹配(well-matched)

(1)HLA-A、-B、-C、-DRB1 高分辨分型匹配(8/8)。

(2)HLA-A、-B、-DRB1 高分辨和 HLA-C 低分辨分型匹配(8/8)。

(3)HLA-A、-B、-C 低分辨和 HLA-DRB1 高分辨分型匹配(8/8)。

(4)HLA-A、-B、-DRB1 高分辨分型匹配(6/6)，HLA-C 位点未知。

2. 部分匹配 (partially matched)

(1)HLA-A、-B、-C、-DRB1 高分辨分型中，1 个等位基因错配(7/8)。

(2)HLA-A、-B、-C、-DRB1 高分辨分型中，1 个抗原错配(7/8)。

(3)HLA-A、-B、-DRB1 高分辨分型中，1 个等位基因错配(5/6)，HLA-C 位点未知。

(4)HLA-A、-B、-DRB1 高分辨、HLA-C 位点低分辨分型中，有 1 个错配(7/8)。

(5)HLA-A、-B 低分辨、HLA-DRB1 高分辨分型匹配(6/6)，HLA-C 位点未知。

(6)HLA-A、-B、-C 低分辨、HLA-DRB1 高分辨分型中，1 个错配(7/8)。

(7)HLA-A、-B、-C、-DRB1 低分辨分型匹配(8/8)。

3. 错配(mismatched)

(1)HLA-A、-B、-C、-DRB1 高分辨分型中，2 个或 2 个以上等位基因错配(<7/8)。

(2)HLA-A、-B、-DRB1 低分辨分型匹配(6/6)，HLA-C 位点未知。

(3)HLA-A、-B 低分辨、HLA-DRB1 高分辨分型中，1 个错配(5/6)，HLA-C 位点未知。

(4)HLA-A、-B、-C、-DRB1 高分辨分型中，2 个或 2 个以上错配，其中 1 个抗原错配(7/8)。

（5）HLA-A、-B、-C、-DRB1 高分辨分型中，2 个或 2 个以上错配，其中 2 个抗原错配（6/8）。

（6）HLA-A、-B、-C 低分辨、HLA-DRB1 高分辨分型中，2 个或 2 个以上错配（<7/8）。

（7）HLA-A、-B、-DRB1 高分辨分型中，1 个抗原错配（5/6），HLA-C 位点未知。

（8）HLA-A、-B、-C、-DRB1 低分辨分型中，1 个错配（7/8）。

（9）HLA-A、-B、-DRB1 高分辨、HLA-C 低分辨分型中，2 个或 2 个以上错配（<7/8）。

（10）HLA-A、-B 低分辨、HLA -DRB1 高分辨分型中，2 个或 2 个以上错配（<5/6），HLA-C 位点未知。

（二）供者的最低匹配要求

最初采用血清学方法对供者做 HLA-A、-B、-DR 位点抗原分型，要求鉴定到抗原分解物水平。可接受供者的最低匹配标准为供受者 6 个抗原中至少有 5 个抗原相同，即要求至少5/6匹配。此标准延续至今未改变，但是匹配的内涵已有所更新。现在要求采用 DNA 对 HLA-A、-B、-DRB1 基因做高分辨分型。高分辨分型是为鉴定 HLA-I 类基因外显子 2 和外显子 3、HLA-II 类基因外显子 2 的碱基序列差异所决定的等位基因。2005 年以来，要求增加 HLA-C 位点分型。新近研究表明，匹配程度高于最低标准，比如增加 HLA-C、-DP、-DQ 等位点高分辨分型匹配，可以提高移植疗效。

（三）最佳匹配供者的要求

首先对匹配供者做 HLA-A、-B、-C、-DRB1 位点高分辨分型，首先寻找此 4 个位点高分辨分型完全匹配的供者。在错配不可避免的情况下，应该寻找单独一个 HLA-A、-B、-C、-DRB1 错配的供者。HLA-DRB3、-DRB4、-DRB5、-DQB1、-DPB1 位点匹配的重要性尚未完全评估，但是在检索时需要考虑。HLA-DRA、-DQA1、-DPA1 位点无需匹配，检索时也不必考虑。其大体要求如表 1-1。

表 1-1　异基因造血干细胞移植供者选择的顺序

异体移植供者顺序		HLA 不相合位点数	供者
1		0	亲同胞（男性优于女性）
2	1	0	脐血库
	2	0	非血缘供者（骨髓库）
	3	1 或 2	血缘相关供者
3	1	1 或 2	脐血库
	2	3	亲同胞
	3	3	母亲/父亲

（四）HLA-DQB1、-DPB1 位点的作用

目前的研究未观察到 HLA-DQB1 错配的负面作用。但是在某些疾病或是与其他位点同时错配，DQB1 匹配可能很重要。新近的研究表明，HLA-DPB1 是一个经典的移植基因，DPB1 错配增加急性 GVHD 的风险，但是由于 GVL 作用而减少复发率，故不影响存活率，在死亡率中亦不重要。

（五）HLA-C 位点匹配的重要性

研究报告表明，在白种人中，HLA-C 位点错配对移植具有负面效果。将 666 例 HLA-C 位点低分辨错配的无关供者移植和 1 125 例 HLA-C 完全匹配移植进行比较，发现前者死亡

率显著升高。另外,在 111 例移植病人的研究中发现,78 例为 HLA-A、-B、-C、-DRB1、-DQB1 位点 10/10 匹配,33 例在 C 位点上有 1 个或 1 个以上的抗原或等位基因错配。这些病人的 2 年移植存活率、移植相关的死亡率具有显著差异,而累积复发率无差别。日本学者采用 HLA 高分辨基因分型,回顾性分析了 5 210 例移植病例,鉴定出 7 个 HLA-C 位点等位基因的"不容许错配组合",带有该组合的移植病人发生急性 GVHD 的风险和死亡率升高。

二、HLA 不完全匹配供者的移植

在临床造血干细胞移植实践中,采用 HLA 不完全匹配无关供者不是移植的绝对禁忌,而是不可避免的。对大量移植病人观察发现,一部分采用 HLA 部分匹配或错配供者的病人得以存活,表明可能存在"可容许错配抗原"或"可容许错配基因"。鉴定供受者之间可允许的 HLA 错配组合,阐明其作用机理,从而改善移植疗效,是目前临床移植研究重点之一。

(一)使用不完全匹配供者移植的数量

在美国国家骨髓供者登记处(national marrow donor program,NMDP)和国际血液和骨髓移植研究中心(center for international blood and marrow transplant research,CIBMTR)报告的 14 797 例无关供者移植病人中,HLA-A、-B、-C、-DRB1 位点上 5/6 相同或 7/8 相同的占 25%,小于 5/6 或 7/8 的占 11%。因此大约近 40% 的病人采用不完全匹配供者。在 4 050 例日本无关供者移植病人中,76% 为 HLA 错配。在重庆新桥医院血液科进行的异基因造血干细胞移植患者中,大约 50% 的患者采用 HLA 不全相合移植。重庆新桥医院血液科目前进行了 HLA 不全相合造血干细胞移植一百多例,在每年的造血干细胞移植中大约占到 80%,随着移植规模的不断扩大,其每年的移植例数逐年增多。

(二)错配程度和移植病人存活率的关系

在 Lee 等报告的 3 857 例患者中,HLA 高分辨错配移植发生急性 GVHD 的机会显著升高,存活率随着错配数目的增加而显著降低。在白人受者中,HLA-A 或-B 错配,发生急性 GVHD 的危险显著增加;HLA-A、-C、-DRB1 位点错配与移植相关死亡率和总死亡率相关;而 HLA-DQB1 错配不影响移植的效果。

三、使用无关脐血的移植

在骨髓库中寻找不到合适供者时,可以考虑使用无关脐带血移植。采用脐带血的优点是 HLA 匹配程度要求较低,一旦找到合适脐带血可以马上移植,但造血干细胞的剂量受到限制是其主要的缺点。因此,主要用于治疗儿童患者,其中小部分采用 HLA 完全匹配脐带血,绝大部分采用 1～2 个抗原错配的脐带血。

(一)选择 HLA 匹配无关脐带血的标准

与无关供者骨髓或外周血造血干细胞的移植相比,无关脐带血达到造血干细胞植活标准所需要的时间较长,总体植活概率也较低。其与移植的细胞剂量和 HLA 匹配程度相关。采用 HLA 不完全匹配脐带血,发生急性 GVHD 的机会升高,移植存活率下降。在一项评估 122 例脐带血移植的高分辨分型匹配情况的研究中,发现 HLA 等位基因错配和移植效果之间内在的关联性。在重庆新桥医院血液科,我们进行了 HLA 匹配的脐血联合 HLA 不全相合的造血干细胞移植,以降低患者的移植并发症和提高移植的存活率,取得较好的效果。

(二)2 份或多份 HLA 部分匹配的无关脐血

在成人使用脐带血的移植中,1 份脐带血与移植相关死亡率升高相关,主要是由于移植物的植活时间较长而发生感染。Barker 等采用 2 份 HLA-A、-B、-DRB1 部分匹配的脐带血移植,结果表明该方法安全,并明显提高植活率。使用无关脐带血,结合降低程度的预处理(reduced intensity conditioning,RIC),可以提高移植效果。Ballen 等对 21 例病人,采用 4/6 或更高匹配的 RIC 预处理的脐带血移植,1 年存活率达到 67%。

(三)HLA 不匹配联合脐血移植

脐血具有低免疫原性的特点,并具有免疫调节作用,脐血移植后 GVHD 发生率较低。因此,目前重庆新桥医院血液科采用 HLA 不匹配外周血或骨髓联合脐血移植,具有移植造血重建快,GVHD 发生率较低的特点。但此种移植中脐血是起调节 GVHD 的作用,还是重建造血微环境作用,目前不是很清楚,需要后期的实验和临床研究证实,并且此种移植的长期效应如何,有待进一步大量的临床实践和长期的观察。

第四节　目前的发展现状

1895 年,国外研究发现,骨髓输注可以用于晚期肿瘤治疗。在第二次世界大战核反应事件受害者中出现大量骨髓衰竭症的病人,骨髓停止造血功能,病人出现贫血、出血及严重感染、高热,甚至危及生命。当时医生抽取少量健康人的骨髓,作为一种救援或补充治疗口服给患者,但其结果令人大失所望,大量的病人无助地死去。此后医务工作者们开始了大量的动物实验研究。采用致死量的 γ 线照射小鼠,小鼠死亡;若脾区(小鼠造血器官)给予遮掩或者将其他小鼠脾脏或骨髓细胞在进行 γ 线照射后输注时,小鼠得以生存。当骨髓细胞取自同系小鼠(在遗传上完全相同)时,所需的细胞数量较少;但若细胞取自不同系小鼠(在遗传上不完全相同)骨髓时,所需的细胞数量很多。此外,在给予小鼠遗传上不相同的骨髓时,通常发生皮肤变化、毛发脱落、腹泻及肝功能异常。医生们从动物身上开始认识了骨髓移植和排斥反应。

人类骨髓移植的最初尝试开始于 1957 年,但几乎完全失败,仅有 1 例患者移植后出现很短暂的存活,但证实了大容量的骨髓液经过适当的抗凝和骨髓颗粒滤过处理后,进行静脉回输的安全性和可行性。1959 年,Thomas ED 和 Joseph Ferrebee 对 2 位难治性急性淋巴细胞白血病患儿进行了骨髓移植,患儿均为同卵孪生供者,具备同基因移植条件。患者经全身照射后,输入孪生兄弟姐妹的骨髓,2 周左右血象恢复,4 周出院,表明输入骨髓能够恢复致死剂量辐射造成的骨髓造血功能障碍。但这 2 例患儿在移植后几个月内白血病复发,说明全身照射不足以杀灭白血病细胞。同年报道了同种异基因(亲兄弟)骨髓输注治疗 1 例事故性放射病病人,成功重建造血和免疫功能。1963 年,Mathe 首次为 1 名患难治性白血病的青年男子进行了骨髓移植,获得成功,但该患者因排斥反应于移植术后 20 个月死亡。1964 年,我国陆道培用同基因骨髓移植治疗 1 例女性重型再生障碍性贫血获得成功。据统计,在 1968 年以前全世界 384 例骨髓移植中,移植成功者 89 例,仅占 23%,但生存期短,多在 1~2 个月内死亡,仅个别病例存活 1 年以上。此后,骨髓移植的临床应用曾一度处于停滞状态。

免疫学家 Jean Dusset 首次发现了人类移植抗原后,在肾移植等相关研究的推动下,移植免疫学得到空前的发展。免疫学家每年都发现新的人类白细胞抗原位点,并将人类白细胞抗原配型技术应用在器官移植上,大大提高了造血干细胞移植的成功率及生存期。

1968 年,Robert Good 及其同事对免疫缺陷的婴儿进行了 HLA 相合弟弟供者的异基因骨髓移植,移植后婴儿成功地重建造血和免疫功能。1969 年,Thomas 在首次对 1 例急变期的慢性髓细胞白血病男患者,以其 HLA 相合妹妹的骨髓为供者进行异基因骨髓移植获得长期生存。此后,骨髓移植在全世界得到了广泛的开展。美国及欧洲给大量的恶性血液病、再生障碍性贫血、免疫缺陷病患者进行了骨髓移植。1981 年 9 月,我国成功地施行了国内第 1

例 HLA 相合同胞异基因骨髓移植并获得长期的无病生存。从此,我国大型医院的血液科,对大量的恶性血液病患者进行了骨髓移植。除移植例数逐渐增多以外,供者选择范围也从兄弟姐妹间相合向其他血缘关系的亲属相合及无血缘者相合或部分相合发展。

20 世纪 80 年代初,异基因外周血造血干细胞移植已有个案报道,由于正常生理状态下,外周血造血干细胞的数量很少,不够病人使用,80 年代后期,发现使用化学药物和细胞因子可将骨髓中的造血干细胞动员至循环血中。1989 年以后,临床上使用粒细胞集落刺激因子,从外周血中获得数量较多的造血干细胞。与此同时,外周血造血干细胞单采技术设备的更新改良,使外周血干细胞移植数量增多。1995 年,日内瓦第一届异基因外周血干细胞移植学术研讨会上,确认了粒细胞集落刺激因子无论是在临床上还是在实验研究中均未出现对供者的长远毒副作用。此后,粒细胞集落刺激因子被常规应用于成年和儿童及正常供者的外周血造血干细胞动员,因此,外周血干细胞移植迅猛发展。1995 年底,我国进行了首例异基因外周血造血干细胞移植并获得成功。与骨髓移植相比,外周血造血干细胞移植具有采集方便、供者容易接受、造血和免疫恢复快等优点,因此得到了空前的发展,目前在各个移植中心移植病例中占很大的比例。

早期的骨髓移植主要在同卵孪生兄弟姐妹之间进行,病例数很少,很难广泛开展起来。随着造血干细胞移植技术的成熟及恶性血液病患者的增多,尤其随着我国计划生育工作深入开展,独生子女增多,兄弟姐妹之间的移植远远满足不了需求,因此逐渐开展了无血缘关系供者的造血干细胞移植,同时各地也相继建立了造血干细胞登记资料库(即骨髓库)。1986 年 7 月,美国授权建立国家骨髓供者登记处(NMDP)。1992 年,我国也建立了"中国非血缘关系骨髓移植供者资料检索库"(简称"中华骨髓库"),并开展了无血缘关系的造血干细胞移植。

脐带血或胎盘血中含有丰富的造血干细胞,可以替代外周血造血干细胞或骨髓。脐血移植是将原本丢弃的脐血进行废物利用,经过采集、冷冻、配型后通过静脉输给白血病或恶性血液病患者,重建免疫功能和造血功能的治疗方法,是继骨髓移植、外周血造血干细胞移植后发展起来的又一种可根治血液病的移植技术。1989 年,Glukman 在世界上首次为范可尼贫血儿童作了脐血移植,并获得成功。骨髓移植和外周血干细胞移植治疗血液系统恶性肿瘤、实体瘤和某些遗传性疾病已获得极大的成功,但这类移植要求供者与受者间人类白细胞抗原 5～6 个位点必须相合,而实际上,这种相合几率很低,即使在同胞兄弟姐妹中也只有 35% 相合的可能性,在无血缘关系的人群中寻找相合者的几率仅有 1/50 000～1/100 000,因此给造血干细胞移植带来危机。相比之下,脐血不仅来源广泛,而且所含的免疫细胞尚未发育成熟,作为移植物其免疫原性低,诱发移植物抗宿主病的程度轻,即使白细胞抗原配型有 0～3 个位点不相合的脐血移植也相对安全得多。加之脐血的供者无需遭受痛苦,脐血采集方便,易于冻存,脐血库为实体库,查询手续简单,一旦白细胞抗原相合,就可立即取用。近年来,脐血移植的供者已从白细胞抗原相合的同胞供者过渡到白细胞抗原不相合无关供者,移植的对象也从最初的低体重儿童过渡到高体重儿童。目前,世界各地已相继建立了许多脐血库。1993 年,美国纽约血液中心建立了第一家脐血库。1996 年起,我国也相继在北京、天津、广州、山东等地建立了脐血库。每个脐血库都存放很多的脐血,这对白血病或恶性血液病患者无疑是一大福音。单份脐血血量有限,造血干细胞数量有限,因此脐血移植目前主要用于儿童患者。

1990 年,美国医学家托马斯凭借骨髓移植技术研究的贡献,获诺贝尔医学奖,这是迄今为止临床医生获得的唯一诺贝尔奖。造血干细胞移植已有显著进步,然而,在未来如果要扩大利用并提升治疗的效果,则需要更进一步的努力。

自体造血干细胞移植的优点在于不受供者的限制,移植后不发生移植物抗宿主病,严重并发症较少,费用较低。但采集的自体造血干细胞中可能残留肿瘤细胞,治疗白血病、血液系统受浸润的恶性肿瘤、骨髓瘤等复发率高,而且不能用于治疗再生障碍性贫血等造血干细胞异常或衰竭的疾病、遗传性血液免疫系统疾病等。

同基因造血干细胞移植的并发症比异基因造血干细胞移植发生率低，费用也较低，可用于白血病、遗传性血液免疫系统疾病、一些实体瘤、再生障碍性贫血等造血干细胞异常或衰竭的疾病，但是缺乏移植物抗肿瘤效应，而且供者来源很少。

异基因造血干细胞移植可用于前述的各种适应证，治疗恶性疾病的复发率在各类移植中最低，但是移植物抗宿主病、间质性肺炎等并发症较其他类型移植发生率高，移植费用高，其中以配型不合的非血缘关系移植的并发症发生率最高。新近研究发现，采用粒细胞集落刺激因子动员的外周血联合骨髓移植，可以有效地降低移植的并发症，提高移植疗效，是目前行之有效的新方法。目前，重庆新桥医院血液科进行的粒细胞集落刺激因子动员的 HLA 不全相合外周血联合骨髓移植中，已经观察到其较单纯的外周血或骨髓移植具有更少的移植相关的并发症，更好的移植疗效。

脐血移植主要的局限是脐血采集量有限，其中所含的有核细胞数少，不能满足成人患者移植所需。临床实践表明，移植成功所需的细胞数不低于 $1 \times 10^7 /kg$。为了解决这个难题，研究人员从多个方面进行研究，提出以下建议性方案：（1）混合脐血移植。动物实验已取得成功，但临床应用尚存在一些问题，需进一步研究和解决。（2）扩增脐血移植。有研究人员发现干细胞在体外具有增殖能力，但体外培养扩增细胞虽然能提供短期移植存活，可长期移植存活延伸能力被破坏。有学者认为，在临床治疗方案中采用两部分细胞移植，一部分体外培养扩增的脐血移植细胞提供迅速的短期移植存活，另一部分没有经过人工处理的脐血移植细胞提供长期移植存活所需的干细胞。新近研究表明，采用脐血和第三者的骨髓或外周血联合移植，可以有效地利用脐血的优点，克服其缺点，是一种行之有效的移植方案，但此种移植的数量较少，需要进一步地积累临床资料，以观察其疗效。另外，随着脐血库的建立，将来也许会出现一个患者在多个库里检索出合适的供体。因此，如何选择最佳的移植方式，将是我们面临的又一个问题。目前，重庆新桥医院血液科采用 HLA 半相合造血干细胞移植联合无关供者的脐血移植取得成功，从而克服了脐血移植干细胞数量低的难题，并取得令人满意的效果。

在供者选择上，以前的研究认为，异基因移植的患者年龄不超过 45 周岁，但在重庆新桥医院血液科进行的 HLA 不全相合造血干细胞移植的患者中，最高年龄已经达到 58 岁。我们相信，在未来，更高年龄的患者将有接受 HLA 不全相合造血干细胞移植的机会。

不同的造血干细胞移植有不同的优缺点，具体采用何种移植，医生将综合考虑患者的病情、HLA 配型结果、供者年龄、身体健康状况等多种因素来选择供者、造血干细胞采集和移植的方式。

（陈幸华　张诚　张曦　孔佩艳）

参考文献

1. Schetelig J，Bornhauser M，Schmid C，et al. Matched unrelated or matched sibling donors result in comparable survival after allogeneic stem-cell transplantation in elderly patients with acute myeloid leukemia：a report from the cooperative German Transplant Study Group. J Clin Oncol，2008，26(32)：5183 - 5191.

2. Bray RA，Hurley CK，Kamani NR，et al. National marrow donor program HLA matching guidelines for unrelated adult donor hematopoietic cell transplants. Biol Blood Marrow Transplant，2008，14(9 Suppl)：45 - 53.

3. Weisdorf D，Spellman S，Haagenson M，et al. Classification of HLA-matching for retrospective analysis of unrelated donor transplantation：revised definitions to predict survival. Biol Blood Marrow Transplant，2008，14(7)：748 - 758.

4. Crocchiolo R，Zino E，Vago L，et al. Nonpermissive HLA-DPB1 disparity is a significant independent risk

factor for mortality after unrelated hematopoietic stem cell transplantation. Blood,2009,114(7):1437-1444.

5. Kawase T, Matsuo K, Kashiwase K, et al. HLA mismatch combinations associated with decreased risk of relapse:implications for the molecular mechanism. Blood,2009,113(12):2851-2888.

6. 王同显,杨忠思.无关供者脐血移植 HLA 配型对移植结果的影响.中国输血杂志,2009,22(11):942-944.

7. Rocha V, Kabbara N, Ionescu I, et al. Pediatric related and unrelated cord blood transplantation for malignant diseases. Bone Marrow Transplant,2009,44(10):653-659.

8. Rocha V, Locatelli F. Searching for alternative hematologic stem cell donors for pediatric patients. Bone Marrow Transplant,2008,41(2):207-214.

9. Rodrigues CA, Sanz G, Brunstein CG, et al. Analysis of risk factors for outcomes after unrelated cord blood transplantation in adults with lymphoid malignancies:a study by the Euro cord-Net-cord and lymphoma working party of the European group for blood and marrow transplantation. J Clin Oncol,2009,27(2):256-263.

10. 刘川,邹叶青,贺文凤,等.造血干细胞移植供受者 HLA 基因配型结果分析.实验与检验医学,2009,27(2):137-139.

11. 刘川,邹叶青,李剑.人类白细胞抗原(HLA)基因分型在造血干细胞移植中的应用.实验与检验医学,2008,26(6):587-588.

12. 董征,王丹红,艾辉胜.次要组织相容性抗原在异基因造血干细胞移植中应用的研究进展.中国肿瘤生物治疗杂志,2009,16(2):195-197.

13. Yong AS, Keyvanfar K, Eniafe R, et al. Hematopoietic stem cells and progenitors of chronic myeloid leukemia express leukemia-associated antigens:implications for the graft-versus-leukemia effect and peptide vaccine2based immunotherapy. Leukemia,2008,22(9):1721-1727.

14. Rosinski KV, Fujii N, Mito JK, et al. DDX3Y encodes a class I MHC-restricted H-Y antigen that is expressed in leukemic stem cells. Blood,2008,111(9):4817-4826.

15. Griffioen M, van der Meijden ED, Slager EH, et al. Identification of phosphatidylinositol 4-kinase type Ⅱ beta as HLA class Ⅱ restricted target in graft versus leukemia reactivity. Proc Natl Acad Sci USA,2008,105(10):3837-3842.

16. WElfel C, Lennerz V, Lindemann E, et al. Dissection and molecular analysis of alloreactive CD$^+$ T cell responses in allogeneic haematopoietic stem cell transplantation. Cancer Immunol Immunotherapy,2008,57(6):849-857.

17. 黄绍良,周敦华.非血缘异基因脐血造血干细胞移植现状、问题与对策.中国实验血液学杂志,2009,17(1):1-7.

18. 胡炯.人类白细胞抗原配型与非血缘异体造血干细胞移植治疗的供者选择.诊断学理论与实践,2009,9(1):10-13.

19. Ballen KK, Barker JN, Stewart SK, et al. ASBMT committee report. Collection and preservation of cord blood for personal use. Biol Blood Marrow Transplant,2008,14:356-363.

20. 吴洁莹,黄以宁,廖灿.美国血液与骨髓移植学会(ASBMT)有关自体脐血的采集和保存的论点.中国实验血液学杂志,2008,16:984-988.

21. Diaz de Heredia C, Ortega JJ, Diqz MA, et al. Unrelated cord blood transplantation for severe combined immunodeficiency and other primary immunodeficiencies. Bone Marrow Transplant,2008,41:627-633.

22. Tse WW, Zang SL, Bunting KD, et al. Umbilical cord blood transplantation in adult myeloid leukemia. Bone Marrow Transplant,2008,41:465-472.

23. Weisdorf D, Spellman S, Haagenson M, et al. Classification of HLA-Matching for retrospective analysis of unrelated donor transplantation:revised definitions to predict survival. Biol Blood Marrow Transplant,2008,14:748-758.

24. Lee SJ, Klein J, Haagenson M, et al. High-resolution donor-recipient HLA matching contributes to the

success of unrelated donor marrow transplant. Blood,2007,110:4576-4583.

25. Holdsworth R, Hurley CK, Marsh SGE, et al. The HLA dictionary 2008: a summary of HLA-A-B-C-DRB1/3/4/5 and -DQB1 alleles and their association with serologically defined HLA-A-B-C-DR and -DQ antigens. Tissue Antigens,2008,73:95-170.

26. Hwang WYK, Ong SY. Allogeneic haematopoietic stem cell transplantation without a matched sibling donor:current options and future potential. Annals Academy Med,2009,38(4):340-345.

27. Wu T, Lu DP. Unmanipulated haploidentical blood and marrow transplantation:where we are. Hong Kong Med J,2009,15 (Suppl 3):27-30.

28. Chen XH, Zhang C, Zhang X, et al. Role of Antithymocyte Globulin and Granulocyte-Colony Stimulating Factor-Mobilized Bone Marrow in Allogeneic Transplantation for Patients with Hematologic Malignancies. Biol Blood Marrow Transplant,2009,15(2):266-273.

29. Chen XH, Gao L, Zhang X, et al. HLA-haploidentical blood and bone marrow transplantation with antithymocyte globulin:long-term comparison with HLA-identical sibling transplantation. Blood Cells Mol Dis,2009,43(1):98-104.

30. 李杰平,曾东风,孔佩艳.同胞间脐血移植成功治疗儿童难治性急性髓系白血病.重庆医学,2008,37(15):1690-1691.

31. Zhang C, Chen XH, Zhang X, et al. Stem cell collection in unmanipulated HLA-haploidentical/mismatched related transplantation with combined granulocyte-colony stimulating factor-mobilized blood and bone marrow for patients with hematologic malignancies:the impact of donor characteristics and procedural settings. Transfuse Med,2010,20:169-177.

32. Chen XH, Zhang C, Zhang X, et al. Cost and outcome in stem cells collection on HLA-haploidentical/mismatched related transplantation with combined granulocyte colony stimulating factor mobilized blood and bone marrow for patients with hematologic malignancies. Transfus Apher Sci,2010,43(1):23-28.

第二章　HLA 不全相合造血干细胞移植的生物学基础

第一节　遗传学相关理论

20 世纪 40 年代的研究发现,在不同近交系的小鼠之间进行皮肤移植,移植物的排斥由多基因决定,这些基因分布在不同的染色体上,分别称为 H-1、H-2、H-3。其中,H-2 基因定位于第 17 号染色体,在排斥中起主要作用,是移植物不相容的主要决定者,在结构上为基因复合体。据此把小鼠的 H-2 称为主要组织相容性复合体(MHC)。随后发现,各种动物特别是哺乳动物都有 MHC。人的 MHC 称为人类白细胞抗原(HLA),属基因产物,现称人类MHC 为 HLA 基因或 HLA 基因复合体,将其编码产物称为 HLA 抗原或 HLA 分子。MHC的主要功能是以其产物提呈抗原肽,从而激活 T 淋巴细胞,在启动特异性免疫应答中起重要作用。

一、MHC 的结构及特性

MHC 结构十分复杂,其多样性由多态性和多基因性两方面组成。多基因性是指复合体由多个位置相邻的基因座位所组成,编码产物具有相同或相似的功能。根据结构和功能,组成 MHC 的基因传统上分为 Ⅰ 类、Ⅱ 类及 Ⅲ 类。新近倾向于以两种类型加以概括:经典的MHC-Ⅰ、Ⅱ 类基因,其产物具有抗原提呈功能,并具有多态性,直接参与 T 淋巴细胞的激活和分化,调控特异性免疫应答。另外就是免疫功能相关基因,包括传统的 Ⅲ 类基因,以及除经典的 Ⅰ 类和 Ⅱ 类基因之外新近确认的多种基因,其主要参与和调控固有免疫应答,不显示或仅显示有限的多态性。

1. 经典的 MHC-Ⅰ 类和 Ⅱ 类基因

HLA 基因复合体位于人的第 6 号染色体短臂 6p21.31,全长 3 600 kb,共有 224 个基因座位,其中 128 个为功能性基因,96 个为假基因。经典的 HLA-Ⅰ 类基因集中在离着丝点较远的一端,包括 A、B、C 3 个座位,其产物称 HLA-Ⅰ 类分子。Ⅰ 类基因实际上仅编码 Ⅰ 类分子异二聚体中的重链,轻链为 β_2 微球蛋白(β_2-m),编码基因则位于第 15 号染色体。HLA-Ⅱ类基因在复合体中位于离着丝点较近的一端,结构较为复杂,包括 DP、DQ 和 DR 3 个亚区。每一亚区又包括 2 个或 2 个以上的功能基因座位,分别编码分子量相近的 α 链和 β 链,形成DRα-DRβ、DQα-DQβ 和 DPα-DPβ 3 种异二聚体。但实际上,DR 亚区有 5 个功能性基因,1 个为编码 DRα 链的 DRA 座位,4 个为编码 DRβ 链的 DRB 座位。不同的 DRB 座位参与构成不同的单元型并表达不同的 DR 抗原特异性,包括 DR1(DR8)、DR51、DR52 及 DR53。

2. Ⅰ 类和 Ⅱ 类基因的表达产物

经典的 HLA-Ⅰ 类分子和 Ⅱ 类分子在结构、组织分布及功能上各有特点。Ⅰ 类分子由重链(α 链)和 β_2-m 构成,分布于所有有核细胞表面。Ⅱ 类分子由 α 链和 β 链构成,仅表达于淋巴样组织中的各种细胞表面,如专职抗原提呈细胞(包括树突状细胞、B 细胞、巨噬细胞)、人的活化 T 淋巴细胞和胸腺上皮细胞等。HLA-Ⅰ 类和 Ⅱ 类等位基因产物的表达具有同源染色体对应座位上的两个等位基因皆能表达的共显性特点。

Ⅰ 类分子重链胞外段有 3 个结构域(α_1、α_2 及 α_3),远膜端的两个结构域 α_1 和 α_2 组成抗原

结合槽,而 α_3 和 β_2-m 属免疫球蛋白超家族(IgSF)结构域。Ⅱ类分子的 α 和 β 链各有 2 个胞外结构域(分别为 α_1、α_2 和 β_1、β_2),其中 α_1 和 β_1 共同形成抗原结合槽,α_2 和 β_2 形成 IgSF 结构域。

3. 免疫功能相关基因

组成 MHC 复合体的免疫功能相关基因,通常不显示或仅显示有限的多态性。基因产物除非经典性Ⅰ类分子和 MIC 分子外,一般不能和抗原肽形成复合物,因此不参与抗原提呈,但是它们在固有性免疫调节和免疫应答中发挥重要作用。

(1)血清补体成分编码基因:此类基因属经典的 HLA-Ⅲ类基因,在 HLA 复合体中,它们位于中部的 S 区。其表达的产物为 C4B、C4A、Bf 及 C2。

(2)抗原加工提呈相关基因:

① HLA-DM 基因:包括 DMA 和 DMB 座位,编码产物主要是参与 APC 对外源性抗原的加工提呈,协助溶酶体中的抗原片段进入 MHC-Ⅱ类分子的抗原结合槽。

② HLA-DO 基因:包括 DOA 和 DOB 两个座位,分别编码 DO 分子的 α 链和 β 链,为 DM 功能的负向调节蛋白。

③ 抗原加工相关转运体(transporter associated with antigen processing,TAP):基因产物为内质网膜上的一个异二聚体分子,分别由 TAP1 和 TAP2 座位的基因编码。TAP 参与内源性抗原肽的转运,使其从胞质溶胶进入内质网腔,并与 MHC-Ⅰ类分子结合。

④ 低分子量多肽(low molecular-weight polypeptide,LMP)基因:包括 LMP2 和 LMP7 座位,编码胞质溶胶中蛋白酶体相关成分,在抗原提呈细胞中参与对内源性抗原的酶解。

⑤ TAP 相关蛋白基因:对Ⅰ类分子在内质网中的装配起作用,参与内源性抗原的加工和提呈。

4. 非经典Ⅰ类基因

非经典Ⅰ类基因又称 HLA-Ⅰb,即 b 型Ⅰ类基因,包括 HLA-E、HLA-F 和 HLA-G 等。HLA-Ⅰb 中主要有以下两类基因:

(1)HLA-E:由重链(α 链)和 β_2-m 组成,目前仅检出 6 种等位基因。HLA-E 分子可表达于各种组织细胞,在羊膜和滋养层细胞表面表达最高。其抗原结合槽具有高度的疏水性,能结合一种结构非常保守的九肽,即 HLA-Ⅰa 和一些 HLA-G 分子的信号肽。HLA-E 分子为表达于部分 CTL 表面的 C 型凝集素受体超家族中 CD94/NKG2 家族和 NK 细胞的专一性配体。该家族中的 CD94/NKG2A 为抑制性受体,可通过蛋白酪氨酸磷酸酶传递抑制性信号。虽然家族中的 CD94/NKG2C 缺乏免疫受体酪氨酸抑制基序(immunoreceptor tyrosine-based inhibitory motifs,ITIM),但能结合带有免疫受体酪氨酸活化基序(immunoreceptor tyrosine-base activation motifs,ITAM)的 DAP-12 蛋白,从而通过蛋白酪氨酸激酶参与激活性信号的传递。由于结构相同的前导肽-HLA-E 复合物构成的配体和抑制性受体(CD94/NKG2A)结合的亲和力明显高于与激活性受体(CD94/NKG2C)结合的亲和力,造成 NK 细胞在生理条件下处于抑制状态,其在病毒逃避免疫监视和母胎耐受形成中具有十分重要的作用。

(2)HLA-G:结构和经典性 HLA-A2 基因高度同源,由重链和 β_2-m 组成。重链已检出 15 种编码等位基因。HLA-G 分子主要分布于母胎界面绒毛外滋养层细胞,相应的受体为白细胞免疫球蛋白样受体家族和杀伤细胞免疫球蛋白样受体家族的一些成员,其在母胎耐受中发挥着重要的功能。

5. 炎症相关基因

在 HLA-Ⅲ类基因区靠Ⅰ类基因一侧,检出多个免疫功能相关基因,多数和炎症反应有关,主要有以下 4 个家族:

(1)MHC-Ⅰ类相关基因(MIC)家族:包括 MICA 和 MICB 基因,其中 MICA 座位已检测到 54 个等位基因。MIC 是 NK 细胞激活性受体 NKG2g 的配体。不同的 MICA 等位基因在 NK 细胞杀伤活性启动上可能存在差异。

（2）转录调节基因或类转录因子基因家族：包括类 I-κB（IkBL）基因、B144 基因、锌指基因 ZNF173 和 ZNF178。其中，类 I-κB（IkBL）基因参与调节 DNA 结合蛋白 NF-κB 的活性。

（3）肿瘤坏死因子基因家族：包括 TNF（TNFα）、LTA（LTα）和 LTB（LTβ），其产物在炎症、抗病毒和抗肿瘤免疫应答中发挥重要的作用。

（4）热休克蛋白基因家族：主要是 HSP70 基因，其产物参与炎症和应激反应，并作为分子伴侣在内源性抗原的加工提呈中发挥重要作用。

二、MHC 的多态性

1. 多态性概念

多态性（polymorphism）是指一个基因座位上存在多个等位基因（allele）。对某一个基因座位，1 个个体最多只能有 2 个等位基因，其分别来自父母的同源染色体。因此，MHC 的多态性是一个群体性概念，指群体中不同个体在等位基因上的状态存在差别。多态性和多基因现象，是从不同水平对 MHC 的多样性进行描述。多基因性着重于同一个个体中 MHC 基因座位的变化，而多态性指群体中各座位等位基因的变化。

HLA 是人体多态性最为丰富的基因系统之一。对 HLA 系统基因的命名，星号（＊）前为基因座位，星号后为等位基因。例如，HLA-A＊0106 代表 HLA-I 类基因 A 座位的第 106 号等位基因，HLA-DRB1＊1305 代表 II 类基因 DRB1 座位第 1305 号等位基因。1305 并不表明 DRB1 座位已发现 1300 多个等位基因，而是根据等位基因的结构，一般再分成若干个主型（generic type），1305 是 DRB1 座位第 13 主型第 5 号等位基因。

等位基因及其产物在结构上存在差异，主要表现在组成抗原结合槽的氨基酸残基在组成和序列上的异同。采用多聚酶链式免疫反应技术有针对性地扩增相应的基因片段后，通过用显示等位基因特异性的探针与之杂交或测序，确定不同个体的等位基因的特异性，称为 HLA 基因分型。其对寻找合适的异基因造血干细胞移植供受者，分析疾病易感基因以及进行亲子鉴定都非常重要。

2. 连锁不平衡和单元型

HLA 不同基因座位的各个等位基因在人群中以一定的几率出现。在我国北方汉族人中，HLA-DQB1＊0701 和 HLA-DRB1＊0901 基因出现的几率分别为 21.9% 和 15.6%，按照随机分配的规律，这两个等位基因同时出现在一条染色体上的几率应是上述两个几率的乘积（0.219×0.156≈0.034），即 3.4%，但实际上两者同时出现的几率为 11.3%，其大约为理论值的 3.3 倍。这种现象就称为连锁不平衡（linkage disequilibrium），即分属 2 个或 2 个以上基因座位的等位基因同时出现在一条染色体上的几率要高于随机出现的几率。

单元型（haplotype）是指染色体上 MHC 不同座位等位基因的特定组合。一些单元型在群体中可呈现较高的几率，并较单一座位的 HLA 基因型更能显示人种与地理的特点。检测单元型较分析单一的等位基因几率更有利于从无血缘关系人群中寻找 HLA 相匹配的异基因造血干细胞移植供者。

三、MHC 分子与抗原肽的相互作用

MHC-I、MHC-II 类分子结合抗原肽的结构位于该分子远膜端的抗原结合槽。I 类分子凹槽两端封闭，结合的抗原肽长度为 8～10 bp。II 类分子凹槽两端均开放，进入槽内的抗原肽长度为 13～17 bp，甚至更多。

从 HLA 分子抗原结合槽中洗脱下来的各种天然抗原肽的一级结构的研究中发现，其均带有 2 个或 2 个以上与 MHC 分子凹槽相结合的特定部位，称之为锚定位。该位置的氨基酸残基称为锚定残基（anchor residue），和同一类 MHC 分子结合的抗原肽的锚定残基和锚定位

往往相似或相同。与 HLA-Ⅱ类分子抗原结合槽结合的抗原肽,其长度虽变化较大,但仍然有相应的Ⅰ类分子的九肽结构参与构成的锚定残基。此残基的锚定位的数量较多,并且锚定残基的氨基酸种类变化非常大。

特定的 MHC 分子可凭借所需要的共同基序选择性地结合抗原肽,即两者之间的结合有一定的专一性。因此,不同的 MHC 等位基因产物可能提呈同一抗原分子的不同表位,造成不同个体对同一抗原的应答在强度上出现迥然不同的结果,此即 MHC 以其多态性参与和调控免疫应答的非常重要的机制之一。MHC 分子对抗原肽的识别并非严格一对一的关系,而是一种类型的 MHC 分子识别一群具有特定共同基序的肽段,从而组成两者相互作用的包容性。再有,不同 MHC 分子结合的抗原肽可以拥有相同的共同基序。因此,能够被某一 HLA 分子所识别和提呈的抗原肽,也可被其他分子所识别和提呈。

四、MHC 的生物学功能

(一) HLA 与组织和器官移植

长期的临床实践证实,移植的成败主要取决于供受者间的组织相容性,其中 HLA 等位基因的匹配程度起着至关重要的作用。

组织相容性程度的确定,主要涉及对供受者作 HLA 分型和进行交叉配合试验。计算机网络的应用、PCR 基因分型技术的普及、无亲缘关系个体造血干细胞库和脐血库的建立,都大大地推进了 HLA 配型供受者的选择,提高了准确性和配型效率。监测血清中可溶性 HLA 分子的含量,有助于观察移植物的排斥危象。

(二) MHC 与免疫应答

1. 特异性免疫应答

MHC 最主要的生物学功能是经典的 MHC-Ⅰ类和 MHC-Ⅱ类分子通过提呈抗原肽而激活 T 细胞,参与特异性免疫应答。主要表现在以下 4 个方面:

(1)T 淋巴细胞以 T 细胞受体 (T cell receptor,TCR)实现对抗原肽和 MHC 分子的双重识别。CD4Th 细胞识别Ⅱ类分子提呈的外源性抗原肽,CD8CTL 识别Ⅰ类分子提呈的内源性抗原肽,从而形成 T 细胞在抗原识别和发挥效应功能中的 MHC 限制性。

(2)被 MHC 分子结合并提呈的成分,可以是自身抗原,也可以是 MHC 分子本身。因此,MHC 参与构成自身免疫性、对非己 MHC 抗原的应答以及参与 T 淋巴细胞在胸腺中的选择和分化。

(3)MHC 是疾病易感性个体差异的主要决定者,疾病原发成分是特定的 MHC 等位基因或其产物,其相互作用机制和 MHC 分子的抗原提呈功能密切相关。

(4)MHC 参与构成种群基因结构的异质性,有助于增强物种的适应能力,推动生命的进化。

2. 固有免疫应答

MHC 中的免疫功能相关基因参与非特异性免疫应答的调控。主要表现为以下 3 个方面:

(1)经典的Ⅲ类基因为补体成分编码,参与免疫性疾病的发生和补体反应。

(2)作为配体分子,非经典Ⅰ类基因和 MIC 基因产物可以不同的亲和力结合激活性和抑制性受体,从而调节部分杀伤细胞和 NK 细胞的活性。

(3)炎症相关基因参与启动和调控炎症反应,并在应激反应中发挥作用。

人体主要组织相容性复合体 HLA 的结构显示多样性,同时具有相当丰富的多态性。MHC 的主要生物学功能是以其等位基因产物(MHC 分子)结合并提呈抗原肽供 T 淋巴细胞识别,启动特异性免疫应答。HLA 和组织及器官移植的成败及临床疾病的发生、发展密切相关。

第二节 HLA 不全相合造血干细胞移植相关的免疫学基础

一、免疫系统

免疫是指生物机体识别和清除抗原性异物及自身产生的损伤、畸变和衰老细胞过程中所发挥的各种生物学效应的总和，为一种生理性反应。机体的免疫功能包括特异性免疫和非特异性免疫两种。特异性免疫是个体在生长发育过程中与非己物质接触所产生的，不能遗传给后代，且特异性针对某一抗原物质起作用。非特异性免疫（或称天然、天生、先天免疫，获得性免疫），是机体在长期进化过程中逐渐形成的天然屏障及防御功能，与生俱来，不具有针对某一特定抗原的特异性，包括皮肤、黏膜屏障以及吞噬细胞的吞噬和消化作用。特异性免疫与非特异性免疫既有各自特有的功能和特性，又相互协同和合作，共同完成对机体有效而适度的防御功能。

免疫性主要包括免疫防御、免疫自稳和免疫监视三方面的功能，其主要由执行机体免疫功能的器官、组织、细胞及分子所构成的免疫系统来完成。免疫系统又包括了免疫细胞、免疫器官及免疫分子。

（一）免疫细胞

免疫细胞泛指所有参与免疫应答或与免疫应答有关的细胞及其前身，包括造血干细胞、淋巴细胞、单核巨噬细胞及其他抗原提呈细胞、粒细胞、肥大细胞和红细胞等。

1. 淋巴细胞

淋巴细胞是组成免疫器官的基本单位，其在免疫应答过程中起着核心作用。淋巴细胞是不均一的细胞群体。T淋巴细胞和B淋巴细胞是最主要的两个细胞群体，它们均有特异性抗原受体，接受抗原刺激后能发生活化、增殖和分化，产生特异性免疫应答。此外，自然杀伤细胞、杀伤细胞及淋巴因子激活的杀伤细胞也都属淋巴细胞范畴。

（1）T淋巴细胞

T淋巴细胞由胸腺细胞分化而来，是特异性细胞免疫应答的主要细胞。在机体抗感染、抗肿瘤以及对同种与异种移植物发生的免疫排斥反应中都发挥重要的作用。

① T淋巴细胞的表面标志

T细胞抗原受体：T细胞的特有标志为T细胞抗原受体（TCR），是T细胞的特征性表面标志。参与免疫应答的绝大多数T淋巴细胞表达TCRαβ，其与CD3分子以非共价键结合，构成TCR-CD3复合物，起识别APC表面抗原肽-MHC分子复合物和传递活化信号的作用。TCRα和β链分别由V-J-C和V-D-J-C基因片断重排后编码，可构成多种多样的TCR分子，从而决定了T淋巴细胞识别抗原的特异性。

细胞因子受体：T淋巴细胞表面表达多种细胞因子受体（cytokines receptor，CKR），包括IL-1R、IL-2R等，并可对相应的细胞因子产生应答或反应。不同活化状态的T淋巴细胞，其表面CKR的数目和亲和力差别相当大。如静止的T细胞仅表达中等亲和力的IL-2Rβγ链，而活化的T细胞则表达高亲和力的IL-2Rαβγ链，使已被抗原激活的T淋巴细胞对较低水平的IL-2刺激同样可以发生增殖反应。

其他表面标志受体：除上述表面标志受体外，T淋巴细胞表面尚表达其他多种表面受体，如抗体受体（FcγR）、补体受体、HIV受体等。另外，T淋巴细胞还表达表面抗原，具有免疫学意义的主要是MHC抗原和分化抗原（CD）。MHC-Ⅰ类抗原在所有的T淋巴细胞中均表达，人T淋巴细胞激活后还表达MHC-Ⅱ类抗原，因此，MHC-Ⅱ类抗原也作为T淋巴细胞活化的标志。T细胞表达的CD分子如CD3、CD4和CD8等在T淋巴细胞特异性识别中发挥不同的生物学作用。

② T 淋巴细胞亚群

根据 TCR 双肽链的构成不同,可将 T 淋巴细胞分为 TCRαβ T 淋巴细胞和 TCRγδ T 淋巴细胞。

根据 T 细胞表面某些 CD 分子表达的情况,将其分为不同的亚类。可将成熟 T 细胞分为 CD4$^+$ 或 CD8$^+$ 细胞,按 CD4$^+$ 细胞表达 CD45 分子异构体的不同,可将其分为 CD45RA$^+$ 和 CD45RO$^+$ T 细胞亚群,分别为初始 T 淋巴细胞和记忆性 T 淋巴细胞。

根据 TCRαβ T 细胞的功能特点,分为调节性 T 淋巴细胞和效应性 T 淋巴细胞。调节性 T 淋巴细胞包括辅助性 T 淋巴细胞(Th)和抑制性 T 淋巴细胞(Ts)。效应性 T 淋巴细胞包括细胞毒性 T 淋巴细胞(CTL)和迟发型超敏反应 T 淋巴细胞(T$_{DTH}$)。

a. TCRαβ T 淋巴细胞和 TCRγδ T 淋巴细胞

该类 T 淋巴细胞均表达 CD2 和 CD3。αβ T 淋巴细胞是参与免疫应答的主要细胞群。γδ T 淋巴细胞与 αβ T 淋巴细胞相比,具有以下的特点:其分子结构及抗原结合特性与 Ig 更相似;其多肽抗原的识别无 MHC 限制性,且多肽分子不需要被处理为小分子肽段,可被完整识别;其不仅能够识别多肽抗原,还能够识别非多肽抗原;不仅识别多肽-MHC 分子复合物,还可以对一些 MHC-Ⅰ类样分子所提呈的抗原产生免疫应答;是具有原始受体的第一线防御细胞,在抗微生物感染免疫中具有重要的作用。

b. 辅助性 T 淋巴细胞

按照其所产生的细胞因子种类,可分为 Th1 和 Th2 细胞。Th1 细胞主要分泌 IL-2、IFN-γ 和 TNF-β 等,Th2 细胞主要分泌 IL-4、IL-5、IL-6 和 IL-10 等。IFN-γ 可诱导 Th1 细胞分化,但抑制 Th2 细胞增殖;IL-4 诱导 Th2 细胞分化,但可与 IL-13 等抑制 Th1 细胞功能和分化;IL-2 可同时引起 Th1 和 Th2 细胞增殖。Th1 细胞主要介导与细胞毒性和局部炎症有关的免疫应答,参与细胞免疫和迟发型超敏性炎症反应。Th2 细胞的主要功能是刺激 B 细胞增殖并产生抗体,与体液免疫有关。新近研究发现,IL-17 在免疫应答和移植物抗宿主病中具有重要作用,被认为是 Th3 细胞,从而打破了原有的 Th1 和 Th2 细胞格局,但其进一步的功能正在研究中。

c. 细胞毒性 T 淋巴细胞

细胞毒性 T 淋巴细胞识别靶细胞的机制:抗原进入机体后,首先被抗原呈递细胞加工处理,形成外来抗原与抗原呈递细胞自身 MHC-Ⅰ类抗原的复合物,随即被相应细胞毒性 T 淋巴细胞前体细胞(cytotoxic T lymphocyte-precursor,CTL-P)表面的 TCR/CD3 识别。另外,淋巴细胞功能相关抗原-Ⅰ(lymphocyte function associated antigen-Ⅰ,LFA-Ⅰ)与细胞间黏附分子 1、2、3(intercellular adhesion molecule 1、2、3,ICAM-1、ICAM-2、ICAM-3)、CD2、CD58、CD8 与主要组织相容性复合物-Ⅰ(major histocompatibility complex-Ⅰ,MHC-Ⅰ)类抗原等多种黏附分子、辅助分子参与 CTL 对靶细胞的识别和黏附。

细胞毒性 T 淋巴细胞的活化:细胞毒性 T 淋巴细胞前体在抗原提呈细胞释放 IL-1 和抗原刺激信号共同作用下被活化,并表达 IL-2 受体和 IL-4 受体等多种细胞因子受体,其杀伤靶细胞的主要机制为非分泌型杀伤和分泌型杀伤。非分泌型杀伤主要是通过 CTL 表面的 Fas 配体(Fasl)与 Fas(CD95)结合,诱导靶细胞 Fas 分子胞内段致死信号的启动,引起胞内一系列特征性改变,最终导致靶细胞死亡。分泌型杀伤则是通过释放穿孔素、丝氨酸酯酶和淋巴毒素等多种介质和因子介导。

③ T 淋巴细胞的功能

T 淋巴细胞的执行功能可分为效应功能和调节功能两种。效应功能主要表现为对靶细胞的杀伤活性,在移植免疫排斥反应、抗肿瘤免疫、抗感染及迟发型超敏反应等过程中发挥重要作用。T 细胞的调节功能主要是通过 T 细胞分泌的细胞因子及细胞间的直接相互作用对免疫应答的正负反馈的调节作用。

（2）B 淋巴细胞

① B 淋巴细胞表面标志

B 淋巴细胞抗原受体：即表面膜免疫球蛋白（surface membrane immunoglobulin，SmIg）。外周血中大部分 B 淋巴细胞表达 SmIg M 和 SmIg D，少部分 B 淋巴细胞同时表达 SmIg M、SmIg D、SmIg G 或 SmIg E。不成熟 B 淋巴细胞表达 SmIg M，而成熟 B 淋巴细胞表达 SmIg M 和 SmIg D。因此，B 淋巴细胞表面的 SmIg M 表达明显低于 SmIg D 者较幼稚，SmIg D 明显多于 SmIg M 者较成熟（图 2-1）。

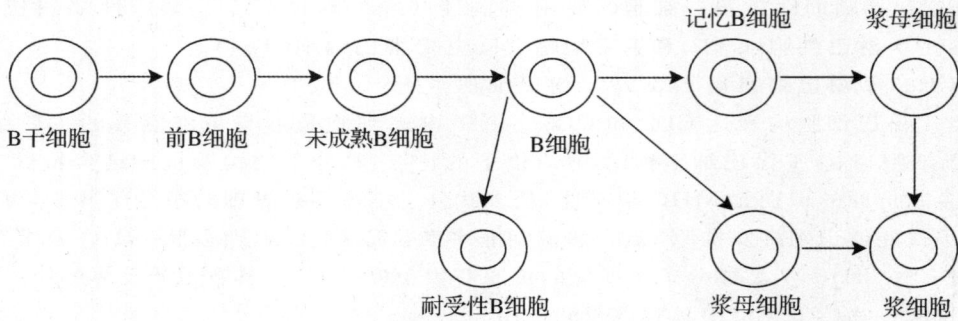

图 2-1 B 细胞分化发育过程

B 淋巴细胞的表面受体：主要是 CD19、CD20 和 CD22。

另外，B 淋巴细胞还表达在 T-B 细胞间相互合作及其在抗原提呈作用中起重要作用的 MHC-Ⅱ类分子；参与 T-B 细胞之间的相互作用，与免疫球蛋白类型转换有关的 CD40；与 B 细胞活化和"归巢"有关的 CD35 和 CD21。B 细胞活化后还表达 CD23、CD38、CD71、IL-3 受体、IL-4 受体及 IL-5 受体等和浆细胞抗原-1。

② B 细胞亚群

在外周血中的 B 细胞多属于长寿命的 B 细胞（B2 细胞），但新产生的 B 细胞若在外周不被选入滤泡库则将在 1 周内死亡，人们将其命名为 B1 细胞。根据 B1 细胞是否表达 CD5 抗原，又可分为 CD5+ B 细胞（B1a 细胞）和 CD5- B 细胞（B1b 细胞）。B1 细胞（CD5+ B 细胞和 CD5- B 细胞）和 B2 细胞各群的特点归纳于表 2-1。

表 2-1 B 细胞各亚群的特点

	B1a 细胞	B1b 细胞	B2 细胞
表面标志			
CD5	+	-	-
SmIg M	+ + +	+ + +	+
SmIg D	+/-	+/-	+ + +
体内分布			
淋巴结/脾脏	+/-	+/-	+ + +
腹腔	+ + +	+ + +	-
细胞数量与年龄			
新生期	+ + +	+ +	+
成年期	+	+	+ +

③ B 细胞功能

B 细胞的主要生物学功能是产生抗体、提呈抗原和调节免疫。

（3）自然杀伤（NK）细胞

① NK 细胞的发育生物学

a. NK 细胞和 T、B 细胞的共同前体细胞的发现

1994 年 Geagopoulcs 等发现,小鼠编码锌指蛋白(IKAROs)的基因发生突变或敲除后,HSC 向淋巴类细胞的分化被终止,其他造血细胞的分化不受影响,推测 IKAROs 基因的表达涉及 HSC 向淋巴类细胞的分化,即同时决定了 NK、T 和 B 细胞的发育。尽管 SCID 鼠无 T、B 细胞,但 NK 细胞正常,SCID 鼠在适当环境可以生存。IKAROs 缺陷鼠则由于 T 和 NK 细胞的缺陷而在出生早期死于各类感染,提示了 NK 细胞作为机体免疫系统第一道防线的重要意义。

b. NK 细胞与 T 细胞分化发育的关系

大量资料表明人类 NK 细胞和 T 细胞在早期发育中可能存在共同前体细胞,与 B 细胞相比,NK 细胞与 T 细胞在个体发生上更为接近:首先发现人类胚胎未成熟 NK 细胞可表达 CD3 的所有 4 条链的基因,成熟 NK 细胞受 IL-2 激活后仍可再表达 CD5 分子,提示 NK 细胞在个体发生更接近 T 细胞。未成熟 NK 细胞表达 CD3 的能力强于成熟 NK 细胞,提示 NK 细胞早期发育中更接近于 T 细胞。由于 NK 细胞所承担的细胞毒效应与 CD8 的 CTL 有相近之处,且均与 MHC 有关,以及 NK 细胞分泌细胞因子的种类及数量均与 CD4$^+$ Th 细胞相近,故学者们倾向认为 NK 细胞和 T 细胞为个体发育上关系十分接近的两类细胞。

c. 胚胎肝脏或胸腺存在 NK 细胞与 T 细胞的共同前体细胞

胚胎肝脏是造血前体细胞的发源地,其中应包含淋巴类细胞的共同祖细胞。首先发现胎肝细胞悬液在 PHA+IL-2 存在下可分化为 CD3/TCR 的 T 细胞;但如果在同种异体受照细胞系 H9+IL-2 存在时则分化为 CD3$^-$CD16$^+$CD56$^+$ 的成熟 NK 细胞,还发现胚胎肝脏中可分别分化为 T 细胞或 NK 细胞的共同前体细胞的特有标志为白细胞共同抗原(CD45)。Rodewald 等观察到胚胎期 CD16$^-$CD4$^-$CD8$^-$ 的细胞如进入胸腺则发育分化为 T 细胞。如果脱离胸腺后移入合适的其他体内环境或体外环境则可分化为 NK 细胞。诱导 NK 细胞或 T 细胞的体外环境与胚胎肝细胞分化为 NK 细胞和 T 细胞的条件一致,此时 CD16 抗原成为胚胎胸腺中 NK/T 细胞共同前体细胞的特有标志。继而 Minger 等发现新生儿胸腺中 CD7$^+$CD3$^-$CD8$^-$CD4$^-$ 细胞可在 PHA+IL-2 作用下分化为成熟的 T 细胞(CD3$^-$/TCR),或者在 H9+IL-2 作用下分化为成熟 NK 细胞(CD3$^-$CD16$^+$CD56$^-$)。如果 CD56$^-$ 分化为 T 细胞,则 CD56$^+$ 将分化为 NK 细胞。

d. 骨髓为 NK 细胞分化发育的场所

骨髓 CD34$^+$CD7$^+$DR$^+$ 的前体细胞经长期培养后可分化为 NK 细胞,其 CD34 抗原在分化为 NK 细胞时消失,则出现 CD2、CD16 和 CD56 的标志。造血干细胞(HSC)分化为 NK 细胞时必须有 IL-2 存在,但与 IL-7 和干细胞因子(SCF)共存时,NK 细胞的发育分化与扩增将大幅度增加。由于 IL-2 缺陷小鼠中 NK 细胞仍可正常发育,以及骨髓基质细胞并无 IL-2 分泌,因此人们开始寻找 NK 细胞分化所必需的调节因子。研究发现,骨髓基质细胞可表达 IL-15 mRNA,长期培养的骨髓基质细胞上清液中含 IL-15,CD34$^+$ 的 HSC 细胞体外培养中单独 IL-15 则可促发其向 NK 细胞分化。

② NK 细胞分类

学者们通过对 NK 细胞的深入研究,发现了许多具有特异性表型和功能的亚群,并由此将 NK 细胞进行以下分类:

a. 以细胞表面分子分类

NK 细胞表达众多表面分子,如 CD56,CD16,CD57,CD161 等,但这些表面标志都不是 NK 细胞所特有的,只具有相对特异性。通常将 CD56$^+$、CD16$^+$、CD3$^-$、TCR$^-$、BCR$^-$ 的淋巴样细胞认为是 NK 细胞。于是有学者就以一种或多种表面标志将 NK 细胞进行分类。有学者以 CD56$^+$、CD56$^+$CD16$^-$、CD56$^-$CD16$^+$ 为标志将 NK 细胞分为 3 个亚群,发现 CD56 是 NK 细胞分化的特异性标志,而 CD16 的表达量与 NK 细胞的杀伤活性密切相关。在上述研究的基础上,许多学者主张以 CD56 的表达密度不同,将 NK 细胞分为 CD56^{bright} 和 CD56^{dim} 两群。

CD56^{bright}NK 细胞高表达 CD56、CD94/NKG2A 和 CD62L,低表达 CD16、杀伤细胞免疫球蛋白样受体（killer cell immunoglobulin-like receptor，KIR），表达高亲和力的 IL-2 受体（IL-2R$\alpha\beta\gamma$）。而 CD56^{dim}NK 细胞高表达 CD16、PEN5、KIR 和 LFA,低表达 CD56、CD94/NKG2A,仅表达中亲和力的 IL-2 受体（IL-2R$\beta\gamma$）。CD56^{bright}NK 细胞在 IL-2 的作用下表现较强的增殖效应;CD56^{dim}NK 细胞几乎不分泌细胞因子,且 IL-2 不能够促其增殖。CD56^{dim}NK 细胞表现出较强的杀伤活性,而 CD56^{bright}NK 细胞杀伤活性较低且表达 c-kit 等不成熟标志,由此 Copper 等认为 CD56^{bright}NK 细胞是未成熟的 NK 细胞,而 CD56^{dim}NK 细胞则相对较成熟,即 NK 细胞发育可能经历 CD56^{bright}NK 细胞到 CD56^{dim}NK 细胞这样一个过程。然而在以 IL-15 和 Flt-3 为基础的体外培养体系中,CD34$^+$造血干细胞只能发育为 CD56^{bright}CD16$^-$NK 细胞。Parrish-Novak 等研究证明 CD34$^+$造血干细胞在 IL-21、IL-15 和 Flt-3 的协同作用下,可以分化为 CD56$^+$CD16^{bright}NK 细胞。

b. 以分泌细胞因子分类

公认 CD4$^+$Th（T Help）细胞分为 Th1 和 Th2 两种亚群,有学者根据这一现象研究 NK 细胞,发现 NK 细胞也存在类似的亚群。Peritt 等分离外周血 CD16$^+$或 CD56$^+$细胞,用 IL-2 和抗 IL-4 抗体诱导出分泌 IFN-γ 的 Th1 型 NK 细胞亚群,用 IL-4 和抗 IL-2 抗体诱导出分泌 IL-15、IL-3 的 Th2 型 NK 细胞亚群,分别命名为 NK1 和 NK2。IL-12 能促进 NK1 细胞分泌 IFN-γ,抑制 NK2 细胞分泌 IL-5 和 IL-13;而 IL-4 的作用正好相反。NK1 细胞高表达 Fasl,而 NK2 细胞高表达肿瘤坏死因子相关的凋亡诱导配体（tumor necrosis factor-related apoptosis-inducing ligand，TRAIL）,但两者对 K562 细胞的杀伤和 ADCC 效应无明显差别。因此,Peritt 等认为,NK1-NK2 两者呈平行关系,即类似于典型的 Th1-Th2 型的亚群,其特点是先形成 NK0 细胞,然后分化为 NK1 和 NK2 细胞。但也有学者提出不同的看法。Loza 等研究了以分泌 IFN-γ 为主的 NK1 细胞和以分泌 IL-13 为主的 NK2 细胞后发现,IL-13^{hight}NK 细胞克隆的表型多为 CD56$^{-/dim}$CD94$^-$CD16$^-$KIR$^-$NKp46$^-$IFN-γ^-,而 IFN-γ^{bright}NK 细胞克隆的表型多为 CD56^{bright}CD94$^+$CD16$^{+/-}$KIR$^+$NKp46$^+$IL-13$^-$。同时还发现 IFN-γ^+IL-13$^+$NK 细胞克隆,其表型为 CD56$^{-/dim}$CD94$^{-/dim}$CD16$^-$KIR$^-$。IL-4 促进 IFN-γ^-IL-13$^+$NK 细胞增殖,抑制 IFN-γ^+IL-13$^-$NK 细胞增殖。IL-12 能够增强 IFN-γ、CD56、CD94、CD16、KIR、NKp46 的表达,抑制 IL-13 的表达,还能够促进 IFN-γ^-IL-13$^+$NK 细胞转为 IFN-γ^+IL-13$^+$NK 细胞,继而转变为 IFN-γ^+IL-13$^-$NK 细胞,而 IL-4 不能够逆转这一过程。因此,Loza 等人认为 NK 细胞发育经历 NK2→NK0→NK1 的过程。在这个过程中,IL-4 促进 NK2 增殖,IL-12 促使 NK2 同 NK1 转变,不促进 NK1 的成熟。许多学者研究证明,CD56^{bright}NK 细胞分泌高水平的 Th1 和 Th2 型细胞因子（IFN-γ、TNF-β 和 IL-5、IL-10、IL-13 等）。但 Katsumoto 等分离小鼠脾脏 NK 细胞,制造了 NK 细胞分化模型,用 PMA、ionomycin 和 IL-12 诱导 NK0 细胞;IL-2 和 IL-12诱导 NK1 细胞;IL-2、IL-4 和抗 IFN-γ 抗体诱导 NK2 细胞,经 8 d 培育后,NK1 亚群产生 IFN-γ 和 IL-10;NK2 亚群产生 IL-5 和 IL-13,各细胞群均未检测到 IL-4,并且在新分离的 NK 细胞中未检测到 II 型细胞因子的存在。

c. 以黏附功能分类

研究发现 NK 细胞在 IL-2 的诱导下表现出对实体细胞表面的黏附能力,由此,有学者将 NK 细胞分为黏附 NK 细胞（A-NK）和非黏附 NK 细胞（NA-NK）两个亚群。A-NK 细胞的表型比较均一,主要为 CD3$^-$CD56^{dim}CD16$^+$IL-2R$^+$,不含 CD56^{bright}细胞。NA-NK 细胞是具有不同表型的异质性群体,CD16$^-$、CD56^{dim}、CD56$^-$、CD16$^+$、CD56^{bright}均有表达。A-NK 细胞表面的黏附分子 CD11abc、CD18、CD54 的表达均高于 NA-NK。在 IL-2 的作用下,A-NK 细胞表现出很强的增殖能力,且分泌 IL1、IL-2、IL-4、TGF-β 等细胞因子的能力明显高于 NA-NK 细胞,而 IFN-γ、IFN-α 在两种亚群中均有表达。A-NK 细胞具有较高的体外杀伤活性和体内抗肿瘤的能力,但体外抗肿瘤能力却低于NA-NK。这可能是因为NA-NK细胞中含有大量的穿孔素,通过穿孔素途径表现出较强的体外抗肿瘤的作用。而A-NK细胞由于高表达多种黏附分子和细胞因子受体,可能在体内通过抑制肿瘤细胞生长、介导肿瘤细胞凋亡,从而表现出较强的浸润和杀伤肿瘤的能力。A-NK细胞虽然表型为CD56^{dim},但它却能大量地分泌细胞因子,具有CD56^{bright}NK细胞的某些特性。

d. 以识别谱分类

过去认为NK细胞是MHC非限制性的,近年来研究发现NK细胞能够识别MHC分子,而且MHC分子能抑制NK细胞的功能。因此,有学者将能否识别不同MHC分子来进行NK细胞分群。Christiansen等以识别HLA-Cw α$_1$链的第77位和第88位氨基酸的不同来分群:NK1识别Asn77-Lys80(HLA-Cw2、3、5、6);NK2识别Ser77-Asn80(HLA-Cw1、3、7、8、13)。Cella等发现识别HLA-Bw4分子的NK细胞克隆(命名为NK3)。这几种NK细胞亚群对表达不同的HLA分子的细胞表现不同的杀伤作用,这实际上是因为NK细胞表达不同的KIR受体(CD158a、CD158b、CD158e等),从而导致对不同的HLA分子识别存在差异。

③ NK细胞受体及与配体的特异性结合

在一个生物体中,NK细胞表达多种不同的受体,可以从不同的角度对其进行不同的分类:按受体结构,分为免疫球蛋白超家族和C型凝聚素超家族;按NK细胞受体基因定位,可分为杀伤性细胞免疫球蛋白样受体(KIR)家族和CD94/NKG2家族等;按功能不同,可分为杀伤性活化受体和杀伤性抑制性受体两类;按受体相结合的配体是否为MHC-Ⅰ类分子分为MHC-Ⅰ类分子受体和非MHC-Ⅰ类分子受体。受体的不同结合增加了NK细胞的特异性,使它能够对MHC-Ⅰ复杂背景进行精细的靶细胞定位。下面根据配体特异性定义的NK细胞受体进行分类,即具有MHC-Ⅰ配体的受体、具有相关MHC-Ⅰ类分子配体的受体、具有宿主的非MHC分子配体的受体,并综述NK细胞受体与配体的特异识别在NK细胞发挥效应功能中的重要作用。

a. NK细胞受体对MHC-Ⅰ类分子配体的识别

NK细胞受体识别MHC基因编码的经典和非经典MHC-Ⅰ类分子,这些NK细胞受体包括啮齿类Ly49受体、人类杀伤细胞免疫球蛋白样受体(KIR)和保守的CD94/NKG2受体家族。

• Ly49受体

Ly49受体是C型凝集素超家族Ⅱ型跨膜糖蛋白,是由二硫键相连的同源二聚体。不同鼠系的Ly49基因成员不同,存在等位基因的多态性。在C57BIM6和129/J鼠系中,14个Ly49基因在小鼠第6条染色体NK细胞复合体上成簇排列,这些基因大多数编码胞质区内含免疫受体酪氨酸抑制基序(ITIM)区域的抑制性受体,只有少数是活化型受体(例如Ly49d和Ly49rI),此类受体无ITIM区域,它们与含有免疫受体酪氨酸活化基序(ITAM)的DAP12接头分子非共价结合。活化型Ly49受体跨膜区带正电的精氨酸与DAP12跨膜区带负电的天冬氨酸残基相互作用,启动活化信号。

大多数Ly49受体特异性识别MHC-Ⅰ类分子配体,然而有些Ly49受体却与病毒编码的糖蛋白结合。在MCV感染的C57BL/6小鼠中,NK细胞利用Ly49H在感染的早期控制了病毒的复制。Ly49H不与任何已知的H-2分子结合,而与被MCV编码表达在MCV感染细胞表面的m157病毒糖蛋白高亲和力结合,从而激活NK细胞发挥抗病毒效应。

• 杀伤细胞免疫球蛋白样受体(KIR)

人类无Ly49基因,但具有与Ly49基因功能类似的KIR基因。与Ly49的C型凝集素结构不同,KIR来源于免疫球蛋白超家族,并且是Ⅰ型跨膜糖蛋白,在胞外区有2个或3个免疫球蛋白区域,被定义为 D0、D1、D2。KIR 的命名法是将具有 ITIM 区域且细胞质内部较长者(抑制型)称为 L(1ong)型,而将无 ITIM 区域、细胞质内部较短者(活化型或非抑制型)称为 S(short)型。进而根据免疫球蛋白样区域的数量分为 2d 和 3d(例如 KIR2dL3、KIR3dS1)。

人类 KIR 基因不仅在 NK 细胞上表达,也在 $\gamma\delta$T 细胞和一类活化的 $\alpha\beta$T 细胞上表达。KIR 识别 HLA-A、HLA-B 和 HLA-C 蛋白。KR2d 亚家族成员识别不同 HLA-C 等位基因编码的 HLA-C 蛋白,而 HLA-C 蛋白多态性是其重链 α_1 区域第 77 位和第 80 位氨基酸的差异来决定。KIR2dL1、KIR2dS1 与 Cw2、Cw4、Cw5 和 Cw6(第一群 C)结合,此时 α_1 区域第 77 号对应的是天冬氨酸,而第 80 号是赖氨酸;而 KIR2dL2、KIR2dL3、KIR2dS2 与 Cwl、Cw3、Cw7 和 Cw8(第二群 C)结合,此时 α_1 区域第 77 号对应的是丝氨酸,而第 80 号是天冬氨酸。所以第 77 和 80 位上氨基酸的差异决定了两个群体与 KIR 结合的特异性。KIR3d 主要识别 HLA-A 和 HLA-B,其中 KIR3dL1 识别 HLA-Bw4,而 KIR3dL2 则识别 HLA-A3-A11。

KIR 能够区分被 HLA-A、B 或 C 递呈的不同肽链,但这些受体并不能区分自身和非自身肽链,因而可能导致人类自身免疫性疾病的发生。Yen 和其同事发现:与健康人和仅患有类风湿性关节炎而无脉管炎的患者相比,患有类风湿性脉管炎的患者其 KIR2dS2 基因的表达明显增强,KIR2dS2 与相应的 HLA-C 配体结合在介导脉管的损伤上可能发挥一定作用。与此相似,拥有编码活化型 KIR2dS1 或 KIR2dS2 受体基因的个体因为缺少连接抑制型受体 KIR2dL 的 HLA-C 等位基因而易患硬皮病关节炎。

• CD94/NKG2 受体

CD94 和 NKG2 基因家族存在于大鼠、小鼠和人类的基因组中,编码识别非经典 MHC-I 类免疫球蛋白样配体的受体(人类是 HLA-E,小鼠是 $Qa-1^b$)。这些基因定位在人类染色体 12p12.3~p13.2 和小鼠第 6 条染色体上。在小鼠和人类,1 个单一的 CD94 基因一般与 4 个 NKG2 家族的基因紧密结合。在人类,这些 NKG2 家族基因包括 NKG2A、NKG2C、NKG2E 和 NKG2F;在小鼠是 NKG2A、NKG2C 和 NKG2E。

CD94 和 NKG2 基因编码 C 型凝集素样 II 型跨膜糖蛋白。CD94 一般以同源二聚体形式与 NKG2A 或 NKG2C 连接形成异二聚体表达在细胞表面。NKG2A 胞质区含有 ITIM,因此 CD94/NKG2A 异二聚体的功能是作为抑制型受体;相反,CD94/NKG2C 则是活化型受体。最新的研究发现:CD94/NKG2A 在与其配体(抑制性 NK 细胞免疫突触)接触的部位通过破坏肌动蛋白网和排斥生物膜脂筏而阻止了 NK 细胞的活化。

CD94/NKG2 受体在许多 NK 细胞、$\gamma\delta$TCR$^+$ T 细胞和某些活化的 CD8$^+$ T 细胞上表达。在人类,CD94/NKG2A 和 CD94/NKG2C 受体连接 HLA-E,在小鼠,它们连接 $Qa-1^b$。HLA-E 和 $Qa-1^b$ 具有相同显著的特点:许多来源于其他 MHC-I 类分子蛋白的引导肽的肽链被束缚在这些经典的免疫球蛋白的肽结合槽中,而且 HLA-E 和 $Qa-1^b$ 在细胞上的表达依赖于 HLA-A、HLA-B、HLA-C、HLA-G 或 H-2 所提供的引导肽的有效性。有研究表明,连接在 HLA-E 或 $Qa-1^b$ 上的肽链能够有差别地影响抑制型和活化型受体的识别。Michaelsson 及其同事发现:从热休克蛋白 60(HSP60)得到的肽链与 HLA-E 连接后,这些 HLA-E 分子不能与抑制型受体 CD94/NKG2A 相结合。因此,在病毒感染的细胞上,HLA-E 可能不能连接抑制型 CD94/NKG2A 受体,从而使 NK 细胞能够清除这些异常细胞。人类巨细胞病毒(hMCV)基因编码的蛋白 UL40 带有与 HLA-E 连接的引导肽。在 hMCV 感染时,经典的 MHC-I 类分子下调,UL40 的引导肽可能代替 MHC-I 类分子,从而维持了 HLA-E 在感染细胞表面的表达。因此,UL40 可能作为一个致病因子通过此机制而逃避 NK 细胞的识别。

CD94/NKG2A 受体在病毒和肿瘤逃逸的免疫反应中已经被发现。多瘤病毒感染的敏感鼠系产生病毒特异性 CTL,但因其表面表达 CD94/NKG2A 受体,从而抑制了它们抗病毒感染细胞的溶细胞功能。最新研究表明:神经胶质瘤细胞上高表达的 HLA-E 分子与 T 细胞表面的 CD94/NKG2A 受体相互作用抑制了天然抗肿瘤反应。

b. NKG2d 受体对 MHC- I 类分子相关配体的识别

NKG2d 受体识别细胞表面与 MHC- I 类分子结构相关的糖蛋白,但这些配体大多数不能够被 MHC 复合物基因所编码。NKG2d 基因定位在人类染色体 12p12.3～p13.2 和小鼠第 6 条染色体 NK 细胞复合体上,而且证明这个基因在人类和小鼠上本质上没有多态性。NKG2d 是一个活化型受体,与 NKG2A、NKG2C、NKG2E 和 NKG2F 具有很少的同源性。

NKG2d 受体是 II 型跨膜糖蛋白,它以同源二聚体形式表达在所有小鼠和人类的 NK 细胞和许多 $\gamma\delta$T 细胞的表面。所有人类的 CD8$^+$ T 细胞,包括脐带血中的幼稚 T 细胞,有构成的表达 NKG2d。然而在小鼠,只有活化的 CD8$^+$ T 细胞才表达 NKG2d。NKG2d 与 MHC- I 类分子结构具有同源性的配体家族相连接。人类配体是 MICA、MICB、ULBP-1、ULBP-2、ULBP-3 和 ULBP-4,小鼠配体是 RAE-1α、RAE-1β、RAE-1γ、RAE-lδ、RAE-1ϵ、H60 和 MULT1。

最近众多的研究表明:NKG2d 在 NK 细胞抗肿瘤及肿瘤的免疫逃逸中扮演着重要角色。肿瘤细胞上 NKG2d 配体的自然表达或诱导表达都可增强其对 NK 细胞的敏感性。RMA 淋巴瘤细胞缺乏 NKG2d 配体的表达,在体内和体外抵抗了 NK 细胞介导的细胞毒作用。但当 RMA 细胞被转染上 RAE-1 或者 H60 时,它们对 NK 细胞的溶解作用却变得敏感。同时,肿瘤细胞也已找到策略逃避 NKG2d 介导的免疫监视。小鼠和人类肿瘤细胞经常表达 NKG2d 的配体,肿瘤细胞利用分泌和释放这些配体作为诱饵破坏 NK 细胞和 T 细胞的免疫反应。最近报道:晚期前列腺癌病人血清中的可溶性 MHC- I 类相关性分子(sMIC)水平明显增高,sMIC 降低了 NKG2d 在正常 NK 细胞上的表达,从而严重损害 sMIC-NKG2d 介导的免疫监视。

NKG2d 在抗病毒免疫的重要性通过对小鼠和人类 CMV 免疫的研究得到证明。hCMV 编码的 UL16 蛋白连接 ULBP-1、ULBP-2 和 MICB,但却不与 MICA、ULBP-3 或 ULBP-4 连接。UL16 蛋白在内质网或高尔基体间隙内与 ULBP-1、ULBP-2 或 MICB 结合,阻止了这些配体蛋白的成熟和转运至细胞表面。最近研究表明,hCMV 编码的 UL16 蛋白是通过 MIC 分子的 α_2 区域来区分 MICA 和 MICB 分子的。UL16 蛋白可以特异性识别 MICBα_2 区域的螺旋结构。MICBα_2 区转移给 MICA 后使 UL16 蛋白具有了与 MICA 结合的能力。最近,Chalupny 等又发现了一种新的 hCMV 编码的糖蛋白 UL142,它能够下调 NKG2d 配体 MICA 从而抵抗 NK 细胞的细胞毒作用。

鼠巨细胞病毒(mCMV)基因组编码的病毒蛋白同样可以阻止小鼠 NKG2d 配体在感染细胞上的表达。mCMV m152 病毒蛋白中止了感染细胞上 H-2 糖蛋白的表达,也导致了 RAE-1 蛋白在细胞内滞留。另一个 mCMV 病毒蛋白 m155,选择性地攻击 H60 使其在细胞内降解。m155 缺陷的 mCMV 的复制在严重联合免疫缺陷病小鼠中显著减少,然而,当 BALB/C 小鼠用抗 NKG2d 单克隆抗体中和或者用抗神经节苷脂(Asialo-GM1)抗体清除 NK 细胞后,m155-缺陷 mCMV 病毒的复制与野生型病毒的复制又趋于同一水平。因此,人类和小鼠 CMV 都可利用不同的策略阻止 NKG2d 介导的免疫反应,这也进一步支持了 NKG2d-NKG2dL 相互作用在抗病毒反应中的重要性。

c. NK 细胞受体对宿主编码的非 MHC 分子配体的识别

当 NK 细胞遇到不能表达 MHC 或 MHC 相关分子的靶细胞时,它们可以通过几个共刺激受体的共同参入来调节其功能。小鼠 RMA/ST 淋巴细胞、小鼠 B16 黑色素瘤细胞和人的 721.221B 原始淋巴细胞系都对 NK 细胞介导的细胞毒敏感,但是这些变异的细胞系中没有一个表达 MHC- I 类分子或 NKG2d 的配体,而且,Syk 和 ZAP70 缺失的小鼠仍然有能力杀伤 RMA/S,这就意味着存在非 ITAM 依赖的 NK 细胞活化途径。

- NKR-P1 受体

NK1.1 是定义 C57BL/6 小鼠 NK 细胞的典型抗原。在小鼠，NK1.1 是被 NKR-P1 基因家族成员 NKR-P1C 编码的多态性抗原。NKR-P1 基因家族定位在小鼠第 6 条染色体 NK 细胞复合体上。在 C57BL/6 小鼠，4 个基因 NKR-P1A、NKR-P1C、NKR-P1d 和 NKR-P1F 编码 C 型凝集素样家族 II 型跨膜糖蛋白。而在人类染色体上目前只鉴定出 1 个单一的 NKR-P1 基因 NKR-P1A。PK136 单克隆抗体通常用来检测 C57BL/6 小鼠 NK 细胞和 NKT 细胞上的 NKR-P1C。小鼠 NKR-P1d 胞质区含有 1 个 ITIM，表明具有抑制功能，然而 NKR-P1A、NKR-P1C 和 NKR-P1F 胞质区缺少 ITIM，在它们跨膜区都有一个带电氨基酸残基，因此可能是活化型受体。Arase 等研究证明，小鼠 NKR-P1C 基因与含有 ITAM 的接头蛋白 FcεRIγ 结合，而且利用抗 NK1.1mAb 与 NK1.1 交联导致 NK 细胞介导的细胞毒作用和分泌细胞因子。人类 NKR-P1A 的胞质区不含 ITIM，跨膜区也缺少带电氨基酸残基，所以人类 NKR-P1A 怎样启动信号仍然未知。

NKR-P1 在 C57BL/6 小鼠所有 NK 细胞和不同的 T 细胞亚类（包括 CD4$^-$、CD8$^-$、CD4$^+$ 和 CD8$^+$T）上表达。人类的 NKR-P1A 的表达与此有显著不同。在人类，NKR-P1A 在 NK 细胞上的表达仅局限在外周血 NK 细胞的一个亚类，而在 T 细胞上，其表达比 NK1.1 小鼠表达更广泛。小鼠 NKR-P1C 的功能仍然未知，但是家族的其他两个成员 NKR-P1d、NKR-P1F 的配体已经被确定，这些受体的配体是它们自身被 NK 细胞复合体编码的 C 型凝聚素超家族 II 型跨膜糖蛋白。

- 2B4 受体

2B4（也叫 CD244）和其配体 CD48 是免疫相关蛋白 CD2 的家族成员，这些免疫相关蛋白被人类染色体 1q22 和小鼠 1 号染色体上一簇相关基因所编码。2B4 表达在所有人类和小鼠 NK 细胞、大多数 γδTCR$^+$T 细胞和活化的 CD8$^+$T 细胞上，而且在人类，2B4 也表达在单核细胞和嗜碱性粒细胞上。2B4 的功能在人类和小鼠可能不同。来自 2B4 缺陷鼠的 NK 细胞能增强对表达 CD48 靶细胞的反应性，因此，2B4 在小鼠中可能是作为一个抑制型受体而发挥功能。相反，在成熟的人类 NK 细胞上，2B4 则是作为一个活化型受体。最近的研究表明，人类 NK 细胞 2B4 胞外区的 Lys(68) 和 Glu(70) 在人类 NK 细胞通过 2B4/CD48 途径活化过程中扮演着关键角色。

- DNAM-1 受体

DNAM-1 受体（也叫 CD226）是一个被人类染色体 18q22.3 编码的免疫球蛋白超家族成员。它表达在人类 NK 细胞、T 细胞、一个 B 细胞亚类、单核细胞和血小板上。CD112（也被称作脊髓灰质炎病毒受体，PVR）和 CD155（也叫结合素 2）已经被确定作为 DNAM-1 的配体。在单核细胞黏附血管内皮细胞迁移的过程中涉及单核细胞上的 DNAM-1 与血管内皮细胞上 CD155 的相互作用，表明 DNAM-1 在 NK 细胞迁移过程中可能扮演着重要的角色。最近，Tomasec 等研究发现：人类 CMV 通过其 UL141 基因产物封闭了靶细胞上 CD155 配体的表达，从而逃避 NK 细胞的杀伤。

④ NK 细胞识别杀伤的机制

a. 抗体依赖性细胞介导的细胞毒作用（ADCC）

NK 细胞低亲和力的 CD16 分子与靶细胞-IgG 抗体复合物结合后，活化蛋白酪氨酸激酶（PTK），使 PLC-γ 的酪氨酸磷酸化，裂解膜磷脂酰肌醇为三磷酸肌醇（IP3）和二酰甘油，IP3 增加细胞内游离钙浓度，进而释放细胞毒性物质（如穿孔素和颗粒酶）。研究发现，IgG1 抗体与凝集抗原作用能增强 IgG1 与 NK 细胞的结合，且去除岩藻糖的 IgG1 抗体更易募集和活化 NK 细胞，从而减少诱导 ADCC 所需的抗原量并且明显提高 ADCC 作用；当低岩藻糖抗体与靶细胞同时存在时，NK 细胞尤其是 CD56^{dim} 细胞群的活化标记 CD69 表达增高。Forthal 等报道在 HIV 急性感染期,病毒感染的靶细胞表达 HIV 糖蛋白与特异抗体结合,介导 NK 细胞发挥 ADCC 作用杀伤靶细胞。另有研究者用 HIV gpl20 特异的 IgG1/IgA 嵌合蛋白交联 CD16,活化新鲜分离的 NK 细胞,只需 pmol 浓度即可溶解 HIV 感染的靶细胞。

b. 天然细胞毒性

天然细胞毒性是指不需要抗体介导,也不经预先致敏而直接杀伤靶细胞的作用,其具体机制尚未完全阐明。与 ADCC 不同,该作用需要多个表面受体结合靶细胞传递溶解细胞信号,例如 CD11a/CD18、CD2、CD44、CD54、CD58、CD69 均有利于 NK 细胞与靶细胞建立稳定链接,形成免疫突触。在动物模型中,Lck、Fyn、ZAP-70 分子的缺失会引起 T 细胞缺陷,但却不影响天然细胞毒性,表明 NK 细胞发挥细胞毒性不一定需要这些激酶。另有研究报道,IFN-γ 和 IL-12 等细胞因子活化的 STAT1 分子提供了另一重要信号,STAT1 敲除的小鼠天然细胞毒性被抑制,但不影响 ADCC 作用。Sconocchia 等还发现一条不同于 ADCC 或传统天然细胞毒性的信号转导途径,即专一表达于 NK 细胞上的 CD44 依赖的溶细胞效应通路。

c. NK 细胞介导的凋亡

靶细胞对 NK 细胞诱导的凋亡很敏感,尤其大多数对自然杀伤不甚敏感的肿瘤细胞对 NK 细胞诱导的凋亡却很敏感。一方面,NK 细胞直接通过胞吐作用释放穿孔素、颗粒酶、颗粒溶素等细胞毒性颗粒,通过活化 Caspase 途径诱导靶细胞凋亡;此外,颗粒酶还可以通过受体如甘露糖-6-磷酸受体(MPR)介导的胞吞作用而摄入,颗粒酶摄入靶细胞后,穿孔素破坏核内膜,通过线粒体、Caspase 途径及不依赖 Caspase 途径诱导细胞凋亡。另一方面,活化 NK 细胞表达 Fas(CD95)配体和 TRAIL 分子,诱导 CD95⁺ 靶细胞和 TRAIL 受体阳性的靶细胞通过内源酶的级联反应发生凋亡。虽然 CD95L 与 TRAIL 诱导凋亡的途径是相互独立的,但穿孔素杀伤作用提供的抑制信号却都能阻断 CD95L 和 TRAIL 两条途径。

d. NK 细胞产生的细胞因子

除了直接释放细胞毒性颗粒发挥溶细胞效应外,NK 细胞还能合成和分泌多种细胞因子,如 IFN-γ、TNF-α、IL-1、IL-5、IL-8、IL-10 和 G-CSF。其中,IFN-γ 是研究最多的因子,它能抑制肿瘤细胞增殖,杀伤感染细胞,通过增加 MHC-Ⅰ 类及 Ⅱ 类分子的表达和巨噬细胞的活化激发天然和获得性免疫反应。Agerberth 等还建立了活化 NK 细胞趋化因子库,包括 XCL1、CCL1、CCL3、CCIA、CCL5、CCI22、α-防御素和 CXCL8,这些因子在 NK 细胞发挥免疫功能和调节造血方面起着重要作用。

e. NK 细胞受体(NK cell receptors)

尽管 NK 细胞杀伤靶细胞的信号通路很多,但 NK 细胞受体的作用仍值得重视。20 世纪 80 年代,Karre 首先提出 NK 细胞识别"丢失自我"的信号,即靶细胞抑制信号较弱时,NK 细胞能识别靶细胞而活化。目前认为生理条件下,抑制 NK 细胞活性需要 MHC-Ⅰ 类抑制受体的识别。靶细胞 MHC-Ⅰ 类分子的下调或丢失打破了抑制和活化信号的平衡,从而使 NK 细胞活化。NK 细胞受体与其相应配体结合后,转导抑制信号或活化信号,调节 NK 细胞的功能(图 2-2)。NK 细胞介导的信号转导机制与活化性或抑制性受体的分子跨膜区和胞浆区特有的结构相关。

• 抑制性受体介导的信号转导

抑制性受体的结构共同点是这些分子的胞外区结构能够识别表达于自身组织细胞表面的 MHC-Ⅰ 类分子,胞质内至少含有 1 个 ITIM 基序。大多数抑制性受体在胞浆中含有 2 个 ITIM,分别称为 N 端 ITIM 和 C 端 ITIM。缺少 C 端 ITIM 仍能够转导抑制性信号,但缺少 N 端 ITIM 却不能够转导信号,说明是 N 端 ITIM 发挥主要作用,C 端 ITIM 仅起加强抑制信号的作用。当抑制性受体与 MHC 分子结合后,引起受体分子在膜中聚集,使 ITIM 中酪氨酸磷酸化,之后募集蛋白酪氨酸磷酸酶 SHP-1 或 SHP-2 至胞质内并使其活化,SHP-1 活化

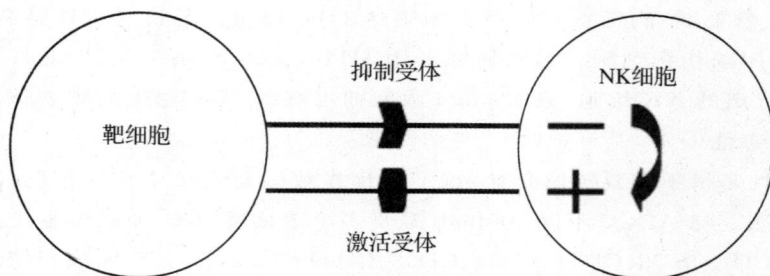

图 2-2 NK 细胞双受体模式

后使一些结合蛋白，如 LAT、PLCγ 等去磷酸化而激活，另一方面使活化通路中的蛋白如 ZAP-70/SyK 等去磷酸化而失活，最终完成抑制性信号的转导，对靶细胞不产生杀伤作用；ITIM 磷酸化后另一条通路是引起关键蛋白如 PI3 激酶活化，导致下游的抗凋亡蛋白激酶 B/Akt 激活，从而引起 bcl 基因家族及 Caspase 抑制蛋白基因家族激活，抑制生长信号，导致 NK 细胞凋亡。

• 活化性受体介导的信号转导

HLA-Ⅰ类分子特异性活化性受体 KIR 等广泛识别分布于自身组织细胞、病毒感染和某些肿瘤细胞表面的糖类配体，他们的结构共同特点是受体在胞质内较短，胞浆区既无 ITIM，又无 ITAM，仅在跨膜区有一带电荷的氨基酸残基，以此残基与结合蛋白 DAP12 偶联，通过 DAP12 分子中的 ITAM 基序产生活化信号，DAP12 分子内含有 YxxL/I 氨基酸序列组成的 2 个 ITAM。NK 细胞活性受体的聚集导致 YxxL/I 氨基酸序列中酪氨酸快速而短暂的磷酸化，随后募集并激活蛋白酪氨酸激酶 SyK 等转导通路，使多种激酶磷酸化，激活一系列活化通路中的蛋白，最终导致 NK 细胞活化而产生杀伤作用。

完全不同于 NK 细胞 HLA-Ⅰ类分子特异性活化性受体信号转导途径，NKG2d 的信号转导途径由 DAP10 介导。DAP12 分子胞质内无 ITAM 结构，但含有一个 YxxM 氨基酸序列，其酪氨酸磷酸化后与 PI3 亚单位 P85 结合，启动活化信号的转导。

因此，当 KIR 与 HLA 配体结合而无活化型受体—配体相互作用时，因抑制信号途径的启动而不溶解细胞；相反，当活化型受体与相应的配体结合而无抑制性受体—配体的相互作用时，活化信号途径启动，导致靶细胞溶解，这见于 KIR—配体不匹配所致的 NK 细胞异源反应活性。如果抑制型受体及活化型受体—配体信号启动，但抑制型受体—配体相互作用显著强于活化信号，则产生抑制性信号，此时 NK 细胞不溶解靶细胞，这见于 NK 细胞识别正常组织的情况；但活化型受体—配体的相互作用强于抑制型受体—配体的相互作用时，可致使 NK 细胞活化，靶细胞溶解。如在肿瘤细胞或病毒感染的细胞，可激活不同信号转导途径的活化型受体，同时细胞自身 MHC-Ⅰ类配体表达下调，影响 NK 细胞抑制受体对相应配体的识别，使 NK 细胞活化信号占主导地位，表现为 NK 细胞的杀伤作用，使靶细胞溶解破坏或发生凋亡。这就是 NK 细胞免疫监视"丢失自我"(missing self)假说机制。

不同 NK 细胞表达不同的活化抑制受体和共刺激受体，决定了 NK 细胞的反应多样性。关于 NK 细胞受体—配体的研究一直是 NK 细胞研究的热点。新的受体和配体的发现和作用机制的探讨将进一步揭开 NK 细胞的奥秘，为深入研究 NK 细胞在免疫系统和疾病中的作用提供理论基础。

⑤ NK 细胞亚群(NK cell subpopulations)

过去一直认为不同的 NK 细胞只是各个分化阶段执行不同功能的细胞，直到最近才将 NK 细胞视为淋巴细胞的同源群分为不同亚群，不同亚群 NK 细胞的杀伤机制不尽相同。

根据细胞因子的分泌，将其分为 NK1 和 NK2 亚群。NK1 细胞对 IL-12 产生应答反应，分泌以 IFN-γ 和 IL-10 为主的细胞因子；而 NK2 细胞成熟需要 IL-4，产生 IL-5 和 IL-13 等细胞因子。

按 CD56 的表达情况,将 NK 细胞分为 CD56^{bright} 和 CD56^{dim} NK 细胞。CD56^{bright} NK 细胞表现弱细胞毒性,却能分泌大量的细胞因子,而 CD56^{dim} NK 分泌细胞因子较少,但溶解靶细胞的作用较强。多数 CD56^{bright} 表现 NK 细胞 CD16 阴性,且缺乏 KIR 的表达。正常个体 CD56^{bright} NK 细胞占所有 NK 细胞的 5%～10%,免疫缺陷或移植后病人 CD56^{bright} NK 细胞数可达到 CD56^{dim} NK 细胞水平。

2. 抗原呈递细胞

抗原呈递细胞(antigen-presenting cell,APC),亦称抗原提呈细胞,是指所有具有抗原呈递功能的细胞的总和。抗原呈递细胞可分为专业性与非专业性两类。专业性抗原呈递细胞是指能摄取、处理和呈递外源性抗原的细胞。

(1)专业性抗原呈递细胞的抗原呈递

①激活 CD4$^+$T 细胞:其富含 MHC-Ⅱ类分子,包括树突状细胞、巨噬细胞、皮肤朗格汉斯细胞、活化 T 细胞和 B 细胞。这些细胞摄取外源性抗原并将其加工和处理成抗原肽,并与 MHC-Ⅱ类分子结合,表达在抗原呈递细胞表面,被 CD4$^+$T 细胞识别。

②激活 B 淋巴细胞:指不表达 MHC-Ⅱ类分子的滤泡树突状细胞,由于其表达高水平的 FcY 受体和 CR1(CD35)、CR2(CD21),可结合抗原－抗体复合物或抗原－抗体－补体复合物,并将其中的外源性抗原提呈给 B 细胞的受体而激活 B 细胞。

(2)非专业性抗原呈递细胞的抗原呈递

非专业性抗原呈递细胞指所有表达 MHC-Ⅰ类分子,具有潜在呈递内源性抗原的细胞。MHC-Ⅰ类分子可结合某些内源性抗原肽,并将其表达在自身细胞表面。在正常情况下,这种被呈递的内源性抗原肽不会激活 CD8$^+$T 细胞而损伤自身细胞;若基因突变改变了内源性抗原肽的氨基酸序列,这种经 MHC-Ⅰ类分子呈递的内源性突变肽就有可能激活 CD8$^+$T 细胞;此外,病毒感染的细胞也可将病毒基因编码的抗原肽经上述途径呈递给 MCH-Ⅰ类分子,并表达在自身细胞表面被 CD8$^+$T 细胞所识别。

3. 其他免疫细胞

血液中许多细胞直接或间接参与免疫应答过程,主要包括中性粒细胞、嗜碱性粒细胞、肥大细胞、血小板及红细胞。

(二)免疫器官

免疫器官包括中枢及外周免疫器官。中枢或初级免疫器官,亦称一级免疫器官,是免疫细胞发生、分化及成熟的场所,对外周免疫器官的发育起主导作用,包括人和哺乳动物的骨髓、胸腺,在禽类还有腔上囊。外周或二级免疫器官是 T 细胞、B 细胞等定居、识别外来抗原后产生免疫应答反应的部位,包括淋巴结、脾和其他淋巴组织,如扁桃体、呼吸道和消化道黏膜下层的淋巴组织和肠道相关性淋巴组织。

1. 中枢免疫器官

(1)骨髓

骨髓既是人和其他哺乳动物的造血器官,又是各种免疫细胞的发源地。骨髓功能缺陷可导致细胞免疫和体液免疫均缺陷。骨髓含有多能干细胞,能分化为髓样干细胞和淋巴干细胞,二者具有强大的分化潜力。髓样干细胞发育成红细胞系、粒细胞系、巨核细胞系和单核巨噬细胞系等;淋巴干细胞发育成淋巴细胞的前体细胞,再通过胸腺、腔上囊或类囊器官,分别衍生成 T 淋巴细胞或 B 淋巴细胞,最后定位于外周免疫器官。骨髓也是 B 细胞成熟的场所。另外,非 T、非 B 的第 3 类淋巴细胞系前体细胞可在骨髓内增殖、分化及成熟为 K 细胞和 NK

细胞等。B 细胞分为 2 个亚群：B1a 与 B2 细胞。B1a 细胞很早离开骨髓，在次级淋巴组织中继续发育；在人类，B2 细胞在骨髓中发育。B2 细胞的发育过程分为两个阶段：第 1 阶段在骨髓中进行，不需要抗原刺激，由前 B 细胞到不成熟 B 细胞，然后再到成熟 B 细胞；第 2 阶段 B 细胞离开骨髓至外周淋巴组织，并在抗原刺激下活化、增殖及分化为记忆性 B 细胞或产生抗体的浆细胞。B 细胞在骨髓中的发育受骨髓微环境的调节，包括其与骨髓基质细胞和可溶性因子的直接作用。已知很多黏附分子（adhesion molecules，AM）参与 B 细胞和骨髓基质细胞之间的相互作用。

（2）胸腺

① T 细胞在胸腺中的发育分化

T 淋巴细胞在胸腺中的发育成熟主要经过以下三个阶段：第一，骨髓前 T 淋巴细胞从骨髓进入胸腺后，虽表达 T 细胞某些特有的标志，但不表达 CD3、CD4、CD8 等分化抗原，故称为 CD4CD8 双阴性细胞；第二，在皮质区，前 T 淋巴细胞在胸腺微环境的作用下开始按顺序重排 γ、δ、α、βTCR 基因，最终产生 TCRγδ 细胞和 TCRαβ 细胞两个主要的 T 细胞群，前者继续保持双阴性，并离开胸腺在次级淋巴组织中进一步分化；第三，TCRαβ 双阴性细胞在胸腺中进一步分化为 CD4CD8 双阳性细胞，其经阳性与阴性的选择成熟为 $TCR\alpha\beta^+ CD3^+ CD8^- CD4^+$ 和 $TCR\alpha\beta^+ CD3^+ CD8^+ CD4^-$ 两个群体，分别称为 CD4 或 CD8 单阳性细胞，并离开胸腺到达次级淋巴器官（图 2-3）。

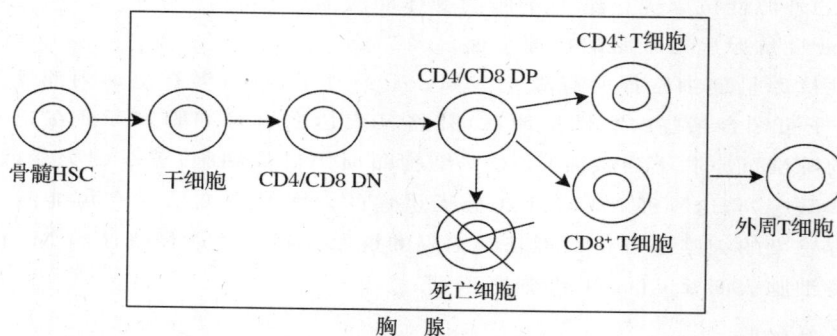

图 2-3　胸腺细胞分化过程

② 胸腺选择与 T 淋巴细胞的 MHC 限制性

成熟的 CD8 单阳性细胞只能识别外来抗原与自身 MHC-Ⅰ 类分子复合体，成熟的 CD4 单阳性细胞只能识别外来抗原与自身 MHC-Ⅱ 类分子复合体。

2. 外周免疫器官

外周免疫器官既是成熟的 B 细胞和 T 细胞定居和增殖的场所，也是接受抗原刺激后发生免疫应答的部位，分为系统性器官及皮肤或黏膜相关的淋巴组织（skin/mucosa-associated lymphoid tissue，S/MLA）。前者包括脾脏和淋巴结，后者主要包括呼吸道、胃肠道和泌尿生殖道相关的淋巴组织等。脾脏对血源性抗原应答，抗原进入系统性淋巴器官后，可刺激此处的 T 淋巴细胞、B 淋巴细胞应答，活化的 T 淋巴细胞、B 淋巴细胞进入外周循环或局部产生体液免疫或细胞免疫应答。局部淋巴结主要针对由淋巴管引流来的抗原作应答。黏膜或皮肤相关的淋巴组织主要阻止由黏膜或皮肤侵入机体的抗原，是机体的第一道防线。与黏膜相关的淋巴组织的主要功能是产生 SIgA，分泌至黏膜表面。

（1）脾脏的功能

脾索中和脾窦壁上的巨噬细胞能吞噬和清除衰老的血细胞和血液中的细菌等有害异物，脾脏是各种免疫细胞定居和产生免疫应答的场所，同时也是合成细胞增强激素的主要场所。另外，脾脏可将血红蛋白转变为胆红素，释放铁质再利用。

（2）淋巴结

淋巴结不仅是特异性免疫应答发生的场所，还有重要的过滤作用。微生物及其毒素、癌细胞等有害物质或异物从组织液进入毛细淋巴管内，随淋巴液流入淋巴结，被淋巴结内的巨噬细胞和抗体等清除。

① T 淋巴细胞在外周淋巴系统的分化

天然 T 淋巴细胞或处女 T 淋巴细胞向效应细胞或记忆性 T 淋巴细胞分化，尚未接触过抗原的成熟 T 淋巴细胞即称为天然 T 淋巴细胞或处女 T 淋巴细胞（natural or virgin T cell）。天然 T 淋巴细胞在外周淋巴器官接受抗原提呈细胞呈递的抗原及有关辅助信号后激活，迅速增殖并分化为不同的效应细胞，如辅助性 T 淋巴细胞、细胞毒性 T 淋巴细胞、抑制性 T 淋巴细胞等。部分活化的细胞则转化为记忆性 T 淋巴细胞，并可在体内存活很长时间，甚至终身保留。

② Th0 细胞向 Th1 或 Th2 细胞分化

Th0 细胞即处女 Th 细胞，其在含 IL-2、IL-12、IFN-γ 的微环境中分化为 Th1 细胞，抑制 Th2 细胞功能；在 IL-4、IL-6、IL-10 等细胞因子的作用下，Th0 细胞向 Th2 细胞分化，但抑制 Th1 细胞功能。

Th1 细胞分泌 IL-2、IFN-α 和 IFN-γ，与细胞毒性 T 淋巴细胞的增殖和分化有关，故 Th1 细胞可促进细胞介导的免疫应答；Th2 细胞分泌的细胞因子与 B 淋巴细胞增殖、分化和成熟有关，因此能促进抗体的产生，增强抗体介导的体液免疫应答（图 2-4）。

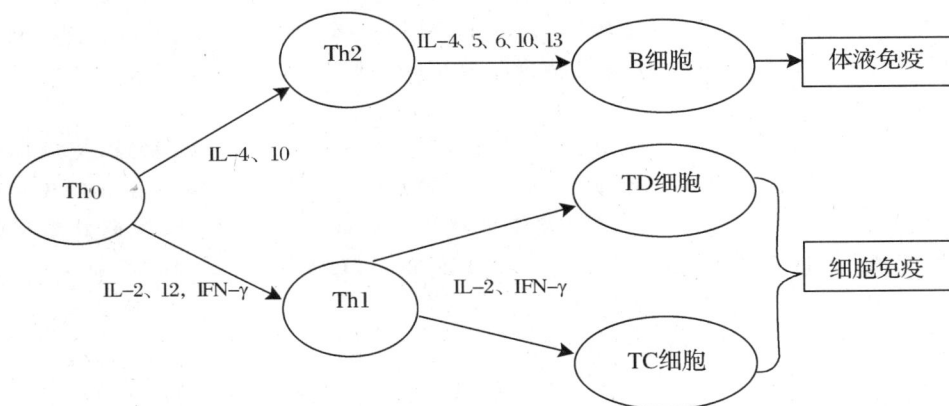

图 2-4　细胞因子在 Th 细胞分化及免疫应答中的作用

③ B 淋巴细胞在外周淋巴系统的分化

B 淋巴细胞对抗原的应答分为两个阶段：

a. 如果处女 B 淋巴细胞即初级 B 淋巴母细胞在胸腺依赖区接触并指状树突细胞呈递的抗原或游离抗原，分化为主要分泌低亲和力的 IgM 抗体且寿命短的浆细胞。

b. 部分初级 B 淋巴母细胞进入初级淋巴滤泡，增殖并形成初级淋巴母细胞，初级淋巴母细胞被滤泡树突细胞的抗原—抗体复合物刺激后分化为长寿命的浆细胞和记忆性 B 淋巴细胞。B 细胞经过发育后对相应抗原反应的能力明显增强，完成由分泌 IgM 为主转换为分泌 IgA、IgE 和 IgG 为主的抗体类别转换。

（三）免疫分子

1.免疫球蛋白

（1）免疫球蛋白的结构

① 基本结构

免疫球蛋白的基本结构由两条相同的重链（heavy chain，H 链）与两条相同的轻链（light

cnain, L 链)通过链间的二硫键构成。轻链约由 214 个氨基酸残基构成,分为 κ 型和 λ 型。在同一免疫球蛋白中两条轻链是同样的,但在同一个体可同时存在两种轻链型的免疫球蛋白。重链约含 440 个氨基酸残基,分为 μ 链、α 链、γ 链、δ 链和 ε 链 5 类,构成 IgM、IgG、IgA、IgD 和 IgE 5 类免疫球蛋白。

重链 N 端的 1/4(114 个氨基酸残基)和轻链 N 端的 1/2 的氨基酸组成和序列变动较大,称为可变区(V_H、V_L),肽链其余部分的氨基酸组成及序列比较稳定,称为恒定区(C_H、C_L)。V_H 和 V_L 结合成 V 区片段(F_V)可识别并结合抗原。在 V 区序列中有 3 个高变异区域,称为超变区,这些超变区构成了免疫球蛋白的抗原结合位点(antigen binding site)。C 区构成免疫球蛋白的框架并介导次级反应,同时决定免疫球蛋白的抗原性。

② 免疫球蛋白的功能区

Ig 的多肽链分子可折叠成由二硫键连接的球形结构。IgG、IgA、IgD 的重链有 4 个球形结构,分别为 V_H、C_H1、C_H2 和 C_H3;IgM 和 IgE 有 5 个球形结构,比 IgG 多 1 个 C_H4。轻链则有 V_L 和 C_L 2 个球形结构。V_H 和 V_L 是结合抗原的部位,C_H1 为遗传标志所在,C_H2 是补体结合点,参与活化补体,C_H3 与细胞表面的 Fc 受体结合。

③ 免疫球蛋白的酶水解片段

IgG 经木瓜蛋白酶处理后,可得 2 个抗原结合片段(fragment of antigen binding,Fab)和 1 个可结晶片段(fragment of crystal,Fc)。Fab 具有抗原结合功能,Fc 段由 2 条重链的剩余部分构成,不能结合抗原。用胃蛋白酶(pepsin)处理 IgG 时,则可得到一个 1×10^5 的大分子和一些小的多肽碎片(pFc')。大片段可结合两分子的抗原,即 F(ab')$_2$。

(2)免疫球蛋白的分型

根据其重链抗原性的不同,免疫球蛋白可分为类、亚类;根据轻链的差异,免疫球蛋白可分为型、亚型。根据重链 C 区抗原性的差别,将重链分为 γ、α、μ、δ、ε 链,其相应的免疫球蛋白分别为 IgG、IgA、IgM、IgD 和 IgE。同一类免疫球蛋白的重链又有差异,根据其重链抗原性又可再分为亚类,如 IgG 有 IgG1、IgG2、IgG3、IgG4 亚类,IgA 有 IgA1、IgA2 亚类等;根据轻链 C 区抗原性的差异分为 κ 和 λ 两型。

(3)免疫球蛋白的生物学特性

免疫球蛋白具有结合抗原的能力。当 IgG1、IgG2、IgG3、IgM 与抗原结合后,发生构型变化,暴露补体结合位点,其中抗体的恒定区 C_H1 结合补体 C1q,C_H1 可结合补体 C3 和 C3 转化酶,从而通过经典途径激活补体系统。结合 Fc 受体可产生以下生物学效应:促进吞噬细胞吞噬颗粒性抗原;与 K 细胞的 Fc 受体结合可产生细胞毒效应,即 ADCC 作用;IgE 的 Fc 端与嗜碱性粒细胞或肥大细胞上的 Fc 受体结合使之脱颗粒、释放生物因子,产生 I 型变态反应。

(4)免疫球蛋白超家族

免疫球蛋白超家族(IgSF)为所有在结构上与免疫球蛋白 C 区或 V 区结构功能相似的蛋白分子的总称。主要包括:免疫球蛋白重链与轻链,T 淋巴细胞抗原受体(TCRα、β、γ、δ 链,CD3γ、ε、δ),B 淋巴细胞抗原受体,MHC 抗原及相关分子(MHC-I 类抗原 α 链、MHC-II 类抗原、MHC-β2m、CD1、Qa2),免疫球蛋白 Fc 受体(Fcα 受体、Fcγ 受体 I、II、III),某些细胞因子受体(IL-1 受体和 M-CSF 受体等),某些黏附分子和分化抗原(CD2、CD4、CD7、CD8α 和 β 链、CD19、CD22)等等。

2.补体

补体系统是机体十分复杂的一个限制性蛋白水解系统,其主要生理功能是溶解靶细胞和促进吞噬,对消除外来抗原的侵害、维护机体内环境的稳定性具有重要作用。补体在超急性血管性异种器官排斥反应中起重要的作用。另外,在一些非免疫因素刺激下,补体系统的活化诱发炎症反应,影响凝血和纤溶系统,导致机体正常细胞的损伤。

（1）补体的激活途径

从补体激活至靶细胞被杀伤是一系列扩大的酶连锁反应过程。按起始激活顺序不同可分补体活化的经典途径和补体活化的旁路途径。

①补体活化的经典途径：可分为识别、活化及膜攻击3个阶段。

a. 识别阶段：当与抗原结合后，抗体发生构型改变并暴露Fc段的补体结合部位，补体C1与之结合并被激活。C1是由1个C1q分子以钙离子依赖方式同2个C1s和2个C1r分子相连而成的多聚体分子复合物。当C1q被Ig补体结合位点结合后，C1q的构象发生改变，从而导致C1r激活并裂解产生具酶活性的C，前者则裂解C1s成为具有蛋白酶活性的C。

b. 活化阶段：活化的C酶解C4、C2而形成具有酶活性的C3转化酶，并进一步裂解C3而形成转化酶，C作用于C4C产生C4b，并被C裂解为C2b和C2a。C2b与C4b形成C复合物。在C3转化酶C4b2b作用下，裂解为C3a和C3b。C3b分子可与C4b2b形成C4b2b3b复合物，后者即是经典途径的C5转化酶，可进而裂解C5。

c. 膜攻击复合体：补体C5在C5转化酶的作用下裂解为C5a与C5b，若激活发生在细胞脂质双层，则形成C5b～9膜攻击复合体；若激活发生在无靶细胞的血清中，则有关的补体成分可与s蛋白形成无溶细胞活性的、亲水的sC5b～，sC3b～8和sC5b～9。C5与C5转化酶中的C3b分子结合并被裂解成C5a和C5b。C5b仍结合在细胞表面并与单链蛋白质复合物C6结合。当C7与C5b、C6结合形成后，可形成插入胞膜脂质双层中的C复合物。

②补体活化的旁路途径：血清中的D因子可与C3b结合状态的B因子裂解成Ba和Bb，从而形成C复合物，即为旁路途径的转化酶。C3bBb的Bb片段具有蛋白酶活性，可再裂解C3。血清中的P因子可与C结合而增加其稳定性。旁路途径C3转化酶C3bBb水解C3a和C3b，C3b与C3bBb结合形成C3，该复合物即旁路途径C5转化酶。此后，旁路途径与经典途径相同，即产生C5b与膜攻击复合物杀伤靶细胞。

（2）补体系统的生物学意义

补体系统激活后，通过一系列连锁反应，最终在靶细胞表面形成膜攻击复合物而导致靶细胞溶解，是血管性异种器官移植的超急性排斥反应的主要机制。另外，补体通过以下两种机制来实现消除或降低免疫复合物的存在：补体与抑制免疫球蛋白的Fc片段相互结合并降低新的免疫复合物形成；结合于免疫复合物的补体及其激活物，可与细胞表面的补体受体结合，容易被细胞吞噬或运送至脾脏被消除。另外，补体还有介导炎症反应、趋化作用和参与调节细胞毒性T细胞的效应以实现免疫调节功能。

（3）补体受体

补体受体按其功能分为三类：共价与C3片段结合的膜受体、C3a/C4a与C5a受体和调节补体级联反应的受体。补体受体1是一种单链膜结合蛋白，具有抑制补体激活、增强吞噬细胞摄取微生物和包被C3b或C4b颗粒的能力、清除免疫复合物、促进B细胞分化和增强AD-CC效应等功能。补体受体2具有调节B细胞的分化、增殖、记忆和抗体产生等功能，作为EB病毒受体参与某些疾病的发生，与某些疾病如淋巴瘤等的发生有关。补体受体3介导吞噬细胞与iC3b包被的微生物或颗粒的黏附，促进趋化和吞噬作用，还可与特异性糖类结合而介导某些微生物直接与吞噬细胞结合。

3. 细胞因子

细胞因子（cytokine）包括由淋巴细胞产生的淋巴因子和由巨噬细胞或单核细胞产生的单核因子等，它们是一类非特异性免疫效应物质，在介导机体免疫反应和调节造血功能等方面发挥重要作用。根据细胞因子功能不同，其可分为以下6种细胞因子：白细胞介素、集落刺激因子、干扰素、肿瘤坏死因子、转化生长因子-β家族、趋化因子家族。细胞因子的主要来源细胞见表2-2。这些细胞因子相互作用，促进细胞增殖、增强细胞杀伤性或调节细胞免疫应答。

例如:IL-1 协同 IL-4 等刺激 B 细胞的增殖和分化,促进免疫球蛋白的合成和分泌;IL-1 与 IL-2 或 TFN 协同刺激 NK 细胞活性的作用,增强其杀伤活性;IL-1 刺激成纤维细胞和造血细胞产生 CSF,增加造血细胞 CSF 受体的数量,并协同 G-CSF、GM-CSF、M-CSF、SCF 等细胞因子刺激造血功能,对巨核系祖细胞和粒单系祖细胞均有刺激作用。

表 2-2　不同细胞因子产生细胞

T 细胞	B 细胞	巨噬细胞	基质细胞	成纤维细胞	血管内皮细胞
IFN-γ	IFN-α	IFN-α	IL-1	IFN-β	IFN-β
TNF-β	TNF-β	IFN-γ	IL-6	TGF-β	IL-1
TGF-β	IL-1	TNF-α	IL-7	IL-6	IL-6
IL-1～6	IL-2	TNF-β	IL-8	IL-7	IL-7
IL-9、10	IL-6	IL-1	IL-11	IL-8	IL-8
IL-13、14	IL-6	IL-8	GM-CSF	GM-CSF	GM-CSF
IL-16～18	IL-10	IL-18	G-CSF	G-CSF	G-CSF
GM-CSF	IL-12	GM-CSF			
		M-CSF			

二、免疫应答

免疫应答(immune response,IR)指机体的免疫细胞对抗原分子的识别、活化、增殖、分化、失去活性潜能及细胞死亡,表现出一定生物学效应的过程。

(一)免疫应答类型

1.特异性免疫应答与非特异性免疫应答

免疫应答分为特异性免疫应答与非特异性免疫应答。特异性免疫应答指抗原刺激相应的 T 淋巴细胞和 B 淋巴细胞而发生的应答反应;其免疫应答发生经历诱导期、活化增殖期及效应期,具有针对某一抗原的特异性、耐受性、记忆性和极其敏感性的特性。特异性免疫应答分为细胞免疫和体液免疫,前者指抗原刺激 T 淋巴细胞产生细胞因子和细胞毒作用的免疫反应,后者指抗原刺激 B 淋巴细胞产生抗体而发生的生物学效应。非特异性免疫应答是先天具有的,指由吞噬细胞通过非抗原受体识别和吞噬异物的过程,表现为局部和全身反应,具有无选择性地清除各种病原体、不需要致敏即可发挥功能和参与启动及协同特异性免疫应答的作用。

2.正、负应答与活化性细胞死亡

免疫应答按应答结果可分为正应答和负应答,以及活化性细胞死亡。正应答指 T 淋巴细胞或 B 淋巴细胞受抗原刺激后活化、增殖和分化成为效应细胞或记忆细胞的过程,即我们通常所说的免疫应答反应。负应答,又称无能应答(anergy),是指受到抗原刺激的免疫活性细胞仅停在活化阶段,不发生增殖、分化和不产生效应细胞或免疫分子的过程。活化性细胞死亡(activated cell death),即细胞凋亡,是指免疫细胞经活化后即发生程序性死亡的过程。其与抗原的不适度刺激、免疫因子的缺乏或辅助因子和分子的有无等相关。

3.生理性免疫应答和病理性免疫应答

免疫应答根据免疫反应对机体的影响又可分为生理性免疫应答和病理性免疫应答。生理性免疫应答指免疫效应有利于机体的正常运行,如抗感染、抗肿瘤免疫;病理性免疫应答则有损于机体,例如自身免疫性反应。但两者时常混在一起,同时发生。

(二)免疫应答过程

免疫应答是由多细胞与多分子参与的、多步骤连续的复杂过程,分为 B 淋巴细胞介导的体液免疫应答和 T 淋巴细胞介导的细胞免疫应答(图 2-5 及图 2-6)。免疫应答的过程分为免疫应答启动阶段、诱导阶段和效应阶段。

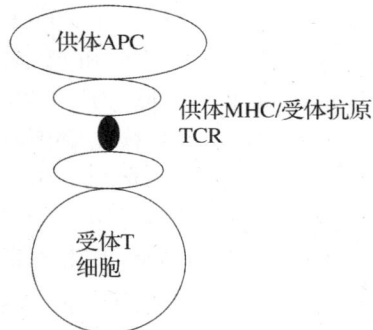

图 2-5　移植物抗原直接提呈途径　　　图 2-6　移植物抗原间接提呈途径

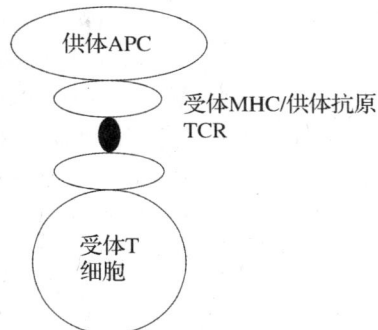

1. 启动阶段

启动阶段包括抗原在体的分布、定位、被抗原提呈,细胞的捕获、加工和提呈给抗原特异性淋巴细胞的过程。

(1)抗原在体分布和定位

抗原是启动免疫应答的"导火线",没有抗原,免疫应答就不会发生。抗原进入体内经淋巴管和血管运行至全身,绝大部分被吞噬细胞分解清除,少部分存留于淋巴组织中诱导免疫应答。静脉注入的抗原局限在肝、脾和骨髓的淋巴组织中;经腹腔注入的抗原局限在大网膜淋巴组织中;皮下注入的抗原局限在局部引流的淋巴结中。抗原在淋巴结中主要存留于髓质和淋巴滤泡,在脾脏中主要位于边缘区和淋巴滤泡。

(2)抗原的提呈

① 外源性抗原提呈

抗原提呈细胞对抗原无特异性识别能力,除随机捕获的抗原外,也可以通过胞膜上的受体(C3bR 和 FcγR)捕获抗原,并摄入细胞内。T 淋巴细胞不能直接识别游离抗原,只能识别MHC-Ⅱ类分子结合的抗原多肽。外源性抗原提呈细胞通过吞噬、内吞或胞饮进入胞内,使抗原内化形成吞噬体,吞噬体与溶酶体相互融合成吞噬溶酶体。抗原在酸性囊泡内被酶水解成多肽片断,一部分多肽可选择性地与内质网合成的 MHC-Ⅱ类分子结合,其后运输到高尔基体膜表面,并进一步水解成无抗原性的小分子。B 淋巴细胞表面通过抗原受体结合抗原,然后细胞膜将抗原和受体内吞入细胞内,经降解后与 B 淋巴细胞内 MHC-Ⅱ类分子结合,并运输到细胞表面,刺激 CD4$^+$T 细胞。

② 内源性抗原提呈

指细胞内自身合成的抗原,如肿瘤抗原、自身抗原、病毒与 MHC-Ⅰ类分子结合呈递给CD8$^+$T 细胞的合成。内源性抗原被蛋白酶体摄取,并酶解成多肽,并与内质网中合成的MHC-Ⅰ类分子结合,所形成的多肽—MHC-Ⅰ类分子复合物经高尔基体转运至细胞表面,提供 CD8$^+$T 细胞的 T 淋巴细胞受体识别。

③ T 淋巴细胞对抗原的识别及其 MHC 限制性

a. TCRαβ$^+$T 细胞对抗原的识别及其 MHC 的限制性:CD4$^+$TCRαβ$^+$T 细胞在识别 MHC沟槽中多肽抗原的同时,还要识别自身 MHC-Ⅱ类分子的 α 螺旋结构。CD4$^+$T 细胞识别抗原多肽-MHC-Ⅱ类分子复合物,CD8$^+$T 细胞识别抗原多肽-MHC-Ⅰ类分子复合物,被称为 T淋巴细胞识别抗原的 MHC 限制性。T 淋巴细胞只能识别自身 MHC 而非异己 MHC 分子提呈的抗原。

b. TCR$\gamma\delta^+$ T 细胞对抗原的识别及其 MHC-I 类分子的限制性：TCR$\gamma\delta^+$ T 细胞包括 CD4$^-$CD8$^-$T细胞和 CD4$^-$CD8$^+$T细胞两种。CD8$^+$类型 T 淋巴细胞在识别简单多肽、类脂抗原和多糖时，受 MHC-I 类分子的限制。

④ 外源性抗原提呈给 B 淋巴细胞

抗原提呈细胞通过表面非抗原受体捕获和浓缩抗原，B 淋巴细胞受体识别抗原决定簇。外源性抗原包括 I 型胸腺非依赖性抗原(TI-I)、II 型胸腺非依赖性抗原(TI-II)和胸腺依赖性抗原(TD)。TI-I 抗原在高浓度时与丝裂原受体结合，可激活大多数 B 淋巴细胞；在低浓度情况下，TI-I 抗原则无多克隆激活作用，但可被 B 淋巴细胞表面抗原受体所识别，并被动聚集在 B 淋巴细胞的表面而激活 B 细胞。TI-II 在体内不易被降解，持续吸附到巨噬细胞表面，并与 B 淋巴细胞抗原受体交联，从而触发活化信号，使 B 淋巴细胞活化。B 淋巴细胞对 TD 抗原的识别需巨噬细胞和辅助性 T 淋巴细胞参与。经过巨噬细胞对抗原的摄取、处理。所提呈的抗原片段上既有载体决定簇，又有半抗原决定簇。Th 识别载体，B 淋巴细胞识别半抗原，形成"抗原桥"。巨噬细胞、辅助性 T 淋巴细胞和 B 淋巴细胞相互作用，将抗原信息传递给 B 淋巴细胞。

（3）免疫细胞活化的复合信号刺激

免疫活性细胞的特异性需要 2 个或 2 个以上的信号刺激才能活化，并发挥生物学效应。其中包括：T 淋巴细胞或 B 淋巴细胞受体提供第一信号，该信号使 T 淋巴细胞、B 淋巴细胞应答表现特异性；抗原提呈细胞与 T 淋巴细胞、B 淋巴细胞与 T 淋巴细胞之间协同刺激分子的配对作用为第二信号；细胞因子与表达于 T 淋巴细胞、B 淋巴细胞表面的受体之间的作用提供第三信号。在三类信号协同作用下，T 淋巴细胞和 B 淋巴细胞才能完全被活化进入增殖和分化阶段。如果只有第一信号，T 淋巴细胞不发生增殖反应，也不产生细胞因子，诱导免疫耐受。

2. 诱导阶段

此阶段主要是淋巴细胞识别抗原后发生活化，增殖和分化为效应细胞的过程。T 淋巴细胞增殖、分化为淋巴细胞，最终成为致敏的 T 效应细胞；B 淋巴细胞增殖、分化为浆细胞，合成和分泌抗体；其中，部分 T 淋巴细胞与 B 淋巴细胞分化为记忆细胞。该阶段由多细胞和多细胞因子共同参与相互协同完成，是免疫应答的放大过程。

（1）T 淋巴细胞的活化、增殖与分化

抗原、协同刺激分子和巨噬细胞分泌的细胞因子与 T 细胞膜上的相应受体和配体结合，进而启动酶联反应，以及激活蛋白激酶 C(PKC)、JNK 蛋白激酶、磷脂酶 C(PLC)及 Ca^{2+}流入，产生进入细胞核的转录因子，促进相应的基因转录，使细胞活化。其中，位于胞膜的磷脂酰肌醇二磷脂(PIP2)在 PLC 作用下，分解为二酰基甘油(DAG)和三磷酸肌醇(IP3)；DAG 引起 PKC 激活，IP3 引起膜 Ca^{2+}通道开放和内质网钙释放，从而导致胞质内 Ca^{2+}增高。PKC 激活和 Ca^{2+}的升高为胞内第二信使。

静止的 Th 细胞在识别抗原提呈细胞提呈的抗原后，细胞表面即表达白细胞介素-1 受体，成为诱导性 T 淋巴细胞，并接受巨噬细胞产生的 IL-1 信号而活化，然后表达 IL-2R，成为活化的 Th 细胞。当 IL-2R 与 IL-2 相互结合，T 淋巴细胞即进入 DNA 合成期并母细胞化，大分子物质合成和分泌增加，并增殖分化为效应性 Th 细胞，分泌大量细胞因子(IL-2、IFN-γ等)，进而发挥 Th 细胞的辅助效应。如在 IL-2 作用下，增殖的 T 淋巴细胞最终分化为致敏的 T 淋巴细胞或效应性 T 淋巴细胞，并产生细胞免疫效应。

CD8$^+$T 淋巴细胞除抗原信号刺激外，还需有 CD4$^+$T 淋巴细胞提供的细胞因子(如 IL-2 和 TFN-γ 等)和巨噬细胞分泌的 IL-1、IL-7 等细胞因子参与。这些细胞因子信号相互协同作用使 CD8$^+$T 淋巴细胞增殖、分化和成熟为杀伤性效应 T 淋巴细胞。

（2）胸腺依赖性抗原对 B 淋巴细胞的活化

胸腺依赖性抗原诱导 B 淋巴细胞的活化需双信号刺激。第一信号为连接 T 淋巴细胞、B 淋巴细胞的"抗原桥"，第二信号由辅助刺激分子及细胞因子受体、活化的 Th 细胞释放的 IL-4 或巨噬细胞释放的 IL-1 等提供。在双信号下，抗原与 B 淋巴细胞表面 SmIg 交联，使膜 PIP2 水解，产生第二信使 DG 和 IP3，DG 活化蛋白激酶 C，IP3 增加胞内游离 Ca^{2+} 浓度，其后活化相应蛋白激酶。蛋白激酶的持续性活化引起 B 淋巴细胞内多种蛋白质和酶发生磷酸化，从而使 B 淋巴细胞活化。活化的 B 淋巴细胞表面先后表达 IL-2、IL-5、IL-6 受体，分别与活化 T 淋巴细胞释放的相应配体结合，最终使 B 淋巴细胞进入 S 期、开始增殖。部分 B 淋巴细胞分化为记忆性 B 淋巴细胞。

3.效应阶段

此阶段为免疫应答的实际实施阶段，主要包括致敏的效应细胞和效应分子对靶细胞或抗原的作用，包括 T 淋巴细胞介导的细胞免疫应答及 B 淋巴细胞介导的体液免疫应答过程。

（1）细胞免疫应答效应

活化的成熟 T 淋巴细胞对靶细胞或抗原的生物学效应主要由 DTH T 淋巴细胞（TDTH）和细胞毒性 T 细胞（主要为 CD8+ T 细胞）介导的特异性杀伤靶细胞的作用构成。

① TDTH 细胞介导的炎症反应

TDTH 主要是 CD4+ T 细胞亚群，在体内以非活化的前体细胞形式存在。当其表面抗原受体与靶细胞的抗原结合，并在 IL-2 等细胞因子的作用下分化为效应性 TDTH 细胞时，TDTH 的免疫效应通过释放多种不同生物活性的细胞因子，如皮肤反应因子（skin reactive factor，SRF）、巨噬细胞移动抑制因子（macrophage migration inhibition factor，MIF）及趋化因子类（chemotatic factor）等，引起以单个核细胞浸润为主的局部炎症反应。TDTH 细胞识别靶细胞受 MHC-Ⅱ类分子限制，具有特异性。

② CTL 介导的细胞毒作用

CD8+ T 淋巴细胞以 CTL 的形式直接杀伤靶细胞。活化的 Tc 细胞首先通过 T 淋巴细胞抗原受体与靶细胞上抗原-MHC 复合体结合，同时在细胞黏附分子相互配对作用下，使 Tc 细胞黏附在靶细胞上；其后，CTL 的胞质嗜天青蓝颗粒向靶细胞方向集中，释放于细胞外，靶细胞膜打成许多小孔而发生不可逆死亡过程。此外，CTL 诱导靶细胞表达 Fas 抗原，Fas 抗原与 CTL 表面的 Fas-配体结合，即引起靶细胞内源性 DNA 内切酶活化，使核小体断裂，最终导致细胞死亡，即细胞凋亡，又称程序性细胞死亡（programmed cell death，PCD）。

（2）体液免疫应答效应

当抗原与 B 淋巴细胞受体结合后，在巨噬细胞和 T 淋巴细胞分泌的细胞因子，及其表面与 B 淋巴细胞辅助分子结合的配体等共同作用下，B 淋巴细胞活化为浆细胞，产生 IgM、IgG 及其他类型 Ig。部分 B 淋巴细胞在活化过程中变为记忆性 B 淋巴细胞。记忆性 B 淋巴细胞具有高亲和性的抗原受体，当相同抗原再次刺激后可出现加速的、高强度的记忆性体液免疫应答反应，从而与细菌的毒素或酶发生特异性结合，使后者失去活性；调节吞噬细胞的吞噬作用，杀伤靶细胞，引起Ⅰ、Ⅱ、Ⅲ型超敏反应和自身免疫病以及介导移植物的超急性排斥反应。

（三）免疫应答的调控

免疫应答的发生既不损伤自身、又维持机体内环境的自身稳定性，并有效地消除外来抗原异物，这种对免疫应答的调节与控制称为免疫调节。根据参与调节的性质与因素，免疫调节可分为内、外两种。内调节是指免疫系统内部各免疫成分的相互作用，彼此促进与控制。外调节指免疫系统以外的各种因素参与的调节，包括环境因素及神经内分泌系统对免疫系统的调节。

1.抗原的调节作用

抗原是诱导免疫应答的始动因素,抗原的性质、剂量及介入途径对免疫应答的发生发展有重要影响。不同的抗原可产生不同类型的免疫应答。一次有效的免疫应答可清除体内的抗原,从而使淋巴细胞又恢复至静止状态,并产生记忆性细胞。有些抗原因不能被彻底清除,可持续诱导免疫应答产生并导致病理结果。免疫应答产生的程度随抗原量的增加而增强,但超过一定界限,免疫反应降低甚至引起免疫耐受。皮下或皮内进入的抗原一般可诱发免疫应答产生,但从静脉、口服或以气溶胶方式给予的抗原常可导致免疫耐受。

2.抗原提呈细胞的调节作用

抗原提呈细胞由于表达高水平 MHC-II 类分子及辅助刺激分子,在呈递抗原时通常可有效地活化相应的 T 细胞,但静止 B 细胞或其他"非职业性"抗原提呈细胞因缺乏辅助刺激分子,它们只呈递抗原给 T 淋巴细胞,但不能提供 T 淋巴细胞活化的第二信号,因此不能有效地活化 T 淋巴细胞,可诱导免疫耐受的发生。细胞因子和免疫佐剂能诱导抗原提呈细胞表达高水平的 MHC 分子和辅助刺激分子,从而增强免疫应答的产生。

3.免疫细胞的调节作用

免疫应答过程涉及多种免疫细胞的相互作用,其中包括巨噬细胞与 T 淋巴细胞、T 淋巴细胞与 B 淋巴细胞、Th 细胞与 Ts 细胞等相互作用。T 淋巴细胞直接通过抗原桥、间接通过 Th 细胞释放的细胞因子增强 B 淋巴细胞的体液应答。Th1 细胞分泌的 IFN-γ 能抑制 Th2 细胞的功能,而 Th2 细胞分泌的 IL-10 能抑制抗原提呈细胞 IL-12 和 B7 的表达,从而间接抑制 Th1 细胞的活化。B 淋巴细胞能将低浓度的抗原提呈给 Th 细胞;另一方面,LPS、免疫复合物可刺激、活化抑制性 B 淋巴细胞,对早期的体液免疫应答起负调节作用。

4.细胞因子的调节作用

淋巴细胞充分而完全的激活,还需细胞因子的参与。另外,细胞因子之间相互拮抗、彼此促进等网状调节功能,既可使免疫应答快速有效地放大,又可及时终止。

5.抗体的调节作用

高浓度的游离抗体与 B 淋巴细胞抗原受体竞争抗原表位,使抗原表位封闭,导致 B 淋巴细胞应答降低或抑制 B 淋巴细胞的免疫应答。免疫复合物的抗原表位与 B 淋巴细胞抗原受体结合,抗体 Fc 段与 B 淋巴细胞上的 FcR 结合,发出抑制信号,抑制 B 淋巴细胞活化与增殖,使其不能进入抗体合成期。

6.免疫复合物的调节作用

免疫复合物对免疫应答既可促进,也可抑制。在初期,由于抗原量多,抗体量少,形成的免疫复合物与抗原提呈细胞表面 FcR 结合,可增加抗原提呈细胞的功能;在后期,由于抗体量增多,抗原被结合,从而抑制免疫应答。

7.独特型网络的调节作用

免疫系统内各个细胞克隆之间相互联系与制约,构成一个对立统一的"网络"联系,其有利于免疫应答处于一个相对稳定状态。也就是说,抗原对机体刺激产生的免疫应答是一个多层次连锁反应及调节过程,并非一个独立的单一针对该抗原的反应。

8.补体的调节作用

某些补体成分或其活性片段对免疫应答具有增强或抑制调节作用。C3b、C5a 可通过不同的方式促进免疫应答。C3a 可抑制某些待定抗原诱发的体液免疫反应。

9.遗传基因的调控

不同个体对同一抗原的应答能力有所不同。T 淋巴细胞仅识别与自身 MHC-I 类或 II 类分子结合的抗原性肽段。某些其他的非 MHC 相关基因亦可影响机体对抗原的免疫应答。

第三节　HLA 不全相合造血干细胞移植的免疫耐受

在 HLA 不全相合造血干细胞移植中,诱导一种持久稳定且无需药物的免疫耐受是迫切需要解决的问题。免疫耐受指免疫系统接触抗原后的特异性免疫无应答和低应答状态。免疫耐受仅对诱发免疫耐受的抗原(耐受原)无应答,而对其他无关抗原仍保留免疫应答的能力,既可以是天然的,也可为获得性的。移植免疫耐受(transplantation immune tolerance)是在没有免疫抑制剂作用下接受供体器官的状态,即供体器官在临床上并没有表现排斥现象和指征。主要通过以下三种机制诱导和维持免疫耐受,即通过各种方式使受体呈现克隆无反应性、克隆清除、克隆抑制或无功能等状态。

一、阻断免疫应答

1. 去除或减少移植物中的 T 细胞,减弱 T 细胞毒性反应

在进行 HLA 不全相合移植时,采取 T 细胞去除(TCD)策略来预防 GVHD,使急性 GVHD 的发病率显著降低,从而产生免疫耐受。但 TCD 也会带来明显的副作用:免疫重建慢、移植后感染发生率高、疾病复发率高;在完全 TCD,即采用 CliniMACS 系统分选 $CD34^+$ 细胞进行移植时,当 $CD34^+$ 细胞小于 $10\times10^6/kg$(甚至 $8\times10^6/kg$),需要高强度的预处理,对供者和细胞分选要求较高,尤其当患者体重较大时。应用抗 CD25 单直降抗体去除免疫反应性淋巴细胞进行单倍型的选择性 TCD 细胞移植,高剂量组与低剂量组相比,T 细胞恢复较快,尤其在移植后 3~5 月更明显。选择性 TCD 的缺点是其技术复杂、昂贵、耗时,并且很难完全去除免疫反应性 T 细胞,最佳的 TCD 方法和数量尚未确定。目前,此种移植方式逐渐被淘汰。

2. 阻断 T 淋巴细胞参与免疫反应诱导的耐受

导致移植排斥的主要机制是同种反应性 T 淋巴细胞活化后介导的免疫效应。诱导移植耐受的有效手段是通过抑制同种反应性 T 淋巴细胞增殖或诱导其凋亡。通过阻断 T 淋巴细胞活化必需的不同成分,可以诱导免疫耐受。在同种或异种间移植术前应用抗 CD4 单抗或供体抗原,对延长移植物存活率有明显的协同作用。

3. 合成 MHC 肽的封闭作用诱导对移植物 MHC 分子的特异性耐受诱导

延长移植物存活的长期策略是诱导宿主免疫系统对移植物 MHC 分子的免疫耐受。在排斥反应中,间接识别途径占主导地位,即供者抗原被受者 APC 加工处理后为 T 淋巴细胞识别,T 淋巴细胞得以活化、增殖,进而排斥移植组织或器官。现已证实,受体的 APC 提呈的供体 MHC 肽段较为单一,通过人工合成的某些 MHC 肽封闭受体的 T 淋巴细胞受体,从而阻断排斥反应,诱导免疫耐受。转 MHC 基因诱导的移植免疫耐受是一种多种免疫机制参与的过程,克隆清除和失活与此种移植耐受有关。用甲氧聚乙二醇(mPEG)对移植物的 T 细胞进行修饰后在小鼠模型上行不全相合骨髓移植,发现经 mPEG 修饰的移植物可明显减轻急性 GVHD,提高小鼠不全相合骨髓移植的存活率。

4. 抗原呈递细胞与免疫耐受

APC 加工并呈递抗原至其膜表面,运行至 T 淋巴细胞聚集部位并黏附于 T 淋巴细胞,然后 T 淋巴细胞表面的 CD3/TCR 复合体识别 APC 细胞表面的 MHC 抗原肽复合物,此为 T 淋巴细胞活化的第一信号。同时,必须有第二信号的共刺激才能真正活化 T 淋巴细胞,缺乏第二信号可导致相应的 T 淋巴细胞克隆的无能状态或凋亡。第二信号主要由 APC 提供,其与诱导免疫耐受有着密切的关系。在众多 APC 中,以树突状细胞(DC)最受关注。DC 是专职的 APC,它既能启动免疫应答,又能有效刺激再次应答。在正常情况下,体内绝大多数

DC 处于非成熟状态,在摄取抗原和接受到刺激因子后,可以分化成熟。未成熟 DC 作为耐受原在免疫耐受诱导中起重要作用,而成熟 DC 与移植排斥有关。DC 可以通过调节 T 淋巴细胞免疫应答的类型,在外周免疫耐受中起至关重要的作用。供者 DC 前体细胞的绝对数量与异基因移植患者 GVHD 发生呈正相关,因此,阻断 DC 共刺激信号的表达和抗原呈递功能有可能降低 GVHD 的发生率,延长移植物存活时间。目前主要通过多种方法选择性增强 DC 的耐受性,包括使用各种未成熟 DC,或用 IL-10 等免疫抑制因子阻止 DC 成熟,或使用转基因技术使 DC 表面表达免疫抑制分子等。

5. 阻断细胞间黏附分子途径

T 淋巴细胞的活化还依赖于 APC 表面黏附分子提供的协同刺激信号。使用抗 ICAM-1 单抗或 ICAM-1 反义寡核苷酸阻断 ICAM-1 与 LFA-1 结合,可诱导移植耐受。

6. 阻断共刺激信号诱导的耐受

T 淋巴细胞活化需双信号刺激,第二信号包括 CD40/CD154 (CD40L)、CD28/B7 等。这些分子间相互作用是 T 淋巴细胞活化的重要协同刺激通路,封闭这些协同刺激分子,可能诱导受者对供者抗原的特异性 T 淋巴细胞无能,产生耐受。研究表明,阻断 DC 表面的 CD80/CD86 与其配体 CD28/CTLA-4 之间的相互作用,可以使 T 淋巴细胞处于无能状态。在异基因造血干细胞移植中,阻断共刺激分子,诱导特异性免疫无反应状态十分重要。HLA 不全相合亲属造血干细胞移植的临床研究显示,单用 CTLA-4Ig 对供者骨髓行间接体内外处理,从而诱导出针对受者的异基因抗原免疫耐受。研究已证实,用转 CTLA-4Ig 基因能诱导免疫耐受,使移植物存活时间延长。

7. 细胞因子的免疫调控

大量的研究表明,G-CSF 对 T 淋巴细胞功能具有调节作用。G-CSF 体内应用后,可以使骨髓及外周血移植物内免疫细胞的构成发生改变,Th1 细胞极化为 Th2,移植物内 T 淋巴细胞增殖能力下降;G-CSF 动员后的外周血采集物及 G-CSF 激活的骨髓采集物按不同比例混合,可产生构成不同于单纯外周血或骨髓移植物,且其 T 淋巴细胞/树突细胞免疫功能状态也不尽相同;采用 G-CSF 动员的骨髓联合外周血的 HLA 不全相合造血干细胞移植,其GVHD 的发生率、长期生存率明显优于单纯外周血或骨髓移植。

二、建立嵌合体诱导免疫耐受

(一)嵌合体的种类及产生的原理

一般来说,嵌合体指存在不同基因型个体来源的细胞的宿主。在移植受者体内建立的异基因骨髓嵌合体,称为中枢嵌合体。依照供受者嵌合的程度,可分为完全嵌合体和混合嵌合体。

经全身致死量照射去除 T 细胞的小鼠,进行异基因造血干细胞移植,造血和免疫功能重建后可形成完全嵌合体,即受体的血细胞全部或几乎全部是供体源的,受体对供体组织的耐受是终生稳定的。

混合嵌合体指供受者造血细胞的共存状态。造血干细胞混合嵌合体成功诱导出针对供者特异性的免疫耐受机制是,造血干细胞具有否决活性,否决细胞通过与宿主效应 T 淋巴细胞相互接触,导致宿主效应 T 淋巴细胞凋亡,从而使宿主产生特异性免疫耐受。新近研究发现,应用非致死量照射加用免疫抑制剂,同样可获得混合异体嵌合。

中枢嵌合体诱导移植耐受的机制为克隆删除。其原理是:使供受者造血干细胞共存于受者体内,经过胸腺或和骨髓选择过程,共同组成受者免疫系统,使供受者淋巴细胞互将对方组织抗原视为自身成分,从而既可使受者接受供者组织器官而不发生排斥,又可避免供者对受者的移植物抗宿主反应。由于供者造血干细胞不断更新,此种嵌合体呈永久性。

微嵌合体指由于供受体细胞间的迁移作用,移植受体的外周血循环中持续存在低水平的供体细胞。目前主要认为,受体内存活的一定数量供体树突状细胞,主要经血迁移并返巢外周淋巴组织的 T 淋巴细胞依赖区长期存活,而树突状细胞表面抗原分子有助于微嵌合体的长期存在。

(二)诱导建立嵌合体的方法及途径

1.清髓条件下的供体细胞输注

大剂量骨髓性全身照射和化疗去除受体所有造血细胞,以最大限度破坏受体造血系统,后输入异基因骨髓或外周血造血干细胞,使其在受体中彻底重建新的造血系统,形成所谓的去髓型完全嵌合体。此种移植供体细胞植入稳定可靠,但并发症多且危险性大(图 2-7)。

2.非清髓性条件下的供体细胞输注

具体方法包括低剂量的全身或淋巴组织照射,多克隆抗淋巴细胞血清,骨髓抑制剂如白消安,特异性抗淋巴细胞单抗,非特异性细胞毒药物如环磷酰胺,共刺激通路阻断剂等。在临床应用方面,通过阻断共刺激通路建立嵌合体似乎更有现实意义。

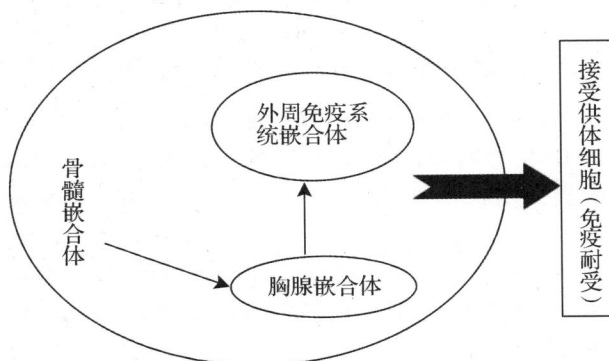

图 2-7　骨髓嵌合体诱导免疫耐受

三、药物与免疫耐受

1. 甲氨蝶呤(MTX)

MTX 是叶酸拮抗剂,通过阻断黏附分子,抑制 T 细胞的活化,从而发挥作用。

2. 环孢素 A(CsA)

CsA 是 1976 年从霉菌的代谢产物中提取的一种由 11 个氨基酸组成的环化多肽,具有选择性地抑制由白细胞介素-2(IL-2)介导的 T 淋巴细胞增殖,同时也抑制 T 细胞 IL-2 受体表达的作用,从而有效地抑制它们的活化与增殖。

3. 普乐可复(FK506)

FK506 是一种从霉菌发酵物中提取的大环内酯类抗生素,是新型高效的免疫抑制剂,具有比 CsA 更强的免疫抑制作用。FK506 抑制 IL-2 生成及 T 淋巴细胞增殖反应的能力比 CsA 强 50～100 倍,FK506 抑制 T 淋巴细胞依赖性抗体的生成、移植物抗宿主反应和迟发型过敏反应的作用是 CsA 的 10 倍。

4. 霉酚酸酯(MMF)

MMF 在体内脱酯后形成具有免疫抑制活性的霉酚酸(MPA),通过非竞争性抑制次黄嘌呤脱氢酶,从而抑制淋巴细胞生成所依赖的鸟嘌呤核苷酸合成,达到选择性抑制 T 淋巴细胞和 B 淋巴细胞增生。

5. 抗胸腺细胞球蛋白(ATG)

ATG 是含有 IgG 和 IgM 的多克隆免疫球蛋白,其抗 CD4、CD8、CD16 及 MHC 作用时间长达 10～14 d,故可有效预防重度 aGVHD 的发生,并可促进植入。单用这些方法可以保证 HLA 相合异体植入且 GVHD(尤其是重症 GVHD)在可控范围,但无法跨越 HLA 不全相合造血干细胞移植屏障。

药物在诱导免疫耐受方面，单药的效果有限。目前多主张采用多药联合应用以达到免疫耐受，降低移植植入失败率和减轻GVHD的作用。甲氨蝶呤（MTX）＋环孢素A（CsA）＋MMF＋ATG已成为目前HLA不全相合造血干细胞移植GVHD预防的标准方案。

四、细胞凋亡与免疫耐受

在一定程度上，凋亡的发生与发生排斥反应的强度相关，在移植免疫中由Fas/Fasl相互作用引发的细胞凋亡备受关注。胸腺细胞中的CD4、CD8表达Fas最多，Fasl主要表达在活化的T细胞、B细胞、NK细胞等。Fasl激活Fas后与Fas特异性结合，产生死亡信号传导到靶细胞，导致表达Fas的细胞凋亡。如果将Fasl基因转入移植细胞，并使之持续性表达Fasl或将移植细胞与Fasl阳性的细胞共移植，可以诱导特异性免疫耐受。

五、骨髓间充质干细胞诱导免疫耐受

间充质干细胞（MSC）具有独特的低免疫原性和免疫调节特性，大量的同种异体动物和临床移植实验中都表现免疫豁免特性。无论采用静脉注射、皮下注射，还是复合骨诱导，间充质干细胞的耐受原效应均不受影响，更重要的是展示了间充质干细胞对宿主T淋巴细胞强大的免疫抑制效应。

不全相合造血干细胞移植后，供者的T细胞识别受者MHC系统，从而激活细胞毒性T细胞，活化的T细胞释放多种淋巴细胞因子，引起非特异性组织细胞损害。间充质干细胞表现出特殊的免疫特性，它具有很弱的致免疫原性，不表达MHC-Ⅰ类分子和共刺激分子，在混合淋巴细胞反应中不刺激T细胞的增殖，因而可抑制同种或异种T细胞反应。在狒狒身上，注射间充质干细胞可延长皮肤存活时间。但它的免疫抑制机制还不完全清楚，目前认为有以下几种：

（1）在体外，MSC抑制T细胞增殖是通过释放溶解因子如肝细胞生长因子和转化生长因子-β（TGF-β）来介导实现的。MSC与B细胞在体外共培养，发现B细胞增殖与分化均被MSC所抑制，细胞周期检测B细胞处于G_0/G_1期。其主要机制是间充质干细胞产生了溶解因子，使IgM、IgG、IgA的产生被明显地削弱，但B细胞分子表达和细胞因子的产生不受MSC影响，表明间充质干细胞用于免疫性疾病尤其是B细胞引起的免疫性疾病的治疗具有很大的潜能。另外，在体外，MSC在剂量依赖情况下，原始MSC被异基因脾细胞或抗原提呈细胞触发有丝分裂时亦具有抑制T细胞增殖的活性，表明MSC抑制T细胞增殖不受MHC限制，因为不管MSC或T细胞的种类如何，这种反应均能发生；抑制行为是通过MSC与脾细胞共培养后分泌溶解因子来实现的；免疫抑制效应是通过产生CD8调控细胞介导的。

（2）在体内，MSC通过多种机制发挥它的免疫调节功能，包括细胞与细胞间的直接接触和分泌细胞因子抑制T细胞的增殖及在宿主体内存活并诱导免疫耐受。有研究表明，干扰素（IFN）的水平高低与GVHD相关，MSC与移植物共移植后，IFN水平比单独输注造血干细胞低，GVHD发生率低。亦有研究表明，MSC可通过改变抗原提呈细胞（APC）的成熟而抑制T细胞活性，其基础是细胞与细胞间的接触抑制，MSC通过接触和剂量依赖的伴随释放大量IL-10和阻止APC成熟而间接抑制T细胞的活性。但MSC抑制T细胞增殖的作用，只对有活性的T细胞有用，而对静止期的T细胞没有作用。

新近重庆新桥医院血液科和国内外进行的HLA不全相合粒细胞集落刺激因子动员的外周血造血干细胞联合骨髓的移植，不但能够获得大量的造血干细胞，更是可以利用骨髓中的基质细胞来调节移植物抗宿主病的作用，从而达到免疫耐受。从重庆新桥医院血液科的经验和相关的报道来看，目前已取得可喜的成绩，是目前治疗恶性血液病最有效的手段之一。

六、供者NK细胞的输注诱导免疫耐受

随着对移植免疫学及NK细胞生物学效应产生机制的深入研究，人们对NK细胞在

HLA 不全相合移植中的作用逐渐了解。NK 细胞受体(NKR)中 KIR 与配体(MHC-Ⅰ类分子)的不相合是激活 NK 细胞杀伤作用,在异基因移植中产生异源反应性 NK 细胞的关键。大部分研究结果显示,异源反应性 NK 细胞有利于异基因造血干细胞植入,可减少 GVHD,并发挥 GVL 作用。在临床治疗中,纯化供者 NK 细胞的输注已在干细胞移植及恶性实体瘤生物治疗等方面取得了良好效果,并对干细胞移植治疗策略产生了重大影响。NK 细胞的异源反应性在 HLA 不全相合造血干细胞移植中已经初步显露出其独特的魅力,将是以后肿瘤免疫治疗和造血干细胞移植研究的重点之一。

七、NKT 细胞诱导免疫耐受

自然杀伤 T 细胞(nature killer T cells)是一类新型的免疫调节细胞。NKT 细胞作为一类具有独特生物学活性的 T 细胞功能亚群,典型的特征是识别与 CD1d 结合在一起的糖酯类抗原(如 α2galCer 等)、表达一个半恒定的 TCRα 链。其不仅具有 NK 细胞的自然杀伤功能,也具有 T 细胞的免疫调节作用。NKT 细胞在受到刺激后可以瞬间产生大量细胞因子和趋化因子,杀伤靶细胞,同时也可以影响其他免疫细胞的活化,兼具固有性和适应性免疫功能,被称为免疫系统的"瑞士军刀",调节着多种相关疾病的免疫应答,在免疫耐受中也扮演着重要的角色。

NKT 细胞主要是通过细胞与细胞直接接触和细胞因子两种途径产生免疫耐受。NKT 细胞与细胞接触途径诱导免疫耐受类似于天然调节性 T 细胞的细胞接触机制。研究发现,阻断 CD40/CD154 共刺激途径可以诱导野生型受体小鼠胰岛移植物长期存活,而 NKT 细胞缺陷者生存时间明显缩短,过继转移活化的 NKT 细胞后又可恢复免疫耐受的效果。联合口服供体抗原和亚治疗剂量的 FK506 可明显增加 NKT 细胞数量,加强其免疫调节功能。NKT 通过调节 IL-10、IL-4、IL-10、TGF-β 等细胞因子的表达来调节移植后免疫耐受。

八、CD4$^+$CD25$^+$T 细胞(Treg)与免疫耐受

调节性 CD4$^+$CD25$^+$T 细胞(Treg)在胸腺中正常发育成熟,组成性表达 CD25(IL-2 受体 α 链),在人类和鼠 CD4$^+$ 细胞中占 5%～10%,MHC-Ⅱ类分子的表达在其发育中发挥重要作用。Treg 特异性表达转录因子 Foxp3,与细胞发育及抑制功能有关,它的突变导致免疫失调。大量证据表明,共刺激分子和细胞因子在 Treg 发育过程中发挥重要作用,但其具体机制不很清楚。Treg 保证了外周免疫耐受机制的正常发挥。在许多不同的 Treg 缺陷的动物模型中,观察到多种 T 细胞介导的器官特异性自身免疫性疾病,且可以通过输注 Treg 得到有效防治。体外实验已证实,当受抗 CD3 单克隆抗体或异源 APC 刺激时,Treg 呈现低反应性,并且体外 Treg 可以抑制混合淋巴细胞反应(MLR)。比较接受供体总 T 细胞和缺乏 Treg 的 T 细胞的受鼠中 GVHD 的发生率,结果表明移植物中缺乏 Treg 时显著加速 GVHD 诱导的死亡,当共输注 T 细胞和等量分离的 Treg 时,显著推迟甚至阻止了 GVHD 的发生,但只有供体来源而非受体来源的 Treg 产生这种效应。比较异源抗原扩增的 Treg 和多克隆 Treg 对受鼠 GVHD 发生的影响的研究发现,接受前者的受鼠脾脏,肺和肝脏出现组织学 GVHD 征象,而接受后者的受鼠没有或仅残留 GVHD 征象,因此相对多克隆 Treg,抗原特异性 Treg 治疗 GVHD 更加有效。但这并不意味着 Treg 对免疫反应的抑制是抗原特异性的,它的活化需要 TCR 的激活,活化的 Treg 在体外是以抗原非依赖性方式起作用。在 A20 白血病模型中,CD8$^+$ 而非 CD4$^+$T 细胞体外可以裂解 A20 细胞,而体外培养的 Treg 对 CD4$^+$ 细胞的抑制作用更强,因此 Treg 抑制 GVHD 的效应比 GVL 的效应更强,它能将二者有效分开,但这需要进一步证实。

在临床造血干细胞移植中发现,发生与未发生 GVHD 的患者比较,前者外周血淋巴细胞 Foxp3 mRNA 表达水平显著降低。aGVHD 病人中,Foxp3 mRNA 表达水平和 GVHD 的严

重程度负相关，认为 CD4$^+$CD25$^+$Foxp3$^+$ T 细胞在调节异源免疫反应中发挥重要作用。CD62L 是非常重要的淋巴细胞归巢受体及 T 细胞分化中的细胞表面标志。调节性 T 细胞能够进入这些致病性自身反应性 T 细胞聚集场所的能力是其具有避免急性 GVHD 发生的先决条件。在移植早期，CD4$^+$CD25$^+$CD62L$^+$ 调节性 T 细胞亚群较 CD4$^+$CD25$^+$CD62L$^-$ 调节性 T 细胞亚群能更多地进入宿主肠系膜淋巴结及脾脏内。Ermann 等研究 CD62L$^+$ 和 CD62L$^-$ 两个不同 CD4$^+$CD25$^+$ 调节性 T 细胞亚群与急性 GVHD 致死率的关系发现，当与供者 CD4$^+$CD25$^-$ T 细胞共同移植时，仅 CD4$^+$CD25$^+$CD62L$^+$ 调节性 T 细胞亚群具有阻止严重组织损伤和保护受者免受致死性急性 GVHD 的作用。

对 Treg 调节免疫反应的机制提出了很多观点，包括释放调节性细胞因子（如 IL-10，TGF-β），诱导 T 细胞无能以及反应性 T 细胞的凋亡等，但较为一致的观点认为细胞之间的接触是发挥其调节功能所必需的。

九、G-CSF 与免疫耐受

目前研究表明，应用 G-CSF 可同时诱导骨髓采集物和外周血采集物中 T 细胞产生的免疫耐受，促使 T 细胞由 Th1 向 Th2 极化。G-CSF 诱导 T 细胞免疫耐受的机制主要有以下几点：下调外周血采集物中 APC（包括单核细胞和 B 细胞上共刺激分子 B7）的表达；分别下调骨髓采集物中 T 细胞和单核细胞以及 B 细胞上 CD28/B7 分子的表达；增加了外周血采集物和骨髓采集物中单核细胞的数量；增加了外周血采集物中 CD8$^+$CD28$^-$ 调节性 T 细胞的数量；选择性增加了骨髓和外周血采集物中浆细胞样树突状细胞 DC2 数量，导致 DC1/DC2 比例倒置；增加采集物中 Treg 细胞数量并支持 CD4$^+$CD25$^+$Treg 细胞迁移的 CXCR4 配体 CXCL12/SDF-1α 在 G-CSF 动员的骨髓中表达明显增加；下调与 GVHD 病理形成相关黏附分子的表达包括 L 选择素（L-selectin）、极迟抗原-4（VLA-4）、淋巴细胞功能相关抗原-1（LFA-1）和细胞间黏附分子-1（ICAM-1）及可能增加间充质干细胞的数量（图 2-8）。

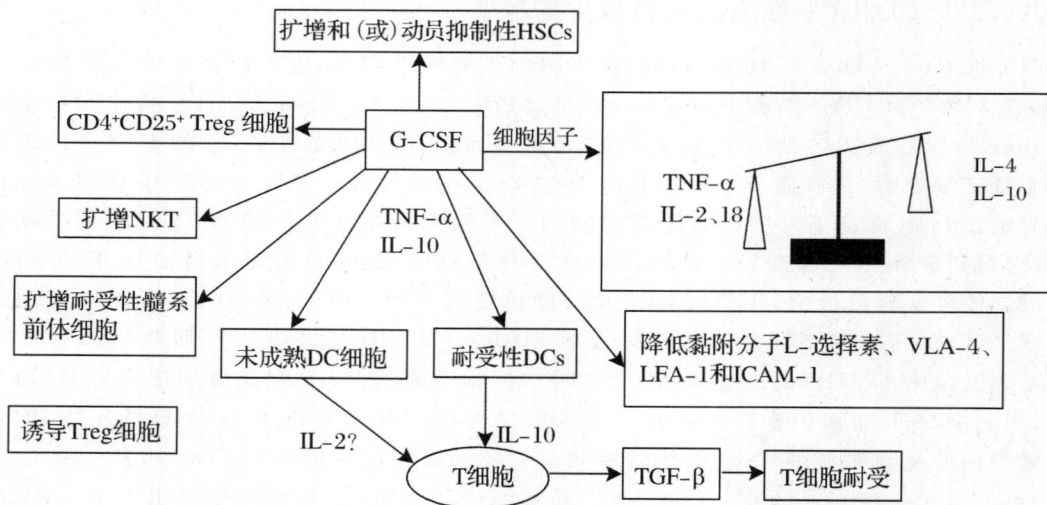

图 2-8　G-CSF 诱导免疫耐受可能机制

将 G-CSF 动员骨髓和外周血混合移植物作为干细胞来源，结合其他免疫耐受技术成功完成了 HLA 不相合造血干细胞移植。在 HLA 不全相合造血干细胞移植的患者，Ⅲ～Ⅳ度急性 GVHD、广泛慢性 GVHD、2 年复发率和 2 年无白血病生存率均获得满意的结果。G-CSF 动员的 HLA 不全相合骨髓与外周血混合移植在恶性血液病的治疗中，能保证持久稳定的植活，植活速度快，急慢性 GVHD 的发生率与 HLA 全相合相比并没有增加的优点，其成功跨越了 HLA 屏障，成为无相合供者造血干细胞移植的主要移植方式。目前，重庆新桥医院血液科在异基因造血干细胞移植中，也主要应用 HLA 不全相合 G-CSF 动员的外周血联合骨髓移植治疗血液系统恶性血液病,同时进行了 HLA 不全相合 G-CSF 动员的外周血或骨髓联合脐血移植治疗小儿恶性血液病,从而克服脐血移植造血重建慢和 HLA 不全相合移植 GVHD 等相关并发症重的缺点,目前取得非常可喜的结果。

十、脐血源基质细胞诱导免疫耐受

人脐血来源方便,临床运用前景广阔,然而脐血中有无造血基质细胞? 我们在新近研究工作中发现了一种人脐血来源的基质细胞(human umbilical cord blood-derived stromal cells,hUCBDSC),在适当的细胞因子组合的条件下,成功培养、扩增了 hUCBDSC;并就其生物学特性进行了研究,体外实验证实其具备造血基质细胞微环境的基本特点以及高效促进脐血 CD34$^+$ 细胞扩增的能力;且 hUCBDSC 具有与人骨髓基质细胞相似的支持和重建造血功能的物质基础。 我们的新近研究发现,hUCBDSC 具有抑制异种 T 淋巴细胞增殖,明显增加 CD4$^+$CD25$^+$Foxp3 调节性 T 细胞数量,下调 CD80、CD86、MHC-Ⅱ类分子的作用。 同时我们研究还发现,将 hUCBDSC 移植给半相合造血干细胞小鼠,具有明显减轻 GVHD 和发挥 GVL 的作用,移植后加速 NK 细胞的重建,促进 IL-4 分泌和抑制 IFN-γ 的分泌。

(张诚　陈辛华　张曦　孔佩艳　)

参考文献

1. Aversa F,Reisner Y,Martelli MF. The haploidentical option for high-risk haematological malignancies. Blood cells Mol Dis,2008,40:8 - 12.

2. Aversa F,Tabilio A,Velardi A,et al. Hematopoietic stem cell transplantation from alternative donors for high-risk acute leukemia:the haploidentical option. Curr Stem Cell Res Ther,2007,2:105 - 112.

3. Ball LM,Bernardo ME,Roelofs H,et al. Co-transplantation of ex vivo expanded mesenchymal stem cells accelerates lymphocyte recovery and may reduce the risk of graft failure in haploidentical hematopoietic stem-cell transplantation. Blood,2007,110:2764 - 2767.

4. Bocelli-Tyndall C,Bracci L. Bone marrow mesenchymal s tromal cells(BM-MSCs)from healthy donors and auto-immune disease patients reduce the proliferation of autologous-and allogeneic-stimulated lymphocytes in vitro. Rheumatology,2007,46(3):403 - 408.

5. Bocelli-Tyndall C,Bracci L. Bone marrow mesenchymal s tromal cells(BM-MSCs)from healthy donors and auto-immune disease patients reduce the proliferation of autologous-and allogeneic-stimulated lymphocytes in vitro. Rheumatology,2007,46(3):403 - 408.

6. Brodsky RA,Luznik L,Bolanos-Meade J,et al. Reduced intensity HLA-haploidentical BMT with post transplantation cyclophosphamide in nonmalignant hematologic diseases. Bone Marrow Transplant,2008,42:523 - 527.

7. Brooke G,Cook M,Blair C,et al. Therapeutic applications of mesenchymal stromal cells. Semi Cell Devel Biol,2007,18:846 - 858.

8. Brouard N,Driessen R,Short B,et al. G-CSF increases mesenchymal precursor cell numbers in the bone marrow via an indirect mechanism involving osteoclast-mediated bone resorption. Stem Cell Res,2010,5(1):65 - 75.

9. Cesselli D,Beltrami AP,Rigo S,et al. Multipotent progenitor cells are present in human peripheral blood. Circulation Res,2009,104:1225 - 1234.

10. Chen BJ,Deoliveira D,Cui X,L et al. Inability of memory T cells to induce graft-versus-host disease is a result of an abortive alloresponse. Blood,2007,109:3115 - 3123.

11. Chen X,Zhang C,Zhang X,et al. Role of antithymocyte globulin and granulocyte-colony stimulating factor-mobilized bone marrow in allogeneic transplantation for patients with hematologic malignancies. Biol

Blood Marrow Transplant,2009,15:266 - 273.

12. Chen XH,Gao L,Zhang X,et al. HLA-haploidentical blood and bone marrow transplantation with anti-thymocyte globulin:long-term comparison with HLA-identical sibling transplantation. Blood Cells Mol Dis, 2009,43:98 - 104.

13. Chen XH,Zhang C,Zhang X,et al. Cost and outcome in stem cells collection on HLA-haploidentical/mismatched related transplantation with combined granulocyte colony stimulating factor mobilized blood and bone marrow for patients with hematologic malignancies. Transfus Apher Sci,2010,43(1):23 - 28.

14. Dong L,Wu T,Zhang MJ,et al. CD3+ cell dose and disease status are important factors determining clinical outcomes in patients undergoing unmanipulated haploidentical blood and marrow transplantation after conditioning including antithymocyte globulin. Biol Blood Marrow Transplant,2007,13:1515 - 1524.

15. Guo M,Sun Z,Sun QY,et al. A modified haploidentical nonmyeloablative transplantation without T cell depletion for high-risk acute leukemia:successful engraftment and mild GVHD. Biol Blood Marrow Transplant, 2009,15:930 - 937.

16. Hao L,Zhang C,Chen XH,et al. Human Umbilical Cord Blood derived Stromal Cells Suppress Xenogeneic Immune Cell Response In Vitro. Croat J Med,2009,50:364 - 373.

17. Huang XJ,Chang YJ,Zhao XY. Maintaining hyporesponsiveness and polarization potential of T cells after in vitro mixture of G-CSF mobilized peripheral blood grafts and G-CSF primed bone marrow grafts in different proportions. Transplant Immunol,2007,17:193 - 197.

18. Huang XJ. Current status of haploidentical stem cell transplantation for leukemia. J Hematol Oncol, 2008,1:27.

19. Huang XJ. HLA-mismatched/haploidentical hematopoietic stem cell transplantation:a field in which Chinese doctors are making great contributions. Chin Med J 2010,123:1235 - 1240.

20. Le Blanc K,Samuelsson H,Gustafsson B,et al. Transplantation of mesenchymal stem cells to enhance engraftment of hematopoietic stem cells. Leukemia,2007,21:1733 - 1738.

21. Luo XH,Chang YJ,Xu LP,et al. The impact of graft composition on clinical outcomes in unmanipulated HLA-mismatched/haploidentical hematopoietic SCT. Bone Marrow Transplant,2009,43:29 - 36.

22. Luznik L,O'Donnell PV,Symons HJ,et al. HLA-haploidentical bone marrow transplantation for hematologic malignancies using nonmyeloablative conditioning and high-dose,posttransplantation cyclophosphamide. Biol Blood Marrow Transplant,2008,14:641 - 650.

23. Mat suda JL,Mallevaey T,Scott Browne J,et al. CD1d-restricted iN KT cells,the"Swiss-Army knife"of the immune system. Curr Opin Immunol,2008,20:358 - 368.

24. Ning H,Yang F,Jiang M,et al. The correlation between cotransplantation of mesenchymal stem cells and higher recurrence rate in hematologic malignancy patients:outcome of a pilot clinical study. Leukemia, 2008,22:593 - 599.

25. Pasquini MC,Wang Z,Schneider L. Current use and outcome of hematopoietic stem cell transplantation: part I-CIBMTR Summary Slides,2007. CIBMTR Newsletter,2007,13:5 - 9.

26. Pasquini MC. Impact of graft-versus-host disease on survival. Best Prac Res Cl Ha,2008,21:193 - 204.

27. Ripa RS,Haack-Sørensen M,Wang Y,et al. Bone marrow derived mesenchymal cell mobilization by granulocyte-colony stimulating factor after acute myocardial infarction:results from the stem cells in myocardial infarction (STEMMI) trial. Circulation,2007,116:124 - 130.

28. Tatsumi K,Otani H,Sato D,et al. Granulocyte-colony stimulating factor increases donor mesenchymal stem cells in bone marrow and their mobilization into peripheral circulation but does not repair dystrophic heart after bone marrow transplantation. Circul J,2008,72:1351 - 1358.

29. Toubai T,Malter C,Tawara I,et al. Immunization with host-type CD8α+ 1 dendritic cells reduces experi-

mental acute GVHD in an IL-10-dependent manner. Blood,2010,115:724－735.

30. Wang Y,Chen F,Han Y,et al. Partially matched related hematopoietic stem cell transplantation without ex vivo T cell depletion compared with matched unrelated transplantation in adult patients with hematologic malignancies. Biol Blood Marrow Transplant,2009,15:1258－1264.

31. Yang SH,Jin JZ,Lee SH,et al . Role of NKT cells in allogeneic islet graft survival. Clin Immunol,2007,124:258－266.

32. Zhang C,Chen XH,Zhang X,et al. Stem cell collection in unmanipulated HLA-haploidentical/mismatched related transplantation with combined granulocyte-colony stimulating factor-mobilised blood and bone marrow for patients with hematologic malignancies:the impact of donor characteristics and procedural settings. Transfuse Med,2010,20:169－177.

33. Zhao XY,Chang YJ,Xu LP,et al. Association of natural killer cells in allografts with transplant outcomes in patients receiving G-CSF-mobilized PBSC grafts and G-CSF-primed BM grafts from HLA-haploidentical donors. Bone Marrow Transplant,2009,44:721－728.

34. Zhao XY,Huang XJ,Liu KY,et al. Prognosis after unmanipulated HLA-haploidentical blood and marrow transplantation is correlated to the numbers of KIR ligands in recipients. Eur J Haematol,2007,78:338－346.

35. Zheng H,Matte-Martone C,Li H,et al. Effector memory CD4＋ T cells mediate graft-versus-leukemia without inducing graft-versus-host disease. Blood,2008,111:2476－2484.

36. 崔晓,石咏军.建立嵌合体诱导移植免疫耐受的研究进展.当代医学,2008,149:25－26.

37. 芦丽淦,王军朋,卫琮玲.NKT 细胞与免疫耐受的研究进展.医学研究杂志,2009,38(6):104－107.

38. 潘华,郭树忠.建立嵌合体诱导移植免疫耐受的研究进展.中国美容医学,2008,17(8):1236－1239.

39. 叶志坚,王效民.NKT 细胞在移植免疫中的作用.现代免疫学,2009,29(3):251－254.

第三章　HLA 不全相合造血干细胞移植的配型

第一节　人类白细胞抗原

一、人类白细胞抗原(HLA)的定义

白细胞膜上的抗原可分为三类：第一类是红细胞血型抗原；第二类是白细胞本身特有的抗原；第三类是与其他组织细胞共有的，也是最强的同种抗原，称为人类白细胞抗原(HLA)。不同的脊椎动物都有自己的主要组织相容性复合物(MHC)，它由一组基因组所控制，抗原性最强，在移植中起重要作用。人类的 MHC 就是 HLA。

二、HLA 的生物学特性

HLA 抗原受控于主要组织相容性基因，该基因与同种异体组织器官移植以及移植急性排斥反应有关。基因所在染色体上的位置称组织相容性座位(简称 H-座位或基因区)。该组基因位于同一染色体的同一节段并紧密连锁，由该 H-座位所控制的基因复合物，抗原性最强，在移植中起的作用最重要，故称为主要组织相容性系统(MHS)或主要组织相容性复合物(MHC)。通常 MHC 既指基因，也指基因产物 MHS。

HLA 分子存在于细胞表面，它们是多肽受体，用来结合来自细胞内或细胞外的多肽，形成 HLA-多肽复合物。抗原递呈细胞(APC)将该复合物递呈给 T 细胞，从而引起一系列免疫反应。异体 MHS 是引起移植物排斥反应的主要移植抗原；而自身 MHS 主要作为抗原递呈分子，是刺激 T 细胞分化发育和免疫应答必不可少的工具。

三、HLA 抗原分子结构和基因结构

1987 年 Bjorkman 等首先借助 X 射线衍射法弄清了 HLA-A2 的三维空间结构，其后，已有多种 HLA-Ⅰ类分子的三维空间结构得到阐明。HLA 基因位于人第 6 号染色体的短臂上 P232105 区段。HLA 基因区域一般分为三类：(1)HLA-Ⅰ类基因区，位于端粒侧，主要有 HLA-A、B、C、E、F、G、H、J、K、L。其中 HLA-A、B、C 基因发现最早，基因产物表达最高，称为经典 HLA-Ⅰ类基因。(2)HLA-Ⅱ类基因。位于着丝点端，目前认为有以下基因座位：DR、DQ、DP、DOA、DOB、DM。HLA-DP、DQ、DR 为经典 HLA-Ⅱ类基因。(3)HLA-Ⅲ类基因。主要编码补体系统蛋白，包括 C2、C4A、C4B、BF、TNF，热休克蛋白基因等。传统上只把编码补体基因称为Ⅲ类基因。

1. HLA-Ⅰ类分子及基因结构

所有的 HLA-Ⅰ类分子均是由 1 条穿越细胞膜的重链(α 链)和 1 条可溶性的 β 微球蛋白分子轻链(β 链)通过非共价键连接成的双聚体。α 链由位于第 6 号染色体上的 MHC 基因编码，β链由位于第 15 号染色体上的非 MHC 基因编码，属于免疫球蛋白超家族的成员。HLA 抗原特异性取决于 α_1 和 β_2 去氨基酸的序列，提示每种 HLA 分子具有独特的结合槽。HLA-Ⅰ类基因靠近第 6 号染色体顶端，从中心侧开始依次为 HLA-A、B、C、E、A、G、F。其中 HLA-A、B、C 位点所编码的分子被称作经典 HLA-Ⅰ类分子，特点是基因具有高度表达多态性和广泛表达在各种有核细胞表面。总之，HLA-Ⅰ类基因的多态性非常高，HLA-A、B、C 等具有很多

等位基因,HLA-Ⅰ类区还有高度同源的基因,它们与 A、B、C 基因有许多相同序列,造成HLA-A、B、C 基因分型的困难。

2.HLA-Ⅱ类分子及基因结构

HLA-Ⅱ类分子抗原分子是膜糖蛋白,由 1 条 α 多肽链和 1 条 β 多肽链通过共价键连接组成。X 光衍射分析表明,HLA-Ⅱ类分子与 HLA-Ⅰ类分子有类似的立体结构,但与 HLA-Ⅰ类分子不同,HLA-Ⅱ类分子结合槽两端是开放的。HLA-Ⅱ类分子的多态性残基主要集中在 α_1 和 β_1 片段,这种多态性决定了与肽类结合以及 T 细胞识别的特异性和亲和力。HLA-Ⅱ类基因靠染色体着丝点,从中心侧开始依次为 DP、DNA、DMA、DMB、LMP、TAP、DOB、DQ 和 DR 基因亚区域。其中 HLA-DR、DQ、DP 位点所编码的分子称为经典的 HLA-Ⅱ类分子,而 LMP、TAP 和 DM 为与抗原加工和递呈有关的基因,这类基因编码的分子称为非经典 HLA-Ⅱ类分子。

四、MHC 的生物学功能

1956 年,Snell 等将控制同种组织或肿瘤移植中急性排斥反应的基因称为主要组织相容性基因,将控制慢性排斥反应的基因称为次要组织相容性基因。HLA 抗原是人类主要组织相容性复合物(MHC)抗原。它们与同种异体移植中的排斥反应有密切关系。

HLA-Ⅰ类抗原在大多数有核细胞的膜表面表达,体液中也存在可溶性 HLA-Ⅰ类抗原,主要来源是肝脏和淋巴细胞。HLA-Ⅰ类抗原在免疫系统中起识别自我和非我的功能,负责递呈内源性多肽(病毒或自身)给 CD8+ 细胞毒 T 淋巴细胞,因此在免疫系统抵抗病毒和肿瘤中起重要作用。HLA-Ⅱ类分子结合的多肽来源于传统的内吞噬降解途径。同种异体组织移植时,若供受体移植抗原不同,尤其主要组织相容性抗原不匹配,将会诱发受体产生明显的移植排斥反应。

五、HLA 遗传学特点

人类白细胞抗原(HLA)又称移植抗原,在器官移植中起重要作用。HLA 遗传区域在人的第 6 号染色体短臂 6p21 位置上,HLA-A、B、C、D、E、F、G 的 7 个座位是表达基因,由于其座位靠得很近,故在遗传时常一起遗传。同一条染色体不同座位上的等位基因组合成单倍型,每个人都有两条分别来自父母的单倍型。

HLA 基因具有以下遗传特点:

(1)单倍型遗传。根据家系 HLA 表型分析,HLA 遗传方式是以单倍型为单位由亲代遗传给子代,即具有连锁遗传特点。在遗传过程中,HLA 单倍型作为一个完整的遗传单位由亲代遗传给子代。父母亲双方均各自有 2 条 HLA 染色体,即 2 种单倍型,子女与父母的 HLA 总有一半相同,兄弟姐妹有 1/4 的机会可找到相同 HLA 抗原。这就是造血干细胞异基因移植时,为什么首先从直系亲属中选择造血干细胞供者的主要原因。

(2)共显性遗传。指每对等位基因所编码的抗原都表达于细胞膜上,无隐性基因,也无等位基因排斥现象。

(3)连锁不平衡。指单型基因非随机分布现象,因而某些基因(如白种人的 A1-B8,中国南方人中的 A2-B46)总是经常在一起出现,其单型频率比理论值要显著增高,这种非自由组合现象称为连锁不平衡。

第二节　HLA 不全相合造血干细胞移植配型的基本要求

一、HLA 的配型基本技术

HLA 分型常见的方法有血清学分型、细胞学分型及 DNA 分型。

(一) HLA 的血清学分型

1. HLA 的血清学分型试验

HLA 的血清学分型试验,是应用一系列已知抗 HLA 的特异性标准分型血清与待测淋巴细胞混合,借助补体的生物学作用介导细胞裂解的细胞毒试验。能够应用试验检测的抗原称为 SD 抗原,包括 HLA-A、B、C、DR、DQ。

【原理】

预先制备的高效价 HLA 的单克隆抗体,与淋巴细胞结合,在补体的参与下,导致细胞膜溶解。溶解的死亡细胞即为具有与此抗体特异性结合的抗原细胞,可被加入的锥虫蓝与曙红染料着色,即阳性反应,而活的细胞则不着色,为阴性反应。在显微镜下观察淋巴细胞死亡率,从而判断淋巴细胞表面抗原特异性。

【操作步骤】

(1) 溶解补体。加 1 mL 冷无菌水 (2～5 ℃) 于干燥补体管内,轻轻摇晃补体管,促进溶解。使用前,温度保持在 2～5 ℃ (放置在含有冰块的器皿中),立即分装剩余补体储存于 -20 ℃ (或以下) 冰箱中,补体冻融不得超过 1 次。

(2) 每孔加 1 μL 无菌水溶解抗体,溶解后,保持 2～5 ℃ (不要超过 2 h)。

(3) 每孔加 5 μL 矿物油。

(4) 每孔加 1 μL T 淋巴细胞 (Ⅰ类) 或 B 淋巴细胞 (Ⅱ类),细胞含量为 2×10^6/mL。

(5) 每孔加 1 μL 溶解的补体并混匀,37 ℃ 孵育 1 h。

(6) 每孔加 5 μL 锥虫蓝或曙红,2 min 后加 5 μL 甲醛。

(7) 用泰撒奇密封板或玻璃片加密封试剂密封。

(8) 应用荧光法,第 (6) 步改为:每孔加 5 μL 荧光终止液 (FQAE)。

【结果判断】

使用相差显微镜观察,死细胞由于曙红进入细胞被染色而呈灰黑色,无折光,细胞肿胀,体积变大;活淋巴细胞因不被着色而明亮,具有很强的折光性,容易鉴别。如加入荧光终止液,活细胞呈绿色,死细胞呈橙黄色。死亡细胞百分比常用记分标准为 MIN 记分标准 (见表 3-1)。

表 3-1　死亡细胞记分标准与结果

死亡细胞百分比/%	记分	结果
0～10	1	阴性
11～20	2	可疑阴性
21～40	4	可疑阳性
41～80	6	阳性
81～100	8	强阳性

【临床意义】

(1) HLA 配型。用于检测 HLA-A、B、C 和 HLA-DR、DQ,为临床器官移植选择合适的供体器官。

(2) HLA 交叉配型。HLA 血清学分型方法除可确定淋巴细胞的型别外,尚可用于移植受体血清的 HLA 抗体的测定。

2. 淋巴细胞毒试验

淋巴细胞毒试验即补体依赖的细胞毒试验 (CDC),用于器官移植前判断受者有无预存抗体 (可能是由于多次输血、妊娠、二次移植等原因)。如果有细胞毒抗体,可能引起受者的超急性排斥反应,造成移植失败,因此在移植前检查受者血清中有无抗供者淋巴细胞抗体,是预防超急性排斥反应所必需的实验。

【原理】

被检血清中的抗体与供体淋巴细胞膜表面相应抗原结合后激活补体,引起细胞膜破损,这种抗体称细胞毒抗体。如将含有此抗体的血清与淋巴细胞和补体共同温育,淋巴细胞将被杀死,细胞膜通透性增加,染料得以渗入,死细胞染上颜色。根据着色的死细胞数目,可以估计淋巴细胞毒的强度。

【操作步骤】

(1)从全血中分离淋巴细胞。取供者肝素化全血 3 mL,用 PBS 或生理盐水作 3~5 倍稀释,沿管壁滴入预先加有 3~5 mL 淋巴细胞分离液的试管内,水平式离心机 2 000 r/min 离心 20 min,吸取白膜层的淋巴细胞,于 5 mL 淋巴细胞洗涤液中,1 200 r/min 离心 3 min,洗涤,弃上清液,再重复洗涤 2 次,调整细胞浓度至 2×10^9/L。

(2)从脾脏中分离淋巴细胞。将脾或部分脾块放入含有 10 mL 肝素的培养液中,剪数刀,轻轻挤压脾碎块(不要研磨),将细胞挤出基质外面,吸取细胞悬液加在 3 mL 淋巴细胞分离液上,2 000 r/min 离心 20 min,吸取白膜层,用 5 mL 淋巴细胞洗涤液,1 200 r/min 离心 3 min,洗涤三次,用 McCoy's 培养液调整细胞浓度至 2×10^9/L。

(3)一步法

①试验孔加淋巴细胞 10 μL、患者血清 10 μL、兔补体 30 μL。

②对照孔加淋巴细胞 10 μL、阳性对照(阴性对照)血清 10 μL、兔补体 30 μL。

③37 ℃水浴箱孵育 60 min,每孔加 10 μL 2%锥虫蓝染色 3~5 min。

④显微镜下计数死细胞的比例。

(4)两步法

①试验孔加淋巴细胞 10 μL、患者血清 10 μL。

②对照孔加淋巴细胞 10 μL、阳性对照(阴性对照)血清 10 μL。

③37 ℃水浴箱孵育 30 min。

④每孔加兔补体 30 μL,37 ℃水浴箱孵育 60 min。

⑤每孔加 10 μL 2%锥虫蓝染色 3~5 min,显微镜下计数死细胞的比例。

(5)微量淋巴细胞毒试验

①在反应管中加受者血清 1 μL,供者淋巴细胞 1 μL,矿物油 5 μL,37 ℃孵育 30 min。

②加兔补体 5 μL,37 ℃孵育 60 min。

③加 5%曙红水溶液,室温孵育 3~6 min。

④倒置相差显微镜观察结果。

【结果判定】

从各孔取样,滴加于血细胞计数板内,用普通生物显微镜高倍镜计数 200 个淋巴细胞,计算出着色死细胞的百分率,死细胞呈蓝色,体积明显增大。使用相差显微镜观察,被染色的死细胞呈黑色,无折光,细胞肿胀,活细胞则具有很强的折光能力,呈明亮状,两者很容易区分。试验组死亡细胞数较对照组增加低于 10%为阴性,高于 10%为阳性。

【临床意义】

实验结果为阴性时,说明受者体内抗供者 HLA 抗体含量较低,器官移植不会发生超急性排斥反应;如果结果为阳性,容易发生器官超急性排斥反应,不宜进行器官移植。

(二)HLA 细胞学分型试验

HLA 细胞学分型试验,是以混合淋巴细胞培养为基本技术的 HLA 分型法。早在 1964 年,Bain 和 Bach 等人发现,两个无关的淋巴细胞,在体外适宜的环境下混合培养可以互相激发,使细胞活化并向母细胞转化,产生分裂增殖现象。而后人们经过研究确认,混合淋巴细胞培养方法是研究细胞免疫反应,尤其是移植免疫的良好体外模型。

当两个无关个体的淋巴细胞在体外混合培养时,可以相互刺激,使淋巴细胞向母细胞转化,产生分裂增殖及混合淋巴细胞反应,这主要是由 HLA-D 抗原不同引起的。当我们知道其中一种淋巴细胞的抗原时,如果淋巴细胞不发生增殖,说明两种淋巴细胞同型,反之,则不同型。这也可以用于在体外检测器官移植供受者之间是否会发生排异反应。细胞学分型有 3 种方法:混合淋巴细胞反应、预处理淋巴细胞反应和纯合细胞分型技术。

1. 混合淋巴细胞培养(MLC)

分为双向 MLC 方法和单向 MLC 方法。在双向 MLC 试验中,双方细胞都有刺激作用和应答能力,而且 HLA-D 不相合程度越大,刺激、增殖程度越强。在单向 MLC 中,用自力菌素 C、照射等方法处理一方细胞,使其失去应答能力,保持刺激能力。一般是将已知 HLA-D 淋巴细胞,用自力菌素 C、照射等方法处理,然后与未知的淋巴细胞共培养 5～7 d,加入放射性胸腺嘧啶,用放射性核素闪烁仪测定放射量。

（1）双向 MLC 试验

【原理】

双向 MLC 是直接把未经任何处理的两个个体的淋巴细胞混合培养,如果它们的 HLA-D 抗原相同或相容,则互相刺激作用很小,细胞无变化;反之,如双方 HLA-D 抗原不相容,则互相刺激作用就大,细胞被活化并产生增殖,增殖的程度与两个体的 HLA-D 抗原不相合程度成正比。在双向 MLC 中,双方淋巴细胞都有刺激能力和反应能力。

【操作步骤】

①淋巴细胞分离。肝素化血用等量生理盐水稀释后轻轻加在密度为 1.077 kg/L 的淋巴细胞分离液液面上,以 400 r/min 离心 20 min 后,吸取淋巴细胞层,用大量不含 AB 血清的 1640 液洗 1 次,然后用含 20%AB 血清的 1640 液调整细胞浓度为 $1×10^6$/mL 备用。

②细胞接种与培养。分自身对照管和反应管两种。在反应管中各加双方细胞 0.2 mL（总量 0.4 mL,$4×10^5$ 个细胞）。自身对照管中加同种细胞 0.4 mL（细胞总量也是 $4×10^5$ 个）。每个试验组用 3 个复管。用 11 mm×60 mm 康氏管,用橡皮塞塞紧,使之密封不透气,在 37 ℃培养箱中培养。

③培养时间。使用观察细胞形态法判定结果,一般培养 6 d;如用同位素法,只需培养 5 d。培养结束后轻轻取出,用毛细滴管吸弃上清液,沉淀物涂片观察形态。计算细胞转化率。

④涂片染色。涂片时推片头尾不宜过长,一个标本要涂两张片子,一厚一薄。涂片后用瑞氏染料染色。先在载玻片上滴上瑞氏试剂,1 min 后加蒸馏水盖满玻片再染色 10 min,间歇用口吹气。然后用大量蒸馏水冲去染料,晾干后高倍镜下观察计数。

【结果判断】

转化细胞形态比较大,有清晰的核仁,核质细致疏松,胞质偏蓝色,边缘清楚。如核呈分裂状亦属转化细胞。未转化细胞较小,有稠密的核,细胞质少。要注意增殖淋巴细胞和大淋巴细胞、中性粒细胞、单核细胞形态上的区别。一般计数 500 个细胞左右,选择在片头、中、尾不同的位置各计数 180 个细胞,记录细胞总数以及转化细胞个数。采用下列公式计算:

$$转化率＝(转化细胞/计数细胞总数)×100\%$$

自身对照组的转化率小于 5%。

【临床意义】

MLC 是研究细胞免疫反应,尤其是移植免疫的良好体外模型。MLC 方法现在不但用于 HLA-D 分型,而且广泛用于器官移植前的组织配型。特别在骨髓移植中,通过 MLC 配型选择最佳供体往往能获得良好的移植效果。

（2）单向 MLC 试验

【原理】

两个个体的淋巴细胞,如一方事先用自力霉素 C 或 X 线照射使其失去应答能力,但仍保持刺激能力,这种混合培养法叫单向 MLC。使用单向 MLC 能分别测出每一方淋巴细胞的刺激强度和应答程度,但需事先预处理淋巴细胞,使其失去增殖能力,因而操作上较双向 MLC 麻烦。在 HLA-D 分型中,就是将已知型的纯合子分型细胞(HTC),经处理使其失去应答能力后,和不做处理的受检细胞混合培养,如受检细胞受到 HTC 刺激无应答就说明它具有和 HTC 相同的 D 抗原。由于细胞增殖过程中必须要合成 DNA,而胸腺嘧啶核苷(TdR)是合成 DNA 必不可少的原料,所以测量同位素^{3}H 标记的胸腺嘧啶核苷被结合的情况,能较精确地反映出细胞增殖程度。

【操作步骤】

①血样采集:同双向 MLC。

②淋巴细胞分离:同双向 MLC。

③应答细胞制备:把淋巴细胞浓度调整为 $0.5×10^6$/mL 备用。

④刺激细胞制备:取浓度为 $0.5×10^6$/mL 的淋巴细胞悬液,加入自力霉素 C 使其最终浓度为 25 μg/mL,37 ℃水浴中保温 20 min 后取出离心。沉淀用 1640 液洗涤 1 次,用含 20% 血清的 1640 液洗涤 1 次,再用含 20% 血清的 1640 液调整细胞浓度为 $0.5×10^6$/mL,备用。

⑤细胞接种与培养:各取 0.2 mL 刺激细胞与反应细胞,置小试管中密闭培养。每组做 3 个复管。

⑥如果用形态法观察结果,则培育 6 d 后观察。如果使用同位素法则在培育 5 d 的培养物中加入 20 μL 浓度为 $740×10^3$ Bq/mL 的 ^{3}H-TdR。轻轻摇匀后继续培养 18 h。

⑦小心将样品全部移在玻璃纤维滤纸上,用蒸馏水充分洗涤,把游离的 ^{3}H-TdR 全部洗去。

⑧加 5% 三氯醋酸 5 mL 固定细胞。

⑨加无水乙醇 2 mL 脱水脱色。

⑩将载有样品的滤纸在 80 ℃烤箱中烘干,冷却后放在盛有 5 mL 闪烁液的计数杯中。

⑪在闪烁计数器中测定样品中所含 ^{3}H-TdR 掺入淋巴细胞的放射量,换算成 c/min(每分脉冲次数)。

【临床意义】

用于 HLA-D 分型和器官移植前的组织配型。特别在骨髓移植中,通过 MLC 配型选择最佳供体往往能获得良好的移植效果。但由于分型细胞来源困难,使用耗时长,不适于常规临床检验,现逐渐被分子生物学方法所取代。

2.预处理淋巴细胞培养(PLT)

主要用于 HLA-DP 的分型试验。其原理是:将甲细胞(DP1,2)(刺激细胞)(用自力菌素 C、照射等方法处理)和乙细胞(DP1,3)(应答细胞)混合培养 10~12 d,应答细胞产生识别 DP2 的能力,并增殖后又回到小淋巴细胞,即已被致敏的记忆细胞。当该细胞再次遇见 DP2 细胞时,将在 20~24 h 内产生很高水平的增殖—免疫应答。我们将根据这种方法制备各种 DP 型的具有免疫记忆的淋巴细胞,形成一个格局,再与未知淋巴细胞培养。从而可以检测出它的型别。

3.纯合细胞分型(HTC)

纯合细胞分型原理:带有 AA 抗原的 HTC 作为刺激细胞(用自力菌素 C、照射等方法处理),带有未知抗原 XX 的受检细胞作为应答细胞,在单向培养中,如果未发生增殖,试验呈阴性反应,则受检淋巴细胞含有 A 抗原(AA/AX),因为 HTC 为阴性时才有确定抗原,因此也称为阴性分型方法。

(三)DNA 分型

1.HLA-DNA 配型技术的几种方法

供受体的 HLA 配型是临床器官移植的重要部分。目前血清学方法仍是研究 HLA 的基础，但是血清学的表型相同，DNA核苷酸序列不一定相同，HLA的个体遗传学差异的本质不是血清学方法所检测的基因产物水平，而是在编码基因产物的DNA水平上。以下是HLA-DNA配型技术的几种方法：

（1）PCR序列特异性寡核苷酸探针（sequence specific oligonucleotide probes，SSOP）

PCR-SSOP是根据HLA多态性区域的序列差异来合成探针，先对目的DNA进行体外扩增，然后根据碱基互补原则，以特异性探针与PCR产物在一定条件下杂交，通过放射自显影或非同位素标记分析结果。SSOP又可分为正向杂交和反向杂交，正向杂交是先将PCR产物固定在杂交膜上，反向杂交是先将探针固定在杂交膜上。

（2）PCR序列特异性引物（sequence specific primes，SSP）

为了检测DNA链上的点突变，Newton发明了称为放大受阻突变体系（amplication refractory mutation system，ARMS）的DNA体外扩增技术。此技术要求PCR扩增时引物的3′端具有等位基因特异性，否则扩增便不能有效进行。这是由于PCR所用的TaqDNA聚合酶具有5′→3′聚合酶活性和5′→3′外切酶活性，但缺乏3′→5′外切酶活性，不能修正引物3′端的单个碱基错配。为了达到扩增多个具有序列特异性等位基因的目的，人们设计具有序列特异性的相应引物。做PCR时，严格控制反应条件，使引物和模板完全配合时的扩增效果远远高于几个甚至单个碱基不合的扩增，并且一条引物的3′端序列与模板只要有一个碱基不配对，便不能扩增出特异性产物。然后通过电泳，分析是否出现与特异性引物相应的PCR产物，便可判定被检标本的基因型别。目前HLA-Ⅰ、Ⅱ类的DNA序列已基本清楚，根据各位点等位基因的序列，就可以设计出具有特异性的引物，而对标本做PCR-SSP分型。

（3）PCR限制性片段长度多态性（restriction fragment length polymorphism，RFLP）

由于限制性内切酶具有独特的识别位点，通过计算机分析，选择能够识别的HLA基因多态性序列的限制性内切酶，用其消化相应位点的扩增产物。由于各等位基因序列的差异，形成各异的酶切图谱，通过电泳检测可以分型。

（4）PCR单链构象多态性（single strand conformation polymophism，SSCP）

PCR-SSCP最早由Orital于1989年报道，作为一种简便而快速的方法用于检测DNA片段上的点突变。该方法的原理是：单链核苷酸在非变性聚丙烯酰胺凝胶上的电泳速率不仅与DNA分子的大小有关，还与序列有关。由于各等位基因间的核苷酸序列不同，二级结构产生差异，这种差异呈现出不同的电泳迁移率，经染色后表现为不同的泳动区带，由此来区别基因的特异性。

（5）PCR指纹带（finger printing）

也称为杂合双链分析（heteroduplex analysis），是20世纪90年代才发展起来的一种快速基因分析方法。HLA基因具有高度的同源性，在退火期，各个基因的单链DNA除形成各自完全互补的纯合双链外，某些单链DNA还可以与其异源基因的单链DNA配对形成不完全互补的异质双链。不同个体形成不同的分子构象，通过非变性聚丙烯酰胺凝胶电泳表现为不同的迁移率。

（6）PCR DNA序列测定（DNA sequencing）

该方法是先将等位基因扩增，再进行DNA测序，理论上可以达到最高的分辨率。Spurkland等将序列分析作为一种临床常规的HLA配型方法，用于无关个体骨髓移植供体的选择。该方法能达到最高的分辨率，能对所有已知和未知的HLA基因进行分型，且能发现新的等位基因。

2.HLA-DNA分型的应用

HLA-DNA分型的应用主要表现在以下两个领域：

（1）移植配型中的应用

器官、骨髓移植供受者之间的HLA配合程度作为同种异体移植与排斥反应密切关联的危险程度,已成为共识。为减少发生移植物抗宿主病(GVHD)的概率,要求骨髓移植病人和供者的 HLA 抗原必须全相同。Adormo 等研究了尸体肾移植术后,供者特异性抗体产生和患者急性排斥时 HLA-DRB1 氨基酸残基差异所起的作用,该研究采用 SBT 测定 DRB1 等位基因的高分辨技术,分析了 51 对肾移植供受者。结果显示,DRB1 残基的相容性总是与未发生急性排斥相关,而一个或多个氨基酸差异的存在与急性排斥出现的频率相一致。Fleischhauer 等报告一例血清学匹配的非亲属供受者只是由于 HLA-B44 亚型不同,产生一个氨基酸之差发生 GVHD,导致患者死亡。PCR-SSOP 分型发现供者是 B44.1 型,而受者是 B44.2 型,序列分析表明二者差异是核苷酸 195～197 位发生改变:B44.1 序列是 CTG(编码亮氨酸),B44.2 序列是 GAC(编码天门冬氨酸),这种改变导致密码子 156 编码的 α 功能区的一个氨基酸发生改变。因此,高分辨的 HLA-DNA 分型对移植中血清学 HLA 相合的校正可以起到积极的补充,对研究哪些 HLA 等位基因不相合是可耐受的具有临床意义。

(2)用于骨髓库和脐血库的 HLA 分型

骨髓移植供者,首先在受者同胞或亲属间挑选,如无合适来源,再根据受者的 HLA 型别,在骨髓库或脐血库中选择与其配合的无关供者。世界各国制定的选择标准不尽相同,但基本上都选择 HLA-A 与 HLA-B 抗原相同、DR 血清学分型和 DRB1 基因分型也相同的供者。如果供者的 A、B 和 DR 抗原属于同一个交叉反应组,被认为是"次要错配",虽然配合程度不如无错配,但亦可接受。美国国家骨髓供者组要求对 36～55 岁的病人,供者 A、B、DR 必须相同;小于 36 岁的病人,允许有一个 A、B 或 DRB 不合。该供者组的研究人员采用高分辨的 HLA-DNA 分型技术分析了大约 1 300 对骨髓移植供受者的 HLA-Ⅱ类基因的第 2 外显子。血清学与 HLA-DNA 分型不吻合者,DRB1～DQB1 占 20.1%。Hurley 等对国际骨髓无关供者登记处的 6 个实验室,采用 HLA-SSOP 分型,首批 12 月的质控结果分析,11 545 份样本 HLA-A 和 11 428 份样本 HLA-B 的错误率分别为 1.1% 和 1.9%。证明 HLA-DNA 技术在骨髓库和脐血库的无关供体间配型准确度增高。

3.HLA-DNA 配型的常规实验方法

(1)HLA 的 PCR-SSO 分型试验

聚合酶链式反应寡核苷酸探针杂交(PCR-SSO)分型试验,是用一组针对 HLA 某一位点基因高变区特异 DNA 序列的寡核苷酸探针与被检 DNA 经 PCR 扩增出的这一位点的基因片段进行分子杂交,将未杂交的探针洗脱,通过发光、显色等方法检测能特异杂交的探针,确定 HLA 基因特异性。

【原理】

Lifematch HLA-SSO 配型的基本原理是将标记的单链 PCR 产物杂交到 SSO 探针上。每个探针和扩增产物中特异等位基因或等位基因簇有一致的序列,也就是说,这些探针与 DNA 产物中可能存在或不存在的互补区域优先杂交。而且与所有等位基因的某个位点序列一致的一个或者几个共有探针可以与扩增 DNA 产物杂交。分析 SSO 配型结果可以确定扩增 DNA 产物中的特异序列存在与否,从而确定样品的可能的等位基因。

在 Lifematch HLA-SSO 配型程序中,探针吸附到 luminex[100] 配套的 luminex[100] 磁珠上。luminex[100] 配套的磁珠数量最多可达 100 种,混在一起使用,每种磁珠可以通过特异的荧光信号或者颜色区分开来。一种 SSO 探针可以吸附到一种磁珠上,所以,几个探针的混合产物可以通过与它们相连的磁珠的颜色区分开来。luminex[100] 可以确定杂交到磁珠上的 PCR 产物的相对量。因此,lifematch 化验获得的 SSO 探针相关的信号,用来判定与扩增的 DNA 样品产生的阴性或阳性反应,并确定探针的配对信息,从而得出样品的 HLA 类型的信息。

【操作步骤】

①基因组 DNA 纯化

终浓度为 10～200 ng/μL。用去核酸酶的水调整浓度,使所有样品的浓度大致相同。

②DNA 扩增(PCR)

a. 将混合液（MX）预热到室温。

b. 轻微涡旋试剂 10 s 以保证试剂中有盐，在离心机中离心 5～10 s 以使组分沉淀到 PCR 管底部。

c. 使用表 3-2，根据每份反应所需组分的量配置 $n+1$ 份混合液。用去核酸酶的水补充使每份的终体积至 50 μL，轻微涡旋，离心，置于冰上。

表 3-2　PCR 扩增的组分

组　分	每份 PCR 反应所需的量
Lifecodes 混合液	6 μL
基因组 DNA10～200 mg/μL	80 ng 左右
Taq 酶	0.2 μL(5 U/μL)
无核酸酶的水	终体积 20 μL

d. 吸取适量的基因组 DNA（80 ng）到 PCR 管中。

e. 将混合液分配到含 DNA 的管中（每个反应的总体积应为 20 μL，包括混合液和基因组 DNA）。

f. 盖紧 PCR 管，防止 PCR 时混合液的蒸发。

g. 将样品放置 PCR 仪中，PCR 扩增条件见表 3-3。

表 3-3　PCR 扩增条件

过程	温度/℃	时　间	循环次数/次
预变性	95	5 min	1
变性	95	30 s	8
退火	60	45 s	8
延伸	72	45 s	8
变性	95	30 s	32
退火	63	45 s	32
延伸	72	45 s	32
延伸	72	15 s	1

③杂交

保证杂交组分中 Lifematch 探针混合液溶解，珠子完全悬浮。打开 luminex[100] 预热 30 min。

a. 在热板 55～60 ℃预热探针至少 5～10 min，以使其完全溶解。

b. 短暂超声处理 15 s，然后涡旋 15 s，以使珠子完全悬浮。

c. 在 96 孔板中分别加入 2.5 μL PCR 产物。

d. 每个孔加入 7.5 μL 探针混合液，每加入 10 个孔，轻微涡旋探针混合液，最后用膜封板。

e. 97 ℃ 5 min，47 ℃ 30 min，56 ℃ 10 min，56 ℃保温的条件下杂交。

f. 杂交时，准备 1∶200 的稀释溶液及荧光素 PE 标记的链霉亲和素混合液。每份 85 μL 稀释溶液含 0.425 μL 荧光素 PE 标记的链霉亲和素。推荐制备 $n+1$ 份以防损失。见表 3-4。

表 3-4　混合液稀释配方配制

样品份数	稀释溶液体积/μL	荧光素 PE 标记的链霉亲和素体积/μL
1	85	0.425
5	425	2.125
10	850	4.25
15	1 275	6.375
20	1 700	8.5

g. 将稀释溶液及荧光素 PE 标记的链霉亲和素置于暗处室温放置。荧光素 PE 标记的链霉亲和素光敏感,稀释溶液可以 45 ℃预热 5 min,涡旋以保证组分在溶液中。稀释溶液在混合前室温放置。注意:在将板拿走前请勿终止杂交程序。

h. 当板置于 PCR 仪上,56 ℃,加入 85 μL 稀释溶液及荧光素 PE 标记的链霉亲和素混合液。

i. 将样品从 PCR 仪上取出放入 luminex[100]。

【结果判断】

a. 使用 luminex[100]分析样品,读取数据。为得到最好的结果,马上用 luminex[100]分析样品,样品可以在稀释后 30 min 内分析,如果不能马上分析,请避光保存。

b. 将数据导入 HLA 分型软件(或用 Quick type 软件)进行分型。

(2)HLA 的 PCR-SSP 分型试验

【原理】

根据 HLA 核苷酸碱基序列的多态性和已知的 DNA 序列,设计一系列等位基因型别特异性顺序引物。引物的 3'端碱基根据多态性序列与其严格互补。因此,每一型别都具有特定的引物对相对应。通过特定的 PCR 反应体系扩增各等位基因的型别特异性 DNA 片段,产生相对应的特异性扩增产物条带。如果是纯合子,产生一条与特异引物相对应的扩增带;如果是杂合子则产生两条与特异引物对应的扩增带。其特异性可精确到分辨出一个碱基的差异。扩增产物仅需借助常规的琼脂糖凝胶电泳,即可根据是否存在特异性产物的电泳条带直接进行 HLA 基因分型。其特点有:①高度的分辨率。每对引物设计严格按各等位基因碱基互补配对的原则,仅对特定的顺序片段扩增,因此,产物的分辨率很高。②高度的特异性。③适中的分辨水平。根据 HLA 基因分型的不同用途,既可设计低分辨率的 PCR-SSP 方法,又可设计中分辨率和高分辨率的 SSP 技术。④快速、简捷的结果判断,整个过程仅需几小时。

【操作步骤】

①将试剂盒从冰箱中取出,在室温平衡 30 min。

②运用快速盐析法或试剂盒均可进行基因 DNA 提取。DNA 纯度 A 值(OD260 nm/280 nm)1.6~2.0,模板 DNA 量 50~100 ng/mL。

③将 440 μL PCR-Mix、550 μL 去离子水、8 μL Taq 酶混合于 2 mL EP 管中,振荡混匀,取10 μL 加入阴性对照孔内。

④将 110 μL DNA 样品加入 2 mL EP 管中,振荡混匀,除阴性对照孔外,其他每孔加入上述混合液 10 μL。加样时,使液体沿管壁流下,避免交叉污染。可轻轻振动试剂板,确保每孔样品流到孔底。

⑤应用密封片密封试剂板。

⑥应用 PE9600/9700 型扩增仪或类似功能 PCR 仪,输入扩增参数进行扩增。

⑦扩增后的标本可储存在—20 ℃冰箱中。

⑧将扩增产物按顺序加入 2%琼脂糖凝胶(含 5 μL RB 或 Gold View 染料)孔内,120 V电泳 10~15 min。

⑨不同公司提供的试剂,需要的 Taq 酶、PCR-Mix 及 DNA 的量可能有所差别,可根据不同试剂盒的要求进行调整。

【结果判定】

①阴性孔应无任何扩增条带。每孔 PCR 扩增反应提供一个内对照。不论是否出现特异性扩增产物,内对照常可得到扩增,因此在 PCR 反应中一般能看到对照带。偶尔在特异性等位基因 HLA-A、B、DR 扩增产物存在下,对照带出现模糊或消失。这不是此方法的局限性,因为出现特异性扩增片段,也证明 PCR 运行正常。

②记录阳性扩增带,必须与 DNA Marker 对比,观察 DNA 扩增片段的大小,有助于分析是否为阳性扩增片段。如与试剂盒提供的阳性片段的大小有差距,应考虑是假阳性扩增带。

③判读结果时，既可以利用提供反应格局表读出配型结果，也可以使用软件判读。

【临床意义】

PCR-SSP 方法检测 HLA 的基因型试剂盒，既有中、低分辨率，也有高分辨率。前者主要应用于肾脏等器官移植和骨髓库供体 HLA 基因型的初筛，后者主要应用于骨髓移植供受者 HLA 基因型的检测。

（3）HLA-Ⅰ、Ⅱ类 PCR-SSP 基因分型与血清学抗原分型在移植配型中的比较应用

随着分子生物学技术的发展，建立在 DNA 分子水平上的快速准确的 HLA 基因分型已逐步取代传统的血清学分型方法。PCR-SSP（序列特异性引物 PCR）是临床和基础研究中应用较多的 HLA 基因分型方法。其分型的原理是根据 HLA 各等位基因的核苷酸序列，设计一套针对每一等位基因特异性的或组特异性的引物，通过 PCR 特异性扩增该基因片段，从而达到分析 HLA 多态性的目的。PCR-SSP 分型不仅能分辨全部血清学 HLA 特异性，而且可根据临床及研究需要设计不同的引物。

HLA-Ⅰ类抗原的分型研究是器官移植和骨髓移植组织配型的主要内容，也是免疫遗传学与疾病关联研究的重要手段。自 20 世纪 60 年代初期 Terasaki 创立微量淋巴细胞毒分型技术以来，血清学方法一直是Ⅰ类抗原传统的经典分型方法。随着对Ⅰ类分子核苷酸序列分析的不断深入，新确立的特异性逐年增加。目前，明确的 A 位点特异性高达 61 种之多，血清学方法已无法获得能够分辨所有特异性的高质量抗血清；另一方面，血清学分型板抗血清主要来源于白种人群，用于非白种人群的检测存在一定的误差率。因此，20 世纪 90 年代初期发展起来的 DNA 分型研究备受重视。继Ⅱ类抗原 DNA 分型获得成功并逐步取代血清学方法用于临床检测，近年来对Ⅰ类抗原的 DNA 分型研究也取得进展。PCR-SSP、PCR-SSO（寡核苷酸探针杂交）和 PCR-SSCP（单链构象多态性分析）3 种 DNA 分型方法对Ⅰ类抗原的分型均获得成功。Bozon 采用 PCR-SSP 和 PCR-SSO 与血清学方法比较，研究 56 例白种人群 A 位点等位基因，显示血清学方法的误差率达 7.1%。Mytilineos 对 234 例肾移植供受者的研究显示，血清学方法用于 A 位点分型的误差率，供者为 9.2%，受者为 3.9%。与血清学方法相比，Ⅰ类抗原的 DNA 分型具有更高的分辨率和精确性，而且可以随着Ⅰ类分子的核苷酸序列研究的进展不断合成新的引物，以满足临床分型的需要，试剂来源方便易得。尤其对于血清学分型的空白位点和 A19 分裂子的确定，采用 DNA 分型更加必要；非白种人群的Ⅰ类 DNA 分型可以避免更多的误差。当然，由于Ⅰ类抗原的多态性分布较广，而且远比Ⅱ类复杂，加上Ⅰ类抗原存在着广泛的序列共享现象，许多假基因也干扰 DNA 分型。因此，Ⅰ类抗原的 DNA 分型远比Ⅱ类抗原复杂，其引物设计和实验条件的确立难度较大，检测条件较苛刻，检测时间较长，目前仅用于小样本的实验研究，大批量临床样本的应用尚有一定的难度。

根据最新公布的Ⅰ类分子核苷酸碱基序列和中国汉族人群基因频率分布，结合我国移植的临床特点所建立的 PCR-SSP 快速 HLA-A 位点 DNA 分型方法，所合成的 30 个引物和 1 对阳性对照引物组成 20 个 PCR 反应，一次扩增（借助常规琼脂糖凝胶电泳）即可作出准确的分型。其分辨率显著高于血清学分型的标准，检测时间可在 5 h 内完成，适合于临床应用。实验条件采用三种不同的退火温度，先高后低，既保证了扩增产物的特异性，又增加了灵敏度。同时，设立内源性阳性对照，确保了每个 PCR 反应体系的准确无误。分型结果经标准 DNA 验证和美国 UCLA 配型中心的双盲验证，完全符合。HLA-A 位点 DNA 分型的临床应用以及与血清学方法比较研究显示，DNA 分型均获得成功，重复率 100%，无假阳性与假阴性出现，检测时间在 5 h 内，与血清学方法相差无几。而且样本来源方便，不需要活细胞，无严格的时间限制，更适合于移植和特定条件下的组织配型。血清学方法虽然对 A 位点分型相对准确，但仍有 23% 的空白位点被 DNA 分型证实存在第二个位点，或存在分型结果错误，另有白血病进展期的患者血清学分型不成功而 DNA 分型获得成功的实例。证实汉族人群

HLA-A 位点的血清学分型误差率达 9.0％,略高于白种人群的误差率。实验研究结果表明,建立的 HLA-A 位点 DNA 分型方法具有高分辨率、高特异性和简捷快速的特点,结果精确可靠、重复性好,明显优于血清学方法,尤其适合于汉族人群器官移植或骨髓移植基因水平分型的临床应用。

(四)HLA 配型在临床应用中的重要意义

HLA 检测在器官移植、输血、亲子鉴定和疾病诊断上都有临床价值。由于 HLA 能够反映接受器官移植的受者和提供移植器官的供者之间的组织相容性程度,与器官移植术后的排斥反应密切相关,故又将 HLA 称为移植抗原。目前已知与器官移植排斥反应关系最为密切的主要是 HLA-Ⅰ类抗原的 A、B 位点和 HLA-Ⅱ类抗原的 DR 位点,每个位点均有 2 个抗原表达,1 个来自父亲的基因,1 个来自母亲的基因。因此,在进行移植手术前,必须对移植受者和供者的 HLA-A、B、DR 3 个位点 6 个抗原进行检测,根据检测结果选择 HLA 最相配的受者和供者进行移植手术。国内外大量的临床研究结果表明,受者和供者之间 HLA 相合程度越高,也就是受者和供者之间 HLA-A、B、DR 6 个抗原中相同的抗原数越多,排斥反应的发生率就越低,移植成功率和移植器官长期存活率就越高;反之,就越容易发生排斥反应,从而降低移植成功率和移植物存活率。受者和供者间良好的 HLA 配型对术后减少排斥反应、延长移植物有功能存活时间具有非常重要的临床意义。

HLA 各个位点的临床意义也不一样。一般来说,HLA-A、B 位点与移植后的急性排斥反应有关,B 位点的重要性大于 A 位点;Ⅱ类抗原 HLA-DR、DQ 位点与慢性排斥反应有关,DR 位点相对重要一些。

1. 器官移植

HLA 配型的作用为:①在肾移植中,供受双方共有的 DR 抗原越多,或已检出的 DR 错配抗原数越少,移植存活率就越高。②在移植前输血的患者中,DR 配型能提高存活率。③骨髓移植前不宜输血,以防受体被免疫。心、肝、肺等器官的移植,多用于生命垂危的患者,主要要求 ABO 血型相同。异基因的骨髓移植(allo-BMT)的供髓细胞在遗传上与受者细胞起源不同,与肾、肝、心等器官移植相比,allo-BMT 更易发生排斥反应,而一旦供髓植活后又可发生移植物抗宿主病(GVHD),HLA 抗原与同种异体器官移植的排斥反应密切相关。若供受体移植抗原不同,将会诱发受体产生明显的移植排斥反应。HLA 分型技术常应用于器官移植和骨髓移植时供者和受者组织相容性的配型。供受者 HLA-A、B、DR 抗原的匹配程度直接影响移植效果,寻找 HLA-A、B、DR 抗原匹配供者是造血干细胞移植治疗得以有效实施的关键。HLA 是目前所知的最高度多态性遗传系统,在抗原识别提呈等方面起着重要的作用,在同种组织器官移植中是导致移植排斥的主要抗原,因此,HLA 尤其是Ⅱ类抗原的分型研究在器官移植中意义重大。许多研究表明受体—供体 HLA 匹配程度直接影响移植器官的成活率。理想的 HLA 配型,尤其是 DR 位点的相配,可提高 5 年以上长期存活率 10％～25％,再次移植和高危组患者效果更加明显。有几项研究显示,DRB1 等位基因不和与 GVHD 之间存在强相关性。

2. 输血

成分输血疗法,如 HLA 同型血液,则能提高疗效。临床输血的发热反应中,有些是由 HLA 抗体引起的,尤其是多次输血的患者,HLA 抗体可以破坏白细胞,为避免 HLA 引起输血反应,可在输血前做交叉淋巴细胞毒试验。近年来,血小板输注在血液与肿瘤的支持治疗中应用广泛,然而大量反复输注血小板的患者或既往大量输血的患者中约 50％以上产生血小板同种免疫,引起血小板无效输注。给予 HLA-Ⅰ类半相合/相合血小板输注,是改善血小板无效输注的有效方法。

3.亲子鉴定

由于 HLA 系统的高度多态性,使 HLA 成为亲子鉴定中的一个有力工具,具有重要法医学意义。

4.疾病诊断

发现许多疾病与 HLA 有关。例如,强直性脊椎炎患者 91% 带有 B27 抗原,而正常人带 B27 抗原者只占 6.6%。但目前大多数疾病的 HLA 分型意义有限。

附:HLA 配型报告分析

临床病例 1　患者 ×××,男,33 岁。临床诊断 CML-BP。要求做亲缘间异基因造血干细胞移植,遂申请 HLA 配型。患者与其表哥、表弟的配型结果如下:

	HAL-A	HLA-B	HLA-DRB1	ABO
患者	11/13	13/58	03(17)/04	O 型 RH(D)
表哥	02/11	13/55	04/12	O 型 RH(D)
表弟	12/32	13/50	04/07	O 型 RH(D)

分析判断:

患者与表哥 HLA-A、HLA-B、HLA-DR 各有 1 个位点相合,1 个位点不合,配型结果提示为 HLA 半相合(3/6 相合)。

患者与表弟 HLA-A2 个位点均不合,HLA-B、HLA-DR 各有 1 个位点相合,1 个位点不合,其配型结果提示 HLA 2/6 相合。

临床病例 2　患者 ×××,女,16 岁。临床诊断 MF。要求做亲缘间异基因造血干细胞移植,遂申请 HLA 配型。患者与其母亲的配型结果如下:

	HAL-A	HLA-B	HLA-DRB1	ABO
患者	02/24	39/51	09/16	B 型 RH(D)
母亲	24/26	51/56	09/12	AB 型 RH(D)

分析判断:

患者与母亲 HLA-A、HLA-B、HLA-DR 各有 1 个位点相合,1 个位点不相合,配型结果提示 HLA 半相合(3/6 相合)。

临床病例 3　患者 ×××,男,34 岁。临床诊断 CML-BP。要求做亲缘间异基因造血干细胞移植,遂申请 HLA 配型。患者与其同胞哥哥的配型结果如下:

	HAL-A	HLA-B	HLA-DRB1	ABO
患者	0207/1101	4601/5101	0701/1407	A 型 RH(D)
胞兄	0207/1101	4601/1301	1407/0901	O 型 RH(D)

分析判断:

患者与胞兄 HLA-A2 个位点全相合,HLA-B、HLA-DR 各有 1 个位点相合,1 个位点不相合,配型结果提示 HLA 4/6 相合。

从上述 3 个病例可以看出,3 个患者与亲缘间供者的 HLA 配型均未达到全相合,而无法实施 HLA 全相合的异基因造血干细胞移植,只能选取 HLA 不全相合的异基因造血干细胞移植。病例 1 的患者与表哥的 HLA 配型结果为 3/6 相合,与表弟的 HLA 配型结果为 2/6 相合,因此,该患者只可以做以表哥为供者的亲缘间异基因 HLA 3/6 相合造血干细胞移植术。病例 2 的患者与母亲的 HLA 配型结果 3/6 相合,因此,该患者可以做以母亲为供者的亲缘间异基因 HLA 3/6 相合造血干细胞移植术。病例 3 的患者与同胞哥哥的 HLA 配型结果为 4/6 相合,因此,该患者可以做以同胞哥哥为供者的亲缘间异基因 HLA 4/6 相合造血干细胞移植术。

第三节 HLA 不全相合造血干细胞移植配型进展

一、HLA-Ⅱ类抗原基因分型 PCR-SSP 方法在 allo-HSCT 中的应用

异基因造血干细胞移植(allo-HSCT)是治疗恶性血液系统疾病的有效方法之一,准确的 HLA 配型是提高 allo-HSCT 存活率,减少或减轻 GVHD 发生、发展的关键。经典的血清学配型方法是研究 HLA 的基础,但在应用中受到诸多因素的干扰,使得血清学分析误差明显增多,主要表现在:(1)标准血清来源困难,价格昂贵;(2)B 淋巴细胞分离困难;(3)HLA-Ⅱ类基因具有高度多态性,HLA 的个体遗传学差异的本质主要表现在编码基因产物的 DNA 水平上,并不在血清学方法所能检测到的基因产物上,血清学的基因表型相同,DNA 核苷酸序列却不一定相同;(4)试验结果难以判定。上述血清学方法用于 HLA-Ⅱ类抗原分型的种种难于克服的缺点,使其很难满足 allo-HSCT 对 HLA 配型准确性的要求。为此,建立了 HLA-Ⅱ类聚合酶链反应—序列特异性引物(PCR-SSP)的分型方法。此方法具有快速、简便、特异性强和灵敏度高的特点,可避开血清学方法的种种干扰,直接从基因水平对 HLA-Ⅱ类基因的多态性进行分析,对于 allo-HSCT 选择理想供者,减少和减轻 GVHD 的发生,具有十分重要的意义。

(一)方法

1. 模板 DNA 提取

采取外周肝素抗凝血 3 mL,Ficoll 分离出有核细胞,采用标准酚-氯仿抽提法提取 DNA,溶于 pH 8.2 的无菌 ddH$_2$O 中。

2. 设立内对照

试验采用针对 HLA-DR、DQ 的 32 对引物,同时进行 32 管 PCR 反应,为保证分型结果的可靠性,避免假阳性和假阴性的扩增,每样本均设有阳性和阴性对照,每特异反应管均加入一对能扩增人 β-球蛋白基因保守区域的引物作为内部阳性对照,该引物能扩增所有个体的 DNA。扩增产物经过琼脂糖凝胶电泳后,清晰的阳性内对照带的出现提示 DNA 扩增成功,阴性对照若出现扩增条带,提示试剂被污染或出现非特异性扩增。阴性对照和内部阳性对照的正常反应,提示试验处于正常状态,试验结果准确可信。

3. DNA 聚合酶应用

Taq DNA 聚合酶在 72 ℃时具有较高酶促活性,有利于 DNA 的复制,催化 DNA 合成反应。当温度升至 72 ℃左右,反应中的 DNA 聚合酶便按照模板链的序列以碱基互补方式依次把 dNTP 加至引物的 3′端,使互补链以 5′→3′方向不断延伸,直至形成新的 DNA 双链。延伸温度设为 72 ℃,延伸时间视产物长度而异,时间过长易导致非特异性扩增。50 μL PCR 反应体积中一般加入 2.0 U Taq DNA 聚合酶。酶过多会增加反应的碱基错配率,降低反应的特异性。

4. PCR 扩增

在微量 SSP™ HLA-Ⅱ类 DNA 分型试剂的阴性对照孔中加入 1 μL 稀释液,微量混匀管中加入 2 μL(5 U/μL)的 DNA 聚合酶混匀,将 9 μL 混合物加入阴性对照孔中,取 39 μL 模板

DNA 加入混匀管中混匀,于每个测定管中加入 10 μL 上述混合物,置于扩增仪上进行扩增,扩增温度为:第一步,94 ℃ 130 s、63 ℃ 60 s;第二步,94 ℃ 10 s、63 ℃ 60 s 2 温共 9 个循环;第三步,94 ℃ 10 s、59 ℃ 50 s、72 ℃ 30 s 3 温共 20 个循环;4 ℃ 保温。PCR 反应约 1.5 h 完成。

5. 电泳

扩增产物转移至含 0.5 μg/mL 溴化乙锭、2.5% 的琼脂糖凝胶,采用微型凝胶系统,140～150 V 电泳 4～6 min,紫外透视分析仪下检测结果并照相。

(二)结果

(1)采用标准酚-氯仿抽提 DNA 法,提取白细胞层中的 DNA,所有模板 DNA 应满足 HLA-Ⅱ类 DNA 分型试剂对样本的要求,DNA 浓度为 100～200 μg/μL,A_{260}/A_{280} 为 1.6～2.0。

(2)通过设立内对照,避免了由于 PCR 反应失败所得到的假阴性和假阳性结果,微量电泳胶上,内对照带及特异扩增带均清晰可见,阴性孔呈现空白,充分保证了分型结果的准确性。

(3)为检验实验的重复性是否良好,再从中随机抽取一人进行重复分型。

二、HLA-Ⅰ、Ⅱ类抗原的组织配型基因芯片的建立及应用

由于 HLA 基因结构的高度多态性,对 HLA 抗原分型存在很大困难。目前对于 HLA-Ⅰ、Ⅱ类抗原的分型,临床上常常采用血清学方法,但由于该方法存在着广泛的交叉反应和难以找到理想的单抗,常常出现技术上的困难和分型判断误差,显示出血清学方法存在一些本身难以克服的缺陷。PCR-SSP 方法也有采用,国内外的分型试剂盒大都采用这种方法,但是因需要通过大量的电泳来确定分型结果,其临床应用也受到了限制。自 20 世纪 90 年代开始,基因芯片技术在高通量生物检测领域得到迅速发展,日趋成熟。作为斑点杂交技术的延伸,基因芯片技术以其快速、高通量、大信息量检测等特点,在 HLA 分型方面有很大优势,基因水平对 HLA-Ⅰ、Ⅱ类抗原分型无论在准确性及方便性上都具有重要意义。因此,应用基因芯片技术建立了 HLA-Ⅰ、Ⅱ类的分型芯片。

(一)方法

1. 引物设计与标记 PCR 产物

HLA-B:在 HLA-B 抗原座位的 exon2 和 exon3 区域分别设计上下游引物(下游为混合引物),产物长度在 900 bp 左右。标记 PCR:50 μL PCR 扩增体系,通过带荧光的引物使 PCR 产物带上 Cy3 标记。扩增条件:94 ℃ 22 s、62 ℃ 30 s、72 ℃ 30 s,35 个循环。扩增产物用 1.5% 琼脂糖凝胶电泳、溴化乙锭染色检测。

HLA-A:在 HLA-A 座位的 exon2 和 exon3 区域分别设计上下游引物,为双下游和双上游引物进行嵌套氏 PCR,产物长度在 800 bp 左右。选择最佳条件,建立引入荧光标记的 PCR 体系。

HLA-DRB、HLA-DQB、HLA-DQA:在 exon2 区域分别设计上下游引物,并将 HLA-DRB、HLA-DQB 及 HLA-DQA 的标记 PCR 扩增条件扩增,不但能达到最好的扩增效果,而且优化了操作过程,更利于将此种检测手段推向临床。

2. DNA 分型探针的设计

不同分辨率探针可满足不同的实际需要。低分辨率探针分辨范围较宽,实际应用很少;高分辨率探针所需时间及成本均高,一般用于个别复杂基因位点的检测;中分辨率探针即可保持一定的分型精确度,又可避免临床应用中不必要的过细的分型。

3. 芯片的设计和制备

芯片片基经超声、清洗、化学试剂浸泡、离心甩干后室温充分晾干。将浓度为 100 μmol/L 的寡核苷酸探针与点样液混合加在 96 孔板里,用点样仪点成所需矩阵。然后进行烘烤、水浴、自然干燥,－20 ℃保存备用。

(二)判断

1. DNA 芯片分型检测

将 10 μL 杂交 buffer 与 18 μL PCR 产物及 1 μL 鲑精(鲑精 DNA 用来降低杂交背景)充分混合,液体全部转移到芯片的点样区域,盖上盖玻片。放入分子杂交仪杂交(40 ℃ 40 min)打开杂交仪,取出芯片,用 5×洗脱液洗掉盖玻片,浸泡 5 min;取出芯片,放入 3×洗脱液中浸泡 5 min,ddH$_2$O 洗 2 次(每一步浸泡清洗后,都必须迅速离心)。将洗过的芯片置于室温自然晾干,干燥后用芯片扫描仪扫描。

2. HLA-Ⅰ、Ⅱ类基因芯片分型结果判断

用分析软件识别行列和定位,最左边为阳性定位点,最右边为阴性定位点。从左往右,每 5 个点为一条探针。HLA-Ⅰ、Ⅱ亚型的特征序列和共有序列便分布在其中,当带荧光标记的 PCR 产物与芯片上的探针杂交时,探针如果与 PCR 产物完全互补,则扫描出的杂交信号强,颜色在黄白之间。如果与 PCR 产物完全不互补,扫描出的信号弱,颜色为蓝色或无色;如果与 PCR 产物部分互补,则扫描的信号和颜色介于两者之间。通过特定的分析软件,将直观的颜色强弱转化为信号的比值,可以方便地得出分型结果。芯片分型技术采用激光荧光扫描数据,进行计算机软件分析。HLA-Ⅰ、Ⅱ类分型芯片设计了阳性对照和阴性对照并 5 次重复,使系统的可靠性、稳定性、科学性得到有效保证。

三、流式细胞分析技术在组织相容性试验中的应用

流式细胞仪是一种先进的多参数分析仪器,利用标记荧光素的抗体在通过激光束时各个角度的光散射区分子的大小和抗原特异性,可定性或定量分析细胞表面或胞浆中的抗原或与之结合的生物活性分子。20 世纪 90 年代末,流式细胞分析技术的应用已涉及 HLA 基因分型、供受者交叉配型(Crossmatch)和群体反应性抗体(Panel reactive antibody,PRA)分析。

1994 年,Reynolds 等将流式细胞仪用于 HLA 分型,建立了使用单克隆抗体检测 HLA-B27 的流式细胞技术,与血清学方法进行比较,两者的一致率为 99%,而且流式细胞技术没有血清学中与 HLA-B27 起交叉反应的 HLA-B7 或 B22 的干扰。

2000 年,OneLambda 公司发明的专利产品 Flow-HLA 基因分析系统—LuminexTM 流式细胞仪,是一种反向序列特异性寡核苷酸(RSSO)DNA 分型系统。所用的 SSO 探针结合于荧光染料标记的微球上,以识别与探针互补的 HLA 等位基因。目的 DNA 经 PCR 反应扩增后,在同一管中与多达 100 多种探针进行杂交,由流式细胞分析仪检测和相应软件分析后得到结果。与传统 RSSO 方法相比,这一技术无需杂交条或膜(荧光显色后电子阅读),杂交信号稳定,具备高通量能力(可同时测定 96 个标本),自动电子化分析 HLA-A、B、DRB1 各位点的等位基因,得到低/中分辨结果,适合建立造血干细胞库(造血干细胞库和脐血库)大样本的 HLA 基因分型。

总之,流式细胞技术在 HLA 基因分型与 HLA 抗体分析中的应用正处于并驾齐驱的研究阶段,因此组织配型实验室建立流式细胞仪实验技术不仅可提高 HLA 研究水平,而且是组织相容性实验方法中重要的质控技术之一。

(彭贤贵　陈幸华　刘思恒　王平　张曦　孔佩艳)

参考文献

1. 夏琳主编.临床输血诊疗技术.北京:人民卫生出版社,2008,6.

2. 陈纯,薛红漫,周雪贞,等.HLA-Ⅰ类配型血小板输注治疗 HSCT 和血液病患儿效果.中国热带医学,2008,8(10):1713-1726.

3. Weisdorf D,Spellman S,Haagenson M,et al. Classification of HLA-matching for retrospective analysis of unrelated donor transplantation:revised definitions to predict survival. Biol Blood Marrow Transplant,2008,14(7):748-758.

4. Kawase T,Matsuo K,Kashiwase K,et al. HLA mismatch combinations associated with decreased risk of relapse:implications for the molecular mechanism. Blood,2009,113(12):2851-2888.

5. 王同显,杨忠思.无关供者脐血移植 HLA 配型对移植结果的影响.中国输血杂志,2009,22(11):942-944.

6. Rocha V,Locatelli F. Searching for alternative hematologic stem cell donors for pediatric patients. Bone Marrow Transplant,2008,41(2):207-214.

7. 刘川,邹叶青,贺文凤,等.造血干细胞移植供受者 HLA 基因配型结果分析.实验与检验医学,2009,27(2):137-139.

8. 刘川,邹叶青,李剑.人类白细胞抗原(HLA)基因分型在造血干细胞移植中的应用.实验与检验医学,2008,26(6):587-588.

9. 董征,王丹红,艾辉胜.次要组织相容性抗原在异基因造血干细胞移植中应用的研究进展.中国肿瘤生物治疗杂志,2009,16(2):195-197.

10. 胡炯.人类白细胞抗原配型与非血缘异体造血干细胞移植治疗的供者选择.诊断学理论与实践,2009,9(1):10-13.

11. Weisdorf D,Spellman S,Haagenson M,et al. Classification of HLA- Matching for retrospective analysis of unrelated donor transplantation:revised definitions to predict survival. Biol Blood Marrow Transplant,2008,14:748-758.

12. Lee SJ,Klein J,Haagenson M,et al. High-resolution donor-recipient HLA matching contributes to the success of unrelated donor marrow transplant. Blood,2007,110:4576-4583.

13. Holdsworth R,Hurley CK,Marsh SGE,et al. The HLA dictionary 2008:a summary of HLA-A,-B,-C,-DRB1/3/4/5,and -DQB1 alleles and their association with serologically defined HLA-A,-B,-C,-DR,and-DQ antigens. Tissue Antigens,2008,73:95-170.

14. 汪兴伟,房殿春,郜恒骏.基因芯片技术在食管癌研究中的应用进展.胃肠病学,2008,13(3):184-186.

15. Xingwei WANG,Dianchun FANG,Hengjun GAO. Advances in gene chip technique in Barrett's metaplasia and adenocarcinoma. Chinese Journal of Digestion,2008,9(2):68-71.

16. 王明元,周晓华,狄文英,等.ABO 疑难血型基因分型研究.医学理论与实践,2009,22(4):393-394.

17. 周华友,于艳涛,陈强,等.HLA-A、B、DR 血清学分型与基因分型的比较研究.中国输血杂志,2009,22(11):903-905.

18. 董浙清,黄永禄,范剑.PCR-SSP 技术在 HLA 分型中的应用.中国高等医学教育,2010,5:136-138.

19. 潘芹芹,缪扣荣,潘猛,等.由 HLA-B 位点 SSP 的异常格局发现 HLA-C 位点新等位基因.中国输血杂志,2010,23(5):365-367.

20. 孙建国,杜鹏,罗永康,等.Res 配型在致敏受者肾移植中的应用.实用医学杂志,2008,24(22):3899-3901.

21. 李恒聪,吴国光.HLA 高分辨分型模棱两可组合研究和问题解决的进展.中国实验血液学杂志,2010,18(05):1345-1349.

22. 王鸿杰,张琪,佘金雄.Luminex 技术在 HLA 基因分型中的应用.临床检验杂志,2010,28(04):252-254.

23. 刘川,邹叶青,李剑.人类白细胞抗原(HLA)基因分型在造血干细胞移植中的应用.实验与检验医学,2008,27(06):587-588.

24. Ju Rui-qing, Chen Lin, Lin Qian-fei, et al. Identification of a novel allele HLA-B * 5145. Journal of Clinical Rehabilitative Tissue Engineering Research, 2010, 14(44): 8249 - 8252.

25. 张伯伟, 程四国, 赵磊, 等. DNA 测序用于 HLA 常规分型方法难以确定样本的检测. 中国输血杂志, 2009, 22(05): 397 - 398.

26. 周转, 胡守旺, 张帆. DNA 微阵列技术检测 HLA-DRB1 基因分型. 分子诊断与治疗杂志, 2009, 1(03): 156 - 160.

27. 李王霞, 朱远雁, 沈钢, 等. HLA 分型工作中的错误原因分析. 中国输血杂志, 2009, 22(10): 821 - 822.

28. 王长青, 卓孝福, 郑莹. 福建地区造血干细胞捐献者 HLA 等位基因频率分析. 分子诊断与治疗杂志, 2009, 1(03): 165 - 167.

29. 鞠瑞青, 杨帆, 韩瑜, 等. 对 HLA-B 座位中低分辨中不确定基因分型的调查分析. 中国输血杂志, 2010, 23(S1): 167.

第四章　HLA不全相合造血干细胞移植相关的药物应用

第一节　常用预处理化疗药物

本节内容介绍的预处理化疗药物主要以国内外标准的HLA不全相合造血干细胞移植方案为基础的相关化疗药物,其中包含了含TBI方案的预处理化疗药物、含BU(白消安)及含FLU(氟达拉滨)的预处理化疗药物。详细的预处理方案内容请参见第六章内容。

1. 环磷酰胺

(1)简介　环磷酰胺(cyclophosphamide,CTX)是最常用的烷化剂类抗肿瘤药,在体外无抗癌活性,进入体内被肝脏或肿瘤内存在的磷酰胺酶或磷酸酶水解,变为活化作用型的磷酰胺氮芥起作用。环磷酰胺的作用机制为与DNA发生交叉联结,抑制DNA的合成,也可干扰RNA的功能,属细胞周期非特异性药物。环磷酰胺可经肝脏降解,活性代谢产物仅少量通过血脑屏障,经肾脏排出70%～80%。环磷酰胺的代谢产物中有数种毒性物质,如丙烯醛具有膀胱毒性,应用大剂量环磷酰胺时可引起出血性膀胱炎。

(2)药物的应用　环磷酰胺是HLA不全相合造血干细胞移植预处理方案中的最常规药物,通常根据每个方案的具体用法及用量实施。在应用大剂量环磷酰胺时,需要输液的时间大于2 h,并且要有足够的水化液体量并应用利尿剂。由于环磷酰胺的水溶液不稳定,必须现配现用。

(3)副作用　①骨髓抑制:主要为白细胞减少。②泌尿道症状:主要来自化学性膀胱炎,如尿频、尿急、膀胱尿感强烈、血尿,甚至排尿困难。应多饮水,增加尿量以减轻症状,并应用美司钠处理(详细用法见美司那)。③消化系统症状:有恶心、呕吐及厌食,静注或口服均可发生,大量静注后3～4 h即可出现。④常见的皮肤症状:有脱发,但停药后可再生细小新发。⑤心脏毒性:研究表明在临床给予大剂量环磷酰胺时(>100 mg/kg),可能出现慢性心功能不全。⑥水钠潴留:通常由于抗利尿激素紊乱所致。⑦长期应用,可致男性睾丸萎缩及精子缺乏,妇女闭经、卵巢纤维化或致畸胎。⑧偶可影响肝功能,出现黄疸及凝血酶原减少。

(4)药物的相互作用及注意事项　环磷酰胺可使血清中假胆碱酯酶减少,并使血清中的尿酸水平增高,在与抗痛风药如别嘌呤醇、秋水仙碱等同用时,应调整抗痛风药物的剂量。此外,环磷酰胺加强了琥珀胆碱的神经肌肉阻滞作用,可使呼吸暂停延长。环磷酰胺可抑制胆碱酯酶活性。大剂量巴比妥类、皮质激素类药物可影响环磷酰胺的代谢,同时应用可增加环磷酰胺的急性毒性。

2. 白消安

(1)简介　白消安(busulfan,BU)属双甲基磺酸酯类的双功能烷化剂,是细胞周期非特异性药物。进入人体后其磺酸酯基团的环状结构打开,通过与DNA内鸟嘌呤起烷化作用而破坏DNA的结构与功能。

(2)药物的应用　以白消安为基础的预处理方案,为HLA不全相合造血干细胞移植预处理的常规非TBI方案。已报道的方案中BU的口服用量为4 mg/kg,连用4 d。近年来静脉制剂已广泛应用于HLA不全相合造血干细胞移植预处理方案中,即iv BU(白舒非),常规用法为0.8 mg/kg,静脉滴注2 h,每6 h 1次,连用2 d。

（3）副作用　①骨髓抑制：主要表现在对粒细胞生成的明显抑制作用，其次是对血小板和红细胞的抑制，对淋巴细胞的抑制很弱。②大剂量 BU 的应用有出现癫痫的报道。重庆新桥医院血液科室在应用白舒非（静脉 BU）的过程也曾出现过 1 例癫痫发作。预防措施为 iv BU 开始前 2 d 给予苯妥英钠 0.2 g/次，3 次/d 预防癫痫。③长期大量的应用有发生肺纤维化可能。④部分可能出现皮肤色素沉着，高尿酸血症。⑤性功能减退。男性乳房女性化，睾丸萎缩；女性月经不调等。

（4）药物的相互作用及注意事项　白消安可增加血及尿中尿酸水平，故对有痛风病史的病人或服用本品后尿酸增高的患者可用抗痛风药物。

3. 环己亚硝脲

（1）简介　环己亚硝脲（chlorethyl cyclohexyl nitrosourea，CCNU）属于细胞周期非特异性药物，对 G_1-S 过渡期作用最强，对 S 期有阻滞作用，对 G_2 和 G_0 期也有作用。CCNU 的氯乙胺结构可与 DNA 结合，环己氨甲酰基可与蛋白质（酶）结合，进而对肿瘤细胞的蛋白质合成产生影响。CCNU 脂溶性好，解离度低，能透过血脑屏障。其代谢产物也能发挥抗肿瘤作用。

（2）药物的应用　CCNU 在 HLA 不全相合造血干细胞移植的应用主要作为预处理的增强用药，具体用法为 200 mg/(m^2 · d)。常在预处理化疗第 1 d 一次口服。

（3）副作用　①胃肠道反应：口服 CCNU 6 h 左右可出现明显的恶心、呕吐等反应，通常预先予以镇静药及止吐药物以减轻反应。可引起肝功的一过性异常。②骨髓抑制：多在药物应用后 1 周出现白细胞下降，3～5 周出现血小板下降，骨髓抑制有累积性，可出现迟发性骨髓抑制。③可见全身皮疹。④对卵巢和睾丸功能有抑制作用。

（4）药物的相互作用及注意事项　以 CCNU 组成联合化疗方案时，应注意其他药物降低白细胞和血小板作用的累积效应。

4. 阿糖胞苷

（1）简介　阿糖胞苷（cytarabine，Ara-C）为嘧啶类抗代谢药物，属细胞周期特异性药物，主要作用于细胞增殖 S 期，通过抑制细胞 DNA 的合成，干扰细胞的增殖。阿糖胞苷进入人体后可经激酶磷酸化后转为阿糖胞苷三磷酸及阿糖胞苷二磷酸，阿糖胞苷三磷酸能抑制 DNA 聚合酶的合成，阿糖胞苷二磷酸能抑制二磷酸胞苷转变为二磷酸脱氧胞苷，抑制细胞 DNA 聚合及合成。阿糖胞苷抑制 RNA 及蛋白质合成的作用较弱。

（2）药物的应用　阿糖胞苷作为 HLA 不全相合造血干细胞移植预处理的联合用药药物，通常与 CTX、CCNU、BU 或 FLU 联合。根据组合药物不同，可采用 3～4 g/(m^2 · 12 h)连用 1～3 d 或 120～150 mg/kg 分 3～4 d 两种方式。

（3）副作用　①造血系统：主要是骨髓抑制，引起白细胞及血小板减少，严重者可发生再生障碍性贫血或巨幼细胞性贫血。②可发生高尿酸血症，严重者可发生尿酸性肾病。③阿糖胞苷综合征：多出现于用药后 6～12 h，有骨痛或肌痛、咽痛、发热、全身不适、皮疹、眼睛发红等表现。④大剂量阿糖胞苷累积剂量达到一定水平时可能发生中枢神经系统毒性。

（4）药物的相互作用及注意事项　四氢尿苷可延长阿糖胞苷血浆半衰期，提高血药浓度。阿糖胞苷可使细胞部分同步化，同时应用柔红霉素、阿霉素、环磷酰胺及亚硝脲类药物可以增效。

5. 磷酸氟达拉滨

（1）简介　磷酸氟达拉滨（fludarabine phosphate，Flu，氟达拉滨）是细胞内代谢产物单磷酸脱氧腺苷的细胞毒性类似物，磷酸氟达拉滨能快速去磷酸化，转变为 2F-ara-A，并被细胞摄取，于细胞内在脱氧胞嘧啶激酶的作用下磷酸化，转变为活性三磷酸盐 2F-ara-ATP。这种代谢物可以产生抑制核糖核苷酸还原酶、DNA 聚合酶、DNA 引物酶等的作用来抑制 DNA 合戎。同时,Flu 还可以部分抑制 RNA 聚合酶Ⅱ,减少蛋白质合成。此外,体外研究表明,Flu 可触发细胞的 DNA 断裂及凋亡。

(2)药物的应用　在 HLA 不全相合造血干细胞移植中,氟达拉滨往往作为减低剂量预处理方案中的药物组成,用于高龄患者或骨髓造血功能不良患者的预处理,氟达拉滨用量为 30 mg/(m² · d),连用 4～5 d。

(3)副作用　①神经毒性:应用高剂量的磷酸氟达拉滨后发现磷酸氟达拉滨与严重的神经毒性作用相关,包括失明、昏迷和死亡。用药期间应该严密观察患者的神经系统不良反应的体征。②骨髓抑制:主要是贫血、血小板减少和中性粒细胞减少。③自身免疫反应:在应用磷酸氟达拉滨治疗期间或治疗后,可能会出现致命的自身免疫现象(如自身免疫性溶血性贫血、自身免疫性血小板减少、血小板减少性紫癜、天疱疮、Evans 综合征等)。④对肾功能及肝功能的影响。

(4)药物的相互作用及注意事项　磷酸氟达拉滨只能静脉注射。

6. 美法仑

(1)简介　美法仑(melphalan,Mel)主要成分是左旋体苯丙氨酸氮芥,其作用机制与 HN2 相同,为细胞周期非特异性药物。在中性和弱碱性条件下,能迅速与蛋白质的羧基、氨基、巯基,核酸的氨基、羟基、磷酸基等结合,发生烷化作用,使这些细胞成分不能在细胞代谢中发挥作用,进而影响细胞的分裂。

(2)药物的应用　美法仑可以联合氟达拉滨、TBI 作为 HLA 不全相合造血干细胞预处理方案,用量为 70 mg/(m² · d)连用 2 d,或 140 mg/(m² · d)单日应用。

(3)副作用　①骨髓抑制:白细胞减少及血小板减少于第 21 d 至最低,部分患者骨髓抑制延迟到 5～6 周。②消化道反应:如恶心、呕吐、腹泻,部分发生口角炎。③过敏反应:有研究报道发生率可高达 10%,过敏、低血压、心动过速、支气管痉挛、呼吸困难、心跳停止。④罕见的反应:如肺部纤维化和肺间质性浸润。

(4)药物的相互作用及注意事项　美法仑与氯霉素、磺胺药等连用可能加重骨髓功能损害;与甲基苄肼合用可增强后者的神经毒性。

7. 米托蒽醌

(1)简介　米托蒽醌(mitoxantrone,Mit,NVT)属人工合成的蒽环类药物,通过与 DNA 分子结合,抑制 RNA 聚合酶反应及 DNA 合成,使 DNA 和 RNA 合成受阻,进而导致细胞死亡。Mit 属细胞周期非特异性抑制药物,对 G_2 期细胞作用最明显。与其他蒽环类抗肿瘤药物无明显交叉耐受性。

(2)药物的应用　在应用于 HLA 不全相合造血干细胞移植中时,Mit 常作为基础预处理方案的辅助配伍化疗药物,应用 Mit 后可适当减少 CTX 的用量以减少相应的烷化剂所致的副反应,但目前在预处理方案中应用较少。

(3)副作用　①骨髓抑制:引起白细胞和血小板减少,多在用药 10 d 后出现。②心脏毒性:较阿霉素低,可出现心悸、期前收缩、心电图异常甚至心衰,但均为可逆性。③消化道反应:可有恶心、呕吐、食欲减退、腹泻等消化道反应。④其他偶见乏力、脱发、皮疹、口腔炎、肝肾功能损害等。

(4)药物的相互作用及注意事项　对于有心脏病史或曾应用过蒽环类药物的患者应注意心脏毒性的发生。

8. 足叶乙甙

(1)简介　足叶乙甙(依托泊苷,etoposide,VP16)是表鬼臼的半合成衍生物,主要作用于细胞周期的 S 期,使细胞不能进行有丝分裂,是一种周期特异性的细胞毒药物。其作用机制主要与抑制拓扑异构酶Ⅱα(TOPOⅡα),导致 DNA 双链或单链破坏有关。TOPOⅡα能通过诱导 DNA 片段的双链断裂,从一个 DNA 双螺旋进入到另一个 DNA 双螺旋结构。正常情况下,TOPO Ⅱα 诱导的 DNA 链断裂能够很快被修复,但在 TOPO Ⅱα 抑制剂存在的情况下,DNA 链的断裂难以正常修复,使 DNA 处于一种酶-DNA 复合体的形式进而导致 DNA 破坏。足叶乙甙与替尼泊苷(VM-26)有交叉耐药。

(2)药物的应用　应用于 HLA 不全相合造血干细胞移植中时,VP16 同样作为基础预处理方案的辅助配伍用药,常用量为 20 mg/(kg·d)连用 2 d,或者 50 mg/(kg·d)单日应用。

(3)副作用　①骨髓抑制:引起白细胞和血小板减少。②胃肠道反应:恶心、呕吐等消化道反应。③部分有脱发、手指麻木及头疼。

(4)药物的相互作用及注意事项　对于骨髓造血功能不良患者应慎重应用。

9. 洛铂

(1)简介　洛铂(lobaplatin,络铂,乐铂)为第 3 代铂类抗癌药物,化学名称为 1,2-二氨甲基-环丁烷-乳酸合铂,是一种铂类复合物的非对映异构混合物。洛铂作用机理与顺铂类似,其抗肿瘤活性主要是形成 Pt-GG 和 Pt-AG 的链内交联,从而引起 DNA 复制障碍。洛铂作为第 3 代铂类抗肿瘤药,适应证为乳腺癌、小细胞肺癌和慢性髓系白血病(CML)。研究证实,洛铂具有广泛的抗肿瘤活性,疗效与顺铂相似或更强,在多个对顺铂耐药的肿瘤模型中仍保持抗肿瘤活性,洛铂对于很多对铂类耐药的肿瘤无交叉耐药。

(2)药物的应用　使用前,用 5 mL 注射用水溶解后,于 4 h 内应用(温度 2~8 ℃)。静脉一次注射,剂量为 50 mg/m²,再次使用时应待血液毒性或其他临床副作用完全恢复,推荐的应用间隙期为 3 周,如副作用恢复较慢,可延长使用间隙。用药的持续时间应根据肿瘤的反应,最少应使用 2 个疗程,如肿瘤开始缩小,可继续进行治疗,总数可达 6 个疗程。如用洛铂后患者发生严重的副作用,必要时应减少剂量,如减至 40 mg/m²。应用于 HLA 不全相合造血干细胞移植中时,洛铂作为基础预处理方案的辅助配伍用药,用于预处理第 1 d,常用量为 50 mg,单日应用。

(3)副作用　①洛铂无明显肾毒性,对末梢神经和听觉神经亦未见损害,恶心呕吐反应较轻。②洛铂的主要剂量限制性毒性为骨髓抑制,主要表现为血小板减少。血小板下降常在用药后 2 周出现,大部分病例在 1~2 周内可以恢复。

(4)药物的相互作用及注意事项　用洛铂后,若患者发生严重的不良反应,必要时应减少剂量。

10. 盐酸去甲氧柔红霉素

(1)简介　盐酸去甲氧柔红霉素(idarubicin,IDA,伊达吡星)为蒽环类抗生素,其主要抗肿瘤功能为抗有丝分裂和细胞毒作用。作用机制为作用于拓扑异构酶Ⅱ,抑制其核酸合成。由于蒽环结构 4 位的改变使该化合物具有亲脂性,提高了细胞对药物的摄入。本品静脉给药后几分钟,即达到细胞浓度峰值,血浆半衰期在 11~25 h 之间,其中大部分药物经代谢生成活性代谢产物—去甲氧基柔红霉素醇,该代谢产物的清除更慢,血浆半衰期在 41~69 h 之间,以去甲氧基柔红霉素醇的形式经胆汁和肾脏排出体外。在有核血细胞和骨髓细胞中的浓度,比血浆中浓度高 100 倍以上。去甲氧基柔红霉素醇在细胞内的终末半衰期大约是 72 h。

(2)药物的应用　对急性淋巴细胞白血病,成人 8~12 mg/(m²·d),疗程 3 d。儿童 10 mg/(m²·d),疗程 3 d,静脉注射。在联合方案的移植预处理用药过程中,可根据其他预处理药物的用量调整总剂量。由于其对血脑屏障较好的通透性,通常在急性淋巴细胞白血病或其他伴有中枢神经系统浸润的恶性血液肿瘤的预处理方案中应用。

(3)副作用　①严重骨髓抑制:是其主要的副反应,因此在骨髓增生不良或者预处理中已开始出现严重的骨髓抑制时,建议调整应用剂量。②心脏毒性:蒽环类抗生素对心脏毒性较大,但伊达吡星的心脏毒性较柔红霉素轻。③胃肠道反应:如恶心、呕吐、腹泻、肝酶和胆红素增高,尤其是口腔黏膜炎,出现于治疗后 3~10 d。

（4）药物的相互作用及注意事项　与其他有骨髓抑制作用的药物合用可能加重骨髓抑制，与碱性溶液混合后将降解，与肝素合用会产生沉淀，故不要与其他药物混合使用。因本品可引起尿酸代谢异常，对于老年人、高尿酸血症患者及全身性感染病人慎用。治疗过程中可能发生心脏毒性反应，即潜在性、致命性、充血性心力衰竭，急性心律失常及心肌病等，出现这些反应时可以使用洋地黄、利尿剂或限制钠盐及卧床休息等措施。治疗过程中应注意监测心脏功能。纵隔心包区有过放射治疗、用过潜在性心脏毒性药物、伴有其他疾病（如贫血、骨髓抑制、感染、心肌炎）者，心脏毒性反应则更大。

第二节　常用免疫抑制药物

移植物抗宿主病（GVHD）是异基因造血干细胞移植最常见的并发症之一，在不全相合异基因造血干细胞移植过程中，由于 HLA 配型本身的不全相合，其发生 GVHD 的几率较全相合移植高，且程度更严重。目前针对 GVHD 的治疗，主要是以免疫抑制药物为主体的药物治疗，本节主要介绍以下常用治疗和预防 GVHD 药物。

1. 抗人胸腺细胞免疫球蛋白

（1）简介　抗人胸腺细胞免疫球蛋白（antithymocyte globulin，ATG）是一种作用于 T 淋巴细胞的选择性免疫抑制剂。ATG 产生免疫抑制的基本原理是使淋巴细胞衰竭，它可以识别器官排异反应时出现的 T 细胞表面的活性物质，如 CD2、CD3、CD4、CD8、CD11a、CD25、HLA-DR 和 HLA 等。T 细胞被补体依赖性溶解后从循环中清除，由网状内皮细胞系统作用形成的调理素机制将残存部分 T 细胞衰竭。抗人胸腺细胞免疫球蛋白在衰竭 T 细胞作用的基础上，可激发其他引起免疫抑制活性的淋巴细胞功能。

（2）药物的应用　在预处理方案中加入中剂量抗人胸腺细胞免疫球蛋白，可以有效地减少慢性 GVHD（cGVHD）的发生。患者应用剂量为 2.5～10 mg/kg×（3～5）d，输注速度大于 6 h，具体的剂量选择与其他联合免疫抑制剂的应用及预处理配伍相关。而对于治疗 GVHD，选用的剂量为 15 mg/kg，隔日 1 次，应用 6 次，各方案具体剂量不同，并结合体重调整。

（3）副作用　①寒战、发热、头昏、血压低、心跳过速、呕吐和呼吸困难。②过敏反应：速发严重过敏反应，常见和极严重的副反应多发生在第 1 次滴注后。罕见迟发性过敏反应，初次使用后 7～15 d，可能发生血清病（发热、瘙痒、皮疹，伴有关节痛、肌痛）。③中性粒细胞降低和淋巴细胞降低，可能发生在治疗的前 2 d 或治疗结束后。④与免疫过度抑制相关的副反应：ATG 应用后，有感染性并发症和罕见恶性病（特别是淋巴细胞增殖综合征）的报道。

（4）药物的相互作用及注意事项　应用 ATG 期间必须严密监察患者生命体征及反应情况。应用皮质醇激素和抗组胺制剂进行预防治疗可降低或减轻副反应的发生。若发生副反应，应减慢滴速或中断滴注至症状缓解。如果发生超敏反应，应立即终止滴注并永久性停止使用本药。对于超敏反应或休克，应采取相应的休克急救治疗。

2. 抗淋巴细胞球蛋白

（1）简介　抗淋巴细胞球蛋白（antilymphocyte globulin，ALG）是以人的淋巴样细胞作为免变抗原，免疫马和兔等动物，然后从免疫动物体内采血分离抗淋巴细胞血清，再从血清中制得 ALG。临床应用的主要是兔和马 ALG。本品为强免疫抑制剂，通过抗人 T 淋巴细胞，抑制细胞免疫，而对骨髓没有副作用。在进行造血干细胞移植时，供受者均接受 ALG 治疗，可预防移植物抗宿主病的发生。

（2）药物的应用　ALG 的应用与 ATG 的应用类似，通常于移植前 4～5 d 开始应用，按照总剂量 30～40 mg/kg 分 3 d 应用。滴注时间为 4～6 h。

（3）副作用　应用 ALG 最严重的反应是发生严重的过敏性休克，低血压、心率增快，长期应用可使机体免疫力下降，导致感染及细胞癌变。

（4）药物的相互作用及注意事项 由于 ALG 可能产生严重的休克反应，因此在应用 ALG 时需进行皮试，应用前加用地塞米松、异丙嗪等抗过敏药物。应用中予以心电监护。

3. 麦考酚酸酯

（1）简介 麦考酚酸酯（mycophenolate mofetil，MMF，骁悉）对免疫系统的抑制主要依赖于其具有免疫抑制作用的活性代谢产物麦考酚酸（mycophenolic acid，MPA）。MPA 能够可逆性地抑制鸟嘌呤核苷酸经典合成途径中的次黄嘌呤核苷酸脱氢酶（IMPDH），当 IMPDH 受抑制后导致鸟嘌呤核苷酸减少，阻断 DNA 和 RNA 的合成。由于淋巴细胞主要依赖经典途径合成嘌呤核苷酸，故 MPA 可选择性地作用于增殖性 T、B 淋巴细胞，抑制免疫反应的发生。

（2）药物的应用 MMF 在 HLA 不全相合造血干细胞移植中的用法通常为联合短程 MTX 和 CsA，具体用法为成人 500 mg/12 h，儿童减量。通常应用时间与 CsA 同步，一直应用至 +100 d。对于部分复发难治性白血病，或移植前未完全缓解病例，MMF 可提前停用。

（3）副作用 ①胃肠道症反应：恶心、呕吐、腹泻、腹痛等。②血液系统损伤：贫血和白细胞减少。③淋巴细胞增生症或淋巴瘤发生率可能增高。

（4）药物的相互作用及注意事项 抗酸剂（氢氧化铝等）可抑制 MMF 的吸收，水杨酸与呋塞米可竞争 MPA 与清蛋白结合，而 MMF 与环孢素无相互作用。

4. 环孢素 A

（1）简介 环孢素 A（ciclosporin A，CsA）为 11 个氨基酸组成的环状多肽。是一种强效的免疫抑制剂，可逆地特异作用于淋巴细胞。同时还能抑制淋巴因子（包括 IL-11）的合成和释放，阻断静止淋巴细胞于细胞周期的 G_0 期和 G_1 期的早期。环孢素不影响吞噬细胞功能，因此比较其他免疫抑制剂，感染率发生较低。

（2）药物的应用 环孢素主要用于预防和治疗同种异体器官移植或骨髓移植后的排斥反应或移植物抗宿主反应，以及经其他免疫抑制剂治疗无效的狼疮肾炎、难治性肾病综合征等自身免疫性疾病。在 HLA 不全相合造血干细胞移植中，环孢素的用法通常为联合短程 MTX 并加用 MMF。在干细胞回输前 7~10 d 开始应用 1.5 mg/（kg·d），持续 24 h 输注，干细胞回输前 24 h 开始应用 2.5 mg/（kg·d），持续 24 h 输注，期间检测血环孢素浓度调整剂量，待患者胃肠道症状改善、环孢素浓度稳定时，予以口服环孢素胶囊 5 mg/（kg·d），分早晚两次口服，用牛奶或果汁送服。

（3）副作用 最常见的副作用为多毛、震颤、胃肠道不适、齿龈增生以及肝、肾毒性。亦可见头疼、乏力、厌食、四肢感觉异常、高血压、闭经、皮疹等。儿童可出现惊厥。

（4）药物的相互作用及注意事项 环孢素可引起肝肾功能的异常，在用药期间定期检测肝肾功能和监测血药浓度以调整用药剂量。在用环孢素治疗期间，应避免与下列肾毒性药物一起服用：氨基糖甙类抗生素、两性霉素 B、甲氧苄啶等。服药期间应避免高钾食物、高钾药品及保钾利尿药。

下列药物可以影响本药血药浓度，应避免联合用药，若需使用时，应严密监测环孢素血浓度并调整其剂量。增加环孢素血药浓度的药物：酮康唑、多西环素、口服避孕药、大环内酯类抗生素、钙离子通道阻断药、大剂量甲泼尼龙等。减低环孢素浓度的药物：苯巴比妥、利福平、萘夫西林、苯妥英、安乃近、甲氧苄氨嘧啶以及静脉给药的磺胺异二甲嘧啶等。

5. 甲氨喋呤

（1）简介 甲氨蝶呤（methotrexate for injection，MTX）是一种叶酸还原酶抑制剂，主要抑制二氢叶酸还原酶使二氢叶酸不能还原成有生理活性的四氢叶酸，从而使嘌呤核苷酸和嘧啶核苷酸的生物合成过程中一碳基团的转移过程受阻，导致 DNA 的生物合成受到抑制。本品还对胸腺核苷酸合成酶有抑制作用，但抑制 RNA 与蛋白质合成的作用则较弱，本品属细胞周期特异性药物,主要作用于细胞周期的 S 期,对 G_1/S 期的细胞也有延缓作用,对 G_1 期细胞的作用较弱。注射后 30～60 min 达到峰值。血浆蛋白结合率约为 50%,透过血脑屏障的量甚微,但鞘内注射后有相当量可达全身循环。部分经肝细胞代谢转化为谷氨酸盐。40%～90% 经肾排泄,大多以原形药排出体外,约 10% 通过胆汁排泄。

(2)药物的应用　短程 MTX 方案是联合免疫抑制治疗预防 GVHD 的基础方案之一。临床应用时通常与 CsA、MMF 合用,在移植后的第 1 d 应用 15 mg/(m² · d),第 3、6、11 d 应用 10 mg/(m² · d)。在治疗 GVHD 的用药中,通常根据患者血象的情况,每隔 5～7 d 给予甲氨蝶呤 5～10 mg(首次和二次给药时间间隔 2～3 d)。累积至少 20 mg 用量时观察是否有效。

(3)副作用　①骨髓抑制:主要引起白细胞和血小板减少,尤以应用大剂量或长期口服小剂量后,引起明显骨髓抑制,贫血和血小板下降而致皮肤或内脏出血。因白细胞减少引起的感染。②肝功能损害:包括黄疸、丙氨酸氨基转移酶、碱性磷酸酶等升高。③胃肠道反应:包括口腔炎、口唇溃疡、咽喉炎、恶心、呕吐、腹痛、腹泻、消化道出血。常见食欲减退,偶见伪膜性或出血性肠炎等。④由于甲氨蝶呤及其代谢产物沉积在肾小管而致高尿酸血症肾病,此时可出现血尿、蛋白尿、尿少、氮质血症,甚至尿毒症。常见于大剂量用药。

(4)药物的相互作用及注意事项　甲氨蝶呤可引起血液中尿酸的水平增高,高尿酸血症患者应相应增加别嘌呤醇等药量。此外,MTX 可增加抗血凝作用,可能引起肝脏凝血因子的缺少或血小板减少症,因此与其他抗凝药同用时宜谨慎。在与保泰松和磺胺类药物同用后,因与蛋白质结合的竞争,可能会引起本品血清浓度的增高而导致毒性反应的出现。

6. 甲基泼尼松龙

(1)简介　甲基泼尼松龙(methylprednisolone,甲泼尼龙,甲强龙)是肾上腺皮质激素,为中效制剂,抗炎作用较强,对水钠潴留作用微弱,作用同泼尼松。

(2)药物的应用　单独使用预防急性 GVHD 的作用较少,主要用于急性 GVHD 的治疗,予以甲基泼尼松龙 1～2 mg/(kg · d),连续应用 3～5 d,若有效则每 5～7 d 减量,直至维持量治疗。若 GVHD 症状反复,则继续大剂量冲击。

(3)副作用　肾上腺皮质激素的相关副作用,长期应用导致类肾上腺皮质功能亢进(向心性肥胖、多毛、痤疮、高血压、糖尿病),诱发和加重感染,诱发胃和十二指肠溃疡,引起骨质疏松,偶有诱发癫痫和精神病。

(4)药物的相互作用及注意事项　本品注射剂为水溶性甲基去氢化可的松琥珀酸钠。

7. 抗 CD3 单抗

(1)简介　抗 CD3 单抗(muromonab-CD3,OKT3)为鼠 IgG2 的免疫球蛋白,具有一重链(分子量约 5×10^4 Da)及一轻链(分子量约 2×10^4 Da),通过特异性地与人 T 细胞的抗原 CD3 结合,阻断 T 细胞的再生及其功能,因而起到免疫抑制作用,但对骨髓没有影响。

(2)药物的应用　用于移植后的急性 GVHD(aGVHD)治疗,具体应用为 5 mg 静脉注射,每日 1 次,连用 10～14 d。

(3)副作用　寒战、发热、呼吸困难、腹泻震颤等。

(4)药物的相互作用及注意事项　对本品过敏者禁用。应用本品前予以对乙酰氨基酚或抗组胺药物,防止早期反应发生。

8. 抗 Tac 单抗

(1)简介　抗 Tac 单抗(daclizumab,DAC,达昔单抗,达利珠单抗)是一种重组并人源化的 IgG1 抗 Tac 单抗,作用于激活的 T 细胞上白介素-2(IL-2)受体的小亚单位,通过竞争性地与 IL-2 受体结合,阻断 IL-2 与 IL-2 受体结合所介导的 T 细胞增殖,发挥免疫抑制作用。

(2)药物的应用　抗 Tac 单抗常作为抗排异联合用药应用于 HLA 不全相合造血干细

移植后,单抗剂量为1 mg/kg,根据各方案具体剂量不同。2009年美国临床肿瘤学会(ASCO)年会报道:采用联用抗Tac单抗和英夫利昔单抗治疗SR-GVHD,抗Tac单抗1 mg/kg(d1、4、8、15、22),英夫利昔单抗10 mg/kg(d1、8、15、22),治疗过程中辅以广谱抗生素及抗曲霉菌预防性治疗,且快速减低皮质激素用量以期将免疫抑制相关机会性感染的风险降至最低。结果显示治疗有效率显著提高,完全缓解率达到87%,中位生存期为255 d。

(3)副作用 抗Tac单抗没有明显的毒性,最常报告的不良反应为胃肠道功能紊乱。

(4)药物的相互作用及注意事项 已知对抗Tac单抗或此产品的任何成分具有高敏感性的病人禁止使用。

9. 利妥昔单抗

(1)简介 利妥昔单抗(CD20单抗,rituximab,美罗华)是一种人鼠嵌合性单克隆抗体,它通过特异性地与跨膜抗原CD20相结合,介导B细胞溶解。CD20抗原通常位于前B和成熟B淋巴细胞的表面,而造血干细胞、前B细胞以及正常浆细胞或其他正常组织不表达CD20。抗原抗体结合后,CD20不会发生内在化,或从细胞膜上脱落进入周围的环境。CD20同时不以游离抗原的形式在血浆中循环,因此不与抗体竞争性结合。利妥昔单抗与B细胞上的CD20抗原结合后,启动介导B细胞溶解的免疫反应。第1次输注利妥昔单抗后,外周B淋巴细胞计数明显下降,低于正常水平,6个月后开始恢复,治疗完成后9~12个月间恢复正常。体外实验显示,利妥昔单抗可以使耐药的人B淋巴瘤细胞株对某些化疗药物细胞毒作用的敏感性增强。对于移植后的cGVHD,当类固醇激素无法耐受或治疗效果差时,利妥昔单抗可以作为一种有效的抗GVHD的免疫抑制物,尤其是对于移植后出现严重的血小板减少或者硬皮病的患者。

(2)药物的应用 药物的用法同美罗华治疗部分免疫相关疾病的用法,可分为常规剂量应用和小剂量应用。常规剂量为375 mg/m²,每周1次,4次1疗程;小剂量为125 mg/m²,每周1次,4次1疗程。应用过程中密切监测生命体征,推荐首次滴入速度为50 mg/h,随后每30 min增加50 mg/h,最大可达400 mg/h。如果发生过敏反应或输液相关反应,应暂时减慢或停止输入。如病人症状改善,则可将输入速度提高1倍,美罗华的随后输入速度开始时可为100 mg/h。每30 min增加100 mg/h,最大可达到400 mg/h。

(3)副作用 ①最主要的副作用为滴注相关症候,通常首先表现为发热和寒战,主要发生在第1次滴注时,通常在2 h内。其他包括恶心、皮疹、疲劳、头痛、瘙痒、支气管痉挛/呼吸困难、舌或喉头水肿(血管神经性水肿)、鼻炎、呕吐、肿瘤性疼痛、潮红、心律失常。其次常见的是原有的心脏病,如心绞痛和充血性心力衰竭加重。用药的不良反应随着滴注的继续而减轻。②少数病人发生骨髓的抑制,常常是轻微和可逆性的。严重的血小板减少和中性粒细胞减少的发生率为1.8%,严重贫血的发生率为1.4%。③美罗华可诱发B淋巴细胞的清除,并与血清免疫蛋白减少有关,少数病人可能出现感染。在治疗期间及治疗后1年内,病人中的感染发生率分别为17%和12%。④其他:肝肾毒性;凝血功能紊乱,磷酸肌酸激酶增加,高血钙,自发性骨折,皮肤肿瘤复发,等等。

(4)药物的相互作用及注意事项 对于以前曾患有肺部疾病的病人发生支气管痉挛的危险性可能会增高。由于在美罗华输入中可能发生暂时性低血压,所以需考虑在输入美罗华前12 h及输入过程中停止抗高血压药治疗,对有心脏病病史的病人,如心绞痛、心律不齐或心衰,应密切监护。若用美罗华时发生过敏反应,应给予抗过敏治疗。对中性粒细胞数少于1.5×10⁹/L和/或血小板数少于75×10⁹/L的患者,使用该药要谨慎。在使用美罗华治疗期间,应注意定期观察全血细胞数,包括血小板数。当病人存在人抗鼠抗体(HAMA)或人抗嵌合抗体(HACA)滴度时,若使用其他诊断或治疗性单克隆抗体,会产生过敏或高敏反应。

10. 英夫利昔单抗

(1)简介 英夫利昔单抗(infliximab,英利昔单抗)为抗TNF-α的人鼠嵌合单克隆抗体,能与 TNF-α 的可溶形式及跨膜形式高度结合,抑制 TNF-α 与 p55/p75 受体的结合,从而使 TNF-α 失去活性,但本药不抑制 TNF-β 的活性。

（2）药物的应用　英利昔单抗可应用于治疗耐药的广泛性 cGVHD,尤其是胃肠道病变患者。国外研究表明,用英利昔单抗 10 mg/kg 每周 4 次治疗对皮质激素和 FK506 耐药的难治性胃肠道 cGVHD 患者,完全缓解率最高达到 92%。

（3）副作用　①可能引起严重的输液相关反应（如发热与寒战）、过敏反应,甚至有致死性过敏反应的报道。②可能引起低血压、高血压、胸痛,甚至导致血管迷走性晕厥。③有本药引起中枢神经系统脱髓鞘性疾病、多发性硬化症、癫痫和并发结核性脑膜炎的报道。可见疲劳、头痛、头晕,但与本药的关系不明确。④其他对消化、呼吸、血液系统均有不良反应个案报道。

（4）药物的相互作用及注意事项　本药与免疫调节药（如硫唑嘌呤、氨甲蝶呤）可能有相加（或协同）作用,因此对于重叠应用免疫调节药物时需慎重。对轻度充血性心力衰竭患者,应密切监测心脏状态。本药过敏多数出现在输液过程中或输液后 2 h 内,预防性使用对乙酰氨基酚和（或）抗组胺药可减少过敏反应的发生。

静脉给药时溶液的配制:（1）将 100 mg 药品用 10 mL 无菌注射用水溶解。将无菌注射用水沿药瓶壁注入,轻柔旋转,使本药溶解（不得振荡）,如溶解过程中出现泡沫,需静置 5 min,稀释后的溶液应为无色或淡黄色,泛乳白色光,可能会有半透明颗粒。（2）用 0.9% 氯化钠注射液将新配置的溶液稀释到 250 mL。滴注时,本药的终浓度应在 0.4～4 mg/mL 之间。配制的溶液在 3 h 内使用。

11. 巴利昔单抗

（1）简介　巴利昔单抗（舒莱,simulect）是鼠/人嵌合的单克隆抗体。它能定向拮抗白介素-2（IL-2）的受体 α 链（CD25 抗原）。CD25 抗原在抗原的激发反应中,通常表达于 T 淋巴细胞表面。激活的 T 淋巴细胞对 IL-2 具有极高的亲和力,巴利昔单抗能特异地与激活的 T 淋巴细胞膜 CD25 抗原结合,阻断 T 淋巴细胞与 IL-2 结合,进而阻断了使 T 细胞增殖的信息。

（2）药物的应用　不全相合异基因造血干细胞移植过程中,通常可以应用巴利昔单抗替代含 ATG 的方案或者去除 T 淋巴细胞的方案预防 GVHD,也有报道联合 ATG、CsA、MMF 和 MTX 的应用。巴利昔单抗通常在移植前 2 h 和移植后第 4 d 用。对于成人的推荐剂量:标准总剂量为 40 mg,分 2 次给予。首次 20 mg 应于移植前 2 h 内给予,第 2 次 20 mg 应于移植术后 4 d 给予。对于体重≥40 kg 的儿童,按成人方案给药;对于体重<40 kg 儿童,总量为 20 mg,分 2 次给予,每剂 10 mg。首次应于术前 2 h 内给予,第 2 次用药应于移植术后 4 d 给予。发生 aGVHD 的患者,可以在激素治疗无效的情况下加用巴利昔单抗治疗,方法为每间隔 4 d 1 次,每次 20 mg。

（3）副作用　巴利昔单抗不会增加因器官移植病人本身的基本疾病所导致的不良反应,同时也不会增加因联合应用其他免疫抑制剂或其他药物所发生的不良事件。在静脉注射巴利昔单抗期间及以后,未见细胞因子释放综合征出现,故应用过程中不必使用激素预防。

（4）药物的相互作用及注意事项　除环孢素及糖皮质激素外,巴利昔单抗与其他免疫抑制剂合用的经验有限。除了环孢素及皮质激素外,巴利昔单抗与其他免疫抑制剂合用时,有增加过度免疫抑制的可能。

12. 西罗莫司

（1）简介　西罗莫司（sirolimus）是一种大环内酯类抗生素,它能够抑制抗原和细胞因子（白介素 IL-2,IL-4 和 IL-15）激发的 T 淋巴细胞的活化和增殖。西罗莫司亦抑制抗体的产生,在细胞中,西罗莫司与 FK 结合蛋白-12（FKBP-12）结合,生成一个免疫抑制复合物,再通过与哺乳动物的西罗莫司靶分子结合,抑制其活性。上述抑制过程阻遏了细胞因子驱动的 T 细胞的增殖,即抑制细胞周期中 G₁ 期向 S 期的发展。动物实验模型研究表明,西罗莫司可逆转大鼠同种异体器官移植的急性排斥反应。在一些研究中,西罗莫司的免疫抑制作用可持续至停止治疗后 6 个月。此种免疫耐受性作用是针对同种抗原的。

西罗莫司可以作为二线或三线药物治疗 cGVHD，尤其对于难治性、广泛性 GVHD 有一定疗效。由于西罗莫司与钙神经素抑制剂的作用机制不同，没有钙神经素抑制的肾毒性和引起高血压等副作用，因此有可能成为新的免疫抑制替代药物。

（2）药物的应用　负荷量为 6 mg，分次口服，维持剂量为 2 mg/d。后期监测血药浓度使其维持在 5～20 μg/L。年龄在 13 岁以上但体重不超过 40 kg 的患者起始剂量应根据体表面积，按 1 mg/(m² · d)调整，负荷剂量应为 3 mg/m²。肝功能损伤患者的本药维持量减少约 1/3，但不需调整负荷剂量。

（3）副作用　有高胆固醇血症、高脂血症、高血压和皮疹、贫血、关节痛、腹泻、低钾血症和血小板减少。甘油三酯和胆固醇的升高及血红蛋白的下降，与服用本药的剂量相关。

（4）药物的相互作用及注意事项　西罗莫司是细胞色素 CYP3A4 和 P-糖蛋白的作用底物，与部分药物同时服用时其药代动力学相互作用如下：西柚汁可减缓由 CYP3A4 调节的本药的代谢，因而不可用于送服或稀释本药。若需要联合环孢素治疗时，服用环孢素后间隔 4 h，服用西罗莫司。

13. 他克莫司

（1）简介　他克莫司(tacrolimus,FK506)是一种免疫抑制性大环内酯类药物，对 T 细胞具有选择性的抑制作用，主要是通过抑制 Th 细胞释放 IL-2、IL-3、IFN-γ，以及抑制 IL-2R 的表达而发挥其强大的免疫抑制作用。FK506 在分子水平上通过胞质内与之结合的蛋白 FK-BP 形成复合物，与钙调素竞争结合并抑制钙调素，而后者介导 T 细胞的钙依赖性抑制信号转导系统，进而发挥免疫抑制作用。适用于防治器官移植后的排斥反应，其临床疗效是 CsA 的 100 倍。FK506 能减少肝肾移植受体的急、慢性排斥反应。同时，应用本品后细菌和病毒感染率较环孢素治疗者低。

（2）药物的应用　FK506 用于预防及治疗器官移植后的移植物抗排异反应，尤其是在其他免疫抑制剂无法控制或无法耐受时的移植物抗排异反应。通常于移植前 2 d 开始应用，起始剂量 0.05 mg/(kg · d)，连续 24 h 滴注，移植后改为口服，并检测血药浓度，维持在 5～15 ng/L。

（3）副作用　常见副作用：高血压、震颤、头痛、失眠，偶见眩晕、嗜睡；偶发副作用：心绞痛、心悸、渗液(例如心包积液、胸膜积液)、肾组织受损；罕见副作用：休克、低血压、心电图异常、心律失常、心房/心室纤颤以及心跳停止、血栓静脉炎、出血(例如胃肠道、大脑)、心力衰竭、心脏扩大、心跳缓慢。其他对内分泌系统、骨骼与肌肉、血液系统均有部分少见并发症。

（4）药物的相互作用及注意事项　对本品或其他大环内酯类药物过敏者禁用，孕妇禁用。肝肾功能不全、糖尿病、高钾血症、心室肥大患者慎用。应用期间检测电解质、心电图、视觉情况、血糖、肝肾功等指标。

14. 沙利度胺

（1）简介　沙利度胺(thalidomide,反应停)具有抗炎和免疫调节作用，在体内及体外试验中发现沙利度胺可以通过促进 TNF-mRNA 的降解调节肿瘤坏死因子 α(TNF-α)的合成，同时它还可以抑制白介素-1β(IL-1β)、L-6 和 GM-CSF。沙利度胺通过抑制 T 细胞介导的移植物排斥作用为 cGVHD 提供了一种新的治疗选择，顽固性 cGVHD 使用沙利度胺可以避免长期使用泼尼松，但沙利度胺在 cGVHD 的预防中无效。

（2）药物的应用　成人剂量为 200 mg，分 2 次口服，根据患者的症状和耐受性逐渐加量。国外部分研究报道，大剂量沙利度胺对于环孢素等传统免疫抑制剂无效的 cGVHD 具有明确疗效，但剂量相关的副反应较大。

（3）副作用　除可致胎儿畸形(海豚儿)外，本品还可发生各种周围神经病变，尤其在连续使用时，部分为不可逆性的。此外，常见有与剂量相关的镇静、便秘、直立性低血压、口干和皮肤干燥。部分病人可发生口疮、水肿、甲状腺功能不足和中性白细胞减少。

(4)药物的相互作用及注意事项　能增强其他中枢抑制剂,尤其是巴比妥类药物的作用。孕妇及哺乳期妇女禁用。儿童禁用。

15. 硫唑嘌呤

(1)简介　硫唑嘌呤(azathioprine,依木兰)是 6-硫基嘌呤的咪唑衍生物,可产生烷基化作用阻断 SH 组群,抑制核酸的生物合成,防止细胞的增生,并可引起 DNA 的损害。硫唑嘌呤可使胸腺和脾内 DNA、RNA 减少,影响 DNA、RNA 以及蛋白质的合成,抑制 T 淋巴细胞作用而影响免疫,所以可抑制迟发性过敏反应。硫唑嘌呤的疗效需于治疗数周或数月后才出现。

(2)药物的应用　注射剂只有在无法耐受口服时才应用。移植第 1 d 给予 5 mg/kg,口服或静注。维持剂量需根据临床需要和血液系统的耐受性调整,通常为 $1\sim4$ mg/(kg·d)。3 个月内无明显疗效,应考虑停用。所需维持量从 $1\sim3$ mg/(kg·d)不等,取决于临床治疗需要和病人个体反应。肝和/或肾功能不全者,剂量酌减。

(3)副作用　①过敏反应,若出现全身不适、头晕、恶心、发热、寒战、肌痛、肝功能异常和低血压症状,应立即停药和给予支持疗法,大部分病例可恢复。②造血功能可能产生剂量相关性、可逆性骨髓抑制,白细胞减少常见,偶见贫血及血小板减少性紫癜。③使用本药和肾上腺皮质激素的器官移植受者对病毒、真菌和细菌感染的易感性增加。

(4)药物的相互作用及注意事项　别嘌呤醇、氧嘌呤醇和/或硫嘌呤醇与 6-硫基嘌呤或硫唑嘌呤联用时,6-硫基唑嘌呤和硫唑嘌呤应减量。硫唑嘌呤可增强骨髓抑制剂作用,导致严重的血液学异常,还可加强西咪替丁及吲哚美辛的骨髓抑制作用。硫唑嘌呤可增强琥珀酰胆碱的神经肌肉阻滞作用,减弱非去极化药物如筒箭毒碱的神经肌肉阻滞作用,阻碍华法林的抗凝作用。

第三节　预防副作用及并发症处理的相关药物

一、止吐药物

不全相合造血干细胞移植过程中由于大剂量化疗药物的使用,85% 以上的病人会出现不同程度的恶心、呕吐症状。预处理期间化疗药物所致恶心、呕吐,按出现的不同时间分急性、迟发性和预期性恶心、呕吐三大类。急性恶心、呕吐的程度最为严重,其机制主要与肠嗜铬细胞释放 5-HT 有关。迟发性恶心、呕吐持续时间较长,对患者的治疗、营养状况及生活质量影响较大,其发生机制可能与 P 物质介导、血脑屏障破坏、胃肠动力破坏及肾上腺激素分泌等多因素有关。预期性恶心、呕吐则不同于前两型,其发生主要是由精神心理因素造成,由于精神紧张所致的条件反射往往是此类呕吐的主要原因,因此止吐药物也往往未能起效。通过行为调节和系统脱敏使病人减轻心理负担是较好的治疗手段。

临床止吐药物根据作用机制的不同,分为 5-HT3 受体拮抗剂、多巴胺受体拮抗剂和 NK-1 受体拮抗剂。

(一)5-HT3 受体拮抗剂

5-HT 与 5-HT3 受体的结合在化疗导致的呕吐作用中起重要作用。5-HT3 受体拮抗剂可以有效阻断 5-HT 与受体的结合,从而抑制或减少由 5-HT 等介导的化疗致吐反应。以下介绍其代表性药物:昂丹司琼、格拉司琼和托烷司琼。

1. 昂丹司琼

(1)简介　昂丹司琼(ondansetron hydrochloride)为强效、高选择性的 5-HT3 受体拮抗

剂,有强镇吐作用。化疗药物和放射治疗可造成小肠释放5-HT,由5-HT3受体激活迷走神经传入支,触发呕吐反射。昂丹司琼能阻断这一反射。迷走神经传入支的激动也可引起位于第四脑室底部Postrema区的5-HT释放,经过中枢机制而加强。本品对化放疗引起的恶心、呕吐,系通过拮抗位于周围和中枢神经局部的神经元的5-HT受体而发挥止吐作用。此外,本品尚能抑制因阿片诱导的恶心。由于本品的高选择性作用,因而不具有其他止吐药的副作用,如锥体外系反应、过度镇静等。

(2)药物的应用　用于放射治疗和细胞毒类药物化疗引起的呕吐;亦用于预防手术后恶心、呕吐。对肾脏损害患者,无需调整剂量、用药次数和用药途径。对肝功能损害患者,肝功能中度或严重损害患者体内廓清本品的能力显著下降,血清半衰期也显著延长,因此,用药剂量每日不应超过8 mg;腹部手术后不宜使用本品,以免掩盖回肠或胃扩张症状;本注射液及盛有本品的安瓿或注射器不含防腐剂,只能在启封后一次使用,任何剩余的溶液均应弃去。本品在人类怀孕期间使用的安全性尚未确定。对动物试验研究未显示对胚胎期、胎儿期、妊娠期、围产期及产后期有直接或间接害处。

(3)副作用　头痛、便秘、口干、皮疹、腹部不适,偶见支气管哮喘或过敏反应、短暂性无症状转氨酶增加。上述反应轻微,无需特殊处理。偶见运动失调、癫痫发作。罕见胸痛、低血压、心律不齐及心动过缓等。

(4)药物的相互作用　①本品与酒精、替马西泮、呋塞米、曲马多及丙泊酚无相互作用。②对司巴丁及异喹胍代谢差的患者,对本品消除的半衰期无影响。对这类患者重复给药后,药物的暴露水平与正常人体无差异,故用药剂量和用药次数无需改变。③与地塞米松合用可加强止吐效果。④与下列静脉注射液相容:0.9%氯化钠静脉输注液、5%葡萄糖静脉输注液、10%甘露糖静脉输注液、格林氏静脉输注液。本品只能与推荐的静脉输注液混合使用,作静脉输入的溶液应现用现配。不过,在室温(25 ℃以下)荧光照射下或在冰箱中,本品与上述静脉输注液混合后仍能稳定保持7 d。⑤可用输液袋或注射泵静脉输注本品,1 mg/h。如果本品浓度为16～160 μg/mL时,下列药物可通过昂丹司琼给药装置的Y形管来给药:顺铂、5Fu、卡铂、依托泊甙、环磷酸胺、多柔比星及头孢噻甲羧肟等。

2.格拉司琼

(1)简介　格拉司琼(granisetron hydrochloride)是一种高选择性的5-HT3受体拮抗剂,对因化放疗及手术引起的恶心和呕吐具有良好的预防和治疗作用。化放疗及外科手术等因素可引起肠嗜铬细胞释放5-HT,5-HT可激活中枢或迷走神经的5-HT3受体而引起呕吐反射。本品控制恶心和呕吐的机制,是通过拮抗中枢化学感受区及外周迷走神经末梢的5-HT3受体,从而抑制恶心、呕吐的发生。本品选择性高,无锥体外系反应、过度镇静等不良反应。

(2)药物的应用　用于放射治疗、细胞毒类药物化疗引起的恶心和呕吐。孕妇除必需外,不宜使用。哺乳期妇女需慎用,使用本品时应停止哺乳。肝、肾功能不全者需要调整剂量。

(3)副作用　常见的不良反应为头痛、倦怠、发热、便秘,偶有短暂性无症状肝脏氨基转移酶增加。上述反应轻微,无需特殊处理。可减慢消化道运动,故消化道运动障碍患者使用本品时应严密观察。对本品或有关化合物过敏者禁用。胃肠道梗阻者禁用。

(4)药物的相互作用:不应与其他药物合于同一溶液中使用。

3.托烷司琼

(1)简介　托烷司琼(tropisetron,欧立亭/赛格恩)为外周神经元和中枢神经系统内5-HT3受体的高选择性抑制剂。通过选择性抑制外周神经系统的突触前5-HT3受体的兴奋,并可对抗中枢神经系统5-HT。通过这种双重作用阻断了呕吐反射过程中神经介质的化学传递,进而对化放疗引起的呕吐有治疗作用。

(2)药物的应用　静脉给药,在化疗前将5 mg托烷司琼溶于100 mL生理盐水、林格氏液或5%葡萄糖注射液中,静滴或缓慢静注。口服给药,每日1次,每次1粒(5 mg),于进食前至少 1 h 服用或晨起后立即用水送服。一般不推荐用于儿童,如病情需要时,可参照下列剂量:2 岁以上儿童剂量 0.1 mg/kg,最高可达 5 mg/d。第 1 d 静脉给药;于化疗前快速静脉滴注,第 2～6 d 可口服给药。儿童口服给药:可用橘子汁或可乐稀释后,在晨起时(至少于早餐前 1 h)服用。

(3)副作用　常见的不良反应有头痛、头昏、便秘、眩晕、疲劳和胃肠功能紊乱等。极少数病人可能出现一过性血压改变或过敏反应,前者无需特殊治疗,后者经抗过敏治疗后可好转。

(4)药物的相互作用　①盐酸托烷司琼与利福平或其他肝酶诱导药物(如苯巴比妥)同时使用,可导致盐酸托烷司琼的血浆浓度降低,因此代谢正常者需增加剂量。②细胞色素 P450 酶抑制剂,如西咪替丁对盐酸托烷司琼的血浆浓度的影响极微,在正常使用的情况下无需调整剂量。孕妇禁用。盐酸托烷司琼是否泌入人乳尚未证实,故用药患者不应哺乳。

(二)多巴胺受体拮抗剂

是较早应用于临床的止吐药物,其代表药物是甲氧氯普胺。通过作用于延髓 CTZ 中的多巴胺受体,提高 CTZ 的感受阈值而发挥中枢性止吐作用。同时提高静息状态胃肠道括约肌的张力,增加下食管括约肌的张力和收缩的幅度,使食管下端压力增加,阻滞胃－食管反流,加强胃和食管蠕动,促进胃排空,从而减少胆汁和胃泌素分泌,起到协同止吐的作用。

(1)简介　甲氧氯普安(metoclopramide)为多巴胺第 2(D2)受体拮抗剂,还具有 5-羟色胺第 4(5-HT4)受体激动效应,对 5-HT3 受体有轻度抑制作用。作用于延髓催吐化学感受区(CTZ)中多巴胺受体而提高 CTZ 的阈值,具有强大的中枢性镇吐作用。对中枢其他部位的抑制作用较微,有较弱的安定作用,较少引起催眠作用。对于胃肠道的作用主要在上消化道,促进胃及上部肠段的运动;提高静息状态胃肠道括约肌的张力,增加下食管括约肌的张力和收缩的幅度,使食管下端压力增加,阻滞胃－食管反流,加强胃和食管蠕动,并增强对食管内容物的廓清能力,促进胃的排空;促进幽门、十二指肠及上部空肠的松弛,形成胃窦、胃体与上部小肠间的功能协调。上述作用也可增强本品的镇吐效应。

(2)药物的应用　镇吐药。主要用于:①各种病因所致恶心、呕吐、嗳气、消化不良、胃部胀满、胃酸过多等症状的对症治疗;②反流性食管炎、胆汁反流性胃炎、功能性胃滞留、胃下垂等;③残胃排空延迟症、迷走神经切除后胃排空延缓;④糖尿病性胃轻瘫、尿毒症、硬皮病等胶原疾患所致胃排空障碍。

(3)副作用　①较常见的不良反应为:昏睡、烦躁不安、疲怠无力;②少见的反应有:乳腺肿痛、恶心、便秘、皮疹、腹泻、睡眠障碍、眩晕、严重口渴、头痛、容易激动;③用药期间出现乳汁增多,由于催乳素的刺激所致;④大剂量长期应用可能因阻断多巴胺受体,使胆碱能受体相对亢进而导致锥体外系反应(特别是年轻人),可出现肌震颤、发音困难、共济失调等。

(4)药物的相互作用　①与对乙酰氨基酚、左旋多巴、锂化物、四环素、氨苄西林、乙醇和安定等同用时,胃内排空增快,使后者在小肠内吸收增加。②与抗胆碱能药物和麻醉止痛药物合用有拮抗作用。③与乙醇或中枢抑制药等同时并用,镇静作用均增强。④与阿扑吗啡并用,后者的中枢性与周围性效应均可被抑制。⑤由于其可释放儿茶酚胺,正在使用单胺氧化酶抑制剂的高血压病人,使用时应注意监控。⑥与对乙酰氨基酚、四环素、左旋多巴、乙醇、环孢霉素合用时,可增加其在小肠内的吸收。⑦与能导致锥体外系反应的药物,如吩噻嗪类药等合用,锥体外系反应发生率与严重性均可有所增加。⑧与西咪替丁、慢溶型剂型地高辛同用,后者的胃肠道吸收减少,如间隔 2 h 服用可以减少这种影响。本品还可增加地高辛的胆汁排出,从而改变其血浓度。⑨与抗毒蕈碱麻醉性镇静药并用,甲氧氯普胺对胃肠道的能动性效能可被抵消。醛固酮与血清催乳素浓度可因甲氧氯普胺的使用而升高。严重肾功能不全患者剂量至少需减少 60%,这类患者容易出现锥体外系症状。因本品可降低西咪替丁的口服生物利用度,若两药必须合用,间隔时间至少要 1 h。本品遇光变成黄色或黄棕色后,毒性增高。

(三)NK-1 受体拮抗剂

P 物质是参与呕吐反应的重要因子,P 物质与神经激肽家族中 NK-1 的亲和力最强。P 物质和 P 物质免疫反应样物质存在于嗜铬细胞、迷走神经、孤束核、最后区等化疗呕吐产生的关键部位。选择性 NK-1 受体拮抗剂能抑制 P 物质的致吐作用。下面仅介绍其代表药物为阿瑞吡坦。

(1)简介 阿瑞吡坦(emend aprepitant,阿瑞匹坦)是 FDA 批准的第一种神经激肽受体拮抗剂,通过特异性地与 NK-1 结合,拮抗阻滞 P 物质所导致的呕吐反应。

(2)药物的应用 口服剂型,临床上用于与其他止吐药联合用药。连续 3 d,每日 1 次剂量,推荐剂量为化疗前 1 h,口服 125 mg,第 2、3 d 清晨各 80 mg。

(3)副作用 常见不良反应有厌食、虚弱、疲劳、便秘、腹泻等,部分报道有面色发红、心动过速、低血钾等反应。

(4)药物的相互作用 与昂丹司琼、地塞米松联合用药,耐受性良好。其在体内通过 CPY3A4 代谢,因此会增加通过 CPY3A4 代谢药物的血药浓度。本品可使通过 CYP2C9 代谢的药物如华法林等血药浓度下降。

二、护肝药物

异基因造血干细胞移植期间的肝功能损害是移植相关的最常见的并发症之一,引起肝功能损害的常见原因包括药物性肝损害、肝炎病毒感染、肝静脉闭塞病(VOD)、急慢性移植物抗宿主病以及各种细菌真菌感染。在临床治疗中,主要的护肝药物包括了肝细胞膜保护剂、自由基结合保护剂、改善肝内及胆管微循环药物等。

1. 硫普罗宁

(1)简介 动物试验表明,本品对硫代乙酰胺、四氯化碳所造成动物急性肝损伤模型中血清 AST、ALT 升高有降低作用,对慢性肝损伤模型引起的甘油三酯的蓄积有抑制作用;可以促进糖原合成,抑制胆固醇增高,有利于血清白蛋白/球蛋白比值回升。

(2)药物的应用 ①改善各类急慢性肝炎患者的肝功能;②脂肪肝、酒精肝、药物性肝损伤的治疗及重金属的解毒;③降低化放疗的毒副反应,预防化放疗所致的外周白细胞减少和二次肿瘤的发生;④对老年性早期白内障和玻璃体混浊有显著的治疗作用。

(3)副作用 ①过敏反应:可有皮疹、皮肤瘙痒、面色潮红等;②消化系统:可有食欲减退、恶心、呕吐、腹痛、腹泻等。罕见味觉异常。对硫普罗宁产生过敏或严重不良反应的患者禁用。在使用本品期间应注意全面观察患者状况,定期检查肝功能,如发现异常应停用本品,或相应处理。

(4)药物的相互作用及注意事项 不得与具有氧化作用的药物合并使用。孕妇及哺乳期妇女及儿童禁用。

2. 多烯磷酯酰胆碱

(1)简介 当患肝脏疾病时,肝脏的代谢活力受到严重损伤。多烯磷脂酰胆碱(polyene phosphatidylcholine)在化学结构上与重要的内源性磷脂一致。它们主要进入肝细胞,并以完整的分子与肝细胞膜及细胞器膜相结合。另外,可分泌入胆汁。通过上述生理作用,使受损的肝功能和酶活力恢复正常,调节肝脏的能量平衡,促进肝组织再生,将中性脂肪和胆固醇转化成容易代谢的形式。此外,还能起到稳定胆汁的作用。

(2)药物的应用 研究表明,多烯磷脂酰胆碱在化疗后引起的肝细胞损伤中能够发挥重要的预防和治疗作用,在移植中,可予以缓慢静脉滴注 250～500 mg/d,当出现肝功能损伤时可加大剂量至 500～1 000 mg/d。

(3)副作用 偶见胃肠不适、腹泻,极少数患者对本品注射剂中的苯甲醇发生过敏反应。

（4）药物的相互作用　对多烯磷脂酰胆碱成分过敏患者禁用，儿童患者适当减量。

3.熊去氧胆酸

（1）简介　本品可增加胆汁酸的分泌，同时导致胆汁酸成分的变化，使本品在胆汁中的含量增加。本品还能显著降低人胆汁中胆固醇及胆固醇酯的浓度和胆固醇的饱和指数，从而有利于结石中胆固醇逐渐溶解。

（2）药物的应用　本品用于胆固醇型胆结石形成及胆汁缺乏性脂肪泻，也可用于预防药物性结石形成及治疗脂肪痢（回肠切除术后）。①长期使用本品可增加外周血小板的数量；②如治疗胆固醇结石中出现反复胆绞痛发作，症状无改善甚至加重，或出现明显结石钙化时，则宜中止治疗，并进行外科手术；③本品不能溶解胆色素结石、混合结石及不透X线的结石。

（3）副作用　本品的毒性和副作用比鹅去氧胆酸小，一般不引起腹泻，其他偶见的不良反应有便秘、过敏、头痛、头晕、胰腺炎和心动过速等。

（4）药物的相互作用　①避孕药可增加胆汁饱和度，用本品治疗时应尽量采取其他节育指施以免影响疗效；②考来烯胺（cholestyramine，消胆胺）、考来替泊（colestipol，降胆宁）和含铝制酸剂都能与熊去氧胆酸结合，减少其吸收，不宜同用。

4.肝素钠

（1）简介　肝素钠（heparin sodium）具有带强负电荷的理化特性，能干扰血凝过程的许多环节，在体内外都有抗凝血作用。其作用机制比较复杂，主要通过与抗凝血酶Ⅲ（AT-Ⅲ）结合，而增强后者对活化的Ⅱ、Ⅸ、Ⅹ、Ⅺ和Ⅻ凝血因子的抑制作用。其后果涉及阻止血小板凝集和破坏，妨碍凝血激活酶的形成；阻止凝血酶原变为凝血酶；抑制凝血酶，从而妨碍纤维蛋白原变成纤维蛋白。

（2）药物的应用　用于防治血栓形成或栓塞性疾病（如心肌梗塞、血栓性静脉炎、肺栓塞等）；在异基因造血干细胞移植中，小剂量肝素联合丹参及前列腺素 E 用于预防肝静脉闭塞病；各种原因引起的弥漫性血管内凝血（DIC）；也用于血液透析、体外循环、导管术、微血管手术等操作中及某些血液标本或器械的抗凝处理。

（3）副作用　毒性较低，主要不良反应是用药过多可致自发性出血，故每次注射前应测定凝血时间。如注射后引起严重出血，可静注硫酸鱼精蛋白进行急救（l mg 硫酸鱼精蛋白可中和150 U肝素）。偶可引起过敏反应及血小板减少，常发生在用药初 5～9 d，故开始治疗 1 个月内应定期监测血小板计数。偶见一次性脱发和腹泻。尚可引起骨质疏松和自发性骨折。肝功能不良者长期使用，可引起抗凝血酶-Ⅲ耗竭而血栓形成倾向。

（4）药物的相互作用　①本品与下列药物合用，可加重出血危险：a. 双嘧达莫、右旋糖酐等可能抑制血小板功能；b. 利尿酸、组织纤溶酶原激活物（t-PA）、尿激酶等；c. 香豆素及其衍生物，可致严重的凝血因子Ⅸ缺乏而致出血；d. 肾上腺皮质激素、促肾上腺皮质激素等，易诱发胃肠道溃疡出血；e. 阿司匹林及非甾体消炎镇痛药，包括甲芬那酸、水杨酸等，能抑制血小板功能，诱发胃肠道溃疡出血。②肝素并用碳酸氢钠、乳酸钠等纠正酸中毒的药物可促进肝素的抗凝作用。③肝素与透明质酸酶混合注射，既能减轻肌注痛，又可促进肝素吸收。但肝素可抑制透明质酸酶活性，故两者应临时配伍使用，药物混合后不宜久置。④肝素可与胰岛素受体作用，从而改变其与胰岛素的结合和作用。已有肝素致低血糖的报道。⑤下列药物与本品有配伍禁忌：卡那霉素、阿米卡星、柔红霉素、乳糖酸红霉素、硫酸庆大霉素、氢化可的松琥珀酸钠、多粘菌素 B、阿霉素、妥布霉素、万古霉素、头孢孟多、头孢氧哌唑、头孢噻吩钠、氯喹、氯丙嗪、异丙嗪、麻醉性镇痛药。⑥甲硫咪唑、丙硫氧嘧啶与本品有协同作用。

5.低分子量肝素钙

（1）简介　低分子量肝素钙（low-molecular-weight heparins calcium）是一种抗凝血酶Ⅲ（ATⅢ）依赖性抗血栓形成药，其药理作用与普通肝素钠基本相似。由于低分子量肝素钙的抗因子 Xa 活性与抗因子 Ⅱa 活性之比值为 2.5～5.0，而普通肝素为 1.0 左右，因此，它对体内、外血栓和动、静脉血栓的形成有抑制作用，能刺激内皮细胞释放组织因子凝血途径抑制物，和纤溶酶原活化物，不被血小板第 4 因子中和和对血小板功能亦无明显影响。本品对血栓溶解有间接协同作用，可用于治疗已形成的深部静脉血栓。预防性抗血栓治疗只需每天皮下注射 1 次。

（2）药物的应用　用于预防肝静脉闭塞症的发生。体重＜50 kg、＝50～69 kg、≥70 kg 者，分别给予 0.3 mL、0.4 mL、0.6 mL。对于有出血倾向的患者应适当减小上述推荐剂量。从预处理当天开始应用，持续到移植后 45 d。若出现凝血功能明显障碍，适当调整用量。

（3）副作用　偶可发生过敏反应，罕见中度血小板减少症和注射部位轻度血肿和坏死，出血倾向出现几率低，但用药后仍有出血的危险。

（4）药物的相互作用及注意事项　与非甾体类抗炎镇痛药、水杨酸类药、口服抗凝药、影响血小板功能的药物分别和血浆增溶剂（右旋糖酐）同时应用时可加重出血危险性。

6. 前列地尔

（1）简介　前列地尔（前列腺素 E1，prostaglandine1，PGE1）是广泛存在于体内的生物活性物质，其改善微循环的机制为：①改善血流动力学，通过增加血管平滑肌细胞内的 CAMP 含量，发挥其扩血管作用，降低外周阻力；②PGE 可抑制血小板凝集，降低血栓素 A 水平，抑制血小板活化，促进血栓周围已活化的血小板逆转，改善血液流变学；③PGE 可激活脂蛋白酶及促进甘油三酯水解，降低血脂和血黏度；④PGE 可刺激血管内皮细胞产生组织型纤溶性物质（t-PA），具有一定的直接溶栓作用；⑤通过抑制血管平滑肌细胞的游离 Ca^{2+}，抑制血管交感神经末梢释放去甲肾上腺素，使血管平滑肌舒张，改善微循环。

（2）药物的应用　用于预防肝门静脉闭塞症，成人 1 次/d，10～30 μg 溶于生理盐水静注或静滴。

（3）副作用　①偶见休克。②注射部位有时出现血管痛、发红，偶见发硬、瘙痒等。③可能出现心衰、肺水肿、胸部发紧感、血压下降等症状，一旦出现立即停药。有时出现发红、血管炎，偶见脸面潮红、心悸。④皮肤有时出疹或有瘙痒感，偶见荨麻疹。

（4）药物的相互作用及注意事项　严重心衰（心功能不全）、既往有胃溃疡并发症、间质性肺炎、青光眼或眼压亢进的患者慎用。

7. 还原型谷胱甘肽

（1）简介　还原型谷胱甘肽（阿拓莫兰，GSH）是细胞质中自然合成的一种肽，由谷氨酸、半胱氨酸和甘氨酸组成，含有巯基，广泛分布于机体各器官内，能够维持细胞生物学功能。还原型谷胱甘肽能激活多种酶，从而促进糖、脂肪及蛋白质代谢，并影响到细胞的代谢；它可通过巯基与体内的自由基结合，可以转化成容易代谢的酸类物质从而加速自由基的排泄，有助于减轻化放疗的毒副作用，对化放疗的疗效无明显影响。通过转甲基及转丙氨基反应，还原型谷胱甘肽能保护肝脏的合成、解毒、灭活激素等功能，并促进胆酸代谢，有利于消化道吸收脂肪及脂溶性维生素。

（2）药物的应用　给化疗药物前 15 min，将 1.5 g/m² 本品溶解于 100 mL 生理盐水中，于 15 min 内静脉输注，第 2～5 d 肌注本品 600 mg/d。使用环磷酰胺（CTX）时，为预防泌尿系统损害，建议在 CTX 注射完后立即静脉注射本品，于 15 min 内输注完毕；用顺氯铵铂化疗时，建议本品的用量不宜超过 35 mg∶1 mg，以免影响化疗效果。对肝脏疾病，每天肌肉注射本品 300 mg 或 600 mg。肝脏疾病一般 30 d 为 1 疗程，其他情况根据病情决定。

（3）副作用　不良反应少见，部分患者可能出现皮疹、瘙痒、斑丘疹、恶心、头晕、胸闷、心动过速等反应，与药物过量相关。

（4）药物的相互作用及注意事项　不能与维生素 B_{12}、甲萘醌、泛酸钙、乳清酸、抗组胺制剂、磺胺药及四环素等混合使用。

8. 异甘草酸镁

（1）简介　异甘草酸镁（magnesium isoglycyrrhizinate）是一种肝细胞保护剂，已有研究证实其具有抗炎、保护肝细胞膜及改善肝功能的作用。异甘草酸镁对四氯化碳引起的大鼠肝损伤具有治疗效果，能够减轻肝组织炎症活动度及纤维化程度；对 D-氨基半乳糖引起的大鼠急性肝损伤具有防治作用，能阻止动物血清转氨酶浓度升高，减轻肝细胞变性、坏死及炎症细胞浸润。

（2）药物的应用　1 次/d，1 次 2～4 支，以 10% 葡萄糖注射液 250 mL 稀释后静脉滴注，4 周为 1 疗程或遵医嘱。

（3）副作用　①假性醛固酮症：甘草酸制剂由于增量或长期使用，可出现低钾血症，增加低钾血症的发病率，存在血压上升、体液潴留、水肿等假性醛固酮症的风险，因此要注意观察血清钾值的测定等。②其他不良反应：心悸、眼睑水肿、头晕、皮疹、呕吐等。

（4）药物的相互作用及注意事项　异甘草酸镁与依他尼酸、呋塞米等噻嗪类及三氯甲噻嗪、氯噻酮等降压利尿剂合并应用时，其利尿作用可增强本品的排钾作用，导致血清钾值下降。

三、针对出血性膀胱炎的药物

出血性膀胱炎是不全相合造血干细胞移植常见的并发症，其主要发生原因包括：化疗药物的毒性反应，如 CTX、BU 的代谢产物对膀胱黏膜的损伤；放射损伤，全身 TBI 导致的膀胱黏膜损伤；病毒感染，如 EB 病毒、巨细胞病毒等，可能与移植后的出血性膀胱炎相关；移植物抗宿主病。出血性膀胱炎的相关诊断和治疗在移植并发症章节已有介绍，本章重点介绍针对CTX 毒性反应的拮抗药物美司那的药物特点。

（1）简介　美司那（mesna）为含有半胱氨酸的化合物，能与重复活化的环磷酰胺或异环磷酰胺的毒性代谢产物结合，形成非毒性产物自尿中迅速排出体外，预防在使用上述抗癌药物时引起的出血性膀胱炎等泌尿系统的损伤。因本品排泄速度较环磷酰胺、异环磷酰胺及其代谢产物快，故应重复用药。

（2）药物的应用　预防环磷酰胺、异环磷酰胺、氯磷酰胺等药物的泌尿道毒性。在 HLA 不全相合移植预处理方案中应用到大剂量 CTX 时，在 CTX 结束 0、4、8、14 h 应用美司那解毒，每次剂量为当日 CTX 量的 20% 换算。

（3）副作用　少见静脉刺激及过敏反应（如皮肤黏膜反应）。本品单一剂量按体重超过 60 mg/kg 时，可出现恶心、呕吐、痉挛性腹痛及腹泻等。

（4）药物的相互作用　在试管实验中，本品与顺氯氨铂及氮芥不相容。

四、抗惊厥药物

造血干细胞移植期间药物相关毒性是引起惊厥甚至癫痫发作的主要原因，如白消安通过血脑屏障后引起的神经毒性副反应。移植期间并发严重感染时，也可以引起高热惊厥，这在儿童移植患者中发生率较高。由于不全相合异基因造血干细胞移植预处理方案大都是以 BU 为主的化疗方案，因此在移植前预处理时癫痫的预防相当重要。

1. 苯妥英钠

（1）简介　苯妥英钠（phenytoin sodium）为抗癫痫药。治疗剂量不引起镇静催眠作用，本品对超强电休克、惊厥的强直相有选择性对抗作用，而对阵挛相无效或反而加剧，故其对癫痫大发作有良效，而对失神性发作无效。一般认为，本品可增加细胞钠离子外流，减少钠离子内流，而使神经细胞膜稳定，提高兴奋阈，减少病灶高频放电的扩散。此外，本品缩短动作电位间期及有效不应期，还可抑制钙离子内流，降低心肌自律性，抑制交感中枢，对心房、心室的异位节律点有抑制作用，提高房颤与室颤阈值。通过稳定细胞膜作用及降低突触传递作用，而具抗神经痛及骨骼肌松弛作用。此外，本品还可加速维生素 D 代谢，可引起淋巴结肿大，有抗叶酸作用，对造血系统有抑制作用，有酶诱导作用，可引起过敏反应，静脉用药可扩张周围血管。

（2）药物的应用　在 HLA 不全相合造血干细胞移植过程中，由于应用白消安可能引起的脑白质病变以及癫痫反应，可通过应用苯妥英钠预防，通常在白消安应用前两天开始应用，成人 0.4～0.6 g/d，儿童 0.3～0.4 g/d，分 3～4 次口服。

（3）副作用　本品副作用小，常见齿龈增生，儿童发生率高，应加强口腔卫生和按摩齿龈。长期服用后或血药浓度达 30 μg/mL 时，可能引起恶心、呕吐甚至胃炎，饭后服用可减轻。神经系统不良反应与剂量相关，常见眩晕、头痛，严重时可导致眼球震颤、共济失调、语言不清和意识模糊等症状，调整剂量或停药可消失。本品可影响造血系统，致粒细胞和血小板减少，罕见再障。常见巨幼红细胞性贫血，可用叶酸加维生素 B12 防治。此外，还可引起过敏反应，常见皮疹伴高烧，罕见严重皮肤反应。一旦出现症状立即停药并采取相应措施。小儿长期服用可加速维生素 D 代谢，造成软骨病或骨质异常，孕妇服用偶致畸胎。可抑制抗利尿激素和胰岛素分泌，使血糖升高。

（4）药物的相互作用　①本品为肝酶诱导剂，与皮质激素、洋地黄类（包括地高辛）、环孢素、雌激素、左旋多巴、奎尼丁、土霉素或三环抗抑郁药合用时，可降低这些药物的效应；②长期应用对乙酰氨基酚患者应用本品可增加肝脏中毒的危险，并且疗效降低；③与含镁、铝或碳酸钙等药物合用时可能降低本品的生物利用度，两者应相隔 2～3 h 服用；④与降糖药或胰岛素合用时，因本品可使血糖升高，需调整后两者用量。

2. 苯巴比妥

（1）简介　苯巴比妥（sodium phenobarbital）对中枢神经系统有广泛抑制作用，随用量增加而产生镇静、催眠和抗惊厥效应，大剂量时产生麻醉作用，作用机制主要与阻断脑干网状结构上行激活系统有关。本品还具有抗癫痫效应，其机制在于抑制中枢神经系统单突触和多突触传递，还可能与其增强中枢抑制性递质 g-丁氨酸的功能有关。

（2）药物的应用　治疗癫痫，对全身性及部分性发作均有效，一般在苯妥英钠、卡马酔、丙戊酸钠无效时选用。也可用于其他疾病引起的惊厥及麻醉前给药。肝肾功能不全、呼吸功能障碍、卟啉病患者，对本品过敏者禁用。

（3）副作用　常有嗜睡、眩晕、头痛、乏力、精神不振等延续效应。偶见皮疹、剥脱性皮炎、中毒性肝炎、黄疸等。也可见巨幼红细胞贫血、关节疼痛、骨软化。久用可产生耐受性与依赖性，突然停药可引起戒断症状，应逐渐减量停药。

（4）药物的相互作用　①本品与乙醇、全麻药、中枢性抑制药或单胺氧化酶抑制药等合用，中枢抑制作用增强。②本品与口服抗凝药合用，可降低后者的效应。③本品与口服避孕药或雌激素合用，可降低避孕药的可靠性。④本品与皮质激素、洋地黄类、土霉素或三环类抗抑郁药合用时，可降低这些药的效应。⑤本品与苯妥英钠合用，苯妥英钠的代谢加快，效应降低。⑥本品与奎尼丁合用时，可增加奎尼丁的代谢而减弱其作用。

五、抗感染药物

移植期间的感染是不全相合异基因造血干细胞移植过程中重要的并发症之一，由于预处理化疗后患者处于严重免疫缺陷状态，且由于移植层流病房的特殊性限制了相关器械性检查的实施，因此对于移植期间的抗感染应用突出了经验性用药、及时广谱用药的特点。同时，血液及分泌物的细菌培养也十分重要。移植患者常见感染部位包括肺部、消化道以及皮肤软组织感染，抗感染用药需兼顾有效、广谱等特点。对于移植后的抗感染治疗，重点仍是兼顾患者的免疫缺陷或免疫不全状态用药。移植过程中的预防感染用药目前仍存在争议，此外关于升阶和降阶治疗的时机选择也存在着一定的争议。本文主要介绍广谱抗生素的碳青霉烯类，以及针对革兰氏阳性菌感染的万古霉素和利奈唑胺。

1. 泰能（注射用亚胺培南西司他丁钠）

（1）简介　注射用亚胺培南西司他丁钠（imipenem and cilastatin sodium）对革兰氏阳性、阴性的需氧和厌氧菌具有抗菌作用。本品对肺炎链球菌、化脓性链球菌、金黄色葡萄球菌（包括产酶株）、大肠杆菌、克雷白杆菌、不动杆菌部分菌株、脆弱拟杆菌及其他拟杆菌、消化球菌和消化链球菌的部分菌株很敏感。本品对粪链球菌、表皮链球菌、流感嗜血杆菌、奇异变形杆菌、沙雷杆菌、产气肠杆菌、阴沟肠杆菌、铜绿假单胞菌、气性坏疽梭菌、难辨梭菌等也相当敏感。本品有较好的耐酶性能，与其他 β-内酰胺类药物间较少出现交叉耐药性。

（2）药物的应用　本品用于敏感菌所致的各种感染，特别适用于多种细菌联合感染和需氧菌及厌氧菌的混合感染，如腹膜炎、肝胆感染、腹腔内脓肿、阑尾炎、妇科感染、下呼吸道感染、皮肤和软组织感染、尿路感染、骨和关节感染以及败血症等。

（3）副作用　①本品静脉点滴速度太快可引起血栓静脉炎，肌内注射时可引起局部疼痛、红斑、硬结等，宜注意改换注射部位。②肝脏：引起氨基转移酶、血胆红素或碱性磷酸酶浓度升高。③肾脏：可引起血肌酐和血尿素氮升高。但儿童用本药时常可发现红色尿，这是由于药物引起变色，并非血尿。④可有神经系统方面的症状，如肌痉挛、精神障碍等。⑤本品可引起恶心、呕吐、腹泻等胃肠道症状，偶可引起假膜性肠炎。⑥可引起嗜酸粒细胞增多、白细胞减少、中性粒细胞减少、血小板减少或增多、血红蛋白减少等，并可致抗人球蛋白（coombs）试验阳性。⑦本品也可致过敏反应，如皮肤瘙痒、皮疹、荨麻疹、药热等。

（4）药物的相互作用　不与含乳酸钠的溶液或者其他碱性药物配伍。

2. 美罗培南

（1）简介　美罗培南（美平，meropenen）为人工合成的广谱碳青霉烯类抗生素，为亚胺培南的类似物，作用机理相似，与其他碳青霉烯类不同的是对人体的肾脱氢肽酶-Ⅰ稳定。其主要通过抑制细菌细胞壁的合成而产生抗菌作用，美罗培南容易穿透大多数革兰氏阳性和阴性细菌的细胞壁，而达到其作用靶点青霉素结合蛋白。除金属 β-内酰胺酶以外，其对大多数 β-内酰胺酶的水解作用具有较强的稳定性。但是美罗培南不宜用于治疗对甲氧西林耐药的葡萄球菌感染，同时，对其他碳青霉烯类的耐药菌株亦表现出交叉耐药性。

（2）药物的应用　给药剂量和间隔应根据感染类型、严重程度及病人的具体情况而定。对于成人的感染，推荐每 8 h 500～1 000 mg，严重感染可增至每 8 h 2 000 mg。3 个月～12 岁的儿童，根据感染类型的严重程度、致病菌敏感性和病人的具体情况，每 8 h 规定按剂量 10～20 mg/kg 给药，体重超过 50 kg 的儿童，按成人剂量给药。

（3）副作用　严重不良反应少见，临床中可见下列不良反应：过敏反应、腹泻、恶心、呕吐、便秘；偶见肝功异常、胆汁郁积型黄疸等，偶见排尿困难和急性肾衰。国外有报道，用药后偶可诱发癫痫发作。

（4）药物的相互作用　丙磺舒和美罗培南联合用药时可竞争性激活肾小管分泌，抑制肾脏排泄，导致美罗培南清除半衰期延长；在与伤寒活疫苗共同应用时，可能会干扰伤寒活疫苗的免疫反应。

3. 万古霉素

（1）简介　万古霉素（vancomycin hydrochloride）对葡萄球菌属，包括金黄色葡萄球菌和凝固酶阴性葡萄球菌中甲氧西林敏感及耐药株、各种链球菌、肺炎链球菌及肠球菌属等多数革兰氏阳性菌均有良好抗菌作用。

（2）药物的应用　本品静脉滴注适用于葡萄球菌属（包括甲氧西林耐药菌株对本品敏感者）所致心内膜炎、骨髓炎、肺炎、败血症或软组织感染等。青霉素过敏者不能采用青霉素类或头孢菌素类，或经上述抗生素治疗无效的严重葡萄球菌感染患者，可选用万古霉素。本品也用于对青霉素过敏者的肠球菌心内膜炎、棒状杆菌属（类白喉杆菌属）心内膜炎的治疗，对青霉素过敏与不过敏的血液透析患者发生葡萄球菌属所致动、静脉分流感染的治疗。

（3）副作用　少数患者可出现皮疹、恶心、静脉炎等副反应。本品也可导致耳鸣、听力减退、肾功能损害。个别患者尚可发生一过性周围血象白细胞降低、血清氨基转移酶升高及快速静滴可致全身皮肤潮红等。

（4）药物的相互作用及注意事项：对于严重肝肾功能不全者慎用，在应用长期大剂量时，需检测肝肾功能、听力、尿蛋白等指标。

4. 利奈唑胺

（1）简介　利奈唑胺（斯沃，linezolid，zyvox）为人工合成的唑烷酮类抗生素，是细菌蛋白质合成抑制剂，作用于细菌 50S 核糖体亚单位。利奈唑胺作用于翻译系统的起始阶段，抑制 mRNA 与核糖体连接，阻止 70S 起始复合物的形成，从而抑制了细菌蛋白质的合成。利奈唑胺对甲氧西林敏感或耐药葡萄球菌、万古霉素敏感或耐药肠球菌、青霉素敏感或耐药肺炎链球菌均显示了良好的抗菌效果，对厌氧菌也具抗菌活性。

（2）药物的应用　成人和青少年（12 岁及其以上）每 12 h 静注或口服（片剂或口服混悬剂）600 mg，儿童患者（刚出生至 11 岁）每 8 h 静注或口服（片剂或口服混悬剂）10 mg/kg，连续治疗 10～14 d。甲氧西林耐药金黄色葡萄球菌（MRSA）感染的成人患者，用利奈唑胺 600 mg，每 12 h 进行 1 次治疗。

（3）副作用　利奈唑胺最常见的不良反应为腹泻、头痛和恶心。其他有呕吐、失眠、便秘、皮疹、头晕、发热、口腔念珠菌病、阴道念珠菌病、真菌感染、局部腹痛、消化不良、味觉改变、舌变色、瘙痒。应用中报道的不良反应有骨髓抑制、周围神经病和视神经病、乳酸性酸中毒。

（4）药物的相互作用　单胺氧化酶抑制作用：利奈唑胺为可逆的、非选择性的单胺氧化酶抑制剂。其与肾上腺素能（拟交感神经）或 5-羟色胺类制剂有潜在的相互作用。利奈唑胺能可逆性地增加伪麻黄碱、盐酸苯丙醇胺的加压作用。

5. 头孢哌酮-舒巴坦

（1）简介　头孢哌酮-舒巴坦（cefperazone-sulbactam）为复合制剂。头孢哌酮是第三代头孢菌素，对 β-内酰胺酶的稳定性较差；舒巴坦为广谱酶抑制剂，同时具有较弱的抗菌活性，对金黄色葡萄球菌及多数阴性杆菌产生的 β-内酰胺酶具有强大的不可逆的抑制作用，但对某些阴性杆菌染色体介导的 β-内酰胺酶无活性。二者联合，既对阴性杆菌显示明显的协同抗菌活性，联合后的抗菌作用是单独使用头孢哌酮的 4 倍。本品主要用于由敏感菌引起的呼吸系统、泌尿生殖系统感染、腹膜炎、胆囊炎、胆道感染、腹腔内感染、败血症等的治疗。

（2）药物的应用　静脉滴注。成人 2～3 g/次（头孢哌酮 1～1.5 g），2～4 次/d；小儿：40～80 mg/(kg·d)，分 2～4 次用药。最大剂量 160 mg/(kg·d)，分 2～4 次用药，舒巴坦的最大剂量不得超过 80 mg/(kg·d)。移植期间未出现粒细胞缺乏状态或移植后造血重建后，头孢哌酮-舒巴坦可以作为发热、感染出现后的首选抗生素。但对于预处理后骨髓严重抑制期，是否先考虑应用头孢哌酮-舒巴坦，感染无法控制时再应用碳青霉稀类药物，即所谓的升阶抗感染治疗，尚存在争议。目前，包括重庆新桥医院在内的大部分移植中心倾向于直接应用超广谱抗生素，即碳青霉稀类药物。

（3）副作用　皮肤过敏，腹泻，可逆性中性粒细胞减少，血红蛋白及红细胞压积降低，一过性嗜酸性粒细胞增多，血小板减少。谷草转氨酶、谷丙转氨酶、碱性磷酸酶或血胆红素一过性升高。

（4）药物的相互作用及注意事项：β-内酰胺类药物过敏者慎用，严重胆囊炎患者、严重肾功能不良者慎用。

6. 头孢吡肟

（1）简介　头孢吡肟（cefepime dihydochoride）为第四代注射用头孢菌素。对甲氧西林敏感的金黄色葡萄球菌、凝固酶阴性葡萄球菌、肺炎球菌、溶血性链球菌等均有良好抗菌作用。对多数肠杆菌科细菌的作用与头孢噻肟相似或略优，对弗劳地枸橼酸杆菌、产气肠杆菌、阴沟肠杆菌、沙雷菌属等的作用优于头孢噻肟和头孢他啶。头孢吡肟对绿脓杆菌亦有较好的抗菌作用，但比头孢他啶和亚胺培南略差；不动杆菌属等对本品仅中度敏感。作用机制与其他β-内酰胺类似。头孢吡肟对多种质粒介导和染色体介导的β-内酰胺酶稳定。

（2）药物的应用　静脉滴注。成人和 16 岁以上儿童或体重为 40 kg 以上儿童 1～2 g，1 次/12 h。血透患者于每次血透后才给药。腹透患者应改为每 48 h 给药 1 次。注射用头孢吡肟 2 月龄至 12 岁儿童，最大剂量不可超过成人用量（即每次 2 g 剂量）。对肝功能不全者，无调节本品剂量的必要。对肾功能不全病人，如肌酐清除率低于（含）60 mL/min，则应调节本品用量，弥补这些病人减慢的肾清除速率。

（3）副作用　主要为腹泻、头痛、皮疹、恶心、呕吐及瘙痒、便秘。

（4）药物的相互作用及注意事项：常见的与本品可能有关的不良反应是腹泻、皮疹和注射局部反应，其他不良反应包括恶心、呕吐、过敏、瘙痒、发热、感觉异常和头痛，偶有白细胞血小板减少。

7. 头孢噻利

（1）简介　头孢噻利（cefoselis）为更新的第四代头孢菌素，该药对阴性菌作用强于头孢匹罗，如对产气杆菌、阴沟杆菌、枸橼酸杆菌属不动杆菌抗菌效果优良，对金黄色葡萄球菌、CNS 及 MRSA、链球菌、肺炎球菌抗菌活性明显增强，对绿脓杆菌及其他假单胞菌属感染治疗均有较好的效果。有报道该品可以很好地通过血-脑屏障，能杀灭脑脊液中肺炎双球菌、金黄色葡萄球菌、克雷伯菌、嗜血流感杆菌及绿脓杆菌。

（2）药物的应用　成人用量为硫酸头孢噻利 1～2 g/d，分 2 次使用，30～60 min 内静脉注射。根据年龄、症状适量增减，对重症、难治愈的感染可增量至 4 g/d，分 2 次使用，1 h 以上静脉注射。

（3）副作用　休克、过敏性症状、痉挛、意识障碍、肾功能不全、血小板减少、大肠炎、间质性肺炎等。

（4）药物的相互作用及注意事项　避免急速静注或短时间的点滴静注，对肾功能障碍的患者，应根据肾功能障碍的程度减小剂量，加大给药间隔时间。因有可能发生休克，需仔细问诊。在给药前进行皮内试验。

六、抗真菌药物

异基因造血干细胞移植过程中的霉菌感染近年来得到了广泛和深入的认识，由于患者的免疫缺陷状态以及广谱抗生素的应用，深部霉菌感染的发生率和严重程度均高于常规患者。针对真菌的治疗药物目前主要分为：多烯类抗真菌抗生素（代表药物为两性霉素 B）、棘白菌素类抗真菌抗生素（代表药物为卡泊芬净、米卡芬净）、唑类抗真菌药（代表药物为氟康唑、伊曲康唑、伏立康唑）、烯丙胺类抗真菌药及其他合成抗真菌药。目前针对深部真菌感染主要是前三类，以下分别介绍代表药物。

1. 氟康唑

（1）简介　氟康唑（大氟康，diflucan）为三唑类广谱抗真菌药，能高度选择性抑制真菌的细胞色素 P450，使真菌细胞损失正常的甾醇，14α-甲基甾醇则在菌细胞中蓄积，起抑菌作用。对新型隐球菌、白色念珠菌及其他念珠菌、黄曲菌、烟曲菌、皮炎芽生菌、粗球孢子菌、荚膜组织胞浆菌等有抗菌作用。

（2）药物的应用　念珠菌系统感染：第 1 d 400 mg，以后 200 mg/d，疗程 4 周或症状消失后再用 2 周。隐球菌性脑膜炎：第 1 d 400 mg，以后 200 mg/d，如病人反应正常也可用 400 mg/d，至脑脊液细菌培养阴性后 10～12 周。肾功能不全者减少用量。

（3）副作用　主要是肝脏功能的损伤。遇有肝功能变化要及时停药或处理。偶见剥脱性皮炎（常伴随肝功能损害发生）。较常见的其他不良反应有恶心、头痛、皮疹等。

（4）药物的相互作用及注意事项　与环孢素合用，可使环孢素的血药浓度缓慢增加。与甲苯磺丁脲等磺酰脲类降糖药同用，可延长后者的血清半衰期，可引起低血糖反应，必须引起注意。与苯妥英钠同用，可使后者的血药浓度增高，故应监测苯妥英钠的浓度。使用过程中应监测肝功。

2. 两性霉素B

（1）简介　两性霉素B（amphotericin B）为多烯类抗真菌药物。对本品敏感的真菌有新型隐球菌、皮炎芽生菌、组织胞浆菌、球孢子菌属、孢子丝菌属、念珠菌属等，部分曲菌属对本品耐药；皮肤和毛发癣菌则大多耐药。本品对细菌、立克次氏体、病毒等无抗菌活性。常用治疗量所达到的药物浓度对真菌仅具抑菌作用。作用机制为本品通过与敏感真菌细胞膜上的固醇结合，损伤细胞膜的通透性，导致细胞内重要物质如钾离子、核苷酸和氨基酸等外漏，破坏细胞的正常代谢从而抑制其生长。

（2）药物的应用　本品适用于敏感真菌所致的深部真菌感染且病情呈进行性发展者，如败血症、心内膜炎、脑膜炎（隐球菌及其他真菌）、腹腔感染（包括与透析相关者）、肺部感染、尿路感染和眼内炎等。

（3）副作用　①静滴过程中或静滴后发生寒战、高热、严重头痛、食欲缺乏、恶心、呕吐，有时可出现血压下降、眩晕等。②几乎所有患者在疗程中均可出现不同程度的肾功能损害，尿中可出现红细胞、白细胞、蛋白和管型、血尿素氮和肌酐增高，肌酐清除率降低，也可引起肾小管性酸中毒。③低钾血症，尿中排出大量钾离子所致。④血液系统毒性反应有正常红细胞性贫血，偶可有白细胞或血小板减少。⑤肝毒性，较少见，可致肝细胞坏死，急性肝功能衰竭亦有发生。⑥心血管系统反应如静滴过快时可引起心室颤动或心脏骤停。此外本品所致的电解质紊乱亦可导致心律失常的发生。本品静滴时易发生血栓性静脉炎。⑦神经系统毒性反应，鞘内注射本品可引起严重头痛、发热、呕吐、颈项强直、下肢疼痛及尿潴留等，严重者可发生下肢截瘫等。⑧过敏性休克、皮疹等变态反应偶有发生。

（4）药物的相互作用及注意事项　①肾上腺皮质激素，此类药物在控制两性霉素B的药物不良反应时可合用，但一般不推荐两者同时应用，因可加重两性霉素B诱发的低钾血症。如需同用时，则肾上腺皮质激素宜用最小剂量和最短疗程，并需监测患者的血钾浓度和心脏功能。②洋地黄苷，本品所致的低钾血症可增强潜在的洋地黄毒性。两者同用时，应严密监测血钾浓度和心脏功能。③氟胞嘧啶与两性霉素B具协同作用，但本品可增加细胞对前者的摄取并损害其经肾排泄，从而增强氟胞嘧啶的毒性反应。④本品与吡咯类抗真菌药如酮康唑、氟康唑、伊曲康唑等在体外具拮抗作用。⑤氨基糖苷类、抗肿瘤药物、卷曲霉素、多粘菌素类、万古霉素等肾毒性药物与本品同用时可增强其肾毒性。⑥骨髓抑制剂、放射治疗等可加重患者贫血，与两性霉素B合用时宜减少其剂量。⑦本品诱发的低钾血症可加强神经肌肉阻断药的作用，两者同用时需监测血钾浓度。⑧应用尿液碱化药可增强本品的排泄，并防止或减少肾小管酸中毒发生的可能。

3. 伊曲康唑

（1）简介　伊曲康唑（itraconazole）为合成的三氮唑衍生物，具有广谱抗真菌作用，可抑制真菌细胞膜麦角甾醇的合成，从而发挥抗真菌效应。本品对皮肤癣菌（毛癣菌属、小孢子菌属、絮状表皮癣菌）、酵母菌、新生隐球菌、糖秕孢子菌属、念珠菌属（包括白色念珠菌、光滑念珠菌和克柔念珠菌）、曲霉属、组织胞浆菌属、巴西副球孢子菌、申克孢子丝菌、着色真菌属、枝孢霉属、皮炎芽生菌，以及其他的酵母菌和真菌有抑制作用。

（2）药物的应用　①妇科：外阴阴道念珠菌病；②皮肤科/眼科：花斑癣、皮肤真菌病、真菌性角膜炎和口腔念珠菌病；③由皮肤癣菌和/或酵母菌引起的甲真菌病；④系统性真菌感染：

系统性曲霉病及念珠菌病、隐球菌病（包括隐球菌性脑膜炎）、组织胞浆菌病、孢子丝菌病、巴西副球孢子菌病、芽生菌病和其他各种少见的系统性或热带真菌病。

（3）副作用　常见胃肠道不适，如厌食、恶心、腹痛和便秘，较少见的副作用包括头痛、可逆性氨基转移酶升高、月经紊乱、头晕和过敏反应。已有潜在病理改变并同时接受多种药物治疗的大多数患者，在接受伊曲康唑长疗程治疗时可见低血钾症、水肿、肝炎和脱发等症状。

（4）药物的相互作用及注意事项　①诱酶药物如利福平和苯妥英可明显降低本品的口服生物利用度，因此，当与诱酶药物共同服用时应监测本品的血浆浓度。②体外研究表明，在血浆蛋白结合方面，本品与丙咪嗪、心得安、安定、西咪替丁、消炎痛、甲糖宁和磺胺二甲基嘧啶之间无相互作用。③已报道当使用本品超过推荐剂量时，与环孢菌素 A、阿司咪唑和特非那丁有相互作用。这些药物若与本品同服时，应减少剂量。④已报道本品与华法林和地高辛有相互作用。因此，这些药物若与本品同服时，应减少剂量。⑤尚未观察到本品与 AZT（齐多夫定）间的相互作用。⑥尚未观察到本品对炔雌醇和炔诺酮代谢的诱导效应。

4. 伏立康唑

（1）简介　伏立康唑（voriconazole，威凡）通过抑制真菌中由细胞色素 P450 介导的 14α-甾醇去甲基化，从而抑制麦角甾醇的生物合成，进而抑制真菌细胞壁的合成。体外试验表明，伏立康唑具有广谱抗真菌作用。伏立康唑对念珠菌属，包括耐氟康唑的克柔念珠菌、光滑念珠菌和白念珠菌耐药株具有抗菌作用，对所有检测的曲菌属真菌有杀菌作用。伏立康唑在体外对其他致病性真菌也有杀菌作用，包括对现有抗真菌药敏感性较低的菌属，如足放线病菌属和镰刀菌属。

（2）药物的应用　对于移植后出现的真菌感染，尤其是考虑曲霉感染可能时，应用伏立康唑可以达到较好的抗真菌治疗效果。成人用药首次给药时第 1 d 均应给予首次负荷剂量，以使其血药浓度在给药第 1 d 即接近于稳态浓度。详细剂量：静脉滴注，负荷剂量（第 1 个 24 h）每 12 h 给药 1 次，每次 6 mg/kg（适用于第 1 个 24 h）；维持剂量（开始用药 24 h 后）每日给药 2 次，每次 4 mg/kg。连续静脉用药 4 周后可改为口服维持，口服维持剂量：体重≥40 kg者，每 12 h 1 次，每次 200 mg；体重＜40kg 的成年患者，每 12 h 1 次，每次 100 mg。对于儿童和老年人用药，可按照体重计算，但需严密检测肝肾功能。

（3）副作用　视觉障碍、发热、皮疹、恶心、呕吐、腹泻、头痛、败血症、周围性水肿、腹痛以及呼吸功能紊乱。与治疗有关的，导致停药的最常见不良事件，包括肝功能试验值增高、皮疹和视觉障碍。

（4）药物的相互作用及注意事项　伏立康唑禁止与其他药物，包括肠道外营养剂（如 aminofusin10％ plus）在同一静脉通路中滴注。伏立康唑不宜与血制品或任何电解质补充剂同时滴注。4.2％的碳酸氢钠静脉注射液与伏立康唑存在配伍禁忌。

5. 卡泊芬净

（1）简介　卡泊芬净（caspofungin，醋酸卡泊芬净，科赛斯）为棘白菌素类抗真菌药物，是葡聚糖合成酶抑制剂，能干扰真菌细胞壁的合成，从而达到治疗效果。本品有广谱抗真菌活性，对白色念珠菌、热带念珠菌、光滑念珠菌、克柔念珠菌等有良好的抗菌活性，对烟曲霉、黄曲霉、土曲霉、黑曲霉及除曲菌以外的几种丝状真菌和二形真菌也有抗菌活性。

（2）药物的应用　适用于食管念珠菌病，以及其他药物（如两性霉素 B、两性霉素 B 脂质体、伊曲康唑等）治疗无效或不耐受的侵入性曲霉病。

（3）副作用　本品常见的不良反应为皮疹、皮肤潮红、瘙痒、热感、发热、面部水肿、支气管痉挛、静脉炎、恶心、呕吐等。也见呼吸困难、喘鸣、皮疹恶化等过敏反应的报道。也可见转氨酶升高、血清碱性磷酸酶升高、血钾降低、嗜酸粒细胞增多、尿蛋白升高、尿红细胞升高等。

（4）药物的相互作用及注意事项　严重肝功能不全的病人慎用，本品应单独输注，不宜与其他静脉注射剂混合，本品在葡萄糖溶液中不稳定，故不能用葡萄糖注射液稀释。

七、抗病毒药物

不全相合异基因造血干细胞移植的病毒感染主要与免疫缺陷相关,且感染发生的病毒以巨细胞病毒、疱疹病毒、EB病毒为主,此外还可能发生机会性病毒感染,如HBV、HCV感染。由于干扰素对骨髓的抑制作用,因此移植期间的病毒感染通常不选用干扰素治疗。同时,对于移植期间抗病毒药物的选择,需兼顾患者的血象、肝功等指标。此外,预防性的抗病毒药物输注和被动提高患者的免疫力如人免疫球蛋白的定期输注对于病毒感染的预防有一定意义。

1. 阿昔洛韦

(1)简介　阿昔洛韦(aciclovir)体外对单纯性疱疹病毒、水痘带状疱疹病毒、巨细胞病毒等具抑制作用。本品进入疱疹病毒感染的细胞后,与脱氧核苷竞争病毒胸苷激酶或细胞激酶,药物被磷酸化成活化型阿昔洛韦三磷酸酯,然后通过两种方式抑制病毒复制:①干扰病毒DNA多聚酶,抑制病毒的复制;②在DNA多聚酶作用下,与增长的DNA链结合,引起DNA链的延伸中断。本品对病毒有特殊的亲和力,但对哺乳动物宿主细胞毒性低。体外细胞转化测定有致癌报道,但动物实验未见致癌依据。某些动物实验显示高浓度药物可致突变,但无染色体改变的依据。本品的致癌与致突变作用尚不明确。大剂量注射可致动物睾丸萎缩和精子数减少,药物能通过胎盘,动物实验证实对胚胎无影响。

(2)药物的应用　①单纯疱疹病毒感染:用于免疫缺陷者初发和复发性黏膜皮肤感染的治疗以及反复发作病例的预防,也用于单纯疱疹性脑炎治疗;②带状疱疹:用于免疫缺陷者严重带状疱疹病人或免疫功能正常者弥散型带状疱疹的治疗;③免疫缺陷者水痘的治疗;④急性视网膜坏死的治疗。

(3)副作用　①常见的不良反应:注射部位的炎症或静脉炎、皮肤瘙痒或荨麻疹、皮疹、发烧、轻度头痛、恶心、呕吐、腹泻、蛋白尿、血液尿素氮和血清肌酐值升高、肝功能异常,如血清氨基转移酶、碱性磷酸酶、乳酸脱氢酶、总胆红素轻度升高等;②少见的不良反应有:急性肾功能不全、白细胞和红细胞下降、血红蛋白减少、胆固醇、三酰甘油升高、血尿、低血压、多汗、心悸、呼吸困难、胸闷等;③罕见的不良反应有:昏迷、意识模糊、幻觉、癫痫、下肢抽搐、舌及手足麻木感、震颤、全身倦怠感等中枢神经系统症状。

(4)药物的相互作用　①与干扰素或甲氨蝶呤(鞘内)合用,可能引起精神异常,应慎用;②与肾毒性药物合用可加重肾毒性,特别是肾功能不全者更易发生;③与齐多夫定(Zidovudine)合用可引起肾毒性,表现为深度昏睡和疲劳;④与丙磺舒竞争性抑制有机酸分泌,合并用丙磺舒可使本品的排泄减慢,半衰期延长,体内药物蓄积。

2. 更昔洛韦

(1)简介　更昔洛韦(ganciclovir)为鸟嘌呤类抗病毒药,与阿昔洛韦是同系物,但作用更强,尤其对艾滋病患者的巨细胞病毒有强大的抑制作用。本品进入细胞内后迅速被磷酸化形成单磷酸化合物,然后经细胞激酶的作用转化为三磷酸化合物,本药在感染巨细胞病毒的细胞内,其磷酸化的过程较正常细胞中更快。本药三磷酸盐可竞争性抑制DNA多聚酶,并掺入病毒及宿主细胞的DNA中,从而抑制DNA的合成。本药对病毒DNA多聚酶的抑制作用比对宿主细胞的DNA多聚酶强。

(2)药物的应用　本品用于免疫功能损伤引起巨细胞病毒感染的患者。用于免疫功能损伤(包括艾滋病患者)发生的巨细胞病毒性视网膜炎的维持治疗;预防可能发生于器官移植受者的巨细胞病毒感染;预防晚期HIV感染患者的巨细胞病毒感染。

(3)副作用　本品可引起粒细胞减少/中性白细胞减少及血小板减少。罕见有头痛、头昏、呼吸困难、恶心、呕吐、腹痛、腹泻、厌食、消化道出血、心律失常、血压升高或血压降低、寒战、血尿、血尿素氮增加、脱发、瘙痒、荨麻疹、血糖降低、浮肿、周身不适、肌酐增加、嗜伊红细胞增多症等。有巨细胞病毒感染性视网膜炎的艾滋病患者可出现视网膜剥离。

(4)药物的相互作用　在口服本品前 2 h 或同时服用去羟肌苷,可使去羟肌苷稳态 AU-Co-12 增加 111%±114%。在口服本品前期小时服用去羟肌苷,更昔洛韦的稳态 AUC 下降 21%±17%,但两药同时用时更昔洛韦的 AUC 不受影响。两种药物的肾清除率均匀,没有显著改变。

3. 膦甲酸钠(foscarnet sodium)

(1)简介　膦甲酸钠(foscarnet sodium)为无机焦磷酸盐的有机同系物,试管中可抑制许多病毒的 DNA 聚合酶和逆转录酶,包括疱疹病毒、人疱疹病毒 HHV-6、1 型和 2 型单纯疱疹(HSV-1 和 HSV-2)、EB 病毒(EBV)、细胞肥大病毒和水痘-带状疱疹病毒(VZV)等。对乙肝病毒的 DNA 聚合酶也有抑制作用。体外试验中膦甲酸钠可抑制包括巨细胞病毒(CMV)、单纯疱疹病毒 1 型和 2 型(HSV-1 和 HSV-2)等疱疹病毒的复制。膦甲酸钠能够在不影响细胞 DNA 聚合酶的浓度下,在病毒特异性 DNA 聚合酶的焦磷酸盐结合位点产生选择性抑制作用,进而表现出抗病毒活性。膦甲酸钠不需要被胸腺嘧啶激酶或其他激酶激活(磷酸化),因此在体外对 HSVTK 缺失突变株和 CMVUL97 突变株有活性,故耐阿昔洛韦的 HSV 株或耐更昔洛韦的 CMV 株可能会对膦甲酸钠敏感。但伴有 DNA 聚合酶改变的耐阿昔洛韦和更昔洛韦突变株可能也耐膦甲酸钠。在体外试验中,将膦甲酸钠和更昔洛韦联用可见活性增强。该药能进入患者脑脊液,脑脊液中药物浓度与患者的血脑屏障缺陷程度有关。此外还可以蓄积在人的骨中,但蓄积程度尚未确定。

(2)药物的应用　现主要外用于疱疹病毒的皮肤、黏膜感染。在考虑病毒感染(CMV、疱疹病毒)时,予以初始剂量 60 mg/kg,每 8 h 1 次,2~3 周后予以维持剂量 90~120 mg/(kg·d)。不全相合造血干细胞移植中对于出现巨细胞病毒感染、疱疹病毒感染患者,当患者骨髓处于抑制期或造血刚刚重建时,推荐应用膦甲酸钠而慎用更昔洛韦,但应用该药过程中需严密监测肝肾功能。

(3)副作用　①本品的外用剂型无毒性和刺激性。②静脉用药可引起多系统的不良反应,如发热、乏力、疼痛、感染、恶心、贫血、皮疹、电解质失衡、肾功能改变等:a. 肾功能损害:血清肌酐值升高,肌酐清除率降低,停止用药 1~10 周内血清肌酐值能恢复至治疗前水平或正常。b. 电解质紊乱:低钙血症、低镁血症、低钾血症、低磷血症或高磷血症。该药能螯合二价金属离子(Ca^{2+}、Mg^{2+}、Fe^{2+}、Zn^{2+})。部分患者使用本品出现可逆性低钙血症,呈量效关系。c. 惊厥(包括癫痫大发作)。d. 贫血或血红蛋白降低:一般不同时伴有白细胞及血小板计数下降。e. 胃肠系统:恶心、呕吐、腹泻、腹痛、消化不良、便秘,曾有胰腺炎个例报道。f. 中枢及周围神经系统:paraethesia、头痛、眩晕、非自主性肌肉收缩、震颤、共济失调、神经病。

(4)药物的相互作用及注意事项　肾功能不全患者应当减少用量。

八、抗卡氏肺孢子虫肺炎药物

移植后的免疫缺陷状态是导致卡氏肺孢子虫肺炎(PCP)重要的诱因,移植前以及移植期间的药物预防(如 SMZ 的口服预防治疗和静脉丙球的输注)能够最大限度地减少 PCP 的发生,但移植后仍有相当部分患者感染 PCP。对于 PCP 的治疗,目前经典的药物仍是甲氧苄啶-磺胺甲噁唑(TMP-SMZ),对于不能耐受磺胺药物的患者,可以选择氨苯砜、喷他脒及其衍生物以及中成药物青蒿素。此外,一些抗真菌药物如双苯甲亚胺、棘白菌素类药物和大蒜素均对 PCP 也有治疗作用。以下介绍甲氧苄啶-磺胺甲噁唑(TMP-SMZ,复方新诺明)。

(1)简介　复方新诺明为磺胺类抗菌药,是磺胺甲恶唑(SMZ)与甲氧苄啶(TMP)的复方制剂,每片含活性成分磺胺甲恶唑 0.4 g 和甲氧苄啶 0.08 g。该药对非产酶金黄色葡萄球菌、化脓性链球菌、肺炎链球菌、大肠埃希菌、克雷伯菌属、沙门菌属、变形杆菌属、摩根菌属、志贺菌属等肠杆菌科细菌、淋球菌、脑膜炎奈瑟菌、流感嗜血杆菌均有良好的抗菌作用。治疗卡氏肺孢子虫肺炎,本品为首选药物。卡氏肺孢子虫肺炎的预防,可用于已有卡氏肺孢子虫病至少一次发作史的患者,或严重免疫缺陷状态者。

(2)药物的应用　治疗卡氏肺孢子虫肺炎,按体重1次口服 SMZ 18.75～25 mg/kg 及 TMP 3.75～5 mg/kg,每 6 h 1 次,疗程为 14～21 d。治疗细菌感染,2 个月以上、体重 40 kg 以下的婴幼儿,1 次口服 SMZ 20～30 mg/kg、TMP 4～6 mg/kg,每 12 h 1 次;体重≥40 kg 的小儿剂量同成人常用量。2 个月以下婴儿禁用。

(3)副作用　①过敏反应。可表现为药疹,严重者可发生渗出性多形红斑、剥脱性皮炎和大疱表皮松解萎缩性皮炎等。偶见过敏性休克。②中性粒细胞减少或缺乏症、血小板减少症及再生障碍性贫血。③溶血性贫血及血红蛋白尿。缺乏葡萄糖-6-磷酸脱氢酶的患者应用磺胺药后易于发生。④高胆红素血症和新生儿核黄疸。⑤肝脏损害。可发生黄疸、肝功能减退,严重者可发生急性肝细胞坏死。⑥肾脏损害。可发生结晶尿、血尿和管型尿;偶有患者发生间质性肾炎或肾小管坏死的严重不良反应。

(4)药物的相互作用及注意事项　服用本品期间应多饮水,保持高尿流量,如应用本品疗程长、剂量大时,除多饮水外,宜同服碳酸氢钠,以防止此不良反应。本品能抑制大肠杆菌的生长,妨碍 B 族维生素在肠内合成,故使用本品的同时给予维生素 B 以预防其缺乏。此外服用本品引起叶酸缺乏时,可同时服用叶酸制剂。与骨髓抑制药合用可能增强对造血系统的不良反应。TMP 可抑制华法林的代谢而增强抗凝作用。TMP 与环孢素合用可增加肾毒性。本品不宜与氨苯砜合用,因氨苯砜与本品中的 TMP 的血药浓度均可升高,氨苯砜浓度的升高增加高铁血红蛋白血症的发生。

(曾东风　孔佩艳　张　曦　陈幸华)

参考文献

1. Gluckman E,Rocha V,Ionescu I,et al. Results of unrelated cord blood transplant in fanconi anemia patients:risk factor analysis for engraftment and survival. Biol-Blood-Marrow-Transplant,2007,13(9):1073-1082.

2. Inamoto Y,Kuwatsuka Y,Oba T,et al. Serologically HLA-DR-mismatched unrelated donors might provide a valuable alternative in allogeneic transplantation:experience from a single japanese institution. Int J Hematol,2007,85(2):163-169.

3. Bates JS,Engemann AM,Hammond JM. Clinical utility of rituximab in chronic graft-versus-host disease. Ann-Pharmacother,2009,43(2):316-321.

4. Ramanathan M,Srinivasan R,Geller N,et al. Combined tumor necrosis factor-α(TNF-α) and interleukin-2 (IL-2) blockade in acute steroid refractory graft-versus-host disease (SR-GVHD) following allogeneic hematopoietic stem cell transplantation (HCT).2009 ASCO Annual Meeting,Abstract No:7023.

5. 高纯颖,童晓青,徐峰. HT3 受体拮抗剂抑制化疗致吐的研究进展.沈阳医科大学学报,2007,24(4):254-258.

6. Gergis U,Markey K,Greene J,et al. Voriconazole provides effective prophylaxis for invasive fungal infection in patients receiving glucocorticoid therapy for GVHD.Bone Marrow Transplantation,2010,45:662-667.

7. Holly LH,Ray YH,Melinda N,et al. Clinical Experience of Linezolid in Bone Marrow Transplantation Patients.Journal of Pharmacy Practice,2010,23(4):352-357.

8. Hochegger K,Wurz E,Nachbaur D,et al. Rapamycin-induced proteinuria following allogeneic hematopoietic stem cell transplantation.Bone Marrow Transplantation,2009,44(1):63-65.

9. Ge W,Jiang J,Baroja ML,et al. Infusion of mesenchymal stem cells and rapamycin synergize to attenuate alloimmune responses and promote cardiac allograft tolerance.Am J Transplant,2009,9(8):1760-1772.

10. Vischini G,Cudillo L,Ferrannini M,et al. Rituximab in post allogeneic hematopoietic stem cell trans-

plantation membranous nephropathy:a case report.J Nephrol,2009,22(1):160－163.

11.Torres A,Serrano J,Rojas R,et al.Voriconazole as primary antifungal prophylaxis in patients with neutropenia after hematopoietic stem cell transplantation or chemotherapy for acute myeloid leukemia.Int Ophthalmol,2010,30(1):103－107.

12.Ota S,Wada A,Kosugi M,et al.Cost benefit analysis for prophylactic use of itraconazole versus fluconazole after hematopoietic stem cell transplantation.Rinsho Ketsueki,2010,51(1):63－68.

13.Cohen N,Mihu CN,Seo SK,et al.Hematologic safety profile of linezolid in the early periengraftment period after allogeneic stem cell transplantation.Biol Blood Marrow Transplant,2009,15(10):1337－1341.

14.Higa T,Tasaka T,Kubo Y,et al.Successful treatment of meningoencephalitis caused by methicillin-resistant staphylococcus aureus with intravenous linezolid in an allogeneic cord blood stem cell transplant recipient.Scand J Infect Dis,2008,40(11－12):990－992.

15.Pulsipher MA,Wall DA,Grimley M,et al.A phase Ⅰ/Ⅱ study of the safety and efficacy of the addition of sirolimus to tacrolimus/methotrexate graft versus host disease prophylaxis after allogeneic haematopoietic cell transplantation in paediatric acute lymphoblastic leukaemia (ALL).Br J Haematol,2009,147(5):691－699.

16.Rodriguez R,Nakamura R,Palmer JM,et al.A phase Ⅱ pilot study of tacrolimus/sirolimus GVHD prophylaxis for sibling donor hematopoietic stem cell transplantation using 3 conditioning regimens.Blood,2010,115(5):1098－1105.

17.Ghez D,Rubio MT,Maillard N,et al.Rapamycin for refractory acute graft-versus-host disease.Transplantation,2009,88(9):1081－1087.

18.Yang SL,Wang D,Wu WZ,et al.Comparison of single bolus ATG and Basiliximab as induction therapy in presensitized renal allograft recipients receiving tacrolimus-based immunosuppressive regimen.Transpl Immunol,2008,18(3):281－285.

19.Couriel DR,Saliba R,De-Lima M,et al.A phase Ⅲ study of infliximab and corticosteroids for the initial treatment of acute graft-versus-host disease.Biol Blood Marrow Transplant,2009,15(12):1555－1562.

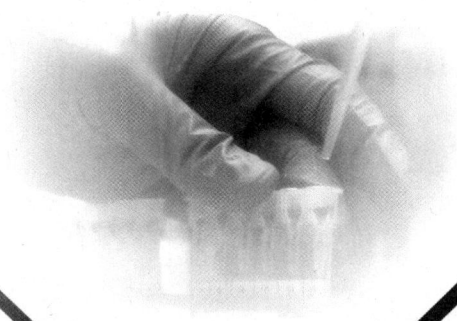

治疗篇

第五章　HLA不全相合造血干细胞移植前准备

异基因造血干细胞移植（allo-HSCT）是治疗多种恶性血液系统疾病、部分非恶性血液疾病、免疫缺陷性疾病、某些遗传代谢性疾病和实体瘤的最有效手段。移植前首先要找到合适的供者。供受者HLA相合可减少排异反应，增强移植的安全性，但是，HLA配型完全相符的概率非常低。根据遗传规律，同胞兄弟姐妹中只有25%的几率完全相配，25%的几率完全不匹配，50%的几率半相合。国际上通常采用建立骨髓库，在非血缘关系人群中寻找相匹配供者，但其HLA相合率只有1.7/100000。在没有HLA完全相合的同胞和非血缘关系供者而病情不允许等待的情况下，HLA不全相合的供者也是移植的选择之一，具有巨大的发展潜力，近几年在国内外都有较大进展。但是由于和HLA全相合造血干细胞移植相比，HLA不全相合造血干细胞移植的相关严重并发症的发生率和死亡率较高，所以应选择合适的移植时机，在移植前应对患者疾病状态和身体条件作出客观全面的评价，并帮助供者调整好最佳的身心状态。移植前的充分准备将为HLA不全相合造血干细胞移植的成功实施奠定良好的基础。

第一节　HLA不全相合造血干细胞移植时机选择

allo-HSCT是目前治疗恶性血液病、重型再生障碍性贫血、地中海贫血等最有效的方法。最理想的供者是HLA全相合的亲缘供者，但同胞间HLA相合的几率只有25%，而且鉴于我国实行的独生子女政策，独生子女家庭越来越多，能找到同胞间HLA全相合供者的患者越来越少，而在骨髓库中搜寻到HLA全相合供者的几率仅为1/100 000，且搜寻时间长，对于恶性血液病特别是难治复发患者尤为不利。

HLA不全相合的供者（父母、子女、同胞）来源广，搜寻时间短，因此如果能跨越HLA屏障，成功进行HLA不全相合造血干细胞移植，将使更多的患者获得生的希望。随着研究的进展，免疫抑制药物的研发，近20年来，HLA不全相合造血干细胞移植逐渐应用于临床。相对于HLA全相合造血干细胞移植，HLA不全相合造血干细胞移植复发率低，但植入失败率、严重移植物抗宿主病和感染的几率都较高，从而使移植相关的并发症发病率和死亡率极高。所以，HLA不全相合的造血干细胞移植尤适于无理想HLA全相合供者的高危、难治、复发的恶性血液病患者，或重型再生障碍性贫血、重型地中海贫血等非恶性血液病患者。由于各种疾病的病程和特点不同，其移植时机也不同。

一、慢性髓细胞白血病

慢性髓细胞白血病（CML）自然病程分为慢性期、加速期和急变期，中位病程为4年。多数患者有数年的"良性"慢性期，病情逐步演变，分期进展明确，终至急变。尽管CML病程长，进展慢，患者一般情况较好，但是传统治疗（羟基脲、干扰素）不能延缓其病程和根治该病。虽然近年靶向治疗药物——伊马替尼（imatinib）直接抑制CML的致病基因bcr/abl的蛋白产物酪氨酸激酶的活性，诱导白血病细胞凋亡，近期疗效肯定，已被广泛接受为CML的一线治疗药物，但其远期效果目前仍不明确。较多患者虽可获得细胞遗传学水平的治疗反应，但在分子生物学疗效水平即bcr/abl基因PCR转阴率仍较低，仅为30%~40%，停药后疾病复发率较高。而且，伊马替尼对 Ph（一）的 CML 无效，国内外均有伊马替尼原发和继发耐药的病例报道，因此，目前尚无充分依据证实伊马替尼单药足以治愈 CML。另外，伊马替尼价格昂贵，需终身服用，费用极高，大多数患者难以承受。所以目前大多数学者认为，异基因造血干细胞移植是根治 CML 的唯一手段。

大部分 CML 患者确诊时处于疾病的慢性期，此期的患者一般情况较好，仅有腹胀、乏力等较轻的症状，甚至无症状。目前认为 CML 患者在确诊 1 年内移植效果最好，故 CML 患者有较充分的时间搜寻或等待 HLA 全相合供者。若确无合适 HLA 全相合供者，则应在确诊 1 年内实施 HLA 不全相合造血干细胞移植。而对于进展期或急变期的患者，此时病情进展快，保守治疗效果差，无法等待非血缘关系 HLA 全相合的供者，若无 HLA 全相合的同胞供者则应在实施 1～2 次化疗后，无论病情是否得到缓解，均应尽快进行 HLA 不全相合造血干细胞移植，不要因继续等待 HLA 全相合供者而延误治疗时机。

二、急性髓细胞白血病

2003 年国际工作组接受了 WHO 有关急性髓细胞白血病（AML）的诊断标准，该系统保留了大部分原 FAB 形态学分型的标准，同时将分子生物学标志、染色体核型、病态造血的特征也纳入了分型的标准，以多角度评价并确定 AML 的亚型。该系统将 AML 分为至少 17 种亚型，对 AML 的预后判断和治疗方案的选择更有指导意义。其与 FAB 分类的最大不同点在于，将原始细胞≥0.20 作为诊断 AML 的标准，同时取消了 MDS 分类中难治性贫血伴原始细胞增多转变型（RAEB-T）。并且，WHO 还将具有重现性细胞遗传学异常，包括 t（15；17）、t（8；21）、inv（16）或 t（16；16）的患者确诊为 AML，而不论其骨髓原始细胞百分比的多寡。

由于全反式维甲酸（all trans retinoic acid，ATRA）诱导分化治疗使急性早幼粒细胞白血病（acute promyelocytic leukemia，APL）成为最有希望治愈的 AML 亚型，故一般不考虑进行造血干细胞移植。初诊时诊断为 APL，并经遗传学结果证实有 PML/RARa 融合基因，即应开始应用 ATRA 为基础的治疗。达到 CR 的患者，建议用 2～3 个疗程蒽环类药物为基础的化疗后，每 3 个月进行 ATRA 维持治疗，单用或联合每周 1 次 MTX 和每日服用 6-MP，持续 1～2 年。其间对遗传学的监测十分重要。对于持续不缓解或复发的 APL，目前推荐 As_2O_3 进行挽救治疗。用 As_2O_3 作为二线治疗达到分子水平缓解的患者，如果没有大剂量治疗的禁忌证则应考虑行自体造血干细胞移植（auto-HSCT）。经挽救治疗后持续不缓解的 APL 患者预后极差，应尽快行 allo-HSCT 挽救治疗，不能一味地希望通过化疗达到较好的治疗效果。若未找到 HLA 全相合的供者则应尽快进行 HLA 不全相合造血干细胞移植。

联合化疗是 AML 除 APL 外的传统治疗手段，可使完全缓解（complete remission，CR）率高达 60%～80%，但由于化疗难以彻底清除残留的白血病细胞，或白血病细胞对化疗药物的耐药，多数病人最终复发。造血干细胞移植，尤其是异基因造血干细胞移植（allo-HSCT）一直是 AML 缓解后巩固治疗的有效手段之一。随着现代化疗手段和支持治疗的进步，以大剂量 Ara-C 为基础的强化疗使 AML 的长期生存率不断提高。同时，由于 allo-HSCT 尤其是 HLA 不全相合造血干细胞移植后有一系列近期和远期移植相关并发症，使移植相关死亡率（transplant-related mortality，TRM）居高不下，严重影响移植患者的生存率和生存质量，因此 allo-HSCT 作为首次完全缓解（CR1）的巩固治疗手段，是否优于化疗或自体造血干细胞移植，一直是人们讨论的焦点之一。

对于 AML 患者 CR1 的巩固强化治疗，当前的策略是按照疾病的危险性分层选择合理的治疗方案。关于低危、中危、高危 AML 的判断，除年龄、达完全缓解（CR）时间、染色体改变、初诊时的 WBC 计数等之外，应重视某些肿瘤相关基因的改变。大量研究证实，AML 合并 t（8；21）、t（15；17）和 inv/del（16）预后较好，C/EBPα 及 c-kit 突变也提示预后良好、缓解率高而存活期长；而合并＋8、复杂的染色体异常、t(9；22)和t(6；9)预后较差，超二倍体也是不良预后特征。—5,5q—、—7,7q和11q23及3q26异常常见于MDS病史和治疗相关性白血病患者，治疗反应差或多早期复发；FLT3-TID、p53突变、bcl-2、WT1、EVI-1、MLL等也提示预后较差。针对不同的疾病危险性，治疗方案也不同：(1)低危AML，主要是有良好预后的染色体异常t(8；21)、inv/del(16)、t(15；17)者，强烈化疗作为巩固治疗的复发风险小于25%，不应首选allo-HSCT，可留待复发后再考虑。(2)中高危AML，化疗的复发风险达40%～80%，allo-HSCT的治疗获益明显高于移植相关并发症和TRM，可在CR1后早期进行allo-HSCT，尤其是高危AML常早期复发，应尽快进行移植，不必过多进行强化巩固治疗，也不应为等待HLA相合的供体而延误治疗最佳时机。

三、急性淋巴细胞白血病

(一)儿童急性淋巴细胞白血病

白血病是儿童时期最常见的恶性肿瘤，约占该时期所有恶性肿瘤的35%。急性淋巴细胞白血病(ALL)是儿童急性白血病中最常见的类型，约占所有急性白血病的75%，由于危险分组治疗、化疗的进步和支持治疗的改善，自20世纪80年代以来，长期无病生存率已达70%～80%，表明儿童ALL是完全可以治愈的疾病。但仍有部分病例早期复发或治疗失败，造血干细胞移植(HSCT)是该部分患儿的最佳选择。近年来，无血缘关系脐带血移植(UDCBT)和HLA不全相合的造血干细胞移植呈上升趋势。绝大多数ALL患儿第1次完全缓解(CR1)期不建议行HSCT治疗，具备下列条件且5年EFS率低于50%者，建议在CR1期行allo-HSCT治疗：①诱导缓解需4周以上；②白细胞(WBC)计数$>30\times10^9$/L；③有髓外浸润；④有t(9；22)，t(4；11)和t(8；14)染色体易位者；⑤T-ALL，B-ALL(SmIg＋)；⑥Bcr/abl融合基因阳性以及激素治疗反应不佳者。德国的一项包括(1985～1997年)3 676例的CR1患儿与传统化疗的对比研究未发现HSCT治疗的优势。中位随访时间为8年，CR1期接受移植(MSD和MUD)与接受化疗的患者复发率分别为31%和55%，而化疗组和移植组治疗相关死亡率分别为3%和18%。校正后HLA配型不相合供者和HLA相合供者移植治疗患儿10年EFS分别为50.4%和39.7%。因此，认为大多数高危ALL患儿在CR1进行移植，似乎并不能提高EFS。意大利骨髓移植协作组的回顾性研究表明，常规治疗并不能降低高危ALL的复发，骨髓移植和大剂量化疗能改善该部分患儿的生存率。关于高危儿童ALL在CR1期进行HSCT的多中心研究仅10年历史，而且儿童ALL高危因素的标准尚未统一，所以无论是多中心还是单中心的治疗结果都难以对比。由于难以建立统一多渠道的研究，目前尚缺乏化疗和allo-HSCT的疗效真实可信的信息，回顾性研究的结果存在偏倚，移植前一线治疗方案、移植时距完全缓解的时间等对移植疗效均有一定的影响。各种类型造血干细胞移植治疗CR1期儿童ALL疗效尚不明确，需大样本临床研究证实。

正规系统的联合化疗可使70%的儿童ALL获得长期无病生存，但仍有20%～30%的患者最终会复发。尽管其中近90%患者可达到第2次完全缓解(CR2)，但很难获得长期无病生存。意大利儿童血液肿瘤协会认为以下情况应行HSCT：①骨髓复发且CR1期持续的时间小于30个月者；②存在微小残留病者；③儿童淋巴瘤细胞白血病者。研究显示，CR2期ALL患儿行HLA相合的allo-HSCT(376例)和单纯化疗(540例)，5年DFS分别为40%和17%(P<0.001)，复发率(RR)分别为45%和80%(P<0.001)。allo-HSCT的优势明显，但主要限制就是同胞供者寻找困难。AIEOP应用MRD-HSCT治疗了50%以上单纯化疗(CT)后失败的患儿，早期复发后行MRD-HSCT的EFS显著高于强化疗。德国一项对复发ALL患儿行allo-HSCT和化疗的对比研究结果未发现MRD-allo-HSCT较化疗有明显优势(接受CT、auto-BMT、MUD、allo-BMT、MRD allo-BMT患儿5年EFS分别为48%、47%、52%和45%)，但EFS稍有改善，CR1期短的患儿尤其明显。MUD-HSCT适用于缺乏MRD的患

者,移植后 5 年 EFS 相似。体外研究证明,NK 细胞对 HLA 半相合 HSCT 的 ALL 患者未见明显的抗白血病作用。Perugia Group 的临床研究显示,NK 细胞对于这类患者复发也无明显的预防作用。由于 HLA 不全相合 allo-HSCT 的 GVHD 发病率较高、TRM 也较 HLA 相合的同胞间 HSCT 高,故多用于 CR2 以上及复发难治的 ALL 和 AML 患儿的治疗。由于儿童体重轻,脐带血所含的造血干细胞可以满足移植要求、免疫原性低且易于获取和保存,GVHD 发生率低和严重程度较其他来源 HSCT 轻等优点,近年来越来越多地应用于儿童急性白血病治疗。其缺点为植入延迟,移植相关死亡的发生率较高和复发率高。

(二)成人急性淋巴细胞白血病

目前,成人 ALL 和儿童 ALL、成人 AML 相比,治疗效果不尽如人意。尽管初治病人的 CR 率可达 80% 左右,但超过 50% 病人会出现复发,即使行异基因造血干细胞移植,成人 ALL 的无病生存(DFS)仅 30%～50%,而单纯化疗的 DFS 更低。成人 ALL 的治疗是目前白血病治疗的难点和重点。

1. 成人 ALL 分组

实践证明,基于患者临床及实验室某些检验指标,做出可靠的分型诊断和预后判断,并采取不同的化疗和干细胞移植策略,可以提高成人 ALL 的疗效。根据德国多中心成人 ALL 研究组(GMALL)对 3 000 例患者的分析,预后不良的主要因素包括:①临床特征。年龄大于 50 岁、WBC 大于 $30 \times 10^9/L$ 的 B 细胞性。②免疫分型。Pro B(B 系、CD10⁻)、早期 T(T 系、CD1a⁻、sCD3⁻)、成熟 T(T 系、CD1a⁻、sCD3⁺)。③细胞遗传学:t(9;22)/bcr/abl 或 t(4;11)/ALL1-AF4;④治疗反应。取得 CR 的时间大于 3 周,MDR1 阳性。没有上述危险因素的为标危组(SR),具有一个及以上危险因素的为高危组(HR),Ph 染色体、bcr/abl 融合基因阳性者被单独列为极高危组(VHR)。每组取得 CR 的患者 5 年生存率分别为 55%、36% 及 20%。该分类方式虽然对治疗起到了一定的帮助,但并不能完全解释全部的病例,例如约占 55% 的 SR 患者仍有近一半最终治疗失败。因此,目前对于成人急性淋巴细胞白血病的治疗,大部分学者仍倾向于尽早实施造血干细胞移植。

2. 不同疾病阶段患者 HSCT 的选择

(1)CR1 诱导化疗可达缓解的成人 ALL 患者中,仅小部分可通过标准化疗方案治愈,大部分在 1～2 年内仍会复发。法国的学者研究报道 211 例成人高危 ALL 患者的缓解后治疗结果,其中 59 例有 HLA 相合同胞供体的患者在 CR1 期进行了 allo-HSCT,无供体的患者随机分配进行 auto-HSCT 或化疗,中位 DFS 分别为 20.8 个月、15.2 个月和 11 个月。表明对有供体的 CR1 期高危成人 ALL 患者应积极进行 allo-HSCT,无供体高危患者行 auto-HSCT 并不优于化疗。因此,处于 CR1 期的患者应尽早实施异基因造血干细胞移植,但由于 ALL 复发率较高,病情进展快,若无 HLA 全相合供者,应尽快行 HLA 不全相合造血干细胞移植,不能长期等待 HLA 全相合供者。

(2)原发性耐药 诱导化疗未获缓解的成人 ALL 患者采用挽救化疗即使能达到 CR,缓解期多维持不长,大部分在短期内复发,因此这类患者最好选择 HSCT。Biggs 等报道 38 例原发诱导失败的 ALL 患者进行 allo-HSCT,3 年 DFS 可达 23%。Grigg 等的研究中有 23 例原发耐药的成人 ALL 患者行 allo-HSCT 后 5 年 DFS 达 18%,表明有 4 例原发诱导失败的患者通过 allo-HSCT 获得长期无病生存。然而此类患者适合进行移植的"窗口时间"非常短暂,因此在初诊时应判断每位患者将来是否有接受移植的可能,并积极配型寻找供体,以免出现原发耐药时延误移植时机。

(3)初次复发 目前尚无大规模临床试验结果说明初次复发的成人 ALL 患者应立即进行 HSCT,还是重新诱导缓解后再移植。大多数研究表明 CR 后白血病负荷最低,此时行 HSCT 能够提高长期 DFS,故倾向于移植前先行诱导化疗使患者再次进入缓解期。然而,部分患者有可能不能获得再次缓解，或者因再次诱导化疗毒性过大造成器官功能损害致移植相关死亡率增加。综合考虑以上两方面，初次复发的成人 ALL 患者骨髓原始细胞比例低，外周血中无原始细胞时可以不行再次诱导化疗立即进行移植。此时患者病情进展快，无法等待，若无同胞间 HLA 全相合供者，应尽快行 HLA 不全相合异基因造血干细胞移植。

（4）再次缓解（CR2）　国际骨髓移植登记处的数据表明，处于 CR2 期的成人 ALL 患者行 HLA 相合同胞供体 allo-HSCT 5 年 DFS 约 30%，HLA 相合无关供体 allo-HSCT 的结果与此相似，两者生存期均较巩固维持化疗者显著延长。原因可能在于 CR2 期患者已经历过一次复发，对化疗更易耐药，故这类患者应积极进行 allo-HSCT，若无 HLA 全相合的供者，则应尽快实施 HLA 不全相合造血干细胞移植。

四、恶性淋巴瘤

尽管 allo-HSCT 治疗淋巴瘤具有移植物抗肿瘤（graft versus tumor，GVT）效应、移植物瘤细胞污染少、复发率低等优点，但由于存在较高的治疗相关死亡率和 GVHD 等诸多问题，其在淋巴瘤治疗中的作用仍有争议，并不像 allo-HSCT 治疗白血病那样被大多数学者认可，故临床应用较自体造血干细胞移植少得多，目前尚未作为一线治疗。但是对于有骨髓浸润的难治和复发高度恶性非霍奇金淋巴瘤（NHL）或者自体干细胞移植后复发患者，异基因造血干细胞移植仍然是其治疗的有效选择之一。Richard 等比较了异基因和自体骨髓移植治疗高度恶性淋巴瘤的结果，异基因骨髓移植有移植物抗淋巴瘤作用，明显降低了复发率，提高了无病生存率，使长期无病生存率达 47%。Dhedin 等的研究表明侵袭型恶性 NHL 接受 HLA 全相合骨髓移植后，5 年无病生存率达 41%。Mitter-bauer 用分子生物学手段动态观察了异基因造血干细胞移植治疗高度恶性复发 NHL 疗效，5 年实际无病生存 35%，这些结论支持异基因造血干细胞移植能够治愈高度恶性复发 NHL，如存在 HLA 全相合同胞供者，应主张进行异基因造血干细胞移植治疗。由于 HLA 全相合同胞供者移植受限制，国外大宗统计显示需要异基因造血干细胞移植而又缺少供者的患者占 30%～40%，我国独生子女家庭增多，寻找配型相同的供髓者更加困难，单倍体相合供者移植可能是解决异基因骨髓源的方法之一。国内陈惠仁对 6 例难治和复发高度恶性淋巴瘤进行单倍体相合未去 T 细胞骨髓移植，1 例发生 Ⅱ 度以上急性 GVHD，随访 7 个月以上，现有 4 例无病存活，移植结果令人鼓舞，对难治复发恶性淋巴瘤展现了一条新的治疗途径。所以，对有骨髓浸润的难治和复发高度恶性 NHL 或者自体干细胞移植后复发患者，如果无 HLA 全相合供者应尽快实施 HLA 不全相合造血干细胞移植。

五、重型再生障碍性贫血

造血干细胞移植治疗重型再生障碍性贫血（SAA）始于 20 世纪 70 年代，最初的长期缓解率仅为 50%，最近的报道为 60%～90%，日本报道部分 HLA 完全相合的同胞供者移植的存活率达 97%。目前 allo-HSCT 已成为治疗 SAA 的首选，虽然其长期生存率并不优于使用 ATG 等免疫抑制疗法，但在造血细胞稳定植入和复发率上要优于免疫抑制疗法。HSCT 治疗的再生障碍性贫血的患者要符合以下标准：SAA 或 VSAA，年龄小于 40 岁，具有 HLA 配型完全相合的供者。一般年龄大于 30 岁的患者移植效果差，但对于一般状况良好的 VSAA 也可以考虑 HSCT。Mcsweeney 等报道大于 30 岁的 SAA 仍能取得比较好的疗效。对于找不到 HLA 配型相合的供者而言，抗胸腺细胞球蛋白（ATG）和 CsA 联合治疗仍是首选的一线治疗方案，但是该方案仅有可能改善患者的病情而不能根治，患者仍需继续接受抑制免疫、输注血液制品等治疗。患者发生出血、感染导致死亡的几率仍较高，且花费大，部分患者难以承受。为解决供者来源不足的问题并争取在最短的时间内实施 allo-HSCT 根治 SAA，近年来开始使用 HLA 配型不合的亲属作为造血干细胞移植的供者，减少了患者因等待供者而导致的感染和出血的机会，为患者争取了最佳移植时机，收到了一定的效果。据目前文献报道，亲缘 HLA 一个位点不合的移植与 HLA 全相合的移植疗效相近。移植成功率的提高除了得益于患者的选择之外，还与移植技术的发展有密切联系，如移植物抗宿主病（GVHD）的预防等。尽管如此，SAA 移植过程中移植失败、GVHD 和感染仍是主要的失败原因，并且也与移植前患者的基本情况相关，如患者的年龄、发病至移植治疗的时间、治疗时感染状况等。HLA 不全相合造血干细胞移植虽然有可能根治 SAA，但风险较大，一般仅用于年轻的、心肺肾等重要器官无原发疾病，既往体质较好，且无 HLA 全相合供者的 SAA 患者。

六、珠蛋白生成障碍性贫血

珠蛋白生成障碍性贫血（thalassemia）又称地中海贫血或海洋性贫血，是一组常染色体遗传性疾病，包含一种或几种珠蛋白肽链合成减少为特征的血红蛋白异常疾病，中国南部如广东、海南、广西是高发区。珠蛋白生成障碍性贫血主要分为 α 和 β 两大类型，每种类型又依据临床表现的不同分为轻型、重型等不同亚型。重型 α-珠蛋白生成障碍性贫血的胎儿不是死胎而流产，就是产后在 1 d 内死亡，产前检出后应立即终止妊娠。而中间型 α-珠蛋白生成障碍性贫血临床症状较轻，贫血不严重时无需治疗。同样，临床表现较轻的 β-珠蛋白生成障碍性贫血一般也无需治疗，但重型病例的贫血是进行性的，必须反复多量规律输血和使用除铁剂来提高生活质量和延长生存期。造血干细胞移植是目前根治重型 β-地中海贫血的唯一方法，HLA 全相合同胞供者移植是首选，根据地中海贫血患儿 Pesaro 分度不同，全相合同胞骨髓移植的无病生存率已提高到 80%～87%。但是，仅有 30% 左右的患者能找到 HLA 全相合的同胞供者，使造血干细胞移植治疗该病受到限制，因此选择其他供体进行移植是目前的研究方向之一。无血缘关系 HLA 全相合者也可以作为供者来源，但有较高的移植排斥率和移植相关并发症。Lanasa 等报道，68 例地中海贫血患者行非血缘骨髓移植，9 例植入失败，14 例死于移植并发症，总体生存率和无病生存率分别为 79.3% 和 65.8%；而 40% 发生 Ⅱ～Ⅳ 度 aGVHD，18% 发生 cGVHD。目前，对于无 HLA 全相合亲属或非血缘关系供者的 β-地中海贫血患者应用单倍体造血干细胞进行移植的报道较少。1982～1992 年，美国 6 个移植中心进行的 30 例地中海贫血患儿骨髓移植中有 2 例单倍体移植，1 例无病存活，1 例死亡。意大利 Gaziev 等统计了 29 例，其中 23 例 HLA 1～3 个位点不合单倍体骨髓移植治疗 β-地中海贫血的结果，在 HLA 0、1、2 位点不合病例中，植入率分别为 50%、47% 和 40%；Ⅱ～Ⅳ 度 GVHD 发生率分别是 14%、64% 和 50%；HLA 3 个位点不合病例均未植入；移植相关死亡率 34%，GVHD 和感染是主要死因。该资料表明 HLA 不全相合亲缘供者移植成功率较低。郝文革等对 10 例 β-地中海贫血患儿进行了 HLA 不全相合亲缘供者移植（3 例为 HLA 5/6 相合，7 例为 HLA 4/6 相合），1 例死亡，9 例存活，其中 6 例脱离输血，总生存率和无病生存率分别为 90% 和 60%，aGVHD 程度较轻，并且感染、出血性膀胱炎等移植并发症在发生后能得到较好控制。郝文革等认为与 HLA 全相合造血干细胞移植相比，虽然 HLA 不全相合亲缘供者移植有较高的排斥率、GVHD 发生率，但在没有 HLA 全相合同胞以及非亲缘供体时，对于年龄较小、Pesaro 分度为 Ⅰ～Ⅱ 度的 β-地中海贫血患者，可考虑使用 HLA 1～2 个位点不合亲属的造血干细胞移植。对于 Pesaro 分度 Ⅲ 度的 β-地中海贫血患者，则需非常慎重。

移植前重型 β-地中海贫血患儿的正规输血和排铁治疗对移植结果有显著影响，因为随着患儿年龄的增长，输血次数的增多，移植的难度将越来越大，风险性也会随之增高，故 β-地中海贫血患儿一旦确诊应尽快进行移植，以减少移植相关的风险，不应无限期地等待 HLA 全相合供者。

第二节　移植前疾病状态和身体条件评价

HLA 不全相合异基因造血干细胞移植的预处理方案和 GVHD 等并发症的预防与患者移植前疾病状态和身体条件评估密切相关，所以在移植前应对患者本病的疾病状态和身体条件作出客观、全面的评价,为移植的成功实施奠定良好的基础。

一、疾病状态

(一)体格检查

(1)长期贫血及化疗药物的使用都有可能对心脏造成损伤,有可能引起心功能不全和心律失常,所以要测量血压和心率、脉搏。

(2)在粒细胞缺乏和免疫力低下时患者容易发生肺部感染,而白血病、淋巴瘤也有可能侵犯肺部、纵隔和胸膜,故要认真对双肺进行听诊和叩诊。

(3)白血病和淋巴瘤会引起浅表淋巴结肿大、皮肤浸润和睾丸肿块,要在备皮后仔细检查全身皮肤、浅表淋巴结和睾丸(尤其要注意头皮、滑车上淋巴结和腘窝淋巴结等隐匿的部位)。同时也应注意全身皮肤是否有疖、痈或真菌感染等。

(4)白血病和淋巴瘤均有可能引起肝脾肿大,要进行腹部查体明确是否有肝脾肿大或腹部包块。

(5)白血病有可能引起绿色瘤,而且全身放疗有可能发生白内障,所以有白内障的患者不能进行全身放疗,因此移植前要到眼科检查明确上述情况。

(6)若口腔、肛周及耳鼻喉等部位有感染灶(如龋齿、肛裂、痔疮等),移植后容易发生严重的感染,故移植前应进行专科检查,明确上述部位是否有感染,及早处理。

(二)实验室检查

(1)大部分患者在移植前都进行过化疗,而移植预处理时又要接受大剂量化疗,化疗有可能损伤心脏、甲状腺、胰腺、肝脏和肾脏等器官功能,所以要进行心肌酶谱、甲功、肝肾功、尿常规和血糖的检测。对于心功能较差、年龄大的患者还有必要检测心衰标志物和心梗标志物。

(2)移植前,患者在粒细胞缺乏和免疫力低下时有可能发生病毒感染,故而要检测巨细胞病毒、风疹病毒、单纯疱疹病毒、EB病毒和弓形虫抗体,以明确是否有近期感染。

(3)大部分患者移植前大量输注血液制品(如红细胞、血小板),体内抗体较高,供受者血型不合输注干细胞时有可能发生溶血,移植后有可能发生纯红细胞再生障碍性贫血,而且血型转换也是干细胞植入的证据,因此移植前要检测患者ABO血型和RH血型,必要时检测血清抗体滴度。

(4)患者还需进行血常规、大便常规、风湿系列、免疫球蛋白等检测。

(5)白血病和T细胞淋巴瘤容易侵犯中枢神经系统,移植前要进行脑脊液生化和细胞学检查。

(6)若供受者血型、性别均相同,为明确移植后植入情况,需完善STR检测。

(三)辅助检查

(1)心电图 了解患者是否有心律失常、心肌缺血、心梗等情况,必要时还需行心脏彩超检查。

(2)胸片 部分患者有肺部病灶时并无发热、咳嗽等症状,为明确患者是否有细菌、病毒、真菌或结核杆菌感染,是否有癌细胞浸润,需行胸片检查,必要时行胸部CT检查。

(3)浅表淋巴结彩超 了解淋巴结是否肿大及血供情况。

(4)腹部彩超 了解肝脾大小及是否有肿块、腹腔和腹膜后淋巴结。

(四)特殊检查

(1)慢性髓细胞白血病 进行骨髓穿刺、骨髓活检了解疾病的分期及是否合并有骨髓纤维化;检测Ph染色体和bcr/abl融合基因,以评价移植疗效和了解疾病预后。

（2）急性髓细胞白血病　进行骨髓穿刺、骨髓活检了解疾病缓解程度（完全缓解、部分缓解、未缓解、复发）及是否合并有骨髓纤维化；检测 t（8；21）、t（15；17）和 inv/del（16）、C/EBPα、c-Kit＋8、复杂的染色体异常、t（9；22）、t（6；9）、—5、5q—、—7、7q 和 11q23 及 3q26 以随访移植疗效和了解疾病预后。

（3）急性淋巴细胞白血病　进行骨髓穿刺、骨髓活检了解疾病缓解程度（完全缓解、部分缓解、未缓解、复发）及是否合并有骨髓纤维化；检测 Ph 染色体和 bcr/abl 融合基因，以评价移植疗效和了解疾病预后。

（4）恶性淋巴瘤　进行骨髓穿刺、骨髓活检了解瘤细胞浸润骨髓的情况及骨髓增生程度。

（5）重型再生障碍性贫血　进行骨髓穿刺、骨髓活检明确诊断。

（6）地中海贫血　患儿在移植前长期、大量输血，虽然同时进行去铁治疗，体内仍然铁过载，对移植的成败有影响，需监测血清铁浓度。

二、身体条件评价

（一）营养评估

造血干细胞移植广泛应用于血液系统恶性肿瘤及部分实体瘤的治疗。由于肿瘤细胞、感染发热等原因引起的消耗或长期接受化疗引起的胃肠功能紊乱，患者常伴随贫血、消瘦等营养较差的情况。患者移植前需接受大剂量化疗和/或全身放疗的预处理，移植后患者可相继出现一系列并发症，如胃肠道反应、口腔黏膜溃疡、感染、出血、GVHD 等，导致机体对营养物质的需求耐受因治疗所致的不良反应而改变，而患者的营养不良又可影响造血干细胞移植后的治疗效果和造血、免疫重建。因此，了解造血干细胞移植前患者的营养状态，对保证患者的移植成功有重要意义。

临床常用的两种营养评估法，即 SGA 法和 ALB 法（见表 5-1）。

（1）SGA 法　又称主观全面评估法，是由病史和临床体格检查为基础的评估，其内容包括病史和体检 7 个项目的评分。采用 SGA 评价表对患者移植前的营养情况进行评估，需观察和测量患者的体重、饮食变化、消化道症状、活动能力及水肿情况，测量三头肌皮褶厚度（triceps skin fold，TSF）和上臂肌围（arm muscular circulation，AMC）。

（2）ALB 法　又称血清白蛋白测量法。

表 5-1　营养状态判断标准

评估法	评定项目	营养良好	轻中度营养不良	重度营养不良
SGA 法	1.体重下降	<5%	5%～10%	>10%
	2.饮食	无变化	饮食减少时间<2周	饮食减少时间>2周
	3.消化道症状	无	偶有	频繁出现时间>2周
	4.活动能力	无变化	下床走动	卧床休息
	5.皮脂改变程度	—	++	+++
	6.肌肉消耗程度	—	++	+++
	7.水肿情况	—	++	+++
ALB 法	血清白蛋白（g/L）	>30	20～30	<20

（二）心理评估

随着医学模式从单纯的生物医学模式向生物—心理—社会医学模式的转变，患者的心理问题也成为影响患者生活质量的主要因素，而接受 HLA 不全相合造血干细胞移植的患者面对重病、即将进行的高风险的移植、特殊的病房环境、高额的医疗费用和前期治疗引起的不良反应，势必会发生一系列心理社会反应。部分移植患者存在不同程度的心理卫生问题，这类患者的心理问题有其特殊性,以焦虑、抑郁为主。所导致的心理需求在疾病发生、发展及转化过程中的重要作用已日益得到重视,心理护理对造血干细胞移植患者越来越得到广泛的推广。因此,科学客观地评估移植前后的心理状态,了解患者的心理特点,采取有效的应对措施,在提高移植治疗效果,促进移植术后康复中起着重要的作用。

FACT-G 量表是复旦大学华山医院血液科翻译 Cella 等制定的 FACT-G 量表,并结合中国国情略加修改,目前已广泛应用在国内血液肿瘤患者的生存质量评价中。移植前由患者或患者家属填写 FACT-G 表,该表主要包括身体健康状况、社会/家庭状况、医患关系、心理健康状况、功能健康状况 5 个亚量表和 QOL 总评分。根据评分医护人员可以客观了解患者当前的心理状态,从而有针对性地进行心理护理和指导。

第三节　供者移植前准备

HLA 不全相合造血干细胞移植需经过组织配型选择合适的造血干细胞供者,供者分有亲缘关系的亲属供者和无亲缘关系的志愿供者。顺利对供者进行造血干细胞采集是保障 HLA 不全相合造血干细胞移植成功的关键之一。由于供者自身是正常健康人群,且部分供者需捐献骨髓,故在捐献造血干细胞前应进行严格的体检和心理护理,以保障供者的绝对安全。

一、供者体检

(一)体格检查

测量身高、体重,了解供者的营养情况;测量呼吸、心率、脉搏和血压;检查全身浅表淋巴结和甲状腺是否有肿大;听诊心音和呼吸音;检测视力。询问供者烟酒史、家族史。女性供者还应询问月经史和孕产史。

(二)辅助检查

供者需进行胸片、腹部超声、心电图的检查;并需进行以下实验室检查:三大常规、肝肾功、血糖、甲功三项、凝血四项、乙肝、丙肝、HIV 和梅毒、ABO 和 Rh 血型鉴定及巨细胞病毒、单纯疱疹病毒、风疹病毒、EB 病毒和弓形虫检测。

二、采集前准备

(一)健康教育和心理护理

作为 allo-HSCT 供者,其本身是健康的个体,虽然在道义上大多不会拒绝捐献造血干细胞来挽救亲人的生命,但捐献造血干细胞对其自身确实无任何益处。绝大多数供者是青壮年,正处于事业的上升期,是家庭的支柱,难免存在矛盾的心理。既想通过捐献自己的干细胞来挽救亲人的生命,又担心捐献造血干细胞对自身的健康存在影响,从而给自己的家庭及工作带来不良的影响。绝大部分供者对采集过程持恐惧心理,认为采集过程会是一个痛苦的过程。亲缘供者的所有这些心理问题,源于对捐献造血干细胞相关知识的匮乏,受某些传统观念和谣言的影响,担心捐献干细胞后身体健康、生育功能出现不良后果,降低生存质量,而顾虑重重,甚至有逃避心理。因而医务人员应始终保持主动、热情、关心、体贴、耐心的态度,对供者进行健康教育和心理辅导。

1. 健康教育的方式

在取得配型结果后,负责采集的工作人员采取与供者及其家属面谈、发放相关的宣教资料的方式进行健康教育,每次 30~60 min,直至供者对健康教育的内容(包括捐献干细胞的过程、可能出现的不适等)基本了解为止。健康教育前,用自设问卷评估供者对造血干细胞捐献有关知识的掌握情况,内容包括:①捐献造血干细胞的意义;②造血干细胞的动员和采集过程;③动员和采集造血干细胞的相关不良反应;④动员和采集后的注意事项。根据掌握的程度分为:不了解 0 分;了解很少 1 分;基本了解 2 分。满分为 2 分,0~1 分为不合格。健康教育后再次评估供者对有关知识的掌握情况并进行评分。

2.健康教育的内容

（1）捐献的重要意义

首先应告之供者配型结果,并强调捐献造血干细胞对患者治疗的重要性及移植后患者生存质量的改善。正常情况下,人体的造血干细胞本身有 50% 处于静止状态,供者所捐造血干细胞只占人体内造血干细胞总量的 0.3%~0.5%,采集后 2 周内将完全恢复,不会对供者的健康产生不良影响。但要注意供者有权利决定是否捐献,避免其由于未捐献而影响亲情或由此而产生的负疚心理。

（2）动员和采集干细胞的过程

采集干细胞前需用粒细胞集落刺激因子(G-CSF)动员干细胞,剂量为 5~10 μg/(kg·d)×(4~5)d。20 世纪 90 年代以前,骨髓移植是 HSCT 的主要类型,捐献骨髓要在局部麻醉情况下在手术室进行。随着现代血细胞分离机的问世,可以从外周血采集足够量的 PBSC,又由于 PBSC 采集痛苦少,费用低,造血恢复比骨髓移植快,故而外周血造血干细胞移植逐渐代替骨髓移植。现在多使用连续流动式血细胞分离机进行 PBSC 的采集。采集过程由分离机电脑控制系统自动监控,其灵敏度非常高,安全性能好。采集过程只需穿刺 2 条血管(一般为肘静脉)作血管通路,若血管条件欠佳,则需进行股静脉置管术;血流量 30~55 mL/min,共处理 2~3 个循环血量(成人一般为 10 000~15 000 mL)。全程采用 ACD-A 抗凝剂抗凝,全血与抗凝剂的比例为(9~11):1。整个过程历时 3.5~5 h,采集的干细胞量为 50~200 mL。供者可在分离室听音乐、看书、看电视节目等。

（3）动员及采集干细胞的不良反应及处理

干细胞的动员是一个比较安全的过程,但由于骨髓腔内细胞数量增加,骨髓腔压力增加,供者有可能出现腰胀、全身肌肉痛、骨痛,也可见头晕、恶心呕吐的个案报道,但也要警惕如呼吸困难等较严重的过敏反应。外周血干细胞采集是一个安全的过程,常见的不良反应有血流不足、枸橼酸盐中毒、感冒样症状的表现等。

①血流不足。供者本身血管细小,情绪紧张、寒冷、疼痛引起血管痉挛;穿刺针刺破血管,引起穿刺部位肿胀,分离管道扭曲、折叠等。预防处理:选择粗大血管(如肘静脉)以提高穿刺成功率,必要时行股静脉置管;消除紧张情绪;注意保暖,冬季可开放暖气提高室温;采集过程密切观察穿刺部位有无肿胀,管道有无扭曲、折叠等,并及时处理。

②枸橼酸盐中毒。PBSC 采集全程均采用 ACD-A 抗凝剂(主要成分为枸橼酸盐)进行全血抗凝,可致血浆的游离钙浓度下降。当 ACD-A 抗凝剂滴速过快或滴入的量过多时,血浆中的游离钙浓度下降过快则引起低血钙反应。一般症状轻微,表现为口唇、颜面及肢端轻微麻木感,经口服葡萄糖酸钙或静脉缓慢注射 10% 葡萄糖酸钙后症状可消失。重者可出现手脚抽搐、心慌等表现,应暂停采集,静脉缓慢注射 10% 葡萄糖酸钙,待症状消失后可继续采集。预防性补钙可降低枸橼酸盐中毒的发生率,一般于采集过程定期静脉缓慢注射 10% 葡萄糖 20 mL+10% 葡萄糖酸钙 10 mL(每处理 2 000~3 000 mL 全血注射 1 次),或持续静脉滴注 5% 葡萄糖 500 mL+10% 葡萄糖酸钙 40 mL。对于已生育,尤其是生育多胎的女性,对于低钙血症较敏感,可考虑适当增加补钙量。

③静脉穿刺处的肢体麻木感。与静脉穿刺侧肢体长时间制动、局部循环不良有关。在外周静脉良好的情况下,可考虑一侧穿刺肘部静脉,另一侧穿刺前臂静脉。被穿刺的前臂静脉

不处于关节位,采集过程可小幅度适当活动,减轻麻木症状;肘部静脉穿刺侧肢体则可由家人或医护人员定期轻柔按摩,改善局部循环以改善症状。

(二)健康指导

造血干细胞的动员和采集过程虽然安全但仍有可能会引起身体的不适,且供者的身体状态对动员和采集效果有较大影响,故供者在移植前应将身体情况调整到最佳状态。术前1个月供者应戒烟酒,适当锻炼身体,保证充足睡眠,避免感冒、发烧,注意安全,避免外伤等,开始口服补钙。采集干细胞前1周食用高蛋白、高维生素及含铁丰富的饮食,避免饮茶等,术前一天晚餐食低脂肪饮食,以防骨髓中混有较多脂肪,导致受者输骨髓后发生肺脂肪栓塞。

(三)造血干细胞采集术前的护理

1.骨髓造血干细胞采集术前的护理

符合术前贮存自体血的供者采集前3周进行自体循环采血,根据骨髓的采集量采集400~800 mL全血,可分次进行,置4 ℃冰箱保存。若供者的血红蛋白未达到贮存自体血的标准,则术前应配血,用于骨髓采集术中回输,减轻或避免献髓后心悸、乏力、血压下降等症状。①皮肤准备:术前一天备皮,范围为从胸部剑突下至大腿上1/3处,背部自第四腰椎至大腿上1/3处。备皮后沐浴。②肠道准备:术前晚进易消化饮食,22:00至第二天8:00禁食,术前4 h禁水,避免麻醉过程中出现恶心、呕吐。

2.外周血干细胞采集前的准备

外周血干细胞采集时间较长,供者应提前练习床上大小便。采集前查看双侧肘静脉,若血管条件差则应行股静脉置管。

若供者为育龄期女性,采集时间应尽量避开月经期,若难以调整移植时间则应提前一周服用药物推迟月经至干细胞采集结束后。

三、移植前供者常见疾病的治疗

(一)供者 HBV 感染

异基因造血干细胞移植是目前治愈多种恶性和非恶性血液疾病的唯一手段。但因为我国是乙型肝炎感染的高流行区,乙型肝炎病毒(HBV)携带者的比例高达10%,HBV 又常发生家庭内传播。因此,HBV 感染的人群很可能成为造血干细胞移植的供者,在 HBV 感染的流行地区,HBV 相关疾病已经成为影响 HSCT 预后的主要并发症,况且移植前的化疗、移植中预处理、异基因移植后应用免疫抑制剂预防 GVHD,以及造血重建前大量输注血制品等,都抑制宿主免疫,也容易造成肝炎病毒感染和再激活。

如果无其他合适供者,乙型肝炎病毒感染的个体可以作为造血干细胞移植供者,移植后对受者可能产生的影响取决于供受者移植前病毒学/血清学 HBV 标志,并不一定引起移植受者 HBV 感染。HBV 滴度可能是影响移植后乙型肝炎复发的重要因素,对于乙型肝炎病毒感染的供者必须作 HBV DNA 检测,若高于正常值则在移植前进行抗病毒治疗。HBsAg(一)的乙肝患者可作为造血干细胞移植供者。HBsAg(十)的患者可作为 HBsAb(十)受者的供者,但对 HBsAb(一)受者则应慎重,因后者发生移植后乙型肝炎的概率明显高于前者,且对于 HBsAg(十)的供者应在移植前检测 HBV 滴度,若 HBV 滴度高于正常值,供体应在移植前口服拉米夫定治疗,不会引起显著的骨髓造血功能抑制。

(二)供者 HCV 感染

丙型肝炎通过血液传播,健康供者感染的可能性小,但是血清学检测丙型肝炎抗体结果阴性不能排除丙型肝炎,所以最好采用 RT-PCR 检测 HCV DNA。HCV RNA(＋)供者可传播 HCV 给受者,故一般不作为供者。但若无其他合适供者,HLA 配型相合程度最佳的供者有 HCV 感染,仍选作供者。移植前对供者予干扰素 α 治疗,使 HCV RNA 转阴,防止传染给受者。移植前至少停用 1 周干扰素以避免影响干细胞植入。

四、捐献干细胞相关文件的签署

造血干细胞移植的健康供者都必须是自愿捐献造血干细胞。骨髓库的非血缘关系供者由中国红十字会的工作人员介绍情况并签署相关的知情文件,而亲缘供者则要签署外周血干细胞和/或骨髓采集同意书,若供者为未成年人则由其监护人签署。

(高 力 张 曦 孔佩艳 陈幸华)

参考文献

1. Heemskerk MBA,Cornelissen JJ,Roelen DL,et al. Highly diverged MHC class Ⅰ mismatches are acceptable for haematopoietic stem cell transplantation. Bone Marrow Transplantation,2007,40(3):193－200.

2. Koh LP,Chao NJ. Nonmyeloablative allogeneic hematopoietic stem cell transplant using mismatched/haploidentical donors:a review. Blood Cells Mol Dis,2008,40(1):20－24.

3. 纪树荃.人类白细胞抗原半相合骨髓移植治疗白血病的进展.中国实用内科杂志,2007,27(1):47－48.

4. Cornelissen JJ,van Putten WL,Verdonck LF,et al. Results of a HOVON/SAKK donor versus no-donor analysis of myeloablative HLA-identical sibling stem cell transplantation in first remission acute myeloid leukemia in young and middle-aged adults:Benefits for whom? Blood,2007,109:3658－3666.

5. Pui CH,Robison LL,Look AT. Acute lymphoblastic leukaemia. Lancet,2008,371(9617):1030－1043.

6. Mullighan CG,Miller CB,Radtke I,et al. BCR/ABL1 lymphoblastic leukaemia is characterized by the deletion of Ikaros. Nature,2008,453(7191):110－114.

7. Guido Lucarelli,Javid Gaziev. Advances in the allogeneic transplantation for thalassemia. Blood Reviews,2008:22:53－63.

8. 郝文革,孙新,刘莎,等.单倍体造血干细胞移植治疗儿童重 β-地中海贫血.中国当代儿科杂志,2009,11(7):546－548.

9. Nakamura R,Auayporn N,Smith DD,et al. Impact of graft cell dose on transplant outcomes following unrelated donor allogeneic peripheral blood stem cell transplantation:higher CD34＋ cell doses are associated with decreased relapse rates. Biol Blood Marrow Transplant,2008,14(4):449－457.

10. Burt RK,Loh Y,Pearce W,et al. Clinical applications of blood-derived and marrow-derived stem cells for nonmalignant diseases.JAMA,2008,299(8):925－936.

11. Ghavamzadeh A,Iravani M,Ashouri A,et al. Peripheral blood versus bone marrow as a source of hematopoietic stem cells for allogeneic transplantation in children with class I and Ⅱ beta thalassemia major. Biol Blood Marrow Transplant,2008,14(3):301－308.

12. Kim EK,Kang HJ,Park JA,et al. Retrospective analysis of peripheral blood stem cell transplantation for the treatment of high-risk neuroblastoma. J Korean Med Sci,2007,22 Suppl:S66－S72.

13. Kyoo-Hyung Lee,Je-Hwan Lee,Jung-Hee Lee,et al. Hematopoietic cell transplantation from an HLA-mismatched familial donor is feasible without ex vivo-T cell depletion after reduced-intensity conditioning with Busulfan,Fludarabine,and Antithymocyte globulin. Biology of Blood and Marrow Transplantation,2009,15(1):61－72.

14. Stefan OC,Rima MS,Gabriela R,et al. Outcomes of patients with myeloid malignancies treated with al-

logeneic hematopoietic stem cell transplantation from matched unrelated donors compared with one human leukocyte antigen mismatched related donors using hla typing at 10 loci. Biology of Blood and Marrow Transplantation,2011,,17(6):923－929.

15. Xiao－Jun Huang. Immunomodulatory strategies for relapse after haploidentical hematopoietic stem cell transplantation in hematologic malignancy patients. Best Practice & Research Clinical Haematology, In Press, Corrected Proof,Available online 25 June 2011.

16. Christina Peters,Jacqueline M Cornish,Suhag H Parikh,et al. stem cell source and outcome after hematopoietic stem cell transplantation （hsct） in children and adolescents with acute leukemia. Pediatric Clinics of North America,2010,57(1):27－46.

17. Kazuhiro Ikegame, Satoshi Yoshihara, Yuki Taniguchi, et al. Allogeneic stem cell transplantation as treatment for heavily treated,refractory acute graft-versus-host disease after HLA-mismatched stem cell transplantation. Experimental Hematology,2011,39(8):880－890.

18. Alan SW,Kristin BR,Maarten Egeler. hematopoietic stem cell transplantation for leukemia. Pediatric Clinics of North America,2010,57(1):1－25.

19. Franco Locatelli,Daniela Pende,Rita Maccario,et al. Haploidentical hemopoietic stem cell transplantation for the treatment of high-risk leukemias:How NK cells make the difference. Clinical Immunology,2009,133 (2):171－178.

20. Antonella Isgrò,Marco Marziali,Pietro Sodani,et al. Immunohematologic reconstitution in pediatric patients after T cell-depleted hla-haploidentical stem cell transplantation for thalassemia. Biology of Blood and Marrow Transplantation,2010,16(11):1557－1566.

21. Xing－Hua Chen,Lei Gao,Xi Zhang,et al. HLA-haploidentical blood and bone marrow transplantation with anti-thymocyte globulin:Long-term comparison with HLA-identical sibling transplantation. Blood Cells, Molecules,and Diseases,2009,43(1):98－104.

22. Jon J van Rood,Machteld Oudshoorn. When selecting an HLA mismatched stem cell donor consider donor immune status. Current Opinion in Immunology,2009,21(5):538－543

23. Dennis L. Confer,Linda K. Abress,Willis Navarro,et al. selection of adult unrelated hematopoietic stem cell donors:Beyond HLA. Biology of Blood and Marrow Transplantation,2010,16(1):S8－S11.

第六章　HLA 不全相合造血干细胞移植预处理方案

第一节　预处理的基本原则

　　造血干细胞移植是治疗血液系统恶性疾病的有效方法,而移植前的预处理是 HSCT 过程中的重要环节。通过预处理,一方面可清除体内的恶性肿瘤细胞,为正常 HSC 的植入提供足够的生长空间;另一方面可抑制受者的免疫系统使之无力排斥移植物而使移植成功。近年随着移植技术不断发展,移植适应证也逐渐扩大,移植患者逐年增加,这就要求有更多供体提供合适的 HSC。自 20 多年前美国国家骨髓库(NMDP)成立以来,志愿者不断增加,2008 年志愿者资料已超过 700 万份。迄今为止,NMDP 已为 3 万多例待移植患者找到了合适供者,目前每年提供的供体 HSC 在 3 500 份以上,而我国大陆的中华骨髓库也于 2009 年 8 月超过了 100 万份志愿者资料,加上我国台湾的慈济骨髓资料库,有超过 130 万志愿者资料供我国患者检索,同时我国学者在单倍型相合亲属供体移植上卓有成效的探索已使移植供体来源不再是个问题。但如何进一步优化预处理方案,使其保证供体 HSC 顺利植活,抑制移植排斥反应,同时最大限度地杀灭肿瘤细胞并减少其不良反应,提高移植成功率和患者的长期生存率,一直是困扰临床移植医生的重大难题。

一、概念

　　预处理是指在造血干细胞回输之前对患者进行超大剂量化放疗及免疫抑制治疗。预处理的目的是:(1)最大程度地清除体内残留的肿瘤细胞;(2)抑制患者的免疫系统,防止宿主对移植物的排斥反应,保障异基因造血干细胞的植入;(3)清除骨髓中的造血组织,为供者造血干细胞的植入腾空位置。可见,预处理对造血干细胞移植的成功及远期效果十分重要。

　　预处理为影响造血干细胞移植疗效的重要因素之一。早在 20 世纪 70 年代就出现最早应用 TBI(全身照射)+CY(环磷酰胺)预处理方案成功进行骨髓移植的报道,80 年代出现了 BU(白消安)+CY(环磷酰胺)为基础的预处理方案,这两种方案被认为是造血干细胞移植的经典预处理方案。之后的预处理方案均是在这两种经典方案上进行修改和改良得来的。

二、分类

　　根据超大剂量化放疗和免疫抑制预处理的强度不同,预处理分为:清髓性预处理(myeloablative conditioning,MC)、非清髓性预处理(nonmyeloablastive conditioning,NC)、减低剂量预处理(reduced intensity conditioning,RIC)、超强预处理(over-myeloablastive conditioning,OMC)等。减低剂量预处理方案的强度介于非清髓性预处理和清髓性预处理方案之间。根据预处理采用的方法不同,可分为:含全身照射的预处理、联合化疗药物预处理及含免疫抑制剂的预处理等等。

三、预处理的基本原则

　　预处理是造血干细胞移植技术中重要的环节,是事关移植成败的重要因素。在临床上可供选择的预处理方案较多,随着临床移植技术及药物品种的增多,可供选择来进行预处理的药物日益增多,除了经典 TBI+CY 和 BU+CY 组合以外,氟达拉滨、去甲氧基柔红霉素、阿糖胞苷、洛莫司汀、足叶乙甙等化疗药物也可以作为预处理方案的组成成分。与传统的预处理方案不同的是,抗淋巴细胞球蛋白(ALG)和抗胸腺细胞球蛋白(ATG)也加入到预处理方案中来,减少了发生严重预处理相关毒性(RRT)的几率。

通过检索文献我们不难"发掘"很多新的预处理方案组合,究竟如何选择是临床医生面临的难题。在这个问题上,"纯经验化"和"纯教条化"的做法都是不可取的,应当依据不同的患者年龄、病种、疾病状态、病程、耐受性及移植方式选择合理的预处理方案,也就是提倡"个体化"的预处理方案。

要做到个体化地选择预处理方案,达到腾空位置、杀灭肿瘤、免疫抑制三个预处理的基本要求,在预处理方案的制订上应当注意几个较为关键的实际问题:

1. 清除骨髓中的造血组织,为供者造血干细胞的植入腾空位置

(1)对于骨髓增生正常或者增高的疾病而言,预处理方案的强度要足够,要达到清除患者骨髓造血组织的目的就需要超大剂量的化放疗。

(2)对于再生障碍性贫血等骨髓增生低下的疾病、免疫性疾病,预处理的细胞毒药物可以酌情减量,但同时考虑增加免疫抑制的力度。

(3)对于地中海贫血患者,由于髓外造血组织广泛增生,故选择较强力的预处理方案有利于移植后异体造血干细胞的植入。

(4)对于高龄患者,应当充分考虑其预处理化放疗的承受能力,特别是反复进行多次化疗的患者可适当减小预处理强度,或者建议选用非清髓方案和降低剂量预处理。

2. 清除体内残留的肿瘤细胞

(1)如果个体条件允许,预处理剂量可按标准使用充分。

(2)预处理方案中可以添加前期治疗有效的药物,保障预处理的效果。

(3)对于高危血液肿瘤或者难治、复发性病例而言,预处理需加强化放疗的力度,使用肿瘤细胞较敏感的药物,最大程度地消灭残留肿瘤细胞。

(4)对于淋巴系来源的血液肿瘤,如急性淋巴细胞白血病、淋巴瘤细胞白血病等多采用含TBI的预处理方案;对于急性髓细胞白血病和慢性髓细胞白血病多采用联合化疗药物的预处理方案。

3. 抑制患者的免疫系统,保障异基因造血干细胞的植入

(1)对同胞间全相合造血干细胞移植患者,免疫抑制剂不需要特别加强。

(2)对于非恶性血液病,如地中海贫血、免疫性疾病,选择化疗联合非细胞毒性的免疫抑制剂,适当减小化疗剂量。

(3)对HLA位点不全相合及无关供者造血干细胞移植,选用标准预处理方案的同时应当加强非细胞毒性的免疫抑制药物的使用(如ATG)。

综上所述,在预处理方案的选择和组成上,应当依据患者具体情况以及选择移植的方式制定合理的方案进行个体化治疗。

4. 不全相合造血干细胞移植预处理选择的原则

与HLA全相合造血干细胞移植相比,不全相合移植造血重建缓慢,免疫重建延迟、GVHD严重,移植失败率较高。为了克服上述不全相合造血干细胞移植的缺陷,提高移植的成功率,目前采取的主要措施包括增加预处理的强度、强烈的免疫抑制及提高CD34$^+$细胞数量等。美国South Carolina大学报道预处理使用抗胸腺细胞球蛋白(ATG)的210例不全相合移植患者植入率高达97%,移植后重度移植物抗宿主反应发生率由70%降至10%~20%,临床经验支持选择去除T细胞有利于单倍体移植成功。通过增强预处理方法减少受者对移植物的排斥反应,可提高造血干细胞的植入率。Lamparelli等报道应用环磷酰胺150 mg/kg、抗胸腺细胞球蛋白1.5 mg/kg、塞替哌15 mg/kg预处理的一个HLA位点不合的17例患者全部获得植入,7例两个位点不合的患者有6例植入。因此,不全相合造血干细胞移植的预处理方案的选择原则是增加预处理强度,并且要包含抗胸腺细胞球蛋白(ATG)。

第二节　常用的预处理方案及其应用选择

异基因造血干细胞移植预处理的目的主要是摧毁宿主的免疫系统,为移植的造血干细胞提供空间和杀灭肿瘤细胞。对于 HLA 不全相合造血干细胞移植,由于存在 HLA 屏障,HVG(宿主抗移植物)反应强,常规预处理方案不能有效地清除宿主体内免疫细胞,造血干细胞的植入非常困难,仅有 75% 左右的移植成功率。选择适合 HLA 不全相合造血干细胞移植的预处理方案是保证干细胞顺利植入、供者造血免疫重建的关键环节。近年来,对 HLA 不全相合移植最佳预处理方案的探索使人们认识到加大全身照射(TBI)剂量虽然可以提高移植成功率,但同时大剂量 TBI 也增加了全身毒性,使移植相关死亡率及慢性 GVHD (cGVHD)发病率明显提高。更多的临床结果使人们认识到单纯提高 TBI 照射剂量并非是必需的,引入多种细胞毒药物和加强免疫抑制剂的使用可能会起到更有效的作用。

一、抗胸腺细胞球蛋白在 HLA 不全相合造血干细胞移植中的重要作用

抗胸腺细胞球蛋白(ATG)是一种选择性免疫抑制剂,主要作用于 T 淋巴细胞,导致淋巴细胞衰竭,从而产生免疫抑制作用。在临床上使用 ATG 的经验最早来自于对再生障碍性贫血(AA)的治疗。对 AA 的免疫抑制治疗方案,一般以 ATG+CsA 为主,大大改善了再生障碍性贫血特别是重症再障患者的预后。但只有 48% 成人再障患者对 ATG 治疗有反应,对 ATG 的反应性是影响再障患者长期生存的最重要因素。

传统的 allo-BMT 采用大剂量化放疗的骨髓清除性预处理,以求最大限度地杀灭肿瘤细胞或清除受体造血干细胞,利于供者干细胞的植入。HLA 不全相合造血干细胞移植,由于存在 HLA 屏障,对预处理的强度要求更高,需要更强的清髓效应。但逐步增强的强烈预处理不可避免地带来严重的预处理相关毒性(RRT),甚至导致移植相关死亡,而且并不能彻底地清除受体内所有的肿瘤细胞。移植过程中,加用强有力的免疫抑制药物,可有效减小预处理剂量,促进供者造血干细胞植入。应用强效免疫抑制剂 ATG 于移植早期抑制患者的 T 细胞免疫功能,形成供受者细胞的嵌合体,完全嵌合体的形成延迟,同时避免传统的细胞因子风暴,无论肿瘤性和非肿瘤性血液病,均降低了早期急性严重的 aGVHD 发生,使得 aGVHD 的发生时相延迟,恶性血液病尤为明显。Henslee-Downey 等采用抗 T 细胞单克隆抗体去除 HLA 不全相合造血干细胞移植骨髓移植物中 T 细胞,治疗 72 例恶性血液病(低危组 20 例、高危组 52 例),预处理方案包括大剂量分次全身放疗、ATG 和化疗药物,尽管输注 CD34$^+$ 细胞中位数仅 1.36(0.14~8.92)×10^6/kg,在移植后 32 d 时总的植入成功率达 88%,由此认为预处理方案中大剂量 TBI 和 ATG 是保证移植成功的关键。美国 South Carolina 大学报道 210 例患者,预处理中使用了 ATG 的患者平均植入时间为 16 d,植入率高达 97%,两者均大大优于未使用 ATG 患者的结果。ATG 于移植前 1~4 d 给药,一般剂量为 2.5 mg/(kg·d)。输注前 15 min 给予抗组胺类药物预防不良反应,如盐酸异丙嗪 12.5~25 mg 肌内注射。静脉滴注过程中同步予以糖皮质激素预防过敏反应,如地塞米松 10 mg 静滴,或氢化可的松 200 mg 静滴。

ATG 是从异种动物血清提炼出来的免疫抑制剂,因而在应用过程中常常出现过敏反应,为Ⅲ型变态反应。主要表现为:皮疹、畏寒、发热、淋巴结肿大、关节肿痛、腹痛、恶心呕吐、神经性水肿、血压下降、肾小球肾炎、心肌炎,此外观察到白细胞和血小板明显下降,需严密观察病情,及时发现及时处理。而且,ATG 是强有力的免疫抑制剂,对机体的免疫力产生明显抑制作用,可能会加重感染的发生率。

二、含全身放疗的预处理方案

全身放疗(total body irradiation,TBI)全身照射是造血干细胞移植治疗白血病预处理方案中重要的组成部分,主要发挥以下三方面作用:(1)免疫抑制作用:破坏骨髓细胞和细胞免

疫能力,减少骨髓同种移植的免疫反应;(2)联合化疗的抗癌作用,参与破坏恶性肿瘤细胞;(3)杀灭骨髓细胞,使骨髓腔空虚,以利于移植的造血干细胞存活。这三种机理根据疾病的种类和患者的情况不同在联合作用的基础上各自所占的比重不同。

TBI 分为单次 TBI(single TBI,STBI)、分次 TBI(fractional TBI,FTBI)以及上下半身交替 TBI(FHTBI)3 种治疗方式。20 世纪 70 年代末到 80 年代初,全身照射大多采用单次照射,大多数放疗中心的处方剂量最大为 10 Gy,肺处方剂量为 8 Gy。在全身照射过程中,最重要的是避免间质性肺炎的发生,间质性肺炎不仅与肺剂量有关,还与有效剂量率有关。由于在同等剂量时,STBI 比 FTBI 的临床症状及并发症的发生率高,间质性肺炎的发生率尤其高。因此,20 世纪 80 年代中期以后,大多数中心采用分次全身照射,总处方量由单次全身照射的 8～10 Gy 升至 12～15 Gy。除此以外,FTBI 还具有以下优点:分次照射较单次照射有相对高的治疗增益,可适当提高总照射剂量;患者易于保持体位,剂量误差小,每次照射时间较短,许多单位可作为常规治疗;患者临床反应轻,并发症少,容易接受。关于其治疗方案国内外有很多报道,Jensen 报道总处方量为 12 Gy,肺剂量为 11 Gy,分为 6 次共 3 d,2 次/d,剂量率为 12 cGy/min,5 年存活率为 39%,其中 56% 无严重并发症,长期副作用有白内障、智力发展迟钝、骨坏死等。Kawano 等的研究也证实了此点,13 例接受 HLA 不全相合外周血 CD34$^+$细胞移植的儿童患者,植入失败 5 例,其中 3 例预处理方案中不含 TBI,而所有由供者重建造血功能存活的患者,预处理方案中均包含 TBI。因此,TBI 在 HLA 不全相合造血干细胞移植预处理方案中占有重要地位,而且有学者认为单剂量、高剂量率 TBI 可能在保证 HLA 不全相合造血干细胞移植成功方面具有重要作用。美国 Morgan T 对 132 例接受大剂量照射或分次照射的病人进行统计,其间质性肺炎的发生率为 25%,因此,他们得出了与其他研究组织不同的结果,认为分次放疗并不能降低间质性肺炎的发生率。除此之外,也有人认为,无论单次全身照射还是分次全身照射,其肿瘤复发率、4 年无病生存率、间质性肺炎发生率均无显著差异。由此可见,各放疗中心得到的结论不太一致。单次大剂量照射、分次大剂量照射、剂量率及其相互间的关系,以及它们与间质性肺炎发生率、复发率和生存率之间的相互关系还没有完全弄清楚,尚待深入探讨。

TBI 技术照射剂量率可分为低、高两种方案,过去采用剂量率低于 0.025 Gy/min 已逐渐淘汰,目前倾向于 0.04～0.06 Gy/min 低剂量方案。其特点为:间质性肺炎的发生率和白血病复发率较低;患者临床反应较缓和,将此剂量率定为发生间质性肺炎的阈值。有证据表明,当剂量率<0.05 Gy/min 时,间质性肺炎发生率仅为 6%;剂量率为 0.06～0.3 Gy/min 时,发生率则为 30%。除此以外,高剂量率方案即剂量率超过 0.2 Gy/min,照射后患者反应剧烈。因此,使用高剂量率方案时,间质性肺炎发生的阈值势必降低,这方面的工作仍需进一步研究。

目前国内多采用分次照射的方法进行 TBI 照射。对于 HLA 不全相合造血干细胞移植,鉴于 HLA 屏障的存在,预处理中 TBI 的剂量多高于 HLA 全相合移植,以达到最大限度清除免疫细胞、腾空骨髓和杀灭肿瘤细胞的作用。TBI 总剂量在 9～10 Gy,分两天进行,肺脏的照射剂量不超过 7 Gy,腮腺和晶体不超过 5 Gy。对于 HLA 不全相合造血干细胞移植,含 TBI 的预处理方案多用于急性淋巴细胞白血病。具体用法:阿糖胞苷(Ara-C)3 g/m²,1/12 h,-7～-5 d;环磷酰胺(CTX)45 mg/kg,-5～-4 d;TBI 4.5～5.0 Gy,-3～-2 d;ATG 2.5 mg/kg,-4～-1 d。该方案是国内 HLA 不全相合造血干细胞移植的常规方案,经临床验证,毒副作用不大,大部分患者能够耐受。该预处理方案中,TBI 在化疗之后,患者此时往往合并严重胃肠道反应,同时输注抗胸腺细胞球蛋白(ATG),可能出现过敏反应,患者对 TBI 的耐受性差,副作用大。为解决这一问题,重庆新桥医院血液科室采用 TBI 提前的方案,具体用法:TBI 4.5～5.0 Gy,-7～-6 d;阿糖胞苷(Ara-C)3 g/m²,1/12h,-5～-3 d;环磷酰胺(CTX)45 mg/kg,-3～-2 d;ATG 2.5 mg/kg,-4～-1 d。该方法将 TBI 作为预处理的第一种治疗措施,此时患者一般情况好,易于保持体位,胃肠道反应轻,治疗耐受性好。

三、含白消安(Bu)的预处理方案

白消安属双甲基磺酸酯类的双功能烷化剂,为细胞周期非特异性药物。进入人体内磺酸酯基团的环状结构打开,通过与细胞的 DNA 内鸟嘌呤起烷化作用而破坏 DNA 的结构与功能。其细胞毒作用几乎完全表现在对造血功能的抑制,主要表现在对粒细胞生成的明显抑制作用,其次是对血小板和红细胞的抑制,对淋巴细胞的抑制很弱。1952 年,白消安片用于 CML 的治疗,1975 年以后以口服大剂量 Bu 代替全身照射而广泛用于清髓性预处理方案。研究发现 allo-HSCT 中 Bu 的药代动力学与 GVHD、毒副作用及移植物存活率之间存在密切的关系:Bu 的稳态浓度越高,GVHD 发生率越低,但毒性反应越大。最常见的毒性反应包括:黏膜炎、肝静脉闭塞病、成人呼吸窘迫综合征、中枢神经系统毒性、间质性肺炎等。一般患者对含 Bu 的预处理方案耐受性较好,且疗效确切,但口服大剂量 Bu 存在严重胃肠道反应、吸收率和生物利用度个体差异大、首过清除率不同等问题。静脉注射用 Bu 与口服剂型相比更加安全有效。临床研究发现静脉注射 Bu 0.8 mg/kg 与口服 1 mg/kg 产生的药代动力学参数相当,其药代动力学在不同患者之间高度一致,86% 的患者曲线下面积(AUC)可以达到目标治疗窗,研究证实静脉注射 Bu 与口服 Bu 相比,SOS 的发生率分别为 4.9% 和 20%($P<$ 0.05),SOS 相关死亡率分别为 3.3% 和 20%($P<0.05$)。因此可以将静脉输注 Bu 引入 HSCT 预处理方案,作为口服 Bu 的替代剂型。目前国内最多使用的预处理方案是:Bu+Ara-C+CTX+ATG,Ara-C,4 g/m²,−9～−8 d;Bu 0.4～0.6 mg/kg,1 次/6 h,−7～−5 d;CTX 1.0～1.8 g/m²,−4～−3 d;ATG 2.5 mg/kg,−4～−1 d。

四、含氟达拉滨(Flu)减低剂量预处理

氟达拉滨是阿糖腺苷的 2-氟-5-磷酸化衍生物。阿糖腺苷是一种合成的嘌呤类抗代谢药,虽然它是一种有效的抗病毒药,但由于它的低溶解度和腺嘌呤脱氨基酶的快速脱氨基作用,使体内抗肿瘤活性受到限制,因此可作为一种潜在的抗癌药。Flu 是在阿糖腺苷的嘌呤环第 2 位上以氟原子取代和第 5 位上加上 1 个磷酸基而形成,提高了其溶解度,并可抵抗腺嘌呤脱氨基酶的脱氨基作用。Flu 体内被血清磷酸酶去磷酸化成为 2-氟-阿糖腺苷(9-β-D-阿拉伯呋喃糖-2-氟腺嘌呤)后,可被细胞摄取,然后被转化为有活性的三磷酸盐。后者是 DNA 合成的竞争性抑制剂。已有的数据表明,Flu 能抑制包括 DNA 聚合酶、核糖核酸还原酶和腺苷甲硫氨酸转移酶在内的几种酶的活性。目前,Flu 多用于中低度恶性 B 细胞淋巴瘤的化疗治疗。

HLA 不全相合造血干细胞移植需要更强的预处理方案,但预处理强度的增加势必带来严重的并发症,使部分年龄相对较大,身体一般状况较差的患者失去了 HLA 不全相合造血干细胞移植的机会。Flu 特异性地清除 B 淋巴细胞,同时也是一种强烈的免疫抑制剂。部分研究单位已开始将含 Flu 的减低剂量预处理用于 HLA 不全相合造血干细胞移植。减低剂量预处理的主要目的是抑制受者免疫反应,便于供者的细胞植入,同时又使受者各脏器的功能少受损害,以利于老年人及内脏功能不佳者应用。由于减低预处理剂量的造血干细胞移植在预处理时所使用的化疗剂量较小,因而预处理所致的毒副作用也较低,故此类移植适用于脏器功能不佳者及老年人。减低预处理剂量的造血干细胞移植经化疗预处理后,受者体内的造血细胞、免疫细胞及白血病细胞均有减少,与植入的供者的造血及免疫细胞形成了供受者细胞的嵌合体,初期为混合嵌合体(mixed chimerism),逐渐变为或经供者淋巴细胞输注(DLI)后变为完全嵌合体(complete chimerism),使白血病得以治愈。目前临床使用含氟达拉滨减低剂量预处理方案较多,适用于 HLA 不全相合造血干细胞移植的预处理方案主要是氟达拉滨+白消安+环磷酰胺+抗胸腺细胞球蛋白,具体方案如下:Flu 30 mg/m²,−8～−4 d;Bu 0.8 mg/kg,−6～−4 d;CTX 50 mg/kg,−3～−2 d;ATG 2.5 mg/kg,−5～−2 d。以 CsA、MMF 和短程 MTX 联合预防 GVHD,清除了体内 T、B 淋巴细胞,大大强化了免疫抑制的效

果,从而保证干细胞的植入。目前,非清髓性的预处理方案在降低全身毒性和移植相关死亡方面显露出一定优势。国内采用该预处理方案进行 HLA 半相合移植,在预处理后仅发生轻度口腔炎,除 1 例移植失败恢复自身造血外,其他病例平均在 29 d 重建造血。显示 FBC 方案能够保证供者干细胞的植入,不增加急慢性 GVHD 的发生率。除此之外,国外也有将 Flu 和白消安、减低剂量 TBI 联合用于造血干细胞移植的预处理,也取得较好的疗效。Spitzer 等还以抗 CD2 单抗为基础组成非清髓性预处理方案,为 12 例难治性恶性血液病患者成功进行了 HLA 半相合移植。因此,认为非清髓性 HLA 半相合移植可以形成混合嵌合体,从而为采取进一步的细胞免疫治疗提供治疗平台。重庆新桥医院血液科除使用经典 FBC 方案外,也在尝试新的减低剂量预处理方案,目前使用较多的方案是氟达拉滨+阿糖胞苷+环磷酰胺+去甲氧柔红霉素+抗胸腺细胞球蛋白,具体方案如下:Flu 30 mg/m²,−6～−2 d;Ara-C 1.5 g/m²,−6～−2 d;CTX 60 mg/kg,−3～−2 d;IDA 20 mg,−6～−3 d;ATG 2.5 mg/kg,−4～−1 d。该预处理方案对于急性髓性白血病的治疗效果较好,预处理相关毒性较低,值得临床借鉴。

当然,造血干细胞移植预处理的目的是抑制受者的免疫能力,杀灭白血病细胞,腾空造血干细胞龛,便于供者造血干细胞的植入。而减低了预处理化疗剂量,抑制受者免疫能力同时减弱,残留白血病细胞增多,供者造血干细胞能否植入、移植后是否易于复发、GVHD 和感染是减轻还是加重,都需要临床认真观察和研究。

五、临床常用 HLA 不全相合造血干细胞移植预处理方案

现将国内外常用的 HLA 不全相合造血干细胞移植预处理方案列表如下(表 6-1),可供临床应用参考。

表 6-1　HLA 不全相合造血干细胞移植预处理方案

预处理方案	药物组成	适应证
Ara-C＋CTX＋TBI＋ATG	Ara-C 3 g/m²,1/12h,−7～−5 d CTX 45 mg/kg,−5～−4 d TBI 4.5～5.0 Gy,−3～−2 d ATG 2.5 mg/kg,−4～−1 d(即复宁)	用于急性淋巴细胞白血病 HLA 不全相合造血干细胞移植
Bu＋Ara-C＋CTX＋ATG	Ara—C 4 g/m²,−9～−8 d Bu 0.4～0.6 mg/kg,1/6 h,−7～−5 d CTX 1.0～1.8 g/m²,−4～−3 d ATG 2.5 mg/kg,−4～−1 d(即复宁)	用于急性髓细胞白血病 HLA 不全相合造血干细胞移植
Flu＋CTX＋ATG	Flu 30 mg/m²,−6～−3 d CTX 50～60 mg/kg,−3～−2 d ATG 2.5 mg/kg,−4～−1 d(即复宁)	用于急性再生障碍性贫血 HLA 不全相合造血干细胞移植
Flu＋Bu＋CTX＋ATG	Flu 30 mg/m²,−8～−4 d Bu 0.8 mg/kg,−6～−4 d CTX 50 mg/kg,−3～−2 d ATG 2.5 mg/kg,−4～−1 d(即复宁)	用于 HLA 不全相合非清髓造血干细胞移植
Flu＋Ara-C＋CTX＋IDA＋ATG	Flu 30 mg/m²,−6～−2 d Ara—C 1.5 g/m²,−6～−2 d CTX 60 mg/kg,−3～−2 d IDA 20 mg/kg,−6～−3 d ATG 2.5 mg/kg,−4～−1 d(即复宁)	用于 HLA 不全相合非清髓造血干细胞移植

第三节　预处理毒副作用及处置

造血干细胞移植预处理是超大剂量的化放疗方案,在有效腾空骨髓、杀灭肿瘤细胞的同时,可能会带来严重的并发症,这些与预处理直接相关的并发症,称为移植相关毒性(RRT),不包括移植物抗宿主病、大出血和感染,但确实有一些毒性反应是预处理及 GVHD 预防治疗共同造成的,往往难以区分。1988 年,Bearman 等提出的 RRT 分级标准(表 6-2)沿用至今。其标准是基于传统的清髓性预处理设计的,但仍然适用于 HLA 不全相合造血干细胞移植。其中,致死性的 RRT 更多发生在 TBI 剂量较大、白血病复发的患者。那些各脏器 RRT 最高为Ⅱ级的患者中,3 个或 3 个以上器官存在Ⅱ级 RRT 的患者与仅有 2 个或 2 个以下器官存在Ⅱ级 RRT 的相比,其 100 d 内的死亡率更高。而发生Ⅲ级 RRT 的患者移植后 100 d 的生存率几乎为零。因此,及时有效地预防和处理预处理相关并发症是保证移植成功的关键环节。

表 6-2　各器官预处理 RRT 的分级标准

器官	Ⅰ	Ⅱ	Ⅲ
心脏	轻度心电图异常,不需要医学处理,或胸片示心脏扩大	中度心电图异常,需要医学处理且有效;或不治疗情况下需连续观察;或充血性心衰,洋地黄或利尿剂有效	严重心电图异常,治疗无效或仅部分有效;或心衰治疗无效或仅有微效;或电压降低 50% 以上
膀胱	最后一次化疗给药 2 d 后出现肉眼血尿,无膀胱炎症状,亦非感染引起	最后一次化疗给药 7 d 后出现非感染引起的肉眼血尿;或 2 d 后出现非感染引起的伴有膀胱炎症状的血尿	出血性膀胱炎,伴有明显血尿,需要局部介入硬化剂治疗、肾造瘘术或其他外科处理
肾脏	肌酐水平上升至基础值的 2 倍	肌酐水平上升至基础值的 2 倍以上,但不需要透析	需要透析
肺脏	呼吸困难,胸片无改变,非感染或充血性心衰所致;或胸片示孤立的浸润性或轻度间质性改变,非感染或充血性心衰所致	胸片示大片浸润或中度间质性改变,伴呼吸困难,非感染或充血性心衰所致;或非感染所致 P_{O_2} 下降>10%,但不需要机械通气或面罩给氧>50%	间质性改变,需要机械通气支持或面罩给氧>50%,且非感染或充血性心衰所致
肝脏	轻度肝功损害,胆红素>2~6 mg/dL 或体重比基础值增加>2.5%~5%,且非心源性;或血清 AST 比移植前最低值升高>2~5 倍	中度肝功损害,胆红素>6~20 mg/dL;或血清 AST 比移植前最低值升高>5 倍;或临床有腹水或影像学检查腹水>100 mL;或体重比基础值增加>5%,且非心源性	严重肝功损害,胆红素>20 mg/dL;肝性脑病;或腹水影响呼吸功能
中枢神经系统	嗜睡但易唤醒,醒后定向力正常	嗜睡,意识模糊;或其他客观的中枢神经系统症状,无意识丧失,亦非其他药物、出血或中枢神经系统感染所致	抽搐或昏迷,且其他药物、出血或中枢神经系统感染无法解释
口腔	口腔疼痛和(或)溃疡,不需要持续静脉给止痛药	口腔疼痛和(或)溃疡,需持续静脉给吗啡等止痛药	严重溃疡和(或)黏膜炎,需预防性插管;或造成吸入性肺炎
消化道	腹泻 500~2 000 mL/d,与感染无关	水样便>2 000 mL/d;或血便但不影响心血管功能;或肠绞痛,且都与感染无关	肠梗阻,需胃肠减压和(或)手术,与感染无关;或出血性肠炎,影响心血管功能,需输血支持

Ⅳ级指致死性毒性反应。

一、心脏毒性的防治

目前认为,预处理中 CTX 是造成心脏毒性的主要因素,且呈剂量依赖性,多数可逆。如果 CTX 在预处理中的累积剂量在 120 mg/kg 以下,发生明显心脏并发症的几率<10%,且一般不发生致死性心脏毒性。白消安与环磷酰胺联合使用(Bu/Cy)是造血干细胞移植中一种较为常用的预处理方案,其疗效确切。而研究显示,Bu 和环磷酰胺的使用是增加心脏毒性发生的相关因素。Bu/Cy 预处理方案可使机体内抗氧化剂消耗,总抗氧化力低下,使患者体内蓄积大量自由基和脂质过氧化产物,这些物质能明显损伤心肌组织及内皮细胞,导致对心肌的毒副作用。故对于含有白消安和环磷酰胺的造血干细胞移植预处理患者,应辅助应用心肌营养药物和抗肾上腺素药、维生素 E 等,并密切关注患者症状体征,控制输液速度与出入平衡、电解质平衡、抗利尿作用,谨防急性心力衰竭的发生。

除此之外,ATG 也具有一定心脏毒性。ATG 为外源蛋白,其引起心脏毒性的机制可能与 ATG 作为抗原与体内的 IgG 或 IgM 形成免疫复合物,蓄积于体内,引起补体活化造成组织损伤有关。ATG 致心脏毒副作用较为普遍,临床可表现为胸闷、心悸、气促、乏力、烦躁、冷汗等,心电图表现为 ST-T 改变、异常 Q 波、低电压、窦性心动过速、传导阻滞和各种心律失常,也可表现为心肌劳损、心包积液、心力衰竭等。另一个导致造血干细胞移植预处理心脏毒性作用的独立危险因素是年龄,高龄患者心脏毒性的发生率和严重程度均明显高于青年患者。因此,有效地监测心功能和及时采取治疗措施可预防和减少造血干细胞移植预处理心脏毒性的发生,心电图、胸片、超声心动图、心肌酶从心电学、影像学、声像学、酶学 4 个方面联合监测评估心脏毒性,是临床监测心脏毒性的简便有效的方法,而心肌损伤、心功能损害的标志物心脏肌钙蛋白、前脑利尿肽有望用于心脏毒性的早期监测。另外,用药后需观察病人的临床表现,当出现严重的心悸和心血管功能不全症状时需被重视。临床工作中,应根据每个病人的具体情况,充分估计其发生心脏毒副作用的危险因素,制定个体化的治疗方案。

二、肾脏毒性的防治

造血干细胞移植预处理对肾脏有一定的毒副作用。随着移植病例数的增多,造血干细胞相关肾病(hematopoietic stem cell transplantation related nephropathy,HSCT-N)逐渐引起人们的重视。其中,以急性肾衰竭(ARF)最常见,其次为溶血性尿毒症综合征和(或)血栓性血小板减少性紫癜(HUS/TTP)、慢性肾衰竭(CRF)、肾病综合征(NS)及尿异常等。早、中期 HSCT-N 与应用免疫抑制剂(CsA、FK506 等)有关,临床以 ARF、HUS/TTP 为主要表现,晚期 HSCT-N 与 GVHD 及放射线治疗有关,临床主要表现为 NS。

三、肝脏毒性的防治

肝静脉闭塞病(HVOD)是造血干细胞移植患者主要并发症之一,是异基因骨髓移植中继感染和移植物抗宿主病(GVHD)之后导致移植相关死亡的第三大原因。HVOD 在造血干细胞移植中的发生率为 20%~40%,死亡率为 50%~70%,系移植后前 2 个月的主要死因。HLA 不全相合造血干细胞移植是异基因造血干细胞移植中难度最大的一种,HVOD 是影响其疗效的主要并发症。血小板在肝窦内聚集过多、肝静脉窦内皮的损伤是 HVOD 的主要病因,损伤致使纤维蛋白原沉积,肝内回流受阻,肝内后静脉窦高压,导致 HVOD 发生。HVOD 的危险因素包括高龄、术前肝功不良、高剂量的化放疗预处理等,临床表现主要为肝区疼痛、肝大、黄疸、腹水,严重患者会出现肝性脑病和多脏器功能衰竭。

1. HVOD 的诊断

西雅图 BMT 中心提出的诊断标准为 BMT 后 20 d 以内至少有以下 3 项中的 2 项:黄疸、肝大和左上腹疼痛、腹水和(或)不能解释的体重增加。Blaltimore 诊断标准:HVOD 临床诊新标准为:①其他原因无法解释的胆红素增高(胆红素≥20 mg/L)。②以下条件中符合2项:疼痛性肝脏肿大,腹水,体重增加≥5%。多数患者 HVOD 出现在+6~+7 d,持续10 d左右,轻度 HVOD 有自限性。关于发病时间因有报告发病很迟的病例,故不作特别限定。对患者因 HVOD 而死亡或移植后第100 d 仍存在 HVOD 者,诊断为严重 HVOD。

HVOD 根据病情发展分为急性型、亚急性型和慢性型(表6-3),依据病情严重程度分为轻、中、重度(见表6-4)。

表6-3　HVOD 分型标准

型　别	标　准
急性型	突发腹痛伴肝大、腹水,可有恶心、呕吐、发热,常因肝功能衰竭合并感染而死亡
亚急性型	腹水和肝脏肿大逐渐发生,此型患者可完全恢复或转化为慢性
慢性型	表现为非门脉性肝硬化,常因食管静脉曲张破裂出血死亡

表6-4　HVOD 严重性分级标准

级　别	标　准
轻　度	符合 HVOD 标准,不治疗,自限性
中　度	HVOD 治疗后痊愈
重　度	死于 HVOD 或移植后100 d HVOD 仍未痊愈

2. HVOD 的防治

目前用于 HVOD 预防的药物包括:低分子肝素和前列腺素 E1。低分子肝素是由普通肝素裂解或分离出的低分子碎片,具有很强的抗血栓形成的作用,且出血并发症少,较少引起血小板减少及功能障碍。具体用法:低分子肝素钠4 mg/d 皮下注射1次/d,至移植后第45 d。前列腺素 E1 是一种血管舒张药,能抑制血小板聚集及激活血栓溶解、扩张血管,改善肝小静脉及血窦的血流。

前列腺素 E1 具体用法:前列腺素脂质微球(Lipo-PGE1)40 μg/d 静滴。自移植预处理到移植后第45 d。研究发现复方丹参注射液等中成药物也具有预防 HVOD 的作用。重庆新桥医院血液科118例 HLA 不全相合造血干细胞移植患者均采用低分子肝素+前列腺素 E1+复方丹参注射液预防,无1例 HVOD 发生。

对已经形成的 HVOD,尚无一种安全且疗效确切的治疗方案,其治疗的关键是早期发现、及时治疗。常用治疗方法包括:支持治疗、PGE1、重组人组织纤溶酶原激活物(rh-tPA)、门静脉分流术(用于顽固性腹水患者)和肝移植术等。

四、膀胱毒性的防治

出血性膀胱炎(HC)是 HSCT 常见并发症之一,发生率3%~35%不等,多在预处理后2~3周内发生。临床症状轻重不一,主要表现为尿频、尿痛、尿急等膀胱刺激症状和血尿,尿组菌及真菌培养阴性。一般根据血尿程度将 HC 分为5度:0度,无血尿;Ⅰ度,镜下血尿;Ⅱ度,肉眼血尿;Ⅲ度,肉眼血尿伴血块;Ⅳ度,肉眼血尿伴血块和尿道梗阻。Ⅰ~Ⅱ度为轻度,Ⅲ~Ⅳ度为重度。按发生时间 HC 分为:预处理结束后的3 d 内发生者为早发性,3 d 后发生者为迟发性。按病程长短 HC 分为:病程≤7 d 为短暂性,>7 d 为持续性。

早期 HC 主要与使用大剂量环磷酰胺(CTX)有关,后者代谢产物丙烯醛对膀胱黏膜有毒性作用。CTX 联合白消安(Bu)或全身放疗(TBI)可增加 HC 的发生率。迟发性 HC 多与病毒感染(如 BK 病毒、JC 病毒、腺病毒、巨细胞病毒等)和 GVHD 有关。国内回顾分析52例小儿 HSCT 资料,发生 HC11例(占21%),其中轻度6例,重度5例;早发性4例,迟发性7例;

发病时间为移植后 2～25 d(中位数 15 d),病程 3～60 d(中位数 17 d)。HC 发生的危险因素包括移植年龄大、aGVHD、CMV 感染等。晚期 HC 大多数与患者免疫功能低下、慢性 GVHD 和病毒感染有关,一般发生在移植数周之后,症状与早期膀胱炎相同,治疗上除对症治疗外尚需考虑抗病毒和抗 GVHD 治疗。

HC 预防的主要措施有:(1)充分水化、碱化尿液和强力利尿。一般在 CTX 前 4 h 开始,一直到停用 CTX 后 48～72 h 大量静脉输液,达 3 000～3 500 mL/(m² · d),1/2 张。同时给予 5%碳酸氢钠 80～100 mL/(m² · d),维持尿液 pH 7～8,静注呋噻米 1～2 mg/kg,保证平均尿量＞150 mL/h,适当补钾,保持水钠平衡。(2)使用美司钠(mesna)。mesna 能中和丙烯醛对膀胱黏膜的毒性作用,是膀胱黏膜保护剂,疗效肯定。用法:mesna 的总剂量为 CTX 量的 4/5,在用 CTX 时及以后 0、4、8、14 h 分 4 等份使用。(3)预防 CMV 等病毒感染。

轻度 HC 经对症处理后大多能治愈,重度 HC 采取综合性治疗:(1)水化。维持高尿量,加强利尿,碱化尿液。(2)去除病因和诱因。病毒感染者予抗病毒治疗,由 GVHD 引起者应积极抗 GVHD 治疗,血小板明显低下或出血严重者输注血小板。(3)持续膀胱冲洗。冲洗液可加入前列腺素(PGE)、甲醛溶液、呋喃西林＋利多卡因等。(4)解痉止痛。(5)少数严重难控制者,可采用膀胱镜清除血凝块或膀胱切除手术,但病死率可高达 30%左右。采用上述综合措施治疗大部分患者可治愈,尿路刺激症状在 2 周内消失,血尿在 3 周内消失。

五、肺部毒性的防治

间质性肺炎(IP)是 HSCT 后早期严重的致命性并发症之一,多发生在移植后 30～100 d,发生率 10%～40%,不及时治疗病死率可达 85%～100%。932 例 HSCT 后发生 IP 的病因分析表明,特发性 IP 占 50%,CMV 感染引起者占 36%,卡氏肺囊虫感染引起者占 5%,单纯疱疹、带状疱疹、腺病毒和呼吸道合胞病毒感染引起者占 5%,真菌、衣原体感染亦可能引起。预处理中采用 TBI 和大剂量化疗、Ⅱ～Ⅳ度急性 GVHD、以 MTX 预防急性 GVHD 等是 IP 发病的易感因素。

临床表现主要为进行性呼吸困难和低氧血症。多数患者先有发热、轻中度咳嗽、干咳少痰,逐渐发展为胸闷、气促、发绀和呼吸困难,肺部啰音出现较晚。肺功能检查显示限制性通气功能障碍和弥散功能低下,血气分析示低氧血症和(或)高碳酸血症,肺 X 线改变无特异性,早期在肺底和肺门区出现弥漫性间质性改变或结节状浸润影,随病情进展病灶逐渐融合,呈毛玻璃样改变,X 线吸收较慢,一般持续 1 个月以上。

IP 的预防包括:(1)严格筛选血制品,移植过程中输注 CMV 阴性血制品或使用白细胞过滤器。(2)严格掌握 TBI 适应证,改善 TBI 方法,控制肺部受照剂量(＜7 Gy)。(3)积极预防 CMV、卡氏肺囊虫感染,如应用更昔洛韦(GCV)、磷甲酸钠和 CMV 高效免疫球蛋白预防 CMV 感染,口服复方新诺明预防卡氏肺囊虫感染等。

对 IP 的治疗强调早发现、早治疗:(1)皮质激素。甲基泼尼松龙(MP) 2～3 mg/(kg · d),可减轻呼吸困难,症状好转后渐减量。(2)积极纠正低氧血症。吸氧、呼气末正压给氧辅助通气,重者气管插管行机械通气。(3)病因治疗。CMV-IP 者,予 GCV 联合大剂量丙种球蛋白是目前最有效的治疗措施。卡氏肺囊虫感染所致者,口服复方新诺明。症状出现较早,早期诊断且未合并感染者,经激素治疗,50%～70%的患者可治愈,就诊时出现较重的呼吸道症状、血气分析示血氧饱和度下降、肺功能检查明显异常、影像学检查呈弥漫性间质改变、并发肺部感染患者的预后不佳。HLA 不全相合造血干细胞移植患者预处理剂量大于全相合移植,GVHD 发生率高、程度重,因此发生间质性肺炎的几率更高,早诊断、早治疗是提高 IP 治愈率、保证患者生活质量的关键,建议定期对移植后患者行胸部 CT 检查,一旦发现异常,应尽早行肺功能及支气管镜肺泡灌洗检查,以便尽快明确诊断,及早有效治疗。

六、中枢神经系统毒性的防治

近期研究发现,造血干细胞移植术后神经系统病变的发生较高且危害大,Sostak 等于 1 项干细胞移植的前瞻性研究中证实,移植术后神经系统并发症为 65%,9% 的病人死于中枢神经系统并发症。预处理化疗药物引起中枢神经系统并发症,包括脑病、癫痫发作、急性自限性并发症、外周神经病变和迟发性长期并发症。

虽然造血干细胞移植术后癫痫并发症的发生率相对较低,Coplin 等报道 1 245 例造血干细胞移植术后癫痫发生率是 2.90%,但死亡率却高达 75.00%。如何预防及治疗围移植期癫痫的发生是造血干细胞移植术面临的一个严峻问题。造血干细胞移植术后癫痫的发生,与以下几类因素有关:

(1)药物因素。在移植预处理期使用大剂量白消安是一个十分重要的癫痫致病因素,同时也广泛被临床医生重视,目前病员均于移植围术期运用苯妥英钠作为白消安致癫痫的预防性治疗,并取得了较好的预防作用。其次是移植物抗宿主病的预防治疗用药的致癫痫作用,代表性药物为环孢霉素 A(CsA),Woo 等报道,在 47 例干细胞移植后使用 CsA 预防 GVHD 的病人中,有 3 例发生癫痫。其他药物如使用依米配能等抗生素因其可穿越血脑屏障也可诱发移植病员出现癫痫。移植后药物因素致癫痫者,其临床用药往往组合较为复杂,为避免癫痫的发生也应尽可能简化临床用药。

(2)颅内出血。移植后由于造血重建需要较长时间,患者较长时间内血小板数及功能均处在低下水平,容易发生颅内出血,其中 38.9% 的移植后颅内出血为血小板减少所致;另一移植后致颅内出血的病因为颅内侵袭性真菌感染的血管破坏作用,占移植后颅内出血原因的 30.6%。移植后颅内出血的形式表现为蛛网膜下腔出血和脑实质出血,均极易诱发癫痫。

(3)感染。病毒、真菌(播散性曲霉菌感染)及弓形虫感染损害脑实质引发癫痫。Bleggi-Torres 报道在 180 例造血干细胞移植术后死亡并接受尸检的病例中,分别有 10 例颅内真菌感染和 8 例弓形虫感染。而颅内感染及感染所致颅内出血均会导致癫痫的发生。

(4)代谢性脑病。是造血干细胞移植术后常见的中枢神经系统并发症,表现形式可以为 Wernicke's 脑病和神经胶质瘤脑病,常常出现在移植后各种原因致器脏器功能受损、病程的终末期,可导致癫痫发作。

移植后癫痫发生的预防和处理:在造血干细胞移植术前期需要评价病员及血缘亲属的癫痫患病史,在移植术实施的整个过程中,应充分注意药物的合理使用及搭配,注重关键药物(如白消安和环孢霉素 A)的血药浓度监测,及时调整治疗;积极运用血小板输注并加强造血重建过程中的生活护理,避免出血的发生。有感染并发症者积极控制感染,有播散霉菌感染者宜早期加用二性霉素 B,针对高危病人可考虑运用二性霉素 B 或伊曲康唑预防性抗真菌治疗。积极纠正器官脏器功能障碍和水电解质紊乱,维持内环境稳定。由于围移植期常常存在多种并发症,极易出现协同损伤,针对癫痫发作本身,在去除诱因的同时,应予以积极控制。

除此之外,移植后还可能出现中枢神经系统感染、颅内出血、代谢性脑病和免疫介导神经系统并发症。可分别予以抗感染、止血、血浆置换和免疫抑制剂等治疗。

七、口腔黏膜毒性的防治

1. 造血干细胞移植患者发生口腔溃疡的常见原因

造血干细胞移植患者口腔溃疡发生率高,据国内外文献报道,其发生率在 28.6% ~ 100% 之间。造血干细胞移植患者口腔溃疡发生率高与下列因素有关:

(1)移植前预处理。移植前的预处理,严重地影响了正常黏膜细胞的周期,破坏了正常口腔黏膜组织(上皮细胞及腺体)的更新,从而引起口腔溃疡。另外,全身照射引起机体内物质分子的电离和激发,使腺体分泌减少,导致口腔黏膜的干燥和直接损伤,增加了口腔溃疡发生的几率。

（2）中性粒细胞计数。口腔溃疡的发生，不仅与患者的中性粒细胞数量下降有关，而且还与其下降的速度、幅度、持续时间均有关。

（3）感染。据报道，在骨髓移植患者口腔溃疡中分离到单纯疱疹病毒（HSV）可达 68%～90%。HSV 是口腔黏膜常见的原因之一。HSV 阳性者口腔溃疡发生率高，但 HSV 阳性者，并不一定都发生口腔溃疡。

（4）移植物抗宿主病（GVHD）。研究证明，发生 GVHD 的患者伴发口腔溃疡的几率是无 GVHD 患者的 6 倍，同时无口腔溃疡的患者则 GVHD 亦减少，两者有相关性，即均为治疗的毒性作用。特别是骨髓移植患者移植后 15 d 出现口干、口腔溃疡要高度重视，如无特殊感染或药物作用者，2 周后持续口腔溃疡或新发口腔溃疡，提示有 GVHD 的可能。

移植后口腔溃疡多发生于舌、颊和唇，上腭、牙龈有角化黏膜的相对保护，故受累较少，但损伤及感染时则全可累及。口腔溃疡局部细菌培养结果显示为条件致病菌，其中约 50% 为念珠菌导致的真菌感染。说明在全环境保护下，由于严格的预防措施，致病菌大量杀灭，而条件致病菌（即内源性）的感染成为造血干细胞移植患者的主要感染因素，故应特别注意。另外说明，只要确实有效地做好口腔预防，是可以降低口腔念珠菌感染的。

2. 口腔溃疡严重度的分级方法

（1）WHO 对口腔黏膜溃疡分级法以口服能力为标准，Ⅳ度为需要静脉营养。

（2）美国癌症研究院（NCI）对造血干细胞移植的口腔溃疡标准是以吞咽能力而定，Ⅳ度为需要预防性插管或有吸入性肺炎。

（3）Bearman 等的毒性标准视是否需要镇痛药物而定，Ⅲ度为需要预防性插管或有吸入性肺炎，Ⅱ度口腔溃疡、疼痛需用镇痛剂，Ⅰ度口腔溃疡、疼痛不需镇痛剂镇痛。

（4）Nebraska 大学的分级法以发音、吞咽及解剖变化而定。

3. 造血干细胞移植患者发生口腔溃疡的防治

（1）移植前请口腔科会诊，彻底检查口腔的情况，去除残牙、修补龋齿，做好宣教工作。

（2）口腔溃疡的预防。自患者入层流病房实施全环境保护第 1 d 起，即每日予 0.02% 呋喃西林溶液、5% 碳酸氢钠液交替漱口 3 次/d，每次含漱 3～5 min，患者含漱时应使药液充分与舌下、颊部、咽部接触，充分发挥药液的作用。对行氨甲蝶呤预防 GVHD 的患者，予生理盐水 500 mL＋亚叶酸钙 9 mg 含漱，1 次/2 h；每周行口腔黏膜细菌、真菌检测。

（3）口腔溃疡的处理。①疼痛：予 1% 达克罗宁液含漱；②溃疡：予溃疡膜外贴或溃疡液、锡类散外涂或沙格司亭混悬液外涂；③唇周疱疹：唇周皮肤予 75% 酒精消毒后予阿昔洛韦霜外涂或 γ-干扰素外敷，1 次/12 h；④口腔真菌培养阳性时，加用制霉菌素液、二性霉素 B 液交替含漱，1 次/12 h，适当延长含漱时间。

（张　曦　高　蕾　孔佩艳　陈幸华）

参考文献

1. Burrou G, Odonnll PV, Sandmair BM, et al. Comparison of outcomes of HLA-matchedrelated, unrelated, or HLA-haploidentical related hematopoietic cell transplantation following nonmyeloablative conditioning for relapsed or refractory Hodgkin lymphoma. Biol Blood Marrow Transplant, 2008, 14: 1279 − 1287.

2. Cesaro S, Abate D, Mengoli C. Human cytomegalovirus DNAemia and preemptive treatment of CMV infection in children after hematopoietic stem-cell transplantation: is any question settled? Blood, 2008, 111 (8): 4419.

3. Cheuk DK, Lee TL, Chiang AK, et al. Risk factors and treatment of hemorrhagic cystitis in children who underwent hematopoietic stem cell transplantation. Transpl Int, 2007, 20(1): 73 − 81.

4. Cheuk DK, Wang P, Lee TL, et al. Risk factors and mortality predictors of hepatic venous-occlusive disease after pediatric hematopoietic stem cell transplantation. Bone Marrow Transplant, 2007, 40(10): 935 − 944.

5. Gooley TA, Chien JW, Pergam SA, et al. Reduced mortality after allogeneic hematopoietic-cell transplantation. N Engl J Med, 2010, 363(22): 2091 − 2101.

6. Hari P, Carreras J, Zhang MJ, et al. Allogeneic transplantation in follicular lymphoma: higher risk of disease progression after reduced intensity compared to myeloablative conditioning. Biol Blood Marrow Transplant, 2008, 14: 236 − 245.

7. Hsieh YY, Hong YC, Hsiao LT, et al. Effect of allogeneic haematopoietic stem cell transplantation from matched siblings or unrelated donors during the first complete remission in patients with cytogenetically normal acute myeloid leukaemia. Eur J Haematol, 2010, 86(3): 237 − 245.

8. Kersey JH. The role of allogeneic-cell transplantation in leukemia. N Engl J Med, 2010, 363(22): 2158 − 2459.

9. Kornguth DG, Mahajan A, Woo S, et al. Fludarabine allows dose reduction for total body irradiation in pediatric hematopoietic stem cell transplantation. Int J Radiat Oncol Biol Phys, 2007, 68(4): 1140 − 1144.

10. Lang P, Handgretinger R. Haploidentical SCT in children: an update and future perspectives. Bone Marrow Transplant, 2008, 42(2): S54 − 59.

11. Marshall A, Lichtman, Ernest B, et al. Williams hematology(ed7). New York: McGraw Hill, 2007: 1047.

12. Nakamura R, Rodriguez R, Palmer J, et al. Reduced-intensity conditioning for allogeneic hematopoietic stem cell transplantation with fludarabine and melphalan is associated with durable disease control in myelodysplastic syndrome. Bone-Marrow-Transplant, 2007, 40(9): 843 − 850.

13. Oran B, Giralt S, Saliba R, et al. Allogeneic hematopoietic stem cell transplantation for the treatment of high-risk acute myelogenous leukemia and myelodysplastic syndrome using reduced-intensity conditioning with fludarabine and melphalan. Biol Blood Marrow Transplant, 2007, 13(4): 454 − 462.

14. Peng F, Qiu W, Li J, et al. A preliminary result of treatment of neuromyelitis optica with autologous peripheral hematopoietic stem cell transplantation. Neurologist, 2010, 16(6): 375 − 378.

15. Poutsiaka DD, Price LL, Ucuzian A, et al. Blood stream infection after hematopoietic stem cell transplantation is associated with increased mortality. Bone Marrow transplant, 2007, 40(1): 63 − 70.

16. Ram R, Gafter-Gvili A, Shpilberg O, et al. Allogeneic hematopoietic cell transplantation for adult patients with acute leukemia: the role of meta-analyses. Acta Haematol, 2011, 125(1 − 2): 39 − 46.

17. Saito AM, Kami M, Mori S, et al. Prospective phase Ⅱ trial to evaluate the complications and kinetics of chimerism induction following allogeneic hematopoietic stem cell transplantation with fludarabine and busulfan. Am J Hematol, 2007, 82(10): 873 − 880

18. Shapira MY, Resnick IB, Chou S, et al. Artesunate as a potent antiviral agent in a patient with late drug-resistant cytomegalovirus infection after hematopoietic stem cell transplantation. Clin Infect Dis, 2008, 46(9):

1455－1457.

19. Shimoni A, Hardan I, Shem-Tov N, et al. Comparison between two fludarabine-based reduced-intensity conditioning regimens before allogeneic hematopoietic stem-cell transplantation: fludarabine/melphalan is associated with higher incidence of acute graft-versus-host disease and non-relapse mortality and lower incidence of relapse than fludarabine/busulfan. Leukemia, 2007, 21(10): 2109－2116.

20. Shimoni A, Nagler A. Increasing the dose intensity of the conditioning regimen prior to allogeneic hematopoietic stem cell transplant: the role of pharmacokinetic monitoring. Leuk Lymphoma, 2010, 51(12): 2154－2156.

21. Tichelli A, Rovó A, Passweg J, et al. Late complications after hematopoietic stem cell transplantation. Expert Rev Hematol, 2009, 2(5): 583－601.

22. Xu LP, Zhang HY, Huang XJ. Hemorrhagic cystitis following hematopoietic stem cell transplantation: incidence, risk factors and association with CMV reactivation and graft-versus-host disease. Chin Med J, 2007, 120(19): 1666－1671.

23. 曹履先,陈虎.骨髓移植学.北京:军事医学科学出版社,2008.

24. 陈运贤主编.现代造血干细胞移植.广州:广东科技出版社,2008.

25. 梁辉,陈琳军,马静秋等.ATG用于异体造血干细胞移植前预防移植物抗宿主反应.上海:上海交通大学学报,2007,27(8):1011－1013.

26. 俞立权主译.造血干细胞移植标准实践手册.北京:人民卫生出版社,2007.

第七章　HLA不全相合造血干细胞的动员、采集和输注

第一节　HLA不全相合造血干细胞的动员

造血干细胞的动员是外周血干细胞移植（peripheral blood stem cell transplantation，PBSCT）中的关键环节，直接影响PBSCT的成败和疗效。国内外许多研究人员致力于造血干细胞动员的研究，并从不同角度对造血调控因子的调控原理进行分析，以获得理想的动员效果，即有足够量的造血干细胞（HSC）来满足临床移植的需要。目前，在临床上干细胞动员的方案有3种，即大剂量化疗、单用造血生长因子（HGF）和二者联合。对于半相合造血干细胞移植而言，如何设计合理的动员方案，增加造血干/祖细胞数量，改变移植物细胞成分，诱导免疫耐受是需要重视和重点研究的课题。

一、定义

将骨髓中存在的造血干细胞动员到外周血中以便采集的方法称为造血干细胞动员，具有这些作用的制剂称为干细胞动员剂。

研究显示，正常人外周血中造血干细胞量为骨髓中的0.1%～1%，CD34$^+$细胞仅占外周血单个核细胞的0.01%～0.1%。因此，不通过动员采集到足够用以进行造血干细胞移植的细胞数量必须经过多次的采集，这造成诸多不便，花费很高，临床应用不现实。因此，造血干细胞动员是能否采集到足够数量和质量的造血干细胞进行移植的关键技术。造血干细胞动员剂应具备以下几个条件：（1）动员效果好，能提高外周血中造血干细胞数，动员的干细胞能重建造血功能；（2）毒副作用小；（3）动员作用持续时间较长，便于用血细胞分离仪分离外周血干细胞。

二、造血干细胞动员的常规方法

（一）抗肿瘤化疗药物动员

即骨髓抑制性化疗后造血恢复期的外周血造血干/祖细胞反跳现象。常用的药物包括环磷酰胺、白消安、柔红霉素、阿霉素、阿糖胞苷等。骨髓抑制性化疗的方法主要包括大剂量单一药物和联合用药两种方式，单一药物中又以大剂量环磷酰胺为研究最早、报道最多，且是目前认为最为成熟的动员方式。化疗药物动员的方法只适用于恶性疾病患者，大剂量用药在杀死肿瘤或白血病细胞的同时，正常造血细胞也受到了伤害，引起反跳性的造血增生，外周血中的干/祖细胞数量随之增加。

（二）血代血细胞刺激因子动员

如G-CSF、M-CSF、GM-CSF、IL-3、IL-6、IL-11和SCF等。这些细胞因子可使外周血中的造血干/祖细胞数量明显增加，且无明显的副作用，因此可用于患者和健康供者。目前常用的方法为G-CSF单药动员，效果肯定。G-CSF是通过调节造血干/祖细胞表面黏附分子的表达来动员外周血干细胞，并且能够抑制外周血干细胞的凋亡。通常状态下，采用G-CSF动员3～4 d后，外周血中的造血干/祖细胞数量增加40～80倍，停用药物后5～7 d恢复到用药前的水平。

(三)化疗和造血生长因子联合动员

化疗与造血生长因子联合应用的外周血造血干细胞移植动员方案是目前动员方案中最重要的,也是必然的进展,显示出进一步协同的动员效果。目前在自体外周血造血干细胞移植治疗恶性肿瘤的过程中,几乎均用此类动员方案。

目前,国内外常采用的动员方案是化疗+粒细胞集落刺激因子(G-CSF)。化疗可在移植前对患者体内的肿瘤细胞进一步清除,使骨髓处于抑制状态,在恢复早期使用 G-CSF 即可动员大量造血干细胞进入血液循环,通过干细胞分离机进行采集。G-CSF 是调节骨髓中粒细胞系造血的主要细胞因子,其刺激中性粒细胞生长具有量-效关系,可有效增加外周血干/祖细胞的数量,但剂量一旦攀升到 $10\sim16~\mu g/(kg \cdot d)$ 的最大阈值后,此量-效关系消失。一般情况下给予 G-CSF $4\sim5$ d 后,外周血造血干/祖细胞数量可增加 $40\sim80$ 倍。Bensinger 等报道 12 位癌症患者经每日皮下注射 G-CSF $16~\mu g/kg$,其外周血中 CD34$^+$ 细胞可升高 10 倍,峰值大约出现在用药后 5 d。可见 G-CSF 作为动员剂在临床观察中有肯定的临床效果。

收集并分析了 264 例患者外周血干细胞动员和采集情况,观察因素包括不同动员方案、疾病、年龄、性别及供者的动员、采集效果等。结果发现:健康供者较恶性血液病患者动员效果佳;在恶性血液病中,非霍奇金淋巴瘤动员效果最好,多发性骨髓瘤最差。在恶性血液病患者中,采集所获得的单个核细胞数急性髓细胞白血病最多,多发性骨髓瘤最少。在采集所获得的 CD34$^+$ 细胞数中,急性淋巴细胞白血病最多,多发性骨髓瘤最少。化疗+G-CSF+IL-11 的动员效果最佳,成人采集效果最好,老年患者最差,男性较女性好。健康供者男女采集效果无差别,健康供者较恶性血液病患者采集效果好。无论是健康供者还是恶性血液病患者,动员采集过程中不良反应较小。

三、HLA 不全相合造血干细胞移植的动员

(一)动员方法

在常用的 3 种动员方法中,由于供者为健康人,所以带有化疗的动员方式不宜选择,而采用单用生长因子动员的方法。生长因子主要使用 G-CSF,具体的药物有惠尔血(日本)、欣粒生、吉赛欣等,剂量为非格司亭 $5~\mu g/(kg \cdot d)$,连用 $3\sim4$ d 后进行采集;如果使用国产的生长因子,可视情况将动员剂的剂量提高,最高可达到 $10~\mu g/(kg \cdot d)$,以保证干细胞动员的效果。在 G-CSF 剂量 $5\sim10~\mu g/(kg \cdot d)$ 之间,集落刺激因子的剂量和外周血中 CD34$^+$ 细胞数量呈正相关,超过该剂量,动员剂的毒副作用会增加,而低于该剂量,可能会导致动员失败。

(二)造血干细胞动员的毒副作用

总体说来,造血干细胞的动员剂对干细胞捐献者的身体健康没有太大的远期影响,个别供者在动员过程中可能出现不同程度的毒副反应。

最常见的副作用是骨痛,发生率大约 80%,疼痛部位出现在腰骶部居多。一般为胀痛,供者可以耐受,个别患者出现剧烈的疼痛,需要口服镇痛药物来缓解疼痛,极少数供者需要使用吗啡制剂来控制疼痛,甚至有个案报道因为疼痛难以忍受而放弃动员和采集。其他的毒副作用还有动员剂过敏反应、头痛、肩颈痛、乏力、食欲减退、恶心呕吐、发热、便秘、皮疹。较为严重的副作用有自发性脾脏破裂、体液潴留、严重的化脓性感染、高凝状态等。因此,在健康供者开始动员之前,一定将动员的风险告知供者本人及其家属,并签署知情同意书。

对于 HLA 不全相合造血干细胞移植的患者而言,选择父母作为供者时,如果父母年龄较大,患有高血压、糖尿病、冠心病等疾病,会对造血干细胞的动员产生不利影响。有报道表明,G-CSF 动员后,由于外周血中白细胞计数短期内快速增高,导致血液黏滞增高,血液流动速度减缓,对于此类高危人群极有可能诱发不稳定心绞痛。对于妊娠期的妇女,不主张进行造血干细胞的动员,可能会导致流产。

第二节 HLA 不全相合外周血造血干细胞的采集

目前对于 HLA 不全相合造血干细胞移植可采用单一外周血干细胞移植或外周血骨髓造血干细胞混合移植。外周血干细胞采集是 HLA 不全相合造血干细胞移植的基础技术工作，获得足够有效的供者造血干细胞是移植成功的基本要素。

一、外周血造血干细胞采集原理

目前，临床上所采用的外周血干细胞为经血细胞分离机去除红细胞后的单个核细胞，即用一台血细胞分离机与供者相连，采集和浓缩过程变为自动化。其作用原理：经化疗药物和/或重组血代细胞生长因子动员的供者血液经过抗凝，泵入旋转的淘洗池内，根据细胞大小、比重，血液被分离成各种基本成分，在容器里形成不同的层次，收集富集单个核细胞的那层，其余的成分回输给供者。这种过程或是连续进行，或是分次完成至达到需要的造血干细胞数。

二、外周血干细胞采集前要求

外周血干细胞采集术前所需物品准备包括供者的准备和所需物品的准备。

（一）供者的准备

供者应是经 HLA 配型与受者达到 3 个以上位点相合的有血缘关系的亲属，其体检正常，心理情绪良好，经干细胞动员外周血白细胞计数达到 20×10^9/L 以上。

（二）所需设备

目前常采用的血细胞分离机分两类：全自动、全密闭、连续的血细胞分离机和不连续/间歇的血细胞分离机。常用机器有 Haemonetics V50 Plus（通常为不连续分离机）、CS-3000Plus（Baxter 公司）、BCT Spectra（COBE 公司）、Vivacell（DIDECO 公司）和 AS104（Fresenius 公司）。外周血造血干细胞移植采集需要合适的外周静脉通道，部分需要放置较高流率的导管，例如 Q-M 双腔多氨脲管（Quinton 装置公司出品）、Permcath 硅胶双腔管（Qinton 公司）和 Hickmen 单腔或双腔硅胶分离/血液透析管。

三、外周血干细胞采集的安全性

在采集过程中，常规使用枸橼酸钠＋ACD-A 抗凝。使用 ACD-A 的主要副作用是低钙血症，在分离时，可能出现牙周、牙龈的刺痛，甚至手脚抽搐，口服牛奶或柠檬酸钙、碳酸钙可以预防上述症状的发生。如果在采集过程中出现低钙的表现，可以缓慢推注 10% 葡萄糖酸钙。为了达到抗凝效果，需按照（11～13）：1 的比例来配制血液与 ACD-A 的混合液。一名成年供者接受 10 000～12 000 mL 循环血液，至少要输入 1 000 mL ACD-A。这样会导致明显的低钙血症，但在采集后 1～2 h 之内可恢复正常。如果供者采集前有较低红细胞压积和较低血小板浓度（$<150 \times 10^9$/L），采集时需要更高的血液与抗凝剂比率（15：1）；如血细胞比容$>$36%、血小板浓度$>150 \times 10^9$/L，适用（9～12）：1 的抗凝比率。注意在采集过程中每 30 min 要检测一下各项主要指标。

四、外周血干细胞采集操作规程

（一）采集前准备工作

（1）采集室的准备。采集室是专门独立的房间；房间大小能满足常规工作和抢救工作，抢救车可以无障碍地通过;采集室每日进行消毒一次,时间 60 min,保证无污染、安静和室内空气的清洁度。

(2)物品的准备。采集室中除有血细胞分离机、采集床外,还具备给氧装置、抢救车、除湿机、热合机、血压计、温度计、治疗盘。

(3)药品准备。主要包括肾上腺素、去甲肾上腺素、异丙肾上腺素、阿托品、地塞米松、氨茶碱、尼可刹米、地西泮、呋塞米、利多卡因等。

(4)仪器安全性能检查。根据血细胞分离机维护要求,定期进行保养、检修。保证各个泵和阀工作正常,空气/漏液检测系统、高低压力监测系统工作正常,报警系统能指示异常情况。

(5)患者或供者的动员。由临床医生制定动员方案。恶性疾病患者采用化疗+细胞因子的联合动员方案,健康供者采用单用细胞因子的动员方案。G-CSF 细胞因子动员后的第 4～5 d 开始采集。

(6)供者的医学检查:

①脉搏和血压。

②呼吸系统。

③ X 线检查。

④血液学检查。全血细胞计数、分类、血小板计数、凝血酶原时间、血型。

⑤生化检查。尿素氮、肌酐、尿酸等反应肾脏功能的指标,谷草转氨酶和谷丙转氨酶。

⑥HIV、HCV、HBV 等检查。

⑦CD34$^+$细胞计数:采集前测定一个基础值的 CD34$^+$ 有利于评估采集效果、预测采集数量、评估动员方案的优劣。

(7)供者的心理安抚。对其解释采集过程、可能出现的不适症状和应对措施和保障。

(二)采集过程

血细胞分离机选用 CS-3000Plus 或 AS104。

1.原理

离心式血细胞分离机利用离心原理,根据细胞大小和密度不同,在离心力的作用下,细胞的沉降率也不同,进而使各种血液成分得以分离。

2.操作步骤

(1)开机。

(2)选择程序。

(3)根据机器显示屏提示步骤正确安装耗材。

(4)连接 ACD-A 抗凝剂 500 mL 和 0.9% 氯化钠注射液 1 000 mL(连接液体前仔细检查生产批号、有效期、透明度,观察内容物有无混浊、霉变、渗漏,发现异常不得使用)。

(5)按"Prime"键,机器首先自动完成全自动报警测试,测试通过后,机器自动开始预冲。

(6)连接患者或供者:静脉首选双上肢较粗大且直的贵要静脉或肘正中静脉,穿刺针选用 16 g 或 18 g 单腔穿刺针,一侧为出端,另一侧为回端,保证有足够的血液供应分离机。对于儿童和血管条件不好者选用股静脉置管,其为双腔静脉导管,其中一腔用于供血通路,另一腔用于回血通路。穿刺前戴口罩、帽子,洗手。穿刺时要检查穿刺点周围皮肤有无破溃、感染等,穿刺部位消毒面积≥8 cm×8 cm,用碘附消毒两次,待干后穿刺,穿刺成功后用创可贴贴盖住针眼,用胶带固定针尾。

(7)根据患者或供者性别、身高、体重、术前红细胞压积值、术前白细胞计数、CD34$^+$细胞计数、术前单个核细胞数设定机器参数。

（8）开始分离。

（9）终点循环量到达后或提前结束分离，进入回输阶段。切断采血管路，机器自动进行回输，完成后切断返血管路。

（10）取下产品卸下耗材，用无菌方式留取样本送检。产品袋上注明姓名、病历号、产品种类、产品容积、采集日期。

（三）采集过程中常见不良症状及处理措施

1. 返血管通路压力过高

（1）常见原因：穿刺部位血肿，管路阻塞、打折，返血管通路连接静脉置管的管腔过细。

（2）处理措施：重新穿刺，梳理管路，降低入血速度。

2. 进血管通路压力过低

（1）常见原因：血管太细，针头贴住血管壁。

（2）处理措施：局部热敷，调整针头位置，重新穿刺。

3. 低钙血症

（1）原因：采集时所使用的 ACD-A 液体含有能与钙螯合的枸橼酸物质，随着采集的进行，患者或供者血液中的钙离子不断损失而导致血清钙水平降低。

（2）症状：手指、足趾、口周、面部感觉发麻，肌肉不自主地震颤，甚至抽搐。

（3）处理措施：口服葡萄糖酸钙，用葡萄糖液体稀释葡萄糖酸钙注射液，在采集过程中持续、缓慢静滴能有效防止其发生，对于症状严重者，可遵医嘱缓慢推注 10% 葡萄糖酸钙。

4. 过敏反应

（1）原因：对于体重 <25 kg 或体外循环总量超过患者总血容量的 15% 时，为了避免采集时血容量骤减，用与患者同型辐照悬浮红细胞预冲管道，采集初期异体血回输患者体内引起输血反应所致。

（2）处理措施：悬浮红细胞预冲管道后连接患者，保持静脉通路，输血速度为 5 mL/min，观察 10 min，无不良反应再开机循环，或遵医嘱给予地塞米松推注。

（四）其他注意事项

（1）采集过程密切观察各管道是否通畅，有无扭曲、滑脱、渗漏。

（2）术前患者或供者 Hct<25%，应输注去白细胞辐照悬浮红细胞或浓缩红细胞，提高红细胞压积，采集离心时有利于白膜层的形成。

（3）采集的最终产品量不能超过患者或供者总血容量的 15%。

（4）采集过程中随时观察患者或供者的反应，监测生命体征。

（5）采集时要有医生陪同，并留 1 名陪伴。

（五）产品计算方法

血常规测算 WBC 计数、人工 MNC 分类、流式细胞仪测算 $CD34^+$ 细胞计数。

（六）产品数量

MNC>$(4\sim6)\times10^9$/kg（按受者体重计算）；$CD34^+$ 细胞>$(2\sim4)\times10^6$/kg（按受者体重计算）。

（七）采集后患者或供者的监测

（1）拔出穿刺针，局部用无菌棉球按压 15 min 以上，用创可贴保护针眼。

(2)患者或供者在床上静卧 10 min,监测生命体征。

(3)患者或供者手术完第 2 d 复查血常规。

(4)嘱患者或供者一周内避免重体力劳动和剧烈活动,根据医嘱口服钙剂。

(八)采集后物品整理

(1)用后的采血针头放入密闭的锐器盒内,用过的一次性耗材、手套、棉签放入有标识的黄色塑料袋内,作为医疗废物交医院指定部门统一处理。生活垃圾,如一次性喝水杯、饭盒放入有标识的黑色塑料袋内,由专人清理。

(2)用 75%酒精擦拭急救车、热合机、工作桌面、椅凳、床头,更换床单、被套。

五、外周血干细胞采集的细胞数

不同分离机分选的移植细胞数相似,但分选采集的样本体积却不尽相同,有 50 mL(CS3000Plus 小体积采集空间)、150～400 mL(Spectra)、250 mL(AS104)。其中采集样本成分约含 40%±22%淋巴细胞,31%±15%单核细胞,26%±19%髓性细胞,2.7%±1.5% CD34$^+$细胞。每计数 100 有核细胞中含有 15±11 个有核红细胞。目前采用采集细胞数标准:有核细胞$(2\sim6)\times10^8$/kg 和 CD34$^+$细胞$\times10^6$/kg(按受者体重计算),两项达到后停止采集。

六、外周血干细胞保存

HLA 不全相合造血干细胞移植在一般情况下不需要保存供者的外周血采集的造血干细胞液,采集后直接输入受者体内,但在某些特定的情况下需要保存适量的干细胞液以作诱发 GVHD 的刺激源。

外周血干细胞冷冻保存一般分为浅低温保存和深低温保存。浅低温保存是将细胞加保存液放置于－40 ℃冰箱,由于细胞的损耗大,锥虫蓝活体细胞计数存活细胞比例下降快,因此,保存时间只能在 72 h 内。深低温保存又分为－80 ℃冰箱保存和－176 ℃液氮保存。两者相比各有优劣,但总的来说,－85 ℃冰箱保存时间以 12 个月以内为宜,－176 ℃液氮保存时间可达 10 年以上。

1. 保存方法

既往公认的经典保存方法是 10%二甲基亚砜(DMSO)－176 ℃液氮保存,可以长期保存干细胞。但是这一保存方法仍然有其缺陷:(1)操作程序繁琐,不利于推广;(2)10%的 DMSO 浓度较高,过多进入体内容易引起恶心、呕吐、血压增高、心律失常等毒副作用,干细胞解冻后可能诱生凝块导致细胞回收率降低;(3)需要程序降温仪、液氮罐等一系列设备,保存费用较高。

1983 年 Stiff 等采用非程序降温法在－80 ℃冰箱保存骨髓细胞成功;Lionetti 报道用 4%羟乙基淀粉(HES)和 5%DMSO 可获得较好的干细胞回收率。采用低浓度二甲基亚砜的方法有利于在临床干细胞移植中使用,它可以降低二甲基亚砜的毒性作用,减少并发症的发生。5%DMSO,3%HES 和 4%HSA 的干细胞保护剂直接－80 ℃冰箱冻存外周血干细胞是临床较常用的方法。

2. 外周血干细胞冻存程序

造血干细胞的深低温保存,一是采取程序降温冷冻法,即首先加入 10%的 DMSO 作为冷冻剂,使用可控降温速度的冷冻仪来完成冷冻,然后细胞保存于液氮中。二是加入 5%的 DMSO,6%HES 和 HSA 后,将干细胞直接放置于－80 ℃冰箱进行冷冻保存。

3. －80 ℃非程控保存干细胞的操作方法

将 DMSO、6%HES 注射液和 20%HSA 从 4 ℃冰箱中取出,先配制成 10%的 DMSO 和

HES 混合液,将采集的干细胞液与 20% HSA 混合,将配成的两种液体等比混合。DMSO、HES 及 HSA 的终浓度分别为 5%、3% 和 4%,然后分装于冻存袋中(每袋约 50 mL),用平板将冻存袋尽量压平以便降温均匀,不经程序降温仪,直接置于 -80 ℃ 冰箱中保存。并立即将残留袋中的少许样品送检:锥虫蓝染色、MNC 计数、CFU-GM、CD34$^+$ 细胞测定。

-80 ℃ 干细胞冻存方法不仅适用于低细胞浓度的干细胞冻存,也适用于高细胞浓度的干细胞冻存。直接冻存干细胞可以避免进行采集液细胞数的稀释调整,减少移植工作中的污染环节,可以减少采集次数;提高细胞保存时的浓度,可以减少回输量,降低 DMSO 浓度,增加干细胞回输的安全性。

4. 外周血干细胞液冻存时的单个核细胞浓度

国外报道的推荐浓度为 $(2\sim4)\times10^7$/mL,国内专家认为调整浓度为 $(8\sim30)\times10^7$/mL。在临床实际工作中,有报道干细胞液保存的细胞浓度在 $(30.1\sim70.1)\times10^7$/mL。对于这三种浓度,国外推荐浓度和国内调整浓度由于细胞浓度较低,冻存的体积较大,相对添加和输入患者体内的 DMSO 含量高,对降低 DMSO 的毒性作用,减少并发症不利。高细胞浓度的干细胞冻存效果由于冻存液的相对含量较低,特别是在以低浓度保护剂非程控 -80 ℃ 冰箱冻存外周血干细胞条件下的冻存能够满足临床移植病人的需要,造血重建稳定。

5. 外周血干细胞液冻存的保存时间

干细胞冻存后,细胞的存活数、CD34$^+$ 细胞的回收率以及干/祖细胞培养(CFU-G、CHU-E、CHU-Mix 等)的回收率都必须保持在较高的水平,能够满足临床移植病人的需要,这段时间就是干细胞冻存的保存时间。各种冻存方法的不同,所能达到的保存时间也不同。一般来讲,-80 ℃ 冰箱保存干细胞时间在 3 个月内为佳,6 个月内保存也能满足临床需要,6~12 个月各项检测指标有一定下降,目前认为在 12 个月内干细胞的存活率仍在 80% 以上,能够满足临床移植病人的需要。保存时间在 12 个月以上应慎重。-176 ℃ 液氮保存的时间很长,适合于干细胞长期保存,有研究表明保存时间可达 10 年以上。

6. 外周血干细胞冻存液的解冻回输

回输前将冻存袋从 -80 ℃ 冰箱中取出,为防止冰晶的形成,在 40~42 ℃ 水浴中快速解冻,即输即融,解冻后的干细胞 30 min 内全部回输体内。冻存的高浓度干细胞液解冻复温时细胞容易出现凝集,这种情况会影响 MNC 回收率,要防止出现细胞凝集,可用手轻轻地挤压晃动冻存袋,快速输注十分重要。

7. 外周血干细胞冻存液的指标检测

将残留袋中的少许样品立即送检:锥虫蓝染色、MNC 计数、CFU-GM、CD34$^+$ 细胞测定。

(1)测定锥虫蓝拒染率。用 2% 锥虫蓝水溶液,计数 200 个单个核细胞,用百分比表示。

(2)MNC 计数。采用血细胞分析仪进行白细胞计数,血片瑞氏染色油镜下分类。MNC ＝WBC×单个核细胞百分比。

(3)CFU-GM 细胞集落数。采用琼脂半固体培养,5%CO$_2$ 培养箱培养 10 d,计数集落＞40 个细胞。

(4)CD34$^+$ 细胞数量。用 EDTA 抗凝,抽取干细胞液 1 mL,取样后当天用流式细胞仪检测。

将冻存后的外周血干细胞分别取样测定锥虫蓝拒染率、MNC 计数、CFU-GM 细胞集落数、CD34$^+$ 细胞数量,并与冻存前的同类指标相比较,计算回收率,用百分比表示。所有指标回收率能达到 90% 以上为佳。

第三节　HLA 不全相合骨髓造血干细胞的采集

HLA 不全相合造血干细胞移植多采用外周血干细胞骨髓干细胞联合移植,受者所获取的"种子"细胞既来自于供者的外周血,也来自供者的骨髓,这是目前所推崇的移植模式。其主要缘由是外周血在提供大量造血干细胞的同时会带来大量的免疫细胞(T细胞等),这些过多的免疫细胞会影响干细胞的植入及长期植活;而骨髓液中所含的免疫细胞少,有利于干细胞的植活,而且,骨髓液中还含有大量的间充质干细胞及构成造血环境的各种间质细胞,对受者的造血重建十分重要。

一、骨髓干细胞采集所需条件

(一)地点

骨髓干细胞的采集大多在手术室完成,也可以请麻醉科医生到移植中心来进行。成年供者可行硬膜外麻醉,儿童供者可行全身麻醉。各种手术物品由手术巡回护士管理,配合使用。

(二)所需物品

1.无菌物品的准备

(1)手术室无菌物品。台式磅秤1台,2个器械包(内含不锈钢换药碗4个、止血钳12把)及髂前区、髂后区无菌敷料包1套。一次性2 mL注射器4副、20 mL注射器若干。

(2)移植中心无菌物品。除手术室所需的常规无菌手术物品之外,移植科室应准备以下物品:

①20 mL无菌空针10支。

②18号或16号Thomas骨髓穿刺针20支,其中可备部分含有多个侧孔的穿刺针。

③硅胶连接管5根。

④80目和100目不锈钢滤网2个。

⑤250 mL漏斗2个。

⑥500 mL玻璃瓶8个或无菌血液转移袋10~15个。

⑦9号、12号针头。

在采髓前1周上述物品必须进行去热源处理,彻底清除污渍后用硫酸浸泡,再用蒸馏水充分冲洗,使用前1 d置于储槽内进行高压灭菌消毒。

过滤器的准备是物品准备中最重要的环节。骨髓液富含大量的造血细胞、血小板、凝血因子、各种细胞的造血岛以及纤维支架网状物质、脂肪组织等。这些物质有些呈大块的颗粒状,肉眼清晰可见。这些物质进入受者体内容易产生栓塞,给病人带来诸多并发症,甚至危及生命。因此,采集的骨髓干细胞液必须进行有效的过滤,才能确保移植成功。通常的过滤方法有3种:针头过滤(9号和7号针头)、不锈钢滤网过滤(100目和80目)和输血器滤过网过滤。

2.药品的准备

准备的药品主要用于骨髓采集中或输注前存放期内骨髓干细胞的抗凝和活性保持,需准备:肝素钠注射液(12 500 U/支)5~7支 、1640保养液、500 mL的复方氯化钠注射液或生理盐水(500 mL)4瓶。

3.抗凝剂的准备

骨髓液的抗凝是骨髓收集、保存直至使用必不可少的环节,因此,骨髓采集前必须备好。常用的抗凝剂有肝素钠、EDTA等,目前使用最多的是肝素钠。一是因为肝素钠的抗凝效果较好;二是肝素钠有现成的无菌注射液,在进入人体后可以用鱼精蛋白对抗。肝素钠抗凝剂的使用通常有两种方法:低浓度稀释抗凝法和高浓度稀释抗凝法。

低浓度稀释抗凝法是将一支肝素钠加入1 000 mL的生理盐水中,最终骨髓液和肝素钠稀释液成等比混合。此种方法的特点是骨髓混入大量的肝素钠生理盐水后,骨髓采集液的稀释度加大,细胞不易发生凝集,但总容量增大,回输的难度加大。

高浓度稀释抗凝法是将一支肝素钠加入100 mL的生理盐水中,最终骨髓液和肝素钠稀释液成 10：1 混合。此种方法的特点是骨髓混入的肝素钠生理盐水少，骨髓采集液的稀释度小，细胞一般不会发生凝集，但需不时地摇动，观察有无凝集现象，其总容量增大仅 10％，回输的难度不加大。

4. 供者的准备

供者同意并决定提供骨髓实施骨髓采集术后，应对其进行全身主要脏器功能及全面的体格检查，同时给予心理辅导克服不良的心理情绪。视身体情况在采髓前 7～10 d 分 2 次采集自身静脉血 400～800 mL，存放在无菌储血袋中，放冰箱保存，以实施术中自体血回输。

二、异体骨髓采集的手术前准备

1. 供者的术前准备

手术当天取回自体静脉血 400～800 mL，以备实施术中自体输血。术前 8 h 禁食水。进入手术室前，肌肉注射地塞米松 5 mg，以刺激骨髓释放有核细胞。

2. 手术室环境准备

采集骨髓手术所需的各类物品必须严格消毒。100 万级空气净化手术间，术前 1 d 用 40％甲醛溶液进行空气消毒，密闭 24 h 后启用；手术人员一律穿无菌手术衣裤，戴无菌口罩、帽子；自体骨髓移植者，应以无菌大单包裹后，由无菌层流室内的专职护士陪送至手术室。

三、骨髓采集术麻醉方法的选择

在骨髓移植供者骨髓采集过程中，国内外经常采用的麻醉方法主要有连续硬膜外麻醉、全身麻醉和局部麻醉 3 种方法，最常用方法是持续硬膜外麻醉和全身麻醉。

1. 连续硬膜外麻醉

连续硬膜外麻醉是目前最常用的麻醉方法。操作方法一般采用 2～3 腰椎间隙硬膜外穿刺，向头侧置入 3.0 cm 硬膜外导管，采用分次少量注药方式。连续硬膜外麻醉可控性强，麻醉平面易于调节，对呼吸和循环功能影响小。

连续硬膜外麻醉药物的选择采用 0.75％罗哌卡因，其阻滞效果较为理想，对循环、呼吸功能的影响均小于 1％利多卡因＋0.25％丁卡因合剂，对粗大且有神经鞘的纤维阻滞较慢且弱，产生感觉—运动阻滞分离现象。

连续硬膜外麻醉骨髓采集术中、术后常见的不良反应为一过性低血压、心率加快、恶心烦躁等。其中低血压的发生率为 2.5％，经减慢或暂停抽髓，加快补充血容量后均可很快纠正。在手术过程中，对于精神紧张的患者应充分镇静，辅助用药可使用安定、哌替啶、芬太尼、氟哌利多等。对于有凝血功能障碍的患者、脊柱穿刺区域有骨转移灶及循环、呼吸功能不全者，应避免硬膜外麻醉。

2. 全身麻醉

全身麻醉在骨髓采集术中，国内来讲相对较少应用，常在儿童或有凝血功能障碍的成年患者中使用。在国外，Bortin 曾于 1983 年报道 3 290 例骨髓采集术中严重并发症发生率为 0.27％，其中包括心脏停搏、肺栓塞、吸入性肺炎、室性心动过速及脑梗死，上述并发症的发生可能与骨髓采集术中采用全身麻醉的方式有关。

3. 局部麻醉

近些年来，部分医院的医生开展在局部麻醉下进行骨髓移植骨髓采集术。其观点认为骨髓采集术涉及的仅是分布在骨膜上的周围神经纤维及其相应的皮肤、皮下组织区域的周围神经末梢，不涉及腹部手术的内脏牵拉痛，因而局麻药对神经纤维的渗透作用可起到麻醉效果。其优点是：(1)可以在无菌移植仓中患者的病床上进行，不必改变环境，患者的情绪较放松。(2)简便易行，可以减少很多临床过程，如麻醉准备、导尿等。(3)医疗投入减少，在取得同样效果的情况下减少大部分医疗支出。（4）可以根据采髓量的要求更换采髓部位。局部麻醉虽然有其优点，但是对于一般患者来说还是比较难以接受，特别是异体骨髓移植的供者。

目前国内骨髓移植过程中，总的来说供者骨髓采集术还是以连续硬膜外麻醉方法为主。硬膜外麻醉操作简便易行，用药单纯，平面易于调节，对供者的生理干扰不大，完全可以满足麻醉和手术的要求，对循环、呼吸功能影响小，临床上具有一定的优越性。

四、局部麻醉下骨髓采集术的安全性观察

传统的骨髓采集需在手术室由麻醉师行全麻或硬膜外麻醉，手续过程繁琐，副作用大。Buckner 等报道，全麻或硬膜外麻醉下骨髓采集术中及术后可见的并发症有采髓后低血压或虚弱需住院 1 d 以上者（9％），出血或需要输注异体血者（14％），采集过程中疲劳（38％）、疼痛（77％）、恶心、呕吐（25％）、过度局部疼痛（8％）、发热（5％）及其他（3％）情况。威胁生命的并发症的发生率为 0.2％～0.4％，包括脓毒血症、肺栓塞、吸入性肺炎、心肺衰竭、室性心动过速、颈动脉闭塞、严重的低血压及低氧血症，其中半数以上与麻醉有关。Rowley 等报道供者行骨髓采集后可出现自觉体质下降，14 d 后约 70％供者可完全恢复，28 d 后 100％供者可完全恢复。采取利多卡因局部浸润麻醉，骨髓采集术一般需 1 h 左右，利多卡因用量不超过 0.4 g/h，0.2％利多卡因稀释为 0.1％后，麻醉时间延长，且不会过量。

五、骨髓干细胞采集的安全性

对于绝大多数健康供者来说，接受骨髓采集是安全的。骨髓采集术在无菌手术间进行可以确保供者的采集创面不发生局部感染，成熟的全身麻醉技术可使供者在无痛情况下完成骨髓采集术，发生麻醉意外的可能性也十分小。有报道健康供者在全麻下接受骨髓采集术有约 0.4％危及生命的并发症，但如果排除包括有心血管疾患、肥胖、高龄等危险因素的供者，这些并发症可降至 0.1％～0.2％。骨髓采集有可能导致大量软组织及骨骼损伤的相关疾病，全麻也可能引起恶心等相应症状。

六、骨髓液采集操作技术对自体骨髓干细胞移植质与量的影响

骨髓采集操作技术是否合理应用，对骨髓细胞的数量和质量都有影响。一般在采血后出现细胞溶血多是由于骨髓液抽吸时间过长，标本长时间处于负压状态，造成血浆渗透压过低，细胞裂解；骨髓液注入速度过快压力过大、骨髓液过度震荡也可造成细胞短时间内受机械冲击而破裂；抽吸骨髓负压过大，不但可导致细胞破裂溶血，而且也很容易造成髓腔内血窦破裂，外周血混入，骨髓液稀释。骨髓干细胞被凝血块包绕后，难以被充分提取，致使可供移植的干细胞数量不足。

七、骨髓采集的技术操作

由于人体髂后上棘骨表面平滑，骨质硬度适中，血供丰富，造血旺盛，是骨髓采集最理想的部位。故在病人取持续硬膜外麻醉后，应先取俯卧位抽吸骨髓液。

开放上肢静脉通道 2 条，以保证术中补液、输血通畅。然后常规消毒、铺巾，暴露双侧髂后上棘，以肝素稀释液反复冲洗采髓针、注射器待用。手术开始后，递 Thomas 采髓针。术者从髂后上棘刺入 1.0～1.5 cm，取出针芯，用含 2 mL 的肝素稀释液的注射器抽吸骨髓至 20 mL。取下注射器后轻轻摇匀，以防凝固。然后通过滤过装置过滤后注入无菌储血袋内。要求每个穿刺部位分 3 层，每层 4 个方位，每个方位抽吸不超过 3～5 mL，每个部位总量不超过 60 mL。相邻穿刺点之间应间隔 1.0～1.5 cm。在骨髓收集过程中，负责过滤的技术人员要随时检查骨髓有无凝集现象，如发现骨髓液有凝集现象应立即停止操作，马上更换穿刺针、空针及收集瓶或收集袋，彻底冲洗过滤装置，在检查所有操作物品无血凝块后才可继续采集。

骨髓采集的开始阶段，抽吸骨髓的速度不宜过快，骨髓液快速从供者体内抽出容易导致

血容量下降,出现血压下降、心跳加快,供者出现心慌、呼吸急促等情况,此时需加快输液速度,补充代血浆或回输自体血。由于骨髓采集过程中容易出现此类情况,故在骨髓抽吸前或抽吸开始期,就回输自体血,以避免类似情况发生。

为保证获得足够的有核细胞数,有时需在供体髂前、髂后区多点采集骨髓。通常先在髂后区采集骨髓,当收集的有核细胞数达所需量的一半以上时,供体需翻身行髂前区采集骨髓。翻身前要包扎好伤口,并更换全部敷料,同时输入自体或异体血液,适当扩充血容量,以防止体位性低血压发生。翻身后取俯卧位,常规消毒铺巾,暴露双髂前上棘。按前述方法采集骨髓,至有核细胞数达到要求,停止手术,妥善处理伤口。

一般成年健康供者的左右髂骨后上棘可采取骨髓液达 600～1 200 mL,由于采集量大,加上生理盐水稀释后,骨髓液 WBC 一般在(20～45)×10^9/L。部分供者的骨髓有时抽取困难,如达不到所需的细胞数,可再行左右髂骨前上棘骨髓采集。髂骨前上棘由于骨表面突起镜利,血供不好,骨髓造血较差,骨髓采集量一般控制在 200～600 mL。

术中输入复方乳酸钠或其他液体,回输自体或异体血液一般约 800 mL,以补充血容量。为预防术后感染,术中应静脉输入抗生素。术毕,伤口用 3%碘酒消毒后,用无菌敷料行封闭式包扎。自体骨髓移植者以无菌大单包裹送回层流室。将异基因供者送回普通病房。

严格的无菌环境和无菌操作是采集骨髓成功的关键。为了保证骨髓提供者的安全,防止感染,要严格无菌环境和无菌操作,术中尽可能控制参加人数,减少手术间内人员流动,以减少污染机会,防止交叉感染,同时备齐手术物品,术中严密观察病人的血压、心率、呼吸和心电图;注意在髂后区采集骨髓时,要更换全部敷料。翻身前回输自体血液,待血压平稳后再翻身;俯卧位时,由于胸式呼吸运动受限,应给予鼻导管吸氧,并加强监测;自体骨髓移植者要以无菌大单包裹后,送回骨髓移植层流病房。

八、骨髓采集液的过滤

骨髓采集是外周血联合骨髓移植的基本技术,是 HLA 不全相合移植必不可少的技术环节。由于骨髓液中含有大量的脂肪滴、造血岛细胞团、巨噬细胞和纤维细胞所组成的骨髓小粒等大块状物质,输入患者体内后容易引起栓塞等并发症,所以必须在骨髓液采集过程中过滤掉这些物质,确保骨髓输注的安全。

1. 过滤骨髓液所需的物品准备

(1)过滤骨髓的过滤装置。根据所选择的过滤方法的不同,可各自准备 7 号和 9 号无菌针头各 20 枚,不锈钢钢网过滤装置 2 套,输血器 2 个。

(2)过滤液无菌容器。500 mL 无菌瓶 5 个或 500 mL 的输血袋经浸泡消毒后待用。

2. 过滤方式

在骨髓干细胞采集技术上已有 3 种过滤方法。

(1)注射器针头半密闭式过滤法。在实施自体骨髓移植早期,多采用陆道培院士在国内最先提出的注射器针头半密闭式过滤法,即将抽取的骨髓液通过 9 号和 7 号针头注入保存容器而达到滤过目的(图 7-1)。

(2)不锈钢开放式过滤法。后来采用国外 Thomas 不锈钢开放式过滤法,即骨髓过滤是通过简易的过滤装置,用 80～100 目孔径的不锈钢钢网来过滤骨髓液(图 7-2)。

(3)输血器滤过膜过滤法。有学者根据输血器的原理和理论分析,开始尝试用输血器滤过膜过滤骨髓液,即用输血器的滤过膜对骨髓液中的大颗粒状物质进行滤过清除(图 7-3)。

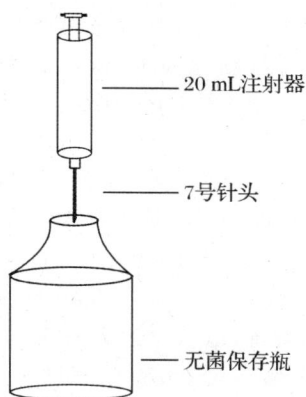

图7-1　注射器针头半密闭式过滤法　　图7-2　不锈钢开放式过滤法　　图7-3　输血器过膜过滤法

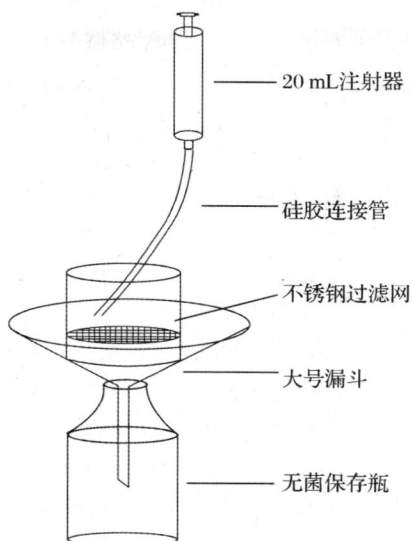

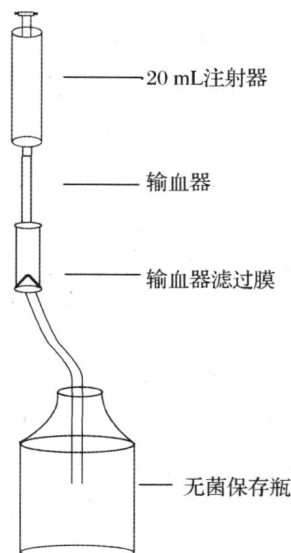

3. 过滤骨髓液的技术操作

（1）在抽取和滤过骨髓液前，将空针和过滤器用含抗凝剂的生理盐水浸泡冲洗，湿化过滤器的管壁，避免干燥的管壁激活凝血，形成凝块。

（2）用注射器正压推过过滤器，流至保存容器中。推注时用力轻缓，用力过大会造成针头与注射器乳头或连接管与注射器乳头的连接处松脱，造成骨髓液四处喷洒。另外，过大的压力也会造成过滤器频繁堵塞。

（3）随时观察过滤器的滤过情况。当骨髓液渗漏缓慢时，如使用的是针头过滤则针头立即更换；如使用的是过滤装置，则应立即用生理盐水进行冲洗，降低细胞浓度，以免发生凝集。

（4）观察滤过液的质量。轻轻摇动保存瓶/袋，查看有无凝集现象。如发现有集聚成小块现象，且晃动后不分散，则应立即停止过滤及抽吸骨髓操作。检查抗凝剂的添加比例、过滤器有无凝集堵塞，更换保存瓶/袋。

（5）计算骨髓液采取量。过滤后骨髓体积＝骨髓采取量＋抗凝剂体积。

（6）过滤后骨髓液的物理形状观察。观察静置后透明无菌瓶中骨髓上清液的颜色、油滴及骨髓小粒。

九、骨髓干细胞采集细胞数量的要求

骨髓采集过程中，应随时查看骨髓液的总量，骨髓实际抽取量一般应控制在 1 200 mL 以内。骨髓实际抽取量＝骨髓液最终体积－抗凝稀释液体积。骨髓液最终体积可以用称重量的方法来确定，也可用生理盐水瓶存放，观察其刻度来计算。留样两管各约 1 mL，送检血常规，计算有核细胞数量；送检流式细胞仪，测定 $CD34^+$ 细胞。

采集的骨髓有核细胞总数应按骨髓液最终体积（L）×WBC 测定值来计算。受者单位体重所能获得的有核细胞数＝采集的骨髓有核细胞总数/受者的体重（kg）。如果按要求受者所需植入的细胞数为 $(2\sim8)\times10^8$/kg，那么供者要采集的有核细胞总个数＝受者的体重（kg）× $(2\sim8)\times10^8$。一般情况下，采集供者的骨髓液 1 000 mL 左右即能满足标准体重以下或青幼年患者的细胞植入要求。如果患者过于肥胖，应根据身高用标准体重来计算单位体重所需的细胞数。

$CD34^+$ 细胞数一般要求在 $(2\sim8)\times10^6$/kg，在正常供者所采集的骨髓中 $CD34^+$ 细胞率一般在 1%～2%，也有报道在 5% 以上的。实际工作中，$CD34^+$ 细胞率小于 1% 的情况经常发生，这跟供者的年龄、动员效果以及流式细胞仪的检测水平等因素有关，需要具体分析。但无论临床的具体原因怎么多而复杂，满足 CD34$^+$ 细胞数最低标准仍是必需的。

骨髓细胞的采集还应考虑到供受者 ABO 血型不合的问题。一般主侧不合的需去除红细胞，将 6% 羟乙基淀粉和骨髓按 1：4 或 1：2 比例混合，以去掉红细胞，避免发生 ABO 血型不合的溶血反应。但这个过程中，有核细胞可能丢失 10%～30%，故采集骨髓液时应考虑到这个损失量。次侧不合的，应去除血浆以防溶血，这个过程丢失骨髓有核细胞很少，可以忽略不计。主次侧均不合的，需去除红细胞和血浆，其损失的有核细胞数与主侧不合所损失的细胞数相同。

十、ABO 血型不合骨髓液的净化处理

如果供受者 ABO 血型主侧不合，按羟乙基淀粉与骨髓血以 1：2（或 1：1）的比例，自然沉降去除红细胞后输给受者；若 ABO 血型次侧不合，骨髓液经 4 ℃、800～1 000 r/min、离心 15 min，通过分浆夹去除血浆后输给受者；若 ABO 主次侧都不合，骨髓血先经羟乙基淀粉自然沉降去除红细胞，然后再离心去除血浆，留取白细胞层，加生理盐水稀释后，回输给受者。

十一、骨髓干细胞采集液各项指标的检测

将残留袋中的少许样品立即送检：锥虫蓝染色、MNC 计数、CFU-GM、CD34$^+$ 细胞测定、骨髓基质细胞培养。

1. 测定锥虫蓝拒染率

用 2% Trypan blue 水溶液，计数 200 个单个核细胞，用百分比表示。

2. MNC 计数

采用血细胞分析仪进行白细胞计数，血片瑞氏染色油镜下分类；MNC＝WBC×单个核细胞百分比。

3. CD34$^+$ 细胞数量

用 EDTA 抗凝，抽取干细胞液 1 mL，取样后当天用流式细胞仪检测。

4. 骨髓细胞培养

（1）CFU-GM。细胞浓度为 $1×10^5$/mL，在包含 30 g/L 琼脂、体积分数为 30% 的小牛血清、68.4 mmol/L 谷氨酰胺的 IMDM 培养体系中单独加入造血生长因子 G-CSF（40 ng/mL）、GM-CSF（100 ng/mL）、SCF（100 ng/mL）、IL-3（40 ng/mL）孵育于 5% CO_2 孵箱，观察 10～14 d 时集落和集簇数。

（2）红系爆式集落（BFU-E）和红系祖细胞集落（CFU-LE）。细胞浓度为 $2×10^4$/mL，在 300 g/L 甲基纤维素、体积分数为 10% 的牛血清、90.7 mol/L 2-巯基乙醇、30% 小牛血清、68.4 mol/L 谷氨酰胺的 MDM 培养体系中，加入 EPO（2 U/mL）、EPO＋IL-3（40 ng/mL）和 EPO＋1L 3＋SCF（100 ng/mL）等造血生长因子培养于体积分数为 5% 的 CO_2 孵箱，观察 BFU-E（10～14 d）、CFU-LE（5～7 d）集落产率。

（3）骨髓基质细胞培养。培养体系为 RPMI 1640（12.5% 马血清、12.5% 小牛血清、10^{-6} mol·L^{-1} 氢化可的松、100 U/mL 青霉素、100 μg/mL 链霉素），骨髓有核细胞浓度为 $1×10^6$/mL，混匀后移入 3.5 cm 培养皿或 100 mL 玻璃培养瓶中，置 37 ℃、5% CO_2 孵箱培养，每周半量换液。骨髓基质祖细胞（CFU-LF）集落计数：分别于培养的第 14 d 弃培养液，PBS 洗涤，空干后作瑞氏染色，计数≥50 个成纤维样细胞所组成的集落数（CFU-LF 集落）。

十二、骨髓干细胞的保存

HLA 不相合造血干细胞移植在一般情况下不需要保存采集的供者造血干细胞液。所采

集的骨髓干细胞液应立即送入无菌病房,通过输血器快速回输受者体内。当在采集的骨髓干细胞量远远超过受者所需的情况下,可冻存部分骨髓干细胞以备他用。如在某些特定的情况下需要保存适量的干细胞液以备二次移植之用等。

骨髓干细胞冷冻保存一般只需深低温保存,可在-85 ℃冰箱保存或-176 ℃液氮保存。

1. 保存前的处理

所采集的骨髓液由于细胞密度较低,WBC一般在$(20\sim45)\times10^9/L$,如所需保存的骨髓液体积大,冻存前均需要浓缩处理。在4 ℃离心机中,以1 000 r/min离心10 min,将2/3的血浆去掉,所剩的细胞悬液用于冻存。

2. 保存方法

可采用低浓度细胞保护剂非程控降温法在-80 ℃冰箱保存骨髓细胞。添加5% DMSO、3% HES和4%HSA的干细胞保护剂直接在-80 ℃冰箱冻存。

3. 干细胞冻存液的解冻回输及指标检测

同外周血干细胞冷冻保存中的方法。

第四节　HLA不全相合造血干细胞的输注

一、外周血干细胞输注

外周血干细胞输注是将采集的供者外周血单个核细胞(富含干细胞)经受者的静脉通道直接输给受者,通过干细胞的游走、归巢等运动,进入受者的造血微环境,进而定居、分化和生长发育的过程。

(一)输注时机

干细胞输注的最佳时机应该最大限度有利于供者干细胞植入,理论上说应该是在受者的肿瘤细胞和异常的造血机能得到较为彻底的杀伤和清除之后,同时外来的化疗毒性药物或放射线物质最小限度地残留在受者机体内,不损伤和破坏输入的干细胞时。临床上一般选择在预处理结束的第2 d进行干细胞输注。干细胞输注的当天即干细胞移植的第1 d。

(二)输注前准备

1. 干细胞液的运送与交接

干细胞采集完后,应立即封口,填写标签,注明患者姓名、性别、病案号、病室、床号、血型、干细胞的采集量及日期,由医生运送到层流病房,交给治疗护士。双方必须做到查对准确无误。干细胞应及时运送,妥善保管,最好将装有外周血干细胞液的塑料转移袋放置在无菌的储槽内运送,不得出现标签破损、字迹不清,避免与利器接触,以免造成血袋破损、漏血。注意查看干细胞液中有无凝块。采集的干细胞液由于含大量的白细胞,外观可见大量白色颗粒状物质悬浮于上层,如果将血袋摇动后,则呈暗红色,比一般的静脉血黏稠。

输注干细胞时,由两名医护人员带病历共同到受者层流间外核对受者姓名、性别、年龄、病案号、病室、床号、血型以及供者的相应资料,确认供者和受者的对应关系相符后,用符合标准的输血器进行输血。

2. 干细胞输注的物品准备

除输血所需的常规物品外,还应备好心电监护仪、氧气、吸痰器、呼吸机、急救设备及药品等备用。

输注前后用静脉注射生理盐水冲洗输血管道。

(三)外周血干细胞输注的技术操作

(1)按全血输注法输注。

(2)输入前给予生理盐水及地塞米松 5 mg 静滴。

(3)所采集的外周血干细胞液应立即送入无菌病房,通过输血器快速回输受者体内。如果干细胞液细胞过于浓集,可适当减慢输液速度或混合输入等量的生理盐水以达到稀释的目的,从而避免栓塞等并发症的发生。

(4)输注前测量并记录患者的生命体征,并对患者实施心电监测。建立静脉通道,将输血器与锁骨下静脉导管或 PICC 导管连接。为了确保干细胞液输入通畅,防止干细胞黏附在接头处,可将锁骨下静脉导管或 PICC 导管的正压无针输液接头取下,将输血器与导管直接连妥。用无菌生理盐水测试管道是否通畅,管道连接牢固、妥善固定、严防渗漏。在输注过程中严格执行无菌技术操作,医护人员专人全程陪伴,密切观察。

(5)在输注外周血干细胞时,应先慢后快,再根据病情和年龄调整输注速度,并严密观察受者有无输血不良反应。先缓慢滴注,观察有无过敏反应,10 min 后调整滴速。一般在 80 滴/min 左右。血压、脉搏、呼吸每小时监测 1 次,以免短时间内输入大量液体导致心衰。每 30 min 观察 1 次有无早期肺水肿征兆。如出现异常情况应及时处理:减慢或停止输血,静脉注射生理盐水维持静脉通路;立即通知值班医师和输血科(血库)采血人员,及时检查、治疗和抢救,并查找原因,做好记录。

(四)外周血干细胞输注的注意事项

(1)送来的干细胞应尽快输注,不得搁置延误。输注前将血袋内的干细胞成分轻轻混匀,避免剧烈震荡。干细胞液内不得加入其他药物,如果干细胞液也太过黏稠,可用静脉注射生理盐水进行等倍稀释。

(2)严密观察患者的反应及生命体征的变化。注意观察患者的神志、面色、体温、脉搏、呼吸、血压、心率、血氧饱和度、心电图、尿量、尿色、尿 pH 等变化。观察患者有无胃肠道反应、呼吸系统等不适及心血管变化。严密监测血压,尤其是收缩压达 21.3 kPa 和(或)舒张压达 13.3 kPa 以上时,及时进行处理,并密切观察病情变化。观察意识、瞳孔、生命体征、头痛、呕吐情况,注意有无头痛加剧、频繁呕吐、意识障碍进行性加重等颅内高压症状,警惕脑疝及脑出血的发生。回输完毕后,剩余的干细胞做细菌培养及相关的化验检查,并保留空袋 24 h。

(五)副反应的治疗及护理

(1)咽干、咽痒、咽部异物感。此时,嘱患者深呼吸勿紧张,少量饮水,适当调节病室的温湿度,一般温度为 22～24 ℃,相对湿度为 50%～60%,患者的不适均可得到缓解。

(2)恶心、呕吐、胃部、腹部不适、腹痛、腹泻等症状。可及时安慰患者,症状轻者无需特殊处理。对于反应较重的患者使用欧必停、甲氧氯普胺、654-2、复方地芬诺酯等止吐、解痉、止泻等药物。

(3)呼吸困难、胸闷、胸痛、头痛、头晕等不适。可予患者氧气吸入,硝苯地平 5～10 mg 舌下含服,罗通定等降压止痛治疗,适当减慢输注速度,在 4 h 内多数症状均可缓解。有部分患者出现心率减慢、无症状性心动过缓、血压升高等,对于血压升高,或伴有头疼、头晕的患者予拜新同 30 mg 口服,25% 硫酸镁 10 mL 静脉点滴等降压药物,大部分在 6 h 内可恢复正常。

(4)血压升高。有的患者在回输 30 min 后收缩压高达 21.3 kPa 和(或)舒张压 13.3 kPa 以上,予呋塞米、硝普钠、硝酸甘油等利尿、扩血管降压治疗,严密监测血压,并观察病人有无烦躁不安、瞳孔异常变化、尿潴留等情况。伴有烦躁、哭闹的患者予安抚情绪、控制血压、吸氧等处理后症状减轻。

（5）电解质紊乱。如钾低（血钾浓度为 3.2 mmol/L），予补钾液体输入，并注意观察患者的尿量等。

（六）心理护理

移植前针对患者及家属疑虑及畏惧心理，向他们讲解移植的过程及每个环节的注意事项，指导如何与医护人员配合。由于干细胞输注速度要快于一般输液速度，患者常出现紧张情绪，可对其进行心理疏导，并播放舒缓的音乐，缓解患者的紧张情绪，做好耐心解释，让患者和家属积极配合。输注干细胞液时，应告知病人干细胞的作用，给予病人积极的心理暗示，鼓励病人增加战胜疾病的信心。

二、骨髓干细胞输注

骨髓干细胞输注是将所采取的供者骨髓有核细胞（富含干细胞）经受者的静脉通道直接输给受者，通过干细胞的游走、归巢等运动，进入受者的造血微环境，进而定居、分化和生长发育的过程。

（一）骨髓干细胞输注时机

如仅仅是骨髓移植，患者实施单纯放疗，骨髓回输可在放疗 4 h 后进行；患者实施单纯化疗，在 MAC（美法仑、阿糖胞苷、环磷酰胺）或 BU/CY（白消安、环磷酰胺）方案预处理后 24～72 h 内回输骨髓。HLA 不全相合造血干细胞移植通常实施的都是外周血和骨髓联合移植，外周血干细胞输注在移植的第 1 d，骨髓输注在移植的第 2 d，也就是说骨髓输注通常都在预处理后 72 h 进行。这种先外周血后骨髓的输注方案与供者的耐受性有一定关系。

（二）骨髓干细胞输注前准备

1. 骨髓液的运送与交接

骨髓采集完后，应立即在手术台上进行封口，计量，填写标签，注明供者姓名、病案号、骨髓的采集量及日期，观察骨髓液中有无凝块，并记录抗凝剂的使用量。将装有骨髓液的塑料转移袋或者 500 mL 的盐水瓶放置在无菌的储槽内，由医生运送到层流病房，交给治疗护士。双方必须做到查对准确无误。骨髓干细胞应及时运送，妥善保管。

输注骨髓干细胞时，应由两名医护人员带病历共同到受者层流间外核对受者姓名、性别、年龄、病案号、病室、床号、血型以及供者的相应资料，确认供者和受者的对应关系相符后，用符合标准的输血器进行输血。

2. 骨髓干细胞输注的物品准备

除输血所需的常规物品外，还应备好心电监护仪、氧气、吸痰器、呼吸机、急救设备及药品等备用。

输注前后用静脉注射生理盐水冲洗输血管道。

（三）骨髓干细胞输注的技术操作

（1）按全血输注法输注。

（2）输入前给予生理盐水及地塞米松 5 mg 静滴。

（3）所采集的骨髓干细胞液应立即送入无菌病房，通过输血器快速回输受者体内。

（4）输注前测量并记录患者的生命体征，并对患者实施心电监测。建立静脉通道，将输血器与导管直接连接，用无菌生理盐水测试管道是否通畅，管道连接牢固、妥善固定、严防渗漏。在输注过程中严格执行无菌技术操作，医护人员专人全程陪伴，密切观察。

（5）在输注骨髓干细胞时，应先慢后快，再根据病情和年龄调整输注速度，并严密观察受血者有无输血不良反应。先缓慢滴注，观察有无过敏反应，10 min 后调整滴速。一般在80 滴/min 左右。血压、脉搏、呼吸每小时监测 1 次，以免短时间内输入大量液体导致心衰。每30 min观察 1 次有无早期肺水肿征兆。

(四)骨髓干细胞输注的注意事项

骨髓液的输注与外周血干细胞液的输注基本相同，但由于骨髓本身的特殊性以及骨髓采集量和添加的抗凝剂等因素，骨髓与外周血有四大区别：骨髓液含大量颗粒状物质，骨髓所用的抗凝剂量大，骨髓采集的量大，部分供者的骨髓需要去红细胞或血浆。

(1)骨髓液细胞成分复杂，漏过的骨髓小粒、脂肪组织、大量的凝血因子及血小板，都有可能引起骨髓液凝集，因此，输注过程中应随时观察有无凝血现象。若出现输液速度明显减慢或液体不流动的情况，应考虑到细胞液浓度太大或凝块形成。解决的方法可以先加入适量的生理盐水稀释细胞液，如果输液管内的细胞液完全不流动，切不可加压输注，应立即更换输血器。在骨髓抗凝剂使用或添加不当的情况下，可能会出现血凝块，阻塞输血管道。回输前，先将骨髓液袋倒置 30 min，使骨髓液中的脂肪颗粒上浮，回输结束后，应弃去上浮的脂肪，且勿用生理盐水冲洗，以免造成骨髓输注管中含有脂肪颗粒的骨髓液进入静脉，造成脂肪栓塞。剩余的骨髓液应做细菌培养，保留骨髓血袋 24 h。骨髓回输完毕，更换输髓管，并用 10 U/mL肝素冲硅胶管，防止堵塞静脉导管。

(2)抗凝骨髓所用的肝素需要鱼精蛋白对抗。采集后的骨髓液需放在有肝素的保养液袋中，以防凝固，当骨髓回输时，这些含有肝素的保养液随骨髓液一起进入患者体内，血液凝固性降低，造成身体某些器官和部位出血，因此用鱼精蛋白来对抗肝素所致的抗凝血作用，一般在骨髓回输结束后，静脉推注鱼精蛋白，推注速度宜慢，防止低血压、心动过速、呼吸困难等不良反应。

(3)骨髓的采集量通常都在 300～1 200 mL。在回输骨髓时，要密切观察体温、脉搏、血压、尿量变化，掌握输髓速度，滴速要均匀，不可过快，以免造成心脏负荷过重。观察有无早期肺水肿征象，如出现症状，及时处理。因输髓速度快于一般输液速度，患者常出现紧张情绪，故应耐心解释，做好心理护理，以取得患者合作，确保回输成功。

(4)由于骨髓输注的量大，对于供受者血型不合，必须进行红细胞和/或血浆去除。对于ABO 血型主侧不合的，去红细胞；次侧不合的，去血浆；主次侧都不合的，同时去除红细胞和血浆。采用羟乙基淀粉法去红细胞，可能会带来输入的液体量增多；采用离心法去血浆，可能导致骨髓液浓集黏稠。这些都是在输注骨髓液的技术操作时，应充分考虑的影响因素。

(5)预防感染。感染原因有在保养液制备、采集骨髓、回输骨髓等过程中，器具不合要求，消毒不严格，无菌操作不严格等。一旦发生感染，难以控制，甚至致命。由于预处理时，患者接受超大剂量的化疗和放疗，体内骨髓造血功能明显抑制，输入自体骨髓中的干细胞尚未建立造血功能，此时患者血象显示为中性粒细胞逐渐下降，有可能在骨髓回输后约 1 周渐降至零，这段时期称为极期。在极期，机体抵抗力下降，完全处于免疫抑制状态，极易发生感染，从采集骨髓到回输骨髓的全过程中，必须加强无菌观念，严格无菌技术操作。骨髓回输后，要采取预防感染措施，加强皮肤、五官的护理及生活护理、心理护理，捕捉感染先兆，及时处理，以避免发生感染，使患者安全渡过极期，恢复造血功能。

三、冻存外周血干细胞输注

HLA 不全相合造血干细胞移植由于是供者提供干细胞"种子"，在时间安排上受者的预处理和供者的干细胞采集准备可以同时进行，因此，不必为造血重建的需要而单独冻存干细胞。此时冻存供者干细胞的目的，主要是为移植后期部分病例需要刺激诱发 GVHD 而作准备的。当然，前提是供者所能提供多于移植所需的干细胞数。

1. 供者干细胞的准备

在采集供者外周血干细胞的时候,可以根据供者干细胞的动员情况、采集的效率以及受者所需干细胞的数量等因素进行综合判断,调整干细胞的采集量,将多出移植所需的部分用于干细胞冻存。例如,接受者体重计,移植所需的外周血单个核细胞数为 $4\times10^8/kg$,所采出的外周血单个核细胞数为 $6\times10^8/kg$,即可将 $2\times10^8/kg$ 的细胞进行用于干细胞冻存。

2. 刺激诱发 GVHD 的干细胞冻存

用于刺激诱发 GVHD 的干细胞冻存为梯度冻存,即每袋所含的单个核细胞数不同,由少到多(按受者体重计算),一般分为 $0.5\times10^7/kg$、$1\times10^7/kg$、$2\times10^7/kg$、$4\times10^7/kg$、$8\times10^7/kg$,直至将所有的干细胞冻存完。

3. 冻存外周血干细胞输注时机

移植出现造血恢复后,在临床上未出现 GVHD 表现时,可考虑供者干细胞输注。输注细胞浓度一般从 $0.5\times10^7/kg$ 或 $1\times10^7/kg$ 开始。

4. 冻存外周血干细胞输注的技术操作

技术操作可按自体外周血干细胞移植的操作常规来执行。

回输前做好融化冷冻的干细胞及输注干细胞所需物品及人员准备,除回输所需的常规准备外,还主要包括恒温水浴箱、心电监护仪、氧气、吸痰器、呼吸机、急救设备及药品等备用。将恒温水浴箱控制在 $37\sim42\ ℃$,从液氮或 $-85\ ℃$ 低温冰箱中取出低温冷冻袋,迅速投入水浴箱中,待内容物融化后,快速回输给患者。专人陪护,密切观察并详细记录患者在干细胞输注过程中出现的各种副反应。

回输解冻的造血干细胞均严格按照医嘱的速度进行输注,每次输注的造血干细胞液体量不定,一般为 $20\sim70\ mL$,输注速度为 $5\sim10\ mL/min$,滴速均匀,$10\ min$ 内输完,以患者可以耐受的速度尽快回输,以免常温下保养液中的 DMSO 损伤造血干细胞,确保干细胞的存活。

5. 副反应的治疗及护理

防冻剂 DMSO 是输注时产生副作用的主要原因,为了预防干细胞解冻回输时患者发生不良反应,回输前常规予静脉滴注地塞米松 $5\sim10\ mg$。DMSO 对造血干细胞有毒性,输入体内后可被血液稀释,然后大部分从肺呼出。在回输过程中,患者可感觉到呼吸似有大蒜味,应嘱患者张口呼吸、放松心情即可,无需特殊处理。部分病例出现咽干、咽痒、咽部异物感,此时,嘱患者深呼吸勿紧张,少量饮水。适当调节病室的温湿度,一般温度为 $22\sim24\ ℃$、相对湿度为 $50\%\sim60\%$,患者的不适均可得到缓解。部分患者发生恶心、呕吐,胃部、腹部不适,腹痛、腹泻等不适,及时安慰患者,症状轻者无需特殊处理,对于反应较重的患者,遵医嘱予欧必停、甲氧氯普胺、654-2、复方地芬诺酯等止吐、解痉、止泻药物。有部分患者出现心率减慢、无症状性心动过缓、血压升高等,对于血压升高,或伴有头疼、头晕的患者予拜新同 $30\ mg$ 口服,25% 硫酸镁 $10\ mL$ 静脉点滴等降压药物,大部分在 $6\ h$ 内可恢复正常。部分病例出现粉红色尿,留尿常规送检。干细胞输注后,发生血红蛋白尿是由输注物中破碎的红细胞及其他死亡细胞含量高引起,对患者进行碱化利尿、维持尿 $pH\ 6.8\sim7.5$,详记 $24\ h$ 出入量,监测肾功能。在回输过程中密切监测患者的生命体征以及血生化改变,发现异常及时处理。

正确掌握造血干细胞回输的操作技术,有效预防和控制干细胞解冻回输副反应,才能确保干细胞的存活质量,使造血干细胞安全回输至患者体内,避免和减少并发症的发生。

(张曦　高力　彭贤贵　孔佩艳　陈幸华)

参考文献

1. Anderlini P. Donors，donors，and more donors. Blood，2009，114(18)：3721－3722.

2. Chen X，Zhang C，Zhang X，et al. Role of anti-thymocyte globulin and granulocyte-colony stimulating factor-mobilized bone marrow in allogeneic transplantation for patients with hematologic malignancies. Biol Blood Marrow Transplant，2009，15(2)：266－273.

3. Halter J，Kodera Y，Isp izua AU，et al. Severe events in donors after allogeneic hematopoietic stem cell donation. Haematologica，2009，94(1)：94－101.

4. Hêlig K，KramerM，Kroschinsky F，et al. Safety and efficacy of hematopoietic stem cell collection from mobilized peripheral blood in unrelated donors：12 years of single-center experience in 3928 donors. Blood，2009，114(18)：3757－3763.

5. 曹履先，陈虎.骨髓移植学.北京：军事医学科学出版社，2008.

6. 陈运贤.现代造血干细胞移植.广州：广东科技出版社，2008.

7. 闫洪敏，薛梅，等.骨髓联合外周血单倍体相合造血干细胞移植治疗白血病.中国实验血液学杂志，2009，17(5)：1330－1334.

8. 俞立权主译.造血干细胞移植标准实践手册.北京：人民卫生出版社，2007.

9. Zhang C，Chen XH，Zhang X，et al. Stem cell collection in unmanipulated HLA-haploidentical/mismatched related transplantation with combined granulocyte-colony stimulating factor-mobilised blood and bone marrow for patients with hamatologic malignances：the impact of donor characteristics and procedural settings. Transfusion Medicine，2010，20(3)：169－177.

10. Chen XH，Zhang C，Zhang X，et al. Cost and outcome in stem cell collections in HLA-haploidentical/mismatched related transplantation with combinedgranulocyte-colony stimulating factor-mobilized blood and bone marrow for patients with hematologic malignances. Transfusion and Apheresis Science，2010，43(1)：23－28.

11. Chen XH，Zhang C，Zhang X，et al. Role of antithymocyte globulin and granulocyte-colony stimulating factor-mobilized bone marrow in allogeneic transplantation for patients with hematologic malignancies. Biology of Blood Marrow Transplant，2009，15(2)：266－273.

12. Chen XH，Gao L，Zhang X，et al. HLA-haploidentical blood and marrow transplantation with antithymocyte globulin：Long-term outcome compared with HLA-identical sibling transplantation. Blood cell Molecules and Disease，2009，43(1)：98－104.

13. Zhang C，Chen X，Zhang X，et al. Mobilization of peripheral blood stem cells for autologous transplantation patients with hematological malignancies：influence of disease，mobilization method，age and sex. Transfus Apher Sci，2008，39(1)：21－28.

14. 刘学，高蕾，张曦.外周血造血干细胞动员研究进展.西部医学，2010，7(22)：1335－1337.

15. 王平，彭贤贵，陈幸华，等.单倍相合异基因外周血联合骨髓造血干细胞移植的干细胞采集及移植效果评价.解放军医学杂志，2010，32(5)：584－587.

16. 张诚，张曦，陈幸华，等.高龄血液恶性肿瘤患者自体外周血造血干细胞动员采集的临床研究.中国肿瘤临床与康复，2009，16(4)：312－315.

17. 张诚，陈幸华，张曦，等.外周血造血干细胞动员采集264例临床分析.重庆医学，2007，36(17)：1715－1717.

18. 张曦，陈幸华，高蕾，等.3种G-CSF动员224例外周血干细胞效果比较.西部医学，2007，19(5)：772－774.

19. Rainer Moog. Peripheral blood stem cell collection in children：Management，techniques and safety. Transfusion and Apheresis Science，2010，43(2)：203－205.

20. A. T. Anguita-Compagnon，M. T. Dibarrart，J. Palma，et al. Mobilization and collection of peripheral blood stem cells：Guidelines for blood volume to process，based on cd34-positive blood cell count in adults and children. Transplantation Proceedings，2010，42(1)：339－344.

21. Beverly Rhodes,Paolo Anderlini. Allogeneic peripheral blood stem cell collection as of 2008. Transfusion and Apheresis Science,2008,38(3):219－227.

22. Ayhan Donmez,Bahar Arik,Murat Tombuloglu,et al. Risk factors for adverse events during collection of peripheral blood stem cells. Transfusion and Apheresis Science,2011,45(1):13－16.

23. Michele Cottler-Fox,Matthew Montgomery,John Theus. Collection and processing of marrow and blood hematopoietic stem cells. Hematopoietic Stem Cell Transplantation in Clinical Practice,2009,249－256.

24. Alfredo Mendrone Jr,Cyntia Araujo Arrais,Rosaura Saboya,et al. Factors affecting hematopoietic progenitor cell mobilization:An analysis of 307 patients. Transfusion and Apheresis Science,2008,39(3):187－192.

第八章　HLA 不全相合造血干细胞移植后的造血重建

第一节　移植后造血重建的生物学基础

一、造血重建的生物学基础

造血干细胞移植是许多血液系统疾病及免疫缺陷性疾病的重要治疗措施,它是在破坏受者(即患者)造血系统的基础上,输入供者骨髓细胞,使供者细胞在受者体内生长,形成嵌合体(chimera),造血系统得以重建。重建造血是造血干细胞移植的基本目标。移植的造血干细胞在受者体内循环、归巢、增殖,不仅可以实现造血重建,最终还可实现免疫重建。移植成功与否与供者细胞在受者体内的植入状态即供者嵌合状态的建立和发展有关。嵌合状态可以分为两种不同类型:当供者细胞完全占据受者的骨髓或外周血,即供者细胞完全植入时,称为完全的供者嵌合状态(CC);如果移植后受者细胞仍出现在骨髓或外周血中,可以同时检测到供者和受者两种细胞成分,称为混合嵌合状态(MC)。

造血干细胞移植前都要进行预处理,通过超大剂量化放疗清除患者细胞,为供者细胞提供生存空间,同时通过免疫抑制作用,使移植的供者细胞在受者体内生存,形成所谓的嵌合状态。但嵌合状态存在的情况不是一成不变的,而是随着病情的演化和时间的推移而变化的。完全的供者嵌合状态和混合嵌合状态可以出现在移植后的不同时期,往往移植后早期即可呈现完全的供者嵌合状态,以后或者继续保持完全的供者嵌合状态,或者受者细胞逐渐增多成为混合嵌合状态。还可以在移植后早期检测到短暂的混合嵌合状态,以后逐渐转化为完全的供者嵌合状态,再按照前面所述的方式演化。

目前的研究已证实,造血是一个包括造血干/祖细胞(HSC)自我更新、增殖及分化的十分复杂的过程,该过程受多种细胞因子及骨髓造血微环境的影响,而移植后 HSC 是否能回到并"定居"于特定的骨髓造血微环境是其能否继续增殖分化、重建造血功能的关键。移植后的 HSC 通过血循环,移行到支持其生长发育的特定骨髓造血微环境的过程称为"归巢"(homing)。

造血干细胞是造血组织中一类特殊的细胞,它具有自我更新和分化生成血液系统中各类成熟血细胞的特性。容纳造血干细胞、调控其生物学行为的细胞环境称为"干细胞龛"。干细胞与位于龛内的基质细胞、细胞外基质蛋白、细胞因子等相互作用以调节其增生及定向分化等功能。造血干/祖细胞自静脉输入体内,与骨髓基质细胞、髓窦内皮细胞及骨髓基质内一系列黏附分子相互作用,并受细胞因子等的调节而植入骨髓干细胞龛,开始其造血功能重建的过程。具体而言,造血干细胞自静脉输入体内后,首先在趋化因子、细胞因子、附属细胞、蛋白酶、层粘连蛋白、溶血磷脂介体、补体过敏毒素(C3a)的功能受体(C3aR)等的作用下向骨髓干细胞龛迁移,然后通过黏附分子、趋化因子、趋化因子受体等因素的共同调节,穿透内皮细胞最终归巢入龛中。干细胞穿透内皮细胞后,主要通过与黏附分子的相互作用而定位于干细胞龛中。根据黏附分子的结构和功能不同,目前研究较多的黏附分子包括整合素、选择素、钙粘蛋白、粘蛋白样家族及免疫球蛋白超家族,而骨髓微环境细胞中的内皮细胞及其他骨髓基质成分则表达它们相应的受体。

实际上,不管造血干细胞来自骨髓、脐带血还是动员的外周血,移植物中不仅含有造血干细胞,还包括更多的早期造血祖细胞,所谓"造血干细胞移植(HSCT)"实际上是造血干/祖细胞移植（HSPCT）。移植的 CD34$^+$ 细胞中 90％以上是早期和晚期祖细胞,干细胞只是很小的一部分,因此 CD34$^+$ 细胞移植更应该是造血干/祖细胞移植。造血干细胞的生存必须依赖于其周围的祖细胞、淋巴细胞、巨噬细胞、成纤维细胞、内皮细胞和其他各类间质细胞构成的微环境。祖细胞在移植后,反映到外周血象的时间比干细胞早,产生临床效应快。因此,含有造血干细胞、大量祖细胞的 CD34$^+$ 细胞才是理想的移植物。作为造血干细胞移植的临床移植物绝不是越纯越好,模拟天然的骨髓中各类造血和间质细胞组成的移植物可能才是最佳的。

间充质干细胞（MSCs）是骨髓微环境中一种具有多向分化潜能的非造血干细胞,是骨髓多种基质细胞的前体细胞。MSCs 具有高度自我更新和多向分化的潜能,在不同的诱导条件下,可以分化为多种造血细胞以外的组织细胞。近年的研究表明,MSCs 除具有支持造血、促进体内重建造血功能外,还具有抑制同种异体免疫反应、降低移植物抗宿主病（GVHD）的作用。人骨髓 MSCs 是骨髓微环境中的一个主要组分,免疫原性低,可跨越 MHC 屏障,在造血、免疫调节及细胞归巢植入方面均起重要作用。

SDF-1 中文全称是骨髓基质细胞衍生因子-1,它可以通过与 CD34$^+$ 细胞表面表达的特异性受体 CXCR4 相互作用,调节造血干细胞归巢和增殖,与移植后造血重建关系密切。移植物中 CXCR4 的表达水平高者有利于造血重建,进而提高移植的成功率,因此有作者试图通过提高 CXCR4 的表达以促进造血重建,且初步的动物实验结果令人满意。因此,检测 CXCR4$^+$CD34$^+$ 细胞可能成为评价动员效果的指标,而上调 CXCR4 的表达有望进一步提高造血干细胞移植的疗效。

二、造血重建的标准

由于造血干细胞数量的不同及各种病理生理因素的作用,移植后供受者细胞的比例会发生变化。目前临床上主要根据移植后外周血白细胞及血小板计数的变化来判断供者细胞植入的情况。

外周血细胞计数:中性粒细胞（ANC）$\geqslant 0.5 \times 10^9$/L 被看成是干细胞植活的指标。骨髓移植后,中性粒细胞恢复到 $\geqslant 0.5 \times 10^9$/L 最短需 8～10 d,中位时间为 22～23 d,血小板（PLT）$\geqslant 20 \times 10^9$/L 所需时间差异较大,一般较中性粒细胞恢复稍晚,最迟可延迟到 3 个月以上。网织红细胞峰值出现在移植后 40 d。使用造血刺激因子可以加速粒细胞计数的恢复,缩短感染和住院时间,使患者对抗生素和血小板的需求减少,但不能缩短中性粒细胞 $<0.1 \times 10^9$/L 的天数,也不显著降低感染率。

移植失败的诊断标准为:①移植后 28 d 骨髓空虚或增生减低;②全血细胞减少,ANC$<$ $(0.1～0.5) \times 10^9$/L,或移植后 21 d ANC$<(0.1～0.5) \times 10^9$/L。移植后 14～16d ANC$<$ 0.2×10^9/L 常常是提示移植失败的早期信号。晚期移植失败的诊断标准是:早期获得造血重建后 100 d 内 ANC 下降至 $\leqslant 0.5 \times 10^9$/L,血小板 $\leqslant 20 \times 10^9$/L,移植失败常意味着输入的造血干细胞严重缺乏或骨髓基质严重受损。

第二节　移植植入监测的常用方法及选择

HLA 不全相合异基因造血干细胞移植由于其供者来源广泛,为越来越多需要接受造血干细胞移植治疗而无 HLA 全相合供者的病人带来治愈疾病的希望。与 HLA 全相合异基因造血干细胞移植相比,HLA 不全相合移植具有 GVHD 重、免疫重建迟、致死性感染发生率高、移植相关死亡率和植入失败发生率高等诸多不利因素。供者细胞在受者体内的植入状态即嵌合体的形成对判断移植效果、实施临床早期干预治疗尤为重要。植入状态的监测对于移植后免疫抑制剂的合理应用、供者淋巴细胞输注的时机和数量,以及移植物抗宿主病和疾病监测等有重要意义。

在临床征象上,植入表现为受者外周血象的恢复,不再依赖输血及造血生长因子。但临床征象不能证明受者的造血功能已完全被供者取代。由于感染等因素的影响,白细胞计数的升高并不总代表着完全的供者嵌合状态,也无法估计供受者细胞比例变化的情况。

近年来发展的嵌合状态的检测方法,检测基础都是利用人群中所具有的多态性遗传标记,包括红细胞抗原、染色体、HLA、微卫星、限制性长度片段的多态性,可变数目串联重复序列(variable number tandem repeats,VNTR)与短串联重复(short tandem repeat,STR),还有其他特殊的具有多态性的 DNA 分子,选择灵敏度高的方法对嵌合状态的检测非常重要。

一、红细胞抗原的检测

人类红细胞表面有多种受遗传控制的抗原系统,对于证明外周血造血干细胞(或骨髓)的植入是有益的遗传标志物。ABO 血型系统是人类血型系统中抗原性最强的,而且有着其他血型所没有的独特性质,这种特有的性质使 ABO 血型系统成为输血与器官移植中最为重要的血型系统。当 ABO 血型不相容的造血干细胞移植成功后,受者 ABO 血型抗原将逐步变为供者血型抗原,同时受者对应供者血型抗体逐渐减弱并消失,且无供者抗体形成。当主要不相容时,受者 ABO 血型抗原将在 1～2 个月内变为供者血型抗原,受者对应供者的 ABO 血型抗体将在 14～60 d 消失;次要不相容时,受者 ABO 血型抗原首先变为供者血型抗原,受者原血型抗体可在效价减弱后维持较长时间(＞6 个月)不变;当主次均不相容时,供者抗原在患者体内出现后,受者本身抗原开始减弱并在一段时间内共存,最后变为供者抗原,而受者血清中与供者抗原相对应抗体逐渐减弱,在较长时间内,受者血清中无任何抗 A、抗 B 抗体存在。因此,在移植后红细胞抗原检测是一种灵敏且快速的方法,移植后如果受者血型变为供者血型,表明植入成功。检测前提为供者和受者血型不同。但是该方法有一定局限性:①红细胞寿命较长,红细胞抗原系统的检测结果易受移植前和移植后输血的影响;②在髓系植入良好的 ABO 血型不合的造血干细胞移植中,因溶血导致供者红细胞在受者血循环中延迟出现,此时不宜采用红细胞抗原作为植入证据;③为了发现供受者之间红细胞抗原差异,常需进行多个系统的红细胞血型检测。因此该方法在应用上受到了限制,对监测干细胞移植早期的植入不适用。如果移植前后有输血情况,一般不适用此方法。

二、细胞遗传学分析

细胞遗传学分析不受输血影响,可用于多个细胞系统的植入状态分析。常用的是性染色体核型分析,只能在供受者性别不同时应用。人类体细胞第 23 对染色体在女性为 XX,男性为 XY,利用这一差别可区分当供受者性别不同时供受体细胞植入状态。用常规染色体核型分析检测受者的骨髓或外周血的有核细胞时,若发现女性受者的第 23 对染色体核型变为 XY,或男性受者的第 23 对染色体核型变为 XX,则表明男性或女性供者的干细胞已植入。但常规核型分析需进行细胞培养,所能分析的细胞仅为分裂期的少数细胞,所需时间长。对于供者细胞或受者细胞数较少时的嵌合状态分析效能较低,且由于移植后早期通常很难获得足量的分裂期细胞,故该方法的敏感性不高。荧光原位杂交技术(fluorescence in situ hybridization,FISH)可采用 X-或 Y-特异性探针分析静止期及分裂期的所有有核细胞,较常规核型分析简便、敏感,与传统的细胞遗传学分析相比,这种方法简便可靠,重复性好,灵敏度也高,且不需要分裂细胞,更适合干细胞植活状态的早期监测。

三、白细胞抗原系统

人类白细胞抗原(HLA)系统是人类最复杂的遗传多态性抗原系统。HLA 遗传区域是人体的主要组织相容性复合体(MHC),它位于人类第 6 号染色体短臂上,包含着已发现的 HLA-A、B、C、D、DR、DQ、DP 7 个座位,可产生上亿种表型。目前 HLA 分型方法已广泛应用于各开展移植的单位,移植后如果受者在移植前与供者不相同的某一 HLA 位点转换为与供者相同,则表明成功植入。受移植后抗原表达及实验方法的限制,此方法的灵敏度仅为 25%～50%,且不能用于造血干细胞移植早期的检测。

四、限制性片段长度多态性

限制性片段长度多态性(RFLP)是一种非常有效的区别供者和受者 DNA 多态性的方法。RFLP 可通过失去或获得限制酶作用位点;或通过在限制部位插入或造成 DNA 的缺失而产生,前者通常为 2 个等位基因的多态性,而后者则为多个等位基因多态性。RFLP 分析的具体方法是用限制性内切酶分别消化供者和受者的基因组 DNA,酶切产物经琼脂糖或凝胶电泳分离,然后转膜,用一些小卫星位点特异性的同位素标记探针进行 Southern 杂交,经放射自显影,可发现一些按长度大小排列的条带,称为指纹图谱(fingerprint)。根据供受者之间指纹图谱的差异来判断是否植入。这个方法首先需要找出供者和受者各自拥有的特异性条带。如果移植后的受者骨髓缺乏供者的特异性条带,提示移植失败或移植物被排斥。确定受者拥有的特异性条带非常重要,因为它是移植前患者血细胞的标志,如果检出受者特异性的条带,提示机体内仍然有残存的受者造血。本方法的主要局限是需要 DNA 量较大(约 10^6 个有核细胞含有的 DNA),当细胞计数低时,常需采集多量的血液方能获得足够的 DNA,在一定程度上限制了其早期应用。Southern 杂交的操作也相对繁琐。这种方法的敏感性也有限,至少残存 5%～10%的受者造血细胞时才可检出受者特异性的条带。

五、可变数目串联重复

可变数目串联重复(VNTR),即小卫星序列。人类基因组高变区不同等位基因存在串联重复序列的数量变化,限制性核酸内切酶不作用于重复单位,这就使 VNTR 位点遗传性基因标志在限制性核酸内切酶作用下保持稳定,从而可检测出其长度变化。VNTR 变化所致的 DNA 多态性可用人工合成的寡核苷酸探针检测。应用 Southern 印迹分析和凝胶杂交方法,当目标 DNA 仅占白细胞 DNA 总量 1%～2%时,寡核苷酸探针仍可检测出混合嵌合体。采用 PCR 方法扩增 VNTR 区域,称为 PCR-FLP。通过 PCR 扩增明确的 DNA 片段,使受者或供者来源的 DNA 扩增 10^6～10^9 倍,然后再用荧光探针杂交,来识别 VNTR 多态性是很方便的。因为此方法用标本少,可用于植入失败或严重白细胞减少时。

六、短片段串联重复

1989 年发现的"微卫星标记"又称短片段串联重复(STR)是指 DNA 基因组中小于 10 个核苷酸的简单重复序列,一般为 2～6 个碱基重复,如(CA)n、(GT)n、(CAG)n 等,尤以(CA)n 重复序列最为常见。其长度由重复单位的拷贝数决定,是一类呈高度多态性的遗传标记,突变率仅为 $5×10^{-5}$～$5×10^{-4}$,在家系中可以稳定地遗传,由于该技术可靠、准确、敏感性高,在法医学领域最早用于亲子鉴定。基于 PCR 的 STR 技术与 VNTR 技术相比,其优势在于:①受样本 DNA 数量和完整性的影响减少。由于 STR 2～5 bp 的短小核心序列可区分仅有 1 bp 差别的 DNA 片段,从而减少了实验室间误差,并可应用于已分解的 DNA,同时,即使当 DNA 的样本量仅有 50 pg 时,也可被成功扩增。②可避免由于小卫星两等位基因差异较大而出现的较短等位基因优势扩增,较长等位基因不能有效检出"等位基因遗漏"现象。③由于用 PCR 扩增微卫星序列做亲子鉴定的方法已经被世界各国法医学领域广泛接受,已有多种试剂盒可供选择。

七、定量 PCR 鉴定植入证据

在植入证据的检测中,特异性序列的多少和是否存在特异性序列同样重要,定量分析为早期判断植入提供了依据。嵌合状态的定量分析,是用 PCR 反应结束时的 DNA 含量来推测代表细胞基因组的 DNA 量。患者特异性条带 DNA 所占的百分比可通过患者特异性条带 DNA 含量除以患者特异性条带和供者特异性条带的 DNA 之和得出。因此定量分析前必须找到供受者不同的 VNTR 或 STR 位点,为解决短片段优势扩增的问题,目前多选用 STR。应用荧光定量 PCR 扩增 VNTR 和 STR 来进行移植植入的分析。用此方法定量,因标记物不同其检测的百分变异系数从 3.5%～8.0% 不等;检测的准确性为 97%～99%;其敏感性可检出 1% 供者或受者 DNA。在灵敏度、准确性和所需模板量等方面均具明显优势,而且该方法不需提前筛选供受者间的信息位点,而是同时对移植后样品、移植前样品进行 PCR、电泳,同时进行数据分析,这就使嵌合体的检测更加快速、准确。

STR-PCR 位点扩增后的检测通常有 3 种形式:放射性同位素、银染、荧光检测法。银染法由于操作简捷、安全、实验周期短、不易对周围造成污染,已广泛应用于各实验室,但在实际应用中,会遇到相当比例的不正确结果,不同的实验条件甚至会得到完全不同的结果,这使得结果的分析颇为棘手。荧光标记的 STR-PCR 结合毛细管电泳与银染法相比,无论从灵敏度、准确性和所需模板量等方面均具明显优势,而且该方法不需提前筛选供受者间的信息位点,而是同时对移植后样品、移植前样品进行 PCR、电泳,同时进行数据分析,这就使嵌合体的检测更加快速、准确;同时也节省了大量的人力、物力,是目前国际骨髓移植登记处(IBMTR)推荐的检测供受嵌合状态的金标准。

变性高效液相色谱(denaturing high-performance liquid chromatography,DHPLC)是近年来发展起来的高通量、用于筛选基因突变和单核苷酸多态性的一门技术,同时也可用于短串联重复序列的检测。该方法应用可调控温度操作的分析仪(WAVE 分析仪),在 50 ℃非变性条件下,WAVE 系统按 DNA 片段长度进行分离,与序列无关。DNA 片段越长,所带负电荷越多,与分离柱结合越牢固,越不容易被洗脱,保留时间越长。片段大小与保留时间成正比。通常情况下,长度相差 1% 的片段就可被分离,并且通过积分峰面积还可对待测 DNA 样品含量进行半定量分析。DHPLC 可通过供受者之间的峰型及出峰时间对比判断其基因型是否相合,从而判断供者细胞植入情况,检测 STR-PCR 敏感性高,稳定性好,扩增前供体 DNA 嵌合百分率与扩增后供受体峰面积比值呈直线相关。由于此方法不需要铺置凝胶,具有快速、经济、可靠、无放射污染和自动化高等特点,与荧光扩增 STR-PCR-毛细管电泳分析比较,费用大大减少,是检测造血干细胞移植物短串联重复序列有效的新方法。

随着造血干细胞移植工作的开展,植入证据的检测已经成为移植后常规检查项目。植入证据的检测方法多种多样,应用单位应根据具体情况选择。红细胞血型、性染色体核型分析因其简便性和可靠性将仍具有独特的价值;VNTR 和 STR 因其呈高度多态性,可提供信息量大,已成为目前广泛应用的移植后植入证据的检测方法;DHPLC 具有对 PCR 产物定量检测的高敏感性、高准确性、高重复性,以及快速、无污染的优势,与 STR 技术的结合势必为移植后植入证据的检测开辟一个崭新的领域,从而更好地为指导移植后的临床干预措施提供准确和及时的信息。

第三节　影响移植后造血重建的相关因素及处理

与 HLA 全相合移植相比较,HLA 不全相合供受者之间的 HLA 差异越大,HVG 和 GVHD 反应就越强烈,HLA 半相合移植面临植入失败率高、造血重建慢、GVHD 重、免疫重建迟、致死性感染发生率高、移植相关死亡率高等诸多障碍。随着技术进步,现绝大多数干细胞移植术后能顺利实现造血重建,但仍有少部分患者移植失败。

一、影响 HLA 半相合造血干细胞移植植入因素

持续的供者细胞植活是获得长期生存的先决条件。影响造血重建的因素很多,干细胞数

量、造血微环境、预处理方案、造血刺激因子的应用、GVHD、感染等都有不同程度的影响。

HLA 不全相合造血干细胞移植植入失败的主要原因是 HLA 抗原差异导致宿主抗移植物反应，由宿主异基因反应性细胞毒淋巴细胞或宿主 HLA 特异性抗体所介导。Anasetti 对 269 例 HLA 不全相合干细胞移植失败与 HLA 位点关系进行分析，HLA 1 个位点不合的移植失败率为 9％，HLA 2 个位点不合移植失败率为 21％，其中 HLA-B＋HLA-D 位点不合骨髓移植失败率最高为 28％，高于其他 2 位点组合。与 HLA 2 位点不合相比，3 个位点不合的移植失败并不显著增加，提示 HLA-B、HLA-D 两者不合是半相合造血干细胞移植的高危因素。

移植物中造血干细胞数量影响干细胞植入率。Aversa 等采用骨髓细胞加外周血干细胞的方法，在去除 T 细胞的前提下，提高移植物中 CD34$^+$ 细胞数量，43 例高危白血病患者平均接受 CD34$^+$ 细胞（14±8.7）×10^6/kg，41 例在移植后 19 d 造血重建，证实大剂量 CD34$^+$ 细胞有利于造血重建。采用 CD34$^+$ 细胞分选，52 例平均接受 HLA 不全相合的 11×10^6/kg CD34$^+$ 细胞的白血病患者 95％成功植入。目前认为要成功植活 HLA 不全相合的造血干细胞，受者至少应接受 10×10^6/kg CD34$^+$ 细胞。骨髓移植长期以来主要测定移植物单个核细胞计数，推荐单个核细胞≥2×10^8/kg。

在 HLA 相合程度相同的前提下，供者性别和年龄也会影响植入成功率。Craig 研究发现：采用年龄分别为 18～30 岁、31～45 岁、45 岁以上的供者后，5 年生存率分别为 33％、29％、25％，急性 GVHD 的发病率分别为 30％、34％、34％，2 年慢性 GVHD 发病率分别为 44％、48％、49％。采用多胎妊娠的女性供者比男性供者的 GVHD 发病率要高。故采用年龄相对较小和男性供者，有利于降低 GVHD 的发病率并改善移植后造血重建。不同中心的结果均提示，HLA 不全相合造血干细胞移植可作为急需移植治疗但无 HLA 相合供者的患者的首选治疗，且在疾病处缓解期的治疗效果要明显好于疾病状态时，非恶性疾病治疗结果要优于恶性疾病，儿童优于成人。这也进一步说明移植时机对于 HLA 不全相合造血干细胞移植治疗结果的重要性。

患者接受造血干细胞移植治疗后，由于免疫功能的抑制，发生感染的机会明显增加，既有与正常人一样的普通感染，同时又有机会性感染危险，发生率 50％～80％。感染病变可能发生在身体的任何部位，可能来自移植操作的并发症、潜在的感染病原体激活、环境中接触的新病原体等。若感染得不到有效控制，常使移植失败，甚至导致病人死亡。

二、处理措施

1. 提高预处理强度

对于恶性血液病而言，预处理的目的是尽最大可能清除体内残留恶性细胞，抑制或摧毁受者体内造血和免疫功能，降低宿主抗移植物反应，使供者造血干细胞易于植入。供受者 HLA 不全相合的特点决定了供受者组织相容性低，排斥反应强，容易移植失败。用经典剂量的预处理方案对受者预处理仅能使 75％左右的半相合骨髓移植成功。近年来，对 HLA 不全相合移植最佳预处理方案的探索使人们认识到加大全身照射（TBI）剂量虽然可以提高移植成功率，但同时大剂量 TBI 也增加了全身毒性，使移植相关死亡率及慢性 GVHD（cGVHD）发病率明显提高。因此，更多的临床结果使人们认识到大剂量 TBI 并非是必需的。许多研究者将阿糖胞苷、足叶乙甙、噻替哌等细胞毒药物引入预处理方案中，结果显示强烈的骨髓清除性药物有利于 HLA 不全相合的供者干细胞植入。Beatty 等用全身照射（TBI 10 Gy）＋环磷酰胺（Cy 120 mg/kg）经典方案，105 例患者接受 HLA 位点 1～3 个不合的亲缘供者骨髓，21 例移植失败。Henslee-Downey 等在序贯应用大剂量免疫抑制剂的同时，将 TBI 剂量提高至 13～15 Gy，结果接受 15 Gy 照射的 26 例受者较接受 13 Gy（46 例）的造血重建快（16.5 d：20 d）。Aristei 等在 TBI＋环磷酰胺（Cy）的基础上加用噻替哌 10 mg/（kg·d），17 例患者中有 16 例获得长期植入。由于经典预处理中没有采取足够的免疫抑制处理,在一定程度上导致了HLA不全相合移植排斥。近年来,通常使用抗胸腺细胞免疫球蛋白(ATG)、氟达拉滨(Flud)、大剂量甲泼尼龙等免疫抑制性药物,或采用全身淋巴结照射以加强对受者的免疫抑制。美国 South Carolina 大学报道 210 例患者,预处理中使用了 ATG 的患者平均植入时间为 16 d,植入率高达 97%,两者均大大优于未使用 ATG 患者的结果。

非清髓性的预处理方案在 HLA 不全相合移植应用在降低全身毒性和移植相关死亡方面显露出一定优势。吴秉毅等采用非清髓性 FBC 预处理方案(Flud 30 mg/m² ×6 d,白消安4 mg/kg ×2 d,Cy 30~60 mg/kg ×2 d)进行 HLA 不全相合移植,在预处理后仅发生轻度口腔炎,除 1 例移植失败恢复自身造血外,其他 7 例平均在 29 d 重建造血。Spitzer 等以抗 CD2单抗为基础组成非清髓性预处理方案,为 12 例难治性恶性血液病患者成功进行了 HLA 不全相合移植,因此认为非清髓性 HLA 不全相合移植可以形成混合嵌合体,从而为采取进一步的细胞免疫治疗提供治疗平台。

2. 应用高剂量 CD34$^+$ 细胞

研究表明 CD34$^+$ 细胞具有"否决"效应,能破坏针对自身主要组织相容性抗原复合物(MHC)-Ⅰ类抗原的细胞毒性 T 细胞前体细胞(CTL-p),有利于供者干细胞植入。Ringhoffer 等用 MACS 分选外周血 CD34$^+$ 细胞移植治疗 120 例恶性血液病,其中 HLA 不全相合移植 17 例,输入 CD34$^+$ 细胞为 8.0(1.3~18.0)×10⁶/kg,CD3$^+$ 细胞为 1.3(0.2~65.8)×10⁴/kg。移植后第 12(8~27)d 中性粒细胞>0.5×10⁹/kg,HLA 不全相合组 aGVHD 发生率为 26%,无Ⅱ度以上的 aGVHD 发生。目前认为,大剂量 HLA 不全相合 CD34$^+$ 细胞移植对无合适供体的患者是有效方法,大剂量 CD34$^+$ 细胞不仅可加快植入并可加快免疫重建,且能在一定程度上降低 GVHD 发生。CD34$^+$ 细胞的剂量应达到 10×10⁶/kg,若能达到 20×10⁶/kg 则更好。但成人要达到如此高剂量并不容易。

3. 去除移植物中的 T 淋巴细胞(TCD)

供者 T 淋巴细胞在受者体内激活和增殖是导致急性 GVHD 的主要原因。供者 T 淋巴细胞在受者体内通过直接和间接激活途径激活。激活的供者 T 淋巴细胞大量增殖,攻击受者的组织和器官,导致急性 GVHD。未对移植细胞进行处理,70% 接受 HLA 不全相合移植的受者在移植早期发生严重急性 GVHD。后来认识到供者 T 淋巴细胞在急性 GVHD 中起重要作用。逐步发展了多种方法在体外去除移植物中 T 淋巴细胞,起到预防急性严重GVHD 的效果。早期 Aversa 用豆凝集素和绵羊红细胞沉淀方法去除移植物 4.3 个对数级的供者 T 淋巴细胞,43 例接受 HLA 不全相合外周血干细胞移植的患者,41 例在移植后 11 d造血重建,无一例发生严重急性 GVHD。已有多种方法进行供者 T 淋巴细胞去除(TCD),包括绵羊红细胞沉淀,离心淘洗,抗 CD3、CD5、CD8 单抗加补体等技术方法。近年来,利用抗 T细胞抗体免疫磁珠磁场吸附的方法去除 T 细胞。去除 T 细胞减少了 GVHD,但干细胞植入率降低和移植后恶性疾病复发率提高。有报道,供者 T 淋巴细胞的去除使 HLA 不全相合造血干细胞移植失败率高达 50%。鉴于上述结果,有学者设计出先移植筛选的 CD34$^+$ 细胞,然后在移植后合适的时间回输分选的 T 细胞的临床研究。

虽然 TCD 策略可有效预防 GVHD 的发生,但过度的 TCD 导致了移植排斥增加、造血恢复延迟和疾病复发率升高等后果。目前认为,应该选择性去除同种异体反应性 T 细胞,去除2~3 个对数级的 T 细胞有利于 HLA 不全相合移植。

4. 调节 T 淋巴细胞激活的信号途径,诱导外周免疫耐受

T 细胞激活、增殖、克隆性扩增是 GVHD 发生的基础,这一过程需要抗原及共刺激信号双信号作用。第一信号是抗原信号,由 HLA 分子与抗原多肽组成;第二信号即共刺激信号,由 B7 分子家族及受体 CD28 分子构成,为非抗原特异性。如果第一信号和共刺激信号均传

递给 T 细胞，T 细胞被特异性地激活，克隆性增殖，并发挥效应。如缺乏第二信号，仅第一信号刺激，则 T 细胞不被激活，呈免疫无反应性。这一理论对预防 GVHD 有重要意义。CTLA4 是 B7 分子的受体，与 CD28 不同的是它并不在 T 细胞表面持续表达，而仅在 T 细胞活化后出现。利用这一原理开发的 CTLA4 分子可溶性片断和人类免疫球蛋白的融合蛋白 CTLA4-Ig，可通过竞争性地与 B7 结合，阻断 B7 和 CD28 结合，实现共刺激信号阻断。共刺激信号阻断可使供者 T 细胞对 HLA 完全不相合的受者产生免疫耐受。Guinan 等对 16 例无法找到 HLA 相合供者的难治性白血病患者进行了 HLA 不全相合造血干细胞移植。在预处理前采集受者外周血单个核细胞（PBMC）作为异基因抗原提呈细胞，在体外与照射后的受体 PBMC 和 CTLA4-Ig 共同培养以诱导耐受。预处理方案包括 TBI、Ara-c、Cy 和糖皮质激素，应用传统的 MTX＋CsA 方案短期应用于预防 GVHD。结果，在可评价的 15 例中，14 例迅速植入，1 例第 1 次移植失败后第 2 次移植后植入；仅 4 例发生轻度急性 GVHD，1 例发生慢性 GVHD。与既往报道相比，患者免疫功能恢复时间缩短。郭坤元（Guo）等同时采用 TJU103 小分子化合物阻断 HLA/p∶TCAR/CD4 抗原信号和用 CDLA4-Ig 阻断 B 7.1/7.2∶CD28/CDLA4 共刺激信号向 T 细胞的传递，诱导供者 T 细胞对受者正常组织的耐受。在临床 I 期研究中，选择了 18 例处于复发难治的白血病患者为观察对象，进行 HLA 不全相合造血干细胞移植。16 例白血病完全消失，经历了明确的从部分嵌合到完全嵌合造血再建的临床过程，最后为供者完全造血再建，9 例无原发病生存超过 1 年。结果显示，用本研究方法诱导的 T 细胞，可以减少对受者正常组织损伤，保留有杀灭白血病细胞的作用。理论上讲，该种类型的方法可以建立特异性外周免疫耐受，降低急性 GVHD，实现 HLA 不全相合造血干细胞移植。当然，需要进行大宗对照病例研究。

5. 骨髓间充质干细胞（MSC）在 HLA 不全相合移植中的应用

MSC 是骨髓中的非造血干细胞，构成造血微环境，支持造血，并具有体外高度扩增、多向分化、可移植性等生物学特性。此外，MSC 能分泌 IL-6、IL-11、M-CSF、SCF、Flt3L 等多种调节造血的细胞因子，并表达造血干细胞归巢相关抗原；MSC 免疫原性较弱，仅表达极少量的 MHC-II和 Fasl，不表达与 MHC 识别有关的共刺激因子，有"否决"样功能，可以抑制同种异体的淋巴细胞增殖，不仅可以抑制原态（native）T 细胞，还可以抑制记忆 T 细胞，下调免疫反应。

I、II 期临床试验表明，MSC 可以促进 HLA 不全相合造血干细胞植入，加快造血重建，调节 GVHD。Lee 等报道 1 例 20 岁女性高危急性髓系白血病患者，接受 HLA 不全相合的父亲的外周血 CD34$^+$细胞和 MSC 联合移植，植入迅速，无 aGVHD 和 cGVHD，无病生存达 31 个月。造血干细胞和 MSC 的联合移植将是 HLA 不全相合移植研究的又一方向。

某些患者移植后造血重建顺利，植入证据明确，但之后又出现了晚期造血功能障碍，白细胞和血小板明显减少，易发生严重的出血和感染，预后不良，病死率较高，是造血干细胞移植晚期失败的原因之一。出现晚期造血功能障碍的原因尚不十分明确，可能与病毒感染、细胞毒性药物的使用、严重 GVHD 等相关。

第四节　植入失败及应对措施

HLA 不全相合造血干细胞移植与 HLA 全相合造血干细胞移植相比，HLA 不全相合造血干细胞移植造血重建慢、移植物抗宿主病重、免疫重建慢，在移植后长时间存在致死性感染的危险。而植入失败是造血干细胞移植最严重的并发症，植入失败的诊断标准为：移植后 28 d 全血细胞减少，骨髓空虚或增生减低、中性粒细胞＜(0.1～0.5)×10^9/L 或移植后 21 d 中性粒细胞＜0.1×10^9/L。临床上需具体分析诊断，早期判断植入失败的标准为移植后 14～16 d 白细胞≤0.2×10^9/L。而晚期植入失败则是获完全造血重建的病人出现全血细胞减少和骨髓增生减低。

一、植入失败的原因

发生植入失败的原因有：供受者之间未能成功建立免疫耐受；严重感染，尤其是巨细胞病毒（CMV）感染；细胞毒性药物的毒副作用；严重的急、慢性移植物抗宿主病（GVHD）；植入细胞数量不足；原有疾病复发，病变克隆增殖、扩展、排斥并最终取代移植物等。

1. 供受者主要组织相容性抗原不完全相合时，植入失败发生率高

通过对 HLA 不全相合的干细胞移植失败与 HLA 位点关系进行分析，HLA 1 个位点不合的移植失败率为 9%，HLA 2 个位点不合失败率为 21%，与 2 位点不合相比，3 个位点不合的移植失败率并不显著增加，并且分析显示 HLA-B、HLA-D 2 个位点不合是 HLA 不全相合造血干细胞移植的高危因素，HLA-B＋HLA-D 位点不合移植失败率达 28%。

2. 移植物中造血干细胞数量影响干细胞植入率

理论上只需 1 个造血干细胞就能够重建造血，然而实践中需要多量造血干细胞方能确保植入。HLA 不全相合造血干细胞移植植入失败，不仅与受者免疫介导的排斥反应有关，也与受者体内残留造血干细胞有关。受者体内残留造血干细胞与供者干细胞存在竞争关系，提高移植物中干细胞的数量可以促进供者造血干细胞植入。

3. 造血干细胞归巢是造血重建的前提

归巢是指供者造血干细胞通过静脉输注，经外周血循环进入机体后，经复杂的分子间相互作用而介导的骨髓内的识别和定位，是决定干细胞成功植入关键的第 1 步。造血干细胞进入受者血循环，初期并非选择性进入骨髓，而是广泛分布在肝、肺、肾、脾及骨等各脏器和组织，数小时内迁移至骨髓。干细胞归巢是多步骤的，是干细胞表面膜蛋白介导的识别和选择性结合的过程。动物实验初步显示，HLA 不全相合的干细胞移植的归巢规律是先出巢再归巢，归巢的细胞数量和归巢率高于 HLA 完全不相合干细胞移植，提示临床上应尽可能选择相合程度高的供者进行移植。

4. 造血干细胞动力学

移植是否成功取决于归巢的造血干细胞的细胞动力学行为。一般情况下，归巢的造血干细胞仅部分进入分化。造血干细胞归巢后最初 2~3 个细胞周期对于成功的植入，并维持永久造血来说是至关重要的。如在前几个细胞周期中，造血干细胞自我更新/成熟分化比值<0.5，则干细胞很容易耗竭；反之，如果更新分化比值>0.5，造血干细胞细胞群得到一定程度的扩充，则有利于造血干细胞克隆的维持和存活。因此，认为移植后造血干细胞更新率>0.5，是移植成功和永久稳定植入的根本因素。由于 HLA 不全相合造血干细胞移植供受者之间存在免疫屏障，并且预处理药物毒副作用、感染、严重 GVHD 等因素均可使造血干细胞自我更新/成熟分化的比值下调，更多的造血干细胞被迫成熟、发育和终末分化以满足应激所需，导致造血干细胞植入失败。

5. 移植免疫耐受

移植物在受者体内植入并永久植活是异体器官移植的成功标志，基础是供受体之间免疫耐受状态的建立和维持。HLA 不全相合造血干细胞移植过程中，由于供受者之间 HLA 差异性可导致移植物抗宿主（GVH）和宿主抗移植物（HVG）双向效应。临床表现为 GVHD 或移植物被排斥，植入失败。

6. 植入失败的其他原因

移植前致敏状态如受者移植前多次输血、女性患者多次孕产史，预处理中及移植后应用细胞毒性药物的毒副反应，严重的急、慢性 GVHD 引起受者造血功能衰竭等，均增加 HLA 不全相合造血干细胞移植植入失败发生几率。

HLA 不全相合造血干细胞移植不同阶段出现植入失败的因素有不同侧重：发生在移植后 1 个月内多因为植入细胞数不足；发生在移植后 1～6 个月主要原因见于急性 GVHD、严重感染，偶见药物毒副作用；发生在移植后 6 个月以后，多为原疾病复发。

二、提高 HLA 不全相合造血干细胞移植植入率的措施

为了提高 HLA 不全相合造血干细胞移植的植入率，需要对移植治疗的多环节采取有效措施。包括：

1. 增强预处理方案

增强预处理方案首先可加强抗白血病作用，降低白血病细胞残留水平及移植后白血病复发率，其次可进一步破坏受者免疫系统，降低移植排斥率。常用的方法是增加放疗总剂量或增加剂量率，或在全身照射（TBI）＋环磷酰胺（Cy）方案中再加用其他抗白血病药物如阿糖胞苷。在预处理方案中使用特异作用于淋巴细胞的药物，如抗胸腺细胞球蛋白（ATG）和氟达拉滨作为免疫抑制剂，能降低宿主抗移植物反应（HVGR）的发生，提高移植成功率。但随着化放疗强度增加，其预处理相关不良反应及其死亡率亦上升，限制了其无限制的加强。

2. 干细胞体外处理

GVHD 是由移植物中的成熟 T 细胞所引起的。在 HLA 不全相合造血干细胞移植时进行 T 细胞去除（TCD）可使急性 GVHD 的发生率显著降低。TCD 的方法较多，近年来应用血细胞分离机分离 $CD34^+$ 外周血单个核细胞，然后用免疫亲和磁珠柱选择性地分离 $CD34^+$ 细胞的方法去除 T 细胞，可以达到 3 个对数级且对造血细胞几乎无损害。虽然 TCD 降低了 GVHD 的发生率和严重度，但导致了移植排斥增加、造血恢复延迟和疾病复发率升高等后果，因此 T 细胞不能完全去除。目前认为，应该选择性去除同种异体反应性 T 细胞，去除 2～3 个对数级的 T 细胞有利于 HLA 不全相合造血干细胞移植。正性选择 $CD34^+$ 细胞达到 TCD 的作用是近年来国内研究者采用的方法。该方法可使骨髓 $CD3^+$ T 细胞从 $30×10^6/kg$ 减少到 $(0.03～1)×10^6/kg$，外周血 $CD3^+$ T 细胞计数能从 $300×10^6/kg$ 减少到 $(0.2～4)×10^6/kg$。

3. 加强免疫重建

HLA 不全相合造血干细胞移植以后，移植的成熟 T 细胞，并不能识别由宿主抗原呈递细胞（APC）呈递的抗原，不能帮助免疫重建。GVHD 以及免疫抑制治疗也会延长免疫缺陷状态持续期。在 HLA 不全相合造血干细胞移植后，受者血浆免疫球蛋白水平较之 HLA 全相合造血干细胞移植更低，所以易发生感染，严重者可致死。因此应该替代性地给予免疫球蛋白，有效地预防 GVHD 将会促使免疫功能更快重建。

4. 增加干细胞数量

通过增加干细胞数量可以增加移植后植入率是 HLA 不全相合造血干细胞移植的重要进展。目前认为，要成功植活 HLA 不全相合造血干细胞，受者至少要接受 $5×10^6/kg$ $CD34^+$ 细胞，若能达到 $10×10^6/kg$，则能快速重建患者的造血功能。有研究证明，$CD34^+$ 细胞具有"否决"（veto）效应，能特异性杀伤针对自身 MHC-I 类抗原的细胞毒性前体细胞（CTL-P），从而克服 HVGR，增加干细胞植入率，而且 $CD34^+$ 细胞数量越多，诱导的耐受就越强。由于 G-CSF 及血细胞分离机的出现，我们已经有可能采集到大量富含 $CD34^+$ 细胞的移植物。

三、植入失败的处理措施

植入失败发生后，多采用以下手段进行挽救治疗。

1. 造血生长因子治疗

采用造血生长因子治疗能降低全血细胞减少所致感染并发症，维持外周血象及延长生存

期。常用 G-CSF 和 GM-CSF,常用剂量 3～5 $\mu g/(kg \cdot d)$,直至外周血 WBC$>$2$\times$10^9/L 时停药。

2. 供者淋巴细胞输注(DLI)

DLI 是指通过输入造血干细胞移植供者的淋巴细胞来治疗白血病、多发性骨髓瘤等恶性血液病移植后复发的一种方法。具有抗肿瘤活性的免疫细胞(特异性和非特异性)可直接杀伤或通过激发机体的免疫应答间接杀伤肿瘤细胞。供者淋巴细胞所含的异基因 T 细胞介导移植物抗白血病(GVL)效应,从而使异基因骨髓干细胞移植后的恶性血液病处于持续缓解状态。DLI 还可作为彻底消灭微小残留病灶(MRD)以防复发的手段。植入的供体淋巴细胞,先形成混合嵌合体(MC),稳定植入后逐步转化为完全供体嵌合体(CDC),渐取代患者的造血细胞,重建供体正常造血及免疫功能。其优越性在于:(1)无需大剂量化放疗毁灭宿主免疫功能;(2)经供者淋巴细胞输注,供受者嵌合造血可以转化为完全供者造血;(3)转化过程中有较强的 GVL 效应而不一定有 GVHD 发生;(4)供者造血细胞可渐替代受者造血,完成造血重建。DLI 治疗要根据患者移植前的疾病状态和移植后的病情变化综合考虑,如疾病缓解与否、供体植入率多少、有无 GVHD 发生等。移植后白血病复发是 DLI 输注的金指标。DLI 输注的淋巴细胞数量与 GVL 作用相关,也与病种有关。由于个体差别,合适的输注剂量并未确定,其原则是输注时细胞剂量需增加到产生 GVL 或出现 GVHD,对每对供受者之间并未规定特别的细胞剂量。第 1 次输注后无反应,可继续输注逐级递增的淋巴细胞,有可能获得疗效反应。在采集造血干细胞的同时可采集淋巴细胞并冻藏,或者用血细胞分离机采集外周血淋巴细胞,用密度梯度离心法分离出单个核细胞(MNC)。DLI 主要并发症有 GVHD、骨髓再生不良及感染。减少 GVHD 的发生率和严重程度而保持 GVL 效应可提高 DLI 治疗效果。必要的输血支持治疗、G-CSF 或 GM-CSF 的应用,以及适当的预防细菌、病毒及真菌等感染措施可预防或减少并发症的发生。

3. 第二次移植

二次移植是可能采用的最强的一种治疗措施。第二次移植的移植物可来源于与第一次移植相同的供者,也可来自于第一次移植不同的供者。影响二次移植成功的因素包括:第一次移植后供者细胞残存情况,第二次移植时的预处理方案、干细胞的数量、干细胞的来源、疾病的状态等。总体来说,二次移植的效果差,移植相关死亡率较高,而长期无病生存率较低。

(孔佩艳　张　江　王金良　罗　乐　张　曦　陈幸华)

参考文献

1.梁雪,孔佩艳.骨髓间充质干细胞的生物学特性及临床应用前景.西部医学,2007,19(5):949－952.

2.郑晓丽,高磊,宋宁霞,等.异基因骨髓源间充质干细胞对极重度放射损伤小鼠造血功能重建的影响.解放军医学杂志,2010,35(10):1187－1191.

3.向茜茜,孔佩艳,赵艳,等.造血干细胞移植治疗儿童血液肿瘤及难治性血液病 53 例临床观察.第三军医大学学报,2010,32(20):2228－2231.

4.Mouiseddine M,FranQois S,Semont A ,et al.Human mesenchymal stem cells home specifically to radia-tion-injured tissues in a non-obese diabetes/severe combined immunodeficiency mouse model.Br J Radiol,2007,80(1):S49－55.

5.Bernardo ME,Zaffaroni N,Novara F,et al.Human bone marrow derived mesenchymal stem cells do not undergo transformation after long-term in vitro culture and do not exhibit telomere maintenance mechanisms.Cancer Res,2007,67(19):9142－9149.

6.Dalianis T,Ljungman P.Full myeloablative conditioning and an unrelated HLA mismatched donor increase the risk for BK virus-positive hemorrhagic cystitis in allogeneic hematopoetic stem cell transplanted patients. Anticancer Res,2011,31(3):939－944.

7. Kennedy-Nasser AA,Bollard CM. T cell therapies following hematopoietic stem cell transplantation:surely there must be a better way than DLI? Bone Marrow Transplant,2007,40(2):93－104.

8. Scquizzato E,Zambello R,Teramo A,et al. KIR/HLA-I mismatching and risk of relapse in paediatric patients undergoing non-haploidentical allogeneic haematopoietic stem cell transplantation. Pediatr Transplant,2011,15(2):198－204.

9. 马俐君,胡晓霞,周虹,等.间充质干细胞与人脐血 CD34$^+$ 细胞共移植对 NOD/SCID 小鼠造血重建的影响.中华血液学杂志,2008,29(10):684－688.

10. Le Blanc K,Samuelsson H,Gustafsson B,et al. Transplantation of mesenchymal stem cells to enhance engraftment of hematopoietic stem cells. Leukemia,2007,21(8):1733－1738.

11. Rizzieri DA,Crout C,Storms R,et al. Feasibility of low-dose interleukin-2 therapy following T-cell-depleted nonmyeloablative allogeneic hematopoietic stem cell transplantation from HLA-matched or-mismatched family member donors. Cancer Invest,2011,29(1):56－61.

12. 刘凡凤,邱慧颖,解琳娜,等.骨髓间充质干细胞移植重建极重度放射损伤小鼠造血功能.第二军医大学学报,2008,29(9):1015－1019.

13. 胡锴勋,赵士富,郭梅,等.间充质干细胞对小鼠辐射早期造血组织细胞的细胞周期及凋亡的影响.中国实验血液学杂志,2007,15(6):1226－1230.

14. 刘颖,陈幸华,张曦,等.人脐血源基质细胞联合造血细胞共移植促进造血重建与植入的研究.第三军医大学学报,2010,32(9):895－899.

第九章 造血微环境与造血重建

造血干细胞移植（HSCT）的成败取决于供者造血干细胞能否在宿主体内的造血微环境中发生增殖和分化。骨髓造血微环境是造血干细胞（种子）赖以增殖、分化和成熟的"土壤"，骨髓基质细胞（bone marrow stromal cell，BMSC）是造血微环境的重要组成成分，通过产生、分泌多种可溶性和膜结合形式的细胞生长因子（growth factor，GF）、细胞黏附分子（cell adhesion molecules，CAMs）和细胞外基质成分（extracellular matrix，ECM），调节造血干细胞归巢定位、增殖分化、迁移、凋亡，上述由骨髓基质细胞分泌产生的物质被形象地喻为造血调控的"肥料"。采用造血干细胞和基质细胞共同移植的方法可达到比以往单纯干细胞移植更为理想的重建造血和免疫功能的效果，成为造血调控研究领域的前沿课题和新亮点。

自 20 世纪 70 年代初 Tentin 首先提出造血诱导微环境（hematopoietic inductive microenvironment，HIE）的概念和 1977 年 Dexter 等成功地首创骨髓细胞体外长期培养体系（long-term bone marrow cultures，LTBMC）以来，科学家们对 HIE 的结构及其造血调控作用进行了大量、深入的研究，阐明了 HIE 是由除造血细胞以外的所有参与调控造血的，包括微血管系统、神经、网状细胞、基质和其他结缔组织等间质成分组成的，支持和调节造血细胞定居、增殖、分化、发育和成熟的内环境。基质细胞是 HIE 的重要组成成分，它通过与造血细胞密切接触、分泌细胞外基质（ECM）和多种细胞因子调节造血，其结构和功能的完整性对于保持机体在生理状况尤其是应激状态时造血的稳定性具有十分重要的作用（图 9-1）。

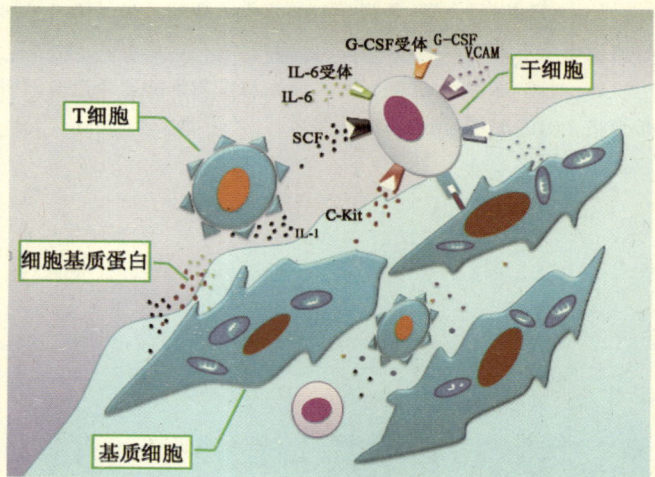

图 9-1　造血干细胞与造血微环境的关系示意图

第一节　基质细胞的分类、特征和起源

基质"stroma"一词源自希腊语，释为"床"或"床垫"之意，因它是造血细胞赖以生存、不可缺少的物理支柱而被称为基质细胞（stromal cell）。

一、基质细胞的分类

基质细胞并非由单一的细胞群体组成。目前，一般是根据基质细胞的形态特点将其分为毯子样细胞（blanket cell）、网状细胞、脂肪细胞、脂肪细胞前体、平滑肌样细胞、成纤维样细胞、内皮样细胞和上皮样细胞。有的观点将基质细胞分为 3 类：（1）成纤维细胞，包括外膜网状细胞、窦旁外膜网状细胞、动脉旁外膜网状细胞、窦间网状细胞、脂肪细胞和骨内膜细胞；（2）内皮细胞，包括窦边和毛细血管内皮细胞；（3）巨噬细胞。也有的观点将基质细胞分为 5

种类型：(1)内皮—脂肪细胞；(2)成纤维细胞或成纤维细胞样的外膜网状细胞；(3)内皮样细胞；(4)纤维内皮细胞；(5)巨噬细胞。还有将基质细胞分为 6 类的观点。

导致这种对基质细胞的分类意见不一的原因可能与以下因素有关：

(1)基质细胞的形态可因其培养的时间和培养条件的变化而改变，许多基质细胞系在生长期呈巨大毯子细胞样形态，当其在体外培养条件下生长达融合成片时却表现为成纤维状；如培养体系中加入马血清和可的松，基质细胞的形态也会发生改变。

(2)来源于不同年龄的骨髓所形成的基质细胞种类有异，如成年骨髓基质细胞在 Dexter 型培养条件下易形成脂肪细胞，而胚胎骨髓基质细胞虽然具有成年骨髓基质细胞相同水平的地塞米松受体，但在同样的培养条件下则很少形成脂肪细胞。

(3)动物实验结果表明，当遭受电离辐射、有毒化学物质或某些传染源作用后也可导致基质细胞形态的改变。由于体内造血微环境的复杂性，很难确定这些因素是导致个别基质细胞发生形态变化还是具有选择性地损伤或杀灭某些基质细胞的原因。

(4)基质细胞的形态学特征不能决定其功能的特点，如成纤维样细胞具有不同的支持造血的功能；而有些基质细胞虽然其形态学特征不同，但却具有相同的支持造血细胞的作用。

二、基质细胞的表型特征

基质细胞具有不同的表型特征。应用分子生物学技术可检出基质细胞的细胞表面抗原。这些细胞表面分子除对调节细胞间的通讯功能发挥重要作用外，还有助于对不同的基质细胞系及不同分化阶段的基质细胞进行鉴定和纯化。Dexter 型 LTBMC 中的基质起始细胞 (stroma initiating cells, SIC) 表达 Stro-1 抗原，但不表达血清糖蛋白 A (Glycophorin-A)。Stro-1 抗原表达于基质祖细胞，从 LTBMC 中分离出的 Stro-1$^+$ 细胞具有再植和重建基质细胞层的能力。在表达 CD34$^+$ 抗原的造血干/祖细胞的细胞群中亦富含基质祖细胞，表明 Stro-1$^+$ 基质细胞具有很强的增殖能力。体外培养的成熟基质细胞系几乎不表达造血细胞的细胞表面抗原。大多数基质细胞系缺乏表达除红细胞以外的所有造血细胞系表达的 CD45 抗原。此外，骨髓基质细胞一般不表达 T 淋巴细胞 (CD2、CD3、CD4、CD8)，B 淋巴细胞 (B220、CD19、CD20) 和粒细胞 (CD14、CD15、Gr-1、Mac-1、ac-2) 等细胞表面抗原。所有的基质细胞均表达主要组织相容性抗原-Ⅰ (MHC-Ⅰ)，MHC-Ⅱ可表达于经 SV40 转染 (Transfection) 的人骨髓基质细胞系和经细胞因子诱导的胸腺基质细胞系，但大多数基质细胞不表达 MHC-Ⅱ。有些基质细胞系除表达 Mac-3 和热稳定抗原 (heat stable antigen, HSA) 外，还可表达低水平的 Thy-1 抗原。采用单抗 Fall-3 检测到小鼠基质细胞系的某些亚型可表达干细胞抗原。CAMs 是基质细胞表达的另一类细胞表面抗原，如极迟抗原-4 (very late antigen-4, VLA-4)、神经细胞黏附分子 (neural cell adhesion molecules, NCAM) 和血管细胞黏附分子 (vascular cell adhesion molecule-1, VCAM-1) 等。这些 CAMs 直接参与了造血实质细胞和基质细胞之间的黏附反应。

三、基质细胞的免疫组化标记

几乎所有的基质细胞株缺乏粒系细胞表达的髓过氧化酶 (myeloperoxidase, POX)，有些基质细胞株可表达或不表达氯乙酸酯酶、碱性磷酸酶、酸性磷酸酶和 α-萘酚酯酶。但基质细胞的免疫组化标记与其形态和功能的关系不大。目前对小鼠基质祖细胞 (SIC) 的表型尚知之甚少，其主要原因：

(1)小鼠的 SIC 非常脆弱，不能承受流式细胞仪的物理应力作用，即使不采取任何分离措施，当基质细胞经过流式细胞仪分选后仍将导致 SIC 的活性完全丧失。

(2)SIC 可以形成集落，因而不能通过流式细胞仪的分选管道。

(3)SIC 对温度敏感，即使采用其他的分离实验措施也将影响其存活能力。

四、基质细胞的基本特征

尽管基质细胞的形态学受诸多因素的影响，但一般来讲，基质细胞具有如下基本特征：

(1)成纤维细胞：直径 15～50 μm，有 1～3 个核，伸出胞浆突起。它表达 CD10、CD29、CD44、CD49a(VLA-1)、CD49e(VLA-5)、VCAM-1、胶原(Collagen)Ⅰ、胶原Ⅲ、胶原Ⅳ、碱性磷酸酶、支架蛋白 Vimentin、基膜粘连蛋白(laminin，Lm)和纤维连接蛋白(fibronectin，FN)，但不表达 CD11a、CD18、CD49b(VLA-2)、CD49c(VLA-3)、CD49f(VLA-6)和 CD58(lymphocyte function associated antigen-3，LFA-3)。成纤维细胞还表达 α-平滑肌-1 抗原和平滑肌肌浆球蛋白。基质细胞在培养 3～7 周黏附层融合后才表达 α-平滑肌抗原。Galmiche 等发现，活体内的基质细胞同体外培养的成纤维细胞一样，其表型与婴儿的平滑肌细胞和内皮下内膜平滑肌细胞的表型相似。

(2)内皮细胞：呈卵圆形但更趋于马蹄状，平均直径 32 μm，多为单个核，偶见双核，胞浆内有空泡。它表达凝血因子Ⅷ/vWF、CD31(endothelial cell adhesion molecule，Endo CAM)、血小板反应素(thrombospondin)、乙酰 LDL 和 UEA-1。原代培养的内皮细胞 CD34 表达阳性，但从第二代转阴。内皮细胞的碱性磷酸酶反应大多为阳性，但它不表达 α-肌动蛋白、GPⅡb/Ⅲa、GPIb、L-选择素(L-selectin)、VCAM 和细胞间黏附分子(intercellular adhesion molecule，ICAM)。

(3)巨噬细胞：呈单个核，在培养体系中加入不同浓度的集落刺激因子(colony-stimulating factor，CSF)后细胞可呈狭长、双极形状或圆形，有胞浆突起。巨噬细胞表达碱性磷酸酶和部分粒系细胞标志。

(4)脂肪细胞：不含糖原、胶原和溶酶体。脂酶和 PAS 染色阳性。胞内含许多油红 O 和苏丹黑 B 染色阳性的液体包涵体。Tavassoli 等采用长期培养方法阐明了骨髓的脂肪细胞与髓外脂肪细胞的特点，结果表明：骨髓脂肪细胞的前体是网状细胞，伴有网状纤维；髓外脂肪细胞的前体是纤维母细胞样细胞，伴有胶原纤维。前者细胞内无糖原，后者胞内有糖原；前者萘酚酯酶和氯醋酸酯酶均阳性以及 α-萘酚丁酸酯酶抗氟化钠，后者萘酚酯酶和氯醋酸酯酶均阴性以及 α-萘酚丁酸酯酶对氟化钠敏感；前者依赖皮质激素，而后者依赖胰岛素；当再植时前者形成纤维小结，而后者形成脂肪小结。

Allen 等观察了一种毯子细胞样的基质细胞，这种细胞若不经碱性磷酸酶染色，难以识别。它能分泌 FN 和 Lm，促使细胞移动，吸引巨噬细胞和粒细胞在其下面聚集成"鹅卵石区"样结构。Tavassoli 等采用扫描电镜和透射电镜的方法研究基质细胞贴壁层的细胞组成，一种为体积较小(直径 10～15 μm)的巨噬细胞，能吞噬乳胶和碳粒，含有溶酶体，表面无多价阳离子铁蛋白；另一种为上皮样细胞(直径＞100 μm)，胞浆内含较多细小、狭长的线粒体，无吞噬功能，表面有丰富的多价阳离子铁蛋白，认为这是基质细胞成熟过程中的两个时相的不同形态表现。基质细胞的不同形态是否具有不同的功能或代表其不同的细胞系，还有待阐明。总的来讲，在体外培养的基质细胞虽然具有不同的形态，但与其功能的关系不大。采用免疫酶或不同类型胶原等细胞化学方法对基质细胞进行形态学分类的结果表明，不同形态的基质细胞系具有相同的支持造血细胞的能力。

五、基质细胞的起源

关于基质细胞的起源问题长期存在争论。基质细胞和造血细胞均起源于胚胎发育的间充质。然而，对于基质细胞和造血细胞之间的关系问题尚未统一认识。

一种观点认为，基质细胞有别于造血细胞，而一般将基质细胞定义为非造血细胞范畴。其理由是：(1)对小鼠和人进行骨髓移植后受体造血功能完全恢复时，很少发现有供体起源的基质细胞的证据。有作者认为，造成这种现象的原因可能与受体骨髓中存在某些抗电离辐射物质抑制了供体基质细胞在受体内的定位和增殖有关,这可从对重度骨髓细胞缺陷的动物输注基质细胞系后重建造血的实验结果得到证实。(2)对基质细胞进行表型分析的结果亦表明基质细胞不同于造血细胞,如 LTBMC 中的小鼠基质细胞系缺乏大多数造血细胞表达的 CD45 抗原,而基质细胞一般表达与非造血细胞有关的表面抗原。(3)对从成年骨髓分离出的 Stro-1$^+$ 和 Glycophorin-A$^-$ 骨髓细胞进行培养,仅出现基质细胞生长而造血细胞不能生长。

另一种观点认为,基质细胞和造血细胞来自共同的干细胞,如组织巨噬细胞来自造血干细胞;用 CD34$^+$ HLA-DR-CD38$^-$ 表型的胚胎骨髓细胞在体外培养中能生成造血细胞和基质细胞。Simger 等用 SV40 转染人骨髓长期培养获得的转化细胞系,能产生具有基质细胞特征和造血细胞特性的细胞。基质细胞形成后,不仅支持造血系列,而且可以分化成为成骨细胞,参与骨的形成,因而认为基质细胞与成骨细胞有关或等同于成骨细胞。研究结果表明,成纤维细胞可能来自成骨细胞和软骨细胞的祖细胞;将 CD34$^+$ HLA-DR-CD38$^-$ 表型的单个细胞置于含成纤维细胞生长因子(fibroblast growth factor,FGF)、胰岛素样生长因子(insulin-like growth factor,IGF)和高浓度血清的培养体系中可出现骨样结构的基质细胞和造血细胞。Seshi 发现,在前脂肪细胞和脂肪细胞的培养基内加入异丁黄嘌呤后 7~14 d,可检出 40%~50% 的细胞出现碱性磷酸酶、胶原Ⅰ、胶原Ⅲ、骨涎蛋白(bone sialoprotein,BSP)和 FN 等成骨细胞标志;在前脂肪细胞内还可检测到 Osteopontin 的 mRNA,表明脂肪细胞和成骨细胞具有同源性。用 LTBMC 的基质细胞移植到肾包膜下可形成骨样结构。输注混合的基质细胞可以成骨,而单一基质细胞系的移植则无效。这提示基质细胞对于造血系统疾病和骨质疏松症具有可能的治疗意义,但目前多数观点认为基质细胞的来源不同于造血细胞。

第二节　基质细胞的功能

一、形成支持造血实质细胞赖以生存的造血微环境

HIE 是支持和调节造血细胞定居、增殖、分化、发育和成熟的内环境,而骨髓基质细胞(BMSC)是 HIE 的重要组成成分。对骨髓原位结构的研究表明,骨髓基质细胞通过与造血细胞密切接触而起到支持和营养造血实质细胞的作用。Dexter 型 LTBMC 是一个被公认的能够模拟体内造血状态的体外造血模型,它的特点是培养体系中的黏附基质层能够模仿体内造血微环境的多种功能特性,不需添加任何外源生长因子就能支持长期造血。在骨髓长期培养体系中,造血细胞的生长依赖由多种基质细胞组成的黏附层,但并非每一种基质细胞都有黏附造血细胞的能力。有些基质细胞系能黏附造血干细胞和祖细胞,能直接支持造血干细胞和祖细胞在体外增殖分化,形成"鹅卵石区"样造血灶;而有些基质细胞系不能黏附造血干细胞和祖细胞,因而不能在体外直接支持造血灶形成。组织巨噬细胞也是一种巨型扁平贴壁细胞,但细胞间缺少绒毛状突起的嵌合连接,在液体培养中不能形成片状单层;组织巨噬细胞层不能黏附造血干/祖细胞,也不能形成"鹅卵石区"样造血灶。因此,造血基质细胞应该是能黏附造血干细胞并直接支持其增殖分化形成造血岛(blood island)的基质细胞。为了鉴别不同类型基质细胞在造血调节中的作用,除从骨髓、胎肝、脾脏和胸腺等造血器官外,还从肾脏、肺脏、皮肤和乳腺瘤等非造血器官和组织中分离出许多基质细胞株。研究结果表明,这些来源于非造血器官和组织的基质细胞株尽管其来源器官和组织的功能不同,以及构成其来源器官和组织的细胞成分有很大差异,与骨髓基质细胞株相比,它们在体外支持造血虽然水平较低、维持造血的时间较短,但却具有与骨髓来源的基质细胞株相似的支持造血细胞的功能,有在 Dexter 型培养体系中维持粒细胞生长和在 Whitlock-witte 型培养体系中维持 B 淋巴细胞生长的作用。由于培养条件的不同,可表现出基质细胞支持造血的差异,如在 Dexter 型 LTBMC 条件下虽不适于淋巴细胞增殖或分化,但能维持 B、T 淋巴祖细胞,粒—红系祖细胞(myeloiod-erythroid precursors)和多能干细胞(multipotential stem cell)的生存。而在 Whitlock-witte 型 LTBMC 条件下,B 淋巴细胞则可产生从 pro-B→pre-B→B 淋巴细胞的分化成熟,取此培养中的淋巴细胞输入实验动物体内可终末分化为浆细胞。与 Dexter 型培养不同的是,在 Whitlock-witte 型培养条件下不能维持 CFU-LS 的生存。无论是 Dexter 型培养还是 Whitlock-witte 型培养,均不适于 T 淋巴细胞的分化。此外,不同年龄骨髓和不同造血器官的基质细胞构成比例的不同也可导致其支持造血的差异。如成年骨髓基质细胞较胚胎骨髓基质细胞支持粒—单系祖细胞(CFU-LGM)生长的能力强而持久,胎肝和脾脏基质细胞则以支持红系造血为主,这与骨髓基质细胞中成纤维样细胞以及胎肝和脾脏基质细胞中巨噬细胞样细胞所占比例较多有关。然而,由于各种基质细胞几乎都有分泌细胞因子的功能,它们可能都是造血微环境不可缺少的成分。

二、基质细胞的黏附结构调节造血干/祖细胞的回髓定位

造血干/祖细胞特异的回髓定位以及造血细胞和基质细胞密切接触的构象关系是人们长期以来探讨的问题。近年来,随着单克隆抗体和分子克隆技术的迅猛发展,人们开始认识到细胞间相互黏附和作用的基础是由细胞膜上的黏附分子(CAMs)介导的。

大量的研究结果表明,CAMs 是一类能介导细胞与细胞、细胞与 ECM 间黏附的糖蛋白,它由细胞产生并位于膜上或释放到 ECM 中,其功能相当复杂,如对细胞的活化、增殖、分化、细胞游走与定位、炎症反应、免疫应答、肿瘤细胞转移、动脉粥样硬化形成、神经修复等方面都有重要意义。CAMs 是造血干/祖细胞回髓定位和信息传递的分子学基础。整合素(integrins)是广泛表达于造血实质细胞表面糖蛋白分子的黏附受体家族。近年的研究表明,integrins 通过蛋白酶氨酸磷酸化,增高细胞内 Ca^{2+} 的浓度,提高细胞内 pH 和改变肌醇酯代谢等机制,参与细胞内外信息的传递。所有的 integrins 分子由 α/β 异二聚体以非共价键结合并以 β 链亚单位的不同进行分类。

大多数造血细胞表达至少 20 种不同的 α/β 异二聚体 integrins。integrin 亚家族中的 VLA 分子至少由 8 种不同的 α 链组成,但它们都具有一个共同的 $β_1$ 亚单位。产生于血管内支细胞的 VCAM-1,也产生于骨髓基质细胞。Dittel 等报道,基质细胞在培养状态下达 4 个月以上仍具表达 VCAM-1 的能力;经 2 次传代培养 35 d 的基质细胞除表达 VCAM-1 外,还表达 CD54(ICAM-1)。VCAM-1 是免疫球蛋白超家族成员之一,并能受 IL-1β、IL-4 或 TNFα 的刺激而表达上调,而 TGF-β 则下调 VCAM-1 的表达。VCAM-1 对于炎症时白细胞渗出血管、维持淋巴细胞于淋巴器官的生发中心、动脉粥样硬化形成以及肿瘤转移等方面起着重要作用。这个黏附分子的受体之一是细胞膜主体糖蛋白家族的亚类 integrin $α_4β_1$,VLA 亚家族中的某些成员具有与一种以上的配体结合的能力。如 VLA-4(CD49d/CD29)与 VCAM-1 结合。VCAM-1mRNA 能通过不同的拼接产生 6 个或 7 个细胞外 Ig 样片段的 VCAM-1。7-Ig 样片段的 VCAM-1 是内皮细胞产生的主要形式,含有一个第 4 区,而 6-Ig 区样形式的 VCAM-1 则缺乏第 4 区。6-Ig 和 7-Ig 样片段的 VCAM-1 均可与 VLA-4 结合,VLA-4 的结合位点存在于 VCAM-1 的第 1 和第 4 区。

此外,基质细胞有广阔的胞浆和 ECM,后者含 Collagen、Laminin 和 Fibronectin。这些基质细胞产物和基质细胞分泌到细胞表面的蛋白多糖(proteoglycans)和氨基葡聚糖(glycosaminoglycans,GAG)都与造血细胞的黏附有关。通过 GAG 分子的残端及其黏附位点形成包裹造血细胞和基质细胞的网状结构。FN 是 ECM 的一种主要成分,具有促进 CFU-LS 和 BFU-E 与基质细胞黏附的作用。ECM 中的硫酸类肝素(heparanaulfate)能选择性地结合一些造血生长因子如 IL-3、GM-CSF 等,间接地把带有相应受体的造血干细胞和祖细胞黏附于骨髓基质。另一种氨基多糖——硫酸软骨素(chondroitin sulfate,CS)则通过基质细胞表面的 FN 结构中的重复序列 RGD(Arg-Gly-Asp)与干细胞表面 CS 的结合作用把干细胞牢系于

基质细胞表面。VLA-4 也可通过与 FN 的 LDV 序列和 FN 分子结构中的 CS-1 区结合。而 VLA-5(CD49e/CD29)则与 FN 分子中心结合区的 RGD 序列结合。鼠和人骨髓中的造血祖细胞均表达 VLA-4。造血祖细胞与骨髓基质细胞的黏附都需要 VAL-4 的调节。Miyake 等发现,鼠 B 祖细胞和克隆的鼠基质细胞系之间的黏附是通过 VLA-4 和一种分子量 100 kD 的 VCAM-1 样的糖蛋白物质的相互作用调节的。Hession 等对小鼠和大鼠来源的 VCAM-1 分子进行了深入研究,发现这种分子量为 100 kD 的 VCAM-1 样的糖蛋白与 VCAM-1 具有较高的同源性并与人的 VCAM-1 序列进行了比较,结果表明小鼠和大鼠的 VCAM-1 编码的蛋白质序列与人的 VCAM-1 编码的蛋白序列的同源性分别为 75.9% 和 76.9%。近年来,有关造血细胞膜黏附分子及其在基质细胞表面相应的配体的研究已有大量报道。对小鼠、人、纯化的细胞株以及正常和白血病等来源的造血细胞的实验结果表明,VCAM-1 和 VLA-4 是参与造血干/祖细胞和骨髓基质细胞间黏附的重要分子。分别采用抗 $\alpha_4\beta_1$ 和抗 VCAM-1 单抗可显著地抑制造血干/祖细胞和骨髓基质细胞间的黏附,而采用针对 $\alpha_4\beta_1$ 分子中的 β_1(CD29)亚单位的单抗则增强造血干/祖细胞和骨髓基质细胞间的黏附作用,这可能与 β_1 单抗导致了造血细胞表面 Integrin 分子的空间构象变化,其配体结合位点暴露,黏附增强相关。此外,基质细胞产生的穿膜型细胞因子如 SLF 和 GM-CSF,以及细胞外基质上的各种细胞因子都可能结合带有相应受体的造血细胞,在调节细胞黏附和增殖分化中起重要作用。陈彩平等对基质细胞在肿瘤细胞生长和转移中的作用进行了研究。实验结果表明,肿瘤增生时,基质在酶的作用下发生退行性变,基质中的蛋白多糖,连接糖蛋白以不同方式影响瘤细胞的浸润和转移;基底膜及成纤维细胞在瘤细胞侵入性增生时也起重要作用。郭琳琅等用琼脂糖扩散法分别观察培养基内加入不同浓度的纤维连接蛋白(FN)和层粘连蛋白(Lm)及地塞米松后,培养的人肺巨细胞癌和肺腺癌细胞体外移动性的改变,用考马斯亮蓝 R·250 染色显示细胞内微丝结构的变化。结果表明,加入外源性 FN 和 Lm 后,两株癌细胞的移动性均增强,胞浆内近胞膜周围的微丝增多;地塞米松处理后,瘤细胞内 FN 合成增加,细胞移动性降低,胞浆内微丝增多,杂乱弥漫分布。结果表明瘤细胞移动性的变化与细胞内微丝结构的变化有关。实验还观察到内源性 Lm 阳性的肺巨细胞瘤细胞的体外移动能力大于 Lm 阴性的肺腺癌细胞。王江方等观察了 38 名正常人和 25 例急性淋巴细胞白血病(ALL)细胞表面 CD11a、CD11b、CD54、CD44 等的表达。与正常人比较,肿瘤细胞上表达的 CD11b、CD18 和 CD54 降低,CD44 升高;CD11a 在 B-ALL 和混合型 ALL 表达减弱,在 T-ALL 增强;3 例 ALL 骨髓基质细胞表面 CD54、CD49b 表达降低。表明黏附分子可能参与了 ALL 的发病机制。

三、基质细胞分泌的细胞因子调控造血

为了保持机体在生理状态尤其是在应激状态下造血功能的稳定性,需要两个相互重叠和互相补充的调节系统:一个是造血微环境的基质细胞与多能干细胞的密切接触,保证多能干细胞的自我更新,永不衰竭;另一个是造血生长因子的作用,保证干细胞和各系祖细胞的增殖及其终末分化,满足血液循环的需要。

骨髓基质细胞是产生调控造血的细胞因子的主要来源,如粒-巨噬系集落刺激因子(GM-CSF)、G-CSF、M-CSF、干细胞因子(SCF)、白细胞介素(interleukins)如 IL-1β、IL-6、IL-7、IL-8、IL-11、白血病抑制因子(leukemia inhibitory factor,LIF)、IGF、β 型转化生长因子(TGF-β)和其他活性物质,对造血干/祖细胞的分化发育起重要的调控作用。刘倩等应用特异性细胞因子依赖细胞株检测了小鼠骨髓基质细胞株 BMSC1 的细胞因子分泌情况。实验结果表明,BMSC1 细胞能自发分泌高水平的 IL-6、中等水平的 IL-7 及较低水平的 GM-CSF;此细胞上清液对骨髓造血干细胞有明显的促集落形成效应且呈剂量依赖关系,所形成的集落以 CFU-LG 和 CFU-LGM 为主。Donahue 等观察到用 SV40 转染的人骨髓基质细胞系能分泌刺激红系祖细胞集落形成的 IL-9。侯丽君等应用 SV-40 导入法建立了人骨髓基质细胞株

SC5-7。实验结果显示，SC5-7 的培养上清液中含有较高浓度的 G-CSF、GM-CSF 和 M-CSF，人骨髓基质细胞株 SC5-7 在体外可以促进造血干细胞的增殖。罗成基等研究了培养不同时间的骨髓基质细胞对粒系祖细胞体外培养生长的影响并分析其细胞成分及其培养上清液的作用。结果表明，在含上清液的基质细胞贴壁上种植骨髓细胞，除第 14 d 外均可见对 CFU-LGM 的形成有刺激作用。在无外源性 CSF 作用的情况下基质细胞仍能使少量 CFU-LGM 生长。在培养 14 d 以前，无琼脂间隔层的 CFU-LGM 数较高，而 14 d 后，有琼脂间隔层的 CFU-LGM 数较高。说明基质细胞培养时间不同其支持造血的作用有异。高春记等从小鼠骨髓长期液体培养中分离出 1 株 TC-1 基质细胞，将 TC-1 基质细胞条件培养液与正常小鼠骨髓细胞共同孵育，然后通过 CFU-LGM 半固体培养试验、脾结节形成试验、放射保护试验及流式细胞仪测定骨髓细胞的周期特点，证实了 TC-1 细胞系能分泌粒、单系集落刺激活性物质及体外对多能造血干细胞具有保存作用。

基质细胞分泌的细胞因子不但直接作用于造血细胞，而且也作用于基质细胞，能改变基质细胞的增殖和分泌状态或诱导其他细胞因子生成。当基质细胞受外源性细胞因子刺激时增殖速度加快，其结构性细胞因子的稳定表达状态发生改变或产生新的细胞因子，如在培养中加入外源性的 IL-1α、脂多糖（lipopolysaccharide，LPS）、IL-6、IL-7、肿瘤坏死因子（TNF）和内皮细胞生长因子（endothelial cell growth factor，EGF）等都能上调基质细胞表达 IL-6、IL-1β、GM-CSF 和 G-CSF 的水平；外源性 IL-3 可诱导基质细胞表达 IL-2；外源性 IL-6 能使基质细胞的 IL-7 mRNA 表达增强并诱导 IL-6 表达；外源性 IL-7 可诱导基质细胞表达 IL-1、IL-2、IL-3、IL-4 和 IL-6；外源性 IL1-6 和 IL-7 联合作用则有时表现拮抗，有时表现协同。IL-3 是作用于造血干细胞和各系祖细胞的一种广谱刺激因子，过去未能发现它产生于骨髓基质细胞，直到 1992 年 Gutierrez-Ramos 等采用逆转录多聚酶链式反应（RT-PCR）的方法才发现某些骨髓基质细胞和胎肝基质细胞克隆均表达 IL-3。杨世成等采用细胞贴壁胶片生长法及放射自显影等技术，观察了人参总甙（TGS）对小鼠骨髓基质细胞 RNA 表达的时相特点及对细胞因子 IL-3、IL-6 诱生的影响。结果表明，TGS 在体外对小鼠骨髓基质细胞 RNA 的代谢有明显的促进效应，并发现骨髓基质细胞实验上清液中 IL-3、IL-6 因子的活性显著高于正常对照组。罗成基等采用 IL-3 对放射损伤和放烧复合伤动物进行预防加治疗的研究，发现 IL-3 对造血的刺激作用显著优于单独预防或单独治疗；IL-3 对造血的刺激作用既表现在造血实质细胞中的粒系祖细胞、红系早期和晚期祖细胞，也表现在造血基质细胞。傅勤等探讨了正常人骨髓造血基质细胞对人早幼粒细胞白血病（HL-60）细胞的调控作用。结果表明，正常人骨髓造血基质细胞对 HL-60 细胞具有逆转作用，表现在促分化和抑制增殖两方面。刘志强等通过连续传代的方法建立纯化的成纤维细胞层，观察成纤维细胞及成纤维细胞条件培养液（F-CM）对 L833 白血病细胞增殖与分化的影响，并对 F-CM 进行了初步的生物学活性鉴定。结果显示，成纤维细胞对 L833 细胞增殖有抑制作用，其条件培养液有刺激 L833 细胞增殖并部分诱导分化作用，成纤维细胞对 L833 细胞增殖的抑制作用强于混合基质细胞，经琼脂隔离后的成纤维细胞对 L833 细胞增殖的抑制作用消失。马月霞等研究了骨髓基质细胞在残留白血病形成中的作用，结果证明：骨髓基质细胞及其分泌因子能抑制化疗药物（柔红霉素）诱导的白血病细胞的程序性死亡，并使部分白血病细胞处于静止状态而不易被化疗药物杀伤。推测耐药的残留白血病细胞的形成可能与细胞本身固有的特性和基质细胞及其分子因子的作用有关，保存于基质细胞层中的耐药细胞很可能成为白血病复发的根源。

刘杰文等对长期培养的人骨髓基质细胞中几种重要的细胞因子（GM-CSF、G-CSF、b-FGF、IL-3）及其细胞特异性标记进行免疫电镜研究。结果表明 GM-CSF、G-CSF 和 b-FGF 可由长期培养的基质细胞产生，基质细胞表面及细胞外基质中均可见大量细胞因子分布，且细胞外基质比细胞表面有更强的标记密度，证明细胞外基质有浓缩细胞因子的作用；硫酸类肝素和 GM-CSF 双标记结果显示两者共存于同一位点，证明生长因子束缚于细胞表面和细胞外基质的硫酸类肝素中,提示骨髓基质细胞及其细胞外基质上各种生长因子和硫酸类肝素等质和量的变化对支持造血均十分重要。由于造血微环境中基质细胞的异源性,基质细胞对外源性刺激的反应性存在差异,基质细胞表达细胞因子的类型和水平也不尽相同,使造血调节网络系统更加复杂化。

基质细胞产生的负调节因子(negative regulators)对于维持机体造血的动态平衡起着重要的作用。1989 年 Kincade 等观察到 LTBMC 的基质细胞系分泌的 TGF-β1 具有抑制造血的作用。动物实验结果表明,给小鼠每天注射 5～50 mg TGF-β1,7～14 d 后出现严重的血小板减少和贫血,骨髓中红系祖细胞 BFU-E 和 CFU-LE 减少,骨髓中干细胞减少并处于静止状态,粒细胞成熟和释放发生障碍而导致造血器官中粒细胞相对增多,外周血循环中淋巴细胞增多而淋巴器官中并无细胞增生。停止给药后上述改变逐渐恢复正常。这表明 TGF-β1 具有可逆的广泛抑制造血的作用。在人骨髓长期培养体系中加入抗 TGF-β1 抗体,处于 DNA 合成期的原始红系祖细胞(BFU-E)比例增高并延迟返回静止状态。推测骨髓基质细胞产生的 TGF-β1 是一种生理性负调节因子,能通过调节细胞的周期状态而保护具有高增殖潜力的多能干细胞。LIF 的作用比较复杂,表现为对造血细胞既可抑制其生长和分化,又能阻止其分化和促进生长。实验证明,LIF 抑制胚胎多能干细胞分化和保持胚胎多能干细胞发育;协同 IL-3 刺激造血,抑制小鼠白血病细胞的作用尚未肯定,但它表达于人类骨髓基质细胞,并且其表达水平受 IL-1α、IL-1β、TNFα 和 TGF-β 等的作用而增高,推测 LIF 也是人类造血的生理性调节因子之一。患慢性髓细胞白血病时骨髓基质细胞表达 LIF 增多,可能是由于对粒细胞生成亢进的负反馈调节。说明基质细胞对造血实质细胞生长的调控受多方面的影响。基质细胞一方面通过与造血实质细胞密切接触而发挥近距离调节,另一方面通过分泌刺激因子和抑制因子,从正、负两方面调节造血以维持机体造血的动态平衡。

四、基质细胞的造血调控机理

基质细胞对造血实质细胞的调控必须在一个结构和功能完整的体系中才能发挥作用。多能干细胞是一组黏附于骨髓基质的静止期细胞,生理状态下不到 10% 处于细胞周期且其数量很少,无特殊形态特征,只能根据其功能来判断其存在。体内移植和体外培养的研究表明,多能干细胞存在于 CD34+ 细胞群中。造血重建能力和多向分化能力是多能干细胞的功能特点。干细胞和各系祖细胞的增殖和分化过程主要受细胞因子的作用,但也离不开基质。实验证明 SLF、G-CSF、IL-6 和 IL-11 都具有促使多能干细胞进入细胞周期的作用。基质细胞分泌的膜 SLF 通过与干细胞膜上的 c-Kit 受体结合把干细胞固定于基质。SLF 是作用于细胞最原始细胞发育阶段的因子。Flanagan 等的研究结果表明 SLF 有两种形式的转录体:一种转录体编码的 SLF 蛋白在细胞外区有蛋白水解位点,切下的部分即为可溶性 SLF;另一种转录体编码的蛋白无蛋白水解位点,其表达产物固定于基质细胞上。在造血微环境障碍的 SI/SId 小鼠的骨髓基质细胞缺乏膜型 SLF,不能把干细胞固定于基质,尽管它有可溶性 SLF 却表现为遗传性贫血。由此可见,可溶性 SLF 不能取代正常基质细胞的作用。进入细胞周期的多能干细胞能对 IL-3 和 GM-CSF 等多潜能因子的刺激发生增殖反应。但单有它们的作用还不能完成分化,必须有系特异性单潜能因子如 G-CSF、M-CSF、EPO 等的配合作用才能完成定向分化过程。骨髓基质细胞除具有产生多种造血调节因子的能力外,同时又有各种细胞因子的受体,能结合和聚集外来的因子于局部,形成不同细胞因子的不同浓度分布区。

当基质细胞表面的各种黏附结构通过特异的和非特异的结合将造血干细胞固定于局部时,这些细胞很容易接受局部存在的高浓度调节因子的作用。因此有学者认为基质细胞表面的不同细胞因子的不同浓度分布区就是所谓"壁龛"(niches)结构,而将这些分布于基质细胞表面的各种细胞因子称为锚泊因子(anchor factors)。当机体处于应激状态如感染或失血等情况时,血液循环中的集落刺激因子或 EPO 浓度增高,刺激处于应激反应状态的细胞周期中的干细胞暂时单向分化；当机体返回生理状态后，锚泊因子便起生理性调节作用，使不同"壁龛"中的反应状态的干细胞向不同方向分化。各系特异性单潜能因子如 EPO、G-CSF、M-CSF 等则在多潜能因子的协同下诱导单向分化。实际上，造血调节并不如此简单，所谓的"壁龛"结构也只是一种推测，锚泊因子的分布和浓度也是多变的，其生成量和活性不但彼此制约而且也受外源性因子的影响。造血细胞表面受体种类繁多，有些受体有共同的亚单位且受体表达水平多变，更加复杂化了细胞因子对造血的调节。如高浓度 GM-CSF 区的粒单系祖细胞会因 M-CSF 受体下调而向粒细胞分化，低浓度 GM-CSF 区的粒单系祖细胞会因 G-CSF 受体下调而向单核细胞分化；GM-CSF 和 IL-3 也可通过竞争其受体中共同的高亲和肽链而影响彼此的作用。此外，有些游离的可溶性受体如 GM-CSFR、IL-4R 和 IL-7R 等，它们可能通过竞争性结合受体而影响基质细胞表面的锚泊因子对其靶细胞的作用。

另一方面，造血微环境中还有负调节因子如 LIF、TGF-β 和 IL-4，它们在造血调节网络中的意义还有待进一步阐明。基质细胞对多能干细胞自我更新的调节机制以及诱导多能干细胞进入细胞周期的过程是否伴有细胞分化等问题尚不清楚，这些都是很有意义的研究领域。

第三节　基质细胞异常对造血功能的影响

小鼠 SI 位点基因突变引起的遗传性贫血是造血微环境障碍导致造血功能不全的典型例子。用再生障碍性贫血病人的骨髓基质细胞与正常人造血细胞共同培养时，发现有些患者的基质细胞层不能支持正常造血，并发现培养中的造血细胞总数和 GM-CFU 及其维持时间均明显低于正常对照组。由此可见造血微环境功能障碍亦见于人类疾病。越来越多的事实表明，某些生物、化学或物理因素均可通过损伤造血微环境而影响其造血功能。

一、某些生物因素对基质细胞的影响

巨细胞病毒（CMV）感染是生物因素损伤人类骨髓基质细胞功能的典型例子。病人表现为不典型淋巴细胞增多，全血细胞减少。如骨髓移植患者感染 CMV 时，植入的造血细胞不易成活，常常造成移植失败。为阐明 CMV 损伤造血功能的机制，Apperley 等用 CMV 分别感染造血祖细胞和骨髓基质细胞，发现造血祖细胞形成集落的功能未受损害，原位杂交表明祖细胞中无 CMV mRNA；但骨髓基质细胞则选择性地受感染，细胞核膜区出现病毒颗粒，整个基质细胞层的结构因 CMV 感染而严重破坏，出现大量老化的巨型脂肪细胞。Steinberg 等用 CMV 感染来源于人骨髓的基质细胞株 BS-1，3 h 后再和骨髓细胞共同培养，结果表明，受 CMV 感染的基质细胞支持造血的能力与对照组比较显著降低。当 CMV 与骨髓细胞的比例为 1∶1 时，BFU-E 的生长完全受抑；当 CMV 与骨髓细胞的比例为 0.1∶1 时，BS-1 细胞支持 BFU-E 的生长的能力降低 50%。乙肝病毒（HBV）除抑制红系（CFU-E）、粒系（CFU-G）和淋巴系（CFU-L）祖细胞生长外，还可感染骨髓基质细胞影响造血功能。Chai 等采用 HBV 感染的骨髓细胞悬浮培养法研究了 HBV 与骨髓贴壁和非贴壁细胞相互作用的关系。结果表明，经 HBV 感染的骨髓细胞建立的基质黏附层其细胞构成比发生改变；培养体系中单核巨噬系（monocyte-macrophage）细胞增高了 3 倍而粒系细胞随之下降。HBV 感染后 10 d，在贴壁和非贴壁细胞中均可检出乙肝病毒表面抗原（HBsAg）和核心抗原（HBcAg）。用 PCR 技术对 HBV 感染 3 周后的贴壁细胞仍可检出 HBV DNA。骨髓基质细胞也易受人免疫缺陷病毒（Human Immunodeficiency Virus，HIV）感染并作为 HIV 的储存场所，从而损伤造血微环境。Steinberg 等报道，感染 HIV 的骨髓基质细胞株 BS-1 支持 BFU-E 和 CFU-LGM 的功能显著受损。Tse 等用含 10 μg 蛋白的 LP-BM5 免疫缺陷病毒经腹膜感染正常 C57BL6 小鼠建立免疫缺陷小鼠模型（MAIDS），5 周后分别取 MAIDS 小鼠和正常对照小鼠的骨髓细胞进行 LTBMC。结果表明，与正常对照小鼠比较，LP-BM5 感染的骨髓不能形成 LTBMC，在长达 5

周的培养过程中，BFU-E、CFU-LGM 和 CFU-LMeg 的生长均受抑制；在培养 10 周时，光镜下观察显示 MAIDS-LTBMC 不能形成完整的基质细胞层。这表明 LP-BM5 免疫缺陷病毒可损伤造血微环境或基质细胞的功能。

二、某些理、化因素对基质细胞的影响

(一)电离辐射对基质细胞的影响

造血组织对电离辐射高度敏感，基质细胞的辐射敏感性低于造血干细胞。引起造血微环境功能损伤所需的辐射剂量约为 5.0 Gy，7.0～8.0 Gy 照射后则导致造血微环境支持 CFU-LS 生长的功能严重受损。体外培养成熟的基质细胞层具有较高的抗放能力，经 40 Gy γ 射线照射后不影响其集落刺激因子生成；经 100 Gy γ 线照射后仍保持其重要的黏附结构——缝隙连接(gap junctions)，虽然形态有明显改变，但功能仍存。Werts 等报道，基质细胞在体外增殖状态下的抗放阈值(D0)为 2.3 Gy，外推值(n)为 1.2 Gy，活体照射后骨髓基质细胞灶的 D0 值为 2.15 Gy，n 为 1.6 Gy。Zuckerman 等的实验结果表明，CFU-LF 的 D0 值为 2.0 Gy，n 为 1.5 Gy，造血干细胞的 D0 值为 1.0 Gy，n 为 1.0 Gy。

陈家佩等对不同剂量 Co^{60} γ 射线照射 LACA 小鼠的基质细胞成灶能力的辐射敏感性、骨髓基质细胞成灶能力照后的损伤和修复过程以及受照后的骨髓基质细胞对粒系造血祖细胞生长影响的变化进行了研究。结果表明，γ 射线体外照射骨髓细胞时的 D0 值为 2.41 Gy；γ 射线照射小鼠 30 min 内制备骨髓细胞培养时，基质细胞灶的 D0 值为 2.47 Gy。骨髓基质细胞在培养体系中增殖能力在照后可有明显的抑制。在较短时间培养后，骨髓基质细胞尚具有生长增殖，但逐渐丧失形成细胞灶的能力；延长培养时间后，逐渐显示骨髓基质细胞增殖的抑制，出现变性退变细胞，在镜下有时可观察到一些结构模糊的灶样细胞堆。雄性小鼠照射 1.5 Gy 后半个月内，骨髓基质细胞仍能贴壁生长并增殖，但其成灶能力已受抑，股骨骨髓细胞形成的基质细胞灶数降低到正常的 30%～40%，且无明显恢复正常的趋势；3.0 Gy 和 6.0 Gy 照射小鼠骨髓基质细胞成灶数亦始终低于正常，12.0 Gy 照射小鼠的骨髓培养后几乎只有极少的基质细胞灶形成。照后 3 d 和 5 d 的小鼠股骨骨髓形成的基质细胞灶数随照射剂量的增大而逐渐减少。体外照射 10～80 Gy 后，骨髓基质细胞促进 GM-CFU-LC 生长的作用明显减弱，甚至消失。受照骨髓基质细胞与新鲜骨髓细胞混合培养后生成的 GM-CFU 数量少于单纯骨髓细胞的培养结果。对持续性小剂量 γ 射线照射妊娠中期母鼠，对出生子鼠股骨骨髓有核细胞(BMC)数、造血干细胞(CFU-LS)数和骨髓基质细胞(CFU-LF)数的变化进行观察的研究结果表明，Co^{60} γ 射线从妊娠 13 d 到出生前持续性照射 6 d，剂量分别为 15 cGy/d 和 60 cGy/d，出生子鼠成长到 8 周龄时，股骨骨髓中的 CFU-LS 数量明显下降，15 cGy/d 组下降了 20%，60 cGy/d 组下降了 33%；骨髓中 CFU-LF 在 15 cGy/d 组下降 12%，而 60 cGy/d 组下降 33%。造血微环境的辐射敏感性虽低于造血干细胞，但造血微环境的辐射损伤较持久。

造血微环境有较高的辐射敏感性。引起轻度骨髓型急性放射病的 γ 线照射剂量即可引起造血微环境的功能缺陷。随着照射剂量的增大，造血微环境辐射功能损伤在放射病造血功能障碍发病机理中的重要性亦不断增加。这种损伤或明显影响造血功能的恢复速度，或潜隐存在，当骨髓再度损伤时将影响造血重建的速度，甚至成为长期性永久性骨髓再生低下的影响因素。在体内保持静止状态的基质细胞抗放能力更强，5～10 Gy γ 线照射后的骨髓基质在原位可自然修复。体内造血微环境的修复机制不明，可能由于局部纤维母细胞生长因子的刺激使存活的少数基质细胞生长，也可能由于其他部位基质细胞的迁移。Amklasaria 等发现基质细胞输注能修复放射线损伤的造血微环境，细胞标记显示输注后 6～12 个月损伤部位有 65%～85% 输入细胞。Greenberger 等观察了辐射对 ECM 形成的影响，结果表明，100 Gy 以

下剂量照射体外基质细胞层后对 Collagen Ⅰ、Collagen Ⅳ、Laminin、和 Fibronectin 的沉积无明显影响。蛋白聚糖（Proteoglycan，PG）是 ECM 的组成成分之一，并参与造血干/祖细胞和骨髓基质细胞黏附。顾小峰等采用骨髓基质细胞培养法观察了大剂量阿糖胞苷（35 μg/mL 培养体系）对人骨髓基质细胞合成 PG 的影响。结果表明，大剂量阿糖胞苷作用后 2 d，基质细胞合成 PG 明显下降，同时有 PG 的组成变化。对照组基质细胞层中残留 PG 量为 42%，而实验组基质细胞层中残留 PG 量降为 20%。陈春华等报道，Co⁶⁰γ 线照射后小鼠骨髓基质细胞中羟脯氨酸-2-表异构酶的阳性率和阳性度明显降低，而非特异性酯酶的阳性率和阳性度显著增高。表明照射后小鼠骨髓基质细胞有羟脯氨酸参与的蛋白质的合成功能降低，而表现出较强的脂化脂肪酸的潜能。

造血微环境的辐射敏感性还受辐射剂量率的影响，骨髓基质贴壁细胞的辐射敏感性与受照射的剂量率成正相关。如 γ 射线照射的剂量率分别为 4.0 Gy/min 和 0.016 Gy/min 时，前者对造血微环境的损伤效应大于后者。人的 CFU-LGM 的辐射敏感性与照射剂量率无关，但人的骨髓基质细胞的辐射敏感性与照射剂量率有一定的依存关系。人的基质细胞在一次大剂量率照射下，其 D0 值为 0.99～1.30 Gy。当辐射剂量率从 2.0 Gy/min 降至为 0.05 Gy/min 时，则 D0 值从 0.99 Gy 升至 1.46 Gy，n 值从 1.03 cGy 升至 2.0 cGy。γ 线能直接破坏基质细胞层的结构影响造血，如 γ 线照射后基质层中前脂细胞消失，从而失去支持造血的能力。γ 线除能直接破坏造血微环境外，还可通过上调 TNF 和某些癌基因如 c-fos 和 c-jun 的表达而间接影响造血功能。TNF 是一种很强的抑制因子，在骨髓长期培养中加入外源性 TNF 可严重影响造血细胞生长。关于电离辐射和烷化剂对基质细胞产生造血生长因子的影响，意见不一。Migliaccio 等报道，接受骨髓移植治疗的病人其基质细胞产生 G-CSF 的水平较正常对照组低。Song 等观察到，10 Gy 照射后的基质细胞条件培养液中可产生抑制 GM-CFU 的因子。Mori 等报道，照射后的骨髓基质贴壁层可促进 CFU-LS 和 GM-CFU 的生长。但也有研究表明，电离辐射和烷化剂具有促进基质细胞产生细胞因子的作用。

放射线和烷化剂对骨髓基质细胞的损伤而导致的生长因子及其受体基因表达异常在白血病发生中可能具有重要作用。γ 线辐射能通过改变骨髓基质诱导造血细胞发生恶性转化。Greenberger 等用 50 Gy γ 线照射基质细胞系 D2XR11 形成的细胞层后，分别接种 IL-3 依赖细胞系 FDCP-1 和 GM-CSF 依赖细胞系 bg/bgD64，共同培育 8 周，结果 FDCP-1 和 bg/bgD64 细胞均转化为独立生长的恶性细胞。但经照射的 D2XR11 细胞层不能使与之共育的其他 IL-3 依赖细胞系 32 d 和 GM-CSF 依赖细胞系 B6SUtA 发生恶性转化。为了阐明 γ 线辐射能否使基质细胞产生转化蛋白，作者从 γ 线辐射的 D2XR11 基质细胞无血清条件培养液中分离出一种 75 kD 的糖蛋白，命名为 leukomogenic stromal factor（LSF）。研究结果表明，LSF 支持 FDCP-1 细胞生长是通过诱导 FDCP-1 细胞表达癌基因 fms 的产物，即 M-CSF 受体而实现的。抗 M-CSF 受体的单克隆抗体能阻断 LSF 的作用，表明 LSF 类似 M-CSF。受 LSF 刺激的 FDCP-1 细胞再与 50 Gy γ 线照射后的 D2XR11 基质细胞层共育时，形成黏附的细胞增殖灶和转化为独立生长的恶性细胞的频率增加 60 倍。但单用 LSF 很难诱导 FDCP-1 细胞恶性转化。这提示 γ 线通过上调基质细胞的 LSF 表达，从而诱导与之接触的干细胞或祖细胞表达更多 M-CSF 受体可能是细胞转化的必需步骤，但是否还需其他癌基因活化或细胞周期活化才能完成细胞恶性转化的问题尚需进一步探讨。

为探讨电离辐射对裸鼠造血微环境功能的影响，建立供移植实验使用的裸鼠造血微环境损伤动物模型，重庆新桥医院血液科分别采用 3.5、5.0、6.5、8.0 Gy 4 个剂量 Co⁶⁰γ 射线照射裸鼠，检测经过辐照后各组裸鼠 1、3、5、7、14、21 d 血象变化，检测辐照后 1、7、14、21 d 裸鼠骨髓基质 CFU-LF 形成情况，结果：8.0 Gy 辐照剂量裸鼠死亡率 100%；3.5、5.0、6.5 Gy 辐照剂量组裸鼠的造血损伤均能在辐照后 21 d 之内自我恢复；6.5 Gy 组骨髓 CFU-LF 于移植 7 d（22.00 ±6.00）、14 d（33.00 ±6.00）后较 3.5、5.0 Gy 组均极显著降低（P<0.01）（表 9-1）。

表 9-1 　辐照后裸鼠骨髓基质细胞 CFU-LF 计数($\bar{\chi}\pm S$)

组别	1 d	7 d	14 d	21 d
对照	121±14	134±22	140±10	151±11
3.5 Gy	108±10	141±13	139±3	124±8**
5.0 Gy	91±8*	76±8**△△	83±7**△△	134±12
6.5 Gy	82±6**△	22±6**△△☆☆	33±6**△△☆☆	63±8**△△
8.0 Gy	90±8	12±4	14±3	—

与对照组比较，* $P<0.05$，** $P<0.01$；与 3.5 Gy 组比较，△ $P<0.05$，△△ $P<0.01$；与 5.0 Gy 组比较，☆☆ $P<0.01$。"—"表示无数据

重庆新桥医院血液科采用流式细胞仪检测辐照后 1、7、14、21 d 骨髓基质细胞血管内皮细胞黏附分子-1（VCAM-1）的表达。结果：VCAM-1 表达于 7 d（21.67±7.45）、14 d（22.33±9.07）、21 d（23.33±4.51）较对照组极显著降低（$P<0.01$），较 3.5 Gy 组差异显著（$P<0.05$）；21 d（23.33±4.51）较 5.0 Gy 组（34.00±4.36）差异显著（$P<0.05$）（表 9-2）。

表 9-2 　辐照后骨髓基质细胞 VCAM-1 表达的变化($\bar{\chi}\pm S$)

组别	1 d	7 d	14 d	21 d
对照	39.33±7.76	44.33±6.51	47.33±7.09	47.33±8.62
3.5 Gy	39.47±4.50	45.33±8.14	50.67±8.02	43.33±3.51
5.0 Gy	32.00±4.36	29.00±5.24△	31.67±5.51△	34.00±4.36△
6.5 Gy	31.33±5.69	21.67±7.45**△	22.33±9.07**△	23.33±4.51**△△☆
8.0 Gy	28.67±5.67	14.67±2.52	17.00±7.07	—

与对照组比较，** $P<0.01$；与 3.5 Gy 组比较，△ $P<0.05$，△△ $P<0.01$；与 5.0 Gy 组比较，☆ $P<0.05$。"—"表示无数据

我们分别对 3.5、5.0、6.5、8.0 Gy 照射组裸鼠骨髓病理切片组织进行动态观察：由于骨小梁旁组织可以同时观察到基质细胞和造血前体细胞的形态和位置关系。随着辐照剂量的增加，小鼠骨髓病理切片组织特别是骨小梁旁组织出现特征性变化：紧贴于骨小梁的骨髓基质细胞胞体排列疏松紊乱；造血前体细胞分散数量减少；骨髓中环形核细胞数量增多，这一现象在 6.5、8.0 Gy 剂量组中最为明显（图 9-2 ）。

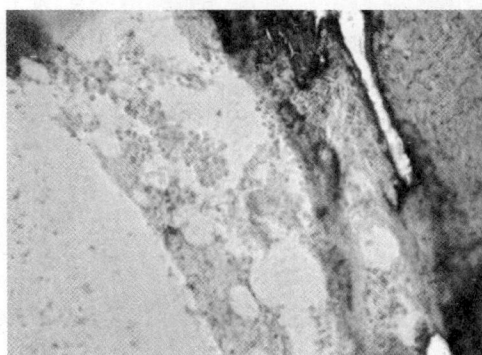

6.5 Gy 辐射后 7 d 骨髓病理切片（HGF 染色×200）　　　8.0 Gy 辐射后 7 d 骨髓病理切片（HGF 染色×200）

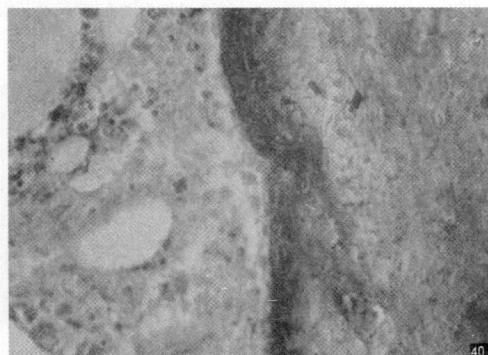

图 9-2　辐射后 7 d 骨髓病理切片

(二)放射复合伤对小鼠骨髓造血微环境的影响

为探讨放射损伤、烧伤、放射损伤复合烧伤对小鼠骨髓造血微环境损伤的机理,重庆新桥医院血液科采用体外细胞培养、电镜、流式细胞术等检测技术,观察 5.0 Gy γ 放射损伤(简称单放)、15% Ⅲ度体表面积烧伤(简称单烧)和放射损伤复合烧伤(简称复合伤)对小鼠骨髓造血微环境中基质细胞的形态学及其对造血调控的影响。

1. 骨髓 CFU-LF 数量的变化

单放组和复合伤组显著性低于正常组和单烧组($P<0.05$),复合伤组极显著高于单放组($P<0.01$);单烧组除伤后 3 d 显著性低于正常组外,以后逐渐恢复,至伤后第 14 d 与正常组无显著性差异;单放组和复合伤组于伤后各相点均显著性低于正常组或单烧组,且均以伤后第 7 d 最低,至伤后第 14 d 仍未达正常组水平($P<0.01$),见表 9-3。

表 9-3　小鼠股骨骨髓 CFU-LF 的变化($\bar{\chi}\pm S$)

组别	损伤后天数		
	3	7	14
C	187±45	195±36	172±43
B	105±17[a,c,e]	167±41[d,e]	181±37[c,e]
R	41±13[b,d]	8±3[b,d]	34±8[b,d]
RB	85±18[b]	38±12[b]	102±12[b]

C:对照组;B:单烧组;R:单放组;RB:复合伤组

[a]$P<0.05$,[b]$P<0.01$,各组与 C 组对比;[c] $P<0.05$,[d]$P<0.01$ 各组与 RB 组对比;[e]$P<0.01$,B 组与 R 组比较

2. 骨髓基质细胞形态学变化的特点

(1)扫描电镜观察:正常组骨髓基质细胞形如梭状,表面光滑,胞浆向两极伸出大而扁平的"薄纱"样伪足;单放组骨髓基质细胞表面呈凹凸不平的"峰状"变化,胞浆向胞体两极伸出厚而粗糙的网眼状伪足;单烧组骨髓基质细胞的胞浆向胞体周围伸出大而扁平的细网状伪足;复合伤组骨髓基质细胞的胞体不光滑,呈"火山喷发后"样的洞穴样结构,具有厚而僵硬的空洞样伪足(图 9-3)。

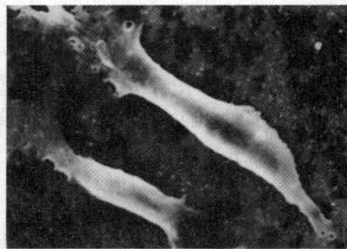

A. 正常组×2 000

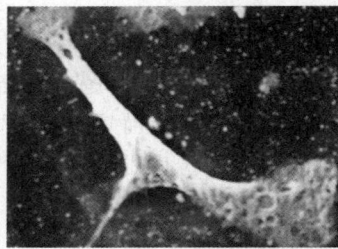

B. 单放组×2 000

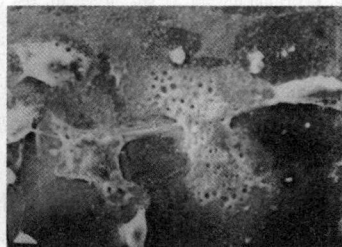

C. 单烧组×2 000

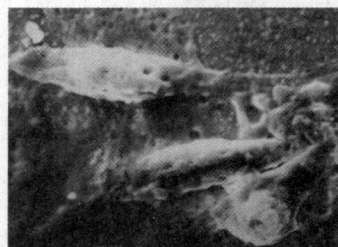

D. 复合伤组×2 000

图 9-3　不同损伤条件下骨髓基质细胞形态改变(扫描电镜×2 000)

（2）透射电镜观察：正常组骨髓基质细胞的线粒体和内质网的形态正常；单放组骨髓基质细胞的内质网扩张，线粒体基质变淡，嵴消失；单烧组骨髓基质细胞的线粒体增多，肿胀，嵴变粗；放烧复合伤组骨髓基质细胞呈空洞样变化，线粒体肿胀，结构紊乱（图 9-4）。

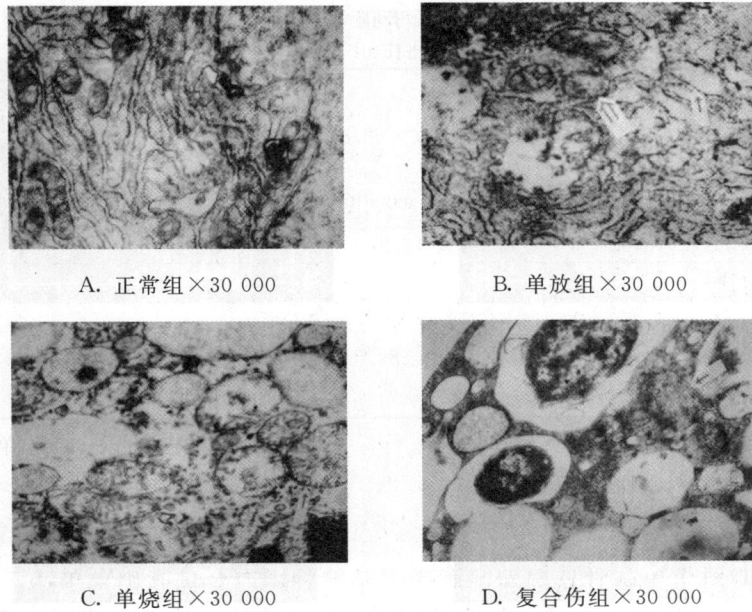

A. 正常组×30 000 B. 单放组×30 000

C. 单烧组×30 000 D. 复合伤组×30 000

图 9-4 不同损伤条件下骨髓基质细胞形态改变（透射电镜×30 000）

3. 骨髓基质细胞的细胞周期变化

随伤后时间延长，单放组和复合伤组 G_0/G_1 期细胞比例由高→低，S、G_2+M 期比例由低→高；单烧组则呈现相反的变化特点，即 G_0/G_1 期比例由低→高，S、G_2+M 期比例由高→低。G_2+M 期比例：单放组和复合伤组以伤后第 3 d 最低；单烧组以伤后第 3 d 最高。随伤后时间的延长，单烧组 G_2+M 期比例于伤后一直维持在高水平，至伤后第 14 d，恢复到正常组水平；单放组和复合伤组的 G_2+M 期比例至伤后第 14 d 仍极显著低于正常组和单烧组的水平（$P<0.01$）；单放组和复合伤组的 G_2+M 期比例高于单放组但无显著性差别（$P>0.05$）。见表 9-4。

表 9-4 骨髓基质细胞的细胞周期的变化（$\bar{\chi}\pm S$）

分组	损伤后天数	G_0+G_1	S	G_2+M
C		64.80±1.85	19.70±1.23	15.50±0.75
B	3	61.30±1.42[c,e]	11.90±1.76	26.80±1.72[b,d,e]
	7	45.60±1.78[b,d,e]	33.70±1.25[b,d]	20.70±1.52[b,d,e]
	14	65.60±1.54	23.10±1.42	11.30±0.85
R	3	81.60±1.13[b]	15.90±0.86	2.50±0.41[b]
	7	78.30±1.64[a]	17.50±1.39	4.20±1.27[b]
	14	62.30±1.37	30.30±2.47[a,d]	7.40±0.73[a]
RB	3	78.70±2.68[a]	17.50±1.74	3.80±0.42[b]
	7	73.50±1.35	19.30±1.17[d]	7.20±0.76[a]
	14	68.80±1.27	22.10±1.28	9.10±1.15

C：对照组；B：单烧组；R：单放组；RB：复合伤组

[a] $P<0.05$，[b] $P<0.01$，各组与 C 组对比；[c] $P<0.05$，[d] $P<0.01$，各组与 RB 组对比；[e] $P<0.01$，B 组与 R 组比较

与正常组骨髓基质细胞的细胞周期比较，单放组骨髓基质细胞的 G_0/G_1 期比例高于正常组，S 期和 G_2+M 期比例低于正常组；单烧组的 G_0/G_1 期细胞比例低于正常组和单放组，S 期和 G_2+M 期细胞比例高于正常组和单放组；复合伤组的 G_0/G_1 期细胞比例高于正常组和单烧组而低于单放组，S、G_2+M 期细胞比例低于正常和单烧组，但高于单放组（图 9-5）。

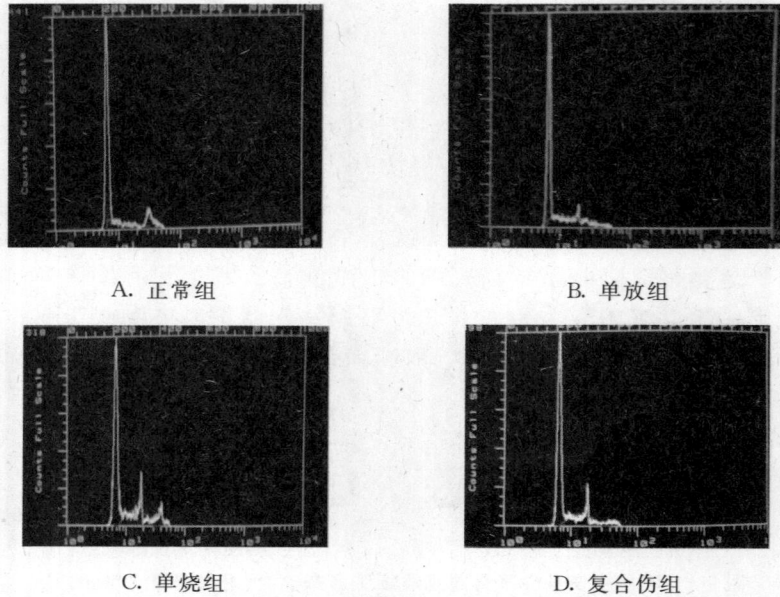

A. 正常组　　　　　　　　　　　　　　　　　B. 单放组

C. 单烧组　　　　　　　　　　　　　　　　　D. 复合伤组

图 9-5　不同损伤条件下骨髓基质细胞的细胞周期变化

4. 骨髓基质细胞某些细胞黏附分子表达水平的变化

　　单放组和复合伤组骨髓基质细胞表达 VCAM-1、FN、Lm 和 Col Ⅳ 的水平低于正常组和单烧组，以伤后 3 d 和 7 d 最低（$P<0.05$），每组水平分别见表 9-5、9-6、9-7、9-8。

表 9-5　骨髓基质细胞 VCAM-1 表达水平($\overline{\chi}\pm S$)

组别	损伤后天数						
	O	1	2	3	7	14	28
B	27.32±1.58	24.37±1.45[d]	36.48±1.91[d,f]	47.28±2.63[a,c,d]	56.22±3.57[a,c,d]	38.71±1.88[c,d]	29.46±1.76
R	27.32±1.58	12.26±0.72[b]	13.54±0.82[b]	8.49±0.56[b]	8.64±0.52[b]	14.62±1.08[b]	20.15±1.62
RB	27.32±1.58	19.57±1.26	13.83±0.95[b]	11.45±0.67[b]	13.56±0.97[b]	18.48±1.42	23.63±1.38

　　O：对照组；B：单烧组；R：单放组；RB：复合伤组

　　[a]$P<0.05$，[b]$P<0.01$，各组与对照组对比；[c]$P<0.01$，各组与 RB 组对比；[d]$P<0.01$，B 组与 R 组比较

表 9-6　骨髓基质细胞 FN 表达水平($\overline{\chi}\pm S$)

组别	损伤后天数						
	O	1	2	3	7	14	28
B	41.26±2.36	38.43±2.18[d,e]	36.48±2.33[c,e]	48.28±2.71[c,e]	57.33±2.26[a,d,e]	45.91±2.37[c,e]	43.62±2.53[c,e]
R	41.26±2.36	20.41±1.23[b]	15.47±1.06[b,c]	10.82±0.83[b,d]	6.54±0.45[b,d]	19.71±1.18[b,c]	25.28±1.51[a]
RB	41.26±2.36	18.64±1.22[b]	25.31±1.67[a]	32.36±1.78	38.51±2.15	31.26±1.53	28.58±1.72

　　O：对照组；B：单烧组；R：单放组；RB：复合伤组

　　[a]$P<0.05$，[b]$P<0.01$，各组与 C 组对比；[c]$P<0.05$，[d]$P<0.01$，各组与 RB 组对比；[e]$P<0.01$，B 组与 R 组比较

表 9-7　骨髓基质细胞 Lm 表达水平($\bar{\chi}\pm S$)

组别	损伤后天数						
	O	1	2	3	7	14	28
B	16.32±1.28	18.63±1.54	22.55±1.83	45.17±2.46^{b,d,e}	31.78±2.15^{b,d,e}	26.16±1.97^{a,d,e}	22.73±1.92
R	16.32±1.28	12.24±0.92	13.18±1.13	8.62±0.85^b	10.27±0.95^a	12.59±1.22	14.61±1.46
RB	16.32±1.28	14.28±1.16	17.32±1.35	10.51±1.07^a	12.28±1.62	14.67±1.08	15.22±0.72

O:对照组;B:单烧组;R:单放组;RB:复合伤组

$^aP<0.05$,$^bP<0.01$,各组与 C 组对比;$^cP<0.05$,$^dP<0.01$,各组与 RB 组对比;$^eP<0.01$,B 组与 R 组比较

表 9-8　骨髓基质细胞 Collagen Ⅳ 表达水平情况($\bar{\chi}\pm S$)

组别	损伤后天数						
	O	1	2	3	7	14	28
B	18.63±1.15	22.17±1.78^{d,e}	30.81±2.27^{b,d,e}	42.24±2.58^{b,d,e}	30.82±2.13^{b,d,e}	36.24±2.35^{b,d,e}	22.73±1.68
R	18.63±1.15	12.15±1.06	10.35±0.82^a	7.28±0.68^b	4.31±0.27^{b,e}	13.15±0.92	15.61±1.46
RB	18.63±1.15	13.33±0.91	12.42±0.75	9.62±0.33^b	11.35±0.21^a	15.27±0.58	17.28±0.72

O:对照组;B:单烧组;R:单放组;RB:复合伤组

$^aP<0.05$,$^bP<0.01$,各组与 C 组对比;$^cP<0.05$,$^dP<0.01$,各组与 RB 组对比;$^eP<0.01$,B 组与 R 组比较

5. 骨髓基质细胞的黏附功能的变化

伤后第 3~7 d,单放组和复合伤组骨髓基质细胞贴壁层对骨髓单个核细胞黏附能力低于正常组($P<0.05$),烧伤组则高于正常组($P<0.05$),见表 9-9。

表 9-9　骨髓基质细胞贴壁层对骨髓单个核细胞的黏附率(%)

组别	损伤后天数						
	O	1	2	3	7	14	28
B	26.56±1.52	31.35±1.06	33.71±1.82^{d,e}	39.26±1.18^{a,d,e}	42.63±1.84^{b,d,e}	30.26±0.75^{c,e}	28.76±0.68
R	26.56±1.52	16.23±0.67^b	14.28±1.05^b	10.53±0.57^b	11.85±0.66^b	17.27±0.57	19.61±0.16
RB	26.56±1.52	19.42±1.15	16.86±0.56^a	11.52±0.82^b	15.15±0.36^a	19.58±0.57	21.26±0.83

O:对照组;B:单烧组;R:单放组;RB:复合伤组

$^aP<0.05$,$^bP<0.01$,各组与 C 组对比;$^cP<0.05$,$^dP<0.01$,各组与 RB 伤组对比;$^eP<0.01$,B 组与 R 组比较

6. 骨髓基质细胞支持粒/单系祖细胞集落(CFU-LGM)生长的影响

在培养体系中采用 VCAM-1 单抗分别复合 FN、Lm 和 Col Ⅳ 单抗处理后,CFU-LGM 分别降低了 62.50%、44.53% 和 28.13%,见表 9-10。

表 9-10　黏附分子单抗对 CFU-LGM 生长的影响($\bar{\chi}\pm S$)

培养条件	CFU-LGM	抑制率
无抗体	128±27	
Anti-VCAM-1	61±12^b	52.34
Anti-FN	86±15^a	32.81
Anti-Lm	112±23	12.50
Anti-Col Ⅳ	118±35	7.81
Anti-VCAM-1＋Anti-FN	48±15^b	62.50
Anti-VCAM-1＋Anti-Lm	71±21^b	44.53
Anti-VCAM-1＋ Anti-Col Ⅳ	92±16	28.13

$^aP<0.05$,$^bP<0.01$,各组与无抗体组比较

重庆新桥医院血液科经过较为系统深入的研究,发现:①采用 5.0 Gy γ 线照射小鼠的体外研究结果显示,正常组骨髓 CFU-LF 体外培养 21 d 时达融合成片的生长状态,并在培养 28 d 时形成长满培养皿底的基质细胞层;单放组在伤后 3 d 和 7 d 经 14 d 培养,只有少量的 CFU-LF 形成,经 21 d 培养时开始出现融合生长,至培养第 28 d 时仍未长满培养皿底,表明骨髓基质细胞具有较高的辐射敏感性。②放烧复合伤对骨髓 CFU-LF 数量影响的特点:在实验条件下,分别采用 15% Ⅲ 度体表面积烧伤和 5.0 Gy γ 线照射损伤复合 15% Ⅲ 度体表面积烧伤的致伤条件,研究其对小鼠骨髓 CFU-LF 形成的影响,结果表明:骨髓 CFU-LF 成灶能力具有正常组>单烧组>复合伤组>单放组,单放组和复合伤组骨髓 CFU-LF 数量以伤后 7 d 最低;复合伤组的 CFU-LF 于伤后 14 d 并经体外培养 28 d,仍未达正常组水平。提示单放组和复合伤组骨髓基质细胞受损后恢复缓慢;放烧复合伤对骨髓基质细胞的损伤具有放射损伤为主的特点。因缺乏其他作者同类的可比性研究,对此尚需进一步探讨。③实验采用扫描电镜和透射电镜观察结果显示:正常组基质细胞形如梭状,表面光滑,胞浆向两极伸出大而扁平的“薄纱”样伪足;单放组骨髓基质细胞表面呈凹凸不平的“嵴状”样变化,胞浆向两极伸出厚而粗糙的网眼状伪足;单烧组骨髓基质细胞的胞体较光滑,胞浆向周围伸出大而扁平的细网状为足;复合伤组骨髓基质细胞的胞体不光滑,呈“火山喷发后”样的洞穴样结构,具有厚而僵硬的空洞样伪足;单放组基质细胞内质网扩张,线粒体基质变淡,嵴消失;单烧组基质细胞线粒体增多,肿胀,嵴变粗;复合伤组基质细胞呈空洞样改变,线粒体肿胀,结构紊乱。

骨髓基质细胞周期比例的变化:①G_0/G_1 细胞比例:单烧组呈由低→高的变化特点,而单放组和复合伤组呈由高→低的变化特点;单烧组伤后第 3 d 和第 7 d 的 G_2+M 期细胞比例均低于相应的单放组和相应的复合伤组($P<0.01$);复合伤组低于相应的单放组,但无显著性差别($P>0.05$)。②S 期细胞比例:单烧组、单放组和复合伤组均呈由低→高的变化特点;除单放组伤后第 14 d 和单烧组伤后第 7 d 显著高于相应的复合伤组外($P<0.01$),其余各时相点各组间无显著性差异($P>0.05$)。③G_2+M 期细胞比例:单烧组呈由高→低的变化特点;单放组和复合伤组呈由低→高的变化趋势。各组间比较:单烧组于伤后第 3 d 和 7 d 均显著高于正常组($P<0.01$),伤后第 14 d 与正常组无差异;单放组和复合伤组在伤后各时相点均显著低于正常组($P<0.01$)和相应的单烧组($P<0.01$);复合伤组高于单放组但无显著性差别($P>0.05$)。对于放烧复合伤后骨髓基质细胞周期的研究缺乏可比性的资料,对于放烧复合伤 G_2+M 期细胞比例与单放组无显著性差异的问题,是否与放射损伤后未出现明显的烧伤刺激作用有关,有待于进一步探讨。④骨髓基质细胞的黏附结构是造血干/祖细胞特异性回髓定位以及造血实质细胞和基质细胞密切接触而达到信息传递的分子学基础。造血干/祖细胞与造血微环境的基质细胞相互黏附,是造血干、祖细胞增殖和分化的前提条件,而这种黏附过程需要造血干/祖细胞和基质细胞表达的黏附分子发生特异性识别。

当造血干/祖细胞和基质细胞的黏附功能发生一方或双方共同受损时,都将导致骨髓中造血干/祖细胞数量的减少,从而出现造血功能的障碍。骨髓基质细胞表达的血管细胞黏附分子(VCAM-1)是一类能介导细胞与细胞、细胞与细胞外基质(ECM)黏附的糖蛋白,VCAM-1 和 ECM 中的胶原(Col)、层粘素(Lm)和纤维连接素(FN)都是参与造血干/祖细胞和骨髓基质细胞间黏附的重要的黏附分子。关于放烧复合伤后骨髓基质细胞 VCAM-1 和 ECM 的表达及其对干/祖细胞的黏附定居有何影响,尚缺乏研究报道。实验室研究结果表明,骨髓单个核细胞对伤后基质细胞黏附率和采用相应的单抗处理后骨髓基质细胞黏附层支持 GFU-GM 生长的数量,均显示出 VCAM-1、FN 对基质细胞的黏附作用最大、Lm 和 Col Ⅳ 的作用较小;采用 VCAM-1、FN、Lm 和 Col Ⅳ 等单抗单独或联合作用后,不能完全阻断 CFU-LGM 的生成,提示参与造血细胞和基质细胞间的黏附分子种类复杂,基质细胞分泌和产生的 ECM 分子也可能多种多样,这些分子在调节细胞黏附的过程中都可能起着某些作用。在发生放烧复合伤造血功能障碍的条件下,骨髓微环境基质细胞黏附功能的损伤可能是放烧复合伤造血功能障碍发生的重要机理之一。

（三）造血干细胞移植对患者骨髓造血微环境的影响

1.造血干细胞移植预处理对骨髓基质细胞形态及生长能力的影响

我们采用 Dexter 型体外细胞培养方法,观察 21 例外周血干细胞移植患者经单化或化放结合两种预处理方案前后不同时间骨髓基质细胞超微结构及集落形成能力(CFU-LF)。结果:光镜和扫描电镜下单化组和化放组骨髓基质细胞出现不同特征的形态学变化。透射电镜观察:化放组骨髓基质细胞的内质网扩张,线粒体基质变淡,嵴消失;单化组基质细胞的线粒体重度退行性变,结构紊乱;化放组骨髓基质细胞集落形成能力于预处理后各时点均显著低于预处理前和单化组预处理后($P<0.01$);单化组于预处理后各时点的 CFU-LF 显著低于预处理前($P<0.01$),至预处理后第 90 d 仍未恢复。表明:外周血干细胞移植患者预处理后骨髓基质细胞不同程度损伤,化放组基质细胞的损伤重于单化组,是导致造血功能恢复缓慢的原因。

2.外周血干细胞移植前后患者骨髓基质细胞周期及其 DNA 含量变化

我们对 2001 年 3 月～2002 年 3 月,收住第三军医大学新桥医院血液科接受外周血干细胞移植(peripheral blood stem cell transplantation,PBSCT)治疗的恶性血液病及实体瘤患者共 21 例(含儿童患者 10 例)进行了研究,其中男性 11 例,女性 10 例,年龄 3～64 岁,中位年龄 23 岁。急性淋巴细胞白血病(ALL)8 例,其中,ALL-CR$_1$ 5 例,ALL-CR$_2$ 3 例;急性非淋巴细胞白血病(AML-CR$_2$)1 例;非霍杰金淋巴瘤(NHL)8 例,其中,NHL-NR 2 例,CR$_1$ 4 例,CR$_2$ 2 例;霍杰金淋巴瘤(HD)2 例,其中,HD-PR 1 例,HD-CR1 1 例;多发性骨髓瘤(MM-PR)1例;小细胞肺癌(SCLC-PR)1 例。1 例 ALL 为异基因外周血干细胞移植(allo-PBSCT),1 例 ALL为同基因外周血干细胞移植(Syn-PBSCT),其余患者均为自体外周血干细胞移植(APBSCT)。

所有病例均经过 4～6 个疗程以上的化疗。除 SCLC 外,于移植前给予 2～3 个疗程大剂量化疗,ALL、HD、NHL 及 MM 应用大剂量 MTX(3.0/M2),ANLL 应用 Ara-C 2.0 g/d×3 d。根据患者具体情况选择环磷酰胺(Cy)/全身照射(TBI)或不含 TBI 的方案。Cy 均为 60 mg/kg,×2 d。TBI:成人患者为 9.0 Gy,分两次;年龄在 10 岁以下的儿童患者为 7.5～8.5 Gy,分两次,剂量率 4.6cGy/min。由于 10 岁以下儿童患者 TBI 剂量降低,另加用以下化疗药物中的两种:去甲氧基柔红霉素(ID)10 mg/m^2,×2 d,Vp16 100 mg/m^2,×2 d;Ara-C 1.0 g/m^2,×2 d,CCNU 0.2 g/m^2,×1 d。1 例移植前接受头颅及全脊髓放疗的 ALL 患者及 3 例发病时存在纵隔的巨大肿块的淋巴瘤(2 例 NHL 和 1 例 HD)患者采用不含 TBI 的方案,方案组成:CCNU 0.2 g/m^2,×1 d,Cy 1.5 g/m^2,×4 d,Ara-C100 mg/m^2,q12h,×4 d,Vp16 100 mg/m^2,×4 d。对含纵隔巨大肿块的淋巴瘤患者,移植后再给予局部补充根治性放疗。MM 的预处理方案为:美法仑(Melp)140 mg/m^2＋ Cy 60 mg/kg,×2 d。SCLC 的预处理方案为:Cy 6.0g/m^2,卡铂 1 200 mg/m^2,Vp16 1 200 mg/m^2,均分为 3 d 使用。对造血干细胞移植预处理前、移植成功移出层流室后 1 个月、3 个月、6 个月的患者行动态跟踪观测。研究结果表明:(1)与移植前未预处理组比较,接受单化预处理组和化放疗预处理组随移植后时间的延长,患者的骨髓基质细胞 G$_0$/G$_1$ 期细胞比例呈现由高到低,S、G$_2$＋M 期细胞比例由低到高的变化趋势;G$_2$＋M期细胞比例:接受单化预处理组以移植后 30 d 最低($P<0.01$),接受化放疗预处理组以移植后 90 d 最低($P<0.01$)。至移植后 180 d,接受单化预处理组和化放疗预处理组患者骨髓基质细胞的 G$_2$＋M 期细胞比例仍低于或显著低于未预处理组的水平($P<0.05$)。(2)与移植前未预处理组比较,接受单化预处理组和化放疗预处理组随移植后时间的延长,患者的骨髓基质细胞 DNA 含量呈现由低到高的变化趋势;接受化放疗预处理组以移植后 90 d 最低($P<0.01$)。至移植后 180 d,接受单化预处理组和化放疗预处理组患者骨髓基质细胞的 DNA 含量仍显著低于未预处理组的水平($P<0.05$)。提示造血干细胞移植前接受大剂量化放疗预处理后骨髓基质细胞周期比例和 DNA 含量的改变可能是导致移植后某些患者造血功能恢复缓慢的主要机制之一。

3.外周血干细胞移植前后患者骨髓基质细胞部分黏附分子表达的变化

为进一步探讨外周血干细胞移植后患者骨髓造血微环境损伤的机理,第三军医大学新桥医院血液科采用流式细胞仪检测了21例患者在接受外周血干细胞移植预处理前及移植后30、90和180 d骨髓基质细胞表达血管细胞黏附分子(VCAM-1)、纤维连接素(FN)、层粘素(Lm)和Ⅳ型胶原(ColⅣ)等细胞黏附分子水平的变化。结果表明:与移植预处理前比较,随移植后时间延长,移植前接受单纯化疗方案预处理组骨髓基质细胞表达VCAM-1、FN、Lm和ColⅣ的水平以移植后90 d最低;移植前接受化疗复合全身放疗方案预处理组(简称化放组)骨髓基质细胞表达VCAM-1、FN、Lm和ColⅣ的水平以移植后30 d最低;至移植后180 d,单化组和化放组患者骨髓基质细胞表达VCAM-1、FN、Lm和ColⅣ等指标仍未恢复到移植预处理前的水平,且化放组骨髓基质细胞表达上述细胞黏附分子水平的恢复过程较单化组更为缓慢。提示造血干细胞移植前接受大剂量化放疗预处理后骨髓基质细胞表达细胞黏附分子的功能障碍可能与移植后某些患者造血功能恢复过程缓慢有关。

第四节 某些血液病骨髓基质造血微环境的变化

大量的研究结果表明,急慢性髓系白血病和骨髓增生异常综合征(MDS)、多发性骨髓瘤(MM)、再生障碍性贫血等患者造血异常的原因除造血干/祖细胞的功能缺陷外,还与其骨髓造血微环境中基质细胞的数量或功能异常有关。白血病病人不仅有造血干细胞的恶性克隆性增殖,而且骨髓基质细胞的结构功能都有一定的改变。骨髓基质细胞通过分泌细胞因子和直接黏附对白血病细胞恶性克隆的选择、增殖、分化、迁移、凋亡有重要作用。既往对白血病的研究多集中在白血病细胞的生物学特性,对白血病的发生和发展与造血微环境的关系研究较少。近年来的研究表明,骨髓基质细胞与白血病的发病和病理过程有关,从多方面影响白血病细胞的生物学特性。

一、急性白血病的骨髓造血微环境

(一)白血病骨髓基质细胞数量异常

急性髓系白血病患者造血异常的原因除造血干/祖细胞的功能缺陷外,还与其骨髓造血微环境中基质细胞的数量或功能异常有关。

第三军医大学新桥医院血液科对白血病患者和正常人的骨髓单个核细胞行基质细胞培养,动态观察贴壁时间、小丛形成时间、集落形成时间、融合形成时间等生长特性,计数CFU-LF集落。结果:正常骨髓基质组于培养48 h内大部分细胞贴壁,个别细胞胞浆伸长,第5～6 d形成小丛,并有小的集落形成,细胞增殖旺盛,集落逐渐增大,第7～8 d形成明显的集落,CFU-LF数为$(54.00\pm13.01)/10^6$ MNC;继续培养,于21 d左右形成单细胞层,其上面有细胞簇或以中心放射状排列的集落生长,达融合生长的时间为(20.50 ± 2.95)d;CFU-LF集落内细胞平行排列或呈放射状、旋涡状等多种形态,集落间细胞相互连接、交织成片。10例急性白血病骨髓基质的生长状况则相差较大,有2例患者(M2和M5)仅有少量基质细胞形成,大都在培养的3～4 d,贴壁细胞出现明显的形态学改变,细胞呈三角形、椭圆形或不规则形,小丛形成时间为(8 ± 2.1)d,集落形成时间(10 ± 1.7)d,融合时间(28.38 ± 4.59)d,均明显晚于正常骨髓$(P<0.05)$;白血病骨髓基质集落形成较正常对照晚3～4 d,CFU-LF数减少显著为$(35.3\pm19.95)/10^6$ MNC$(P<0.05)$。2例患者的骨髓仅在瓶底形成散在的集落,培养6周也无融合趋势。

夏薇等采用体外液体培养方法测定了40例急性白血病(AL)患者和24例正常人骨髓CFU-LF的形成情况,发现急性白血病患者CFU-LF产率为$(23.8\pm42.58)/5\times10^5$BMC,非常显著地低于正常人骨髓CFU-LF产率$(100.25\pm57.69)/5\times10^5$BMC;混合培养试验的结果表明,正常骨髓细胞的 CFU-LF 产率为 109.14±54.07,正常骨髓＋正常血清培养的 CFU-LF 产率为 109.94±61.05,而 22 例 AL 病人的血清与正常骨髓细胞混合培养的 CFU-LF 产率为 59.54±60.35;8 例病人骨髓细胞与 8 例正常人骨髓细胞等量混合培养,其 CFU-LF 产率为 38.55±37.66,而病人骨髓细胞和正常骨髓细胞的 CFU-LF 产率分别为 11.91±27.79 和 95.26±47.38,提示 AL 患者骨髓 CFU-LF 形成不良可能与病人骨髓白血病细胞分泌某种体液因子有关。李立新等用液体培养法对 14 份人类脐血和 10 份正常骨髓 CFU-LF 的生长特性、形态学、细胞化学及超微结构等进行了比较研究,结果除生长特性及集落数不同外,两者无明显差异。在脐血 CFU-LF 培养中,还发现一种来源、性质不明的细胞,提示脐血具有不同于骨髓之处。

卢新天等报道 AL 小儿骨髓 CFU-LF 明显低于非 AL 小儿,急性淋巴细胞白血病(ALL)比急性非淋巴细胞白血病(ANLL)的 CFU-LF 减少更明显;在治疗后病情缓解前,骨髓 CFU-LF 先于 CFU-LGM 上升,病情完全缓解时,CFU-LF 和 CFU-LGM 均可达到正常水平。林艳娟等应用骨髓细胞长期培养方法动态观察 10 例 AML 贴壁细胞生长特点,探讨 AML 基质细胞在白血病发生、发展中的作用,发现 5/10 例贴壁层较早形成完全融合。培养 2～3 周各例 AML 贴壁层出现一些大型多角扁平细胞,其中 2 例 M5 出现一些大型巨噬细胞;培养至 8～9 周,6/10 例 AML 融合消失,贴壁层仅留下一种大型多角扁平细胞和大量由其介导获独立生长的造血细胞(为幼稚细胞),表明这些大型基质细胞功能较为活跃。提示基质细胞组成的改变可能是影响造血细胞增殖、分化方向的原因,参与白血病的发生、发展。

孔晓丹等采用 cactromalaspina 法对 11 例急性髓细胞白血病骨髓基质细胞进行体外培养,观察其对 CFU-LL(液相－半固相集落培养法)体外生长的影响及疗效的关系。发现基质细胞数与 CFU-LL 高峰值呈正相关。随基质细胞产率的增加其悬浮细胞及 CFU-LL 液相集落也增加。基质细胞与 CFU-LL 50% 衰减时间越长,首次诱导缓解效果越差。基质细胞是具有多分化、多功能的细胞,参与骨髓造血微环境组成,具有支持及调节造血的作用。

白血病诱导缓解的治疗效果除了与 CFU-LL 集落形成能力有关外,也与 CFU-LL 及基质细胞由高峰值衰减 50% 的时间密切相关,时间越长,治疗效果越差,表明白血病的治疗不但要消灭白血病细胞,也要摧毁白血病细胞赖以生存、增殖的异常微环境。为探讨急性髓系白血病细胞外基质纤维组织的动态变化对白血病细胞生长可能产生的影响,应用倒置显微镜及病理特殊染色(Gomori & Masson)观察 15 例 AML 骨髓细胞长期培养(LTBMC)贴壁层融合及网状纤维、胶原纤维含量(半定量法)的变化。结果:①获独立生长的 AML(AMLsm)在培养的 1～8 周网状纤维含量显著低于正常对照和未获独立生长的 AML(AMLnsm)($P<0.05$),而 AMLsm 的胶原纤维含量在培养的 1～6 周显著高于正常对照和 AMLnsm($P<0.05$);②胶原丰富区域见大量造血细胞,而网状纤维密集区造血细胞稀少。③培养过程中贴壁层呈大部分融合的仅见于 3 例 AMLsm。提示适量的纤维组织是造血细胞生长所必需的,而其组成比例异常可能在白血病及其他一些恶性血液病的发生上起一定的作用。放射线和烷化剂对骨髓基质细胞的损伤而导致的生长因子及其受体基因表达异常在白血病发生中可能具有重要作用。

γ 线辐射能通过改变骨髓基质诱导造血细胞发生恶性转化。Greenberger 等用 50 Gy γ 线照射基质细胞系 D2XR11 形成的细胞层后,分别接种 IL-3 依赖细胞系 FDCP-1 和 GM-CSF 依赖细胞系 bg/bgD64,共同培育 8 周,结果 FDCP-1 和 bg/bgD64 细胞均转化为独立生长的恶性细胞。但经照射的 D2XR11 细胞层不能使与之共育的其他 IL-3 依赖细胞系 32D 和 GM-CSF 依赖细胞系 B6SUtA 发生恶性转化。为了阐明 γ 线辐射能否使基质细胞产生转化蛋白,作者从 γ 线辐射的 D2XR11 基质细胞无血清条件培养液中分离出一种 75 kD 的糖蛋白,命名为 leukemogenic stromal factor(LSF)。研究结果表明,LSF 支持 FDCP-1 细胞生长是通过诱导 FDCP-1 细胞表达癌基因 fms 的产物,即 M-CSF 受体而实现的。抗 M-CSF 受体的单克隆抗体能阻断 LSF 的作用,表明 LSF 类似 M-CSF。受 LSF 刺激的 FDCP-1 细胞再与

50 Gy γ线照射后的 D2XR11 基质细胞层共育时,形成黏附的细胞增殖灶和转化为独立生长的恶性细胞的频率增加 60 倍。但单用 LSF 很难诱导 FDCP-1 细胞恶性转化。这提示 γ线通过上调基质细胞的 LSF 表达,从而诱导与之接触的干细胞或祖细胞表达更多 M-CSF 受体可能是细胞转化的必需步骤,但是否还需其他癌基因活化或细胞周期活化才能完成细胞恶性转化的问题尚需进一步探讨。

(二)白血病骨髓基质黏附功能异常

新桥医院血液科采用流式细胞仪检测急性白血病骨髓基质细胞融合层的 VCAM-1、TNF-α 和 IL-6 表达情况:急性白血病骨髓基质 VCAM-1 为 28.35 ±11.45,正常对照组为 39.47 ±12.34,急性白血病骨髓基质细胞表达 VCAM-1 水平明显降低($P<0.05$);而 FN 则无显著差异($P>0.05$)。急性白血病骨髓基质组上清液中的 TNF-α 含量为(29.7 ±9.99)pg/mL,IL-6 含量为(18.5 ±4.76)pg/mL;正常骨髓基质组上清液中的 TNF-α 含量为(14.13 ±5.25)pg/mL,但有 2 例患者未测出,IL-6 含量为(10.71 ±2.92)pg/mL,与白血病基质组比较均有显著性差异($P<0.05$)。由于白血病基质细胞 VCAM-1 的表达减低,可能会导致其不能接受正常的增殖和分化信号,从而出现白血病细胞无限制性增生和分化受阻。有作者采用胶体金标记及银增染的免疫电镜方法,检测急性白血病患者及正常人骨髓长期培养的基质细胞某些生长因子、黏附分子及细胞外基质的表达情况。结果表明,急性白血病患者长期培养的基质细胞表达的 GM-CSF(粒—巨噬系集落刺激因子)较对照组高,淋巴细胞归巢相关黏附分子(HCAM),血管内皮细胞黏附分子-1(VCAM-1)和细胞间黏附分子-1(ICAM-1)较对照组低,纤连蛋白(FN)和 Ⅳ 型胶原(Col Ⅳ)与对照组无差别。提示急性白血病患者骨髓长期培养的基质细胞某些生长因子和黏附分子表达异常。

齐淑玲等应用电镜技术研究了白血病骨髓中网状基质细胞与造血细胞的关系,发现骨髓小粒中有以网状细胞为中心,原始粒细胞围绕而形成的粒细胞造血岛;在白血病骨髓及其长期培养中,某些造血细胞位于由网状细胞形成的龛中,两种细胞膜邻近处有吞饮泡及缝隙连接。李克军等采用骨髓细胞体外长期培养方法,研究 ANLL 骨髓基质细胞对白血病细胞增殖和分化作用。结果表明,骨髓基质中的扁平状基质细胞具有促进白血细胞增殖的作用,并可使部分白血病细胞获得独立生长的能力;电镜下可见整个白血病细胞嵌入基质细胞浆内,基质细胞的伪足与白血病细胞的伪足相连接。陈琪等应用组织化学、免疫组织化学染色观察 59 例 AL 患者的 118 次骨髓活检标本中骨髓细胞外基质(ECM)成分变化及其与造血细胞增殖的关系。结果显示,AL 与正常人骨髓 ECM 成分有显著性差异;AL 患者的网硬蛋白增加,FN、酸性粘多糖降低,中性粘多糖在初诊未治者增高,难治复发者降低;病情追踪观察,未缓解患者及其完全缓解后复发患者骨髓基质中 FN、酸性粘多糖、中性粘多糖有不同程度的改变。骨髓基质 FN 与造血细胞增殖在正常对照组显示呈正相关,而在 AL 呈负相关。提示 AL 骨髓造血微环境 ECM 的变化与发病机制和病情预后有关。

金朝晖等将骨髓活检标本应用冷丙酮固定、脱水,低温下乙二醇甲基丙烯酸(GMA)浸渍包埋、聚合,然后用 APAAP 法行细胞间黏附分子的检测,探讨了细胞间黏附分子(ICAM-1)在急性髓细胞白血病(AML)骨髓活检切片中的表达及其临床意义。发现:①细胞间黏附分子主要表达于骨髓基质细胞,且在急性髓系白血病骨髓中的表达有明显异质性。②AML 未缓解组细胞间黏附分子表达高于缓解组($P<0.05$)。研究结果表明:在骨髓活检塑料包埋切片中可成功进行基质细胞及细胞外基质的研究,细胞间黏附分子高表达可作为预后不良的指标之一。金朝晖等对 8 例 AML 患者骨髓活检标本同时应用 Hemapun948/Hemapun 959 包埋,其余 20 例标本均采用 Hemapun 959 包埋,然后用 APAAP 法行黏附分子 ICAM-1 的检测,结果:急性髓系白血病 FAB 各亚型间 ICAM-1 的表达无明显差异,AML 未缓解组 ICAM-1 表达高于缓解组($P<0.05$)。结论:黏附分子 ICAM-1 在急性髓系白血病患者骨髓细胞中的表达有很大差异,ICAM-1 高表达的患者有化疗抵抗特征,可作为预后不良的指标之一。

韩力薇等采用改进的小鼠肠系膜淋巴结（MLN）冰冻切片黏附结合实验法和 MTT 法，观察白血病患者尤其是 B 细胞性急性淋巴细胞性白血病（B-ALL）患者外周血单个核细胞（PBMC）体外黏附小鼠 MLN 高内皮小静脉（HEV）的活性变化及患者骨髓血单个核细胞（BMMC）体外黏附患者骨髓基质细胞（SC）的活性变化。结果表明：①B-ALL 患者 PBMC 黏附 HEV 的阳性率和强阳性率均低于正常组。②经抗淋巴细胞功能相关抗原-1（LFA-1）单克隆抗体（McAb）封闭后，B-ALL 患者 PBMC 对 HEV 的黏附阳性率低于正常对照 PBMC 经同样处理组及自身 PBMC 未处理组。抗 LFA-1 McAb 封闭也能使正常对照 PBMC 黏附阳性率和强阳性率下降。③各型 ALL 患者 BMMC 与患者骨髓 SC 的黏附率低于正常对照，各型患者组间没有显著差异。为了探索人白血病骨髓造血微环境的异常所在，张焱焱等采用胶体金标记及银增染的免疫电镜方法，检测了急性白血病患者及正常人骨髓长期培养的基质细胞某些生长因子、黏附分子及细胞外基质的表达情况。结果表明，急性白血病患者长期培养的基质细胞表达的 GM-CSF（粒-巨噬系集落刺激因子）较对照组高，淋巴细胞归巢相关黏附分子（HCAM），血管内皮细胞黏附分子-1（VCAM-1）和细胞间黏附分子-1（ICAM-1）较对照组低，纤维连接素（FN）和 IV 型胶原（Col IV）与对照组无差别。结论提示急性白血病患者骨髓长期培养的基质细胞某些生长因子和黏附分子表达异常。

为探讨细胞外基质纤维连接素（FN）、层粘素（Lm）与白血病细胞生长、分化之间的关系，林艳娟等应用免疫荧光法观察 18 例急性髓细胞白血病（AML）骨髓细胞长期培养（LTBMC）细胞外基质 FN、Lm 含量的变化。结果：①9 例获独立生长的 AML（AMLsm）骨髓细胞在培养的 1～3 周，FN、Lm 含量均显著低于 9 例未获独立生长的 AML（AMLnsm）；②在培养的第 3 周，8 例 AMLnsm 幼稚细胞比例可降至 0.05 以下，而 7 例 AMLsm 未能降至 0.05；③各周幼稚细胞比例分别与 FN、Lm 含量相关：第 0～8 周正常对照均呈正相关，0～4 周 AMLnsm 均呈负相关而 AMLsm 仅 FN 组呈负相关。结论：FN 和（或）Lm 的改变在 AML 发生、发展的某一环节起重要作用。此外，FN、Lm 含量在 AMLsm 与 AMLnsm 之间不同，这对 LTB-MC 应用于 AML 自身骨髓体外净化病例的选择可能有参考价值。

陈琪等应用组织化学、免疫组织化学染色及自动图像分析仪观测 59 例急性白血病（AL）患者 118 次骨髓活检标本骨髓细胞外基质（ECM）成分变化及其与造血细胞增殖的关系。其中男性 38 例，女性 21 例，中位数年龄 34 岁。急性非淋巴细胞白血病（ANLL）41 例，急性淋巴细胞白血病（ALL）18 例，初诊未治者（PL）27 例，难治复发者（RL）32 例，正常对照 10 例。结果显示，AL 与正常人骨髓 ECM 成分有显著性差异（$P<0.05$）；AL 网硬蛋白增加，纤维连接素（FN）、酸性粘多糖降低，中性粘多糖初诊未治者增多，难治复发者减少。ALL 和 ANLL 之间未见显著性差异；RL 中难以缓解与复发再治者比较，后者改变更明显，而同复发次数无显著性差异。PL 中追踪观察，有 75% 未缓解患者及 42.1% 完全缓解后复发患者骨髓基质 FN、酸性粘多糖、中性粘多糖有不同程度改变。骨髓基质 FN 与造血细胞增殖在正常对照组显示呈正相关，而在 AL 呈负相关，PL 与 RL 尚存在显著性差异（$P<0.05$）。提示 AL 骨髓造血微环境 ECM 有明显变化，与发病机制及预后关系密切。

新桥医院血液科观察了白血病骨髓基质细胞黏附对 DNR 在 Jurkat 细胞内蓄积及分布的影响，采用分离、培养骨髓基质细胞，Jurkat 细胞与 Co^{60} γ 照射的基质细胞层黏附培养，构建细胞黏附介导耐药模型，0.5 μmol/L DNR 作用 24 h，FITC-AnnexinV/PI 标记后流式细胞仪定量 Jurkat 细胞的凋亡率及 DNR 在 Jurkat 细胞内蓄积浓度，荧光显微镜观察其荧光信号在 Jurkat 细胞内的分布。结果：白血病基质细胞黏附组、正常基质细胞黏附组 Jurkat 细胞凋亡率分别为 6.05%±0.54%、8.48%±0.86%，与悬浮对照组 25.74%±6.15% 比较均差异非常显著（$P<0.01$），且白血病基质细胞组与正常基质细胞组差异显著（$P<0.05$）。基质细胞黏附并未降低 Jurkat 细胞内 DNR 的蓄积浓度，其红色荧光信号在 Jurkat 细胞内仍呈均匀、弥漫性分布。表明白血病骨髓基质细胞黏附能介导 Jurkat 细胞耐药，但其耐药机制可能独立于药物泵出增多致细胞内药物蓄积浓度降低这一经典耐药机制。

（三）白血病骨髓基质有助于白血病细胞的庇护

新桥医院血液科初步观察了白血病患者骨髓原代基质细胞对人急性淋巴细胞白血病株Jurkat细胞抵抗柔红霉素（DNR）杀伤的屏蔽效应，旨在探讨骨髓基质细胞增强Jurkat细胞抗凋亡、抗药特性的可能机制。应用Percoll分离正常及白血病性骨髓单个核细胞，体外培养骨髓基质细胞模拟骨髓微环境功能，与白血病细胞Jurkat体外共培养。Annexin V/PI双标法流式细胞仪检测0.5 μmol/L处理后Jurkat细胞凋亡率的变化；PI染色流式细胞仪检测细胞周期分布。结果：共培养后正常骨髓基质细胞抑制DNR诱导的Jurkat细胞凋亡，与单独悬浮培养组比较显著降低（8.39%±4.08%和16.02%±1.00%，$P<0.05$）。白血病骨髓基质细胞对Jurkat细胞的屏蔽效应强于正常骨髓基质细胞，Jurkat细胞凋亡率分别是5.73%±1.78%和8.39%±4.08%（$P<0.05$）。DNR处理正常或白血病骨髓基质细胞共培养组G_0/G_1期Jurkat细胞比例高于悬浮培养DNR处理组，而正常与白血病骨髓基质细胞屏蔽的Jurkat细胞G_0/G_1期阻滞现象无显著性差异（47.96%±5.88%和39.25%±3.04%，$P>0.05$）。

骨髓造血微环境中基质细胞的异常可能引起造血细胞恶性克隆的选择和增殖，从而导致白血病的发生。骨髓基质经放射线照射后，细胞间基质发生改变，基质细胞分泌细胞因子异常，转化生长因子β（TGF-β）分泌增多，使活性氧释放增加，活性氧又可以使P53基因点突变，P53基因点突变也是细胞恶性病变的分子基础之一。应用电镜技术研究了白血病骨髓中网状基质细胞与造血细胞的关系，发现骨髓小粒中有以网状细胞为中心，原始粒细胞围绕而形成的粒细胞造血岛；在白血病骨髓及其长期培养中，某些造血细胞位于由网状细胞形成的龛中，两种细胞膜邻近处有吞饮泡及缝隙连接。李克军等采用骨髓细胞体外长期培养方法，研究ANLL骨髓基质细胞对白血病细胞增殖和分化的作用。结果表明，骨髓基质中的扁平状基质细胞具有促进白血病细胞增殖的作用，并可使部分白血病细胞获得独立生长的能力；电镜下可见整个白血病细胞嵌入基质细胞浆内，基质细胞的伪足与白血病细胞的伪足相连接。陈琪等应用组织化学、免疫组织化学染色观察59例AL患者的118次骨髓活检标本中骨髓细胞外基质（ECM）成分变化及其与造血细胞增殖的关系。结果显示，AL与正常人骨髓ECM成分有显著性差异；AL患者的网硬蛋白增加，FN、酸性粘多糖降低，中性粘多糖在初诊未治者增高，难治复发者降低；病情追踪观察，未缓解患者及其完全缓解后复发患者骨髓基质中FN、酸性粘多糖、中性粘多糖有不同程度的改变。骨髓基质FN与造血细胞增殖在正常对照组显示呈正相关，而在AL呈负相关。提示AL骨髓造血微环境ECM的变化与发病机制和病情预后有关。

某些治疗前的急性髓性白血病（AML）患者的骨髓基质细胞黏附层与正常人的骨髓基质细胞黏附层比较，4/6患者的巨噬细胞、CFU-LF和贴壁细胞的数量属正常范围，而2/6患者（AML-Ⅱ）的上述细胞数量减少。后者的基质细胞培养上清液中存在着可溶性抑制活性因子，表明白血病造血微环境的抑制活性因子有可能来自恶性克隆的生物进化过程。Broxmeyer等发现，白血病细胞所产生的白血病相关抑制活性（leukemia-associated inhibitory activity，LIA）是一种分子量为450 000～500 000的糖蛋白。急、慢性白血病患者LIA水平不同，急性高于慢性。曾航波等采用体外单层琼脂培养技术对50例急、慢性白血病的外周血、骨髓单个核细胞条件培养基和血清对正常骨髓CFU-LGM生长的影响进行了观察。结果表明，多数患者存在着LIA，白血病患者正常骨髓细胞减少可能与LIA有关。敖忠芳等观察了32例急性白血病患者骨髓细胞冻融物（leukemic bone marrow cell extracts，LBME）对正常CFU-LGM生长的影响。结果显示LBME对正常CFU-LGM有明显抑制作用，LBME组CFU-LGM产率为41.3±19.1/2×10^{5}BMC，正常骨髓细胞冻融物组CFU-LGM产率为89.7±35.3/2×10^{5}BMC，抑制率为52.0%±20.2%；动态观察3例ANLL患者不同病期的LBME抑制率变化，其进展期抑制率分别为48.8%、42.9%和75.7%；缓解期抑制率分别为28.6%、4.9%和15.9%，提示抑制率的高低与病情相关。

(四)白血病骨髓基质有助于白血病细胞增殖、分化和迁移

白血病患者的造血微环境中存在多种异常,某些生长因子的异常可能导致白血病细胞无限制增生,而某些黏附分子的缺陷使不成熟的血细胞释放入外周血,成为白血病患者外周血中含有许多原始及幼稚细胞的原因之一。细胞外基质中某些成分的异常,导致正常生长和抑制信号的转导受影响,可能引起白血病细胞不断增生和分化受阻。造血干细胞增生和分化受多种因子的同时刺激,除了主要的调控因子—细胞因子(SC)及 Fit 配体的作用外,还需 IL-3、IL-7、G-CSF、GM-CSF、IL-6 和 IL-11 等的协同作用。其中,集落刺激因子(CSFs)在造血调控中具有重要的地位。急性白血病细胞增生和分化依赖于 CSFs。GM-CSF 是集落刺激因子的成员,它可以诱导体外集落形成,刺激 DNA 合成,增加体外 AML 祖细胞的存活。GM-CSF也可支持 AML 祖细胞自我更新。白血病细胞在 GM-CSF 等因子的作用下,出现异常增生。所以 GM-CSF 分泌过多可能是造成白血病细胞无限制性生长的原因之一。HCAM、VCAM-1和 ICAM-1 均为黏附分子成员,它们均介导造血祖细胞与骨髓微环境的黏附,在淋巴系和髓系造血中发挥了重要的作用。HCAM 几乎在所有的造血细胞上表达,研究发现 HCAM 在骨髓基质细胞上也有表达,且 AML 患者基质细胞表达的 HCAM 低于对照组。AML 患者VCAM-1 和 ICAM-1 表达低于对照组,提示黏附能力的下降有利于幼稚细胞从骨髓逃逸。造血祖细胞通过与骨髓基质黏附来接受基质提供的增殖和分化信号。由于白血病细胞与基质黏附能力下降,可能会导致其不能接受正常的增殖和分化信号,从而出现白血病细胞无限制增生而分化受阻。vWF 是内皮细胞表面的特异性标志,免疫胶体金标记的结果显示两种大小不同的颗粒存在于同一种细胞表面。说明这种细胞为内皮细胞,且它有表达 GM-CSF、HCAM、ICAM-1 和 VCAM-1 的能力。这些因子产生后就结合在细胞表面或浓集于细胞外基质中,说明内皮细胞在基质微环境中起了重要的作用。

白血病骨髓基质细胞分泌细胞因子异常,如 AML 骨髓基质细胞表达 IL-1β 和 IL-6 mR-NA 较正常骨髓基质细胞高,也可以和正常骨髓基质细胞一样分泌 TGF-β、M-CSF、IL-7 等细胞因子。这些因子对白血病细胞的作用非常复杂,可以是支持或抑制,协同或拮抗,还可以被逐级放大,形成复杂的细胞因子网络。骨髓基质细胞分泌细胞因子可以是自发性,可以由其他细胞因子诱导产生,也可以由白血病细胞的黏附而诱导。依赖骨髓基质细胞的小鼠粒细胞性白血病细胞 HS-1 和基质细胞黏附后,可以诱导基质细胞分泌 IL-1α、IL-11 促进 HS-1 的增殖,且 HS-1 细胞表面的 IL-1 受体和 IL-11 受体表达增加。AL 患者骨髓基质细胞存在量和质的异常,TNF-α 的异常分泌可能是导致 AL 增殖的一个重要因素。侯丽君等应用体外骨髓基质细胞培养法及 TNF-α 生物活性检测法,对 20 例 AL 患者及 10 名正常对照者的骨髓基质细胞培养上清液中的 TNF-α 活性水平进行检测,并同步检测了患者血清、骨髓白血病细胞培养上清液中的 TNF-α 活性。AL 骨髓基质细胞形成能力较差,但其 TNF-α 活性显著高于对照组($P<0.05$);少部分急性髓系白血病(AML)骨髓白血病细胞能自发分泌 TNF-α;患者血清中的 TNF-α 活性显著高于正常对照($P<0.01$)。

骨髓基质细胞和白血病细胞表面都有多种黏附分子表达,这些黏附分子介导了骨髓基质细胞和白血病细胞间的相互接触。通过这种直接接触,骨髓基质细胞对白血病细胞的增殖和分化发挥了一定的调节作用。将红白血病细胞系 HEL 细胞直接置于基质细胞上,可以使白血病细胞明显增殖。用一种可以识别 β₂ 整合素共同链的 CD18 单克隆抗体可以诱导 HEL细胞增殖,用 CD18 mRNA 反义寡核苷酸则可以抑制 HEL 细胞的增殖,提示 β₂ 整合素参与了骨髓基质细胞促进白血病细胞增殖的作用。小鼠红白血病细胞 ELM 是依赖骨髓基质细胞增殖的白血病细胞,干细胞因子(SCF)、胰岛素样生长因子-1 和整合素都参与了骨髓基质细胞对 ELM 细胞的增殖作用,SCF 缺陷的骨髓基质细胞不能维持 ELM 细胞克隆的形成。ELM 细胞在促红细胞生成素(EPO)和 IL-3 的作用下可以进一步分化,但骨髓基质细胞可以抑制 EPO 和 IL-3 对小鼠红白血病细胞的分化作用。急性淋巴细胞白血病和骨髓基质细胞黏附后,连接紧密,很难被洗脱,用免疫金标技术可以观察到细胞的紧密连接处有多种黏附分子及其配体,如 VCAM-1、VLA-4、VLA-5 等的存在,进一步用免疫金双标技术显示细胞间紧密处的粘连素和 VLA-4、VLA-5、CD44 之间有直接的位置关系。白血病细胞和基质细胞的直接黏附可以受细胞因子的调节,TNF 或 TNF 与 IL-4 联合应用可以促进 AML 细胞和骨髓成纤维细胞的黏附,其他细胞因子 G-CSF、粒巨噬细胞集落刺激因子、SCF、IL-3 等也可以增加粒细胞白血病细胞对基质细胞的黏附。

侯丽君等应用体外骨髓基质细胞培养法及 TNF-α 生物活性检测法,对 AL 患者 20 例及正常对照者 10 名的骨髓基质细胞培养上清液中的 TNF-α 活性水平进行检测,并同步检测了患者血清、骨髓白血病细胞培养上清液中的 TNF-α 活性。结果表明:AL 骨髓基质细胞形成能力较差,但其 TNF-α 活性显著高于对照组($P<0.05$);少部分急性髓系白血病(AML)骨髓白血病细胞能自发分泌 TNF-α;患者血清中的 TNF-α 活性显著高于正常对照($P<0.01$)。提示 AL 患者骨髓基质细胞存在量和质的异常,TNF-α 的异常分泌可能是导致 AL 增殖的一个重要因素。该作者应用体外骨髓基质细胞培养法及 IL-6 生物活性检测法对 15 例 AML 患者及 10 例正常对照者骨髓基质细胞 IL-6 分泌活性进行观察,并探讨其对 AML 增殖的作用。IL-6 活性测定采用 IL-6 依赖性细胞株 MH-60。研究结果表明,AML 骨髓基质细胞形成能力较差,但其 IL-6 活性明显高于未添加组($P<0.05$);发生 AML 时骨髓基质细胞存在量和质的异常,IL-3 可促进 IL-6 的分泌,IL-6 的异常分泌在 AML 的细胞增殖上可能起重要作用。白血病细胞在骨髓造血微环境中的迁移在白血病细胞的形成和分化中有重要作用,骨髓基质细胞可以分泌一些细胞因子,如基质细胞源性因子(SDF-1),对表达 CXCR-4 的造血细胞有趋化作用,可以吸引造血细胞穿过骨髓基质细胞或在骨髓基质细胞中迁移。急性淋巴细胞白血病细胞表达不同水平的 CXCR-4,SDF-1 对白血病细胞的趋化作用与细胞表面表达的 CXCR-4 水平呈正相关,对不表达 CXCR-4 的白血病细胞没有趋化吸引作用。VLA-5 等黏附分子也参与了白血病细胞在骨髓基质细胞中的迁移。

(五)白血病骨髓基质有助于白血病细胞凋亡减少和抗药性增加

为探索骨髓基质细胞增强白血病细胞抗凋亡、抗药特性的可能机制,新桥医院血液科应用 Percoll 分离骨髓单个核细胞,体外培养骨髓基质细胞,模拟骨髓微环境功能,与白血病细胞株 Jurkat 细胞体外共培养。0.5 μmol/L DNR 处理 Jurkat 细胞诱导凋亡,应用 Annexin V/PI 双标法流式细胞仪检测白血病细胞凋亡率。结果:0.1~2.0 μmol/L DNR 作用一定时间后,Jurkat 细胞发生的凋亡率随药物浓度的增加与作用时间的延长而升高。共培养后骨髓基质细胞抑制药物诱导的白血病细胞凋亡率与单独悬浮培养组比较有显著降低(8.39%±4.08% 比 16.02%±1.00%,$P<0.05$)。白血病骨髓基质对白血病细胞的屏蔽效应强于正常骨髓基质细胞(白血病细胞凋亡率,分别是 5.73%±1.78% 和 8.39%±4.08%,$P<0.05$)。骨髓基质细胞抑制化疗药物诱导的白血病细胞凋亡,提示骨髓微环境在骨髓白血病细胞获得耐药、抗凋亡特性以及残留白血病形成过程中起着重要促进作用。

重庆新桥医院血液科应用 Percoll 体外分离正常人、初治急性白血病患者原代骨髓基质细胞(BMSCs),采用抑制性消减杂交技术建立白血病 BMSCs 诱导 Jurkat 细胞差异表达基因的 cDNA 文库,并对差异表达的基因进行初步鉴定与分析。成功地建立了白血病 BMSCs 诱导的 Jurkat 细胞上调和下调差异表达基因的 cDNA 文库,初步筛选克隆到 30 个上调差异表达基因和 22 个下调差异表达基因 cDNA 片段,这些基因的功能主要与细胞周期调控、细胞凋亡、细胞能量代谢有关。

同时还探讨了柔红霉素(DNR)在体外诱导 Jurkat 细胞凋亡的情况并探讨其与细胞表达凋亡相关蛋白改变的关系。采用 Annexin V/PI 双标流式细胞仪(FCM)检测 DNR 诱导 Jurkat

细胞的凋亡作用,用免疫细胞化学观察相关蛋白表达水平的变化。结果:当 DNR 为 0.1～2.0 μmol/L 浓度范围时,作用一定时间后 Jurkat 细胞发生的凋亡率随药物浓度的增加与作用时间的延长而升高。但药物浓度超过 2.0 μmol/L,或 2.0 μmol/L 作用 48h 后 Jurkat 细胞出现凋亡率下降,细胞大部分死亡;0.5 μmol/L DNR 作用于 Jurkat 细胞 24 h 后,细胞中 bcl-2、PCNA 蛋白表达水平降低。表明一定浓度的 DNR 在体外可诱导 Jurkat 细胞凋亡,药物浓度达 5.0 μmol/L 时细胞大部分死亡。实验条件下 DNR 体外诱导 Jurkat 发生凋亡的机制可能是通过抑制 bcl-2、PCNA 蛋白的表达实现的。

重庆新桥医院血液科对培养残留耐柔红霉素(DNR)的 Jurkat 细胞耐药机制进行初步探讨,采用体外分离培养初发急性淋巴细胞白血病患者的骨髓基质细胞(BMSCs)以模拟骨髓造血微环境,在与 Jurkat 细胞长期共培养的过程中选用含 50 ng/mL DNR 的培养液进行培养,随着培养时间的延长,绝大部分 Jurkat 细胞漂浮死亡;残留的 Jurkat 细胞逐渐恢复增殖活力,并逐渐获得抗药能力,可以在 DNR 终浓度为 50 ng/mL 的培养液中存活、增殖,将该细胞记为 Jurkat/DNR。绘制 Jurkat 细胞和 Jurkat/DNR 细胞的增殖曲线,并检测其细胞周期分布、对多种化疗药物的耐药系数、DNR 摄药量以及 MDR1、bcl-2、bax 和 MRP mRNA 的表达。结果:嵌合于基质细胞层中的 Jurkat 细胞在 DNR 的持续刺激作用下逐步产生耐药性,获得残留耐 DNR 的 Jurkat 细胞。与 Jurkat 细胞相比,Jurkat/DNR 细胞中处于静止期的细胞比例增高、增殖速度缓慢、对多种化疗药物产生不同程度的耐药性、DNR 摄药量减少,可以检测到 MDR1 基因表达,bax 基因表达无显著差异,bcl-2 及 MRP 基因表达水平升高。表明骨髓基质细胞滋养层是残留白血病细胞生存和再生长的微环境,可增强白血病细胞的抗药能力;通过改造白血病患者造血微环境有可能抑制残留白血病的形成及减少复发。

通过药物杀灭白血病细胞或诱导白血病细胞分化、凋亡来治疗白血病,骨髓基质细胞可以使白血病细胞凋亡减少并使其抗药性增强。白血病细胞单独在体外培养时,很快发生凋亡。如果加入某些细胞因子如 IL-4、干扰素等则可以阻止白血病细胞的凋亡,使其在体外生存的时间延长。在没有外源性细胞因子参与的情况下,将慢性淋巴细胞性白血病(CL)细胞直接置于骨髓基质细胞上,白血病细胞的凋亡明显减少,细胞存活增多。研究结果表明,B-CLL 白血病细胞和骨髓基质细胞接触后所致的凋亡减少部分是通过 β_1 和 β_2 整合素、VLA-4、VLA-5 及其配体 VCAM-1 和 ICAM-1 介导的。B-CLL 白血病细胞在骨髓基质细胞的作用下,细胞内抗凋亡的基因 bcl-2 表达增高,bcl-2 表达和 B-CLL 白血病细胞的凋亡有相关性。地塞米松是临床上常用的治疗恶性血液病的药物,在用地塞米松治疗多发性骨髓瘤时很容易出现耐药性。体外研究发现,骨髓基质细胞可以使骨髓瘤细胞产生对地塞米松的抗药性,因为即使在地塞米松的作用下,基质细胞也能产生 IL-6。IL-6 是参与多发性骨髓瘤发病机制的重要因素,可以使骨髓瘤细胞凋亡减少。骨髓基质细胞也可以使氢化可的松诱导的 CLL 白血病细胞凋亡减少。

肿瘤抗原可诱导骨髓基质细胞活化后凋亡(activation-induced apoptosis),活化后凋亡被认为是免疫应答负向调控的一种重要方式,抗原提呈细胞在完成了抗原提呈功能后是否也经历了一个自身活化后凋亡的过程,目前尚无定论。张明徽等以巨噬细胞型基质细胞(macrophage like stromal cells)为模型,探讨抗原提呈细胞是否具有自身活化后凋亡的现象。结果表明:经 GM-CSF 诱导的 BMSC 高表达多种膜表面分子,包括 MHC-Ⅰ、MHC-Ⅱ、B7-2、VCAM-1、CD14 等,显著表达巨噬细胞的标志 F0 和树突状细胞的标志 NLDC145;对同种异体淋巴细胞的促增殖能力显著增强,表明 BMSC 具有抗原提呈细胞的分子和细胞基础与功能活化特征。进一步研究发现,BMSC 经 FBL3 肿瘤抗原刺激后 18 h,上述多种免疫分子表达明显下调,而 Fasl 分子明显升高,透射电镜显示其具有明显的凋亡特征。

骨髓移植(BMT)是目前有希望治愈白血病的方法之一,但移植后仍有一部分患者复发。在大多数情况下,复发是由于宿主体内残存的白血病克隆所致,但也有一些患者是由于供者细胞恶变所致。自1971年Fialkow等首次报道由供者细胞恶变导致的白血病复发的病例以来，类似的情况也屡有报道。陈靖轩等报告1例急性粒细胞白血病（ANLL-M2）患者接受异基因骨髓移植后360 d复发，经细胞遗传学分析，证实为供者源细胞恶变所致。关于发生供者源细胞白血病的问题可能与以下原因有关：（1）宿主体内病毒性或非病毒性致癌物整合于供者正常的造血干细胞，使其癌变；（2）化放疗过程中患者体内细胞被溶解破坏，释放出大量DNA，转染（Transfection）入正常的供者细胞，促其癌变；（3）患者造血微环境中的基质细胞是白血病克隆的一部分且对放疗的敏感性较造血干细胞低，当供者细胞进入该环境时，被诱导恶变。Seed等用放射线照射致狗白血病模型的研究结果提示造血微环境异常可能是导致白血病发生的先决条件。造血干细胞与造血微环境之间相互作用的变化在许多血液病发生发展中的重要意义已引起人们的关注，因此有学者提出"白血病基质的观点"。

因此，发生白血病时骨髓基质细胞本身的结构和功能均受损害，对正常造血细胞和白血病细胞的作用发生了相应的变化。对骨髓基质细胞和白血病细胞相互作用的进一步研究不仅可以使我们更深入地了解白血病的发病机制，而且可以对白血病发展过程中出现的骨髓造血抑制、白血病细胞的耐药、白血病复发等病理现象的机制产生新的认识，为白血病治疗提出新的思路和策略。

（六）急性白血病骨髓基质细胞间通讯的改变

新桥医院血液科对体外培养正常及急性白血病骨髓基质细胞，采用激光共聚焦扫描显微镜观察二者细胞间隙连接蛋白43（connexin43，Cx43）表达的变化；采用荧光漂白恢复技术比较二者之间间隙连接细胞间通讯（gap junction intercellular communication，GJIC）功能的差异。结果：正常及急性白血病骨髓基质细胞上Cx43表达的像素密度分别为81.04%±8.84%和34.10%±17.91%，两组间差异极显著（$P<0.01$）。表明急性白血病骨髓基质细胞间通讯功能较正常骨髓基质细胞明显减弱。

我们对体外培养的初发急性白血病化疗前、化疗后完全缓解与正常人的骨髓基质细胞，采用免疫细胞化学方法观察研究对象Cx43表达的变化；采用细胞划痕染料传输技术观察急性白血病化疗前后与正常人骨髓基质细胞Cx43表达的变化及通讯功能的改变，比较三者之间GJIC功能的差异。结果：正常人、急性白血病化疗前及化疗后完全缓解的骨髓基质细胞上Cx43表达的阳性率分别为88.0%±3.5%、12.0%±2.4%和52.0%±3.1%；基质细胞上Cx43蛋白的光密度值分别为175.08±8.34、45.42±3.71及94.33±7.20；染料传输的细胞数分别为9.20±0.35、1.84±0.33和4.07±0.53。研究表明急性白血病骨髓基质细胞间通讯功能较正常人及化疗后完全缓解急性白血病骨髓基质细胞明显减弱。

我们对体外培养正常（正常对照组）及急性淋巴细胞白血病（急淋组）原代骨髓基质细胞，采用细胞免疫组化法及计算机灰度检测观察两组之间Cx43表达的变化；采用细胞划痕染料传输技术比较两组之间GJIC功能的差异，研究急性淋巴细胞白血病骨髓基质细胞缝隙连接的功能。结果：急性淋巴细胞白血病骨髓基质细胞Cx43的表达较正常骨髓基质细胞明显降低，GJIC功能减弱。提示急性淋巴细胞白血病骨髓基质细胞缝隙连接功能下降可能与白血病骨髓造血微环境功能异常有关。

我们观察了在全反式维甲酸（ATRA）作用下急性白血病骨髓基质细胞间连接蛋白43（Cx43）表达的变化及通讯功能的改变。方法：体外培养急性白血病骨髓基质细胞，传代后加入ATRA（1×10^{-5} mol/L），采用细胞免疫化学及流式细胞术检测加药前后Cx43表达的变化；采用细胞划痕染料传输技术比较二者GJIC功能的差异。结果：急性白血病骨髓基质细胞加药前后，细胞免疫化学方法检测Cx43表达的阳性率分别为47.2%±2.04%和54.5%±5.66%，流式细胞术检测Cx43的含量为38.75%±23.95%和49.5%±5.46%；加药后染料可传输至4～5列细胞，显著高于加药前（$P<0.01$）。表明加入ATRA后，急性白血病骨髓基质细

间通讯功能较加药前明显增强。

我们还观察了急性白血病骨髓基质细胞（acute leukemia bone marrow stromal cells，ALBMSCs）经腺病毒介导的Cx43基因修饰后Cx43基因表达的变化以及GJIC功能的影响。采用重组腺病毒Ad-Cx43-GFP转染ALBMSCs，荧光显微镜观察报告基因GFP的表达并计算转染效率，RT-PCR法、Western blot法和免疫细胞化学法检测ALBMSCs转染前后Cx43基因及蛋白表达情况，通过染料传输实验观察细胞间隙连接通讯功能的变化。结果：荧光显微镜下观察可见ALBMSCs在转染Ad-Cx43-GFP后24 h即有绿色荧光表达，计数绿色荧光细胞的百分率得出转染效率为82.7%±2.16%；RT-PCR法、Western blot法和免疫细胞化学法检测显示转染Ad-Cx43-GFP后ALBMSCs Cx43基因及蛋白表达较转染前显著增强（$P<0.01$）；转染Ad-Cx43-GFP后ALBMSCs GJIC功能较转染前显著增强（$P<0.01$）。提示腺病毒介导Cx43基因修饰ALBMSCs后可上调其Cx43基因的表达并增强GJIC功能。

（七）缺氧诱导因子在急性髓性白血病骨髓基质细胞中的表达及意义

HIF-1α是一种重要的转录调控因子，它能通过调控VEGF的表达参与肿瘤血管新生，进而在肿瘤细胞的浸润、迁移等生物学行为中发挥重要作用。HIF-1α的高表达存在于多种实体瘤及其肿瘤基质中。我们从RNA和蛋白水平研究了HIF-1α在急性髓性白血病和正常对照组骨髓基质细胞的表达和分布。结果显示，急性髓性白血病中HIF-1α mRNA水平显著高于对照组，免疫组化结果显示HIF-1α在骨髓基质细胞的胞浆和胞核中均有表达，其中，急性髓性白血病中HIF-1α表达阳性率显著高于正常对照组。提示在急性髓性白血病的异常骨髓微环境中，存在HIF-1α的表达异常，HIF-1α可能是参与白血病骨髓造血微环境形成的重要转录调控因子。HIF-1α上调除了源于肿瘤细胞快速生长形成的缺氧微环境外，还与包括P53、PTEN在内的多种癌基因的异常相关。研究表明，野生型P53基因可以抑制HIF-1α转录激活并介导HIF-1α泛素化-蛋白酶体系降解，而突变型P53基因的增多则可导致HIF-1α的聚积。而对PTEN基因研究表明，PTEN可通过抑制P13K/A KT/FRAP途径而改变HIF-1α的表达和转录活性。我们分析了白血病骨髓基质细胞和对照组HIF-1α、P53、PTEN蛋白的表达和分布，并对HIF-1α和P53、HIF-1α和PTEN进行了关联分析，结果显示，AML组骨髓基质细胞HIF-1α、P53表达阳性率显著高于对照组，而其PTEN表达阳性率则显著低于对照组；关联分析显示，HIF-1α和P53存在正性关联，HIF-1α和PTEN存在负性关联。研究结果表明：急性髓性白血病骨髓基质细胞存在突变型P53基因的表达增高和抑癌基因PTEN表达的缺失。在急性髓性白血病发生、发展过程中，可能存在着因骨髓基质细胞PTEN表达丧失或低表达以及突变型P53基因的高表达而导致的HIF-1α过表达，进而引起VEGF异常、血管新生等造血微环境的异常。

新桥医院血液科设计合成针对人HIF-1α基因的miRNA前体寡核苷酸，通过退火成为双链DNA片段，以T4 DNA连接酶与线性化pcDNA(tm)62-GW/Em GFP-miR质粒连接，构建含HIF-1α前体miRNA的重组质粒。经测序鉴定后，通过脂质体介导转染人急性髓性白血病骨髓基质细胞。经测序鉴定成功构建了针对人HIF-1α基因的miRNA干扰质粒并转染人急性髓性白血病骨髓基质细胞，为后续研究HIF-1α基因在人急性髓性白血病骨髓基质的功能奠定了基础。

二、慢性白血病骨髓基质细胞的异常

慢性髓系白血病（CML）起源于恶性造血干细胞，其分子基因水平的特征是9号和22号染色体易位（t9:22）导致费城1号染色体（Ph1）形成以及bcr/abl基因重排。临床上以bcr/abl阳性骨髓细胞异常增殖为特征，在一定程度上由造血祖细胞的异常及基质细胞的异常作用所致。正常造血祖细胞能很好地黏附于基质，而慢粒祖细胞与正常基质的黏附能力降低，慢粒造血微环境的异常将对恶性造血祖细胞的选择性增殖起作用。Bhatia 等对 29 例慢粒和 25 位健康志愿者进行了对照研究,29 例患者中 28 例为慢性期,1 例为加速期,23 例病人既往未经治疗,5 例病人既往接受过 α-干扰素治疗但均在 1 月以前停止治疗,大多数病人少量或无骨髓纤维化。用胶酶处理后收集慢粒和经放射线处理后的基质细胞,经瑞氏-吉姆莎染色、非特异性脂酶、油红染色、成纤维细胞和脂肪细胞,多聚酶链式反应(PCR)技术和原位荧光杂交(FISH)技术检测慢粒基质细胞 bcr/abl 基因重排。与正常对照比较,慢粒基质层的形成需较多的骨髓有核细胞数;慢粒与正常基质层的细胞组成未见明显差异。慢粒基质中 CD14$^+$ 巨噬细胞数与 bcr/abl 基因重排细胞数相当,发生 bcr/abl 重排的细胞为巨噬细胞。采用流式细胞仪(FACS)技术去除慢粒基质巨噬细胞,用原位荧光杂交(FISH)技术重新分析结果表明,CD14$^-$ 细胞中发生 bcr/abl 重排的细胞分别为 6% 和 13%,未去除慢粒基质巨噬细胞组的 bcr/abl 重排发生率为 46% 和 53%,表明 CD14$^+$ 基质巨噬细胞为恶性细胞。采用 FACS 将慢粒和正常基质细胞层分为 CD14$^-$ 和 CD14$^+$ 细胞群,分别将 CD14$^-$ 和 CD14$^+$ 细胞培养 3～4 周达融合生长,经 12.5 Gy 放射处理,慢粒 CD14$^+$ 细胞支持正常造血的能力显著低于正常重组基质。采用 ELISA 法分析慢粒与正常基质上清液生长因子的含量,慢粒与正常基质上清液中 G-CSF、IL-6、TGF 水平无显著异常。这些结果提示慢粒基质对正常祖细胞生长受抑的机制不是生长刺激因子的减少或慢粒基质层生长抑制因子的增多所致。

血细胞生成是造血微环境与原始或祖细胞的相互作用的结果,前者包括特殊的细胞及细胞外成分。慢粒祖细胞有内在缺陷,慢粒基质功能失调源于恶性巨噬细胞,慢粒微环境功能缺陷有助于恶性细胞的选择性异常增殖,并抑制正常造血。慢粒病人的骨髓基质,抑制正常 LTC-IC 的生长。慢粒慢性期产生的各种生长因子和抑制因子无显著异常。慢粒基质要么黏附配体异常表达,要么与基质相关的生长因子表达失衡。慢粒中其他细胞外基质复合物如特殊蛋白多糖可能减少或缺乏。多种生长因子是膜锚定或细胞外基质复合物,这些锚定的细胞因子能联系或激活邻近的受体,以立体的方式传递信号至黏附细胞。改变结合重要造血因子的细胞外基质复合物含量,或者改变膜锚定因子的表达,将导致生长信号的错误表达,尽管上清液中的细胞因子水平仍属正常。慢粒祖细胞与基质黏附功能下降,一旦接触基质也能连续扩增,提示其不接受基质的负向调节。慢粒祖细胞接触慢粒基质,与接触正常基质相比生长并不受抑且显著地优于正常祖细胞在慢粒基质上的生长。相反,慢粒和正常祖细胞分开培养于慢粒基质和正常基质均生长良好。因而,此处所描述的慢粒微环境的异常,将作用于 Ph1 阳性克隆的异常增殖并抑制与之共存的正常祖细胞。因为接触慢粒基质,抑制正常而不是恶性祖细胞的生长,Ph1 阴性祖细胞扩增弱于阳性细胞,恶性祖细胞因而选择性地获得生长优势。经放射线消除内源性的造血祖细胞基质,尽管有一些证据表明巨噬细胞起源于 Ph1 阳性克隆。运用 FACS 分离基质巨噬细胞与间质细胞,表明巨噬细胞是恶性细胞但非间质细胞。除去巨噬细胞的慢粒基质与正常基质一样支持造血。加入慢粒巨噬细胞,慢粒和正常基质间质细胞均降低造血支持。慢粒巨噬细胞引起的基质功能改变不能用刺激造血因子或抑制造血因子以及间质活化细胞因子解释。恶性巨噬细胞与其他基质细胞或细胞因子间的相互作用,不同于其他巨噬细胞对间质细胞的影响。这种相互作用将影响细胞因子的含量和/或联系、细胞黏附因子表达、邻近间质细胞产生细胞外基质的水平。慢粒中包括 β$_1$ 整合素受体、LFA-3 受体等黏附受体异常,巨噬细胞也可能存在这种缺陷,因为黏附受体包括 β$_1$ 整合素,在细胞外基质沉积和重塑中起重要作用。为获取融合基质层,需更多的慢粒骨髓细胞,与慢粒骨髓 CFU-LF 频率降低相一致,可能是骨髓细胞扩增稀释的结果。

慢粒患者早期骨髓移植后的微小残留病可能与 bcr/abl 阳性的基质巨噬细胞有关。骨髓移植后存活的患者,PCR 检测发现恶性基质巨噬细胞,提示骨髓移植后并不复发的患者短期内仍保持 bcr/abl 阳性。Verfaillie 等检测了正常和慢性期 CML 基质层支持正常骨髓长期培养的起始细胞(LTC-IC)生长的能力,发现正常骨髓源的基质细胞比 CML 的更有效,但似乎并非因 CML 基质上清液包含类似水平的 IL-16、IL-6、G-CSF、铁因子、TNF-α、PDGF、TGF-β 和 MIP-1α，而且正常 LTC-IC 在正常基质和 CML 基质中生长水平相似；将正常和 CML 基质细胞层分离为巨噬细胞和间质细胞，发现源自正常和 CML 骨髓基质的间质细胞，与正常基质细胞一样，同等支持正常 LTC-IC 生长。然而，若将 CML 源的巨噬细胞加至正常或 CML 间质细胞中，就会导致 LTC-IC 生长缺陷。因此可以认为，CML 基因的功能异常与异常的恶性巨噬细胞有关，这与 Mayani 等关于 AML 基因的观点类似。值得注意的是，Verfaillie 等通过 PCR 和免疫荧光原位杂交技术检测到 bcr/abl(+)。CML 中巨噬细胞存在，提示这些巨噬细胞可能源于恶性克隆。Wetzler 等研究了不同时期 CML 患者基质细胞的细胞因子基因表达，发现源自原始细胞危象期的基质细胞表达 IL-16、IL-6，并在某些病例中，GM-CSF 和 LIF 的水平上升，而源自 CML 慢性期的基质细胞则不能。基于这种结果，他们认为白血病细胞产生和分泌细胞因子，即 IL-16，后者影响了微环境中细胞活性，改变了细胞因子的产生模式。

　　CML 中造血干/祖细胞与骨髓基质间的黏附存在缺陷，导致一系列病理变化。干扰素（IFN）通过改善造血干/祖细胞上黏附分子的表达或改变骨髓基质组分来恢复 CML 的黏附缺陷，同时也恢复由黏附介导的细胞生长调控信号的传导。CML 患者骨髓微环境的异常有助于临床医师对病情预后及其转归预测。慢粒恶性巨噬细胞在骨髓基质异常中起重要作用，对恶性巨噬细胞导致微环境缺陷的问题还需继续深入研究，这对于探讨慢粒的病理生理学和临床治疗新方法具有重要的理论和实际意义。

三、骨髓增生异常综合征的骨髓造血微环境

　　骨髓增生异常综合征（MDS）是造血干/祖细胞克隆性疾病，对于 MDS 中骨髓基质微环境功能的研究不多。Coutinhu 等应用骨髓细胞长期培养技术（LTBMC）研究 MDS 骨髓基质细胞的变化，骨髓样本取自 25 名按 FAB 标准诊断为 MDS 的患者，15 男，10 女，21～82 岁之间（平均 63 岁）。其中难治性贫血（RA）7 例，铁粒幼细胞性贫血（RSA）8 例，原始细胞增多型难治性贫血（RAEB）8 例，转化型原始细胞过多性难治性贫血（RAEB-t）1 例，慢性粒—单核细胞白血病（CMML）1 例，均为初治患者。

　　对 25 例患者的骨髓检测体外集落形成的结果表明，MDS 造血干细胞的分布较正常者弥散（平均值低 50%）；56% 的患者的骨髓集落生成率低下，部分患者骨髓集落与簇的比例为 1 个集落对≥20 个簇。这些异常的生长模式可见于 53% 的 RA/RSA 和 44% 的 RAEB/RAEB-t 患者。RA/RSA 患者骨髓基质细胞形成贴壁层的能力较低，部分 RAEB 患者的骨髓基质细胞形成贴壁层中脂肪细胞缺如，MDS 各亚型之间骨髓基质细胞集落（CFU-LF）形成能力未见显著差别。将 MDS 骨髓接种在正常骨髓基质细胞黏附层后共同培养，造血祖系细胞集落形成能力无明显增加，表明 MDS 干细胞缺陷。将正常骨髓细胞被接种于 MDS 患者的骨髓基质细胞层上，具有支持正常干细胞增生和分化的能力。

四、再生障碍性贫血的骨髓造血微环境

　　Dexter 等建立的骨髓细胞体外长期培养体系，为造血微环境的体外研究提供了良好的模型。小鼠 SI 位点基因突变引起的遗传性贫血是造血微环境障碍导致造血功能不全的典型例子。为了探讨再障骨髓基质是否异常，Hotta 等采用骨髓长期培养体系研究了 9 例再障病例骨髓造血微环境的变化。分析了基质细胞支持造血的能力改变，9 例病人中有 3 例的骨髓基质细胞层在体外不能支持粒单系造血祖细胞的生长，运用雄激素治疗后 1 例患者的骨髓基质功能障碍得以逆转，为研究再障病例造血微环境的改变提供了依据。9 例再障病人，男 5 例，女 4 例，平均年龄 37 岁。所有患者均未发现病原学因素。3 例患者无 CFU-LGM 克隆生长；CFU-LF 的数量变化范围大，2 例病人骨髓 CFU-LF 产率较少。有关再障 CFU-LF 定量

变化的研究揭示其骨髓成纤维细胞存在功能异常,如缺乏接触抑制,CSF活性降低。

为探讨免疫抑制治疗(IST)前后再生障碍性贫血(AA)患者骨髓基质细胞生长缺陷及IST后其恢复的程度及上述变化与IST疗效间关系,郑以州等采用改良的Gartner-Kaplan液体培养法,动态观察80例接受IST的AA患者骨髓成纤维细胞样祖细胞集落形成单位(CFU-LF)的数量变化,结果表明,IST前仅5例患者CFU-LF数量正常,余75例患者CFU-LF生长严重缺陷或无生长;有CFU-LF生长者疗效优于无CFU-LF生长者,但无显著性差异($P>0.05$)。IST后获基本治愈者骨髓CFU-LF数量增加最为显著($P<0.01$);缓解者及明显进步者CFU-LF数量亦增加,但差异不显著($P>0.05$)。AA是一组异质性疾病,IST可部分纠正其基质生长缺陷。

巨细胞病毒(CMV)感染是生物因素损伤人类骨髓基质细胞功能的典型例子。病人表现为不典型淋巴细胞增多,全血细胞减少。如骨髓移植患者感染CMV时,植入的造血细胞不易成活,常常造成移植失败。为阐明CMV损伤造血功能的机制,Apperley等用CMV分别感染造血祖细胞和骨髓基质细胞,发现造血祖细胞形成集落的功能未受损害。原位杂交表明祖细胞中无CMV mRNA,但骨髓基质细胞则选择性地受感染,细胞核膜区出现病毒颗粒,整个基质细胞层的结构因CMV感染而严重破坏,出现大量老化的巨型脂肪细胞。Steinberg等用CMV感染来源于人骨髓的基质细胞株BS-1 3 h后再和骨髓细胞共同培养,结果表明,受CMV感染的基质细胞支持造血的能力与对照组比较显著降低。当CMV与骨髓细胞的比例为1:1时,BFU-E的生长完全受抑;当CMV与骨髓细胞的比例为0.1:1时,BS-1细胞支持BFU-E生长的能力降低50%。

乙肝病毒(HBV)除抑制红系(CFU-E)、粒系(CFU-G)和淋巴系(CFU-L)祖细胞生长外,还可感染骨髓基质细胞,影响造血功能。Chai等采用HBV感染的骨髓细胞悬浮培养法研究了HBV与骨髓贴壁和非贴壁细胞相互作用的关系。结果表明,经HBV感染的骨髓细胞建立的基质黏附层其细胞构成比发生改变;培养体系中单核巨噬系细胞增高了3倍而粒系细胞随之下降。HBV感染后10 d,在贴壁和非贴壁细胞中均可检出乙肝病毒表面抗原(HBsAg)和该心抗原(HBcAg)。用PCR技术对HBV感染3周后的贴壁细胞仍可检出HBV DNA。

骨髓基质细胞也易受人免疫缺陷病毒(HIV)感染并作为HIV的储存场所,从而损伤造血微环境。Steinberg等报道,感染HIV的骨髓基质细胞株BS-1支持BFU-E和CFU-LGM的功能显著受损。Tse等用含10 μg蛋白的LP-BM5免疫缺陷病毒经腹膜感染正常C57BL6小鼠建立免疫缺陷小鼠模型(MAIDS),5周后分别取MAIDS小鼠和正常对照小鼠的骨髓细胞进行LTBMC。结果表明,与正常对照小鼠比较,LP-BM5感染的骨髓不能形成LTBMC,在长达5周的培养过程中,BFU-E、CFU-LGM和CFU-LMeg的生长均受抑制;在培养10周时,光镜下观察显示MAIDS-LTBMC不能形成完整的基质细胞层。这表明LP-BM5免疫缺陷病毒可损伤造血微环境或基质细胞的功能。

五、多发性骨髓瘤的骨髓造血微环境

多发性骨髓瘤(multiple myeloma,MM)细胞的生长与骨髓微环境密切相关。MM是一种典型的IL-6表达异常相关性疾病,IL-6是维持MM细胞生存和促进其生长的一种最重要的细胞因子。自发现IL-6在体内和体外均是骨髓瘤细胞的关键性生长因子以来,以IL-6为中心的细胞因子网络失调与MM临床特征的关系引起了人们的瞩目。IL-6不仅维持MM细胞的生存,还是MM细胞生长的重要因子,可促进正常B细胞向浆细胞分化,可介导肿瘤细胞在体内外增殖,阻止MM细胞凋亡,也是导致溶骨病变和患者体液免疫抑制最主要的原因之一,在MM的发生和疾病的进展中起着重要的作用。

研究证实,骨髓基质细胞和正常浆细胞只表达gp130而不表达IL-6R;异常表达的IL-6主要是由异常骨髓基质细胞产生,但部分骨髓瘤细胞本身也可分泌IL-6,并且分泌IL-6的骨髓瘤细胞恶性程度更高,目前认为自分泌和旁分泌机制均参与 MM 的发病。IL-6 促进骨髓瘤细胞增殖,而骨髓瘤细胞增多又导致 IL-6 的分泌增加,形成了恶性循环。同时,MM 细胞一方面通过黏附分子与基质细胞直接接触,另一方面通过分泌转化生长因子 β(TGF-β)、肿瘤坏死因子 α(TNF-α)、血管内皮细胞生长因子(VEGF)、白介素 1(IL-1)等细胞因子共同促进基质细胞合成和分泌 IL-6。高 IL-6 水平的患者常常有高热、贫血、C 反应蛋白增加、低蛋白血症和高钙血症,使用 IL-6 单克隆抗体后以上表现都得到改善。研究表明,MM 进展期血清 IL-6 和 sIL-6R 的水平相比 MM 稳定期明显升高,而且 IL-6 及 sIL-6R 水平高的患者对化疗不敏感。IL-6 也可通过调节 Bcl-X$_L$、Bax 表达及改变 Bcl-X$_L$/Bax 二者比率,保护辐照诱导的 XG-6、XG-7 细胞凋亡。

MM 细胞可通过黏附分子与细胞外基质蛋白及骨髓基质细胞(BMSC)黏附,促进 IL-6 的旁分泌,而 IL-6 又可进一步促进和维持 MM 细胞的增殖、存活。另外,MM 细胞及 BMSC 还可通过产生转化生长因子 β(TGF-β),促进 BMSC 转录和分泌 IL-6。研究表明,BMSC 分泌 IL-6 与核转录因子 NF-κB 的激活有关。

MM 在发生、发展过程中,尚涉及一些黏附分子的变化,以利于 MM 前体细胞向骨髓迁移(如 CD38)及在髓内的定位和生长(如 CD44、CD49d、CD49e、CD138)。近期发现骨髓瘤细胞与纤维连接蛋白发生黏附时,其整合素受体可引起细胞黏附介导的耐药性(cell adhesion mediated drug resistance,CAM-DR)。表达很晚出现的抗原-4(VLA-4)和 VLA-5 的骨髓瘤细胞株与纤维连接蛋白发生黏附时,较悬浮培养时的耐药性高,黏附于纤维连接蛋白可保护瘤细胞免于药物或射线诱导的 DNA 损伤。最近又发现与纤维连接蛋白发生黏附后,瘤细胞可过度表达 CDK 抑制剂(P27kipl),可能在 CAM-DR 中起重要作用。

第五节　骨髓基质细胞的治疗作用

一、促进造血功能恢复

骨髓基质细胞输注能促进化疗后造血功能的恢复,缩短骨髓抑制期。赵杰等观察了 22 例骨髓象完全缓解的急性早幼粒细胞白血病(M3)接受相同的方案化疗,12 例在化疗结束后第 2 d 回输体外扩增的自体骨髓基质细胞。回输基质细胞的实验组化疗后 1、2、3 周粒、红系祖细胞产率均高于单纯化疗的对照组($P<0.05$),化疗后实验组外周血象较对照组下降缓慢,且下降到最低点的时间提前,而达到最低点的血象值显著地高于对照组($P<0.01$),血象恢复至正常的时间也较对照组提前。杨吉成等采用静置贴壁细胞培养法,体外长期培养了胎儿、儿童、成人骨髓基质细胞,时间为 6 个月,可传至 10 代,并观察了成纤维肌样细胞、内皮细胞和巨噬细胞;通过免疫细胞化学染色法,证明了 1～3 代的骨髓基质肌样细胞 Viementin 为阳性,第 Ⅷ 因子为阴性,采用流式细胞仪检测法,证明了儿童骨髓基质细胞的细胞表型为 CD33$^-$、CD34$^-$、CD38$^-$、CDW90$^+$,成人骨髓基质细胞为 CD33$^-$、CD34$^-$、CD38$^+$、CDW90$^+$。采用体外培养和扩增的脐血造血干细胞的半固体集落形成法,证明了基质细胞能长期维持脐血中的 LTC-IC 的生存,若加入 IL-6、IL-3、SCF 细胞因子的扩增体系,基质细胞对长期维持和扩增 LTC-IC 的效果更为明显($P<0.01$),比无基质细胞的对照组所形成的 LTC-IC 产率高 2～4 倍。研究骨髓成纤维细胞集落(CFU-LF)的性质及其在造血疾病中的应用具有重要意义。赵杰等在以往的人骨髓基质细胞体外扩增方法基础上进行了改进,每 10 mL 培养体系中,含 1×10^7 个单个核细胞,以 30% 人 AB 血清代替小牛血清,增加了碱性成纤维细胞生长因子(bFGF),再加入氢化可的松和适量的 IMDM 培养液,培养第 9 d 观察结果。在一定范围内人 AB 血清、bFGF 均能促进 CFU-LF 增殖,提高其产率,并缩短培养时间 3～5 d。

骨髓基质细胞能够促进 γ 线照射后小鼠的造血恢复。秦凤华等采用体外骨髓贴壁细胞长期传代法,建立一株骨髓基质细胞 QXMSC1,经鉴定可能为巨噬细胞来源。用 5 Gy γ 线照射 BALB/c 小鼠建立造血功能缺损动物模型,将 QXMSC1 细胞输入到照射小鼠体内,用半固体琼脂法测定粒-巨噬系祖细胞,甲基纤维素法测定红系祖细胞,血细胞自动计数仪测定外周血各项血液学指标。结果表明,在照射后第 10 d,骨髓基质细胞可增加辐射损伤小鼠骨髓有核细胞数、CFU-LGM,CFU-LE 和 mBFU-E 集落数。在照射后第 20 d,可促进外周血 WBC、RBC、Hct 和 Hb 的恢复。说明骨髓基质细胞 QXMSC1 可促进辐射损伤小鼠造血功能恢复。此外,QXMSC1 细胞条件培养上清液具有刺激体外 CFU-LGM 集落生长的作用。

复方活血汤可促进再障小鼠骨髓微环境的修复及供氧,从而促进骨髓造血。为探讨临床上治疗再生障碍性贫血(再障)加用活血化瘀药物提高疗效的机制,舒砚君等建立了免疫介导的再障小鼠模型,胃饲 100% 复方活血汤注射液每次 0.2 mL,每天 2 次,第 10 d 观察骨髓组织学、体外成纤维细胞集落形成单位(CFU-LF)、培养基质细胞层的黏附能力,骨髓氧分压 (PbO$_2$)。复方活血汤组小鼠白细胞计数、骨髓有核细胞计数、骨髓造血组织容量、CFU-LF 计数,均较再障组有明显升高($P<0.01$);且基质细胞黏附功能、PbO$_2$ 已恢复至正常。川芎嗪能促进再障小鼠骨髓微血管的修复,增加对骨髓的供氧,促进骨髓基质细胞生长及其黏附功能。孙汉英等探讨了中药川芎嗪对再生障碍性贫血(再障)骨髓微环境的作用及其机制。通过建立免疫介导的再障小鼠模型,胃饲川芎嗪注射液每次 4 mg,2 次/d,第 10 d 用氧分压传感针测定活体尺骨中段骨髓氧分压(PbO$_2$),再观察其骨髓切片组织学,体外成纤维细胞集落形成单位(CFU-LF),培养基质细胞层的黏附能力。研究结果表明,川芎嗪组 PbO$_2$ 为(10.32±1.27)kPa,显著高于再障组(4.32±2.86)kPa。再障组骨髓微血管扩张、断裂、淤血,造血组织容量百分率为 24.9%±9.6%,CFU-LF 为 12.5±7.3/2×10^6 骨髓有核细胞(BMNC)。川芎嗪组骨髓微血管较清楚、完整,无断裂及淤血,造血组织容量百分率为 52.8%±15.6%,CFU-LF 为 31.5±10.6/2×10^6 BMNC。川芎嗪组体外培养基质细胞黏附正常小鼠骨髓有核细胞的能力为 72.7%±7.8%,与正常组 73.4%±3.4% 无差异,明显高于再障组的 56.2%±9.3%。川芎嗪通过改善骨髓微环境而使骨髓造血细胞增生。

二、促进机体免疫功能

为探索骨髓基质细胞在造血与免疫功能重建中的作用,秦凤华等将小鼠骨髓细胞进行体外长期培养,逐渐换液去掉悬浮造血细胞和多次传代,建立了一株小鼠骨髓基质细胞系。在体外培养 15 个月,传代 65 次,细胞获得了永生化,将该细胞系命名为 QXMSC1 细胞。该细胞平均染色体数为 66±4。光学显微镜下细胞为椭圆形,有多个伪足和单个细胞核。透射电子显微镜下细胞浆内有许多脂质体和吞噬小体,细胞间无桥粒连接、无大量均匀脂滴,无中间丝。组织细胞化学分析为波形蛋白(Vimentin)阳性,角蛋白(Keratin)阴性,非特异性脂酶染色阳性。该细胞与鸡红细胞共同孵育后可吞噬鸡红细胞。结果表明,QXMSC1 为小鼠骨髓巨噬细胞。QXMSC1 骨髓巨噬细胞系的建立为进一步研究巨噬细胞在造血与免疫功能重建中的作用创造了条件。白血病骨髓基质细胞上清液中 IL-6、TNF-α 和 IFN-α 活性反映了基质细胞损伤的程度,可以作为白血病患者化疗后骨髓造血功能恢复和免疫重建的指标。为探讨 IL-6、TNF-α 和 IFN-α 在化疗中的变化,李红燕等测定 20 例完全缓解期白血病患者化疗前后骨髓基质细胞上清液中 IL-6、TNF-α 和 IFN-α 活性。结果显示:与化疗前相比,化疗后此 3 者活性逐渐下降,第 14 d 时 IL-6 下降至最低;第 12 d 时 TNF-α、IFN-α 下降至最低($P<0.01$)。随着化疗时间的延长,IL-6 逐渐恢复正常,TNF-α、INF-α 的活性也逐渐升高,且三者的变化与白细胞值的变化呈正相关。

骨髓基质细胞具有抗原提呈功能,取小鼠骨髓贴壁细胞经 GM-CSF 诱导,形成以成熟巨噬细胞为主的基质细胞,用小鼠红白血病细胞 FBL-3 肿瘤抗原刺激,然后再与 FBL-3 肿瘤抗原致敏的 T 淋巴细胞混合培养。骨髓基质细胞经 FBL-3 肿瘤抗原刺激后,TNF-α 和 IL-1β 的分泌水平明显升高,经抗原预激的骨髓基质细胞能特异性地刺激同种抗原致敏的 T 淋巴细胞增殖和分泌高水平的 IL-2。单抗阻断试验发现,MHC-Ⅱ类分子和 B7-2 分子的联合阻断能有效地抑制致敏 T 淋巴细胞分泌 IL-2。证实骨髓基质细胞具有抗原提呈功能,MHC-Ⅱ类分子和 B7-2 分子在其抗原提呈中发挥了重要作用。

此外,骨髓造血基质细胞对白血病细胞具有逆转分化作用,傅勤等利用透射电镜技术观察正常人骨髓造血基质细胞对 HL-60 细胞的逆转分化作用,从而探讨基质细胞对异常实质细胞的调控作用。结果表明:正常人骨髓造血基质细胞对人急性早幼粒细胞白血病 HL-60 细胞株有逆转分化作用,表现在促分化和抑制增殖作用两方面。其机理主要以直接接触而发挥其调控作用。骨髓基质细胞具有成骨细胞的形态特征和生物学特性,并能在体外形成钙化的新骨组织。为探讨简便、易行的人骨髓成骨细胞体外培养方法,研究骨髓基质细胞在体外培养条件下的成骨能力,卢丙仑等采取人骨髓组织,梯度离心后置于含 100 mL/L 小牛血清的 DMEM 培养液中,培养 24 h 换液,稳定传代后改用含地塞米松和 β-甘油磷酸钠的条件培养液,用倒置显微镜观察、组织化学染色、四环素荧光标记等方法进行观测。传代细胞 4～5 d 即可传代,在条件培养液中 2 周可形成多层结构,并聚集成黑色结节。培养细胞 ALP 染色强阳性,结节四环素荧光标记、钙染色强阳性,Ⅰ型胶原免疫组化染色呈黄褐色。表明人骨髓基质细胞具有体外成骨能力。

三、骨髓基质细胞作为生物基因载体改造异常造血微环境的作用

重庆新桥医院血液科探讨了 WA 核酶基因转染对人骨髓基质细胞(BMSC)黏附功能的影响。设计合成 JWA 核酶基因并构建于逆转录病毒载体 pLXSN 上,转染体外培养的人 BMSC(BMSC-JWARZ 组),应用半定量 RT-PCR 法(sqRT-PCR)测定细胞内 JWA mRNA 的表达,流式细胞仪检测 BMSC 细胞间黏附分子-1(ICAM-1)和血管黏附分子-1(VCAM-1)的表达,并检测共培养条件下 BMSC 对 Jurkat 细胞的黏附率及 Jurkat 细胞增殖变化。以 pLXSN 空载体转染的 BMSC(BMSC pLXSN 组)及未转染细胞(BMSC 组)为对照。结果 BMSC-JWARZ 组 JWAmRNA 表达量[吸光度(A)值]为 0.187±0.045,较 BMSC-pLXSN 组(0.382±0.039)及 BMSC 组(0.366±0.045)显著降低;BMSC-JWARZ 组细胞表面 ICAM-1 阳性细胞率为 16.11%±3.99%,较 B-pLXSN 组(38.24%±5.37%)及 BMSC 组(36.27%±6.19%)显著降低;BMSC-JWARZ 组细胞表面 VCAM-1 阳性细胞率为 12.08%±3.34%,较 BMSC-pLXSN 组(26.88%±5.17%)及 BMSC 组(24.55%±3.68%)显著降低;B-JWARZ 组细胞对 Jurkat 细胞的黏附率为(23.65%±5.27%),较 BMSC-pLXSN 组(35.14%±8.11%)及 BMSC 组(33.72%±6.29%)显著降低,与 BMSC-JWARZ 组细胞共培养的 Jurkat 细胞倍增时间为 58.7 h,明显长于与 BMSC-pLXSN 组(44.1 h)及 BMSC 组(43.7 h)细胞共培养时。研究结果初步表明,JWA 核酶基因转染可抑制人 BMSC 内 JWA 基因的表达,抑制骨髓基质细胞黏附功能。

基质细胞衍生因子-1(SDF-1)是骨髓基质细胞合成分泌的细胞因子,既往的研究多为针对白血病细胞上的 CXCR4 受体或用 SDF-1 观察对白血病细胞的刺激作用,新桥医院血液科应用 RNA 干扰技术阻抑骨髓基质细胞表达 SDF-1,与急性白血病 Jurkat 细胞共培养,观察通过阻抑 SDF-1 表达修饰的骨髓基质细胞对 Jurkat 细胞增殖及凋亡的影响。采用 SDF-1 特异性 RNA 干扰质粒转染急性白血病骨髓基质细胞,使 SDF-1 表达降低 80% 以上。共培养 Jurkat 细胞生长曲线显示阻抑骨髓 SDF-1 表达后该组曲线上升平缓,与未阻抑 SDF-1 表达的急性白血病骨髓基质细胞和正常骨髓基质细胞共培养的 Jurkat 细胞比较倍增时间延长,

表明阻抑 SDF-1 表达后可降低该环境中的肿瘤负荷。细胞周期分析表明阻抑 SDF-1 表达后细胞增殖缓慢。G_0/G_1 期细胞增多与 SDF-1 在 TPO 或 SCF 的协同下能促进 G_0/G_1 期细胞进入增殖周期的结果一致,G_2/M 期细胞阻滞考虑可能与细胞内钙离子内流减少影响微管等骨架蛋白活动有关,或者由于引起细胞内 MAPK(mitogen-activated protein kinases)活化进而通过一系列细胞内信号致 G_2/M 期捕获,减少细胞分裂增殖。与正常骨髓基质细胞组比较,G_0/G_1 期细胞无明显变化,原因可能与其在一定浓度范围内发挥作用或由于急性白血病骨髓基质细胞存在其他异常有关。TUNEL 法标记结果显示阻抑 SDF-1 表达后共培养 Jurkat 细胞 DNA 降解增加,表明该组肿瘤负荷降低不仅因为细胞增殖降低,而且凋亡机制也发挥了作用。PCNA 又称周期蛋白(cyclin)是在细胞周期 S 期广泛表达的一种核蛋白,参与调节DNA 的合成,PCNA 的表达减少,进一步说明降低微环境中 SDF-1 水平可抑制急性白血病 Jurkat 细胞的增殖。Bcl-2 和 Bax 是 Bcl-2 家族重要成员,Bcl-2/Bax 比值在调节细胞凋亡中发挥重要作用,Bcl-2 表达减少,Bax 表达增多,Bcl-2/Bax 比值下降,表明抑制骨髓 SDF-1 表达后,可促进白血病细胞的凋亡。

Fas/Fasl 是一对诱导凋亡的细胞外信号分子,尽管 Jurkat 细胞高表达 Fas 抗原,但由于其 Fas 相关死亡域蛋白(Fas-associated death domain protein,FADD)缺陷而其对信号不敏感。我们的实验结果显示阻抑骨髓 SDF-1 表达后 Jurkat 细胞 Fas 表达减少,Fasl 表达增多,可能通过细胞内信号调节增强了对 Fas 诱导凋亡的敏感性。我们的实验结果不仅进一步证实了 SDF-1 对白血病细胞具有促进增殖和抑制凋亡的作用,而且为通过从阻抑骨髓基质细胞表达 SDF-1 作为切入点改造骨髓造血微环境治疗急性白血病进行了有益的探索,并显示出良好的前景。

我们采用脂质体介导 SDF-1 特异性 RNAi 质粒转染培养的急性白血病患者骨髓基质细胞,阻抑急性白血病骨髓基质细胞 SDF-1 表达。结果显示,经 SDF siRNA 修饰的 BMSC 对 Jurkat 细胞的黏附率下降至 28.8%,阿霉素 50% 移植浓度降至 585 nmol/L,与未修饰的 BMSC 比较存在显著差异($P<0.01$),说明 RNAi 阻抑 SDF-1 表达的 BMSC 使 Jurkat 细胞黏附减少,对阿霉素的敏感性增加;同时,Jurkat 细胞增殖活性受抑、凋亡增多。采用 Cx43 腺病毒载体转染白血病 BMSC,改造白血病骨髓微环境的基质细胞。研究发现,转染 Cx43 的 BMSC 细胞间荧光弥散时间缩短($P<0.01$),细胞间间隙连接通讯功能恢复,从而部分恢复化疗药物对耐药白血病细胞的杀伤作用。上述研究结果提示经上述基因修饰的骨髓基质细胞具有辅助治疗恶性血液病的临床应用前景。

四、基质细胞移植对造血重建的作用

骨髓干细胞移植的成败取决于供体干细胞是否能在宿主体内的造血微环境中产生增殖和分化,但在骨髓移植前进行的全身照射和/或烷化剂治疗使一些骨髓移植受体的骨髓基质细胞功能损伤,从而导致移植的失败。骨髓基质细胞移植是纠正造血微环境功能缺陷的治疗方法。Werts 等报道,基质祖细胞可经血循环迁移而使受照射小鼠的肢体重建造血。关于对致死剂量照射小鼠进行骨髓移植后检测出供者起源的基质细胞的研究也不乏其报道。对从接受骨髓移植患者的 LTBMC 中亦发现供者起源的成纤维细胞和内皮细胞。

为了深入探讨骨髓基质细胞的移植特性,Anklesaria 等从小鼠 LTBMC 中筛选出一株经逆转录病毒转入 G418 抗性基因且表达 6-磷酸葡糖异构酶(Glu6PI-a)阳性克隆的基质细胞株(GB1/6)。GB1/6 表达 FN^+、Lm^+、$Col\ IV^+$、$Col\ I^-$,能产生 G-CSF 但未检测出 IL-3、GM-CSF、G-CSF 及其 poly$(A)^+$mRNA 的表达。GB1/6 在体外能支持 CFU-LS 和 CFU-LGEMM 的生长。将基质细胞表达 Glu6PI-b 的 C57BL/6J 小鼠进行 3.0 Gy 全身照射和右后肢照射13.0 Gy 后经静脉输入 GB1/6 细胞。移植后 2 个月,在受体鼠的骨髓血窦原位出现供体起源的 Glu6PI-a$^+$ 基质细胞。与照射后的非移植组比较,GB1/6 细胞移植鼠造血功能的恢复显著增强。对移植受体小鼠的骨髓基质细胞的连续传代培养的检测结果表明 G418 抗性基因和 Glu6PI-a 表达阳性。说明移植的骨髓基质细胞在受体内具有造血重建的生理功能。但也有不少报道表明,在对小鼠和人进行骨髓基质细胞移植后未检测到供者起源的基质细胞。对此有学者认为,在移植受体内能否检测到供者起源的基质细胞与移植前照射剂量的大小和移植的基质细胞数量有关。

Agematsu 等认为,移植前进行大剂量照射预处理造成受体内源性骨髓空虚有利于供者基质细胞的植入,而小剂量照射则不利于基质细胞嵌合体的形成。Anklesaria 等的研究结果表明,要达到可检出水平的供者起源的基质细胞,植入的 GB1/6 基质细胞数量不得少于 1×10^5。Lazarus 及其同事对 13 例血液系统恶性肿瘤的患者进行了基质细胞输注的临床 I 期实验研究。结果表明,当输入的基质细胞数量高达 5×10^7 个时,未发现与基质细胞输注相关的副作用。Chang 和 Barnett 等分别对急、慢性髓系白血病患者输注了 3×10^8 个经 LTBMC 的成熟基质细胞,结果表明患者对输入这种培养的基质细胞具有良好的耐受性。Keating 报道,对急性髓系白血病患者混输传代的基质细胞和去除 CD33$^+$ 自体骨髓细胞后,除发生短暂的寒战外,患者完全可以耐受这种治疗。

Ishida 等观察到具有自身免疫性疾病的 MRL/lpr 小鼠体内存在着辐射抗性(9.5 Gy)的异常干细胞,经异体骨髓移植后,5 个月内出现自身免疫性疾病的复发。为此,该作者对 MRL/lpr 小鼠采用骨髓基质细胞和骨髓细胞共同移植的实验研究。移植后 48 周,免疫组织化学检测结果表明,移植鼠的淋巴结病和自身免疫性疾病如狼疮性肾炎和类风湿性关节炎完全消失,血清中免疫复合物和类风湿因子的水平恢复正常,T、B 细胞功能正常。而在非移植的 MRL/lpr 对照小鼠体内仍存在异常 T 细胞如 Thy-1$^+$B220$^+$ 细胞。Nolta 等分别将人葡糖脑苷脂酶 cDNA 转入人 CD34$^+$ 祖细胞和将人 IL-3 基因转入人的骨髓原代基质细胞后共同移植入免疫缺陷小鼠,并与移植经葡糖脑苷脂酶 cDNA 转入人的 CD34$^+$ 祖细胞和未转入 IL-3 基因的基质细胞的对照组比较。结果表明,实验组的免疫缺陷小鼠可支持人源性造血活动长达 9 个月之久,检测发现平均 6% 的造血细胞为起源于人类的造血细胞并有转入基因的证据。

高汉林等研究胸腺基质细胞对骨髓移植小鼠免疫功能的重建作用,经致死剂量照射的 BALB/c 小鼠,移植 2×10^7 个同基因骨髓细胞和 1×10^6 个胸腺基质细胞。免疫功能检测发现,移植小鼠胸腺内 CD4$^+$CD8$^-$ T 细胞比例恢复明显加快;其脾细胞刀豆蛋白 A 的增殖能力、对异型细胞的混合淋巴细胞反应、白细胞介素 2(IL-2)诱生能力、活化的脾细胞对外源性 IL-2 的反应性及脾细胞对 SRBC 产生抗体的能力等多项免疫功能的恢复均较单纯骨髓移植小鼠明显加快。提示胸腺基质细胞可能通过促进胸腺微环境重建,促进 T 细胞在胸腺内发育成熟,从而促进 T 细胞及其介导的细胞免疫功能的早期重建。

于洪臣等观察混输脾基质细胞和骨髓细胞对大剂量(8.0 Gy)辐射小鼠的存活率及造血干细胞(CFU-LS)的影响。结果表明,单纯骨髓移植组受体存活率比单纯照射组高出 27%;而照射后混输脾基质细胞和骨髓细胞组的存活率比单纯照射组高 47%,比单纯骨髓移植组高 22%;混输脾基质细胞和骨髓细胞组的 T、B 淋巴细胞数显著高于单纯骨髓移植组;混输脾基质细胞和骨髓细胞组的 CFU-LS 数量明显高于单纯骨髓移植组。说明输入体内的脾基质细胞可经血循环进入脾脏定居、增殖,进而支持造血免疫干细胞的增殖与分化。骨髓造血实质细胞移植为治愈某些恶性血液病和实体癌患者显示出令人鼓舞的希望之光,采用造血实质细胞和基质细胞共同移植的方法可达到比以往单纯骨髓细胞移植更为理想的造血重建的效果,将成为临床实践的研究课题。

骨髓移植(BMT)是目前有希望治愈白血病的方法之一,但移植后仍有一部分患者出现复发。在大多数情况下,复发是由于宿主体内残存的白血病克隆所致,但也有一些患者是由于供者细胞恶变所致。自 1971 年 Fialkow 等首次报道由供者细胞恶变导致的白血病复发的病例以来,类似的情况也屡有报道。陈靖轩等报告 1 例急性髓系白血病(AML-M2)患者接受异基因骨髓移植后 360 d 复发,经细胞遗传学分析,证实为供者源细胞恶变所致。关于发生供者源细胞白血病的问题可能与以下原因有关:①宿主体内病毒性或非病毒性致癌物整合于供者正常的造血干细胞,使其癌变;②化放疗过程中患者体内细胞被融解破坏,释放出大量 DNA,转染(Transfection)入正常的供者细胞,促其病变;③患者造血微环境中的基质细胞是白血病克隆的一部分且对放疗的敏感性较造血干细胞低,当供者细胞进入该环境时,被诱导恶变。

Seed 等用放射线照射致狗白血病模型的研究结果提示造血微环境异常可能是导致白血病发生的先决条件。造血干细胞与造血微环境之间相互作用的变化在许多血液病发生发展中的重要意义已引起人们的关注,因此有学者提出"白血病基质"的观点。

第六节　新型造血基质细胞——人脐血来源的基质细胞

人脐血来源方便,临床运用前景广阔,然而脐血中有无造血基质细胞?是否具备形成造血微环境的功能?重庆新桥医院血液科在新近研究工作中发现了一种人脐血来源的基质细胞(human umbilical cord blood-derived stromal cells,hUCBDSCs),在适当的细胞因子组合的条件下,成功培养、扩增了 hUCBDSCs,并就其生物学特性进行了研究。体外实验证实hUCBDSCs 具备造血基质细胞微环境的基本特点以及高效促进脐血 CD34$^+$ 细胞扩增的能力,且具有与人骨髓基质细胞(hBMSCs)相似的支持和重建造血功能的物质基础,故称为人脐血源基质细胞造血微环境(hematopoietic microenvironment from human umbilical cord blood-derived stromal cells,hUCBDSCs-HME)。动物实验的初步研究显示,hUCBDSCs 经尾静脉输注可归巢至小鼠骨髓,并具备修复造血微环境功能、促进造血损伤恢复的能力。

一、人脐血源基质细胞分离培养

1. 人脐血源基质细胞培养生长特点

分离纯化脐血 CD34$^+$ 细胞,采用 Dexter 法培养。培养 3～4 d 可见贴壁细胞,9～14 d(平均 11.2 d)开始形成基质细胞集落(见图 9-6),以 15～22 d(平均 19.6 d)集落数量最多。随着培养时间的延长,细胞体积逐渐增大,表现出不同的形态,细胞类型以成纤维样细胞、巨噬样细胞为主,至培养 28 d 贴壁细胞铺满培养皿底(见图 9-7)。

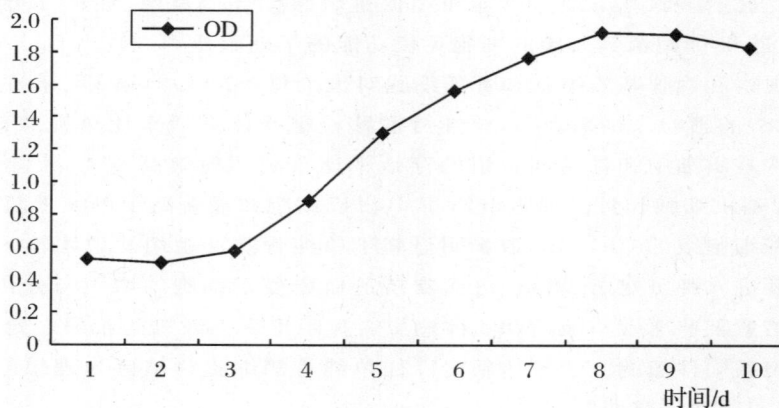

图 9-6　人脐血源基质细胞生长曲线

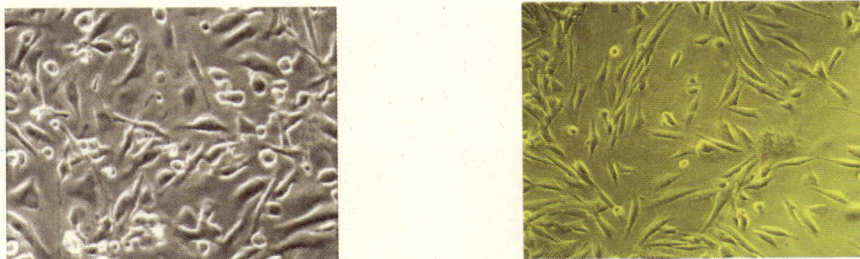

图 9-7　原代培养 18 d 的人脐血源基质细胞(倒置显微镜×400)

2. 人脐血源基质细胞的形态学特点

培养 3 d 脐血基质细胞为小梭形、三角形、圆形等多种形态,培养 14～21 d 贴壁细胞体积逐渐变大,瑞氏染色胞浆呈灰蓝色,胞核圆形或椭圆形,可见多核及分裂相细胞,核仁 1～2 个,培养至 28 d,脐血基质细胞为多种细胞成分的混合体,形态上主要表现为:

(1)"成纤维样"细胞,约占 56.5%,细胞呈梭形,胞浆丰富,紫红色,核染色质较粗,核仁不明显;

(2)"巨噬样"细胞,约占 38%,圆形,胞体较大,胞膜突起有嵌合,胞浆丰富,核染色质粗,核仁明显;

(3)"小圆样"细胞,约占 5.5%,胞体较小,类淋巴样细胞,胞浆蓝色,核染色质细,核仁明显(见图 9-8)。

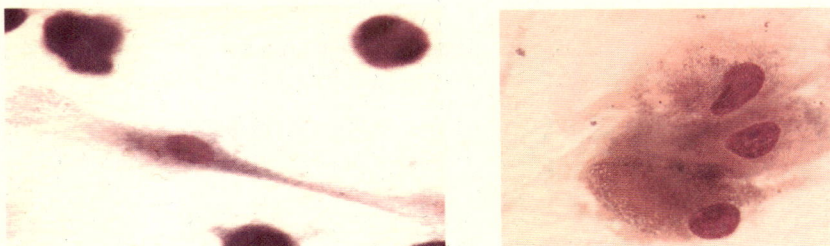

"成纤维样"和"小圆样"细胞　　　　　　"巨噬样"细胞

图 9-8　人脐血源基质细胞形态 (瑞氏染色,倒置显微镜×1 000)

3. 人脐血源基质细胞的超微结构

细胞胞浆内可见丰富的线粒体、粗面内质网,胞核较大,核仁不明显,常染色质丰富,异染色质疏松;"巨噬样"细胞胞浆内可见丰富的线粒体、粗面内质网、高尔基体及大量溶酶体样空泡,胞质突出较多,核椭圆形,核仁清晰,常染色质丰富,异染色质疏松;"小圆样"细胞,胞浆内游离核糖体含量丰富,富含粗面内质网和高尔基复合体,常染色质丰富,少见异染色质,核仁明显,大部分含 2 个以上核仁,位置靠近核膜(见图 9-9)。

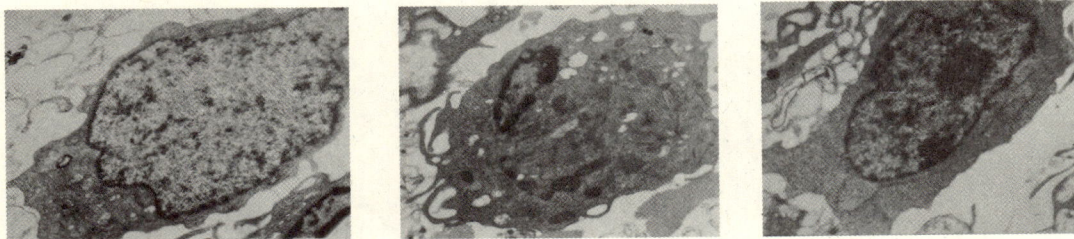

"成纤维样"hUCBDSCs　　　　　"巨噬样"hUCBDSCs　　　　　"小圆样" hUCBDSCs

图 9-9　人脐血源基质细胞 hUCBDSCs 的超微结构(透射电镜×2 000)

4.人脐血源基质细胞的鉴定

（1）细胞化学染色。①非特异性酯酶染色法（NSE）：阳性率 100％；②过氧化物酶染色法（POX）：阴性；③糖原染色法（PAS）：阳性率 100％；④碱性磷酸酶（ALP）染色法：阳性率 28％（见图 9-10）。

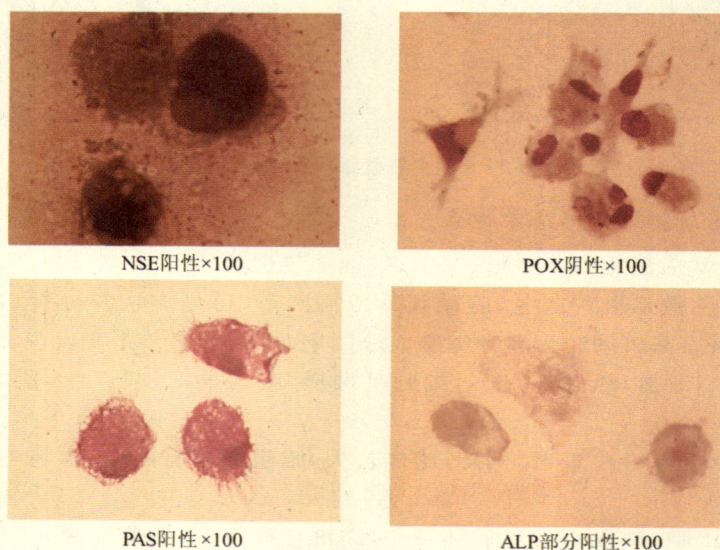

NSE阳性×100

POX阴性×100

PAS阳性×100

ALP部分阳性×100

图 9-10　人脐血源基质细胞的细胞化学染色

（2）免疫组织化学染色。① CD106（VCAM-1）：阳性率 96％；②CD29（整合素-β_1）：阳性率 93％；③CD44：阳性率 98％；④ CD45：阴性；⑤CD50：阳性率 62％；⑥纤维连接素（FN）：阳性率 92％；⑦层粘素（Lm）：阳性率 74％；⑧胶原Ⅳ：阳性率 83％（见图 9-11）。

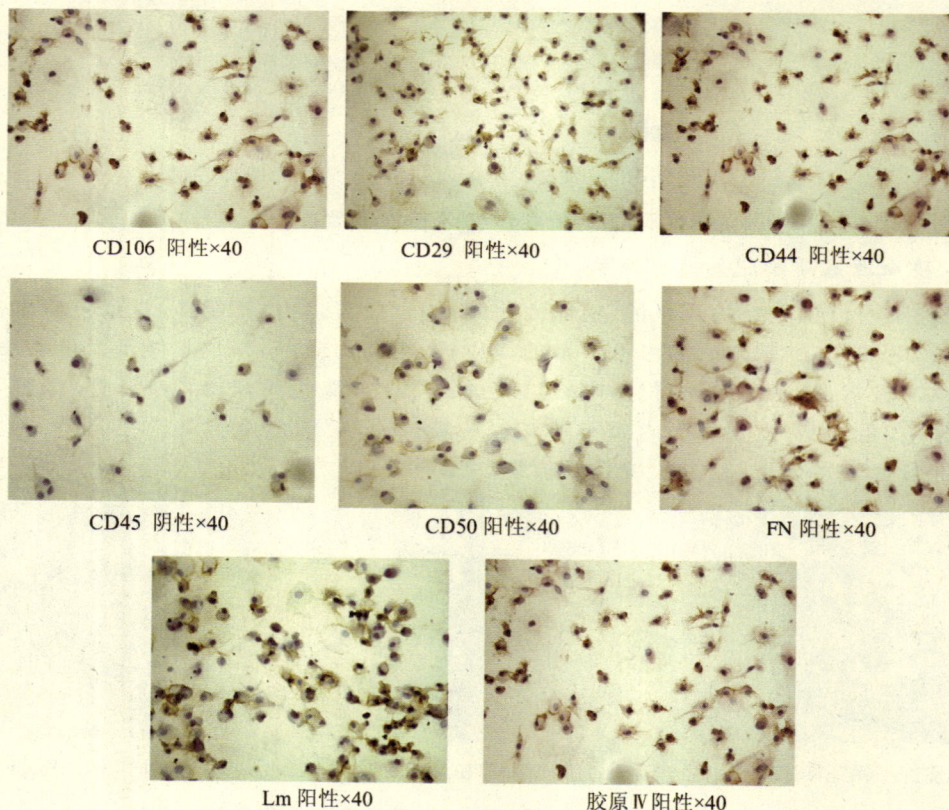

CD106 阳性×40

CD29 阳性×40

CD44 阳性×40

CD45 阴性×40

CD50 阳性×40

FN 阳性×40

Lm 阳性×40

胶原Ⅳ阳性×40

图 9-11　人脐血源基质细胞的免疫组织化学染色

脐血贴壁细胞的集落形成时间、融合生长时间均晚于骨髓基质细胞(约 7 d)，可能是由于脐血细胞较为原始，需要更长的生长时间；脐血基质细胞中"巨噬样"细胞的比例较高，约占38%(骨髓来源的为 10%~20%)，"成纤维样"细胞占 56.5%，较之骨髓(60%~70%)比例有所下降，此外，还可发现一种"小圆样"细胞，约占 5.5%。可见，脐血基质细胞在生长规律和形态学特征上与骨髓基质细胞相比有一定差异性，这种差异性的产生反映出了脐血基质细胞自身的特点，也可能导致两者之间生物学功能上的差异。

　　CD106、CD29、CD44、CD50、FN、Lm、Ⅳ型胶原等均有表达，表明脐血贴壁细胞具备造血基质细胞的基本特征。基质细胞一般不表达造血细胞(除红细胞外)所表达的白细胞共同抗原(CD45)，也是作为基质细胞有别于造血细胞的一个重要基本特征，实验结果显示人脐血源基质细胞 CD45 阴性亦符合这一特征。此外，CD50 是早期基质细胞的表面标志，而成熟基质细胞无此表型，培养 28 d 的脐血基质细胞仍有相当部分的细胞表达 CD50，可能与脐血基质细胞较骨髓更为原始有关，进一步证明人脐血中存在基质干/祖细胞，使人脐血源基质细胞具备扩增和移植的可行性。人脐血源基质细胞表达细胞黏附分子和细胞外基质的意义不仅在于它们是鉴定造血基质细胞的重要标志，而且提示人脐血源基质细胞具备造血调控功能的物质基础，为进一步验证脐血基质细胞造血支持功能的体内外实验奠定了基础。

二、hUCBDSCs 表达造血生长因子

1. hUCBDSCs 与 hBMSCs 表达 TPO、GM-CSF、SCF 等 mRNA 水平的比较

　　在分子生物学水平上探讨了体外培养的人骨髓基质细胞与人脐血源基质细胞表达TPO、GM-CSF、SCF mRNA 水平的差异。

　　(1)方法：收集培养 28 d 的骨髓基质细胞与人脐血源基质细胞，采用 RT-PCR 方法在mRNA 水平上分析其造血生长因子 GM-CSF、SCF、TPO 的表达，比较二者表达 TPO、GM-CSF、SCF 等造血生长因子的 mRNA 能力的差异。

　　(2)结果：体外培养的人脐血源基质细胞与骨髓基质细胞均能表达：①TPO 的 mRNA，人脐血源基质细胞表达能力强于同期培养的骨髓基质细胞，二者积分光密度量化比值为 1.57；②SCF 的 mRNA，人脐血源基质细胞表达能力弱于同期培养的骨髓基质细胞，二者积分光密度量化比值为 0.83；③GM-CSF 的 mRNA，人脐血源基质细胞表达能力弱于同期培养的骨髓基质细胞，二者积分光密度量化比值为 0.68。表明人脐血源基质细胞和骨髓基质细胞均可以表达造血生长因子 TPO、GM-CSF、SCF 的 mRNA，具有支持调控造血的物质基础(图 9-12、9-13、9-14)。

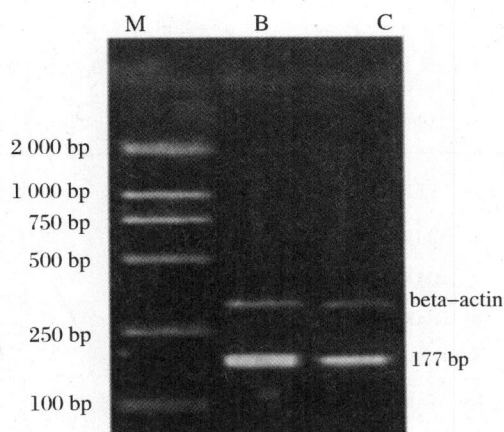

图 9-12　GM-CSF mRNA 表达

M：分子量标记；B：骨髓基质细胞；

C：人脐血源基质细胞

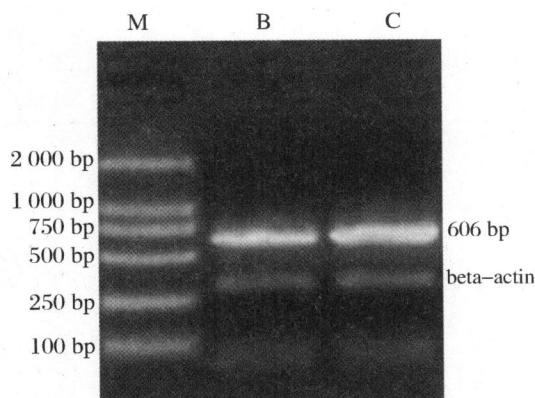

图 9-13　TPO mRNA 表达

M：分子量标记；B：骨髓基质细胞；

C：人脐血源基质细胞

2. 人脐血源基质细胞自发分泌多种造血生长因子

我们对体外培养的人脐血源基质细胞分泌血小板生成素（thrombopoietin，TPO）、粒-巨噬细胞集落刺激因子（GM-CSF）、干细胞生长因子（SCF）的能力进行了观察研究。方法：留取不同培养时相点的培养液上清液，ELISA 法检测上清液中 TPO、GM-CSF、SCF 的浓度，并与骨髓基质细胞的培养上清液对照比较其特点。结果：人脐血源基质细胞和骨髓基质细胞均可分泌 TPO、GM-CSF 和 SCF 等造血生长因子，二者造血生长因子的分泌随着培养时间的延长而逐渐下降，其中人脐血源基质细胞分泌 TPO 和 SCF 的高峰期出现在第 7 d，而 GM-CSF 的分泌则无高峰期的出现；通过与骨髓基质细胞分泌的 3 种造血生长因子量进行对比发现，人脐血源基质细胞 SCF 和 GM-CSF 的分泌量低于骨髓基质细胞，而 TPO 的分泌量高于同期培养的骨髓基质细胞。表明人脐血源基质细胞与骨髓基质细胞一样具有分泌造血生长因子，支持调控造血作用（表 9-11～12、图 9-15～17）。

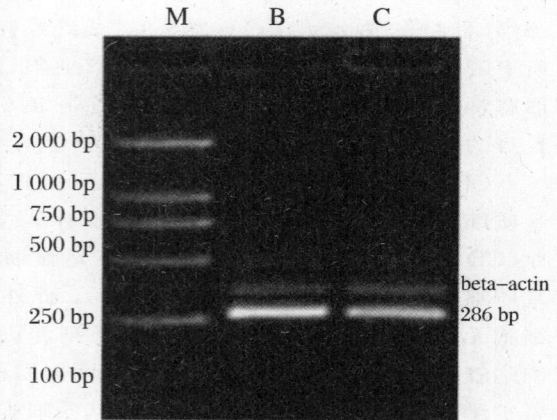

图 9-14　SCF mRNA 表达

M：分子量标记；B：骨髓基质细胞；
C：人脐血源基质细胞

表 9-11　分泌 GM-GSF 浓度（pg/mL，$\bar{\chi}\pm S$）

培养时间	hUCBDSCs	hBMSCs
3 d	499.0±12.8**	704.6±12.4
7 d	33.0±11.2**	710.4±22.0
15 d	26.4±5.4**	703.9±50.5
21 d	15.7±3.3**	633.8±44.9
28 d	13.1±0.4**	537.8±14.6

** vs：hBMSCs，$P<0.01$

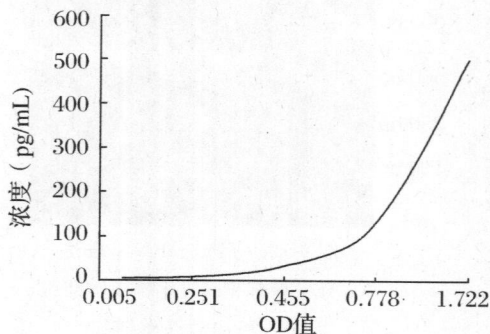

表 9-12　分泌 SCF 浓度（pg/mL，$\bar{\chi}\pm S$）

培养时间	hUCBDSCs	hBMSCs
3 d	666.2±95.8**	1298.0±48.6
7 d	773.6±140.3**	1194.6±99.9
15 d	547.0±33.8**	1029.6±34.9
21 d	562.8±56.9**	990.2±16.3
28 d	586.4±35.5**	905.6±24

** vs hBMSCs，$P<0.01$

图 9-15　GM-CSF 标准曲线

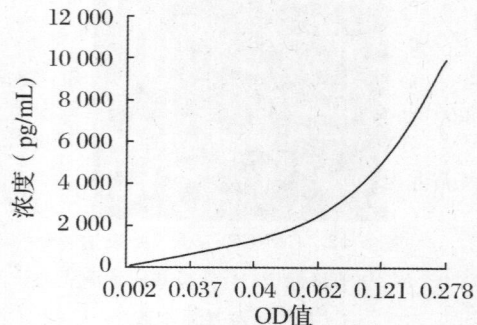

图 9-16　TPO 标准曲线

三、人脐血源基质细胞促进脐血 CD34$^+$ 细胞扩增

我们研究观察了 hUCBDSCs 对脐血 CD34$^+$ 细胞体外扩增的促进作用。

（1）方法：应用 MACS 磁珠分离系统分离脐血 CD34$^+$ 细胞，按照 DEXTER 法行脐血基质细胞培养，观察 hUCBSCs 的生长状态及细胞表面分子的表达情况。建立以 hUCBDSCs 为滋养层的脐血 CD34$^+$ 细胞体外扩增体系，并对脐血 CD34$^+$ 细胞短期扩增后行集落形成单位 CFU-LGM、CFU-LE 和 CFU-LMg 半固体培养。

（2）结果：脐血基质细胞为混合细胞群，包括 CD68$^+$、FN$^+$、CD31$^+$ 和 CD34$^-$；以 hUCBD-SCs 为滋养层的体外扩增体系对脐血 CD34$^+$ 细胞具有明显的扩增作用，体外液体扩增后的脐血 CD34$^+$ 细胞集落形成能力明显高于对照组，其中细胞因子（SCF＋IL-3＋EPO＋TPO＋GM-CSF）联合 hUCBDSCs 体系的扩增作用最强，hUCBDSCs 在促进 CFU-LMg 集落形成的作用中具有明显优势。表明：hUCBDSCs 具有体外支持造血作用，与细胞因子联合对促进脐血 CD34$^+$ 细胞扩增作用更加明显。hUCBDSCs 对促进巨核细胞扩增可能具有特殊的意义（见图 9-18～20、表 9-13）。

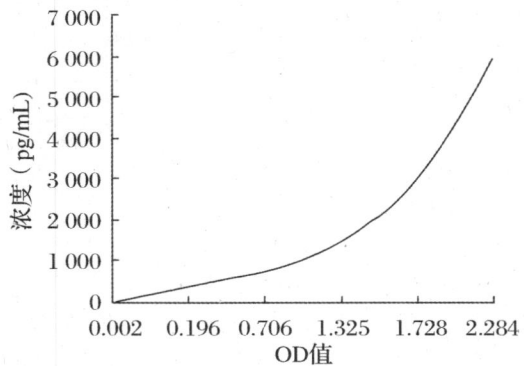

图 9-17　SCF 标准曲线

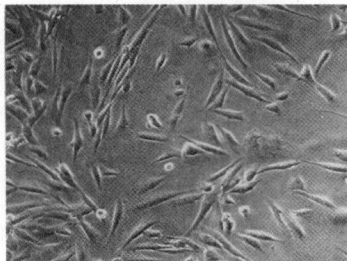

图 9-18　原代培养的 hUCBSCs

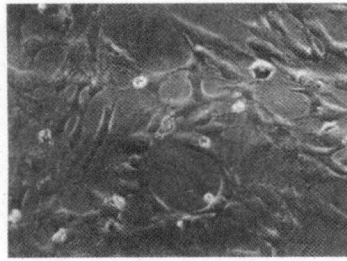

图 9-19　传代培养的 hUCBDSCs

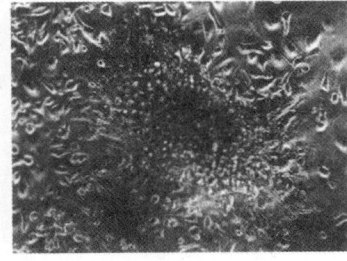

图 9-20　细胞因子＋hUCBDSCs 形成的 CFU-LMix 集落

表 9-13　hUCBDSCs 对造血干/祖细胞体外扩增的作用

组别	细胞总数 （×10^5/mL）	CFU 数($\bar{\chi}\pm S$)		
		CFU-LGM	CFU-LE	CFU-LMg
未扩增组	2	82.16±10.34	302.10±50.32	19.40±3.02
F 组	4.86±0.38	166.82±37.34 ** #	1864.60±213.59 **	39.66±11.00 ** #
S 组	5.82±0.60	93.84±16.07 * #	612.33±72.43 ** #	58.42±12.03 ** # △
F＋S 组	8.02±1.36	217.89±50.31 **	1620.57±184 57 **	143.24±12.24 **

F 组：细胞因子组；S 组：人脐血源基质细胞组；与未扩增组比较，* $P<0.05$，** $P<0.01$；与 F＋S 组比较，# $P<0.01$；与 F 组比较，△ $P<0.05$

我们研究了 VCAM-1 修饰的 hUCBDSCs 促进造血干/祖细胞体外扩增的作用。方法：在成功构建 VCAM-1-pcDNA3.1$^+$ 真核表达载体的基础上，转染原代培养的人脐血源基质细胞，采用半定量 RT-PCR 法和免疫细胞化学技术检测转染前后 hUCBDSCs VCAM-1 的表达情况；以 VCAM-1 修饰的人脐血源基质细胞为滋养层，体外扩增脐血 CD34$^+$ 细胞，并对扩增后的脐血 CD34$^+$ 细胞进行 CFU-LGM、CFU-LE、CFU-LMg 半固体培养。结果：脂质体介导 VCAM-1-pcDNA3.1$^+$ 真核表达载体成功转染人脐血源基质细胞；RT-PCR 和免疫细胞化学

从 mRNA 水平和蛋白质水平均证明转染后 VCAM-1 表达明显高于转染前（$P < 0.05$）（图 9-21～22、表 9-14～15）；VCAM-1 修饰的人脐血基质细胞能够有效支持脐血 CD34$^+$ 细胞的体外扩增（$P < 0.01$），其中对 CFU-LMg 的扩增作用强于未转染组（S 组，$P < 0.05$）（图 9-23～24、表 9-16）。

（3）结论：VCAM-1 修饰的人脐血源基质细胞能够有效地支持造血干/祖细胞的体外扩增，显示其在造血重建方面潜在的应用价值。

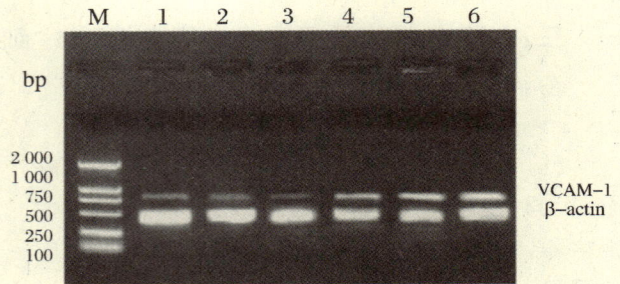

M：DNA 标记；1～3：转染前；4～6：转染后

图 9-21　RT-PCR 检测转染前后 VCAM-1 mRNA 的表达情况

表 9-14　转染前后 hUCBDSCs VCAM-1 mRNA 表达水平的变化

组别	VCAM-1/β-actin 内参
hUCBDSCs	0.19 ± 0.04
hUCBDSCs/VCAM-1	$0.39 \pm 0.03^*$

* vs hUCBDSCs 组，$P < 0.05$

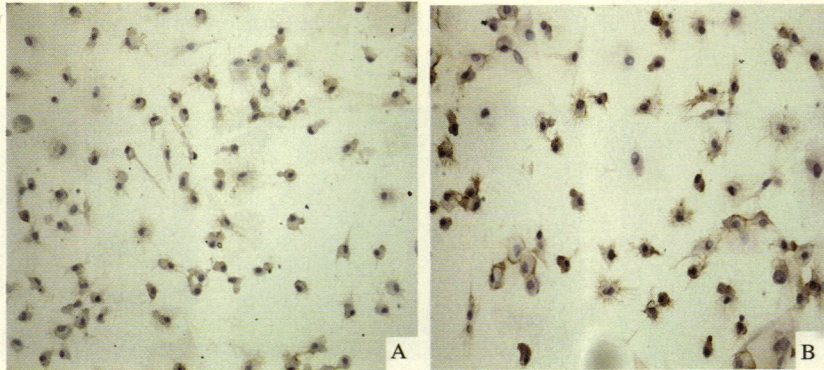

A：转染前；B：转染后

图 9-22　免疫细胞化学检测转染前后 hUCBDSCs VCAM-1 蛋白表达

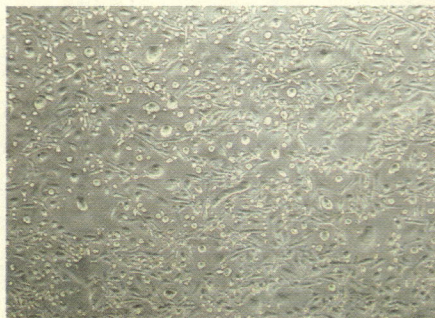

图 9-23　转染 VCAM-1 前 hUCBDSCs 体外支持造血干/祖细胞扩增的作用

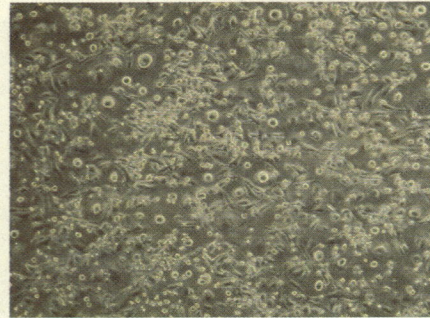

图 9-24　转染 VCAM-1 后 hUCBDSCs 体外支持造血干/祖细胞扩增的作用

表 9-15　转染前后 hUCBDSCs 表面 VCAM-1 蛋白表达水平的变化

组别	表达 VCAM-1 蛋白细胞/%
hUCBDSCs	68.00 ± 7.09
hUCBDSCs/VCAM-1	$95.67 \pm 2.33^*$

* vs hUCBDSCs 组，$P < 0.05$

表 9-16 hUCBDSCs 对造血干/祖细胞体外扩增的作用 ($\bar{\chi}\pm S,n=3$)

组别	细胞总数 ($\times 10^5$ cells/L)	CFU 数		
		CFU-LGM	CFU-LE	CFU-LMg
未扩增组	2	90.80±2.92△△	290.60±11.80△△	22.00±1.37△△
F	6.14±0.78	131.60±5.98**△△	1760.20±85.01	36.20±3.83**△△
S	5.26±0.54	104.40±6.64**△△	692.40±25.46**△△	60.60±5.34**△△*
F+S	7.24±0.67	194.20±17.55	1912.20±101.16**△△	139.20±6.34**△△
V	6.46±0.57	147.80±10.36**△△	1025.20±62.77**△△	101.40±8.23**△△
F+V	9.38±0.63	236.40±15.81**	2435.40±74.25**	181.60±4.93**

F:细胞因子组;S:人脐血源基质细胞组;F+S:细胞因子组＋人脐血源基质细胞组;V:VCAM-1 组
** vs 未扩增组,$P<0.01$;△△ vs F+V 组,$P<0.01$;* vs F 组,$P<0.05$

四、人脐血源基质细胞调节巨核细胞增殖

新桥医院血液科探索了体外共培养条件下 hUCBDSCs 促进巨核细胞系 HEL 增殖的作用。方法:建立 HEL 与 hUCBDSCs 共培养体系,以 HEL/人骨髓基质细胞(hBMSCs)和悬浮培养的 HEL 细胞为对照。通过光镜、扫描电镜观察共培养条件下 HEL 细胞与 hUCBD-SCs 的位相关系,并通过 CCK8、流式细胞仪等方法检测共培养条件下 HEL 细胞的生长曲线和增殖率。结果:共培养条件下,HEL 细胞可通过伪足黏附/嵌合于 hUCBDSCs 层,甚至移行到 hUCBDSCs 层下,包裹于 hUCBDSCs 层内。与 hUCBDSCs 共培养的 HEL 细胞的增殖速度和增殖率均明显高于同期培养的 HEL 细胞/hBMSCs 共培养组和 HEL 细胞悬浮组。表明人脐血源基质细胞能够促进巨核细胞增殖,与对照 hBMSCs 组相比具有明显的优势,有望为造血功能损伤中血小板数量和功能的恢复提供新的治疗思路(图 9-25～33,表 9-17)。

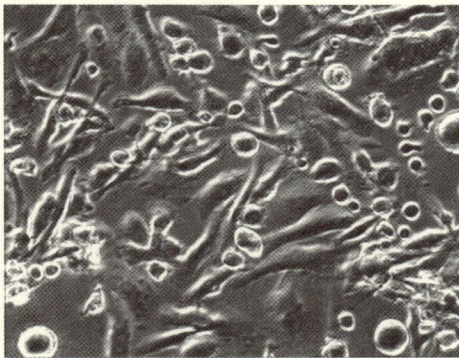

图 9-25 hUCBDSCs (原代培养×400)

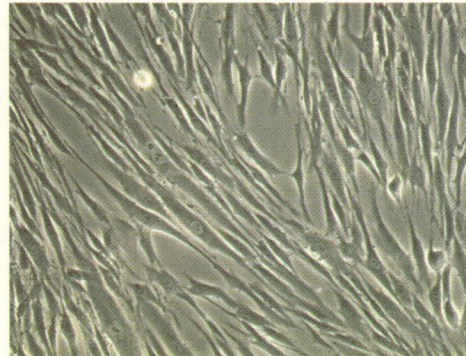

图 9-26 hUCBDSCs (传代培养×200)

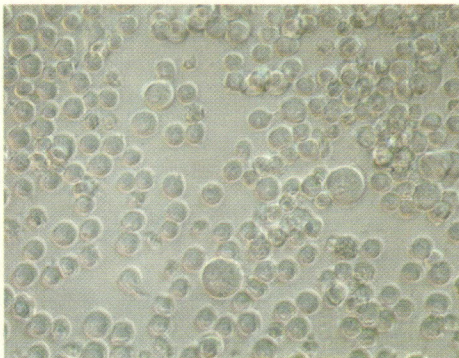

图 9-27 悬浮培养 HEL 细胞(倒置显微镜×400)

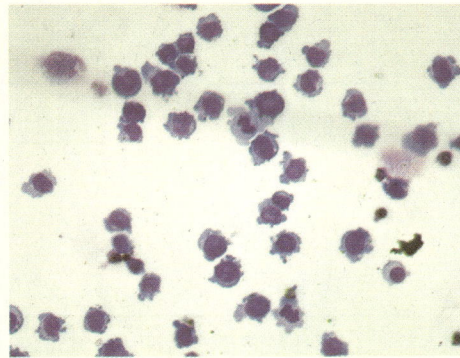

图 9-28 悬浮培养 HEL 细胞(瑞氏染色×400)

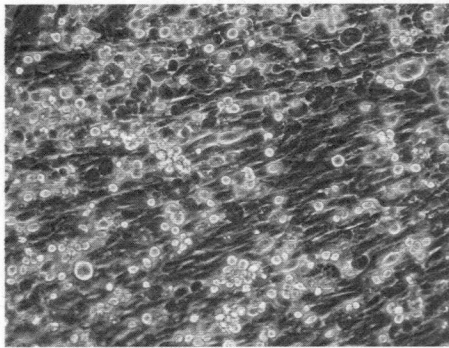

图 9-29　HEL 细胞与 hUCBDSCs 共培养
（倒置显微镜×400）

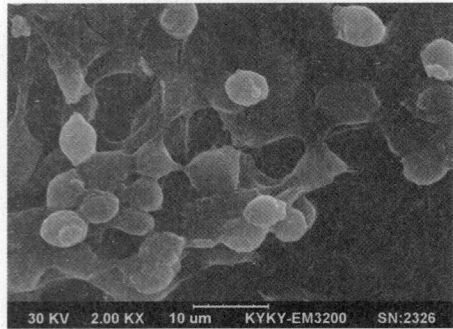

图 9-30　HEL 细胞与 hUCBDSCs 共培养 24 h，
HEL 细胞向 hUCBDSCs 层黏附

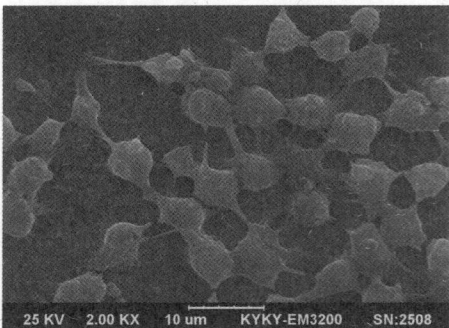

图 9-31　HEL 细胞与 hUCBDSCs 共培养 48 h，
部分 HEL 细胞位于 hUCBDSCs 层的"龛"中

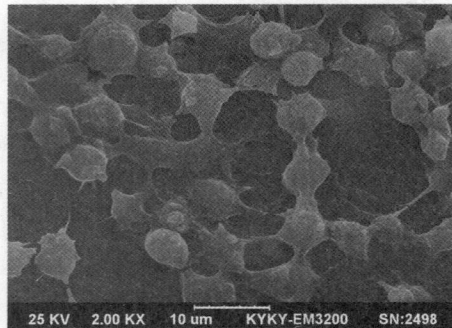

图 9-32　HEL 细胞与 hUCBDSCs 共培养 72 h，
HEL 细胞"移行"到 hUCBDSCs 层下

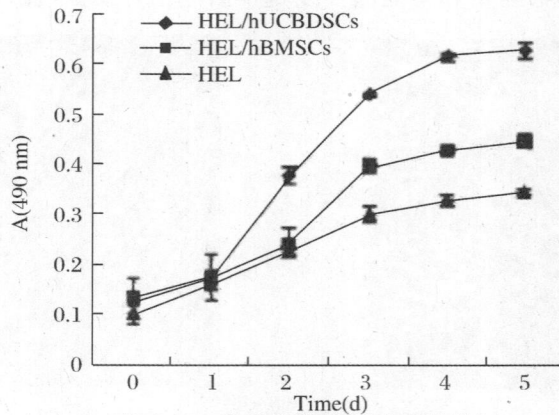

图 9-33　各组 HEL 细胞生长曲线

表 9-17　各组 HEL 细胞周期中各阶段细胞百分比

组别	G_0/G_1	$S+G_2/M$
HEL	78.40±3.70	21.57±3.79
HEL/hBMSCs	60.77±1.81	39.23±2.36**
HEL/hUCBDSCs	46.23±1.58	53.77±2.18**△

** vs HEL 共培养组，$P<0.01$；△ vs HEL/hBMSCs 共培养组，$P<0.05$

采用巨核细胞系 HEL 细胞作为研究对象，实验分 HEL/hUCBDSCs 共培养组、HEL/hBMSCs 共培养组和 HEL 悬浮培养组。应用 ELISA 法检测 hUCBDSCs 和 hBMSCs 培养上清液 SDF-1 水平，应用激光共聚焦和流式细胞仪检测 HEL 细胞 CXCR4 蛋白表达，RT-PCR 检测 CXCR4 mRNA 表达。结果表明：hUCBDSCs 高分泌表达 SDF-1，

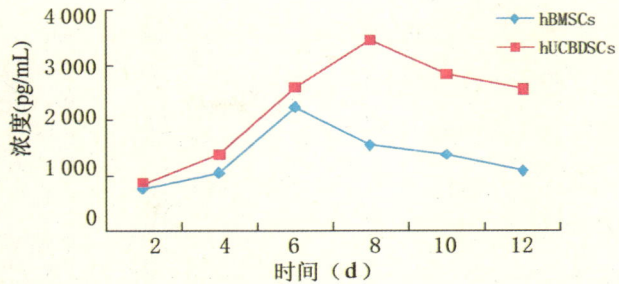

图 9-34 hUCBDSCs/hBMSCs 培养上清液 SDF-1 浓度

其分泌高峰在培养第 8 d，稍迟于 hBMSCs（图 9-34）。与 hUCBDSCs 共培养的 HEL 细胞，流式细胞仪和激光共聚焦检测均显示其 CXCR4 蛋白的表达较弱（$P<0.05$），且可在部分 HEL 细胞胞浆中发现红色点状荧光。RT-PCR 检测结果显示，不同培养条件下 HEL 细胞 CXCR4 mRNA 表达无显著性差异（$P>0.05$）。表明 hUCBDSCs 在分泌 SDF-1 和调控巨核细胞表达 CXCR4 方面起重要作用（图 9-35）。

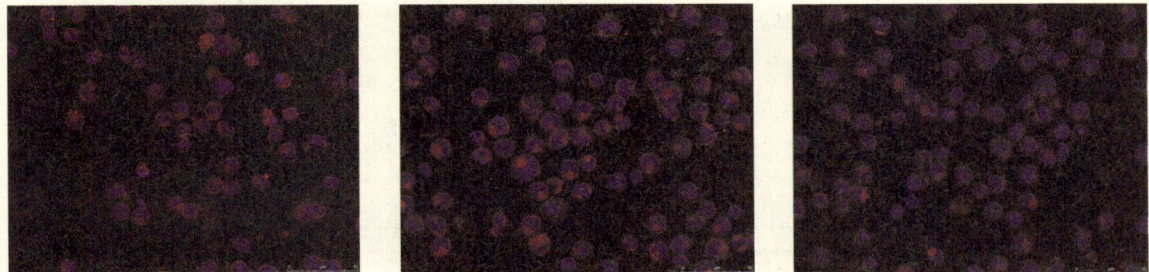

激光共聚焦法检测 HEL 细胞 CXCR4（SDF-1 受体）表达情况（悬浮培养组）　激光共聚焦法检测 HEL 细胞 CXCR4（SDF-1 受体）表达情况（HEL/hBMSCs 组）　激光共聚焦法检测 HEL 细胞 CXCR4（SDF-1 受体）表达情况（HEL/hUCBDSCs 组）

图 9-35 不同培养条件下 HEL 细胞表面 CXCR4 的表达

HEL 细胞呈圆形，胞核呈肾形或椭圆形，染蓝色荧光，胞膜部分呈现均匀红色荧光，说明 CXCR4 受体均匀分布在 HEL 细胞表面；红色荧光强度按悬浮培养组、hBMSCs 共培养组和 hUCBDSCs 共培养组逐渐减弱（图 9-36）。

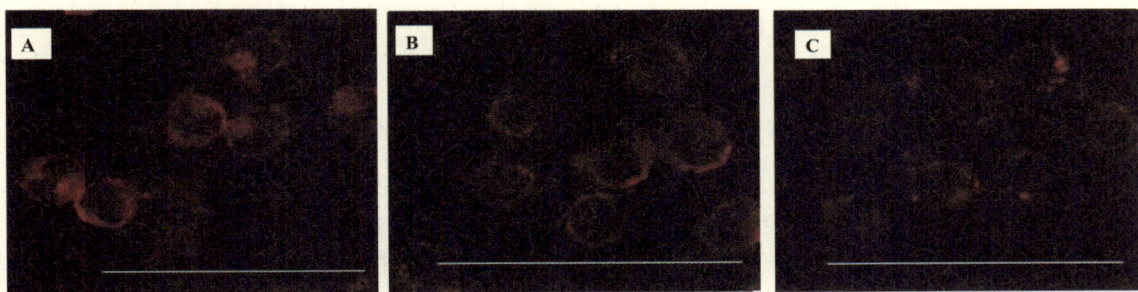

悬浮培养组 CXCR4 均匀分布在胞膜表面，呈现明显红色荧光（A）；hBMSCs 共培养组（B）和 hUCBDSCs 共培养组（C）红色荧光逐渐减弱，部分细胞可在胞浆中见到红色点状荧光

图 9-36 悬浮培养组、hBMSCs 共培养组和 hUCBDSCs 共培养组红色荧光强度变化

在内参 GAPDH 水平无明显差异的情况下，3 种培养条件下 HEL 细胞 CXCR4 mRNA 表达无显著性差异（图 9-37）。

五、人脐血源基质细胞对小鼠淋巴细胞增殖作用的影响

我们将培养的 hUCBDSCs 与分离的小鼠脾脏淋巴细胞进行混合培养,采用 CCK-8 检测淋巴细胞增殖,流式细胞仪检查细胞周期。结果 hUCBDSCs 组 OD 值明显高于对照组($P < 0.05$),hUCBDSCs＋rhIL-2 组 OD 值更高($P < 0.05$),而细胞因子作用(hUCBDSCs 培养上清液)组与对照组差异无统计学意义($P > 0.05$)。实验(混合培养)组淋巴细胞 $S+G_2/M$ 期明显高于对照(单纯培养)组($P < 0.05$)。表明 hUCBDSCs 具有促进小鼠脾脏淋巴细胞增殖的作用(图 9-38～39)。

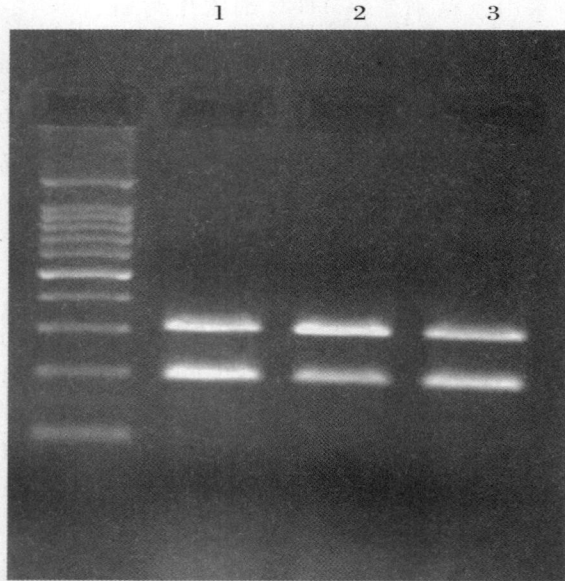

1:HEL/hUCBDSCs 组;2:HEL/hBMSCs 组;
3:悬浮对照组

图 9-37　不同培养条件下 HEL 细胞 CXCR4 mRNA 表达电泳结果

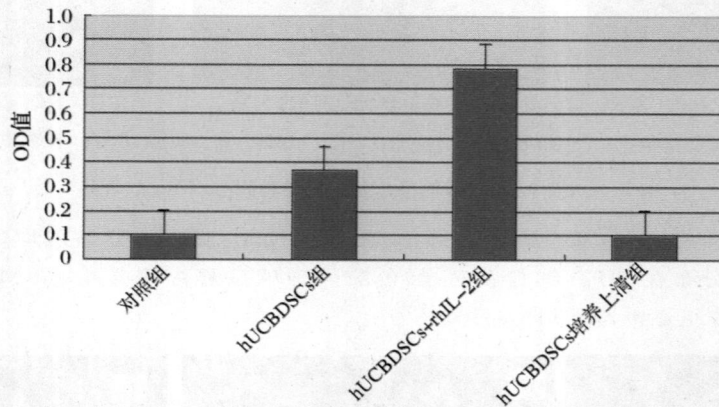

hUCBDSCs、hUCBDSCs＋rhIL-2 与对照组比较,$P < 0.05$;hUCBDSCs 培养上清组与对照组比较,$P > 0.05$

图 9-38　混合淋巴细胞反应 CCK-8 检测各组细胞增殖情况

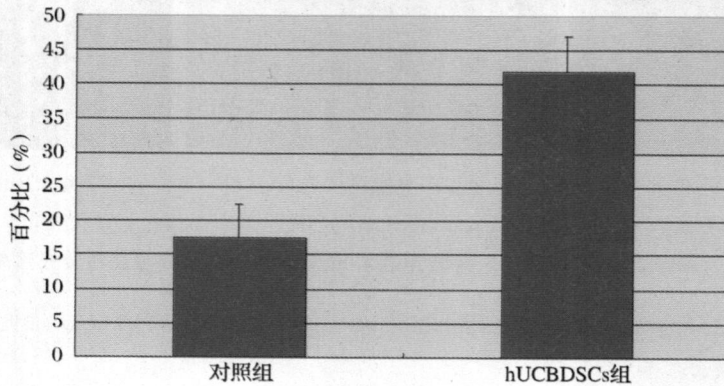

hUCBDSCs 组与对照组比较,$P < 0.05$

图 9-39　流式细胞仪检测混合淋巴细胞培养各组细胞增殖情况

六、人脐血源基质细胞体内迁移定位

我们采用 CM-DiI 荧光标记技术,观察 hUCBDSCs 移植后的归巢、定位和增殖情况。方法:传代培养 hUCBDSCs,CM-DiI 荧光染料预染后经尾静脉输入 BALB/c-nu/nu 裸鼠体内,分别于移植后 1、7、14、21 d 取裸鼠骨髓、脾脏、肝脏、肺脏组织,激光共聚焦显微镜观察 CM-DiI 标记 hUCBDSCs 体内分布情况。结果:传代培养 hUCBDSCs 呈成纤维样,CM-DiI 染色后胞膜呈红色。经尾静脉移植至裸鼠体内,移植后 1 d,hUCBDSCs 广泛分布在骨髓、脾脏、肝脏、肺脏等组织中,移植 7 d 以后,hUCBDSCs 主要分布在骨髓,在骨髓中增殖、分化;脾脏、肝脏、肺脏等组织中的 hUCBDSCs 明显减少(图 9-40)。表明人脐血源基质细胞经尾静脉输注可"归巢"至骨髓,并在骨髓中增殖、分化,重建受损造血微环境。

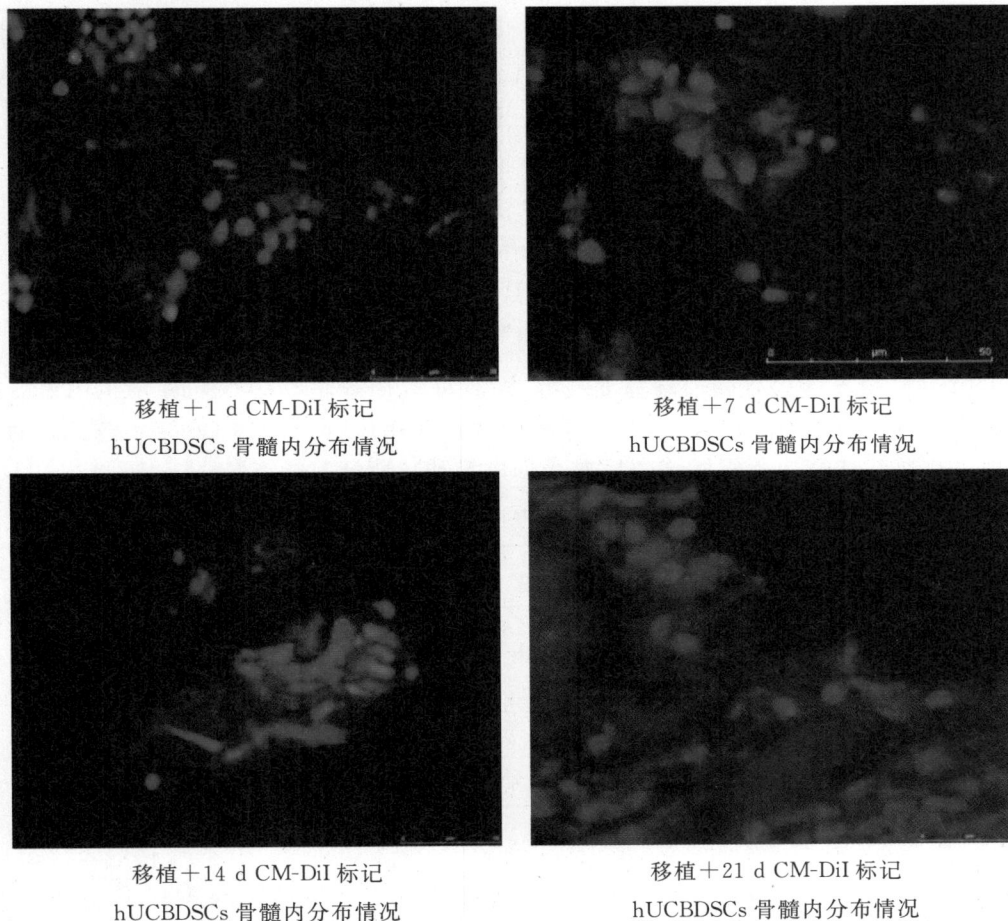

移植＋1 d CM-DiI 标记
hUCBDSCs 骨髓内分布情况

移植＋7 d CM-DiI 标记
hUCBDSCs 骨髓内分布情况

移植＋14 d CM-DiI 标记
hUCBDSCs 骨髓内分布情况

移植＋21 d CM-DiI 标记
hUCBDSCs 骨髓内分布情况

图 9-40　移植后不同时间段 CM-DiI 标记 hUCBDSCs 骨髓内分布情况

七、人脐血源基质细胞移植重建造血微环境

我们观察了 hUCBDSCs 移植重建裸鼠造血微环境及其对巨核细胞生成的促进作用。方法:取 63 只雌性 BALB/c－nu/nu 裸鼠,经 5.0 Gy Co^{60}γ 射线照射后,随机分为对照组、人骨髓基质细胞(hBMSCs)组和 hUCBDSCs 组(n＝21),分别输注生理盐水、hBMSCs($1×10^5$/只)和 hUCBDSCs($1×10^5$/只),观察移植后 1、3、5、7、10、14、21 d 裸鼠血小板计数(PLT)变化,以及移植后 1、7、14、21 d 的巨核细胞数、成纤维细胞集落形成单位(CFU-LF)、骨髓象和骨髓病理组织变化。结果:3 组裸鼠移植后 PLT、巨核细胞和 CFU-LU 计数均降低($P<0.05$),其中 hUCBDSCs 组裸鼠以上 3 个指标降低程度最轻($P<0.05$),且恢复速度优于 hBMSCs 组和对照组($P<0.05$)(表 9-18～20,图 9-41～42)。

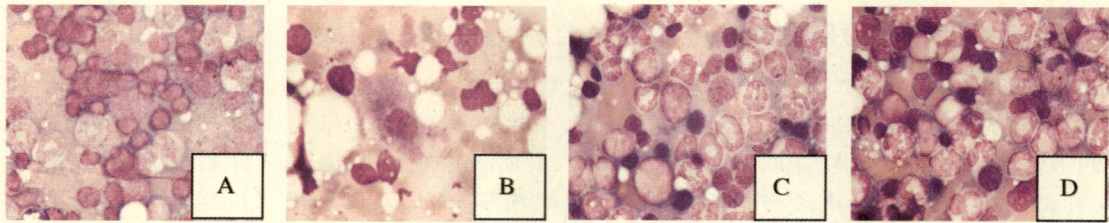

A：hUCBDSCs 组移植后 1 d；B：对照组移植后 21 d；
C：hBMSCs 组移植后 21 d；D：hUCBDSCs 组移植后 21 d

图 9-41　移植后裸鼠骨髓象变化(瑞氏染色,×1 000)

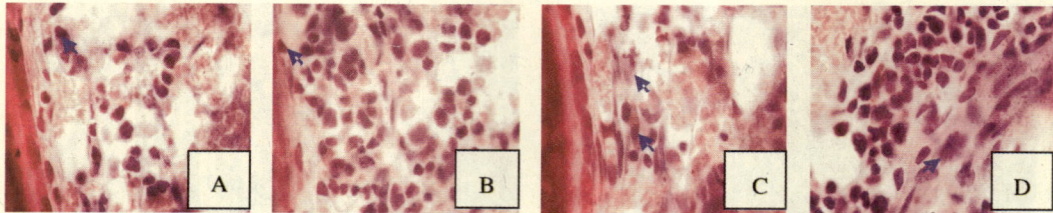

A：对照组骨髓小梁旁区；B：hBMSCs 组骨髓小梁旁区；
C：hUCBDSCs 组骨髓小梁旁区；D：hUCBDSCs 组骨髓非小梁旁区

图 9-42　移植后裸鼠骨髓成纤维细胞在骨髓组织中的分布情况(瑞氏染色,×1 000)

　　hUCBDSCs 组移植后骨髓抑制程度减轻,所有裸鼠均健康存活。表明 hUCBDSCs 具备修复造血微环境、促进巨核细胞增殖和血小板生成的作用,输注 hUCBDSCs 可作为一种安全有效的促进化放疗或造血干细胞移植后血小板数量和功能恢复的方法。

表 9-18　移植后裸鼠外周血 PLT 计数($\times10^9$/L,$\bar{\chi}\pm S,n=3$)

组别	移植前	移植后(d)						
		1	3	5	7	10	14	21
对照组	516±17	506±28	153±25[3]	37±10[3]	40±4[3]	74±8[3]	192±6[3]	374±69
hBMSCs 组	510±19	497±23	152±21[3]	85±12[1][3]	67±13[1][3]	141±25[1][3]	286±21[1][3]	401±11[1]
hUCBDS 组	513±30	502±18	152±16[1][2][3]	148±18[1][2][3]	203±9[1][2][3]	310±21[1][2][3]	391±18[1][3]	521±21[1][2]

[1] 与对照组比较,$P<0.05$；[2] 与 hBMSCs 组比较,$P<0.05$；[3] 与移植前比较,$P<0.05$

表 9-19　移植后裸鼠 CFU-LF 计数变化(克隆/皿,$\bar{\chi}\pm S,n=3$)

组别	移植前(d)	移植后(d)		
		7	14	21
对照组	99±4	64±6[3]	72±5[3]	129±4
hBMSCs 组	99±10	74±5[3]	88±4[1]	165±6[1]
hUCBDSCs 组	102±8	88±3[1][2][3]	104±6[1][2]	271±16[1][2]

[1] 与对照组比较,$P<0.05$；[2] 与 hBMSCs 组比较,$P<0.05$；[3] 与移植前比较,$P<0.05$

表 9-20　移植后裸鼠骨髓巨核细胞数变化(个/涂片,$\bar{\chi}\pm S,n=3$)

组别	移植前	移植后(d)			
		1	7	14	21
对照组	240±37	219±29	47±10[3]	95±7[3]	165±7
hBMSCs 组	252±34	213±20	70±11[3]	133±9[1]	188±18
hUCBDSCs 组	233±13	212±19	137±35[1][2][3]	179±16[1][2][3]	272±16[1][2]

[1] 与对照组比较,$P<0.05$；[2] 与 hBMSCs 组比较,$P<0.05$；[3] 与移植前比较,$P<0.05$

新桥医院血液科观察了 hUCBDSCs 移植对裸鼠造血损伤的修复效果。方法：6.5 Gy 辐照裸鼠后，分别从尾静脉输入 1×10^5 个人脐血源基质细胞及生理盐水，分别于移植＋1、＋3、＋5、＋7、＋10、＋14、＋21 d 观察裸鼠血象、骨髓象以及不同时相点 CFU-LF、CFU-LGM、BFU-E、CFU-LMeg 动态变化。结果：hUCBDSCs 移植组裸鼠在血象、骨髓象恢复时间、不同时相点骨髓 CFU-LF、CFU-LGM、BFU-E、CFU-LMeg 等方面与对照组比较，差异极显著（$P<0.01$）。表明 hUCBDSCs 移植具有促进裸鼠造血损伤修复的作用（表 9-21~25）。

表 9-21 hUCBDSCs 移植后裸鼠外周血 WBC 的变化（$\times 10^9$/L）

组别	＋1 d	＋3 d	＋5 d	＋7 d	＋10 d	＋14 d	＋21 d
对照组	5.2	0.4	0.2	0.3	0.8	1.9	4.3
人脐血源基质细胞组	6.2	1.9	0.5	1.8	4.1	4.9	6.8

表 9-22 hUCBDSCs 移植后裸鼠外周血 PLT 的变化（$\times 10^9$/L）

组别	＋1 d	＋3 d	＋5 d	＋7 d	＋10 d	＋14 d	＋21 d
对照组	523	161	45	17	20	66	176
人脐血源基质细胞组	478	154	90	129	198	336	580

表 9-23 hUCBDSCs 移植后骨髓在高倍镜视野下有核细胞数（个/高倍镜视野）

组别	＋7 d	＋14 d	＋21 d
对照组	24	15	27
人脐血源基质细胞组	31*	53**	72**

与对照组比较，* $P<0.05$，** $P<0.01$

表 9-24 hUCBDSCs 移植后＋7、＋14、＋21 d 裸鼠骨髓基质细胞 CFU-LF 测定

组别	＋7 d	＋14 d	＋21 d
对照组	21.67±5.51	33.33±5.51	63.00±7.94
人脐血源基质细胞组	129.00±25.36*	342.68±33.29**	642.68±26.63**

与对照组比较，* $P<0.05$，** $P<0.01$

表 9-25 hUCBDSCs 移植后＋7、＋14、＋21 d 裸鼠骨髓造血祖细胞的
测定（CFU-LGM、BFU-E、CFU-LMeg）（个/培养皿，$\bar{\chi} \pm S$）

组别	7d			14d			21d		
	CFU-GM	BFU-E	CFU-LMeg	CFU-GM	BFU-E	CFU-LMeg	CFU-GM	BFU-E	CFU-LMeg
对照组	30.33±10.21	204.68±33.17	22.00±5.00	42.68±8.08	266.60±11.80	37.68±12.42	54.00±11.53	330.68±32.35	59.33±15.70
HUCBSCs	68.00±13.53	356.00±36.59**	46.00±11.53	81.33±15.28*	455.33±38.40**	82.00±9.85*	114.67±18.72**	491.33±26.08**	146.33±13.50**

与对照组比较，* $P<0.05$，** $P<0.01$

八、人脐血源基质细胞分离培养条件的优化

新桥医院血液科研究了 hUCBDSCs 的分离扩增条件，并观察其生物学特性。方法：取产科胎儿脐带血，比较不同的分离方法、首次换液时间及培养体系对人脐血源基质细胞原代培养的影响。倒置显微镜动态观察细胞生长情况，瑞氏染色观察细胞形态特征，并采用细胞化学和免疫细胞化学方法对获得的细胞进行鉴定。结果：明胶沉淀法优于其他分离方法，首次换液时间为第 4 d，改良 Dexter 培养体系培养效果最好。原代培养 9~14 d（平均 12.1 d）时贴壁细胞开始形成集落，15~21 d（平均 19.4 d）时集落数量最多，培养 28 d 贴壁细胞铺满培养皿底，细胞类型以"成纤维样"细胞、"巨噬样"细胞、"小圆样"细胞为主。细胞化学染色显示非

特异性酯酶（NSE）染色阳性率 100％，糖原染色（PAS）阳性率为 100％，碱性磷酸酶（ALP）染色阳性率 26％，过氧化物酶（POX）染色阴性；免疫细胞化学染色显示 CD31 阳性率 96％，CD68 阳性率 95％，FN 阳性率 94％，CD45 阴性。研究表明在体外可以成功培养人脐血源基质细胞，为进一步的基础及临床研究提供了基础（表 9-26）。

表 9-26　不同分离方法培养 hUCBDSCs 比较结果

组别	48h 细胞贴壁数（×400 倍视野）	细胞开始伸展时间/h	原代培养时间/d
明胶沉淀法	41.0±7.2	102.8±7.7	26.4±0.9
Ficoll 分离法	35.5±7.2[1]	114.0±6.0[1]	28.1±0.7[1]
明胶＋Ficolll 联合沉淀法	33.5±7.2[1]	124.9±4.7[1]	28.2±0.6[1]

[1] 与明胶沉淀法比较，$P<0.05$

为探索人脐血源基质细胞的临床应用，我们建立并优化了 AB 型健康成人血清培养体系对人脐血源基质细胞的体外培养条件，观察了基质细胞的生物学特性。方法：人脐带血标本分离培养人脐血源基质细胞，经密度梯度分离后，在含有 15％人 AB 型血清、$2.5\sim20.0\ \mu g/L$ bFGF、$10^{-6}\ mol/L$ 氢化可的松的 DMEM/F12 培养液中进行原代培养和传代。倒置显微镜观察细胞生长情况。HE 染色观察细胞形态特征，并采用常规 HE 染色和免疫细胞化学染色对培养细胞进行鉴定。成功获得人脐血源基质细胞并进行体外扩增培养和传代，培养细胞能形成纤维细胞样集落。优化的培养条件为：DMEM/F12 培养基添加 15％人 AB 型血清、$10.0\ \mu g/L$ bFGF、$10^{-6}\ mol/L$ 氢化可的松。免疫细胞化学染色 Vimentin$^+$、CD34$^+$、TdT$^-$、CD45$^-$、CK$^-$，符合造血基质细胞特点。表明采用人 AB 型血清培养体系可成功培养扩增人脐血源基质细胞，为临床应用奠定了研究基础（表 9-27）。

表 9-27　不同 bFGF 细胞因子浓度对人脐血源基质细胞 CFU-LF 计数的影响（$\bar{\chi}\pm S,n=10$）

组 别	bFGF($\mu g/L$)	CFU-LF 集落数/10^5 CD34$^+$ 细胞
1	0.0	6.00±1.25
2	2.5	20.00±3.37*
3	5.0	28.50±4.35*
4	7.5	34.40±5.46*
5	10.0	55.20±7.38*
6	12.5	55.40±6.11*△
7	15.0	50.00±7.07*
8	20.0	43.40±5.36*

与对照组比较，* $P<0.01$；与 $10.0\ \mu g/L$ bFGF 细胞因子培养组比较，△$P<0.01$

九、人脐血源基质细胞对骨髓瘤 KM3 细胞的作用

新桥医院血液科采用 ELISA 法检测培养的 hUCBDSCs 与多发性骨髓瘤 KM3 细胞共培养后 IL-6、TNF-α 在培养上清液中的浓度，对比研究骨髓瘤患者骨髓基质细胞（MM-BMSCs）分泌 IL-6、TNF-α 在多发性骨髓瘤（MM）进展中的变化和意义，以及 hUCBDSCs 分泌 IL-6 和 TNF-α 的水平。结果：（1）单独培养和共培养时骨髓瘤 BMSCs 分泌 IL-6、TNF-α 的水平高于 hUCBDSCs；（2）共培养后骨髓瘤 BMSCs 和 hUCBDSCs 分泌 IL-6、TNF-α 的水平明显高于共培养前；（3）Ⅲ期患者 BMSCs 分泌 IL-6 的水平高于Ⅰ期和Ⅱ期患者，但是 TNF-α 水平无变化。提示 IL-6 与 MM 的进展有关，hUCBDSCs 表达 IL-6、TNF-α 的水平较骨髓瘤 BM-SCs 低。

MM-BMSCs 分泌 IL-6 的水平高于 hUCBDSCs 组,两者差异显著($P<0.05$);初发患者和难治复发患者 BMSCs 表达 IL-6 的水平差异不显著($P>0.05$);I 期和 II 期骨髓瘤患者 BMSCs 分泌 IL-6 的水平差异不显著($P>0.05$),但均明显低于 III 期患者 BMSCs 分泌 IL-6 的水平($P<0.05$)。MM-BMSCs 分泌 TNF-α 的水平高于 hUCBDSCs,两者差异显著($P<0.05$);初治患者、难治复发患者及临床各期之间 TNF-α 的表达水平差异均不显著($P>0.05$)(表 9-28)。

表 9-28　MM-BMSCs 和 hUCBDSCs 分泌 IL-6、TNF-α 的检测结果(pg/mL,$\bar{\chi}\pm S$)

组　别	n	IL-6	TNF-α
MM-BMSCs 组			
初发	15	1 002.34±155.09	40.41±3.65
难治复发	5	1 012.42±150.04	40.99±5.10
I	5	926.22±34.72	39.83±4.91
II	7	915.58±44.67	41.84±6.12
III	8	1 132.13±166.74	40.61±3.45
平均值	20	1 004.86±150.01	40.85±4.69
hUCBDSCs 组	15	997.85±70.68	30.75±4.35

共培养后 MM-BMSCs 分泌的 IL-6 明显高于 hUCBDSCs($P<0.05$);两组基质细胞表达 IL-6 的水平均明显高于共培养前($P<0.05$),MM-BMSCs 分泌 IL-6 的水平增加更明显。初发患者和难治复发患者 BMSCs 表达 IL-6 的水平差异不显著($P>0.05$);I 期和 II 期骨髓瘤患者 BMSCs 分泌 IL-6 的差异不显著($P>0.05$),但均明显低于 III 期患者 BMSCs 分泌 IL-6 的水平($P<0.05$);共培养后 MM-BMSCs 分泌的 TNF-α 水平仍显著高于 hUCBDSCs 组($P<0.05$),而且两组表达 TNF-α 的水平均显著高于共培养前($P<0.05$);初治患者、难治复发患者及临床各期之间 TNF-α 表达的水平差异不显著($P>0.05$)(表 9-29)。

表 9-29　共培养后 MM-BMSCs 和 hUCBDSCs 分泌 IL-6、TNF-α 的检测结果(pg/mL,$\bar{\chi}\pm S$)

组　别	n	IL-6	TNF-α
MM-BMSCs 组			
初发	15	2650.44±147.18	61.86±5.05
难治复发	5	2681.90±205.69	61.27±5.96
I	5	2587.09±82.15	60.12±6.98
II	7	2544.64±140.62	63.31±3.85
III	8	2927.28± 373.48	61.31±5.15
平均值	20	2658.31±158.31	61.73±5.13
hUCBDSCs 组	15	1844.24±163.63	43.07±5.29

我们还对比观察了人脐血基质细胞及骨髓瘤患者骨髓基质细胞对骨髓瘤 KM3 细胞生物学特性的作用。采用体外分离培养骨髓瘤骨髓基质细胞和人脐血源基质细胞,与骨髓瘤 KM3 细胞共培养。采用扫描电镜观察共培养后基质细胞和 KM3 细胞的位相关系,应用 CCK-8、PI 染色流式细胞仪和 Annexin V/PI 双标法检测不同培养条件下 KM3 细胞的增殖、细胞周期和凋亡率。人脐血基质细胞比骨髓瘤患者骨髓基质细胞有更强的抑制 KM 细胞增殖的作用;共培养后骨髓瘤患者骨髓基质细胞使 KM3 细胞阻滞于 G_0/G_1 期(59.70%±1.28%),人脐血基质细胞使 S 期的 KM3 细胞比例增高(46.07%±2.46%);KM3/MM-BMSCs 组 KM3 细胞凋亡率为 3.26%±0.12%,明显低于 KM3/hUCBDSCs 组 KM3 细胞凋亡

率（4.76%±0.12%）（$P < 0.01$）；M3/MM-BMSCs 组 KM3 细胞 Bax mRNA 的表达较 KM3/hUCBDSCs 组明显下降（$P < 0.01$）；KM3/hUCBDSCs 组 KM3 细胞 Bcl-2 mRNA 的表达较 KM3 细胞悬浮培养组显著下降（$P < 0.05$），KM3/MM-BMSCs 组 KM3 细胞 Bcl-2 mRNA 的表达则明显升高，为悬浮培养组的 1.982 倍（$P < 0.01$）。表明骨髓瘤基质细胞微环境抑制骨髓瘤细胞凋亡和死亡，而人脐血源基质细胞有更强的抑制骨髓瘤细胞增殖的作用，并促进其凋亡（图 9-43）。

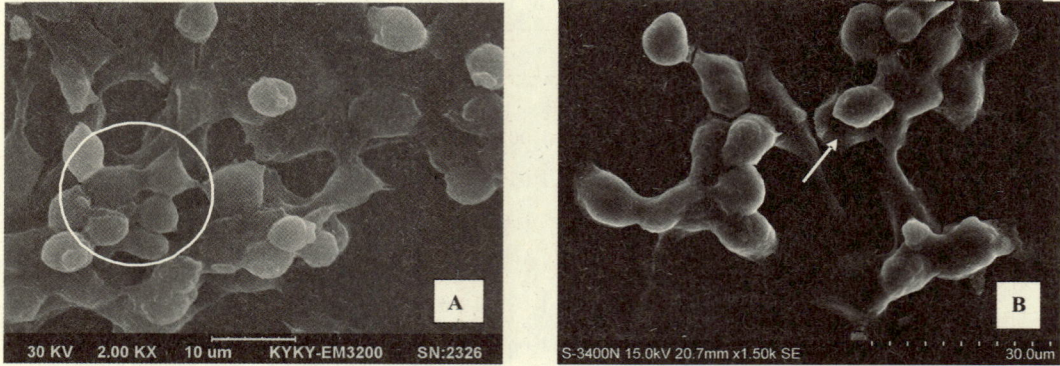

A：KM3 细胞与 hUCBDSCs 共培养 3 d；B：KM3 细胞与 hBMSCs 共培养 3 d

图 9-43　KM3 细胞与基质细胞共培养后位相关系（×2 000）

KM3 细胞与 hUCBDSCs 和 hBMSCs 共培养后黏附于基质细胞表层或龛于基质细胞融合所形成的"网眼"中。

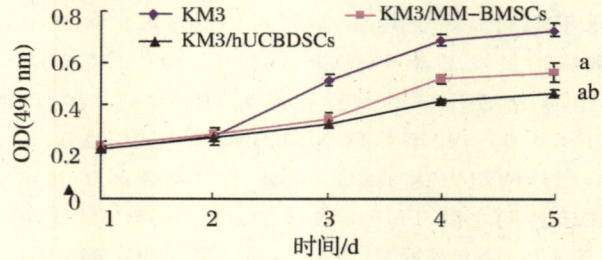

a：$P < 0.01$，与 KM3 组比较；b：$P < 0.05$，与 KM3/MM-BMSCs 组比较

图 9-44　不同培养条件下 KM3 细胞生长曲线

3 组 KM3 细胞生长曲线变化趋势类似（图 9-44），在培养 24 h 内细胞增殖不明显，处于潜伏适应期，2～4 d KM3 细胞进入对数生长期，4 d 以后达到平台期。培养 24 h 以后，3 组的增殖速度出现差异。MM-BMSCs 与 hUCBDSCs 和 KM3 细胞共培养对其增殖有抑制作用（$P < 0.01$），而 hUCBDSCs 对 KM3 细胞增殖的抑制作用强于 MM-2BMSCs（$P < 0.05$）。

表 9-30　各组 KM3 细胞周期中各阶段细胞百分比（%，$n=3$，$\bar{\chi} \pm S$）

组别	G_0/G_1	S	G_2/M
KM3	38.07±1.55	23.06±0.95	38.87±2.96
KM3/MM-BMSCs	59.70±1.28[a]	16.12±0.75[a]	24.18±0.93[a]
KM3/hUCBDSCs	39.97±1.96[b]	46.07±2.46[a,b]	13.96±0.70[a,b]

[a] $P < 0.05$，与 KM3 比较；[b] $P < 0.05$，与 KM3/MM-BMSCs 比较

与 KM3 细胞悬浮培养组比较，KM3/MM-BMSCs 组处于 G_0/G_1 期的 KM3 细胞比例增高（$P < 0.05$），S、G_2/M 期细胞比例降低（$P < 0.05$）；KM3/hUCBDSCs 组 KM3 细胞处于 G_0/G_1 期的细胞比例差异不显著（$P > 0.05$），S 期的细胞比例明显增高（$P < 0.05$），G_2/M 期的细胞比例明显减低（$P < 0.05$）；KM3/MM-BMSCs 组和 KM3/hUCBDSCs 组相比，前者处于 G_0/G_1 期细胞比例明显增高（$P < 0.05$），后者 S 期细胞比例明显增高而 G_2/M 期细胞比例降低（$P < 0.05$）；各组 KM3 细胞 G_0/G_1 期前均可见一亚二倍体凋亡峰（表 9-30，图 9-45）。

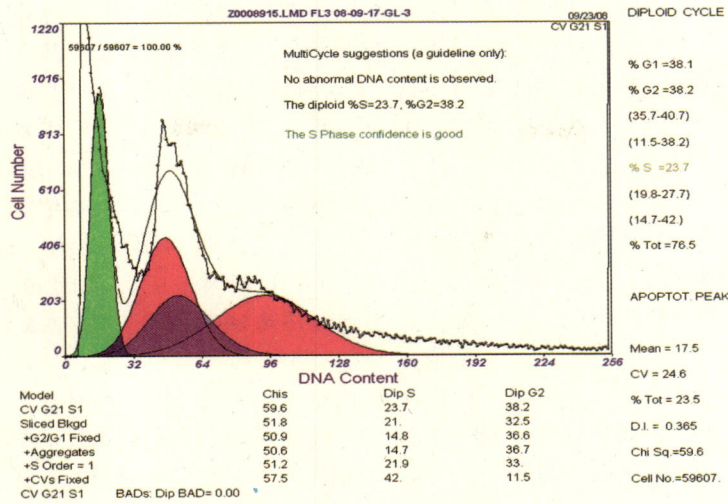

A：KM3 细胞悬浮培养组

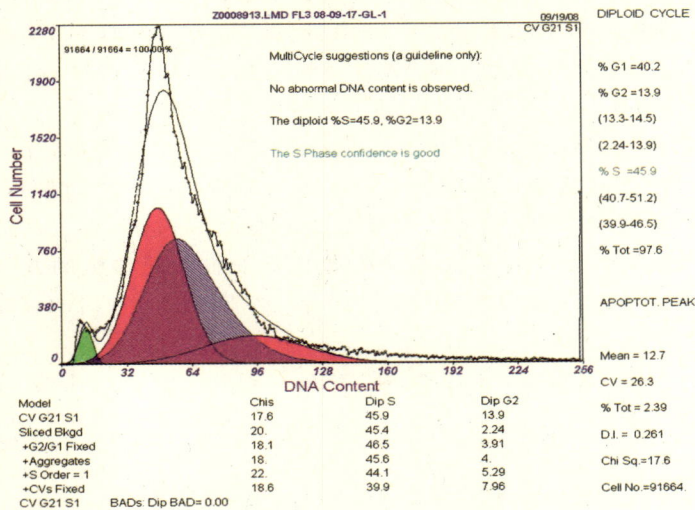

B：KM3 细胞/hUCBDSCs 组

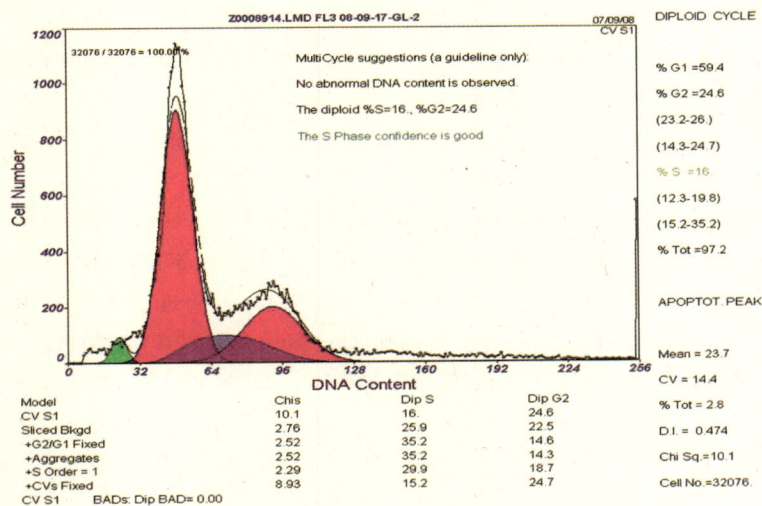

C：KM3 细胞/MM-BMSCs 组

图 9-45　不同培养条件下 KM3 细胞的细胞周期图

骨髓造血诱导微环境的结构和功能的完整性对于保持机体在生理状况尤其是应激状态时造血的稳定性具有十分重要的作用。某些疾病状况下的造血微环境异常可致造血功能紊乱。深入开展对骨髓基质细胞的研究,有助于深入对造血调控中细胞间的通讯功能机理的认识。造血干细胞与造血微环境之间相互作用的变化在许多血液病发生发展中的重要意义已引起人们的关注。关于急性白血病患者骨髓移植后发生白血病复发的问题,究竟是造血微环境的改变继发于急性白血病还是先于临床性急性白血病? 白血病基质细胞的细胞周期特异基因表达的变化或癌基因的异常表达是否会影响白血病细胞的生长能力? 还有待继续研究。随着分子生物技术的迅猛发展,对个别基质细胞及其生长因子受体基因表达进行深入探讨,有助于我们进一步认识某些病态造血状况下造血微环境缺陷的分子学基础,从而对其诊治作出更合理的评价。

人脐血来源方便,临床运用前景广阔,然而脐血中有无造血基质细胞? 是否具备造血微环境功能和调节 GVHD 的作用? 新桥医院血液科在研究工作中发现了一种人脐血来源的基质细胞,在适当的细胞因子组合的条件下,成功培养、扩增了 hUCBDSCs,并就其生物学特性进行了研究。体外实验证实其具备造血基质细胞微环境的基本特点以及高效促进脐血 CD34$^+$ 细胞扩增的能力,且 hUCBDSCs 具有与人骨髓基质细胞相似的支持和重建造血功能的物质基础,故称为人脐血源基质细胞造血微环境(hUCBDSCs-HME)。动物实验的初步研究结果显示,hUCBDSCs 经尾静脉输注可归巢至小鼠骨髓,并具备修复造血微环境功能、促进造血损伤恢复的能力。

造血干细胞移植是治疗恶性血液病、化放疗治疗敏感的某些恶性实体肿瘤、非恶性血液病、遗传性疾病、自身免疫性疾病和代谢性疾病等的有效手段。在和平时期,一旦发生放射源意外泄漏或遭受核恐怖事件,必将导致大量人群重度造血功能损伤,对于这种伤类造血干细胞移植是唯一有效的救治方法。采用造血干细胞和基质细胞共同移植的方法达到比以往单纯干细胞移植更为理想的重建造血和免疫功能的效果,是值得深入探讨的课题。

(陈幸华　张曦　刘耀　张诚　高蕾　高力　孔佩艳)

参考文献

1. Chen Xinghua, Zeng Dongfeng, Zhang Xi, et al. Investigation for bone marrow hematopoietic microenvironment damaged with irradiation, burn injury, and irradiation compound burn injury in mice. International Review of the Armed Medical Services, 2007, 80(2):96−106.

2. Funk PE, Witte PL. Enrichment of primary lymphocyte-supporting stromal cells and characterization of associated B lymphocyte progenitors. Eur J Immmunol, 1992, 22(5):1305−1311.

3. Lei Gao, Xing-Hua Chen, Yi-Mei Feng, et al. Human umbilical cord blood-derived stromal cells Multifaceted regulators of megakaryocytopoiesis. Cell Cycle, 2010, 9(7):1−12.

4. Lei Hao, Cheng Zhang, Xinghua Chen, et al. Human umbilical cord blood derived stromal cells suppress xenogeneic immune cell response in vitro. Croatian Medicine Journal, 2009, 50(4):351−360.

5. Yao Liu, Xi Zhang, Zhong-jun Li, et al. Up-regulation of Cx43 expression and GJIC function in acute leukemia bone marrow stromal cells post-chemotherapy. Leukemia Research, 2010, 34(5):631−640.

6. 陈幸华,高蕾,张曦,等. 新型白血病骨髓基质细胞黏附介导耐药模型构建的探索性研究. 中华医学杂志, 2007, 87(20):1380−1383.

7. 高蕾,陈幸华,张曦,等. CM-DII 示踪人脐血源基质细胞体内迁移定位的研究. 医学研究生学报, 2009, 22(8):843−846.

8. 高蕾,陈幸华,张曦,等. SDF-1/CXCR4 轴在人脐血源基质细胞促进巨核细胞增殖中的作用. 中国实验血液学杂志, 2009, 17(2):412−416.

9. 高蕾,陈幸华,张曦,等. VCAM-1 修饰人脐血基质细胞对造血干/祖细胞扩增作用的试验研究. 中国病理生理杂志,2007,23(10):1923—1926.

10. 高蕾,陈幸华,张曦,等. 促血小板生成素途径在人脐血源基质细胞促进巨核细胞增殖中的作用. 解放军医学杂志,2008,33(6):669—672.

11. 高蕾,陈幸华,张曦,等. 人脐血源基质细胞促进巨核细胞增殖的实验研究. 中国病理生理杂志,2009,25(7):1423—1425,1429.

12. 高蕾,张曦,陈幸华,等. 人脐血源基质细胞移植重建造血微环境促进巨核细胞生成的实验研究. 解放军医学杂志,2009,34(3):318—321.

13. 高力,张曦,高蕾,等. 不同来源基质细胞对骨髓瘤 KM3 细胞增殖和凋亡的影响. 第三军医大学学报,2009,31(10):879—882.

14. 龚奕,陈幸华,张曦,等. 人 AB 型血清培养体系体外培养扩增人脐血源基质细胞的试验研究. 国际检验医学杂志,2009,30(4):313—315.

15. 梁雪,陈幸华,张曦,等. 不同来源骨髓基质细胞微环境对 Jurkat 细胞生物学特性的影响. 第三军医大学学报,2008,30(23):2229—2232.

16. 梁雪,陈幸华,张曦,等. 残留耐药 Jurkat 细胞培养及耐药机制的初步探讨. 解放军医学杂志,2009,34(1):41—43,50.

17. 刘耀,张曦,陈幸华,等. 激光共聚焦扫描显微镜检测急性白血病骨髓基质细胞 Cx43 表达. 重庆医学,2007,36(17):1713—1714.

18. 刘耀,张曦,陈幸华,等. 急性白血病化疗前后与正常人骨髓基质细胞间通讯的改变. 第三军医大学学报,2007,29(10):879—881.

19. 刘耀,张曦,李忠俊,等. 全反式维甲酸对急性白血病骨髓基质细胞 GJIC 功能的影响. 解放军医学杂志,2007,32(8):820—822.

20. 刘耀,张曦,司英健,等. 急性白血病骨髓基质细胞 Connexin 43 的表达及细胞间通讯功能研究. 中国实验血液学杂志,2007,15(4):679—682.

21. 刘耀,张曦,司英健,等. 急性淋巴细胞白血病骨髓基质细胞缝隙连接功能的研究. 医学研究生学报,2007,20(4):343—345.

22. 刘颖,陈幸华,张曦,等. 人脐血源基质细胞体外扩增方法的改良. 解放军医学杂志,2009,34(12):1466—1467.

23. 司英健,张曦,刘耀,等. 腺病毒介导 CX43 基因修饰对急性白血病骨髓基质细胞 GJIC 功能的影响. 第三军医大学学报,2007,29(12):1175—1178.

24. 徐葳,曾东风,孔佩艳,等. PINCH-1 因子在白血病骨髓基质细胞中的表达及意义. 免疫学杂志,2009,25(6):771—774.

25. 曾东风,孔佩艳,陈幸华,等. 缺氧诱导因子-1α 和 PTEN、P53 在急性白血病骨髓基质细胞中的表达及意义. 免疫学杂志,2007,23(3):316—318,326.

26. 张诚,陈幸华,高蕾,等. 不同培养体系培养人脐血源基质细胞的探索性研究. 实用医学杂志,2008,24(2):172—175.

27. 张曦,陈幸华,司英健,等. 人脐血源基质细胞移植促进裸鼠造血损伤修复的实验研究. 重庆医学,2007,36(17):1704—1706.

28. 张曦,司英健,陈幸华,等. Ad-vcam-1-gfp 重组腺病毒转染人脐血源基质细胞的实验研究. 中国实验血液学杂志,2008,16(3):598—604.

29. 张曦,司英健,陈幸华,等. Co60 γ 辐照对裸鼠血象及造血微环境功能影响的动态观察. 检验医学与临床,2008,5(3):129—132.

第十章　HLA不全相合造血干细胞移植后常见的并发症及其处理

第一节　移植物抗宿主病的防治

移植物抗宿主病（GVHD）是异基因造血干细胞移植（allo-HSCT）的主要并发症和造成死亡的主要原因，对于同胞间全相合 allo-HSCT，急性 GVHD 发生率仍可高达 30%～60%，预防和治疗 GVHD 一直是移植领域的重要课题。在过去的几十年里，对 GVHD 的病理生理学及免疫学发病机制的认识和研究取得了一定的进展，GVHD 的预防和治疗也在不断改进和发展。

临床上按发病的缓急分类，移植后 10 d 以内发病的称为超急性 GVHD 或爆发性GVHD，移植后 100 d 以内发病的为急性 GVHD，100 d 后发病的为慢性 GVHD，急性和慢性GVHD 之间没有明确的间隔期，急性 GVHD 可直接转化成慢性 GVHD，但亦可在急性GVHD 完全缓解一段时间后出现，慢性 GVHD 亦可单独出现，而有些患者可无任何一种GVHD 出现。

一、急性移植物抗宿主病（aGVHD）

（一）发病机制

1973 年 Billingham 提出 GVHD 系供体 T 细胞与受体组织间的免疫反应。其发生需要：移植物中含免疫活性细胞，受体表达与供体不同的组织抗原，受体对移植细胞缺乏免疫反应。GVHD 的发生尤其与主要组织相容性抗原的相合程度密切相关，其差异越大，发生率越高，程度越严重，供受体间次要组织相容性抗原不合亦可引发 GVHD。此外，研究证实 GVHD的发生与供体 T 细胞的作用环境、预处理方案、感染、前期治疗以及内皮细胞和上皮细胞的原有疾病皆有关系。

aGVHD 的发生过程分为传入期和传出期。传入期是指受体组织激活供体 T 淋巴细胞，传出期是指活化的供体 T 淋巴细胞分泌细胞因子，激活辅助细胞，造成受体靶组织的损伤。

aGVHD 的传入期包括：

（1）抗原提呈：大分子量蛋白质被抗原提呈细胞消化成小片段，这些抗原肽段与 MHC（Ⅰ类或Ⅱ类）分子结合，以肽链-MHC 复合物的形式表达于抗原提呈细胞表面，T 细胞通过特异抗原受体识别肽链-HLA 复合物，$CD4^+$ T 细胞识别 MHCⅡ类抗原，$CD8^+$ T 细胞识别MHCⅠ类抗原。在 aGVHD 反应中，成熟的供体 T 细胞识别受体的肽段-HLA 复合物，其中HLA 分子或肽段均可为异体抗原，宿主抗原提呈细胞（antigen presenting cell，APC）释放细胞因子，包括 T 细胞活化信号 IL-1，除了 T 细胞受体，辅助分子如 CD4、CD8、CD44、CD45，淋巴细胞上的功能抗原 LFA-1（CD11a）、LFA-2（CD2），APC 上的 LFA-3（CD58）分子以及细胞间黏附分子 ICAM-I 均参与细胞间的相互作用。

（2）供体 T 细胞的激活：供体 T 细胞识别 APC 提呈的肽段-HLA 复合物后，细胞表面即表达 IL-1 受体，接受 APC 释放的 IL-1 信号而活化。

（3）T 淋巴细胞亚群的增殖和分化，抗原识别 24 h 以内 DNA 即开始合成，3～5 d 后达到最高峰，当细胞产生特异功能蛋白时即发生功能分化。T 淋巴细胞在体内转移能力的不同是通过表面分子的选择性表达来实现的,宿主抗原的组成决定 T 淋巴细胞亚群的增殖和分化,MHC-Ⅱ类分子不合(HLA-DR、DP 和 DQ)刺激 CD4$^+$ T 细胞的分化,MHC-Ⅰ类分子的不合(HLA-A、B 和 C)刺激 CD8$^+$ T 细胞的分化,从而诱导 aGVHD 的发生。

aGVHD 的传出期是非常复杂的,包括 T 细胞活化增殖后过度失调分泌多种淋巴因子、细胞因子激活的各种辅助细胞以及辅助细胞释放的各种细胞因子,直接或间接造成靶组织的损伤,这就是"细胞因子风暴"学说。aGVHD 最早被认为是细胞毒 T 细胞直接引起的组织损伤,但在 aGVHD 的皮肤、肝脏和肠道的病理标本中,组织损伤和淋巴细胞浸润的强度是不相称的。此外,抗胸腺细胞球蛋白和免疫毒素用于治疗 aGVHD 的效果并不可靠。实验资料证明,aGVHD 发作的主要病因是细胞因子的分泌过度和失调,aGVHD 病人血清中 TNFα 水平升高,血液单个核细胞中 TNFα mRNA、IL-1 mRNA、IL-4 mRNA 及 IL-12 mRNA 表达增加。在患 GVHD 小鼠的皮肤中发现 TNFα、IL-1、IFN-γ 合成增加。抗 TNFα 抗体可以改善人GVHD 的症状,这说明过度和失调分泌的细胞因子可直接造成靶组织的损伤。在小鼠模型中,T 细胞释放的细胞因子激活的 NK 细胞对靶组织的损伤起重要作用,说明细胞因子还可通过激活辅助效应细胞而间接地起作用。细胞因子网络的作用机制在于 IL-1 和 TNFα 可以激活重要的蛋白激酶系统——PKC 和 PKA 系统,使细胞液中的蛋白质在瞬间被磷酸化。TNFα 和 IL-1 至少通过两种机制引起细胞死亡,第一是激活磷脂酶 A2(PLA2),在细胞培养液中可观察到花生四烯酸代谢物的存在,而且 PLA2 抑制剂阿的平可以完全抵消细胞因子的毒性;第二是产生细胞内羟基基团,实验证明能抑制自由基团产生的复合物从而延长细胞的寿命。IL-1 和 TNFα 还能刺激 IL-8 家族中细胞因子的释放,从而激活效应细胞如中性粒细胞、NK 细胞和单核细胞,引起毛细血管脆性增加、肿胀和细胞死亡。网络中其他一些细胞因子,如巨噬细胞产生的 NK 细胞刺激因子(NKSF)能刺激 NK 细胞产生 IFI-γ,加强其对宿主组织的毒性,引起靶组织的直接损伤,细胞因子引起大量内皮细胞的改变,除了增加 MHC 抗原和淋巴细胞黏附分子的表达外,还能直接或间接地增加前列环素、亚硝酸盐氧化物(内皮细胞松弛因子)和细胞表面前凝血质的活性,从而加重 aGVHD 的组织损伤。

(二)危险因素

(1)人类白细胞抗原(HLA)特异性及供受者相合程度。HLA 某些位点出现不相合时对 aGVHD 有特殊影响,如 A3、A11、B35、B49 及 C4 位点引起的 aGVHD 较多见,B38、B39 位点出现不符时是 aGVHD 的高危点,A29、A32、B17 及 B44 位点不相合引起的 aGVHD 较少。由于 ABO 血型抗原性较弱,血型不相符一般不增加 GVHD 发生率。与 HLA 相合造血干细胞移植相比,HLA 不全相合造血干细胞移植使得 GVHD 的发生率显著增高,但目前亦有资料显示 aGVHD 的发生率与供受者之间的 HLA 不合程度无关,非主要 HLA 抗原或次要组织相合性抗原是 aGVHD 发生的重要因素。Flomenberg 等分析了 1 874 例 UD-HSCT 供受者 HLA 相合性对 GVHD 的影响,结果显示选择 HLA 低分辨不相容供者可显著增加患者 GVHD 的发生。与国外报道一致,国内陈育红等分析了 118 例 allo-HSCT 患者(包括血缘和非血缘移植)GVHD 发生的危险因素,结果显示非血缘移植和血缘 HLA 配型不合是 aGVHD 发生的最主要危险因素。梁彬等对 69 例非血缘骨髓移植供受者 HLA 相合性对移植疗效的影响进行分析,结果显示 HLA 基因位点不相合者Ⅱ度以上 aGVHD 发生率较全相合者增高(33.3% vs 25.3%),但无统计学差异。曲红等对 71 例 UD-HSCT 患者的研究证实供受者 HLA 高分辨相合性是Ⅱ度以上 aGVHD($P=0.000$)和广泛性 cGVHD($P=0.034$)发生的主要危险因素。IHWG 研究组织报道供受者 HLA 高分辨不相合可显著减少低危和中危组患者的生存率,但对于高危组无显著影响,可能是高危组高 GVHD 发生率抵消了高复发率对无病生存率的影响所致。

(2)性别、输血和妊娠。供受者不同性别 aGVHD 的发生率几乎是相同性别的 2 倍,与男女之间对 Y 抗原的识别程度不同有关,而女性供者尤其是有妊娠(包括流产)史或输血史的可使 aGVHD 发生率增加,这与次要组织相容性抗原对供者致敏而增加危险因素有关。

(3)年龄。受者或供者年龄越大,aGVHD 的发生率越高,且年龄大的患者多预后不良,因此在美国对于 36～55 岁的病人,要求供受者间 HLA-A、B、DR 位点完全相同才能进行 allo-HSCT,而对于年龄小于 36 岁的病人则允许 HLA-A、B、DR 有一个位点不合。

(4)感染。由于细菌和疱疹类病毒(尤其是 CMV)的抗原和移植抗原可能有交叉性,这些抗原在感染的细胞上强表达,所以感染可能诱发 aGVHD。

(5)干细胞中淋巴细胞比例。移植时输入的骨髓或外周血有核细胞数目少而淋巴细胞比例高,可增加 aGVHD 的发生率。

(三)临床表现

(1)皮肤。皮疹是最常见也最早出现的改变,首先出现于手掌、足掌、耳后、面部、颈部,也可发生在躯干部及四肢,表现为斑丘疹,伴有不同程度瘙痒。丘疹通常融合成片,严重时皮肤充血明显,出现皮肤疼痛、剥脱和水疱。

(2)肠道。一般出现在皮肤 GVHD 后或在皮肤 GVHD 治疗好转过程中出现,表现为腹泻,多为水样便,严重者为血性水样便或者带有脱落的肠道黏膜上皮,极严重者出现肠梗阻,如出现恶心、呕吐、痉挛性腹痛、体重下降及全身恶化常提示 GVHD 加重。

(3)肝脏。常在移植后＋40 d 出现,一般继皮肤及肠道症状缓解之后出现,多提示 aGVHD 病情进展,表现为肝功能异常,包括胆红素、谷丙转氨酶和碱性磷酸酶增高,胆红素增高的程度常用于评价 aGVHD 的严重程度。

(4)造血和免疫系统。aGVHD 可引起已恢复的全血细胞迅速下降为零,容易并发各种感染。

(四)诊断与分度

根据临床表现多可诊断,但 aGVHD 出现在预处理结束后,注意排除放化疗及免疫抑制等药物副作用引起的类似临床症状,重点排除药物和血清类过敏反应、细菌或病毒感染、HVOD 等。

多用 Thomas 分度法(表 10-1)和 Glucksberg 分度法(表 10-2)区分 aGVHD 的严重程度,aGVHD 病理组织学改变与严重程度多不一致,但可为临床判断提供帮助(表 10-3)。

表 10-1　aGVHD 的 Thomas 分度法

分度	皮肤	肝脏	肠道
Ⅰ	斑丘疹体占表面积<25%	胆红素 34～51 μmol/L	腹泻量>500 mL/d
Ⅱ	斑丘疹体占表面积<50%	胆红素 51～103 μmol/L	腹泻量>1000 mL/d
Ⅲ	全身广泛红斑丘疹体占表面积>50%	胆红素 103～255 μmol/L	腹泻量>1500 mL/d
Ⅳ	全身广泛红斑丘疹,伴水疱或皮肤剥脱	胆红素>255 μmol/L	腹泻量>2000 mL/d 有腹痛、肠梗阻

表 10-2　aGVHD 的总分度(Glucksberg 分度法)

分度	皮肤	肝脏	肠道	生活能力
Ⅰ	Ⅰ～Ⅱ	—	—	正常
Ⅱ	Ⅰ～Ⅲ	Ⅰ	Ⅰ	轻度降低
Ⅲ	Ⅱ～Ⅲ	Ⅱ～Ⅲ	Ⅱ～Ⅲ	明显降低
Ⅳ	Ⅱ～Ⅳ	Ⅱ～Ⅳ	Ⅱ～Ⅳ	极度降低

表 10-3　aGVHD 的病理组织学分度

分度	皮肤	肝脏	肠道
＋	基底层细胞空泡变性或坏死	叶间胆小管变性和/或坏死＜25％	隐窝腺体扩张,个别上皮细胞坏死
＋＋	同＋,海绵层水肿和上皮细胞坏死	叶间胆小管变性和/或坏死 25％～50％	同＋,肠腺坏死或脱落
＋＋＋	同＋＋,灶性上皮与真皮分离	叶间胆小管变性和/或坏死 50％～75％	同＋＋,灶性黏膜裸露
＋＋＋＋	上皮明显缺失	叶间胆小管变性和/或坏死＞75％	弥漫性黏膜裸露

(五)预防

(1)尽可能避开 aGVHD 的危险因素。

(2)采用保护性环境。居住层流病房和肠道净化有助于避免感染,降低因感染诱发 aGVHD 的比率。但 Nash 等报道居住层流病房移植治疗患者 aGVHD 的发生率与没有居住者相同。可采用输注大剂量免疫球蛋白保护内环境。

(3)去除供者移植物中的 T 淋巴细胞。去除供者移植物中的 T 淋巴细胞是目前最有效的预防 aGVHD 的方法,但该法造成干细胞丢失,降低移植物抗白血病(GVL)作用,增加了移植失败率和白血病的复发率。为克服这两个致命弱点,有学者对 TCD 进行改进:选择性清除某些亚群的 T 淋巴细胞(如 CD8$^+$细胞);不完全性去除 T 细胞,使用非全 T 淋巴细胞单克隆抗体或经完全去除 T 淋巴细胞移植后加入适量的淋巴细胞,但细胞加入量还是未知数。

(4)应用免疫抑制药物:

①环孢霉素 A(CsA)。CsA 是最早发现的能抑制 T 细胞早期活化的免疫抑制剂,它能通过结合环啡啉抑制钙调神经素,从而抑制了经 TCR 介导的细胞信号传导。CsA 在临床上已应用了 20 多年,是干细胞移植后预防 aGVHD 的基本用药,与其他免疫抑制剂合用可使 aGVHD 的发生率几乎下降一半。推荐给药方式及剂量:一般从移植前一天开始,3～5 mg/kg,静脉滴注(时间不少于 4～6 h),改口服时为该剂量的 2 倍(分 2 次服用),推荐的谷浓度范围是 150～250 ng/mL,CsA 浓度应保持稳定,避免波动过大,建议以最适小剂量[1～2 mg/(kg·d)],用输液泵持续 24 h 匀速静滴。CsA 的主要副作用有肾功损害、神经毒性、高血压、糖耐量异常、胃肠道反应等。

②Tacrolimus(FK506)。FK506 是一种大环内酯类似药物,既可以抑制活化的 T 细胞,又可以抑制细胞因子的链式反应,它通过结合 FKPB12 抑制钙调磷酸酶的活性,从而阻断了 T 细胞信号传导通路并且使细胞因子合成受阻。它在 10 年前开始应用于骨髓移植,现在某些中心已将 FK506 作为基础免疫抑制剂替代了 CsA。其推荐用量为 0.03 mg/(kg·d),持续静脉点滴,改口服时剂量增加 4 倍,推荐的谷浓度范围是 10～20 ng/mL。主要副作用有肾功损害、恶心、呕吐等。

③细胞毒药物。甲氨蝶呤(MTX)是 1970 年沿用至今的经典药物,预防 aGVHD 的给药方案是:移植后＋1 d(15 mg/m^2)、＋3 d、＋6 d、＋11 d(10 mg/m^2),静脉滴注,不良反应有黏膜炎及造血恢复延迟;在大鼠动物实验中发现环磷酰胺(Cy)有抗 aGVHD 效应。单独使用 MTX 或 Cy,仍有 25％～50％患者可发生全身 aGVHD,因此建议联合使用。

④肾上腺皮质激素。单独使用时,对 aGVHD 的预防作用很小,最好与其他免疫抑制剂联合使用,对于早期出现消化道 aGVHD 症状患者,若无法判定是预处理药物毒性或 aGVHD 时,小剂量肾上腺皮质激素常可发挥作用。

⑤抗胸腺细胞球蛋白(ATG)。ATG 是多克隆抗胸腺细胞球蛋白,从动物血清或体液中提取而来,临床上应用 ATG 产生的免疫抑制主要归因于 T 淋巴细胞减少,可能有以下机制:高浓度(大于 100 mg/L)的 ATG 触发经典补体激活途径导致淋巴细胞溶解;低浓度

时诱导 Fas 及其配体表达导致激活的 T 细胞凋亡，使 T 细胞无能以及下调 T 细胞功能分子表达。ATG 多用于预防 HLA 不全相合造血干细胞移植中 aGVHD 的发生，使用剂量为 2.5～5 mg/(kg·d)(-4～-1 d)，静脉滴注，使用过程应注意血清反应。

⑥霉酚酸酯(MMF)。MMF 是霉酚酸(MPA)的 2-乙基酯类衍生物，在体内 MMF 迅速降解为活性产物 MPA，后者是高效、选择性、非竞争性、可逆性的次黄嘌呤单核苷酸脱氢酶抑制剂，能抑制鸟嘌呤合成的经典途径，从而阻断 T 细胞 DNA 的合成。由于淋巴细胞的增殖依赖 dGTP，因此 MPA 对淋巴细胞的作用具有选择性而且毒副作用小。自 1998 年动物实验证实 MMF 与 CsA 联合预防 GVHD 有协同作用以后，MMF 便很快用于 GVHD 防治的临床研究，目前在 HLA 不全相合移植 aGVHD 的预防中，MMF 联合以 CsA 为基础的预防方案均已得到肯定，但移植后早期口服 MMF 吸收差，血药浓度低，限制了 MMF 的广泛应用。

⑦大剂量丙种球蛋白。主要通过对巨细胞病毒抗体阳性患者起免疫调节和抗感染作用，从而达到预防 aGVHD 的作用，通常在+1 d 开始，每天 2.5 g，连用 14 d。

目前预防 aGVHD 多采用联合用药，对于异基因全相合受者多用 CsA＋MTX＋MMF，对于异基因不全相合受者多用 CsA＋ATG＋MTX＋MMF。

(六)治疗

当临床上出现皮疹面积迅速扩大，皮肤损害程度加重，皮疹伴随发热、流感样症状，或怀疑有肠道或肝脏 aGVHD 时，必须及时进行全身性治疗。

(1)大剂量甲基泼尼松龙冲击治疗。甲基泼尼松龙 1 000 mg/(m²·d)，连用 3 d，每天 2 次，如有效每 3 d 减量一半，直至维持量。如治疗过程病情反复或出现其他系统 aGVHD 症状，需重新开始，近年采用小剂量激素 1～2 mg/(kg·d)，缓慢减量可收到同样的效果，可使水、电解质紊乱及蛋白质过度消耗等并发症明显减少。

(2)CsA。用量需将 CsA 浓度维持在有效浓度范围内，为避免出现肝功能严重损害需及时给予保肝药物治疗。

(3)ATG。采用大剂量甲基泼尼松龙冲击治疗后大部分 aGVHD 可得到治愈，但仍有小部分患者耐皮质激素，可考虑加用 ATG，剂量为 10～15 mg/(kg·d)，隔日 1 次，持续使用 1～2 周。

(4)单克隆抗体。单克隆抗体主要用于治疗激素无效的难治性 aGVHD，治疗后部分病例症状好转至消失。存在的主要问题是单抗疗效不一，而且有寒战、高热及低血压等副作用，且停药后易复发。

①CD147 单抗：Deeg 等治疗 51 例病人，其中 26 例(51%)症状改善，第 1 次治疗后 6 个月 44%存活。与 Daclizumab 相比治疗有效率和存活率相当，不良反应是肌痛。

②Daclizumab：Przepiorka 等治疗 43 例病人，Daclizumab 1 mg/kg +1 d、+4 d、+8 d、+15 d、+22 d，症状完全消失，120 d 存活率 53%。说明用于激素耐药的 aGVHD 疗效理想，而且没有不良反应和严重副作用。

③Infliximab：Kobbe 等报告 4 例移植后激素无效的 aGVHD，CsA 和 MMF 治疗都无改善，应用 Infliximab 后 2 例病人存活 200 d，1 例发展为局限性 cGVHD。说明 Infliximab 治疗 aGVHD 有效，尤其是胃肠道受累的情况，但是易发生 CMV 病毒和曲霉菌感染，产生自身抗体，易患淋巴瘤。

④OKT3/BMA031：Hebart 等应用 OKT3 和 BMA031 各治疗 7 例难治性 aGVHD，14 个病人 10 例(70%)症状好转，4 例存活长于 1 年。但是病毒和真菌感染的发生率较高(42%)。OKT3 控制 aGVHD 比 BMA031 更有效，但是 OKT3 副作用较大，有发热、心动过速、低血压等。

⑤Campath-1H/1 g：Hale 等在 1997～1999 年进行了 187 例 HLA 相合的同胞间移植，用

CD52 单抗清除供者动员后外周血的淋巴细胞和受者外周血残留的淋巴细胞,使得供受双方排斥能力均下降,并且移植大剂量的异体造血干细胞,结果两组 aGVHD 发生率分别为 4％(Campath-1H 组)和 11％(Campath-1 G 组),经过比较无显著差别;cGVHD 发生率为 24％和11％。说明 CD52 单抗是简便有效的预防 GVHD 药物。

二、慢性移植物抗宿主病(cGVHD)

cGVHD 也是单倍型相合造血干细胞移植的主要并发症,发生的时间一般在移植＋100 d后,中位时间为 6 个月。cGVHD 是由于植入的供者免疫细胞对患者组织器官产生免疫攻击而表现出的全身多器官受累的临床综合征,临床上类似于自身免疫性疾病。供受者之间主要和次要组织相容性抗原的差异是导致发病的根本原因。

(一)临床表现

cGVHD 是多系统的疾病,几乎影响到所有组织器官,临床表现多样化,其特征类似于自身免疫及其他免疫性疾病,如:硬皮病、干燥综合征、原发性胆汁性肝硬化、消耗病、闭塞性细支气管炎、免疫性血细胞减少症、慢性免疫缺陷症。

cGVHD 最常累及的组织器官包括皮肤、口腔、眼、肝、肺、胃肠道、造血及免疫系统。

(1)皮肤可表现为苔藓样改变(红斑、丘疹),深层硬化特征(皮肤厚硬、紧绷),皮肤异色病(色素沉着或色素减退),汗腺损害,皮肤对温度变化调节差。口腔干燥,白膜,溃疡。眼睛可表现为干燥,畏光,Schimer 试验≤5 mm/5 min,另加一个其他器官的症状。

(2)肝脏表现为胆汁淤积,胆红素、谷丙转氨酶、谷草转氨酶、碱性磷酸酶升高。

(3)肺 cGVHD 临床症状有咳嗽,多为干咳,呼吸困难,少见表现有气胸、纵隔气肿、皮下气肿。血气分析:低氧血症。肺功能检查:阻塞性或限制性通气功能障碍。胸部 CT:毛玻璃样改变,片状、结节状影,支气管扩张等表现。肺部听诊可闻及散在的呼气性哮鸣音、弥漫性吸气性爆裂音。同时伴有其他器官 cGVHD 表现。

(4)胃肠道 cGVHD 表现为厌食、恶心、呕吐、腹泻、体重下降。消耗综合征可能是cGVHD 的表现。内窥镜检查发现黏膜水肿、红斑或局部糜烂。

(5)肌肉骨骼系统主要表现为筋膜受损,关节僵硬或关节周围挛缩,四肢活动受限。也可出现肌炎,伴有触痛和肌酶升高,关节痛和关节炎少见。

(6)造血系统异常,血细胞减少,如血小板减少症,自身免疫性溶血性贫血。

(7)其他少见的表现有:浆膜炎、心包或胸腔积液、周围神经疾病、肌无力、肾病综合征、心脏受累、出血性膀胱炎等。

(二)分类

根据受损的器官和范围,cGVHD 可分为局限型和广泛型。

(1)局限型 cGVHD。有以下一项或两项:①局限的皮肤病变;②cGVHD 导致的肝功异常。

(2)广泛型 cGVHD。有以下任一项:①广泛的皮肤病变;②局限的皮肤病变和(或)cGVHD 导致的肝功异常。

并加上以下任一项:

①肝脏活检显示慢性进展型肝炎,桥状坏死或肝硬化;②眼受累,Schirmer 试验＜5 mm/5 min;③活检显示微小唾液腺或口腔黏膜受累;④其他器官受累。

(三)预后评判因素

与 cGVHD 预后相关的因素很多,目前报道也较多,较为公认的有下列因素:

（1）皮肤病变的广泛程度。皮肤病变范围大于体表面积（BSA）的50%（ESI：extent of skin involvement，皮肤受累范围）是一种预后不良的相关因素。

（2）血小板计数。血小板减少（BPC<100×10⁹/L）（TP：thrombopenia 血小板减少症）是一种预后不良的相关因素。

（3）aGVHD 病史。以进展型 cGVHD 发病的患者预后比其他类型 cGVHD 的预后差。长期激素治疗无效的患者预后差。以前发生过Ⅲ～Ⅳ度 aGVHD，或在移植后 120 d 以内出现 cGVHD 的预后差。

（4）卡氏行为状态评分（Karnofsky performance score，KPS）。KPS 与预后明显相关。Akpek 采用单变量分析了 152 例 cGVHD 患者的预后相关因素，发现 KPS 50%～80% 的危险系数（HR）为 3.7，KPS<50% 的 HR 为 8.1。

（5）体重减轻或营养不良。活动型或进展型 cGVHD 患者发生体重减轻或营养不良的比例较高，而且体重减轻较明显。

（6）其他。与 cGVHD 预后相关的因素还包括：皮肤组织学检查提示苔藓样变，血清碱性磷酸酶、总胆红素增高；严重的全身感染，血清 IgG 水平降低；腹泻、皮肤和口腔病变等。

（四）治疗

1. 常规治疗

单独局部治疗可改善部分 cGVHD 的症状，当症状严重或受累部位较多时，应该给予全身性免疫抑制治疗。全身性治疗也可用于症状虽轻微但有高危因素[血小板数<100×10⁹/L、急进性起病或糖皮质激素初始剂量>0.5 mg/（kg·d）的全身性 cGVHD 患者。除非有禁忌证，一般初始治疗激素剂量为 1 mg/（kg·d）。钙调神经蛋白抑制剂（如环孢素 A）是 GVHD 初始治疗常用的药物之一，但无证据表明联合该类药物可更好地控制 cGVHD。

沙利度胺和羟氯喹也在一些临床试验中被用来作为 cGVHD 初始治疗的选择之一，但是也无证据表明有着更好的疗效。约 90% 接受糖皮质激素治疗的患者会在 3 个月内起效，随后就可以开始逐渐减量。如果在减量期间出现 cGVHD，增加激素剂量可再次控制症状。儿童患者持续大剂量激素治疗的时间较成人患者更长。在激素成功减量后，其他免疫抑制药物也可每 2～4 周陆续减量。

cGVHD 患者有较高的病毒、真菌及细菌的感染率，应给予预防性抗感染治疗，并持续到停用免疫抑制剂后的 6 个月，尤其是对卡氏肺孢子菌和对有荚膜的细菌感染患者。接受大剂量全身性糖皮质激素治疗的患者应严密监测巨细胞病毒活性，有治疗指征时及时予抗病毒治疗。免疫抑制后可以通过疫苗的接种来预防一些病原体的感染，但是所有活病毒疫苗对 cGVHD 患者是禁忌的，需 cGVHD 缓解，免疫抑制治疗停止 1～2 年甚至更长时间后才可以使用。

cGVHD 激素治疗无效（即标准的以糖皮质激素为基础的免疫抑制治疗方案进行至少 2 个月后患者症状无改善或者治疗 1 个月后出现疾病进展）时应给予二线方案治疗。目前常见的二线药物包括霉酚酸酯、大剂量糖皮质激素、体外光疗、西罗莫司、喷司他丁、钙调神经蛋白抑制剂、抗 CD25 单克隆抗体、沙利度胺等，除非发生不能耐受的毒副作用，否则初始治疗通常应继续进行。

经过二线治疗后，三线治疗的选择常依据临床或科研的情况，在 cGVHD 病情进展风险与增加感染概率两者之间获得平衡。尽管二线的治疗无法控制病情，但在新药加入后，不能完全停用二线治疗药物。

全身性免疫抑制治疗持续的中位时间为 2～3 年，依据患者情况、供者、移植物来源等方面而定。一旦慢性 GVHD 病情得到控制后，激素首先逐渐减量。不同药物的减量方案需考虑药物毒性、病情严重程度、病情控制难度、疾病是否发展等情况。停用所有全身性治疗药物后，10％～25％患者病情复发，需要再次接受全身治疗。对于这些患者，治疗目标不是完全消除 cGVHD 的症状，而是找到免疫抑制药物的最低耐受剂量，既可控制症状又无明显毒副作用。

2.二线治疗

虽然糖皮质激素被认为是 cGVHD 初始治疗的一线方案，但只有极少数的患者对激素持续有效。cGVHD 发生于多达70％的异基因造血干细胞移植后的患者，其中大约40％的患者对传统的 T 淋巴细胞介导的治疗耐药或无效。因此需要新的控制 cGVHD 的药物。

（1）抗 CD20 单克隆抗体。美罗华是一种抗 CD20 的嵌合单克隆抗体，Canninga-van 等用美罗华治疗 6 例血小板减少的 cGVHD 患者，其中 5 例获得明显改善。von Bonin 等报道，用小剂量的美罗华（50 mg/m²）治疗 13 例激素难治性的自身免疫性疾病 cGVHD 患者（膜性肾小球肾炎及免疫性血小板减少性紫癜）有效率达 69％，其中 2 例获得完全缓解。

（2）抗 CD137 单抗。CD137 是肿瘤坏死因子受体超家族的一种，是 CD8⁺ T 细胞的一种强效的协同刺激分子。Kim 等报道，单次注射抗 CD137 单抗通过激活诱导死亡（activation-induced cell death，AICD）降低自身反应性的 CD4⁺ T 细胞，还可以增加 CD8⁺ T 细胞分泌 γ 干扰素降低自身反应性的 B 细胞，在移植后的 30 d 以后明显改善皮肤 GVHD 的症状。Kim 等报道，骨髓移植的同时给予单次注射抗 CD137 单抗，迅速诱导激活供者 T 细胞，扩大放疗等预处理触发的炎症反应，导致致命的 aGVHD，在移植后的 12 d 给药，使 GVHD 加重，而在移植后的 30 d 给药则不会引致 GVHD，表明降低放疗等预处理相关毒性是使用抗 CD137 单抗预防 GVHD 的重要前提。

（3）英利昔单抗。肿瘤坏死因子（tumor necrosis factor，TNF）是 cGVHD 的效应分子，英利昔单抗是一种特异性阻断 TNF-α 的人鼠嵌合型单克隆抗体，Sleight 等用英利昔单抗 10 mg/kg 每周 1 次治疗 24 例对糖皮质激素耐药的 cGVHD 患者，结果 12 例完全缓解，6 例部分有效，其中皮肤和胃肠道病变缓解率高，而肝脏病变均无反应。

（4）体外光化学疗法（ECP）。自从 1994 年 Owisanowski 等报道了第 1 例 ECP 成功治疗 cGVHD 的案例以后，一系列关于 ECP 治疗 cGVHD 的研究相继被报道，表明这种方法在治疗多系统累及，包括硬皮病等表现的 cGVHD 患者中是可行的，耐受性较好。在最近的一次回顾性病例研究中，Couriel 等用 ECP 治疗 71 例激素耐药的 cGVHD 患者，有效率达 61％，其中 14 例获得完全缓解，尤其是皮肤、肝脏、口腔黏膜及眼部病变改善明显。Flowers 等报道，在一项前瞻性随机对照试验中，和对照组（标准治疗，n＝47）相比，联合 ECP 治疗（n＝48）得到改善的中位数百分比是 14.5％（8.5％，P＝0.48），而应用激素至少减量 50％，病变范围减少 25％的比例达到 8.3％（0％，P＝0.04），研究结果显示 ECP 在 cGVHD 的治疗中可能有激素节约效应。

（5）阿法赛特（alefacept，Amevive，艾默非）。艾默非是一种新型的人源 LFA-3/IgG1 二聚体融合蛋白免疫抑制剂，能特异性地结合淋巴细胞表面抗原 CD2，阻断 LFA-3/ICD2 结合，从而干扰淋巴细胞的活化，也能阻断 CD2 与细胞毒性细胞免疫球蛋白 Fc 受体结合，减少 CD2⁺ T 淋巴细胞（主要是 CD45RO⁺），结果减少循环中 CD4⁺ 和 CD8⁺ T 淋巴细胞数量。Shapira 等报道用艾默非治疗广泛性的激素耐药的 cGVHD 有效，治疗剂量及时间间隔有待进一步研究。

（6）甲磺酸伊马替尼。甲磺酸伊马替尼（格列卫）能选择性地双重抑制转化生长因子-β 和血小板衍生生长因子（platelet-derived growth factor，PDGF）途径。Magro 等报道用格列卫 400 mg/d 治疗 2 例难治性的硬皮病 cGVHD 患者，症状在治疗开始 3 个月内消失，表明格列卫可能是难治性的硬皮病 cGVHD 患者可选择的治疗方法。

三、不全相合造血干细胞移植急慢性 GVHD 的特点

对于不全相合造血干细胞移植的患者,一般认为 GVHD 的发生率和严重程度是增加的,但是目前多中心研究发现其并未明显增加,可能与强烈免疫抑制剂的使用相关,不全相合造血干细胞移植 GVHD 的预防除用 CsA、MTX 外,还加用 MMF 和 ATG 序贯免疫抑制,MMF能高度选择性阻断 T 和 B 淋巴细胞多嘌呤核苷酸的合成,从而抑制 T、B 淋巴细胞的增殖;ATG 的抗 CD4、CD8、CD16、CD28 及 MHC-Ⅰ类抗原作用可持续 10~15 d,移植后还可继续对移植物中的 T 细胞发挥抑制作用,并可能会溶解移植物中的部分 T 细胞,起到去除体内部分 T 细胞的作用,对预防 aGVHD 有积极的疗效,因此 ATG 是影响 HLA 不全相合造血干细胞移植成败的关键因素之一。另外,骨髓细胞+外周血干细胞混合移植、大剂量 CD34$^+$细胞不仅可加快植入和免疫重建,而且在一定程度上能够降低 GVHD 的发生率。

第二节　移植相关肺部并发症的防治

近年来造血干细胞移植(HSCT)在治疗组织缺损、遗传性疾病、器官功能障碍、自身免疫性疾病、恶性肿瘤等方面显示出了广泛的应用前景。但 HSCT 患者目前仍存在较高的死亡率,这主要是 HSCT 后易并发全身多脏器的病变,其中尤以肺部并发症多见(30%~60%)。移植相关肺部并发症可分为感染性疾病与非感染性疾病两类。

一、感染性疾病

HSCT 患者常应用大剂量的皮质类固醇激素及免疫抑制剂来避免排斥反应的发生,从而导致机体免疫功能低下,易继发各种病原菌的侵袭。除了常见的细菌感染外,常并发一些特殊病原体的感染。

1. 细菌性肺炎

细菌性肺炎可能发生于移植后的任何阶段,但在造血重建前,有明显粒细胞减少甚至缺乏症时更易发生。G$^+$病原体,尤其是铜绿假单胞菌、肺炎克雷伯杆菌等,在移植后+100 d 内是主要的致病因素,而 G$^-$病原体,如肺炎链球菌,则是导致晚期感染的主要因素。在一些研究中心,军团菌也是院内肺炎的主要致病因素。临床上往往只有发热为前驱表现,呼吸道症状和体征在粒细胞减少症患者可以缺如,同时胸片表现常很轻微,或者根本没有异常表现。但胸部高分辨 CT 可以发现 50%以上患者有细小病灶。对所有可疑细菌性肺炎的病例,应尽快使用广谱抗生素,对发热的粒细胞减少症患者,即使感染灶尚不明确,也应尽快使用广谱抗生素。在移植后 100 d 内,异基因 HSCT 受者如果有严重的低 γ 球蛋白血症,可静脉应用免疫球蛋白以减少细菌感染的危险。

2. 结核感染

HSCT 后结核感染发生的危险因素包括异基因移植本身、全身放疗、强烈免疫抑制剂的使用及 cGVHD 等。在异基因 HSCT 后发生的 GVHD 中,消弱或中断了宿主抗结核免疫防御机制的重建,为结核感染创造了有利条件。研究发现:(1)与自体 HSCT 相比,异基因HSCT 更易发生结核感染;(2)感染通常发生于移植中晚期阶段;(3)感染部位以肺脏最为常见,大约 80%的病例有肺部感染;(4)在异基因 HSCT 受者中,标准化疗方案治疗反应良好,但死亡率也较高。

3. 侵袭性真菌病

真菌感染是 HSCT 术后的常见并发症,主要致病菌有念珠菌和曲霉菌。移植后发生侵

袭性真菌病,死亡率高,真菌败血症死亡率可高达 46.8%,是移植后感染的主要死因。真菌致病力相对较弱,仅于机体免疫功能低下时致病。HSCT 患者因接受大剂量的化放疗使粒细胞减少,另外免疫抑制剂及广谱抗生素的应用,导管留置等因素均使真菌感染的机会大大增加,其中以肺部真菌感染最多。HSCT 早期最易发生真菌感染。侵袭性真菌病的症状不典型,诊断较为困难。常见的症状有发热、咳嗽、咳痰、头痛、乏力和体重减轻等。可依靠深部痰培养,经纤支镜做支气管肺泡灌洗(BAL),采集下呼吸道分泌物培养作出诊断。最近有人提倡采用 CT 引导下细针肺穿刺诊治肺真菌病。另外的简便、快速的检测方法,包括聚合酶链反应(PCR)、真菌的荧光染色等,但由于条件所限,不能广泛应用于临床。由于肺部真菌感染诊断困难,死亡率高,预防性治疗及临床经验性治疗非常重要。移植前可口服伊曲康唑预防真菌感染。应用集落刺激因子能缩短粒细胞缺乏时间,对真菌的预防有益。积极防治移植物抗宿主病,也对真菌感染的预防起了重要的作用。对持续发热 3 d 以上、应用强效广谱抗生素效果不佳时,可加用氟康唑静脉滴注作经验性抗真菌治疗。若不能退热而又高度怀疑真菌感染时再换用两性霉素 B,但不良反应相对较多。Candoni 等提出应用新型的抗真菌药卡泊芬净也能明显改善 HSCT 术后侵袭性真菌病的预后。

4. 巨细胞病毒间质性肺炎(CMV-IP)

人类 CMV 感染是 HSCT 术后严重的并发症,也是患者死亡的主要原因之一。CMV 感染包括 CMV 肺炎、CMV 肠炎、CMV 综合征(发热、白细胞减少、肝炎)等。其中 CMV 肺炎最常见,发生率为 15%~20%。如果不治疗,CMV 感染的死亡率为 90%左右。经积极治疗,CMV 感染的死亡率也有 40%~70%。GVHD 与 CMV 感染关系复杂,aGVHD 增加了发生 CMV 感染的机率。在移植过程中多次输血也可增加 CMV 感染的发生率,尤其血清 CMV 抗体阴性受者接受血清 CMV 抗体阳性供者血液后,易发生输血后 CMV 感染。临床表现可有发热、干咳、呼吸困难等。CMV 肺炎的 X 线征象缺乏特异性,最常见的征象是双侧间质浸润性病变、毛玻璃样改变、网状改变和结节状改变,结节直径 2~3.5mm。肺功能可表现为限制性通气功能障碍、弥散功能降低,动脉血气氧分压通常下降。由于 CMV-IP 临床表现无特异性,诊断主要依据实验室检查。国内多采用 CMV IgM、CMV pp65 和 CMV DNA 定量检测。除自体 HSCT 患者外,全部异基因 HSCT 患者可应用更昔洛韦(GCV)预防 CMV 感染。目前公认的 CMV 感染的治疗是静脉使用 GCV 并根据肾功能调整 GCV 用量,对于严重患者需联合使用免疫球蛋白。若 GCV 造成严重白细胞减低或疗效不显著可换用膦甲酸钠。

5. 非结核分枝杆菌(NTM)感染

NTM 广泛存在于自然界,其感染及发病与全身及局部抵抗力低下有密切关系,多侵犯肺脏。在免疫缺陷的患者中,NTM 的感染率明显增加。Nicholson 等报道了 1 例 HSCT 术后并发播散型 NTM 感染的病例。由于 NTM 的培养较为复杂,症状不典型,使其诊断较为困难。NTM 与结核杆菌的鉴别诊断以及菌种鉴定是诊断 NTM 感染的关键。20 世纪 90 年代以来在应用 PCR 技术对分枝杆菌感染进行快速诊断方面的研究较多。利用 BACTEC 检测仪结合 NAP 试验的方法,可抑制结核分枝杆菌复合型生长,而不抑制 NTM,其结果可鉴别结核分枝杆菌和 NTM,较传统的方法省时,是一种可靠的检测手段,同时行 NTM 药敏试验,对治疗也有一定的指导意义,但目前尚无统一的标准。近年来出现的一些抗结核新药,如利福布汀、左旋氧氟沙星、司帕沙星、克拉霉素、阿奇红霉素,以及亚胺培南—西司他丁钠对 NTM 感染均有一定的疗效。特别指出新型大环内酯类药物对 NTM 的敏感度达 80%~100%。中华医学会结核病学分会主张 4 种以上药物联合治疗,在抗酸杆菌转阴后继续治疗 18~24 个月,至少 12 个月。

6. 卡氏肺孢子虫肺炎(PCP)

PCP 是一种 HSCT 术后主要的机会感染性疾病之一。虽然甲氧苄胺嘧啶/磺胺甲基异恶唑联合用药（TMP/SMX）的应用能预防大多数卡氏肺的发生，但仍有 1%～2% 的发病率。它通常发生在移植两个月以后，有很高的死亡率。另外 Gal 等报道了 3 例骨髓移植或 HSCT 后并发罕见的肉芽肿性 PCP。PCP 通常有干咳、呼吸困难和低热等症状，但体征不明显。影像学典型表现为由肺门向外扩展的弥漫性双侧肺泡和间质浸润。从肺组织或呼吸道分泌物中找到卡氏肺孢子虫（PC）可确诊。可通过经支气管肺活检（TBLB）、BAL、支气管涮检（BB）等途径获取标本。另外可利用 PCR 技术检测痰液、血清中的 PC 的 DNA 以确诊。TMP/SMX 是预防的一线用药。二线药物治疗有口服氨苯砜、口服阿托伐醌、雾化吸入羟乙基磺酸戊烷脒等。

二、非感染性肺部并发症

1. 特发性肺炎综合征（Idiopathic pneumonia syndrome，IPS）

IPS 是指 HSCT 后没有明确的感染或非感染因素所致的弥漫性肺损伤。IPS 是 HSCT 后常发生并且易致死的并发症，多发生于移植后 3～20 个月，发病率约为 6%，但病死率可高达 70%～80%。

Atkinson 总结了自 1989 年使用丙氧鸟苷预防 CMV 肺炎后的病例，发现肺炎的发生率由原来的 12.9% 下降到 1.7%，总的肺炎发生率由 19.6% 下降到 12.5%。而 IPS 发生率超过了 CMV 性间质性肺炎。

IPS 主要的病理学特点为间质性肺炎和弥漫性肺泡损害共存。支气管肺泡灌洗液病原学检查是排除感染的重要诊断手段，IPS 诊断标准包括以下两个方面：

（1）弥漫性肺泡损害的证据：胸片或 CT 可见多肺叶的浸润影；肺炎的症状和体征；呼吸生理异常的证据和肺泡动脉血氧分压差增加；肺功能检查提示新出现的或加重的限制性通气功能障碍。此外，辅助检查中比较受重视的还有高分辨 CT、BAL。

（2）排除活动期下呼吸道的感染：支气管肺泡灌洗液细菌病原体检查阴性和（或）应用广谱抗生素后病情无改善。支气管肺泡灌洗液非细菌病原体检查阴性：常规细菌、病毒、真菌培养阴性；巨细胞病毒快速病毒壳培养（shell-vialculture）阴性；巨细胞病毒、真菌和卡氏细胞学检查阴性；呼吸道合胞病毒、副流感病毒等其他检测阴性。患者条件许可，经支气管肺活检结果阴性。获得首次病原学检查阴性结果后 2～14 d 内复查仍为阴性，复查的手段包括支气管肺泡灌洗和肺活检。血浆中凝溶胶蛋白水平对是否较易发生 IPS 有一定预测价值。

同种异体 HSCT 后 IPS 的发生率在 7%～12%，自体 HSCT 的发生率为 5.7%。研究显示 IPS 发生的危险因素有：移植原因为非白血病恶性肿瘤、强度过大的预处理、年龄较大和严重的 aGVHD。接受非清髓性预处理（non-myeloablative conditioning regimens）的患者 IPS 的发生率明显低于应用传统大剂量化放疗的患者，表明 IPS 可能是化放疗损伤所致。另外，由于同种异体 HSCT 后 IPS 的发生与 aGVHD 的出现密切相关，同种异体 T 细胞导致的免疫反应损伤也是一个重要的原因。某些病例也可能是隐源性感染的发作。

IPS 发生的病理生理学机制尚不清楚。IPS 典型的临床症状为呼吸困难、干咳、低氧血症，胸部影像学为累及多肺叶弥漫的浸润影。但实际上临床表现多样，可以全无症状亦可出现急性呼吸窘迫综合征的表现。中位发病时间为移植后的 6～7 周，但移植后 2～3 周内有高发趋势，然后发生率降低但可持续出现直到移植 80 d 后。病程进展快，2/3 以上的患者数天内可发展为呼吸衰竭，病死率高达 74%。

IPS 在治疗上基本与 GVHD 相同，多数研究采取了免疫抑制治疗，主要用泼尼松，剂量从 20 mg/(kg·d) 的超大剂量到 0.75～1.5 mg/(kg·d) 的中等剂量。其他免疫抑制剂，如环孢霉素 A、6-巯基嘌呤也有效。激素治疗后症状虽有明显改善但生活质量下降。早期鉴别并治疗是提高治愈率和改善患者生活质量的关键。目前有学者提出干扰素 α 具有较好的治疗作用，但需要进一步观察和探讨。

2. 弥漫性肺泡出血（diffuse alveolar hemorrhage，DAH）

DAH 是 HSCT 后出现的严重的并发症，多见于自体 HSCT，也可见于同种异体 HSCT

的患者。DAH 的重要特征是非感染性原因所致进展性血性的支气管肺泡灌洗液。

DAH 的诊断标准如下：多个肺叶浸润影、肺炎的症状和体征和呼吸生理异常，包括肺泡动脉血氧分压差增加和限制性通气功能障碍；排除感染；支气管肺泡灌洗结果显示，来自 3 个不同的支气管亚段的回收液逐渐加重的血性液体，或是 20％以上灌洗液的细胞为含铁血黄素的巨噬细胞，或者肺组织活检至少 30％的肺泡表面可见到血液成分存在。需要至少 3 个肺段的支气管肺泡灌洗液为血性液体为诊断的关键，但有研究发现，从尸检的结果来看，诊断的符合率仅在 50％左右。灌洗液中 20％以上为含铁血黄素巨噬细胞可作为另一条诊断标准，但通常需要 2～3 d 的时间才会出现上述表现，没有找到含铁血黄素巨噬细胞也不能排除新鲜出血的发生。自体造血干细胞移植后 DAH 的发生率为 7％～20％，症状通常出现在移植后的 2～3 周，也有迟发出现的病例，约占 42％。自体造血干细胞移植和同种异体移植 DAH 的发生率基本相同。DAH 的发病原因并不清楚，年龄大于 40 岁、放射线损伤、实体恶性肿瘤、药物中毒、感染、存在高热、严重的黏膜炎和肾功能不全、血小板减少症以及中性粒细胞在肺脏中的聚集、微血管病均有可能是 DAH 发病的高危因素。DAH 的病理生理机制尚不清楚。DAH 的临床表现为突发的进展的呼吸困难、干咳、发热和低氧血症、咯血。胸片没有特异性，胸部高分辨 CT 扫描呈肺泡充填影像伴支气管气相，病变呈两侧、弥漫、不对称或局灶性分布，与其他原因导致的肺泡出血无法区别。大部分患者早期可见中下肺轻度的间质浸润影，与肺水肿或机会感染不易鉴别。典型的 DAH 为暴发性的病程，胸部影像学很快进展为弥漫的严重的肺泡实变影。DAH 早期诊断和治疗可改善疾病的预后，自体造血干细胞移植患者移植后 30 d 内出现的 DAH 预后较好，病死率约为 30％，而迟发的或同种异体移植后的 DAH 病死率高达 70％。大部分患者需要入住 ICU 行机械通气治疗。大剂量激素（500～1 000 mg/d 的甲强龙）冲击 3～4 d，然后逐渐减量可改善其生存率。但也有学者认为激素、血小板输注和机械通气的疗效有限。DAH 常见的死因为多器官的功能衰竭和脓毒血症。

3. 慢性阻塞性肺部疾病

在半相合造血干细胞移植后的 3～12 个月，慢性阻塞性肺部疾病的发生率为 15％左右，其机制多与移植后的 cGVHD 相关，其他诱发的因素有：（1）全身放疗；（2）肺部感染；（3）MTX 的使用；（4）低丙种球蛋白状态等。临床表现为干咳和进行性加重的呼吸困难，胸部 CT 较之胸片有明显的意义。一旦发生此病，治疗效果欠佳，死亡率高（大约 50％）。治疗原则是早期发现、早期治疗。药物治疗包括使用免疫抑制剂、肾上腺皮质激素和支气管扩张剂，有效率约为 50％。

4. 闭塞性支气管炎（OB）

OB 是一种重要的 HSCT 的肺部并发症，表现为上呼吸道感染症状，持续性咳嗽伴进行性呼吸困难及呼气时喘鸣。胸片可有充气过度表现或者无明显改变。肺功能检查一般 FEV1＜80％预计值，FEV1/FVC＜70％。可依据临床表现、肺功能检查、胸片等诊断，也可根据排除感染可能后诊断。Chien 等观察了 HSCT 患者 12 年的气流阻塞的变化，发现 HSCT 的 FEV1 每年下降约 5％，同时随气流阻塞的增加，其死亡率也明显增加，认为气流阻塞的发生与患者 cGVHD 以及移植后 100 d 内发生上呼吸道病毒感染密切相关。OB 的组织学表现可为细支气管狭窄，小气道内填充有肉芽组织，常累及肺泡管内；或者为小气道完全破坏，纤维化表现。组织学诊断为其诊断金标准。OB 的预后较差，可用皮质类固醇激素和免疫抑制剂进行治疗，但疗效欠佳。

5. 植入综合征（ES）

ES 是 HSCT 后中性粒细胞恢复早期，部分患者出现发热、皮疹、非心源性肺水肿、多器官功能衰竭（MODS）等临床症状的统称。目前确切的发病机制尚未明了，Takatsuka 等认为预处理化放疗后的一些刺激因素，如高浓度的环孢霉素 A，他克莫司（FK506）或 CMV 感染等,触发大量中性粒细胞局部迁移浸润血管,中性粒细胞脱颗粒,氧化代谢过程等使血管通透性增加,导致了 ES 的发生。Spitze 根据 ES 是一种临床表现,不伴有特征性的组织病理学变化或生化指标,推荐下列诊断标准。主要诊断标准为:(1)体温≥38.3 ℃,无确定的感染原;(2)非药物所致的红斑性皮疹,累及全身皮肤 25% 以上;(3)表现为弥漫性肺浸润的非心源性肺水肿及缺氧症状。次要诊断标准为:(1)肝功能异常,总胆红素≥34 μmol/L 或转氨酶水平≥基础值 2 倍以上;(2)肾功能不全,肌酐≥基础值 2 倍以上;(3)体重增加≥基础体重的2.5%;(4)不能用其他原因解释的一过性脑病。确诊 ES 需要 3 条主要诊断标准或 2 条主要标准加 1 条或 1 条以上次要标准。短暂的低热,一般性皮疹等轻微的 ES 不需要治疗,停止使用细胞因子及抗生素后会自行消失。临床症状较重,尤其对于包括累及肺部的各类 ES 患者,肾上腺皮质激素多有很好的疗效。并发呼吸衰竭患者,需气管插管机械通气。

6. 肺泡蛋白沉积症(PAP)

PAP 是 HSCT 后的一少见的并发症,它的发生可能与化疗药物改变了肺泡细胞的功能有关。临床上以活动后气短为主要症状,CT 常表现为边缘模糊的结节状影或大片实变影,确诊依赖于 BAL、PAS 染色或经支气管肺活检。全肺灌洗是主要的治疗方法。

7. 肺血栓栓塞症(PTE)

HSCT 术后出现肺血栓栓塞症的患者较为少见,PTE 的发生可能与急性或慢性 GVHD 有关。有作者报道 13 例患者接受骨髓移植后发生 PTE,其中 11 例患者正在进行抗 aGVHD治疗,1 例行抗 cGVHD 治疗。所有患者在移植后 8~343 d 出现发热,肺部 CT 提示肺内多发结节。经肺活检肺内结节均表现为血栓形成与梗死,无明显感染的依据,常伴发明显的肺动脉高压。经经验性应用激素治疗、两性霉素治疗及溶栓治疗,其中 9 例存活。

8. 肿瘤

HSCT 术后可发生继发性肿瘤。肺部可以是原发或继发性肿瘤的发生部位。Au 等报道615 例中国人(香港)行 HSCT 后非吸烟妇女发生肺腺癌。移植预处理时,接受高剂量照射(单次≥10 Gy 或分次总剂量≥13 Gy),特别是局部照射,可明显增加实体瘤发生的危险性。cGVHD 及男性患者与鳞状细胞癌高度相关。范科尼贫血患者移植后肿瘤发生率最高。此外,供者年龄、应用环孢霉素或硫唑嘌呤治疗 cGVHD 和所用药物的数量等均可明显增加HSCT 后实体瘤的发生率。关于如何治疗 HSCT 后继发性实体瘤,现有的临床资料不多。Favre-Schmuziger 等做了相关研究后认为对接受移植者进行连续的临床跟踪,早期诊断,治疗继发性实体瘤,采用与原发性肿瘤相同的治疗强度和方案可取得相对较好的疗效。

9. 弥漫性肺钙化

Guermazi 等报道 2 例急性肾衰竭患儿和 1 例白血病患儿接受 HSCT 后,并发弥漫性肺钙化。其中 2 例借助 HRCT 诊断,另外 1 例依靠 HRCT 结合骨扫描诊断。其钙化表现为双肺弥漫性非对称性分布。其具体机制不明,可能与 HSCT 后钙代谢障碍有关。

10. 哮喘

哮喘在 HSCT 后作为并发症很少发生。其病理学机制不甚明确,可能与移植前后供体与受体之间的骨髓成分转移有关。在骨髓移植后一年内过敏性抗体 IgE 可以由过敏体质的供者转移至非过敏体质的受者,在此过程中成熟 B 细胞和 T 细胞对变应原的记忆犹存。Ri-etz 等报道 2 例患者在行骨髓移植后出现支气管哮喘。根据临床症状,肺功能结果提示气流受限,气管活检组织学符合哮喘特征,排除药物过敏可能,哮喘诊断成立。吸入支气管扩张剂和糖皮质类固醇激素有效。

11. 药源性肺病(drug-induced lung disease,DILD)

DILD 是 HSCT 后一少见的并发症。Camus 等认为白消安、甲氨蝶呤、博莱霉素等 20 余种药物均会导致 DILD,且肺部病变类型繁多,可表现为肺水肿、DAH、肺纤维化、非特异性间质性肺炎等。临床表现和肺部影像学均无特异性。诊断中,最重要的是对 DILD 的警惕性和可靠详细的用药史,因此临床医师应对各种药物的药理作用、适应证、剂量、给药途径和副作用等有所了解。用药过程中一旦发现不良反应,应结合临床经过,作全面深入的分析,排除肺部其他疾病,作出正确的诊断。虽然可疑病例及时停药后症状消失有助于诊断,但晚期病例的组织学变化常呈不可逆性,故停药后症状持续并不能排除 DILD 的可能。治疗上主要是停用可疑药物、激素及对症支持治疗。预后状况跟药物所致的肺部病变类型有关,药物性肺水肿的预后一般较好,而药物所致的肺纤维化往往预后较差。

12. 输血相关性急性肺损伤(transfusion-related acute lung injury,TRALI)

TRALI 是 HSCT 后一种罕见的与输血相关的严重并发症,可发生于所有含血浆的血制品的输注,通常发生在输注后 6 h 内。TRALI 的发生与血制品中的抗中性粒细胞抗体、抗 HLA-Ⅰ 类抗体、抗 HLA-Ⅱ 类抗体密切相关,其特征为发生与输血相关的双侧肺水肿。临床表现为发热、呼吸困难、低氧血症、低血压、双侧肺水肿。诊断主要根据临床症状、体征和输血史。2004 年 Noji 等报道了首例异基因骨髓移植后发生 TRALI 的病例。2007 年 Yui 等报道了 1 例 10 岁女孩在输注骨髓后发生 TRALI。两例患者分别因多器官衰竭和内毒素休克而死亡。治疗上主要为呼吸支持和保持血流动力学稳定。我们报道了 1 例 HLA 不全相合造血干细胞移植患者发生 TRALI,该患者输血结束 30 min 后自觉喉头紧缩感,呼吸困难明显,胸片提示双肺呈大片弥漫分布高密度影。结合患者的呼吸困难与输血密切相关,考虑"TRALI"的可能。所以予以加大面罩吸氧、甲基泼尼松龙 80 mg、速尿 20 mg 治疗但症状无好转,输血后 12 h 出现呼吸心跳骤停,立即采用心肺复苏、机械通气等抢救后自主心率恢复,呼吸机维持呼吸,但意识始终未恢复;输血 48 h 后再次出现心跳骤停,经抢救无效死亡。

13. 肺嗜酸性粒细胞综合征

肺嗜酸性粒细胞综合征是 HSCT 后一种罕见的并发症,是肺部 GVHD 的一种表现,可能跟 cGVHD 的其他表现有关。Akhtari 等报道了 3 例异基因 HSCT 术后患者发生肺嗜酸性粒细胞综合征。所有患者在肺部病变发生之前或同时,有活动性的皮肤 cGVHD。此外,外周血嗜酸性粒细胞增多,双肺弥漫性浸润,肺活检显示有显著的嗜酸性粒细胞浸润,累及小细支气管也是该病的特点。所有病人均对全身的激素治疗反应良好。

第三节　肝静脉闭塞病的防治

无论是 HLA 全相合异基因造血干细胞移植还是 HLA 不全相合异基因造血干细胞移植,肝静脉闭塞病(HVOD)都是造血干细胞移植早期出现的严重并发症之一。大多数患者在移植后 1 个月内出现 HVOD,以黄疸、肝脏肿痛、腹水及体重迅速增加为主要临床表现,严重时可出现多器官功能衰竭。多数研究报道 HVOD 的发生率为 4%～54%,新近回顾性研究表明发病率为 6.6%,目前国内对其发病率未见大宗病例报道。HVOD 的严重程度差别大,轻者可自限,对于重者有接近 100% 的死亡率。

一、HVOD 的发病机制

HVOD 的具体机制尚不清楚,据报道可能与谷胱甘肽缺乏、出/凝血状态异常、肝脏纤维化和炎性介质参与、药物等有关。

应用于干细胞移植的许多细胞毒药物是在肝脏代谢解毒,而肝腺泡小叶中心区(3 区)肝细胞含有丰富的细胞色素 P450 酶,但谷胱甘肽少于其他区域,且部分化放疗处理可减少肝细胞内的谷胱甘肽。因此,该区域肝细胞及内皮细胞对药物的毒性损伤更为敏感。

干细胞移植患者多存在出/凝血状态异常,有研究对比预处理前后的蛋白 C、因子 VII、蛋白 S 等水平,发现该类物质水平的高低与 HVOD 的发生有关;特别是蛋白 C,有学者通过对 HVOD 患者的实验观察提出预处理前蛋白 C 水平的高低能预测发生 HVOD 的可能性;但也有学者通过对移植患者连续检测凝血参数,没有发现任何参数与 HVOD 有关。

研究发现,HVOD 过程中有很多细胞因子发生变化,其中比较重要的细胞因子是 TNF-α 和血管内皮生长因子(VEGF)。动物实验中发现,单核细胞、网状内皮细胞和血管内皮细胞在受到化放疗、感染、缺氧等刺激下可释放细胞因子 TNF-α、IL-1β 等,TNF-α 可使凝血酶、纤维蛋白溶解酶原、前列腺素 E_1 和 E_2、蛋白 S 等下降,也可引起毛细血管通透性增加及出血性坏死,因此具有双向调节凝血的作用;VEGF 可增加血管通透性、促进内皮细胞分裂增殖、血管维持生成,还能引起循环血流中单核细胞、巨噬细胞表达组织因子增加,导致高凝状态。预处理中后期抗凝因子水平降低,促凝因子如纤维蛋白原、vWF 等水平增高,细胞因子和 vWF 等的释放激活了血小板聚集与黏附,导致了高凝状态。

预处理过程中使用的药物,如环磷酰胺(CTX)、白消安(Bu)等均可损伤肝细胞,导致患者发生 HVOD。有研究显示,由于 CTX 的代谢产物丙烯醛和羧乙基磷酰胺甘露莫司汀可损伤内皮细胞,因此认为 CTX 是预处理方案中最易导致 HVOD 的药物。Bu 与 CTX 合用可增加羧乙基磷酰胺甘露莫司汀的浓度,从而增加肝毒性。

因此目前普遍认为 HVOD 发生的关键因素是大剂量的化放疗预处理毒性和细胞因子反应导致肝小叶 3 区血窦内皮细胞和肝细胞的损害,造成大量凝血因子被激活,导致高凝状态,从而引起终末肝静脉血栓阻塞,肝内血流回流障碍,最终使相应静脉纤维性闭塞、血流受阻、血窦扩大及肝细胞坏死。典型的病理改变在早期为肝小静脉管腔狭窄,内皮下区可见吞噬的红细胞碎片,充满含铁血黄素的巨噬细胞,小静脉周围毛细血管阻塞,肝细胞不同程度液化性坏死;晚期呈小静脉阻塞、纤维化,相关肝索萎缩。

二、HVOD 的危险因素

HVOD 发生的可能相关因素主要分为移植前因素和移植相关因素。

移植前因素主要指移植前患者肝脏代谢情况以及自身保护机制是否完备,包括是否存在肝功能障碍(转氨酶升高、肝脏纤维化或肝硬化、胆碱酯酶或白蛋白水平降低)、肿瘤转移肝脏、年龄较大(大于 20 岁)、肝脏放疗史等。其中移植前转氨酶升高是 HVOD 发生的最重要的独立危险因素,转氨酶升高的原因为移植前的腹部照射、活动性肝炎及过度的酒精摄入等。患者移植前为乙型肝炎 HBsAg 阳性或 HBV-DNA 阳性,也是 HVOD 发生的高危因素。近年来发现一些基因多态性与 HVOD 的发生相关,相关的基因如肿瘤坏死因子-α(TNF-α)基因、谷胱甘肽路径相关酶编码基因。部分研究还表明,移植前曾进行抗 CD33 单抗治疗或因感染使用过阿昔洛韦、两性霉素等药物也可增加 HVOD 的风险。

移植相关因素包括预处理方案、移植类型、二次移植、药物毒性等多种因素。其中预处理含 CY 的方案(CY+TBI)及含 BU 的方案(BU+CY)、异基因造血干细胞移植、无关供者或 HLA 不相合的移植、第二次移植、大剂量的化放疗、使用 MTX 预防 GVHD 后 HVOD 的发生率增高。据报道移植物去除 T 细胞和 CD34 阳性细胞分选可减少 HVOD 的发生;分次 TBI 比一次 TBI HVOD 的发生率低,12 Gy 以上的 TBI 也可增加 HVOD 的发生率。

三、HVOD 的病理改变、临床表现与诊断

1. HVOD 的病理改变

早期,HVOD 的病理改变为肝小静脉管腔狭窄,内皮下区可见吞噬的红细胞碎片,充满含铁血黄素的巨噬细胞,小静脉周围毛细血管阻塞,肝细胞不同程度液化性坏死;晚期,HVOD 表现为小静脉阻塞、纤维化,相关的肝索萎缩。

2. HVOD 的临床表现

主要临床表现为肝脏肿大、黄疸、腹水及体重增加。最初的征象为肝脏肿大、充实感，多在细胞毒性药物使用后 8～10 d 发生；或在移植＋1 d，偶有肝区疼痛，可能为肝包膜牵扯性疼痛；由于肝内血流阻塞，使血窦内高压，可导致水钠潴留、体重增加。体重增加常发生在移植后＋15 d 左右，高胆红素血症常发生于移植后＋20 d 以内，也可出现在移植后＋30 d 以后，这种情况多见于经含 Bu 的预处理方案治疗的患者。严重的 HVOD 可发生肝性脑病、凝血功能异常，甚至多器官功能衰竭。

3. HVOD 的实验室辅助检查

发生 HVOD 时可伴随一些细胞因子（包括 TNF-α、IL-2、IL-1β、VEGF）升高，升高的水平和病情的严重程度相关，但由于这些因子的变化非 HVOD 所特有，故特异性不强。有研究还发现，移植后 14 d 内，患者血液中蛋白 C 和抗凝血酶Ⅲ（antithrombin Ⅲ，AT-Ⅲ）的水平降低，这有助于 HVOD 的早期诊断。肝脏窦状细胞和星形细胞所产生的纤溶酶原活化物抑制剂-1（plasminogen activator inhibitor-1，PAI-1）水平升高是移植后早期诊断和评估 HVOD 严重程度的一个独立而有价值的指标，敏感性和特异性分别是 29.2% 和 95.4%，重度 HVOD 达 66.7% 和 89.7%。此外，PAI-1 还可以区分是由 HVOD 还是由肝脏 GVHD 所引起的血清胆红素水平的升高。凝血因子Ⅷ和 vWF 的水平降低提示有发展为中度和重度 HVOD 的可能。透明质酸（HA）几乎全部由窦状隙内皮细胞清除，故血清水平可以反映肝窦状隙内皮细胞的损伤程度，可以作为 HVOD 诊断指标之一。CA-125 是多种恶性肿瘤的标志物，一般在恶性血液疾病中不增高，但有研究显示，在儿童 HSCT 后 HVOD 的患者其血清水平明显增高，而无 HVOD 的患者无该现象，故 CA-125 也是儿童 HVOD 的一项早期且敏感的指标之一。

在很长一段时间内，肝组织的活检和肝静脉压的测定被列为 HVOD 诊断的金标准。肝静脉压力梯度（hepatic venous pressure gradient，HVPG）大于 10 mmHg 时诊断 HVOD 特异性达 91%，敏感性 52%。但由于肝活检临床可操作性差，目前研究更集中在其他检查方面，如彩色多普勒，既可直接显示肝门静脉血流，又有足够的特异性，可用于 HVOD 的早期诊断及监控 HVOD 的治疗过程，缺点是敏感性低。有研究发现，多普勒超声（Doppler ultrasonography，DUS）在预测 HVOD 的严重程度方面比血清胆红素的水平和 HVPG 有更高的敏感性，且能够监控治疗过程，评估治疗效果。DUS 融合了超声和彩色多普勒的优点，可观察到器官（尤其是肝脏）及血管的形态，还可测量动脉或静脉的血液动力学的变化，适用于检测 HVOD 所导致的形态学和血液动力学的改变及相关的门脉高压的变化。

4. HVOD 的诊断

(1)美国西雅图 Fred Hutchinson 癌症研究中心的临床诊断标准（移植后 20 d 内，满足下列 3 项中的 2 项即可）：黄疸，血清总胆红素大于 34.2 μmol/L；肝大或肝区疼痛；不能解释的体重增加（超出基础体重的 2%）。

(2)Baltimore 移植小组诊断标准：黄疸和以下症状中 2 项及以上：①疼痛性肝肿大；②腹水；③体重增加≥5%。

有研究发现西雅图诊断标准如果仅满足两项，其与组织学的一致率仅 42%，三项都满足一致率可达 91%，但敏感性仅为 56%；Baltimore 诊断标准的一致率是 91%，敏感性也只有 56%。因此，这两套诊断标准在排除或者是确诊早期阶段的 HVOD 时，都不可靠。

5. HVOD 的临床分度、分型

由于造血干细胞移植后 HVOD 的发生率及严重程度差异大，且不同严重程度的 HVOD 在处理上存在差别，因此有必要根据 HVOD 的临床表现给以分度、分型（表 10-4，表 10-5）。

表 10-4　HVOD 的临床分度

项　目	轻　度	中　度	重　度
体重增加	—	10.1±5.3	15.5±9.2
20 d 内最高血浆胆红素（mg/dL）	7.0±3.5	7.9±6.6	26±15.2
肢端水肿	23	70	85
伴有腹水（%）	5	16	48
20 d 内血小板输注需要次数（次）	53.8±27.6	83.6±35.0	118.3±51.8
100 d 内死亡率（%）（包括全部病因）	3	20	98

引自 McDonald GB,et al. Liver toxicity following cytoreductive therapy for marrow transplantation:risk factors incidence and outcome. Hepatology,1991,14:162A.

表 10-5　HVOD 的临床分型

分　型	临床表现
急　性	突发腹痛伴肝大、腹水,常出现肝功衰竭合并感染死亡
亚急性	腹水、肝大逐渐发生
慢　性	非门静脉性肝硬化

四、HVOD 的防治

轻度 HVOD 有自限性,不需要药物治疗;中度 HVOD 也有自限性,但需要积极对症处理;重度 HVOD 死亡率高。因此,HVOD 的预防和早期的诊断治疗至关重要,2001 年 Simon 等学者回顾性地分析了 462 例移植患者,发现预防性用药是有益的。由于移植预处理及移植早期机体内均处于高凝状态,体内自然的抗凝物质减少,纤溶功能降低,组织纤溶酶原激活物（t-PA）及其抑制物（PAI-1）的 PAI-1/t-PA 比值增高易形成血栓;因此目前 HVOD 的预防和治疗主要集中在抗凝、促进纤维蛋白溶解、减少血管内皮细胞和肝细胞损害等方面。相关的药物有低分子量肝素（low molecular weight heparin,LMWH）、前列腺素（E1PGE1）、乌索脱氧胆酸（ursodeoxycholicacid,UDCA）、重组人类 t-PA（recombinant human tissue plasminogen activator,rh-tPA）和去纤苷（defibrotide,DF）等。

1. HVOD 的预防

避免主要的危险因素是预防 HVOD 的有效手段。如患者移植前乙型肝炎 HbsAg 阳性或 HBV-DNA 阳性患者应推迟移植期。移植前常规使用抑制乙肝病毒复制的药物,或采用降低细胞毒药物剂量以及分次 TBI 的预处理方案等以减少 HVOD 的发生。

LMWH 是目前公认的能够安全有效地降低 HVOD 发生率的药物,是普通肝素裂解或分离出的低分子碎片,抗血栓形成作用强,出血的并发症少,现已对移植患者进行常规的预防性应用。一般主张移植最初 2 周给予小剂量 100 U/(kg·d),持续静脉点滴,血小板减少,活化的部分凝血活酶时间不延长的患者均能耐受,但血浆凝血酶原时间延长时,LMWH 应减量。

PGE1 是由内皮组织释放的具有细胞保护作用的血管舒张剂,能抑制血小板的聚集和凝血酶的活性,能降低 HVOD 的发生率和严重程度。PGE1 有很强的毒性,尤其在增加剂量时毒副作用更加明显,可出现低血压、水肿、肢体疼痛、水疱等,部分患者需降低 PGE1 的药物用量。因此也有部分学者主张不用 PGE1。目前以脂微球为药物载体的脂质体 PGE1,稳定性高、吸收好,足量使用临床耐受性好,能最大限度地避免不良反应的发生。

UDCA 由于不同研究组的结果差异较大,因此在移植后预防 HVOD 的效应还存在一定的争议。

近期多项回顾性研究显示，t-PA防治HVOD的有效率可达23%～29%，但危及生命的出血发生率达20%～30%，且对发生多器官功能衰竭的患者无效，故部分学者建议放弃该药。

近年来DF被认为是预防及治疗HVOD的具有潜力的药物，DF是一种单链的多聚脱氧核糖核苷的钠盐，具有抗血栓、抗局部缺血、抗炎性反应和促纤维蛋白溶解的特性，它能够提高血栓调节蛋白的表达，通过增加t-PA功能和降低PAI-1活性来刺激纤维蛋白的溶解，从而增加HVOD的治愈率而没有明显的毒性。单独使用DF在高危人群中的完全有效率可达36%，DF联合其他药物在防治HVOD中的疗效还在研究中。Richardson等报道应用DF治疗重症HVOD有效且无明显副反应；2000年欧洲一项研究及2002年美国多中心协作组分别报道了重症HVOD合并多脏器功能衰竭的患者应用DF治疗后完全缓解率分别为55%和36%，剂量分别为每天10～40 mg/kg、5～60 mg/kg，用药中位时间为14 d。

目前大部分临床机构预防HVOD采用LMWH＋PGE1的方法，取得了良好的效果。

有研究提出了一种新的、更有效的预防方法，是联合使用肝素和新鲜的冰冻血浆。它可能是通过新鲜冰冻血浆提供自然抗凝物质，如蛋白C、抗凝血酶等以补充内源性抗凝物质的消耗，纠正AT-III的水平，从而增加肝素的功能，预防HVOD作用的发生。

HLA不全相合异基因造血干细胞移植多采用较强的预处理方案，且多数移植方案中含有CY＋TBI或BU＋CY，预防GVHD的强度较其他移植类型强，故HVOD的预防甚为重要。预处理过程中我们选用脂质体PGE1(20～40 μg/d，静脉滴注)＋LMWH(100 U/(kg·d)，皮下注射)＋丹参(或阿魏酸钠)＋低分子右旋糖酐，回输造血干细胞后脂质体PGE1＋LMWH使用到移植后＋45 d停药，应用过程中HVOD的发生率明显低于国内及国际报道的水平，且未发生严重出血，凝血指标正常，仅脂质体PGE1输注过程中可出现胃肠道反应、血管炎等不良反应，故该方案在临床应用上具有较好的预防效果，安全性高。

2.HVOD的治疗

目前暂无特效方法治疗HVOD，相关药物及治疗方式仍在探索之中。

(1)支持治疗。以支持治疗为主，严密监测体重、尿量、血容量负荷改变、肝功等，对水钠潴留及其他并发症给予对症处理，有多器官功能衰竭的患者可使用机械通气和血液透析。

(2)内科治疗。由于HVOD患者移植后处于高凝状态，凝血因子沉积在受损的静脉内皮下间隙内，因此主要的治疗策略是以rh-tPA为主的溶栓治疗。rh-tPA和DF主要用于已经确诊的重度HVOD患者，rh-tPA联合肝素也有一定的疗效，但对于出现多器官功能衰竭的患者效果较差，主要的毒副作用是出血倾向，可停止使用肝素。联合rh-tPA和C1酯酶抑制物也可提高治疗成功率。磷霉素一般作为预防性或轻度感染的早期用药，因其可抑制TNF-α的释放，故可降低HVOD的发生率。另外，炎症虽不是HVOD发病机制的重要组成部分，但近年来有报道表明，大剂量的甲强龙对治疗HVOD可能有效。

(3)外科治疗。经肝内门静脉分流术能改善提高肝脏灌注、减少进一步的肝细胞坏死，并能减轻腹部症状，但并不能改善肝外症状及存活率，且有设备和技术的限制难以推广；肝移植等方法对治疗重度HVOD有效，但因供体来源问题及技术因素等难以开展。类似的方法目前尚在研究中。

第四节 感染及出血的防治原则

一、HLA不全相合造血干细胞移植感染的防治

感染是造血干细胞移植术后常见的并发症，发生率为50%～80%。尽管应用全环境保护及一些预防措施在一定程度上减少了感染的发生率，强有力的抗生素应用及诊治理念的更

新也使某些严重感染的病死率显著降低,但至今感染仍是关系到移植成败的主要因素之一。HLA 不全相合造血干细胞移植患者大多接受过清髓性大剂量化放疗预处理,免疫抑制作用强,粒细胞、单核细胞、淋巴细胞处于功能低下状态的持续时间较其他类型的移植更长,且急、慢性 GVHD 的发生率高,因此 HLA 不全相合造血干细胞移植后更易发生包括细菌、真菌、病毒、原虫等各种病原菌的感染,病情进展迅速,死亡率较高。

(一)造血干细胞移植后早期感染特点

造血干细胞移植早期指移植后 1 个月内。此期为预处理开始至中性粒细胞恢复期,患者特点为造血细胞极少,白细胞计数常低于 $0.5 \times 10^9/L$,即骨髓空虚期。大剂量化放疗预处理后可造成黏膜炎,且预处理前中心静脉插管破坏了皮肤黏膜屏障,因此最易感染,且死亡率最高。感染特点以细菌为主,真菌感染也较为常见,但病毒感染较为少见。

1.细菌感染

致病菌中革兰氏阳性菌约占 80%,革兰氏阴性菌约占 20%。常见的有表皮葡萄球菌、金黄色葡萄球菌、溶血性链球菌、绿脓杆菌、铜绿假单胞杆菌等。革兰氏阴性菌虽然所占比例较小,但一旦感染,病情严重、治疗效果差,是细菌感染的主要死亡原因。细菌侵入的门户常为中心静脉插管破坏的皮肤、消化道破损的黏膜等,内源性细菌移位也可致严重感染。感染的形式常有败血症、导管处蜂窝组织炎、细菌性心内膜炎等。感染的临床症状常不明显,原发灶不明,临床表现以发热最常见,有畏寒、寒战、高热等,根据感染部位不同可出现咳嗽、咳痰、尿急、尿痛、腹痛、腹泻、局部红肿疼痛等。通常体温大于 38 ℃或连续两次大于 37.5 ℃(间隔 2 h 以上)即应怀疑可能有细菌感染,应抽血培养或对怀疑感染部位取样培养,利于诊治。

2.真菌感染

移植前半数患者的口腔、尿和粪便中可培养出真菌,而移植后早期白细胞降低及广谱抗生素的应用,使该期真菌感染的发生率明显增高。中心静脉插管及胃肠外高营养环境亦为诱发真菌感染的高危因素。目前真菌感染临床表现缺乏特异性,且缺乏有效的确诊手段,因此感染后死亡率高,应该引起高度重视。临床上常见的真菌感染以念珠菌及曲霉菌多见,诊断可行局部培养、涂片染色检查,但阳性率低。

(1)念珠菌感染:念珠菌感染以内源性感染为主,其中最常见为白色念珠菌感染。预防性抗真菌药不能完全清除体内的念珠菌,病原菌主要来自患者消化道。念珠菌感染可引起严重的口咽部黏膜炎和食管炎,出现伪膜样或溃疡改变,甚至吞咽困难;少数可致败血症播散至肺、肝脏、肾脏、脾脏,形成小脓肿,但血培养仅极少数呈阳性。念珠菌肺炎表现为高热、咳白色黏痰、气促,胸部 X 线表现为双肺结节影或融合的大片浸润影,部分患者缺乏特异性的症状及体征。

(2)曲霉菌感染:曲霉菌感染较念珠菌感染预后差,以外源性感染为主。曲霉菌是常见于污染环境中的丝状霉菌,传播途径主要是空气,因此院内曲霉菌病的发生率跟环境中真菌污染程度相关。曲霉菌感染的常见部位是肺,其次是中枢神经系统,少数引起全身播散。肺曲霉菌病早期临床表现可不明显,胸部 X 线也可为阴性,早期诊断困难;部分有典型的 X 线表现为肺部结节影或团块影,可有空洞、晕征等。

3.病毒感染

病毒感染以单纯疱疹病毒(HSV)和呼吸道病毒多见。病原菌主要是患者体内潜在的病毒被激活,如移植前该病毒血清抗体阳性者,80% 于移植后可出现潜在病毒的再活化,严重者可扩散为肺炎及脑炎等,临床表现常为口腔溃疡黏膜炎、疱疹等,临床表现及实验室检查常缺乏特异性。

(二)造血干细胞移植后中期感染特点

造血干细胞移植后中期指移植后 2～3 个月内。此期患者造血基本恢复,白细胞计数常大于 $1×10^9/L$,但免疫细胞功能较差,尤其是 T 淋巴细胞的绝对值及其亚群的功能仍未恢复正常,故以细胞介导的免疫抑制、特异性及非特异性的细胞毒作用为特征。此期常发生急性GVHD,因此感染也是常见的。感染以病毒和寄生虫为主,细菌及真菌感染较少见。

1.病毒感染

病毒感染主要为巨细胞病毒(CMV)感染,它可起源于患者自身潜在病毒的再活化,亦可来自献血员或造血干细胞移植供者。移植前血清 CMV 抗体阳性、年长、HLA 配型不合及严重急性 GVHD 为 CMV 活动性感染的高危因素。CMV 感染早期仅表现为 CMV 抗原血症或病毒血症,而无相应的临床表现,发展成 CMV 病时主要表现为 CMV 肺炎、肠炎、脑炎及肝炎等。CMV 肺炎常为间质性肺炎表现,发热、气促、进行性低氧血症和扩散的肺部浸润等;CMV 肠炎主要表现为腹泻等。但这些临床表现与急性 GVHD 相似,并可与之同时出现,临床上难以鉴别。目前通过检测 CMV 抗体及局部组织活检 CMV 包涵体有助于确诊。另外,HSV 及腺病毒感染也较常见,可引起肺、肾脏、肝脏及脑的损伤,还可导致出血性膀胱炎。

2.寄生虫感染

寄生虫感染以卡氏肺囊虫为主,可导致间质性肺炎,与 CMV 肺炎很难区别。目前因复方新诺明的预防使用,卡氏肺囊虫所致的间质性肺炎发病率已明显下降。

(三)造血干细胞移植后晚期感染特点

造血干细胞移植后晚期指移植后 3 个月至 2 年。此期患者特点为免疫功能缺损逐渐恢复,感染发生逐渐减少,但如发生慢性 GVHD,细胞与体液免疫缺损持续存在,仍可反复发生感染。感染特点以带状疱疹、肝炎病毒感染为主,也可出现其他病原菌感染。

1.病毒感染

带状疱疹感染多为潜伏的病毒激活,常在移植后一年内发病,主要表现为发热、局部皮疹、水疱,甚至引起带状疱疹肺炎、脑炎等,有时发病时症状无特异性不易与 GVHD 等鉴别。肝炎病毒感染主要为血源性感染,其中丙型肝炎危害最大,有时可引起肝坏死。

2.其他感染

此时期细菌感染以革兰氏阳性球菌多见,尤其是肺炎双球菌感染。除引起肺炎外,也可引起副鼻窦炎及败血症。由于移植前预处理的放疗/化疗及 GVHD 防治中大剂量免疫抑制剂的应用等,可促使原有陈旧性结核的复发或新近结核杆菌感染的发生。此外,还可发生荚膜细菌、CMV 等感染。

(四)造血干细胞移植后感染的预防

1.全环境保护

全环境保护可降低外源性感染,措施包括:移植前患者经肠道消毒、药浴后入住洁净度100 级的空气层流病房,每日接受皮肤与黏膜消毒护理,给予无菌饮食;进入洁净室的工作人员需先洗手、更换洁净衣裤和拖鞋、戴无菌帽和口罩,接触病人前再穿消毒隔离衣并戴无菌手套,操作时应站在病人的下风向。

2.药物预防

主要针对内源性感染。患者移植前应常规口服非吸收性抗生素进行肠道消毒,常用的药物包括复方新诺明、诺氟沙星、氟康唑、阿昔洛韦等,用药时间视病情可连续应用数月,一般至移植后 100～180 d。

复方新诺明可预防卡氏肺孢子虫、弓形虫等寄生虫感染,0.96 g/次,2 次/d,造血重建后可改为每 3 d 给药。

氟喹诺酮类药物有广谱的抗革兰氏阴性菌的作用,且抗药性小,其中环丙沙星可抗某些革兰氏阳性菌,但对多数耐甲氧西林的葡萄球菌无效,通常诺氟沙星 0.1 g/次,3 次/d。也有研究建议口服氟喹诺酮类药物至移植开始时,然后口服青霉素或头孢菌素类药物连续180 d或用至免疫抑制剂停用为止。有研究还表明静脉用万古霉素联合肠道灭菌药可减少革兰氏阳性菌感染及其发热持续时间。如移植前有反复感染或可能有感染灶者,则在移植前给予静脉广谱杀菌抗生素治疗。伴有慢性 GVHD 的患者,移植后 1 年内口服青霉素或复方新诺明可减少肺炎球菌感染。

预防真菌感染常用氟康唑、伊曲康唑等。口服氟康唑 200～400 mg/d 可很好地预防白色念珠菌感染,但对曲霉菌无效,而伊曲康唑对曲霉菌预防效果好,可口服 100 mg/d。

在我国移植供受者中,巨细胞病毒(CMV)、肝炎病毒、结核菌感染率高,因此移植前除应进行相应的实验室检查外还可给予以下措施处理:早期应用更昔洛韦、膦甲酸钠等可预防CMV 活动性感染,移植前－8～－1 d,更昔洛韦 5 mg/kg,1 次/12 h(或阿昔洛韦 500 mg/次,1 次/8 h),移植后因更昔洛韦可影响造血重建,故移植后需更换药物。因膦甲酸钠无骨髓抑制作用,一般用于更昔洛韦耐药者及血象低者的治疗,60 mg/kg,1 次/12 h,但需注意膦甲酸钠的肾毒性。重庆新桥医院血液科的经验是采用移植前给予更昔洛韦 5 mg/kg,1 次/12 h,至－1 d 停药,移植后换为阿昔洛韦 250 mg/次,1 次/12 h,用 5 d,停 2 d 的方案,发现既能有效预防 CMV 感染,而且对造血重建无影响。一旦诊断有 CMV 感染则换阿昔洛韦为膦甲酸钠治疗。已感染丙型肝炎病毒者,移植后预防性应用 α-干扰素可显著降低活动性丙型肝炎发生率;HbsAg 阳性的供受者,如 HBV 病毒滴度高于正常,均应在移植前开始口服拉米夫定治疗,受者还可以同时联合拉米夫定和乙型肝炎免疫球蛋白治疗,直至度过免疫抑制期。若患者存在陈旧性结核,自预处理即应开始预防性应用抗痨药物,疗程至少半年。

3. 免疫预防

移植后患者处于细胞与体液免疫缺损状态,极易引起病原菌感染,可给予被动免疫及免疫调节治疗降低感染的危险性。

静脉注射免疫球蛋白不但能补偿移植后免疫缺陷、增强和调理吞噬细胞的吞噬作用,还能增强抗内毒素、中和病毒抗体的作用,并能增强补体系统的激活和免疫调节功能,对细菌及某些病毒(如 CMV)感染有一定的预防作用。高效价免疫球蛋白的预防作用虽然更强,但不适于长期应用。也有研究提出长期应用免疫球蛋白可使移植后免疫重建延迟,且停药后感染发生率有增高趋势。近期有项研究发现对于同胞间 HLA 全相合异基因造血干细胞移植静脉免疫球蛋白的使用不能降低移植半年内感染的发生率,对提高生存率无优势,且使用大剂量静脉免疫球蛋白[0.25 g/kg,0.5 g/(kg·w)]的患者发生严重 VOD 的机率增加。重庆新桥医院血液科异基因造血干细胞移植患者常规给予静脉注射免疫球蛋白预防感染,造血重建以前输注丙种球蛋白 0.4 g/(kg·w),造血重建后每 2 周输注丙种球蛋白 0.4 g/kg,移植＋100 d 改为每月输注丙种球蛋白 0.4 g/kg,输注时间持续至移植后 1 年,并未影响造血重建或诱发 VOD、GVHD 等。

移植后中性粒细胞减少期,可应用 G-CSF 等细胞因子加速移植后造血功能的恢复,从而降低患者发生感染的机率。但 G-CSF 有增加慢性 GVHD 的危险,且有促进白血病细胞再生长的可能性,因此应限制应用。有研究显示移植后第 6 d 开始使用,既促进中性粒细胞恢复,又可降低副作用的发生。

(五)造血干细胞移植后感染的治疗

1.细菌感染的治疗

移植后早期细菌感染最为常见,对于移植后体温突然升高(体温大于38℃或连续两次大于37.5℃)又能排除非感染因素的患者,应仔细检查口咽部黏膜、牙龈、鼻窦、静脉导管置管处、穿刺部位、肛门和皮肤,抽取血培养,在取送各种培养标本后,应立即给予经验性抗感染治疗,同时反复培养检查,以期早日转为针对性治疗。目前资料显示,仅有30%的发热可找到生物学证据,其中20%为革兰氏阳性球菌,10%为革兰氏阴性菌,大部分为凝固酶阴性的葡萄球菌。经验性治疗应首选广谱抗生素,必要时联合用药,以扩大抗菌谱、发挥抗生素间的协同作用及延缓耐药菌株的发生。药物的组合需考虑抗菌谱、有无交叉耐药及副作用等,一般静脉给药,常规治疗10~14 d或更长时间,中性粒细胞升至$(0.5\sim1)\times10^9$/L以上,可考虑停药。用药48~72 h体温下降则继续原方案,如已确定病原菌则换用细菌敏感的抗生素;如体温不下降,并出现进行性感染的体征,且病原菌不明确,如测C-反应蛋白升高,则换用抗生素继续观察48~72 h(C-反应蛋白正常者考虑病毒感染或GVHD);如体温仍不下降或下降后复升,有真菌、病毒、结核感染的可能,则需经验性的抗真菌、病毒及抗结核治疗等。

中性粒细胞缺乏期合并发热,可选用抗假单胞β-内酰胺类和氨基糖苷类药物组合,如一种氨基糖苷类药物与一种三代头孢菌素类联用(头孢他啶加丁胺卡那霉素),或一种氨基糖苷类药物与一种抗假单胞类药物组合。此种组合的优点是有协同抗革兰氏阴性菌的作用,同时还可以抗厌氧菌,耐药菌株少,特别适用于绿脓假单胞菌感染的高危病人;不足之处为易致肾及神经毒性,且对革兰氏阳性菌作用不强。也可用β-内酰胺类加喹诺酮类,此方案克服了氨基糖苷类的肾毒性,并加强了对球菌尤其是肠球菌的作用。临床上也有单一用药的方案,常用的抗生素为第三、四代头孢类与碳青霉烯类,尤其后两种抗菌谱广、毒性低,其中第三代头孢以头孢他啶为代表,对革兰氏阴性菌敏感性好,耐药株少,但对多数革兰氏阳性菌(特别是葡萄球菌和肠球菌)和厌氧菌无效;碳青霉烯类对多数革兰氏阳性菌、革兰氏阴性菌有强大的杀灭作用,对厌氧菌也有效。诸多报道已证明,单一用药的疗效与联合用药效果相似,并可避免氨基糖苷类等抗生素所致的不良反应。通常情况下,对革兰氏阳性菌感染的治疗是作为对革兰氏阴性菌感染治疗失败的继续,特别是针对耐药的金黄色葡萄球菌感染,如高度怀疑球菌感染或导管感染,则应选用万古霉素、替考拉宁或利奈唑胺。

非中性粒细胞缺乏期合并发热则任何可能的感染均可发生,需依据临床表现及移植后发热的时间进行临床诊断。

2.真菌感染的治疗

造血干细胞移植患者在移植后各阶段均可发生真菌感染,在细菌感染长期应用大剂量广谱抗生素或大剂量应用免疫抑制剂后发病率增高。由于真菌感染临床表现缺乏特异性,临床诊断相当困难,通常对于已用足量、强效抗生素72 h后体温仍无下降趋势的患者,应给予经验性抗真菌治疗。在经验性治疗期间应尽力查找病原菌,以便针对性治疗。

一线用药有两性霉素B、氟康唑、伊曲康唑,二线用药有卡泊芬净、伏立康唑。

因真菌感染中以念珠菌及曲霉菌多见,故经验性抗真菌治疗常选用两性霉素B,静滴1~1.5 mg/(kg·d),毒性较大,用药过程中最常见的不良反应为寒战、发热、心肾毒性及低血钾等。由于输注两性霉素B有严重的不良反应,近年来两性霉素B脂质体已用于临床,常规用量3 mg/(kg·d),二者治疗效果相当。治疗时间因病人而异,如病人好转并确诊为真菌感染,应给予全程治疗;如病人好转,但未确诊病原,当中性粒细胞升至0.5×10^9/L以上,临床症状及影像学检查恢复正常,可停止两性霉素B治疗。

目前临床上最常用的抗真菌药物是氟康唑和伊曲康唑。氟康唑是治疗侵袭性念珠菌感染较常用的药物,不良反应较小,曾被推荐为异基因造血干细胞移植过程中中性粒细胞缺乏期真菌感染的预防用药。但随着氟康唑的广泛预防性应用，非白色念珠菌及对氟康唑耐药的白色念珠菌感染增加，且氟康唑抗真菌谱较窄，对曲霉菌和某些假丝酵母菌无效，因此，预防真菌感染时，氟康唑逐渐被伊曲康唑、米卡芬净等替代，怀疑或确诊真菌感染时常选用两性霉素 B、伊曲康唑、伏立康唑、卡伯芬净等。

伊曲康唑抗曲霉菌感染作用明显优于氟康唑，体外效果与两性霉素 B 相当，而抗念珠菌作用与氟康唑相似，且不良反应小，因此适用于经验性治疗及长期维持治疗，对于不能耐受两性霉素 B 的曲霉菌感染患者，伊曲康唑可作为首选。有研究显示口服低剂量氟康唑（50 mg/d）和伊曲康唑（100 mg/d）预防真菌感染的效果相似。治疗侵袭性曲霉菌病剂量为 200 mg/次，1/12 h×2 d，后改为 200 mg/d。但伊曲康唑使用过程中需注意其可能增加环孢素的血药浓度，故需密切监测环孢素浓度。

3.病毒感染的治疗

造血干细胞移植后的病毒感染以疱疹病毒最多见，而以巨细胞病毒感染防治最为重要，移植过程中需每周进行 CMVpp65 抗原及 DNA 检测。病毒感染治疗常用的药物有无环鸟苷（阿昔洛韦）、丙氧鸟苷（更昔洛韦）、膦甲酸钠。

阿昔洛韦对于单纯疱疹以及带状疱疹病毒感染治疗效果好，前者静脉用量为 5 mg/kg，后者至少 10 mg/kg，均为 1 次/8 h，直至连续两天无新鲜病变出现后改为口服。用药时间为 2～3 周。对于难治性或反复发作性带状疱疹亦可试用泛昔洛韦或贲昔洛韦治疗。而 CMV 感染的首选药物为更昔洛韦，静脉用量为 5 mg/kg，1 次/12 h，持续 2～3 周，后改为每周用药 5 d，再维持 2～3 周。仅表现病毒血症而无临床症状的患者，CMV pp65 抗原连续两次阴性后即可停药。对移植后造血还未重建，或用药后血象明显下降者，可换更昔洛韦为膦甲酸钠 120～150 mg/(kg·d)，分 3 次静滴，疗程同前。如遇严重病例，更昔洛韦与膦甲酸钠联合用药可取得更好的效果，同时静脉输注丙种球蛋白 5～10 g/d 亦可提高疗效。

重庆新桥医院血液科异基因造血干细胞移植患者从预处理开始至移植后＋100 d 常规每周至少监测 CMV 拷贝数 1 次，一旦提示 CMV 阳性即改为膦甲酸钠 120～150 mg/(kg·d)治疗，治疗效果好，但输注膦甲酸钠过程中耐受性稍差，可出现静脉炎、头昏、心悸、恶心、呕吐等不良反应，通过调整输注速度多数不良反应仍能耐受，使用过程中监测肝肾功能，对感染较重的患者合用丙种球蛋白。

二、HLA 不全相合造血干细胞移植出血的防治

HLA 不全相合造血干细胞移植出血的原因大致有两个：(1)移植后骨髓空虚期，由于血小板减少所致的出血；(2)由于预处理或感染等所致的膀胱出血。

(一)移植后血小板减少所致出血的防治

移植后血小板减少至 20×10⁹/L 以下，易造成消化道黏膜、鼻黏膜、皮下出血，甚至出现脑出血，造成严重后果。通常预处理后应常规密切监测血象变化，血小板低于 $20×10^9$/L 可给予预防性输注血小板，如有明显出血倾向者，即使血小板高于 $20×10^9$/L 也应给予输注血小板，并进行止血治疗。

(二)出血性膀胱炎的防治

造成出血性膀胱炎的原因分感染性和非感染性，前者可由病毒感染所致，后者可由化放疗预处理、GVHD 等造成。

非感染性因素中尤以预处理时采用大剂量的环磷酰胺为主要原因。环磷酰胺经肝脏代谢后形成磷酰氨氮芥及丙烯醛，后者与尿道及膀胱黏膜上皮结合，造成损伤可至出血；移植前长期应用白消安或白消安应用于移植前预处理者，出血性膀胱炎的发生率高于不用白消安

者;移植前有盆腔局部照射者也可引起严重的出血性膀胱炎;引起出血性膀胱炎的其他非感染因素还包括年龄、aGVHD、其他泌尿系统疾病等。

感染性因素主要为病毒感染,是迟发性出血性膀胱炎的重要因素之一。相关的病毒有多瘤病毒(BKV)、腺病毒(ADV)、巨细胞病毒(CMV)、单纯疱疹病毒(HSV)等。诊断主要依靠尿细胞学检测查找包涵体、电镜检测尿中病毒颗粒数、免疫组化检测尿中病毒抗原及分子生物学相关检测。

出血性膀胱炎临床表现主要为血尿,可伴或不伴尿急、尿频、尿痛等膀胱刺激症状。按发生时间可分为早发型和迟发型,前者在用药 1 个月内发生,最早可于用药后几天内发生;后者在 1 个月后发生。

发生出血性膀胱炎后治疗困难,因此重在预防。目前针对出血性膀胱炎的预防主要有以下几个方面:

(1)水化和强迫利尿:主要针对药物原因引起的出血性膀胱炎。由于药物因素主要是环磷酰胺的代谢产物丙烯醛所致的膀胱黏膜上皮损伤,因此大量补液稀释并强迫利尿可预防出血性膀胱炎。通常用药前 4 h 开始补液直至停用环磷酰胺后 24 h,每日输液量达 2 500～3 500 mL,全天匀速静滴,并鼓励患者多饮水,保持成人尿量在 200～250 mL/h,由于环磷酰胺对肾脏有抗利尿激素样作用,故在用环磷酰胺前后可静脉或肌注给予速尿 20～40 mg。用药期间注意监测电解质,对症处理。

(2)应用美司钠保护:美司钠经肾脏排出至膀胱后可与丙烯醛特异性结合,形成无毒的复合物硫醚,同时美司钠还可降低 4-羟基环磷酰氨的降解速度,减少环磷酰胺的毒性。美司钠通常在环磷酰胺输注后 0、3、6、9 h 各用 1 次,总剂量为环磷酰胺的 120%～160%。

(3)预防病毒感染:目前临床上尚无针对 BKV、ADV 的特效药,临床研究显示静脉12 h维持使用阿糖腺苷 10 mg/(kg·d)×5 d 可抑制 BK 病毒的复制。阿昔洛韦、更昔洛韦等可预防 CMV 感染。

治疗出血性膀胱炎多主张对症支持治疗,如利尿、解痉、止血等,对症状轻微的患者大多能治愈,症状重者尚无有效的治疗方法。

对发生出血性膀胱炎的患者应给予大量补液及利尿治疗,减少血凝块的形成,防止尿道阻塞;对已形成血凝块的患者需行膀胱冲洗,可用去甲肾上腺素 8 mg 加入生理盐水 100 mL冲洗膀胱加强止血效果,还可局部灌注稀释的凝血酶 1 000～4 000 U,2～4 h 1 次;有研究还显示 PGE₂ 局部灌注治疗出血性膀胱炎效果佳;还有不少文献报道采用高压氧治疗出血性膀胱炎。伴有血小板低的患者需根据病情输注血小板,防止加重出血并促进止血。如考虑病毒性出血性膀胱炎,可给予阿昔洛韦、更昔洛韦等抗病毒治疗,但目前病毒感染尚无有效的治疗方法。其他还可考虑行内镜止血治疗,但需注意无菌操作,避免外源性感染。

第五节　移植晚期合并症

造血干细胞移植(HSCT)的晚期并发症是移植后晚期出现的临床上影响患者长期生存的疾病。造血干细胞移植的远期并发症的种类及严重程度取决于移植的类型及预处理方案。与移植前预处理的大剂量化放疗有关,同时也与患者的免疫功能异常,如慢性 GVHD 的发生及类型密切相关。远期并发症可能早在 HSCT 后 3 个月开始,但也可在移植后数年乃至数十年才明显表现出来。目前将 HSCT 后迟发性并发症定义为 3 个月后发生的所有事件,又可将它们细分为延迟事件(delayed,3 个月至 2 年)、迟发事件(late,2 至 10 年)以及非常迟发事件(very late,>10 年)。HSCT 后远期并发症的发生与预处理方案、慢性移植物抗宿主病(GVHD)及其治疗、感染并发症、移植前治疗和移植前并发疾病等相关。理论上任何器官都可能是迟发效应的靶器官并且通常涉及很多原因,许多迟发并发症如继发肿瘤、白内障、不育、内分泌失调或迟发性骨关节并发症等已经有较多研究报告,但关于 HSCT 后迟发性肺部、心脏及心血管、肾脏并发症、神经并发症等的研究尚不多。本章节探讨 HSCT 后远期并发症的有关危险因素、推荐的筛选实验及处理原则。

一、生长发育迟缓

移植前的预处理可以导致青春期前的儿童生长发育迟缓。评价生长的指标主要有:最终身高(final height),定义为手、腕或髂棘闭合时的身高,或生长速度小于 1 cm/年时的身高;标准差评分差值(delta standard deviation score,delta-SDS),即评价时 SDS—移植前 SDS,差值增大提示生长落后,其中 SDS 为患者身高距正常人群平均身高的标准差。

单纯化疗组成的预处理并不影响生长。对 22 例以 BU＋CY 为预处理方案的移植后儿童的分析表明,移植后 1 年内生长速度加快,身高的 SDS 在移植前为－1.4±1.2,移植后 1 年为－0.5±1.3。移植后生长迟缓的主要原因是预处理中的放疗,其机制有二:TBI 及头颅照射导致的下丘脑—垂体轴破坏,生长激素(growth hormone,GH)释放减少;放疗导致的骨质破坏。Cohen A 等观察了 181 例接受 TBI 预处理的患儿,其中 38 例(20.9%)最终身高低于正常人群平均值－2 SD。影响放疗后生长的主要因素有:

(1)TBI 的方式:TBI＋中枢神经系统放疗者对生长的影响最大;单次放疗者较分次放疗者更为严重。

(2)年龄因素:预处理时越年幼,delta SDS 越高,最终身高越矮。观察表明,预处理时小于 8 岁者,13/17 例男性和 10/10 例女性最终身高小于－2 SD。但在不同年龄段,其作用亦有所差别:2～6 岁及 8 岁以上时,年龄与身高损失影响无关;6～8 岁,年龄与身高损失成反比。

(3)性别因素:男性儿童较女性儿童敏感。移植方式(自体或异基因)、疾病种类、GVHD 及其严重程度对身高的影响无显著差异。

补充 GH 可以改善生长迟缓。最具说服力的证据是来自 Sanders JE 等的报道,他们对 107 例 TBI 预处理的移植患儿中的 90 例有 GH 缺乏者进行分组,42 例接受 GH 治疗,48 例未接受治疗者为对照组。治疗组其最终身高损失为 0.06 SD,未治疗组为 0.53 SD,其差异有显著性。进一步分析表明,只有移植时年龄小于 10 岁的 GH 缺乏患者才能从 GH 补充治疗中受益。多数学者认为接受 GH 指征为 HSCT 后身高降低超过 1 个 SD 且至少一个刺激试验证明 GH 小于 10 μg/L。GH 补充治疗至少在 HSCT 后 2 年才进行,且患儿应无疾病复发及并发症。补充 GH 对部分患儿无效,可能是因为 TBI 引起骨质破坏,使骨骼发育对 GH 不敏感。

二、神经系统损害

移植后的神经系统并发症十分常见,可高达 31%。多数神经系统并发症与脑血管病变、颅内出血有关,直接与化疗药物相关的神经毒性很少见。最常见的引起移植后远期神经系统病变的药物是依托泊甙(VP-16)。Imrie KR 等报道了 142 例接受大剂量 VP-16(60 mg/kg)为预处理的移植患者,6 例出现新发的多感觉神经病,3 例行肌电图,证实有远端多发感觉神经病变。神经症状出现于移植后 2～8 周,为 2～3 度,病程长,数月内可缓慢改善。

Thompson CB 等报道头颅照射后可发生白质脑病,幻听、幻视、性情烦躁、抑郁的发病率为 7%～17%,并且年龄越小,白质脑病的发病率越高,症状越重。王建文等对小儿自体造血干细胞移植术后无病生存≥3 年的 11 例(年龄 3.5～12 岁)患儿进行了随访分析,其 TBI 剂量为 6.5～7.5 Gy,4 例患儿身高低于同龄儿童,但在 2 个标准差以内。神经精神系统无异常,智力正常、学习成绩优良、情绪稳定、性格良好,能适应工作和生活,无白质脑病发生。

移植后其他神经病变多与慢性 GVHD 相关,属免疫介导的神经系统并发症。常见的三种免疫介导的疾病均累及外周神经系统,包括多发性肌炎、重症肌无力和脱髓鞘性多神经病。

其临床特征分别为：

（1）多发性肌炎：临床特征为近端肌力降低，肌酶谱和肌电图异常，肌肉活检发现有坏死的肌纤维和单核炎症细胞浸润。

（2）重症肌无力：神经肌肉连接处发生免疫紊乱，循环中含有自身突触后乙酰胆碱受体的抗体，引起眼肌无力、面肌肌力及近端肌肌力下降的特征性临床综合征。

（3）脱髓鞘性多神经病，表现为神经衰弱，严重的感觉丧失等，电生理测试为神经传导缓慢。

多发性肌炎可以是 GVHD 患者的唯一表现，但也可发生于自体移植的患者，因此也可能与感染因素及个别药物的副作用相关，如环孢霉素等。有移植患者发生环孢霉素相关癫痫后出现横纹肌溶解而致死的报道。此外，GVHD 患者的肌无力症状也可能是自身免疫性甲状腺功能亢进引起的，更常见的是类固醇性肌病。

移植后重症肌无力的发病率低于 0.5%，常发生于预防 cGVHD 的免疫抑制药物减量或者停药后。再生障碍性贫血患者移植后患重症肌无力的风险较高。移植后重症肌无力患者的血清中大多存在抗血小板抗体、抗平滑肌抗体、抗线粒体抗体、抗核抗体和抗乙酰胆碱受体抗体。在移植后重症肌无力患者中没有发现胸腺瘤的存在。与多发性肌炎的自限性过程不同，移植后重症肌无力是一种慢性疾病，常易波动，需要由抗胆碱酯酶药物控制症状。如果需要使用免疫抑制剂，一般来说隔日服用低剂量泼尼松即可，没有必要使用大剂量的免疫抑制剂或血浆置换治疗。应注意避免使用影响神经肌肉传导的药物，如氨基糖甙类抗生素和某些抗心律失常药物。

诊断脱髓鞘病变的必要条件是电生理显示神经传导减慢或阻滞，脑脊液蛋白水平增高和髓鞘断裂。神经活检发现反应性巨噬细胞也有助于诊断。脱髓鞘病变的治疗包括血浆置换和泼尼松等。

三、生育能力及妊娠并发症

移植对生育能力的损害，主要来自预处理时化放疗对卵母细胞、生精细胞的损伤。所有的烷化剂都对卵巢有毒性，联合放疗时其毒性作用增强。据估计，异基因移植后仅 14%～24% 的患者卵巢功能恢复，自移植至第一次月经来潮间隔为 21～87 个月不等（平均 49 个月），自异基因移植至妊娠的平均间隔为 8.5 年。生精细胞对放疗高度敏感，即使是 1.2 Gy 都会产生损害。移植时 TBI 可致 80% 的患者产生永久性性腺损害。残存的干细胞可修复精子发生，但修复 1 Gy 放疗所致损害（达到放疗前水平）需 9～18 个月，4 Gy 的放疗则需 5 年以上的时间修复。因此 HSCT 后的生育水平明显下降。

Salooja N 等统计了 199 个移植中心的移植受者，其中异基因造血干细胞移植 19 412 例，自体移植 17 950 例，共报告 232 例（0.6%）妊娠。移植后生存大于 4 个月以上的患者共 28 500 人，平均随访 6.5 年，其自然年出生率为 1.7/1 000 人，远低于同期英国的自然年出生率 12.5/1 000 人。Carter A 等统计了 619 例移植患者，平均移植年龄为 33.3 岁（21～45 岁），生存期均大于 2 年，调查时距移植平均 7.7 年，其中共 34 例患者报告了 54 次妊娠，取与患者年龄相近的同胞 301 例为对照，移植组未妊娠的风险显著增高（OR 值＝36）。

虽然移植后妊娠率显著降低，但妊娠的结局良好，79% 至 85% 的妊娠为活胎。妊娠并发症依移植方式和受者性别而不同，其中女性异基因 HSCT 受者的低体重儿出生率、早产率、剖宫产率均高于总体人群。流产率在异基因女性受者中较高，为 10%，但与总体人群比较并无显著差异（12%）。男性接受 TBI 预处理移植患者配偶的 41 例妊娠中只有 1 例流产。妊娠高血压在女性异基因移植中较常见，为 15%，但同样与总体人群并无显著差异。无论是异基因还是自体造血干细胞移植，女性妊娠的剖宫产率都要高于总体人群。异基因移植后的妊娠，无论是女性受者抑或男性受者的配偶，早产率都有所上升（分别为 20%、15%，总体人群为3%）。异基因移植女性受者低体重儿出生比例增高，自体移植女性受者则无类似现象，男性HSCT患者配偶的低体重出生儿发生率并不增高。妊娠并发症还与预处理方式有关，比较单纯化疗预处理（主要是环磷酰胺）和化疗＋TBI预处理组，发现化疗组自发性流产率、早产率均低于含TBI组（分别为7% vs 37%、18% vs 63%）。

HSCT移植受者后代的出生缺陷率并不高于正常人群。209例新生儿中，7例（3%）有遗传缺陷，其中5例为轻微缺陷。另一组报道243例儿童中仅2例（0.82%）有严重缺陷，所有后代经随访42月，发育良好。对42例妊娠的36例活胎进行平均9年的随访，除2例严重出生缺陷外所有儿童生长发育正常。

四、继发肿瘤

随着HSCT的广泛开展，移植后患者生存的时间明显延长，移植后继发肿瘤（secondary cancer）的发生也逐渐增多并受到广泛关注。造血干细胞移植后患者发生各种肿瘤的风险是正常人群的8.1倍，成为导致移植后晚期死亡（移植后＞100 d）的重要因素。大样本分析表明，继发肿瘤是自体移植晚期非复发死亡的主要原因，是异基因移植中仅次于慢性GVHD的晚期非复发死亡的重要原因。在HLA不全相合造血干细胞移植后，由于免疫抑制剂的联合、长期应用及慢性GVHD的发生率较高等原因，移植后继发肿瘤的问题必然更加突出，但目前尚缺乏大样本的研究资料。因此在造血干细胞移植技术逐渐成熟，而改善移植患者长期预后的问题日渐突出的情况下，必须重视研究移植后继发肿瘤的防治问题。

移植后继发肿瘤主要包括移植后淋巴增殖性疾病（post-transplantation lymphocytic pro-liferation disease，PTLD）、造血系统肿瘤（移植相关MDS/AML）和实体肿瘤。研究表明，移植方式不同，移植后肿瘤疾病谱也截然不同。对3 372例患者（其中自体移植1 193例，异基因移植2 179例）的随访表明，88%的MDS/AML发生于自体移植患者，其发生率分别为自体移植2.5%、异基因移植0.018%；而实体瘤在异基因移植和自体移植受者中的发生率相近（1.61% vs 1.68%）。

关于移植后继发肿瘤的危险因素，目前认为与疾病和分期密切相关。

（一）移植后淋巴细胞增生性疾病（PTLD）

1. 概况

PTLD是器官移植后较为常见的恶性肿瘤，是由于受者的免疫抑制而发生的淋巴组织增生或淋巴瘤，可发生在实质性器官移植或骨髓移植后，是一种潜在的恶性的移植后并发症。在成人移植后肿瘤中，PTLD是仅次于皮肤癌的第二大恶性肿瘤。PTLD的发病率因器官移植的类型不同而不同。成人肾移植后PTLD的发病率最低，而心、肺和小肠移植后PTLD的发病率最高。常与EB病毒感染相关。PTLD是儿童移植后最多见的恶性肿瘤，而在成人则排列第二。

PTLD是一组异质性的淋巴增殖性疾病，主要是指器官移植后Epstein-Barr病毒（EB病毒）感染引起的B淋巴细胞性疾病。PTLD首先在实体器官移植中发现，发生率为1%～6%，而在造血干细胞移植患者中总发生率为1%～2%，且主要在异基因移植中出现，约80%的病例发生于移植后第一年。虽然有个别报道，但自体移植中出现PTLD极为罕见。实体器官移植后的PTLD起源于受体细胞，而造血干细胞移植后的PTLD则起源于供体细胞。

2. 发病机制及相关因素

多数PTLD发病与EBV感染有关，EBV感染使B细胞永生化。免疫功能健全的个体在初次感染后，EBV基因组以游离基因形式潜伏于外周血静止记忆B细胞中，此时病毒隐匿基因组间断表达可激活EBV特异性CTL，从而避免淋巴细胞过度增殖；而在免疫缺陷宿主如HSCT后患者，免疫抑制剂的使用能损伤宿主抗EBV特异性T细胞免疫功能，出现EBV诱导 B 细胞或 T 细胞出现单克隆或多克隆增殖,但以 B 细胞的单克隆增殖较为多见。增殖的淋巴细胞可随之发生恶变。约 20％的 PTLD 患者 EBV 阴性,病因不明,可能是 PTLD 的一个独特亚群。

关于 PTLD 的发病机制,目前认为是在 EB 病毒原发感染后,感染的 B 细胞可终生存在,当移植过程中使用大剂量免疫抑制剂时,EBV 细胞毒性 T 淋巴细胞(CTLs)减少,带有 EBV 的 B 细胞增生,从而形成 B 细胞的肿瘤,即 PTLD。移植受者为 EBV 抗体阴性者 PTLD 的发病率较阳性者增加 10～76 倍,其机制主要是由于阴性者体内缺乏 EBV 特异性 CTLs、易于发生 EBV 感染所致。

EBV$^+$ B 细胞增殖调控涉及的病毒/细胞生长生存信号分子间的相互作用:(1)病毒癌基因表达产物:①隐匿性膜蛋白 1(LMP1)和 EBV 核抗原 2(EBNA2)与感染细胞的转化有关。LMP1 以 CD40 样方式提供细胞增殖信号,还以肿瘤坏死因子(TNF)受体样方式募集胞内 TNF 受体相关因子(TRAF),继而活化下游 NF-κB 和 Jun-N 端激酶途径,抑制凋亡,导致静止 B 细胞转化;LMP1 还能促进 B 细胞表达活化抗原、黏附分子等。EBNA2 能活化多种细胞/病毒基因,与 EBV 核抗原 3C 共同激活 LMP1 基因启动子。②LMP2A 能抑制 Lyn 和 Fyn 蛋白激酶活性,并在膜表面免疫球蛋白(sIg)交联后干扰 B 细胞的正常信号传导,维持 EBV 在静止 B 细胞中潜伏存在;同时 LMP2A 还在没有正常 BCR 信号时提供 B 细胞生存信号。(2)自分泌细胞因子:①CIL-6 能诱导 EBV 复制,促进 EBV$^+$ B 细胞转化并增殖成瘤;②IL-10 与 JAK/STAT 途径的多种激酶酪氨酸磷酸化相关,导致 EBV$^+$ B 细胞无控生长、凋亡减少和肿瘤转化。

90％的单克隆 B 细胞型 PTLD 能检测到体细胞 IgV 基因高频突变(SHM),提示恶性转化的部位是生发中心(germinal center,GC)B 细胞及其后代细胞。其中相当部分特征性地存在 IgVH 和/或 IgVL 基因无功能性重排,使肿瘤克隆不能表达 Ig,因而 PTLD 恶性克隆的存活无法通过正常的触发功能性 BCR 途径实现,而是通过表达 LMP1 下调 BCL2 表达而抑制凋亡,或通过表达 LMP-2A 以避开正常细胞发育调控途径而提供 B 细胞生存信号;此外还可能通过灭活死亡相关蛋白激酶(DAP-k)基因而逃逸凋亡。少数单克隆 B 细胞型 PTLD 缺乏 IgVH SHM 证据,即是胚系 IgVH 基因。此群病例发病早,均有 EBV 感染,细胞表型为 GC 后 B 细胞。传统观念认为具胚系 IgVH 基因的 B 细胞淋巴瘤来自 GC 前 B 细胞。但此群具胚系 IgV,基因的 B 细胞型 PTLD 类似于部分 B-CLL,其肿瘤细胞在经过 GC 时可能因受损未能完整进行 GC 反应而未获得 SHM。

PTLD 的主要发病因素包括:①高血浓度的环孢霉素及 FK506;②应用抗 CD3 单抗、ATG 等;③去除 T 细胞的移植可使 PTLD 的发病率由不足 1％上升至 24％;④二次移植的患者较一次移植者 PTLD 的发病率提高 5 倍。⑤移植时受者为 EBV 阴性者 PTLD 的发病率较阳性者增加 10～76 倍。除 EB 病毒感染外,移植物中 T 细胞的清除也是引起 PTLD 的最重要的危险因素。体外去 T 细胞的方法已较少应用,而目前造血干细胞移植时体内清除 T 细胞的方法主要包括使用抗胸腺细胞球蛋白(ATG)或抗 CD3 单克隆抗体等。其他危险因素包括急性 GVHD、无血缘供者或 HLA 不全相合的血缘供者移植。广泛的 cGVHD 是促进晚期发病的 PTLD 的危险因素(造血干细胞移植后 >1 年)。

3.PTLD 的病理形态

PTLD 包括了一大类淋巴组织增殖性疾病谱:①"早期"病变包括浆细胞增生和传染性单核细胞增多症样(IM 样)PTLD,二者的共同之处在于浆细胞和免疫母细胞弥漫性增生,但没有完全破坏所累及的组织。组织学主要为成熟的小淋巴细胞和浆细胞,未见明显异型细胞。免疫组织化学检测未发现肿瘤性淋巴细胞。基因重排显示淋巴细胞为多克隆性增生,提示患者的淋巴结肿大主要是由于 EB 病毒感染引起。②多形性 PTLD:由免疫母细胞、浆细胞和中等大小的淋巴细胞组成,浸润性生长使淋巴结结构消失,也可破坏结外组织。有些人将此型

PTLD分为多形性B细胞增生（PBH）和多形性B细胞淋巴瘤（PBL），多形性B细胞增生的免疫母细胞和浆细胞样细胞形态典型，不具异型性和坏死；而后者则出现较多异型的免疫母细胞和巨细胞（不典型免疫母细胞）。因此，将多形性PTLD分为PBH和PBL，有助于诊断和鉴别诊断。③单形性PTLD：包括T、B细胞的多种类型淋巴瘤、霍奇金淋巴瘤和霍奇金样淋巴瘤。大多数B细胞淋巴瘤是弥漫性大B细胞淋巴瘤（DLBCL），其中最多见的是免疫母细胞型，亦有中心母细胞型或间变型。

4. PTLD的临床特征

PTLD的临床表现因首次感染或既往EBV阳性而有所不同。EBV首次感染的患者，在移植后6～12个月起病，临床表现类似传染性单核细胞增多症，伴有全身或局部淋巴结肿大。而EBV阳性受者则常于移植后数年表现有结外肿瘤，可为单个或多发肿块，最常见的部位是胃肠道及中枢神经系统，分别占26%和27%，肺部病变也较多见。绝大部分的PTLD为单克隆B淋巴细胞来源的肿瘤，包括弥漫性大B细胞淋巴瘤、Burkitt和Burkitt样淋巴瘤，但个别情况下也可以有T细胞、NK细胞和其他细胞来源的淋巴瘤。90%的PTLD患者EBV基因阳性，其余的病因不明部分常为晚发性且病情较重。

由于PTLD的临床异质性，患者的临床表现和预后也存在一定差异。世界卫生组织（WHO）的疾病分类将PTLD分为早期良性PTLD、多形态PTLD、单形态PTLD和霍奇金淋巴瘤样PTLD。

移植到诊断PTLD的平均时间为36个月（5～84个月）至63个月（2～168个月），这表明PTLD最有可能会发生在第3～5年。一些学者认为环孢霉素A的使用可增加PTLD的发生率，或缩短移植后发生PTLD的时间，激素也是PTLD发生的一个危险因素。但总的来说，PTLD的发生主要与免疫抑制剂的总负荷量有关，而与免疫抑制剂的种类无直接关系。PTLD尚无单独的分期系统，因此其分期目前主要参照NHL的临床分期标准。PTLD的临床发展迅速，化疗疗效不佳，且PTLD的预后不仅与病理形态分型和治疗方案有关，而且随着临床分期的进展，其死亡率也可能增加，提示在诊断PTLD的同时，也应注重其临床分期，以便患者得到更适当的治疗。以色列佩恩国际移植肿瘤研究中心对影响肾移植后PTLD的预后生存因素进行分析，认为PTLD的死亡危险系数随着病变多发、年龄增大和未接受外科手术治疗而增加，而与性别、免疫抑制剂的种类、EB病毒和B或T细胞的阳性情况无关。

5. 异基因造血干细胞移植后PTLD的临床特点

异基因骨髓移植后PTLD的发病率约为1%，但在高危患者中高达8%～22%。脐带血移植后PTLD较为少见，单中心资料显示无血缘供者脐带血移植后PTLD累积发病率为2%，与无关供者骨髓移植相近，而低于无关供者去T细胞的骨髓移植。自体造血干细胞移植（AHSCT）患者移植后EBV相关淋巴细胞肿瘤较罕见，可能与AHSCT系强烈化疗诱导的全身免疫抑制而非T细胞特异性免疫抑制有关，同时还与AHSCT较少出现并发症有关。异基因造血干细胞移植（allo-HSCT）后易患PTLD的危险因素包括去除T细胞移植、HLA不相合（相关或无关、联合去除T细胞）移植、预防移植物抗宿主病（GVHD）采用抗淋巴细胞球蛋白治疗、原发性免疫缺陷病患者的移植等。AHSCT后PTLD危险因素目前尚难确定，推测可能与自体移植物并发巨细胞病毒感染、EBV特异性CTL损伤有关。

（1）PTLD的细胞来源

受者来源的PTLD由宿主EBV阳性细胞逃逸免疫监视引起，而供者来源的PTLD则是随异基因移植物植入的淋巴细胞在受者体内存活并发生恶性转化的结果。allo-HSCT后PTLD多数源于供者，而非清髓性造血干细胞移植（NST）后PTLD可来自供受者任一方。

（2）症状体征

HSCT后PTLD，多在移植后5个月内发生，也可早至移植后1周或晚至移植后9年发生。EBV阳性者中位发生时间（6～10个月）早于阴性者（4～5年）。

HSCT 后 PTLD 与病毒感染、肿块大小、脏器功能不良或淋巴瘤相关 B 症状有关。临床特征与其他 PTLD 相似，但表现为进行性发展的弥漫性病变，通常为广泛淋巴结和结外组织受累，可能是其死亡率高的原因之一。移植后 1 年以上发病的迟发型 PTLD 和 EBV 阴性病例以单一形态 PTLD 多见。以硫唑嘌呤为基础的免疫抑制治疗导致的 PTLD 常累及结外器官如中枢神经系统（CNS）等；而以环孢霉素或 FK506（tacrolimus）为基础的免疫抑制治疗导致的 PTLD 常累及淋巴结和胃肠道，极少累及 CNS。

（3）病理类型

表现为早期病变、多形性、单一形态、霍奇金病（HD）/HD 样 PTLD 四大类。

①早期病变 PTLD。多为年轻患者，包括浆细胞过度增生（PH）和传染性单核细胞增多症（IM）样 PTLD，淋巴结 PH 或扁桃体 IM 样病变受累较结外组织多见，受累组织结构在一定程度上被保存。PH 者见大量浆细胞，罕见免疫母细胞；IM 样病变具有 IM 典型形态学特征，即副皮质区膨胀、存在 T 细胞和浆细胞；背景中见大量免疫母细胞。早期 PTLD 常自发或在免疫抑制剂减量时消失，但是 IM 样病变可能演变为多形性 PTLD 或单一形态 PTLD。

②多形性 PTLD。多形性 PTLD 是由免疫母细胞、浆细胞和淋巴细胞等导致的单克隆破坏性损伤。病变淋巴结结构被破坏，或形成结外肿块。病变组织包含从免疫母细胞至浆细胞的各阶段 B 细胞，常表现为"混合性小细胞、大细胞"淋巴瘤。此外，异形细胞（不典型免疫母细胞）存在于坏死区或散在分布于其他部位。有时在同一或不同受累组织存在相对单一形态病变区域，表明在多形性损伤和单一形态 PTLD 之间可能有着一个连续的病理过程。

③单一形态 PTLD。单一形态 B 细胞型 PTLD 分为弥漫大 B 细胞淋巴瘤、Burkitt 淋巴瘤、浆细胞骨髓瘤、浆细胞瘤样 PTLD 4 种亚型。具有淋巴瘤样结构和细胞异型性，表达 B 细胞相关抗原。肿瘤浸润组织的淋巴结正常结构消失和/或结外部位出现侵袭性瘤性生长伴融合成片的转化细胞。单一形态 T 细胞型 PTLD 也完全具备异型性和单形性而被认定为 T 细胞恶性肿瘤，占 PTLD 的 4%～12.5%，多数患者 EBV 为阴性。T 细胞型 PTLD 患者进展至淋巴瘤的时间较 B 细胞型长，但免疫抑制剂减量或停用常无效。

典型 HD 和 HD 样 PTLD 在异基因移植受者中少有报道。由于多形性 PTLD 也能见到 Reed-Stemberg 样细胞，因此 HD 的诊断应基于典型形态学和免疫表型两方面特征。

外周血 EBV 负荷、EBV⁺ 外周血单个核细胞数、EBV⁺ B 细胞体外自发生长、血清 IL-10 水平可作为 EBV 活动指征。EBV 相关标志如 EBNA、LMP 在临床 PTLD 出现前数周即开始上升，就诊时达到高峰，治疗有效后逐渐下降。

（4）免疫表型

早期病变为 B 细胞、浆细胞和 T 细胞多克隆混合表型，免疫母细胞为典型的 LMP⁺。多形性 PTLD 为 B 和 T 细胞混合类型，膜表面和胞浆 Ig 可为多同种型或单同种型，免疫母细胞多可检测到 LMP1 和 EBNA2 表达。单一形态 B 细胞型 PTLD 表达 B 细胞相关抗原（CD19、CD20、CD79a），50% 伴单克隆型 Ig 表达（常表达 γ 或 α 链）。许多患者还表达 T 细胞相关抗原（如 CD43 和 CD45RO），或是 CD30⁺ 伴或不伴退行性形态学改变。大部分患者表达 EBNA2 和 LMP1。T 细胞型 PTLD 表达泛 T 细胞抗原和特异表型，多为 CD4/CD8、CD56 或 CD30 以及 αβ/γδTCR，EBV 阳性或阴性。典型 HD 表达 CD15 和 CD30。HD 样 PTLD 表型常不典型，往往伴 B 系抗原表达，均为 EBV 阳性。

（5）细胞遗传学

早期病变具多克隆 Ig 基因重排，多形性 PTLD、单一形态 B 细胞型 PTLD 均显示克隆性 Ig 基因重排，T 细胞型 PTLD 具有克隆性 TCR 基因重排。多数淋巴结性 PH 病变以及所有 IM 样 PTLD 显示存在单克隆或寡克隆 EBV 基因组，大部分多形性 PTLD 和所有单一形态 B 细胞型 PTLD 能检测到克隆性游离 EBV 基因组，约 25% 的 T 细胞型 PTLD 含有克隆性游离 EBV 基因组。多形性 PTLD 未见 Ras 或 P53 基因突变以及 MYC 基因重排，单一形态 B 细胞型 PTLD 经常出现上述异常。BCL6 基因突变见于 40% 的多形性和 90% 的单一形态病例，可能与这类患者对免疫抑制剂减量治疗无效相关。

（6）治疗

包括免疫抑制剂减量或停药、抗疱疹病毒、化疗、局部手术或放疗。免疫抑制剂减量或停药是防治 PTLD 的首选手段。EBV 感染状态与治疗预后无关。治疗无效的因素包括血清乳酸脱氢酶水平超过正常 2.5 倍以上、器官功能不良、多脏器受累等。免疫抑制剂减量能使 50% 以上的实体器官移植（solid organ transplantation，SOT）后 B 细胞型 PTLD 患者获得缓解，但 HSCT 后 PTLD 患者因多处于严重免疫缺陷状态而可能对之无效。免疫抑制剂减量或停药可能导致诸如 GVHD 发生率和死亡率增高等严重后果。胸苷激酶抑制剂丙氧鸟苷和无环鸟苷能抑制疱疹病毒体外复制，然而体内试验证实无效。因为 EBV 基因组是游离存在于淋巴细胞基因组之外，药物不能清除潜伏感染的 B 细胞。尽管如此，所有其他治疗方法常与大剂量无环鸟苷联合应用，有无协同效应尚无法断定。前期临床试验显示丁酸精氨酸能诱导潜伏 EBV 的胸苷激酶表达，再给予丙氧鸟苷，结果 5/10 患者有效。细胞毒药物通常用于治疗免疫抑制剂减量无效者，方案类似非霍奇金淋巴瘤。有报道用其他方法（如抗 B 细胞单抗、手术、放疗）5/12 例获长期无复发生存。

有报道认为常用的抗病毒药物如阿昔洛韦和更昔洛韦可延缓或减低 PTLD 的发生率。治疗 PTLD 多采用非霍奇金淋巴瘤的化疗方案，但化疗效果各家报道不一。干扰素治疗也有一定的缓解率。

因单形态 PTLD 与高病死率有关，所以对高危患者（如 T 细胞清除、使用 ATG 等）推荐进行 EB 病毒复活监测，一旦发现 EB 病毒水平上升至一定程度（如 DNA 定量超过 100 Copies/mL），建议在加强抗病毒治疗的同时加用 Rituximab（人源化抗 CD20 单抗，利妥昔单抗）先发治疗。对于已经诊断为 PTLD 患者的治疗有一定的难度，因为该病通常累及多个器官，并常伴随真菌和巨细胞病毒的感染，且此时使用阿昔洛韦或更昔洛韦抗病毒治疗的疗效也很有限。一旦诊断为 PTLD，在无活动性 GVHD 的情况下，应立即停用免疫抑制剂，但对合并有活动性 GVHD 的患者则比较困难。对实体器官移植后 PTLD 患者治疗的研究显示，使用 Rituximab 治疗的有效率可达 50%～80%。多个结外病灶的 PTLD 和晚期发生的 PTLD 单用 Rituximab 的疗效欠佳，因此除用 Rituximab 外还要考虑联合化疗（如 R-CHOP 方案）。输注 EB 病毒特异性的细胞毒性淋巴细胞（CTL）是一种预防和治疗 PTLD 的新方法，目前还在研究中。细胞因子、免疫球蛋白能有效控制 EBV 相关性淋巴细胞增殖。如常规方案无效的 PTLD 患者经 IFN-α、IgG 治疗后，部分获得完全缓解（CR）；抗 IL-6 单抗在治疗免疫抑制剂减量无效 PTLD 患者时，5/12 例获 CR，3/12 例获部分缓解（PR）。免疫抑制剂雷帕霉素（RAPA）能抑制 IL-2 信号途径中 mTOR（RAPA 靶分子）的功能，将细胞阻滞于 G_1 期；此外还能抑制 PTLD 来源 EBV$^+$ B 细胞自分泌 IL-10，抑制 STAT1 和 STAT2 磷酸化，最终促进肿瘤细胞凋亡。因此 RAPA 既可预防移植排斥，又能缓解 EBV 诱发的 PTLD。

Faye 等最先以 Rituximab 治疗 1 例接受 HLA 相合无关供者骨髓移植的 PTLD 患者获 CR，此后用抗 CD20 单抗治疗的小样本报道的 CR 率在 60% 以上。后续的研究表明利妥昔单抗治疗儿童造血干细胞移植后 PTLD 的完全缓解率可达 83%。连接放射性核素的单抗如 tositumomab（^{131}I anti-CD20MAb）和 ibritumomab（90 Y-anti-CD20）能进一步提高疗效。抗 B 细胞单抗治疗无效的因素包括多脏器受累、迟发型 PTLD 和 CNS 浸润等。

EBV 感染细胞能表达一系列 EBV 隐匿基因产物，可作为 T 细胞介导的免疫治疗靶标。allo-HSCT（尤其是去除 T 细胞移植或 HLA 不相合移植）受者体内 T、B 细胞数量及功能在移植后 6 个月甚至数年中显著下降。因此在移植后给予供者淋巴细胞输注（DLI），能增加 EBV 特异性 CD8$^+$ T 细胞，可降低患者体内 EBV 负荷，缓解 PTLD 病情，并重建受者免疫系统。使用未处理的 DLI 虽然在 90% 以上患者中有效，但存在发生 GVHD 的高风险。此外，体外以受者源性 EBV 转染的类淋巴母细胞系(LCL)刺激供者骨髓单个核细胞产生 EBV 特异 CTL 建系,扩增后给患者输注能产生更有效的抗病毒/肿瘤效应而无 GVHD 风险。使用 DLI 时应注意 EBV 可能存在"逃逸性突变",使得针对野生型病毒抗原表位的 EBV 特异性 DLI 无效。

(7)预后

HSCT 后 PTLD 预后因临床特征、病理类型以及移植后发病时间的不同而异。估计早期死亡率接近 90%,即使早期诊断治疗,死亡率仍很高。HSCT 后 PTLD 预后较实体器官移植者差,血液系统恶性肿瘤、HSCT 后 PTLD 预后较免疫缺陷病 HSCT 后差,4 个及以上部位受累者预后差。EBV⁻ PTLD 组织学表现比 EBV⁺ PTLD 恶性程度更高、生物学行为更具侵袭性,中位生存期仅 1 个月。早期和 IM 样病损在免疫抑制剂减量时易于消退,若同时未发生移植物排斥则预后极佳,尤其是儿童患者。多形性 PTLD 和少数单一形态 PTLD 可能对免疫抑制剂减量有效,部分患者对此无效,需要进行细胞毒化疗。由于特异性 DLI 制备繁琐,只有少数医疗单位适合进行。抗 CD20 抗体能有效阻止一部分 PTLD 患者尤其是 allo-HSCT 后患者的病情进展。而早期诊断、及时将免疫抑制剂减量、适当给予化疗或放疗等措施,让各种类型的 PTLD 的预后能得以改善。

(二)恶性血液病

主要包括移植后骨髓增生异常综合征(MDS)和急性髓细胞白血病(AML),主要发生于自体造血干细胞移植患者。

5%～15%的自体造血干细胞移植患者可出现继发的 MDS 和 AML。自体移植后 MDS/AML 的累积发生率如下:在移植后 20 个月时为 1.1%,至 43 个月时为 24.3%。也有报告认为其最常发生的时间是移植后 12～24 个月。多数患者发生于移植后 5 年内,此后进入平台期,至移植 10 年后 AML/MDS 发生率迅速下降。与 VP-16 相关的 MDS/AML 平均发生于移植后 0.9 年,而其他 MDS/AML 平均发生于移植后 2.6 年。在纠正性别和年龄构成比后,与正常人群相比移植患者发生 MDS/AML 的风险明显增加,RR 为 47.2(CI 21.5～89.5)。

预处理使用方案是影响自体移植后 MDS/AML 发生率的主要因素,接受含 VP-16 预处理方案者,MDS/AML 发生率为其他预处理方案的 7.6 倍。移植前曾行放疗、移植前化疗超过 4 疗程者,MDS/AML 发生率亦增加。移植年龄(<40 岁和>40 岁)、移植物来源(外周血或骨髓)、原发疾病(HL 或 NHL)则无显著影响。

移植后继发的 MDS/AML 的预后很差,单纯化疗的生存期平均只有 6 个月。采用更积极的异基因造血干细胞移植,3 年生存期也只有 0%～24%。Fredberg 等报道了 41 例移植后 MDS/AML,平均生存期只有 9.4 个月。其中 13 例行异基因 HSCT,均死于移植相关并发症(11 例)或复发(2 例),平均生存期只有 1.8 个月。新桥医院治疗 1 例 30 岁的男性霍奇金淋巴瘤(混合细胞型)Ⅳ期患者,在自体造血干细胞移植后 5 年余继发 AML-M2,同时伴有明显的多系病态造血征象和继发性骨髓纤维化,在联合化疗后获得短暂缓解,但很快复发并耐药,疗效极差。

移植后继发 MDS/AML 的患者,在骨髓检查时常出现特征性的细胞遗传学异常(如 11q23 的平衡异位,单体 5q 和 7q)和多个染色体畸变。移植后 MDS/AML 的危险因素包括:(1)老年患者;(2)与移植前化疗的方案和强度相关,尤其是化疗中烷化剂的使用和含全身照射(TBI)的预处理方案。起始治疗类似于原发性 AML 的治疗,如果可能的话,应该在第一次缓解期就实施异基因造血干细胞移植。该病的长期生存率低于 20%。

异基因造血干细胞移植后治疗相关的 MDS 和 AML 非常罕见(<1%的发生率),但白血病仍会在供体细胞中发生。供体细胞发生白血病的机理可能与原癌基因的改变、造血刺激因子的应用、免疫抑制状态的宿主体内供体细胞的提前衰老,以及移植后骨髓微环境的改变等

有关,其确切机制还有待于进一步深入研究。

(三)实体肿瘤

与移植后继发的 AML/MDS 不同,异基因造血干细胞移植后继发性实体瘤的发生随时间延长而增加(表 10-6)。在一项大型的研究中,19 299 例患者行异基因或同基因 HSCT(CIBMTR 和 FHCRC 共同收集的数据),移植后 5 年、10 年和 15 年继发肿瘤的累积发生率分别为 0.7%、2.2% 和 6.7%,而一般人群中的发生率只有 0.3%、0.6% 和 0.8%。另一项观察表明,移植后 1 年、5 年、10 年、20 年实体肿瘤发生率分别为 0.4%、1.2%、2.2%、3.8%;经过调整性别与年龄构成后与总体人群相比的风险比为 1.85,与自体移植后患者相似,后者为 1.98(1.1～3.2)。

表 10-6 HSCT 后二次肿瘤的累积发生率

继发肿瘤	累积发生率
实体肿瘤	1.2%～1.6%(5 年)
	2.2%～6.1%(10 年)
	3.8%～14.9%(＞15 年)
PTLD	异体 HSCT 后 0.6%～1.4%(～75%在 1 年内发生)
	自体 HSCT 后罕见
MDS/白血病	自体 HSCT 后 5%～15%(5 年)
	异体 HSCT 后罕见

注:PTLD,移植后淋巴增殖性疾病;MDS,骨髓增生异常综合征

一些暴露在围移植期和移植后的因素可能会导致继发肿瘤的发生。但移植前的化疗和一些相关因素对异基因造血干细胞移植后继发肿瘤的作用还不确定,因为一些研究报告的对照组均是一般人群而不是未行移植而存活的恶性血液病患者。在部分研究中,移植时较为年轻、预处理方案使用 TBI 和发生慢性 GVHD 被认为是继发肿瘤的高危因素,但其他的研究并未显示出它们之间的相关性。CIBMTR-FHCRC 研究显示,年轻患者和高剂量 TBI 的应用显著提高了新的实体肿瘤的发生,而慢性 GVHD 则特异性地与口腔和皮肤的鳞状细胞癌相关。也有研究认为,慢性 GVHD 的严重程度和免疫抑制治疗的持续时间(＞24 个月)是侵袭性鳞癌的主要危险因素。TBI 会增加乳腺癌的发病率;对 3 337 名女性 5 年生存者进行调查,发现移植后 25 年乳腺癌的累积发生率在接受 TBI 患者和未接受 TBI 的患者中分别为 17% 和 3%。

移植后继发肿瘤的类型和部位多样。CIBMTR-FHCRC 研究显示,口腔、肝脏、脑和中枢神经系统、甲状腺、骨和结缔组织的肿瘤以及黑色素瘤的发生风险相对于一般人群要显著升高。其他研究也报道了类似的结果。

Curtis RE 等统计了 80 例移植后实体瘤患者,主要是皮肤和口腔部肿瘤(17 例),其次为皮肤黑色素瘤(11 例)和头颅及其他中枢神经系统肿瘤(11 例),其他依次为甲状腺肿瘤(8 例)和肺癌(5 例)。

影响移植后实体瘤发生的主要因素有:慢性 GVHD、移植时年龄、供受者性别及预处理方案。高达 50% 的肿瘤发生于慢性 GVHD 的好发部位,如皮肤、口腔黏膜、胃肠道,表明慢性 GVHD 与继发实体瘤间存在密切关系。Shimada K 的观察则表明,与正常人群相比,移植后总体实体瘤发生的标准化危险度为 2.82,口腔咽喉部和食管肿瘤发生的相对危险度却分别达到 44.42 和 22.36,远远高于其他肿瘤。合并广泛性 GVHD 患者发生实体瘤的相对危险度为 2.9。对于非 GVHD 常见受累部位的肿瘤如肺癌,其发生与 GVHD 并无明显关系。受者年龄小于 20 岁时,移植后发生实体瘤的风险增加,也有作者认为小于 40 岁者风险增加。

供者为女性时肿瘤风险增加，尤其是女性供者向男性受者移植时，相对危险度可达 4.7。接受 TBI 预处理剂量越大，移植后实体瘤风险越大；当 TBI 剂量小于 10 Gy 时，并不增加实体瘤风险。

对于移植后实体瘤的治疗尚无定论，总体而言按继发肿瘤的性质进行治疗，其预后要优于继发性 MDS/AML，5 年生存率可达 42.8%～44%。由于移植后实体瘤具有较好的预后，应对造血干细胞移植后患者进行常规随访，对肿瘤好发部位进行监测，有利于早期治疗和改善预后。

儿童肿瘤组和 EBMT/CIBMTR/ASBMT 已经发布了有关继发恶性肿瘤监测和预防的指南（表 10-7）。

表 10-7　HSCT 后肿瘤监测指南*

部　位	监测建议
乳　腺	从 40 岁起每年进行乳房 X 线摄片[+]；如果接受≥20 Gy 的胸腔照射，则从 25 岁或照射后 8 年起开始监测
子宫颈	每年 1 次（常规巴氏试验）或每 2 年 1 次宫颈刮片（液基细胞学巴氏试验）；30 岁以后，如果连续 3 次检验正常，可以 2～3 年检验 1 次[+]
结肠、直肠	50 岁以后，每年 1 次粪便隐血试验和/或每 5 年 1 次乙状结肠镜检，或每 5 年 1 次钡灌肠双重造影检查，或每 10 年 1 次结肠镜检查；部分高危组（如炎症性肠病）患者可能要尽早监测且监测要勤[+]
肺	每年 1 次肺部影像学检查
口　腔	每年 1 次口腔检查
甲状腺	每年 1 次甲状腺检查
皮　肤	作为定期健康体检的一部分[+]

*儿童肿瘤组和 EBMT/CIBMIR/ASBMT 指南；[+]类似于美国癌症协会推荐的一般人群的癌症监测

异基因 HSCT 后继发的肿瘤相对较少，但是其发生的风险会随着时间而增加。因此，需要对生存者长期随访。进一步研究包括探索特异性肿瘤风险因素和移植相关事件的作用，以及如何进行适当的监测以早期发现继发肿瘤并早期进行治疗。

五、内分泌紊乱

内分泌紊乱是造血干细胞移植后常见的并发症。观察 429 例异基因移植后无病生存大于 2 年患者，134 例（36.3%）出现性腺机能减退，28 例（7.6%）出现甲状腺功能减退，28 例（7.6%）患糖尿病。

性腺机能减退是最常见的内分泌异常。对 270 例患者的分析表明，移植后 1 年性腺功能不全累积发生率男性可达 61.8%，女性为 73.0%，移植后 5 年分别上升至 84.4% 和 95.4%，移植后 8 年分别达 91.9% 和 98.5%。性腺机能减退主要与预处理时的放疗对下丘脑—垂体—性腺轴损伤有关，化疗药物中的白消安亦是主要药物。性腺功能损伤后，很少出现自发性恢复，男性可有 21.3% 自发恢复，而女性通过口服避孕药物，10.3% 可恢复正常性激素水平。由于睾丸间质细胞对放疗和化疗有较强的耐受性，所以多数儿童可以自发地进入性成熟，而不需要激素替代治疗；相反，卵巢的损伤多数不可逆，据估计 66.3% 的女性需激素替代治疗。对青春期前女性儿童，需及时补充足量性激素，以保证第二性征的发育。由于部分患者能自发性恢复，因此建议在替代治疗中，每间隔 3～4 年即停止药物，观察 3～6 个月，以重新评价性腺轴功能。

移植后甲状腺机能减退症（甲减）的发病率与预处理方式相关。单次 TBI 预处理，甲状腺机能减退的发生率为 21%～73%；分次照射，发生率降至 10%～28%；而单纯化疗预处理，发生率自 0%~19% 不等。移植后甲状腺机能减退的发生时间亦与预处理方式有关。一项研究表明，单次 TBI 照射后，平均移植后 3.2 年（1~8.2 年）出现亚临床型甲状腺机能减退（即游离 T4 正常，TSH 增高）；其后 1 至 2 年进展至临床型甲状腺机能减退（即游离 T4 降低，TSH 增高）。而分次 TBI 照射者，平均 4.1 年出现甲状腺机能减退。预处理时的 TBI，以及移植前行头颅或纵隔放疗，均可直接造成甲状腺的损伤，导致甲状腺机能减退。除预处理方式外，影响移植后甲状腺机能减退的因素还包括：①年龄，一项观察表明，年龄是最重要的影响移植后甲状腺机能减退发生的因素，移植时小于 9 岁者发生甲减的风险显著高于大于 9 岁者；②移植物来源，接受无关供者来源的造血干细胞移植受者较亲缘间全相合移植受者发生甲状腺机能减退的风险增高 8.4 倍，脐带血移植较骨髓移植发生率增高 4.6 倍。因此移植后需长期监测甲状腺功能，对确诊临床型甲状腺机能减退者，需行替代治疗；而亚临床型甲状腺机能减退者，多数学者认为可密切观察。

胰岛素抵抗以及相关的糖耐量异常、糖尿病发生率也升高。1 276 例移植患者（其中自体移植 499 例，异基因移植 590 例）的糖尿病发生率为 7.6%，而其年龄相近的同胞发生率为 3.1%，发病风险增加 3.65 倍。自体或异基因移植的发病风险相似，TBI 可增加糖尿病的风险，而移植时年龄、化疗药物等因素则与发病无关。另一项研究观察了 23 例异基因造血干细胞移植后长期存活者，12 例（52%）有胰岛素抵抗，其中 6 例为糖耐量异常，4 例为 2 型糖尿病，均高于对照组。并且胰岛素抵抗指标（homoeostasis model assessment，HOMA，HOMA ＝空腹胰岛素水平×血糖÷22.5）的增高与移植后时间呈正相关。移植后糖耐量异常的发生与胰岛素抵抗有关，与自身免疫似乎关系不大，对 21 例空腹胰岛素水平下降的患者观察表明，抗胰岛细胞抗体和抗胰岛素自身抗体均为阴性，但 HOMA-胰岛素抵抗和 HOMA-β 细胞功能异常。因此对移植后患者应密切随访，以期尽早发现胰岛素抵抗和糖尿病。

六、骨质疏松/骨量减少与骨骼无菌性坏死

异基因造血干细胞移植的骨质疏松或骨质丢失较自体移植严重。这主要是由于异基因移植时所涉及的 GVHD 预防所用的激素和环孢霉素类药物，以及 GVHD 对骨质的直接影响。HLA 不全相合造血干细胞移植时，由于免疫抑制剂和/或激素类药物的应用较多，时间也较长，且慢性 GVHD 的发生率较高且相对较严重，故对骨骼代谢的影响也更明显。一项研究发现，在 429 例异基因移植后无病生存大于 2 年患者中，有 90 例出现骨质疏松（24.4%）。骨质疏松/骨量减少（osteopenia/osteoporosis）的发病率在脊柱为 29%~75%，股骨头为 33%~59%。按时间段分析，发现移植后早期（≤6 个月）和移植后晚期（>6 个月）患者其骨质疏松/骨量减少发病率相似（13/27 vs 9/19）；对 6 例骨矿物质密度（bone mineral density，BMD）正常者，平均 1 年后复查，BMD 仍在正常范围，这些证据表明，骨质疏松/骨量减少主要发生于移植后早期。

骨质丢失（bone loose）直接导致移植后骨质疏松/骨量减少。通常而言，移植早期（移植后 6~12 个月）即可出现全身骨质的去矿质作用（demineralization），此后部分骨质可出现 BMD 的改善，但股骨的骨质丢失较难逆转，可以一直持续到移植后 48~120 个月。移植后 1 年的骨质丢失在股骨为 6.2%~12%，脊柱为 3%~17%。多数学者认为，移植预处理及其后 GVHD 防治中使用的糖皮质激素、环孢霉素与骨质疏松/骨量减少有关，但骨量减少同样出现在未曾使用过激素的移植患者，甚至有学者观察到未使用激素的患者与使用激素的患者有相似的骨量减少发病率，因此可能还有其他因素参与发病。如前所述，移植后可出现各种内分泌障碍，包括甲状腺/甲状旁腺功能减退、生长因子的减少等等，均有可能参与发病。此外，多因素分析表明，血清铁蛋白、HOMA-IR、HOMA-B 也与骨质疏松/骨质减少发病相关。

为预防移植后骨量减少，有学者对移植后患者常规使用唑来膦酸，首剂 4 mg 于＋2 月使用，其后每 3 个月使用 1 次，共计 2 年。与对照组相比，股骨颈和脊柱的骨质丢失减少。

Tauchmanovà L 等将 60 例确诊移植后卵巢衰竭合并骨质疏松的女性患者随机分成 4 组,每组各 15 例,分别采用钙剂＋维生素 D、钙剂＋维生素 D＋激素替代治疗、利塞膦酸盐和唑来膦酸治疗,1 年后复查腰椎和股骨 BMD,结果第 1 组仍有明显的骨质丢失;第 2 组骨质丢失有减轻;第 3 组显著提高腰椎 BMD,并减轻股骨的骨质丢失,唯有第 4 组能显著提高腰椎和股骨的 BMD。Yao S 等则对 22 例移植后骨质疏松/骨量减少的患者以双膦酸盐治疗,1 年后复查,腰椎的 BMD 增高 5％（平均 BMD,1.03±0.13 vs 1.08±0.12,$P＝0.004$）,而双股骨仅改善 1％（平均 BMD,0.84±0.06 vs 0.85±0.08,$P＝0.29$）。

严重的骨质疏松可导致骨骼无菌性坏死。对 207 例移植（异基因 100 例,自体移植 107例）患者观察,12 例确诊骨质无菌性坏死（异基因 10 例;自体 2 例）,异基因移植者无菌性坏死发生率要高于自体移植（10％ vs 1.9％）。12 例均累及股骨头,其次为肱骨头（2 例）,膝关节（1 例）。对移植后股骨头坏死,采用全髋关节置换疗效良好,对 12 例移植后股骨头无菌性坏死患者行全髋关节成形术并随访至少 2 年,根据 Merle D'Augbigne and Postel 评分系统,83％的髋关节为良好或优秀。

七、移植后其他重要脏器的损伤

（一）白内障

白内障是器官移植后常见的并发症。肾移植后患者白内障高发主要是长期使用激素和免疫抑制剂所致,而造血干细胞移植术后的白内障则主要与 TBI 预处理关系密切。放射后白内障的发生是因为晶体赤道部囊膜下上皮细胞对电离辐射甚为敏感,受损伤上皮细胞可产生颗粒样物质,在囊膜下向中心迁移,可潜伏数月至数年。

王建文等对小儿自体造血干细胞移植术后无病生存≥3 年的 11 例（年龄 3.5～12 岁）患儿进行了随访分析,其 TBI 剂量为 6.5～7.5 Gy,视力检查移植前后无变化。裂隙灯检查发现 6 例患儿晶体后囊轻度混浊,发生时间为移植后 3～7 年。放射后白内障发生率 54.5％,与Bray LC 等报道的 18％～63％比,属中上等水平,但程度较轻,均未影响视力。

（二）移植后慢性阻塞性肺部疾患

慢性阻塞性肺部疾患的发生多与慢性 GVHD 相关,其他潜在相关因素包括 TBI、低丙种球蛋白血症、甲胺蝶呤（MTX）预防 GVHD 及既往细菌感染史等。

HSCT 后呼吸道并发症发生率较高,常发生同时涉及气道及肺实质的肺部相关并发症,通常出现在移植后两年内,并多与慢性移植物抗宿主病（GVHD）有关且预后常很差。

移植后肺部并发症包括免疫受损导致的感染并发症和非感染并发症。最常见的迟发性非感染并发症包括阻塞性细支气管炎（bronchiolitis obliterans,BO）、阻塞性细支气管炎机化性肺炎（bronchiolitis obliterans organizing pneumonia,BOOP）和特发性肺炎综合征（idiopathic pneumonia syndrome,IPS）。这些肺部并发症通常发生在 HSCT 后 3 个月至 2 年内,然而其功能性损伤经常持续到 HSCT 后数年。在自体和异基因 HSCT 中迟发型肺部并发症发生的情况不同,自体造血干细胞移植 3 个月后很少发生肺部并发症。在无关供者来源的HSCT 中,延迟的肺部非感染性并发症发生率较高,预后较差;广泛的 cGVHD 和疾病处于进展延迟的肺部并发症的发生相关。发生肺部并发症的患者较未发生的患者 5 年总生存率明显降低。

迟发性非感染并发症患者的肺功能检查常显示限制性及阻塞性通气及换气障碍。对 69例异基因 HSCT 后随访至少 5 年的患者回顾性评估其肺功能,发现 31 例（45％）患者肺功能较基础值有迟发性的下降,25 例为限制性障碍,6 例为阻塞性障碍;31 例肺功能损害的患者中 12 例（38％）有症状。移植前肺功能受损及 cGVHD 与肺功能受损独立相关。在儿童移植患者,HSCT 后肺功能检查异常的发生率较高,以肺功能检查为指标研究 162 例儿童移植患者,其肺损伤的 5 年累计发病率为 35%。慢性 GVHD 为肺功能降低的主要危险因素,但大多数儿童的肺功能恶化是无症状的。

1. 阻塞性细支气管炎(BO)

BO 是一种以小气道非特异性炎症损伤为特征的严重肺部疾病,在早期为典型的阻塞性呼吸系统疾病,进展期由于进行性细支气管周围纤维化,常表现为阻塞性和限制性功能改变。BO 的发生率报道不一,从 0%~48%不等,9 项研究共 2 152 例异基因 HSCT 受者报道的 BO 发生率为 8.3%。BO 与慢性 GVHD 明显相关,表明 BO 是慢性 GVHD 的一种肺部表现。也有个别自体 HSCT 后发生 BO 的报道。接受外周血干细胞移植的患者患 BO 的风险是接受骨髓移植患者的 3 倍。其他潜在的危险因素包括使用甲氨蝶呤预防 GVHD、受者和/或供者年龄较大、白消安为基础的清髓性预处理、既往呼吸道病毒感染以及血清免疫球蛋白水平低下。

BO 的表现较隐匿,发生的中位时间为移植后一年,其主要症状为干咳、进行性呼吸困难和喘鸣,通常没有发热,除非有合并感染。早期 X 线正常,实质的改变提示感染或其他病变。在进展期可发生充气过度(hyperinflation)现象。胸部高分辨 CT 检查显示:在呼气相,气道正常的肺小叶密度增高,而气道阻塞和空气潴留的区域透光度不变,这种特征性的“花斑”影像高度提示 BO。最近,美国国立卫生研究院(NIH)召集的一个国际慢性 GVHD 工作组将活检证实的 BO 定义为慢性肺部 GVHD 的唯一诊断标准。

BO 的处置以慢性 GVHD 的治疗为基础。早期检测和尽快免疫抑制治疗可能有较好疗效。吸入糖皮质激素以及支气管扩张剂对 HSCT 后阻塞性气道疾病具有一定疗效。进一步治疗包括大剂量、全身性糖皮质激素和常规或强化免疫抑制治疗。$1\sim2$ mg/(kg·d)持续 $2\sim6$ 周的糖皮质激素仍然为主要治疗。大剂量激素未显示更好的效果,常同时使用环孢霉素 A,加第二种免疫抑制剂如硫唑嘌呤、沙利度胺、抗胸腺细胞球蛋白、抗肿瘤坏死因子,或大环内酯类抗生素对某些病例有效。肺孢子虫的预防和感染的早期防治是治疗策略的重要组成部分。BO 的预后很差,死亡率高,大都死于进行性呼吸衰竭或机会性感染。

2. 阻塞性细支气管炎机化性肺炎

也称为原因不明的机化性肺炎(BOOP/COP),是一种侵犯细支气管、肺泡管及肺泡的临床病理综合征。BOOP/COP 患者肺泡腔充满肉芽组织。最初在非移植患者中被描述,与感染、药物、胶原血管病、辐射相关或为特发性。在 HSCT 中,BOOP/COP 表现为间质性肺炎而不是气道疾病。与 BO 相比,BOOP/COP 发生在 HSCT 较早期,主要在移植后 $1\sim12$ 个月,发生率小于 2%,但也可在 HSCT 后数年见到。临床表现为急性起病的干咳、呼吸困难及发热。胸部 X 线表现为外周斑片状实变影、毛玻璃样改变及结节状阴影。大多 BOOP/COP 患者的肺功能表现为限制性障碍。支气管肺泡灌洗检查有助于排除肺部感染,但确诊需依赖于组织病理。在一项包括 161 组配对资料的病例对照研究中,49 例罹患 BOOP/COP 的患者更多合并急性和慢性 GVHD。全身性糖皮质激素或吸入激素目前是 HSCT 后 BOOP/COP 的一线治疗。激素治疗后,78%的患者达到缓解或疾病稳定、22%进展,疾病进展的患者预后差。在 11 例疾病进展的患者中,8 例死于 BOOP/COP 导致的呼吸衰竭。在组织学诊断的 HSCT 后 BOOP/COP 患者中,预计 5 年生存率为 33%。一项回顾性研究显示,接受未处理外周血干细胞移植的患者中发生了 BOOP/COP,而在接受体外去 T 细胞处理后移植的患者中则未发生。

3. 特发性肺炎综合征

特发性肺炎综合征(IPS)通常发生在移植后 120 d 内,与 TBI、移植前化疗、GVHD 及 HSCT 年龄大有关。然而,已有 HSCT 后数年延迟性发生间质性肺炎的报道,常发生于严重慢性 GVHD,尤其是硬皮病患者。临床表现及放射线表现无特异性,不能与感染性肺炎区别。肺功能检查表现为限制性障碍，TLC 及 DLCO 降低而 FEV 正常。很少有延迟发生的 IPS 进展为呼吸衰竭，这些病例通常与化放疗导致的延迟性的肺部损伤有关。延迟性的肺部毒性综合征与 IPS 不同，以间质性肺炎及纤维化为特征，在经环磷酰胺、卡氮芥、顺铂化疗及自体 HSCT 的乳腺癌患者中发生率约为 72%；包含卡氮芥及 TBI 的预处理方案更易导致肺部毒性。

（三）迟发性心脏及心血管并发症

HSCT 后长期存活患者有发生各种迟发性心脏及心血管损伤的危险。心脏及心血管并发症主要与化疗药物的心脏毒性、全身照射及心血管危险因素增加有关。它们一般发生在 HSCT 后很晚期，在移植后开始的 10 年中风险较低，但随着随访时间的延长，其发生率可能明显上升。

与原发病复发及其他非复发的并发症相比，迟发性心脏损伤是罕见的并发症，因而在 HSCT 后长期存活患者中没有受到足够重视。自体 HSCT 后，43% 的迟发性死亡归因于治疗相关因素，其中 2.4% 为心脏事件。异基因 HSCT 后，25% 的死亡原因为移植相关因素，而 3% 是因为心脏毒性。但是 HSCT 后随访时间太短，不足以准确评估其危险程度。

对未行移植而存活的癌症患者的较长期随访的经验有助于理解 HSCT 后可能发生的并发症。存活的癌症患者迟发性的心脏毒性包括心肌病、严重充血性心力衰竭、瓣膜病及心律失常。蒽环类抗生素及其衍生物是心肌病的主要原因，发生心脏毒性的风险与蒽环类抗生素的总累积剂量有很强的相关性，但是不存在安全的蒽环类抗生素的累积剂量。纵隔放疗可以导致心脏任何结构的炎症及纤维化，引起限制性心肌病。纤维化也可能影响电传导通路，导致心内传导延缓、心律失常、自律性异常及瓣膜功能异常。长期存活的霍奇金淋巴瘤患者中，心血管病仍是主要的非复发致死致残原因。纵隔放疗使心肌梗死、心绞痛及充血性心力衰竭的危险上升 2～7 倍。

1. 迟发性心脏并发症

对 HSCT 患者的随访时间仍然远远短于存活的霍奇金淋巴瘤患者。与一般人群相比，自体 HSCT 后仅女性患者由于心脏并发症发生迟发性死亡的危险度高出 4 倍，异基因 HSCT 后的男性及女性患者均高出 2～3 倍。在一组自体 HSCT 的侵袭性淋巴瘤患者中，最初 3 年观察到的非恶性迟发性并发症主要为感染（19%）或神经系统（18%）及胃肠道事件。迟发性心血管损害据报道为 6%，3 年累积发生率为 9%。所有患者发生左心室射血分数受损，但仅 1/3 的患者因出现临床症状而需要治疗。有报道表明使用包含米托蒽醌的预处理方案可导致迟发性心血管并发症增多。

儿童患者 HSCT 后迟发性心脏并发症发生率较低。在一项中位随访 10 年的报道中，155 例异基因 HSCT 后长期存活患者中 87% 至少出现一项迟发性心脏并发症。肺功能不全为 63.2%，心脏事件仅 15%。EBMT 一项前瞻性多中心研究中，以超声心动图检测 119 例异基因 HSCT 儿童移植前及移植后随访 5 年每年的心脏端短轴缩短率（cardiac shortening fraction），心脏损伤的 5 年累积发生率为 26%。单纯 TBI 及 TBI 联合移植前使用蒽环类抗生素是心功能减退的重要危险因素。在接受 TBI 及蒽环类抗生素的患者中，26% 存在心脏短轴缩短率异常，而未经 TBI 及蒽环类抗生素治疗的患者中仅 2%。随访至 HSCT 后 5 年后，仅 13% 的患者发生心功能异常而所有人均无症状，总体健康状况良好。另一项研究长期随访异基因 HSCT 后存活一年的儿童恶性血液病患者，10 年后发生心脏及心血管并发症的概率上升至 11%，48 例儿童中 11 例超声心动图异常、8 例高血压、2 例脑血管损伤，所有发生心脏并发症的患者均接受了 TBI。大多长期存活患者的研究基于安静时的心功能检查。在一项儿童患者的研究中，纵向评估表明 HSCT 后运动试验检测的心血管功能受损明显。

目前为止，这些研究显示 HSCT 后有临床意义的心脏衰竭似乎甚少。然而，来自癌症存活者长期随访的资料表明心脏并发症可能为非常迟发的事件，甚至可能发生在治疗后数十年。随访较长时间可发现，患者发生无症状的心功能不全，正如 HSCT 后心功能不全发生率较高，特别是采用运动试验检测时。因此，我们必须谨慎思考对于 HSCT 后心脏并发症的乐观估计。事实上,HSCT 后心脏事件的真正危险程度只有随时间发展才能被最后证实。

2. 迟发性心血管并发症

几个移植中心报道了 HSCT 后年轻患者发生致命性卒中或冠脉疾病的个例。这些患者具有一些共同特征:他们均为异基因 HSCT 且都发生慢性 GVHD,在 11 例患有心脏 GVHD 的患者中,2 例患者死于冠心病。在一项 265 例长期随访患者的回顾性单中心研究中,脑血管病、冠心病或外周血管病等动脉事件 25 年累积发生率为 22%。异基因 HSCT 后的累积发生率高于自体 HSCT。经年龄校正后,接受异基因 HSCT 的患者 15 年时发生动脉事件的相对危险度高了 7 倍。在一项多变量分析中,明确的心血管危险因素包括高血压、血脂异常和糖尿病与移植类型和迟发性动脉事件的危险上升有关。这些结果与 EBMT 的一项回顾性多中心研究相符,10 个医疗中心 548 例患者中 20 例(3.6%)至少在一个动脉区域发生了一项心血管事件。一个动脉事件的 15 年累积发生率为 6%。其中全球心血管危险积分(global cardiovascular risk score)高的患者,定义为具有≥50%的危险因素(高动脉压、糖尿病、血脂异常、体重指数增高、体力活动少、吸烟),其累积发生率为 17%,而低危患者仅 4%。在一项包括 1 089 例长期存活患者的研究中,这种 HSCT 后心血管并发症危险度升高的结论未被证实。这些矛盾的结论可能是由于试验设计的不同。前两个研究连续包括了所有存活两年以上的患者,第三个研究主要基于患者填的调查表,这种调查方法排除了已经死亡的患者并且可能导致某些患者未填报而造成的偏倚。

异基因 HSCT 后心血管事件发生率升高支持了在此过程中涉及 GVHD 的假说。这和发生慢性 GVHD 的患者皮下微血管的数量减少的资料相一致。这种皮下微血管的减少与皮肤 GVHD 标志性的病理学表现即表皮损伤无明显相关性。一项关于供者来源细胞可促进 GVHD 导致的内皮损害修复的研究说明了 GVHD 与内皮损伤有关联。GVHD 导致的内皮损伤可能引起动脉粥样硬化改变,以及引发异基因 HSCT 后早发的心血管意外。由于最初的血管损伤与临床症状之间有较长的潜伏期,心血管并发症仅在移植后数十年出现,从而属于非常迟发事件。心血管事件也和 HSCT 后心血管危险因素的出现有关。与白血病患者及健康对照组相比,高胰岛素血症、葡萄糖耐量降低、高甘油三酯血症、低 HDL 胆固醇水平和腹型肥胖在异基因 HSCT 患者中较常发生。在一项包括 1 089 例长期存活患者的大型队列研究中,异基因 HSCT 患者较同胞较多发生糖尿病及高血压,较自体移植患者较多发生高血压。异基因 HSCT 后心血管危险因素的发生可能是长期强化免疫抑制治疗或内分泌失调例如儿童生长激素分泌减少或甲状腺功能减退的结果。异基因 HSCT 治疗的患者可能发生心血管危险因素,久而久之导致心血管病危险度升高。

(四)迟发性肾脏并发症

慢性肾脏疾病往往直到疾病末期才有症状,发生在 HSCT 后最初十年。常与使用肾脏毒性药物如神经钙蛋白阻滞剂有关。HSCT 后,慢性肾脏疾病可能导致进行性肾功能减退,最终成为终末期肾病。这种情况可能数年后直至疾病终末阶段才引起重视,除非其间进行肾功能检查。一般人群的危险因素包括老年、高血压、糖尿病、心血管疾病及肾脏疾病家族史。对于 HSCT 后迟发性肾功能不全的危险度知之甚少。各种肾毒性药物与肾功能不全显著相关,具体包括移植前的化疗药物、预处理方案的药物、抗感染药物(抗生素、抗真菌药、抗病毒治疗)以及预防或治疗 GVHD 的免疫抑制剂。

慢性肾脏疾病定义为肾小球滤过率(GFR)持续低于 60 mL/(min·1.73 m²)。一项包括 266 例清髓性异基因 HSCT 患者的回顾性单中心研究中提出了这个定义,23%的患者发生慢性肾脏疾病,10 年累积发生率为 27%,较匹配的一般人群高出两倍多;HSCT 后 2 年内大约三分之一的患者出现肾功能减退。HSCT 后 5~10 年,慢性肾脏疾病的累积发生率继续上升。大多数 GFR 在 60~30 mL/(min·1.73 m²)的患者无症状。严重肾脏疾病,即 GFR 低于 30 mL/(min·1.73 m²)的患者在其中占 3%;其中半数为疾病终末期,需要长期透析。

HSCT 后慢性肾脏疾病的危险因素为移植时年龄较大、女性、HSCT 后高血压、移植前 GFR 低、使用氟达拉滨及预处理时单剂量 TBI。一项包括 1 635 例 HSCT 患者的队列研究显示,慢性肾脏疾病的发生率升高也和 HSCT 后急性肾衰竭及急性和慢性 GVHD 相关。人们已经认识到环孢霉素 A 及其他神经钙蛋白阻滞剂导致肾小管及血管改变是与肾功能不全相关的重要因素。最具有可重复性及可靠性的诊断依据为肾小管萎缩、间质纤维化及神经钙蛋白阻滞剂动脉病(calcineurin inhibitor arteriolopathy)。

肾病综合征是异基因 HSCT 后少见的并发症。见于停止使用环孢霉素 A 的患者,类固醇和/或再使用环孢霉素 A 后肾病获得缓解。异基因 HSCT 后,肾病综合征目前是慢性 GVHD 的肾脏并发症,环孢霉素 A 联合糖皮质激素治疗后常常有效。肾病综合征似乎在非清髓 HSCT 中发生率较高,3 年累积发生率为 6.1%。与清髓性 HSCT 的报道不同,肾病综合征不总是与慢性 GVHD 的其他症状相关。此外,它并不随免疫抑制剂的重新使用而好转,在一些患者中导致进行性肾衰竭而需要透析。减低剂量预处理后残留的抗体产生宿主 B 细胞以及移植后突然停止免疫抑制剂可能诱发膜性肾病而导致肾病综合征。

放射引起的肾损害是一个小动脉和毛细血管变性及硬化的过程,同时伴有与间质纤维化相关的肾小球及肾小管的继发破坏。自体 HSCT 后,预处理中应用 TBI 是肾功能不全的重要因素。在一组儿童患者中发现,开始 6 个月内出现 GFR 降低,其中大部分之后肾功能稳定。17% 的儿童患者出现慢性肾功能不全,所有患者均接受 TBI 预处理。剂量效应与肾功能不全的相关性已被证实,分次照射有助于减少慢性肾功能不全。

由于上述移植后远期并发症的存在,在进行造血干细胞移植的临床实践中必须随时进行监测和评估。移植前必须获得详细的病史资料,包括吸烟嗜好、并发疾病、蒽环类抗生素及类似物的治疗史、放射治疗和完整的临床评估。所有患者需进行肺功能检查、超声心动图、胸部 X 线、肾功能和心血管危险因素组成的基本检查。高危患者要有更详尽的评估,如老年患者,同时患有心肺、血管或肾脏疾病的患者,接受过蒽环类抗生素治疗的患者,胸部放疗及使用肾毒性药物的患者。

异基因 HSCT 后应定期进行肺功能检查,尤其是有症状的患者。有临床适应证时考虑另外的呼吸道检查(胸部 X 线、HRCT、支气管镜及 BAL、肺活检)。迟发性心力衰竭发生前通常有无症状的左心室功能不全。有症状和高危患者(既往用蒽环类抗生素治疗、胸部放疗)应行心电图、超声心动图检查,如果有适应证应考虑其他检查项目。所有患者应定期筛查明确的心血管危险因素,尤其是血脂全套(lipid panel)。所有患者 HSCT 后每年进行肾功能、GFR 和尿蛋白分析。移植后不明原因的慢性肾脏疾病应考虑行肾脏活检。

心脏及心血管并发症主要与化疗的心脏毒性及 TBI 相关,也和心血管危险因素增多相关,它们属于非常迟发事件,在开始十年中危险性小。根据对长期存活的霍奇金淋巴瘤患者的观察结果,可预计 HSCT 后随随访时间延长,心脏及心血管并发症将明显增加。慢性肾脏疾病在达到终末期前通常无症状,是迟发性时间,发生在 HSCT 后的最初十年,主要和肾毒性药物如神经钙蛋白抑制剂的使用有关。概括说来,长期并发症表现及结局的不同极大地影响筛选时间,其必须适合于 HSCT 后各自不同的时间窗。随着随访时间延长,迟发性并发症可能改变特征,因此,HSCT 后长期存活者必须终生评估。

(张曦　孔佩艳　刘红　张江　尹晓林　陈幸华)

参考文献

1. Akhtari MI, Angston AA, Waller EK, et al. Eosinophilic pulmonary syndrome as a manifestation of GVHD following hematopoietic stem cell transplantation in three patients. Bone Marrow Transplant, 2009, 43 (2):155 - 158.

2. Avital I, Moreira AL, Klimstra DS, et al. Donor-derived human bone marrow cells contribute to solid organ cancers developing after bone marrow transplantation. Stem Cell, 2007, 25(11):2903 - 2909.

3. Berro M, Mayor NP, Maldonado-Torres H, et al. Association of functional polymorphisms of the transforming growth factor B1 gene with survival and graft-versus-host disease after unrelated donor hematopoietic stem cell transplantation. Haematologica, 2010, 95(2):276 - 283.

4. Bow EJ. Incasive fungal infection in hematopoietic stem cell transplant recipients:epidemiology from the transplant physician's viewpoint. Mycopathologia, 2009, 168(6):283 - 297.

5. Colelho LO, Gasparetto TD, Escuissato DL, et al. Bacterial pneumonia following bone marrow transplantation:HRCT findings. J Bras Pneumol, 2009, 35(5):431 - 435.

6. Couriel DR, Saliba R, de Lima M, et al. A phase III study of infliximab and corticosteroids for the initial treatment of acute graft-versus-host disease. Biol Blood Marrow Transplant, 2009, 15(12):1555 - 1562.

7. Dickinson AM. Non-HLA genetics and predicting outcome in HSCT. Int J Immunogenet, 2008, 35(4 - 5):375 - 380.

8. Fang B, Song Y, Lin Q, et al. Human adipose tissue-derived mesenchymal stromal cells as salvage therapy for treatment of severe refractory acute graft-vs-host disease in two children. J Pediatr Transplantation, 2007, 11 (7):814 - 817.

9. Gallagher G, Forrest DL. Second solid cancers after allogeneic hematopoietic stem cell transplantation. Cancer, 2007, 109(1):84 - 92.

10. Gedikoglu G, Ahinoz MA. Differentiation-inducing liposoluble vitamin deficiency may explain frequent secondary solid tumors after hematopoietic stem cell transplantation:minireview. Neoplasma, 2008, 55(1):1 - 9.

11. Gonsalves A, Carrier M, Wells PS, et al. Incidence of symptomatic venous thromhoemholism following hematopoietic stem cell transplantation. J Thromb Heamost, 2008, 6(9):1468 - 1473.

12. Hansen JA, Petersdorf EW, Lin MT, et al. Genetics of allogeneic hematopoietic cell transplantation. Role of HLA matching, functional variation in immune response genes. Immunol Res, 2008, 41(1):56 - 78.

13. Jacobsom KL, Miceli MH, Tarrand JJ, et al. *Legionella pneumonia* in cancer patients. Medicine, 2008, 87 (3):152 - 159.

14. Jung JI, Lee DG, Kim YJ, et al. *Pulmonary tuberculosis* after hematopoietic stem cell transplantation:radiologic findings. J Thorac Imaging, 2009, 24(1):10 - 16.

15. Kanne JP, Godwin JD, Franquet T, et al. Viral pneumonia after hematopoietic stem cell transplantation:high resolution CT findings. J Thorac Imaging, 2007, 22(3):292 - 299.

16. Liu QF, Luo XD, Ning J, et al. Association between acute graft versus host disease and lung injury after allogeneic haematopoietic stem cell transplantation. Hematology, 2009, 14(2):63 - 72.

17. Maertens J, Meersseman W, Van Bleyenbergh P. New therapies for fungal pneumonia. Curr Opin Infect Dis, 2009, 22(2):183 - 190.

18. Magro L, Mohty M, Catteau B, et al. Imatinib mesylate as salvage therapy for refractory sclerotic chronic graft-versus-host disease. Blood, 2009, 114(3):719 - 722.

19. Matsuo Y, Kamezaki K, Takeishi S, et al. Encephalomyelitis mimicking multiple sclerosis associated with chronic graft-versus-host disease after allogeneic bone marrow transplantation. Intern Med, 2009, 48(16):1453 - 1456.

20. Nishio N, Yagasaki H, Takahashi Y, et al. Engraftment syndrome following allogeneic hematopoietic stem cell transplantation in children. Pediatr Transplant, 2009, 13(7): 831 - 837.

21. Ohata Y, Ohta H, Hashii Y, et al. Intermittent oral trimethoprim/sulfamethoxazole on two non-consecutive days per week is effective as *Pneumocystis jiroveci* pneumonia prophylaxis in pediatric patients receiving chemotherapy or hematopoietic stem cell transplantation. Pediatr Blood Cancer, 2009, 52(1): 142 - 144.

22. Okazak iT, M aeda A, Inoue M. A case of chronic graft-versus-host disease presenting with polymyositis. Nihon Rinsho Meneki Gakkai KaishI, 2009, 32(2): 124 - 128.

23. Patriarca F, Poletti V, Costabel U, et al. Clinical presentation, outcome and risk factors of late-onset non-infectious pulmonary complications after allogeneic stem cell transplantation. 2009, 4(2): 161 - 167.

24. Peres E, Khaled Y, Krijanovski OI, et al. Mycobacterium chelonae necrotizing pneumonia after allogeneic hematopoietic stem cell transplant: report of clinical response to treatment with tigecycline. Transpl Infect Dis, 2009, 11(1): 57 - 63.

25. Rocha V, Porcher R, Fernandes JF, et al. Association of drug metabolism gene polymorphisms with toxicities, graft-versus-host disease and survival after HLA-identical sibling hematopoietic stem cell transplantation for patients with leukemia. Leukemia, 2009, 23(3): 545 - 556.

26. Rü hl H, Bein G, Sachs UJ. Transfusion associated graft versus host disease. TransfusMed Rev, 2009, 23(1): 62 - 71.

27. Schmid I, Staehel D, Pagel P, et al. Incidence, predisposing factors, and outcome of engraftment syndrome in pediatric allogeneic stem cell transplant recipients. Biol Blood Marrow Transplant, 2008, 14(4): 438 - 444.

28. Takenaka K, Eto T, Nagafuji K, et al. Oral valganciclovir as preemptive therapy is effective for cytomegalovirus infection in allogeneic hematopoietic stem cell transplant recipients. Int J Hematol, 2009, 89(2): 231 - 237.

29. Tisato V, Naresh K, Girdlestone J, et al. Mesenchymal stem cells of cord blood origin are effective at preventing but not treating graft-versus-host disease. Leukemia, 2007, 21(9): 1992 - 1999.

30. Tomonari A, Takahashi S, Ooi J, et al. No occurrence of *Pneumocystis jiroveci*（carinii）pneumonia in 120 adults undergoing myeloablative unrelated cord blood transplantation. Transpl Infect Dis, 2008, 10(5): 303 - 307.

31. Tuthill M, Chen F, Paston S, et al. The prevention and treatment of cytomegalovirus infection in haematopoietic stem cell transplantation. Cancer Immunol Immunother, 2009, 58(9): 1481 - 1488.

32. Viel DO, Tsuneto LT, Sossai CR, et al. IL-2 and TNFA gene polymorphisms and the risk of graft-versus-host disease after allo-geneic haematopoietic stem cell transplantation. Scand J I mmunol, 2007, 66(6): 703 - 710.

33. von Bonin M, Stlzel F, Goedecke A, et al. Treatment of refractory acute GVHD with third-party MSC expanded in platelet lysatecontaining medium. Bone Marrow Transplant, 2009, 43(3): 245 - 251.

34. 曾东风, 孔佩艳, 等. 半相合造血干细胞移植中发生的输血相关急性肺损伤: 1 例病例报告附文献复习. 中国输血杂志, 2009, 22(11): 900 - 902.

35. Zena T, Rossle M, Bertz H, et al. Severe venous-occlusive disease after allogeneic bone marrow or peripheral stem cell transplantation-role of transjugular intrahepatic portosystemic shunt（TIPS）. Liver, 201, 21: 31 - 36.

36. 刘嘉, 张曦, 陈幸华, 等. 中西医结合预防造血干细胞移植后肝静脉闭塞病的临床观察. 中国中西医结合杂志, 2010, 30(10): 1049 - 1052.

37. Cadena J, Taboada CA, Burgess DS, et al. Antibiotic cycling to decrease bacterial antibiotic resistance: a 52 year experience on a bone marrow transplant unit. Bone Marrow Transplantation, 2007, 40(2): 151 - 155.

38. Schmidt N, Palma J, King A, et al. C-reactive protein and procalcitonin levels for the diagnosis of invasive bacterial infections in allogenic hematopoietic stem cell transplantation recipients. Rev Med Chil, 2007, 135: 982 - 989.

39. HakkiM, Limaye AP, Kim HW, et al. Invasive Pseudomonas aeruginosa infections: high rate of recurrence

and mortality after hematopoietic cell transplantation. Bone Marrow Transplantation,2007,39(8):687-693.

40. Castagnola E,Faraci M,Moroni C,et al. Bacteremias in children receiving hemopoietic SCT. Bone Marrow Transplant,2008,41(S2):S104-106.

41. Lau A,Chen S,Sorrell T,et al. Development and clinical application of a panfungal PCR assay to detect and identify fungal DNA in tissue specimens. J ClinMicrobiol,2007,45:380-385.

42. Robenshtok E,Gafter-GviliA,Goldberg E,et al. Antifungal prophylaxis in cancer patients after chemotherapy or hematopoietic stem cell transplantation:systematic review and meta-analysis. J Clin Oncol,2007,25:5471-5489.

43. Walsh TJ,Anaissie EJ,Denning DW,et al. Treatment of Aspergillosis:Clinical Practice Guidelines of the Infectious Diseases Society of America. Clin Infect Dis,2008,46:327-360.

44. Ruping MJ,Vehreschild JJ,Cornely OA. Patients at high risk of invasive fungal infections:when and how to treat. Drugs,2008,68(14):1941-1962.

45. Neofytos D,Horn D,Anaissie E,et al. Epidemiology and outcome of invasive fungal infection in adult hematopoietic stem cell transplant recipients:analysis of multicenter prospective antifungal therapy(PATH)alliance registry. Clin Infect Dis,2009,48:265-273.

46. Peter GP,Carol AK,David A,et al. Clinical Practice Guidelines for the Management of Candidiasis:2009 Update by the Infectious Diseases Society of America. Clin Infect Dis,2009,48:503-535.

47. Sanders JE. Growth and development after hematopoietic cell transplant in children. Bone Marrow Transplant,2008,41(2):223-227.

48. Du H,Taylor HS. Stem cells and female reproduction. Reprod Sci. 2009,16(2):126-139.

49. Blumenfeld Z,Benaroush M,Zuckerman T,et al. Spontaneous pregnancy and normal delivery after repeated autologous bone marrow transplantation and GnRH agonist treatment. Hum Reprod,2007,22(8):2346.

50. Gallagher G,Forrest DL. Second solid cancers after allogeneic hematopoietic stem cell transplantation. Cancer,2007,109(1):84-92.

51. Teive HA,Funke V,Bitencourt MA,et al. Neurological complications of hematopoietic stem cell transplantation (HSCT):a retrospective study in a HSCT center in Brazil. Arq Neuropsiquiatr,2008,66(3B):685-690.

52. 何代英,高蕾,张曦,等.何杰金淋巴瘤自体外周血造血干细胞移植后继发急性髓性白血病 1 例.西部医学,2007:19(6):6.

53. 曹履先,陈虎主编.骨髓移植学.北京:军事医学科学出版社,2008:208-210.

54. 唐湘凤,栾佐,吴南海.无关血缘脐血移植治疗儿童恶性和非恶性疾病的临床研究.临床儿科杂志,2009,27(5):464-467.

第十一章　HLA 不全相合脐血造血干细胞移植治疗血液肿瘤

自 1988 年 Gluckman 成功进行第一例同胞脐带血造血干细胞移植（UCBT），迄今全世界储存脐血已达 250 000 份，无血缘关系脐血移植（UD-UCBT）已近万例，由此可见，脐带血造血干细胞移植已成为造血干细胞移植（HSCT）的主要方式之一。

随着脐血移植的开展，人们最关心的依然是其疗效。纽约血液中心统计 296 例 UD-UCBT 和 210 例 UD-BMT 疗效，两者的白血病复发率及 3 年总体存活率并无差异。海军总医院徐世侠等检索 292 篇文献，排除非随机对照或重复实验的文献后，最终纳入 Barker 等 2001 年至 2005 年发表的 6 个临床配对对比研究，共 668 例患者进行 Meta 分析，结果 UD-UCBT 和 UD-BMT 移植后复发率、长期无病生存率等均无显著区别。2007 年 Eapen 等比较了 503 例 UD-UCBT 和 282 例全相合 UD-BMT，其中 35 例全相合脐血、201 例 1 个位点不合脐血和 282 例 2 个位点不合脐血，在此基础上又将细胞数以 3×10^7/kg 为界分为高、低细胞数两组。结果与全相合 UD-BMT 相比，1 个或 2 个位点不合的 UD-UCBT 5 年无病生存率（EFS）与 8/8 相合的 BMT 相似，全相合 UD-UCBT 的 EFS 高于全相合 UD-BMT。大量循证医学资料表明脐血移植抗白血病作用好，白血病复发率、无病生存率和长期生存率与 BMT/PBSCT 相当，甚至可能更好。

我国 UCBT 始于 20 世纪 90 年代中期，截至 2008 年，我国公共脐血库储存脐血逾 3 万份，各类 UCBT 逾 600 例，其中，11 家儿科单位相继开展了 UCBT。UCBT 已广泛用于治疗儿童恶性和非恶性疾病。但单份脐血造血干/祖细胞含量有限，制约了其在临床上的应用，天然脐血的 80% 提供给儿童，脐血用于成人因细胞数量不足而植入困难，且在体内较难重建免疫机制。为此，将两份或多份脐血混合移植，以满足成人移植所需的细胞数量已成为目前研究的新热点。

第一节　双份脐血干细胞移植可行性

一、诱导免疫耐受

脐血细胞的免疫系统处于原始阶段，单个核细胞 MHC Ⅱ 类 DR 抗原表达弱，淋巴细胞相对不成熟，尤其是 T 细胞具有显著的抑制活性，对成人淋巴细胞的混合淋巴细胞培养（MLR）具有显著的抑制作用，带有大量造血干细胞的脐血有可能长期存活于受者体内，形成微嵌合体（microchimera），并参与宿主免疫调控的双向作用，诱导宿主同种免疫低反应性的产生。同时输注 2 份或 HLA 配型不合的脐血可能加强了免疫耐受。赵鲁平等在肾移植前对尿毒症患者进行分次输注多份脐血，脐血输注组患者肾移植后均未发生排斥反应，与对照组有显著差异。脐血输注组患者输血后淋巴细胞的单向混合淋巴细胞反应（MLR）低于输血前，且受者对无关成人淋巴细胞和供肾淋巴细胞呈免疫低反应性，但脐血输注对受者血清抗体水平及淋巴细胞对植物血凝素（PHA）增殖反应并无显著影响，提示多供体脐血输注能够诱导受者淋巴细胞对供脐血淋巴细胞的特异性免疫低反应性。从目前临床研究看，患者均未出现重度 aGVHD 和慢性 GVHD，可能与此有关。当然，也与在现有的个案报道中，都使用了较强的预处理方案，加强了受者免疫抑制的同时预防了 aGVHD 有关。而混合脐血移植后，受者的免疫系统由多个供者与受者在相互耐受的情况下能够重建,推论由两个或多个免疫功能正常的供者重建的新的免疫系统,对提高移植物抗白血病(GVL)有良好的作用。

二、双份脐血对造血重建有相互促进的作用

动物体内实验显示,混合脐血移植时,可有1份或2份脐血的植入,单份脐血较高的造血细胞含量及增殖能力与供—供之间的竞争性植入有关。且供者间HLA差异小者,更趋向于2份同时植入,形成稳定的嵌合或多嵌合状态,并可重建多系造血。这在一定程度上可缓解脐血因造血细胞数量不足,髓系与血小板恢复延迟的状况。临床研究证实双份脐血回输使MNC数量明显增加,双份脐血移植物能在体内长期植入,形成供—供—受者嵌合体,其造血重建和免疫重建由两个供者协同完成;即使移植后DNA位点检测仅示一份植活,移植后的绝对中性粒细胞数(ANC)和血小板的恢复时间均较国外的报道的中位时间缩短,提示另一份脐带血可以提高植入率,促进造血重建。

三、双份脐血移植的植入动力学

在双份脐血移植中,两份脐血的植入状况是不均衡的,受者移植术后其长期的造血和免疫功能重建来自其中的一份脐血,另一份脐血被排斥。在Barker等的报道中,21例接受allo-DUCBT的血液系统恶性疾病患者,其术后21 d,76%的受者形成完全单份脐血植入;移植术后100 d,100%的受者形成完全单份脐血植入,而另一份脐血则被排斥。涉及其中的相关因素,学者们至今并无一致的看法,移植脐血所含的MNC、CD34+细胞数、供受者之间HLA配型相合程度以及血型是否相合等因素均和哪一份脐血最终植入之间并无明确的关系。最近,Kim等通过在双份小鼠脐血移植同种属小鼠试验中加入间充质干细胞证明,加入间充质干细胞后,移植的两份脐血更容易形成均势植入,形成长期混合嵌合体,推测可能是由于加入的间充质干细胞抑制了两份移植的脐血所含有的淋巴细胞之间的免疫反应而引起的,表明移植的两份脐血中所含有的淋巴细胞之间的免疫反应可能是决定哪一份脐血最终植入的关键因素。

第二节 双份脐血移植的理论基础

一、脐血细胞的免疫学特性

脐血的T细胞中绝大多数为初始型细胞(naive T cell),其细胞表面标志为 $CD_{45}RA^{high}$, $CD_{45}RO^{low}$,且活化标志低水平表达。脐血中调节细胞免疫的重要分子IL-2、IL-4、IL-6以及细胞毒作用的重要效应分子TNF-a、IFN-γ、穿孔素等均明显低下,表明脐血T淋巴细胞许多免疫效应分子及其受体表达不完善,这是脐血免疫功能,尤其是特异性细胞免疫功能不成熟的重要原因。脐血NK细胞较幼稚,杀伤能力较低,B细胞发育不够健全,移植后GVHD发生率低、程度轻。

Wagner和Kurtzburg在ASH2000会议上对257例UCBT的分析表明,影响UCBT临床植入成败的3个相关因素是细胞数量、病种和年龄,与HLA不合程度无关。HLA 1个、2个和3个位点不合之间Ⅲ/Ⅳ度GVHD发生率无差别,但HLA全相合的Ⅲ/Ⅳ度GVHD发生率比HLA不合者低。一般认为脐血无血缘HLA 1~2位点不合移植的疗效相当于骨髓无血缘HLA全相合移植的疗效。

上述发现促使人们进一步研究脐血T淋巴细胞的异基因相互反应性。经体外混合淋巴细胞培养(MLC)发现,脐血T细胞与成人外周血T细胞的反应性不同。在初次及再次MLC中,脐血不能产生抗原特异性细胞毒T淋巴细胞及溶细胞活性,而成人T细胞则表现出显著的特异性靶细胞溶解。对脐血中不同免疫细胞群研究发现,与成人外周血相比,脐血中PTL_P (proliferating T lymphocyte precursor)减少至 1‰,抗原特异性 CTLₚ(cytotoxic T lymphocyte precursor)减少至 1‰～10‰,而 HTLₚ(helper T lymphocyte precursor)及 NK 祖细胞相当。

　　Garderet 等在研究 T 细胞受体(TCR)库构建时发现,脐血 αβT 细胞的 T 细胞库已完全形成,但表现出高度的异质性和空间结构不完善等特点,反映了脐血 T 细胞缺乏抗原刺激。对脐血 T 细胞增殖反应的研究报道结果不一。有研究证实,脐血 T 细胞对初次异基因抗原刺激的增殖反应程度与成人 T 细胞无差异,表明脐血 T 细胞能通过 TCR 被激活并具有正常的增殖能力。也有研究认为,脐血较骨髓、成人外周血淋巴细胞增殖能力降低,对再次或三次异基因抗原刺激均表现为无反应状态,而成人 T 细胞则表现出强烈的增殖反应,说明尽管脐血与成人血 T 细胞初次抗原刺激增殖反应相近,但两者在功能上存在明显的质的差异,脐血 T 细胞在异基因抗原刺激后似乎沿着耐受而非反应的方向分化。这可能与移植的脐血细胞介导 GVHD 能力降低有关。脐血中的免疫活性细胞尽管能识别非自身抗原,但并不能触发异基因反应淋巴细胞扩增所需的正常细胞瀑布流。

　　近年来,MLR 还被用于研究免疫系统内环境稳定调节中的一个重要环节——淋巴细胞的凋亡,认为成熟 T 细胞在 TCR 刺激后的程序性细胞死亡(即凋亡)是免疫反应终止和外周耐受的机制,在免疫耐受或无能的关键时发现,脐血淋巴细胞的凋亡程度较成人外周血的明显增高,表明脐血 T 淋巴细胞能通过凋亡这一内在机制终止过度的免疫活化,这在一定程度上表明,UCBT 时即使供—受者间 HLA 有 2～3 个位点不合,其 GVHD 也不如 BMT 严重。

二、双份脐血移植诱导混合嵌合体形成

　　混合嵌合体是指在同一个体内同时存在两种遗传学上完全不同的造血干细胞,嵌合的免疫系统将供者抗原视为自我,但对第三者抗原仍能产生正常的免疫反应。1986 年,Cobbold 等在非清髓预处理方案的条件下,建立了混合嵌合体模型。混合嵌合体较完全异基因嵌合体表现出更强的免疫能力,Zinkernagel 和 Dougberty 也因此获得 1996 年诺贝尔奖。

　　在混合嵌合状态时,受者能产生特异性免疫耐受,GVHD 轻,保留了自身的免疫功能。其主要机制在于同基因或自身成分产生携带受者 MHC 分子的抗原递呈细胞(APC),减轻移植受者的免疫缺陷状态,而异基因成分提供诱导受者特异性移植耐受的条件。研究发现完全异基因嵌合体的 T 淋巴细胞虽功能健全,但在受者体内却不能产生细胞毒效应,受者往往有不同程度的免疫缺陷。这是因为在受者体内成熟的供者 T 淋巴细胞只能与表达受者 MHC 分子的 APC 相互作用而发挥作用,而完全异基因嵌合体无法提供相应的 APC。当同基因和异基因成分同时植入时,其中异基因成分生成具有供者 MHC 抗原的淋巴系祖细胞,在胸腺中发育、分化,接受受者 MHC 的"教育",因而这些成熟的 T 淋巴细胞在抗原识别上受到受者 MHC 的限制,而同基因成分的存在可以提供携带受者型 MHC 分子的 APC。因此,混合嵌合的受者可保留完整的免疫功能,同时 GVHD 也相应减轻。完全供者嵌合体时,无宿主型 APC,所有 APC 均为供者型,导致免疫能力受损,易发生感染,影响存活状态。

　　混合嵌合体的成功诱导有赖于受者的状况和输注的供者 CD34⁺ 干细胞数量与供者 T 细胞的平衡。对嵌合体是移植物存活的原因抑或结果,尚存在争议。

三、微嵌合状态和双向移植排斥理论

　　1992 年,Starzl 等在对实体器官移植长期存活患者的研究中发现,患者不同组织中均存在供者来源的白细胞,认为供体器官中的过客细胞能迁移到受体全身各组织,并在免疫抑制的条件下长期存活,这用单向移植排斥理论难以解释,Starzl 把这种现象称为微嵌合状态,并在 1993 年提出"双向移植排斥理论",认为在严格的免疫抑制控制下,供者和受者来源白细胞间的相互免疫应答,因诱发各种免疫调节机制,如 veto 机制、抑制细胞、细胞因子类别偏移、增强抗体等作用而逐渐减弱,最终达到一种无反应状态,形成供受体白细胞共存的微嵌合状

态,其长期存在可导致受者对供者器官的移植耐受。对嵌合体与移植耐受间相关性研究发现,骨髓嵌合状态存在两种不同的形式:微嵌合状态(microchimerism)和巨嵌合状态(macrochimerism)。微嵌合状态由异基因移植物中的过客白细胞诱导形成,通常并不存在多能造血干细胞的植入,多数只有单一系列存在,但为维持异基因移植物的存活所必需。巨嵌合状态则是骨髓移植的结果,具有多能造血干细胞的植入,在受者体内诱导产生了供者特异性耐受。微嵌合状态和巨嵌合状态的差异并不单纯是数量上的不同,嵌合体本身质的差异(如多系存在)是形成微嵌合状态和巨嵌合状态两种不同效应的原因。

第三节　双份脐血移植的临床应用

一、患者的选择

对于何种患者适于成人 UD-UCBT 尚无统一的标准,一般认为对不能及时找到 HLA 相合骨髓或外周血干细胞供者的患者,在有满足条件的脐血并且征得患者同意后,可选择异基因 UD-UCBT。成人 UD-UCBT 的主要研究仍集中于血液系统疾病方面,如急慢性白血病、骨髓增生异常综合征、淋巴瘤、骨髓纤维化以及重型再生障碍性贫血等。目前报道的患者最大年龄为 62 岁,中位年龄为 29～31.4 岁,最大体重 116 kg,中位体重 69.2～70 kg。Sanz 等报告 30 岁以下患者移植后 1 年无病生存率(DFS)为 73%,而大于 30 岁者 3 个月时 DFS 仅为 27%,表明年龄对 DFS 有明显影响。但也有报道认为年龄不影响 UD-UCBT 后的 DFS。

二、脐血的选择

成人 UD-UCBT 脐血单位的选择主要考虑有核细胞数(NC)、CD34+ 细胞数、ABO 血型以及 HLA 位点相合类型及数目等。多数人认为:(1)冻存脐血中 NC 大于 2×10^7/kg;(2)至少 4 个 HLA 位点与受者相同;(3)HIV、HBV、HCV、HTLV-1 及 CMV-IgM 检测均为阴性,是可以安全植入的指标。

1. HLA 配型选择

对 HLA 相合程度的重要性的看法不同。多数资料认为脐血 HLA 位点不合的数目与移植后生存率关系并不紧密。Laughlin 等研究表明,成人 UD-UCBT 时 HLA 相合程度与造血重建、无事件生存率(EFS)以及急性移植物抗宿主病(aGVHD)的发生无关。Rocha 等的研究结果也与此类似。但也有研究认为 HLA 相合程度是移植成功的相关因素。目前进行的成人 UD-UCBT 中多数为 HLA 6 个位点中 4 个以上相合。

2. 细胞数目的选择

由于脐血中干细胞数量有限,因此输注细胞量是一个影响移植成功的重要因素。成人 UD-UCBT 的输注量明显低于儿童,目前报道的 NC 输注量为 $(0.2～6.0) \times 10^7$/kg,CD34+ 细胞数为 $(0.2～16.7) \times 10^5$/kg。为保证植活,有研究认为移植脐血冷冻前 NC 至少应为 2×10^7/kg。Rocha 等认为 NC 大于 1.7×10^7/kg 对造血重建有重要影响。而 Laughlin 等则认为移植物中的 CD34+ 细胞数与造血重建无关,但输注 CD34+ 细胞数大于 1.2×10^5/kg 的患者 EFS 较长。多数研究认为除 NC 外 CD34+ 细胞数及 CFU-LGM 数也应作为挑选脐血时的参考。如同时存在 HLA 相合的数份脐血时,应选择细胞数目最高者。如果 HLA 相合程度及细胞数相似时,则应考虑采用对 HLA-I 和II类抗原均进行高分辨率 DNA 分子技术分型的脐血。

三、预处理及 GVHD 的预防

目前,UD-UCBT 的预处理方案与其他异基因造血干细胞移植相同。近几年一些非清髓性方案试用于成人 UD-UCBT 并取得较好的效果,Barker 等报道对 17 例恶性血液病成人患者以非清髓性预处理方案进行 UD-UCBT,14 例存活至 25 d 时,12 例取得完全的供者核型,2 例自体造血重建。中位随访至 137 d,3 例死于复发,9 例存活,1 例有 Ⅲ～Ⅳ 度 GVHD,2 例发生慢性移植物抗宿主病(cGVHD),表明尽管非清髓性方案改善了造血重建延迟及降低 GVHD 发生,但仍然需要解决自体造血重建和复发的问题。UD-UCBT 的 GVHD 预防尚无特殊方案,与其他异基因造血干细胞移植一样,多用环孢霉素 A(CsA)、骁悉、FK506、甲氨喋呤和糖皮质激素(甲基泼尼松龙或泼尼松)的单用或联用,以联合用药为主。研究表明,单药预防 GVHD 的 2 年 EFS 较差,aGVHD 发生率、移植相关死亡率(TRM)、复发率均较联合用药高。一些新的 GVHD 预防药物如抗 Tac 单抗等尚无用于成人 UD-UCBT 的报道。

四、治疗效果分析

1. 造血重建的时间

成人双份 UD-UCBT 后白细胞植活通常较早,中性粒细胞绝对值(ANC)$\geqslant 0.5 \times 10^9/L$ 的时间为 13～59 d,而血小板植活则常常延迟,达到 $\geqslant 20 \times 10^9/L$ 的时间为 26～176 d。Laughlin 等报道 ANC$\geqslant 0.5 \times 10^9/L$ 的中位时间为 27 d(13～59 d),血小板$\geqslant 20 \times 10^9/L$ 的中位时间为58 d(35～142 d)。Sanz 等的报道与之相似,髓系植活率为 81%～92%。比较成人与儿童 UD-UCBT 的研究表明,尽管每千克体重移植的 NC 数、CD34$^+$ 细胞数较低,成人 ANC$\geqslant 0.5 \times 10^9/L$ 与血小板$\geqslant 20 \times 10^9/L$ 的时间与儿童相似。与其他类型的移植相比,成人 UD-UCBT 造血重建的时间明显延长。Ooi 等报道与无关供者骨髓移植(UD-BMT)相比,ANC$\geqslant 0.5 \times 10^9/L$ 中位时间分别为 20 d 和 15 d,血小板$\geqslant 50 \times 10^9/L$ 的中位时间则为 48 d 及 25.5 d,前者存在明显的造血重建延迟。Rocha 等的研究结果与此类似。对脐血单位进行处理亦未增加髓系植活的速度。

2. GVHD 的发生

由于脐血中淋巴细胞的免疫不成熟性,UD-UCBT 后的 GVHD 发生率低于其他移植,且 HLA 不合及疾病状态并未明显增加 aGVHD 的发生率。对于儿童患者的研究表明,尽管存在更高程度的 HLA 不相合,UD-UCBT 后发生急、慢性 GVHD 的风险低于 BMT。多项成人 UD-UCBT 的报道也支持这一点,如 Rocha 等报道 aGVHD(26%)和 cGVHD(26%)均低于 HLA 相合的 UD-BMT(分别为 64%、55%)。然而最近的一项研究认为成人 UD-UCBT 与 UD-BMT 比较,aGVHD 发生率相近,但 cGVHD 的发生率似乎更高。发生 GVHD 者的治疗与其他的移植相同。

3. 移植相关死亡率

由于造血重建延迟、预处理毒性作用及 GVHD 等的影响,成人 UD-UCBT 后的 TRM 较高,30 d TRM 为 9%～12%,100 d 为 43%～54%。主要死亡原因是预处理相关毒性及感染。Laughlin 等报道 68 例中,17 例死于预处理相关毒性,22 例死于移植后继发感染。Rubinstein 等的研究中约 40% 死于感染。Pecora 等对 29 名成人患者行 UD-UCBT 时观察到出血性并发症的发生率(59%)大大高于同期的 HLA 相合的 UD-BMT(6%),并认为严密监测出凝血功能及每天 2 次输注血小板维持血小板在 $20 \times 10^9/L$ 以上有助于降低此并发症。

4. 长期效果

目前成人 UD-UCBT 的临床病例数及随访时间尚不足以对其进行长期疗效评价。Laughlin 等报道 40 个月的 EFS 为 26%,Sanz 等报道 12 个月 EFS 为 53%。但仍缺乏大样本的评价结果。由于脐血中的 T 细胞数目较低,在 GVHD 发生率降低的同时,可能伴随疾病复发的概率增加。但比较急性白血病儿童进行同胞或无关供者的 UD-UCBT 及 BMT 的研究表明,二者的复发风险相近似。对成人患者行 UD-UCBT 与 UD-BMT 的比较也证实,二者的 2 年 DFS 和复发率相似。

第四节 双份脐血移植的优点

一、双份脐血提高植入率并减低 TRM

如果拥有一份脐血（HLA4～6/6 个位点相合）的大部分患者能够拥有相似特点的第二份脐血，那么双份脐血移植是一个相对简单的增加细胞数量的策略。在白血病患者缓解期行双份脐血移植与历史对照的单份脐血移植相比，可以提高植入率并减低 TRM，其 1 年 DFS 为 72%（95%，CI:49～95），预处理方案为环磷酰胺（120 mg/kg）、氟达拉滨（75 mg/m²）、全身照射（132 cGy）以及环孢霉素 A 和霉酚酸酯（CsA/MMF）。但这一结果与单份脐血就可获得永久植入的事实相反，且该方法中单份脐血的平均 MNC 为 1.8×10^7/kg。明尼苏达大学近来的研究结果更新了该数据，其结果表明，83 例高危或处于疾病进展期的血液系统恶性疾病患者在清髓性预处理后行双份脐血移植，3 年的 DFS 为 54%（95%，CI:42～66）。这些数据支持双份脐血移植有望成为成人患者无关供者移植的替代选择。但是，单份脐血中细胞数量的低限仍没有限定。大部分移植中心不进行单份脐血中 MNC 少于 1.8×10^7/kg 的移植，且一些高体重的患者将没有细胞数量合适的脐血。

二、双份脐血移植较单份脐血移植有更低的复发率

明尼苏达大学癌症中心一项新的研究显示那些接受双份脐血移植的急性白血病患者白血病复发的风险显著降低。这一发现有潜力改变当前医学实践中使用单份脐血移植治疗高危白血病和其他癌症。Verneris 和他的同事研究了 1994 年至 2008 年的 177 名患者，这些患者分布在明尼苏达大学医学中心、费尔和明尼苏达大学 Amplatz 儿童医院。患者的平均年龄在 16 岁，该研究中其中 88 例患急性淋巴细胞白血病（ALL）和 89 例患急性髓系白血病。分析显示，患者在第一次或第二次完全缓解后，如果他们接受双份脐血移植较单份脐血移植能显著减少复发（19% 和 34%）。临床实践证明，在急性淋巴细胞白血病患者中，在同等条件下，接受 allo-DUCBT 的受者和接受单份脐血移植的患者相比，术后疾病复发率明显降低，其机理尚不完全清楚。

三、GVHD 发生率无增加

和单份脐血移植相比较，双份脐血不仅有效地解决了单份脐血所含 MNC 不足的问题，而且移植术后 GVHD 的发生率并没有增加，GVL 作用却有所增强。Majhail 等比较了一组 21 例单份脐血和一组 50 例双份脐血移植治疗成人恶性血液系统疾病患者，预处理采用相同的"FLU＋CY＋TBI"方案：FLU 25 mg/m²，移植前-8～-6 d;CY 60 mg/kg，移植前-7～-6 d;TBI 330 cGY，分 2 次，移植前-4～-1 d。结果表明，两组患者移植术后在 aGVHD 的发生率、TRM、中性粒细胞和血小板的恢复时间、长期 DFS 和总的存活率之间并无明显差异。

（李杰平　孔佩艳　张曦　陈幸华）

参考文献

1. VernerisMR,Brunstein CG,Barker J. Relapse risk after umbilical cord blood transplantation:enhanced graft-versus-leukemia effect in recipients of 2 units. Blood,2009,114(19):4293-4299.

2. Delaney M,Cutler CS,Haspel RL,et al. High-resolution HLA matching in double-umbilical-cord-blood

reduced-intensity transplantation in adults. Transfusion，2009，49(5)：995－1002.

3. Brunstein CG，Barker JN，Weisdorf DJ，et al. Intra-BM injection to enhance engraftment after myeloablative umbilical cord blood transplantation with two partially HLA-matched units. Bone Marrow Transplant，2009，43(12)：935－940.

4. Ballen KK，Spitzer TR，Yeap BY，et al. Double unrelated reduced-intensity umbilical cord blood transplantation in adults. Biol Blood Marrow Transplant，2007，13(1)：82－89.

5. 袁晓，孙自敏. 双份脐血造血干细胞移植的现状. 国际输血及血液学杂志，2007，30(5)：457－459.

6. 周淼，孙自敏，刘会兰，等. 非血缘双份脐血移植治疗恶性血液病植入动力学的研究. 中华内科杂志，2010，49(1)：58－60.

7. Manaka A，Baltathakis I，Tzannou I，et al. Immune Reconstitution After Double Umbilical Cord Blood Transplantation in Adults without In Vivo T Cell Depletion of the Graft. Blood（ASH Annual Meeting Abstracts），2010，116：1246.

8. Xiao Ma，Wu Depei，Aining Sun，et al. The Use of Double-Unit Umbilical Cord Blood Transplantation In Adults with Hematologic Disease. Blood（ASH Annual Meeting Abstracts），2010，116：4579.

9. Sideri A，Neokleous N，Brunet P，et al. An overview of the progress on double umbilical cord blood transplantation. Haematologica，2011，96(8)：1213－1220.

10. Claudio GB，Jonathan AG，Daniel J，et al. Allogeneic hematopoietic cell transplantation for hematologic malignancy：relative risks and benefits of double umbilical cord blood. Blood，2010，116(22)：4693－4699.

11. Salit RB，Shea YR，Gea-Banacloche J，et al. Death by Edible Mushroom：First Report of Volvariella volvacea as an Etiologic Agent of Invasive Disease in a Patient following Double Umbilical Cord Blood Transplantation. J Clin. Microbiol，2010，48(11)：4329－4332.

12. Miao Zhou，Zimin Sun，Huilan Liu，et al. Engraftment Kinetics After Transplantation of Double Units of Umbilical Cord Blood From Unrelated Donors in Adolescents and Adults with Hematologic Malignancies. Blood（ASH Annual Meeting Abstracts），2009，114：1183.

13. Jonathan AG，Cameron JT，Thomas JM，et al. Single-unit dominance after double-unit umbilical cord blood transplantation coincides with a specific CD8$^+$ T-cell response against the nonengrafted unit. Blood，2010，115(4)：757－765.

14. Yi-Bin Chen，Aldridge J，Kim H，et al. Reduced Intensity Conditioning（RIC）with Double Umbilical Cord Blood Transplantation Has Similar Outcomes Compared to RIC Transplantation From Related or Unrelated Adult Donors. Blood（ASH Annual Meeting Abstracts），2010，116：2367.

15. Michael RV，Claudio GB，Barker J，et al. Relapse risk after umbilical cord blood transplantation：enhanced graft-versus-leukemia effect in recipients of 2 units. Blood，2009，114(19)：4293－4299.

16. Delaney M，Yeap B，Richard L，et al. HLA Locus-Specific Outcomes in Double Umbilical Cord Blood Reduced Intensity Transplantation（DCBT）in Adults. Blood（ASH Annual Meeting Abstracts），2007，110：2032.

17. Margaret LM，Brunstein C，DeFor TE，et al. Single Versus Double Umbilical Cord Blood Transplantation（UCBT）：Higher Risk of Acute Graft-Versus-Host Disease（GVHD）but Lower Transplant Related Mortality（TRM）in Recipients of Double UCBT. Blood（ASH Annual Meeting Abstracts），2006，108：435.

18. Lamis KE，Chaudhury S，Baisre-de LA，et al. An in vivo model of double-unit cord blood transplantation that correlates with clinical engraftment. Blood，2010，116(19)：3999－4006.

19. Avery S，Shi Wj，Lubin M，et al. Influence of infused cell dose and HLA match on engraftment after double-unit cord blood allografts. Blood，2011，117(12)：3277－3285.

第十二章　脐血细胞辅助 HLA 不全相合造血干细胞移植

第一节　不同来源造血干细胞移植的利弊

一、骨髓移植

根据供者不同,骨髓移植(BMT)可分为同基因 BMT(syn-BMT)、异基因 BMT(allo-BMT)和自体 BMT(auto-BMT)。

(1)syn-BMT。指同卵孪生的两个个体间的移植,两个个体间的遗传基因完全相同,其优点是移植成功率高,不会发生移植物抗宿主病(GVHD),最适用于治疗重型再生障碍性贫血和严重联合免疫缺陷病,但 syn-BMT 供体极少,用于治疗急性白血病时复发率也较 allo-BMT 的高。

(2)allo-BMT。在人类是指除同卵孪生以外的两个个体之间的移植,其优点是移植后疗效好,用于治疗白血病复发率较低,但必须选择与受者 HLA 系统完全相同的供者,否则会产生严重的 GVHD。在我国,由于独生子女较普遍,故供体数量有限。国外多为非血缘间的 allo-BMT,国内多为血缘间的 allo-BMT。

(3)auto-BMT。指取自身的骨髓造血干细胞进行移植。其优点是:供者来源为自身,能在临床上广泛应用,移植相关死亡率低,移植后并发症少,GVHD 等并发症较轻,年龄选择较宽;缺点是目前尚无解决微小残留病变的有效办法,故移植后复发率较高。

根据使用动员剂与否,可将其分为稳定状态的骨髓移植(steady-state bone marrow transplantation,SS-BMT)和动员后骨髓移植(Granulocyte-colony stimulating factor-mobilised bone marrow transplantation,G-BMT)。

(1)SS-BMT。指在未采用动员剂的情况下采集供者或自身骨髓,输注给受者或自体进行移植。在移植的早期,主要采用此种移植方式,其缺点主要是需要多次采集骨髓,病人较为痛苦。

(2)G-BMT。随着粒细胞集落刺激因子的应用,外周血造血干细胞移植的发展以及外周血造血干细胞的缺点的暴露,部分研究者开始采用粒细胞集落刺激因子动员后的骨髓进行移植。与 SS-BMT 相比,G-BMT 移植后具有采集次数少,采用的造血干细胞数量多,造血和免疫重建快,移植后 GVHD、感染、复发等并发症少等优点。

二、外周血造血干细胞移植

根据供者不同,PBSCT 可分为 syn-PBSCT、auto-PBSCT、allo-PBSCT、脐带血干细胞移植(UCBSCT)和 $CD34^+$ 细胞移植。

1. auto-PBSCT

auto-PBSCT 迅速发展的主要原因:随着粒细胞集落刺激因子、粒细胞一巨噬细胞集落刺激因子等造血生长因子及血细胞分离机的临床应用,干细胞采集简单、方便、安全、有效;供体无需麻醉,也无需多部位骨髓穿刺抽髓,易被患者接受;在强烈的联合化疗和(或)放疗后进行 auto-PBSCT,移植后不但造血恢复和免疫重建比骨髓移植快,而且较安全,因而可以减少住院日,减少抗生素的使用和输血依赖,降低医疗费用;对某些以往化疗次数不多,年龄不大的患者,有时通过一次采集就可以得到足够量造血干细胞,较方便;即使少数患者 auto-PB-SCT 后有感染、出血等并发症,通过有力抗感染、成分输血、细胞生长因子等联合应用,处理后恢复较快;对某些已转移的实体瘤患者,可采取多阶段联合化疗加 auto-PBSCT 支持,可杀伤更多肿瘤细胞而有望提高肿瘤治疗的疗效。

auto-PBSCT 的优点:移植后造血功能恢复和免疫重建快,减少了出血、感染等严重并发症;与骨髓相比,外周血中混入肿瘤细胞机会较少;不需要麻醉,患者易接受;对骨髓有浸润、纤维化或接受放射照射下不能采集骨髓的供体亦可施行。其缺点是:操作较复杂;需一定条件与设备。auto-PBSCT 因体内或移植物中混有残留肿瘤细胞,同时又缺乏移植物抗白血病(GVL)的作用,移植后复发率高。

2. allo-PBSCT

allo-PBSCT 既有 auto-PBSCT 后造血和免疫功能恢复快的优点,又有 allo-BMT 的 GVL 作用的优点。与 allo-BMT 相比,allo-PBSCT 具有相对较高的 aGVHD 和 cGVHD 发生率。

3. UCBSCT

脐血不仅富含 HSC/HPC,且其增殖分化能力、体外集落形成能力、刺激后进入细胞周期的速度以及分泌生长因子的能力均强于骨髓及外周血 HSC/HPC,因此移植后的成功率会更高;脐血 HSC/HPC 的端粒及端粒酶活性均要长于或高于骨髓及外周血 HSC/HPC,并且低表达甚至不表达细胞凋亡配基 CD95/Fas,因此移植后脐血 HSC/HPC 将会有更长的生命力;脐血 HSC/HPC 对各种造血生长因子刺激的反应能力要远强于骨髓及外周血 HSC/HPC,因此在体外短期扩增就能获得大量的造血细胞用于成人的移植;脐血 T 淋巴细胞较原始且又缺乏 T 淋巴细胞活化/生长因子。抗原表达既弱又不充分,NK 细胞活性较弱,而且还存在着 CD4+、CD45RA+ 抑制性淋巴细胞,因此淋巴细胞的细胞毒反应较低,移植后所引起的 GVHD 的发生率及程度都比骨髓及外周血要低;由于脐血免疫系统的原始性,可以进行 HLA 1~3 个位点不合的同胞间及无关供者间的移植,因此较异体骨髓及外周血 HSCT 更易找到 HLA 相匹配的供者,使更多的患者能及时进行 UCBSCT;单份脐血所含有的造血细胞量不仅可以满足 96% 的儿童患者需求,而且还能满足 49% 的体重较轻的成人患者移植的需要;脐血采集过程简单,对新生儿及产妇均无任何痛苦及不良反应。其主要缺点是:单份脐带血的干细胞数量有限,多数仅可用于儿童,且其移植植入率较低。

4. CD34+ 细胞移植

自体 CD34+ 细胞选择移植是为了纯化造血干细胞,减少移植物中污染的肿瘤细胞,与 auto-BMT 和 auto-PBSCT 相似,其移植后无 GVHD,但移植的复发率较高。

异体 CD34+ 细胞选择移植是为了提高 HLA 不完全相合 allo-PBSCT 和 allo-BMT 植活率,并减少移植物中的 T 淋巴细胞,减少 HLA 不完全相合 allo-PBSCT 和 allo-BMT 的 GVHD 的发生率,但移植后复发率较高。

三、HLA 相合和不全相合造血干细胞移植

1. HLA 相合造血干细胞移植

HLA 相合的亲缘相关或无亲缘相关供者是 allo-HSCT 最合适的供者;然而,仅有 25%~30% 的患者能找到 HLA 相合的亲缘供者;在无亲缘关系人群中找到 HLA 相合供者的概率是 1/50 000~1/100 000,甚至更低,且因其寻找过程耗时较长而应用受限;在我国,随着单子女家庭数的日益增加,70%~80% 的患者因为不能寻找到 HLA 相合的供者而失去 HSCT 治疗的机会。

2. HLA 不全相合造血干细胞移植

与 HLA 完全相合造血干细胞移植相比,HLA 不全相合 HSCT 的优点有:需要移植的患

者可以很快找到合适的供者;从年龄、疾病状态和供受者之间存在的诸多不利影响因素中选择最佳的供者;可有效控制细胞采集和移植物组成成分;如果移植后需要,可获得供者来源的细胞治疗。

HLA 不全相合造血干细胞移植具有植入失败率高、造血重建慢、宿主抗移植物反应(host versus graft reaction,HVGR)和移植物抗宿主病(GVHD)重、免疫重建迟、致死性感染发生率高、移植相关死亡率高等诸多缺点。

四、HLA 不全相合骨髓联合外周血移植

为了克服 HLA 不全相合外周血造血干细胞移植的缺点,更好地利用其优点,新近研究证实,采用粒细胞集落刺激因子动员的外周血联合骨髓移植,具有较单一骨髓或外周血移植可更快造血和免疫重建,移植 GVHD 发生率与单一骨髓或外周血造血干细胞移植相似,移植相关并发症少、移植复发率低和无病生存率高等优点,越来越广泛地在临床上应用。

第二节 脐血干细胞的生物学特性

一、脐血细胞的特性

1. 脐血干/祖细胞(HSPC)

HSPC 是一类具有高度自我更新和定向分化特征的原始细胞,目前尚无直接检测 HSPC 的方法。CD34 被公认为是骨髓、外周血以及脐血的 HSPC 的表面标志。文献报道,脐血中 CD34$^+$细胞占有核细胞总数的 2%,与成人骨髓相当(2.1%),高于外周血(0.5%)。近年来,应用单克隆抗体及流式细胞技术研究发现,体内长期植活细胞仅为表达 CD34$^+$CD38$^-$ OR$^-$ Tny$^-$ 的细胞群,因此检测 CD34$^+$CD38$^-$ 细胞标志,可间接估计 HSPC 含量。脐血 CD34$^+$细胞亚群分析显示,脐血造血干细胞中的 CD34$^+$CD38$^-$ 细胞的百分比明显高于外周血和骨髓,表明脐血造血干细胞中含有较多更为原始的造血细胞。体外细胞培养方法测定脐血中 HSPC,结果显示,脐血除了含有粒一单集落形成单位(CFU-LGM)外,还含有爆式红系集落形成单位(BFU-E)、淋巴系集落形成单位(CFU-LL)、巨核系集落形成单位(CFU-LMeg)和混合集落形成单位(CFU-LMix)。单位数量脐血中 CFU-LGM 的含量高于动员后的外周血 12～16 倍,相当于或超过骨髓;脐血中的 BFU-E、红系集落形成单位(CFU-LE)的数量也高于成人外周血及骨髓。另外,脐血样本形成的集落也比骨髓形成的集落大,表明脐血 CD34$^+$CD38$^-$ 细胞群克隆形成能力较成人外周血及骨髓强。研究发现,尽管脐血中 HLA-DR$^+$ 和 HLA-DR$^-$ 两群细胞有 97% 的细胞处于 G$_0$ 或 G$_1$ 期,但两群细胞增殖很快,经含细胞因子的液体培养 36 h 后仅有 50% 的细胞处于 G$_0$ 或 G$_1$ 期,而骨髓中 80%HLA-DR$^+$ 细胞和 90%HLA-DR$^-$ 细胞处于 G$_0$ 或 G$_1$ 期,经 36 h 培养后仍有 80%处于 G$_0$ 或 G$_1$ 期,表明脐血中 CD34$^+$CD38$^-$ 细胞对集落生长刺激因子具有更高的敏感性,细胞生长周期更短。

脐血中 90% 以上的 CD34$^+$CD38$^-$ 细胞表达 Flt3(CD135)抗原,在体外培养过程中随着抗原标志的出现,表达逐渐减少。脐血中早期造血祖细胞表达低水平的 C-Kit,在 CD34$^+$CD38$^-$ 细胞群中,12% 细胞为 CD34$^+$CD38$^-$ C-Kit^{low}。但 C-Kit^{low} 和 C-Kit^{hight} 细胞均可在 Flt3 配体刺激下扩增,表明 CD34$^+$CD38$^-$ C-Kit^{low} 细胞在分离纯化后和培养开始不久表达 Flt3。将 C-Kit 基因转入脐血早期造血细胞中,CFU-LGM 和 BFU-E 明显增加,而且显著降低了造血干/祖细胞对抑制性生长因子—转化生长因子和肿瘤坏死因子的敏感性,减少了自发的或由细胞因子诱发的凋亡。几乎所有 CD34$^+$ 的脐血细胞表达 γ-干扰素受体,早期造血祖细胞表达细胞 IL-1、IL-3、G-CSF 受体和 IL-6 受体信号传导成分 gp130,晚期造血祖细胞表达 G-CSF 和 IL-6 受体,脐血干细胞不表达或很少表达受体酪氨酸激酶 FMS(CD15)。脐血 HSPC 低表达甚至不表达细胞凋亡配基 CD95/Fas。

端粒是在所有真核生物染色体末端的富含 G'C 的重复 DNA 序列,在细胞分裂期间端粒重复序列的丢失可能是细胞衰老的机制。脐血中 CD34$^+$CD38$^-$ 细胞的端粒较成人骨髓中长,而较胎肝中短,说明随着个体发育,造血细胞端粒逐渐缩短。在脐血造血细胞亚群中,端粒的长度也不同,端粒末端片段长度依次为 CD34$^+$CD38$^-$ 细胞>CD34$^+$CD38$^+$>MNC 细胞,进一步说明脐血干细胞具有更新和增殖的特性,在体外培养中,随着细胞增殖分化,端粒逐渐缩短,细胞数增加 1 倍,脐血造血祖细胞端粒缩短 23~46 个 bp。脐血中最早期造血祖细胞 CD34$^+$CD38$^-$CD45RA$^-$CD71$^-$ 和终末分化细胞(T 和 B 淋巴细胞)的端粒酶活性很低,不易测出,在体外细胞因子刺激下,随着细胞的增殖分裂,候选干细胞 CD34$^+$CD38$^-$ 端粒酶活性暂时上调,而未进行分裂和在分化细胞中端粒酶活性均测不出。脐血比成人骨髓中造血干细胞多 4kb 额外的端粒重复序列,即提供了 20~40 次额外的细胞倍增潜能,因此脐血的造血增殖潜能要高于骨髓,其移植存活期比骨髓更长、更稳定。

2. 脐血 T 淋巴细胞

脐血 T 淋巴细胞在 GVHD、GVL 和免疫调节中发挥重要作用。研究表明,脐血 T 淋巴细胞在表型、功能、免疫效应分子及许多膜受体的表达等方面,与成人外周血 T 淋巴细胞存在许多差异。脐血成熟 T 细胞数量不足,T 细胞表面抗原标记和 T 细胞亚群发育不成熟,且呈异质性。

脐血 CD4$^+$、CD8$^+$、CD3$^+$ 淋巴细胞绝对数量低于成人外周血,而 CD4$^+$/CD8$^+$ 比值较外周血高,CD8$^+$T 细胞数低于外周血。体外去除 CD8$^+$T 细胞,定量输入 CD4$^+$T 细胞的供体淋巴细胞能够有效地介导针对慢性髓细胞白血病的 GVL,使 BMT 后复发的病人达到再次诱导缓解的效果,GVHD 的发生率较低,这表明 CD8$^+$T 细胞在介导人类 GVHD 中最为重要,而 CD4$^+$T 细胞则可能有 GVL 效应。所以脐血 CD8$^+$T 细胞数较低可能是脐血移植后 GVHD 发生率低、程度轻的原因之一。

CD45RA$^+$T 细胞是未经抗原刺激的原始 T 细胞,在受抗原刺激后转化为记忆性细胞,即 CD45RO$^+$T 细胞。文献报道脐血中以 CD45RO$^+$T 细胞为主,而 CD45RO$^+$T 细胞显著低下。CD45RO$^+$T 细胞没有辅助功能,主要起免疫抑制作用,致使脐血移植后 GVHD 发生率低,并可能有降低 GVL 的作用。

CD26 是 T 细胞的活化抗原,现已知脐血中以 CD26$^+$CD45RA$^+$T 细胞为主,而 CD26$^+$CD45RO$^+$T 细胞不到 2%,成人外周血中 CD26$^+$CD45RA$^+$T 细胞大约占 30%,而 CD26$^+$CD45RO$^+$T 细胞大约占 50%。研究表明,CD26 与 CD45RA 的共调节可能导致脐血 T 细胞活化能力下降。

脐血 T 细胞与成人外周血 T 细胞免疫功能相差很大。脐血中的 T 淋巴细胞受 1 次、2 次和 3 次异体抗原刺激后,相应的细胞毒活性比成人 T 细胞活性低,并且越来越低,而成人 T 细胞则逐渐增高。在最初的混合淋巴细胞培养中,脐血和成人 T 细胞均能产生很强的增殖反应,受第 2 次刺激后,脐血 T 细胞出现无反应状态,其增殖反应、细胞毒效应均较成人外周血 T 细胞弱,而活化诱导的细胞凋亡反应较强,表明脐血中 T 细胞对于异体抗原能产生耐受性。

与成人 T 细胞相比,脐血 T 细胞受刺激后分泌更高水平的 IL-10,但也分泌较低水平的许多其他细胞因子,包括 IL-2、IL-4、IL-8、IFN-γ、TGF-β 和 TNF-α。脐血中细胞因子含量较低,提示脐血中幼稚、未分化成熟的免疫细胞不能产生足量的细胞因子。脐血淋巴细胞产生细胞因子的细胞群主要为 CD4$^+$CD45RA$^+$ 细胞,而外周血则为 CD4$^+$CD45RO$^+$ 和 CD8$^+$CD45RO$^+$ 细胞群。实验表明,脐血 T 细胞对细胞因子或化学因子刺激应答反应较迟钝,且分泌细胞因子的能力较成人外周血明显低下。这主要是脐血 T 细胞的蛋白合成能力、细胞因子 mRNA 丰度以及转录速度较成人 T 细胞低。脐血 T 细胞其他免疫效应分子含量亦与外周血 T 细胞不同,穿孔素是细胞毒性 T 细胞发挥细胞毒作用的重要效应分子,脐血 T 淋巴细胞穿孔素的含量与成人外周血 T 细胞相比显著下降。

另外,脐血 T 细胞和成人外周血 T 细胞对细胞因子反应性不同可能是由于它们的受体不同。研究发现,脐血 T 细胞和成人外周血 T 细胞 IL-2Rα 和 IL-2Rγ 比例无差别,但脐血 T 细胞表现出低表达 IL-2Rβ,且上调延迟,脐血 T 淋巴细胞不表达 I-21R。

再有,在 T 细胞亚群中有一类特殊类型细胞亚型——NKT 细胞,它具有自然杀伤(NK)细胞受体和 T 细胞受体,且显示 NK 细胞和 T 细胞两方面的性质,能恒定表达 Vα24JαQTCR 及识别 CD1 d 表达的糖酯。NKT 细胞依赖其接受多克隆激活后产生的 IL-4,在抑制 TH1 细胞介导的自身免疫性疾病和 GVHD 中起重要作用。与成人外周血相比,脐血中 NKT 细胞的含量显著减少。脐血中的 NKT 细胞具有较低的免疫原性和较高的分化潜能。成人的 NKT 细胞有记忆力,呈寡克隆增生,在初次刺激后产生 T₀ 型因子。

3. 脐血 B 淋巴细胞

与成人外周血相比,脐血 B 淋巴细胞的表型、功能相对不成熟。脐血中 B 细胞约 50% 为原始型,由于宫内隔绝环境长期缺乏特异抗原的刺激,不能转化为产生抗体的浆细胞,亦几乎不能产生 IgG 和 IgA,只能产生一定量的 IgM 和 IgD。

CD5⁺、CD19⁺ 是脐血 B 细胞不成熟亚群标志,CD10 是早期 B 细胞的免疫标志。研究显示,脐血 B 淋巴细胞数量与成人外周血相当,但不成熟亚群 CD5⁺CD19⁺ 和 CD10⁺CD19⁺ 的比例显著比外周血高。正常情况下,成人外周血 B 淋巴细胞仅少量表达 CD1、CD38、CD5、CD23 抗原,而这些抗原在脐血 B 淋巴细胞均高表达。功能分析显示,脐血 B 淋巴细胞受 IL-2、IL-3、有丝分裂原等刺激后的增殖反应较弱。脐血缺乏表达膜 IgG 和 IgA 的循环 B 淋巴细胞;脐血 B 淋巴细胞所有类型重链的 mRNA 表达水平仅为成人外周血细胞的 1/10,表明脐血 B 淋巴细胞不能形成 IgG 和 IgA 型浆细胞,可能是因为缺乏合适的前体细胞。另外,脐血 B 淋巴细胞 CD27 表达缺陷及没有合适 T 细胞辅助可能也是其功能不成熟的原因。

4. 脐血 NK 细胞和 LAK 细胞

NK 细胞是脐血移植后首先恢复的细胞群之一。宿主 NK 细胞介导抗移植物反应,而供体 NK 细胞的异基因反应降低了白血病的复发率,并保护患者免受 GVHD 的损害。

脐血淋巴细胞绝对数比成人外周血高 2~3 倍,大颗粒淋巴细胞(80%~90% 是 NK 细胞)绝对数也明显增高。脐血富含原始的 CD16⁺CD56⁺NK 细胞,具有重要的增殖能力与细胞毒活性,能被 IL-12 或 IL-15 诱导增殖,以达到强有力的 GVL 效应。与骨髓来源的 NK 细胞比较,脐血 NK 细胞与 LAK 细胞有以下特点:(1)脐血 NK 细胞对 Daudi 靶细胞的致死毒性作用强;LAK 细胞有相当高的诱导 YAC-1 靶细胞凋亡的毒性,而骨髓源的 LAK 细胞无此作用;(2)新分离的脐血 NK 细胞可以裂解肿瘤细胞,在多种细胞因子作用下可以分化成 LAK 细胞,尽管脐血 NK 细胞产生的细胞毒性低于成人外周血 NK 细胞,但结合 K562 细胞的能力相当;(3)加入 IL-2 或 IL-2R 进行培养,脐血 NK 细胞活性可达到外周血 NK 细胞水平,且可增加穿孔素、颗粒酶 A、颗粒酶 B 的 mRNA 表达,从而产生 LAK 细胞,而骨髓的 NK 细胞无颗粒酶 B 蛋白的表达;(4)脐血 NK 细胞能够激活颗粒酶/穿孔素溶解途径及 Fas/Fasl 活动,这与脐血移植后急性 GVHD 的低发生率有关;(5)脐血诱导产生的 LAK 细胞可裂解新鲜的白血病细胞;(6)脐血 NK 细胞杀伤性抑制性受体表达明显低于外周血 NK 细胞。

有学者认为脐血的细胞毒作用主要由 NK 而非 CD8⁺ T 细胞介导。此外研究发现,穿孔素在脐血 CD8⁺ T 细胞中表达量极低,而主要表达在 CD3⁺NK 细胞和其他不成熟 NK 细胞亚群中,并认为脐血细胞毒作用主要由穿孔素阳性 NK 细胞,而非 CD8⁺ T 细胞介导。由此可见,NK 细胞在 UCBSCT 后的 GVL 作用中起重要作用。

5. 脐血抗原提呈细胞

树突状细胞(DCs)是至今所知的功能最强的专职抗原提呈细胞(APC),但 DCs 在组织中含量甚微,占外周血单个核细胞的不足1%。目前,DCs主要由CD34+HSPC或CD14+单个核细胞在细胞因子作用下诱导获得。人DCs的主要特征性标志为CD1a、CD11c及CD83,DCs还表达MHC-Ⅱ分子,共刺激分子CD80及CD86、黏附分子CD54等。脐血DCs的经典培养方法是用GM-CSF/TNF-α诱导CD34+HSPC生成。研究表明,脐血中DCs占单个核细胞的0.2%~0.4%,主要表达HLA-DR、CD4、CD11a、CD45RA、CD50、CD54及CD123,低表达CD58、CD102、CD116,而不表达CD11c、CD80和CD86,表明脐血中DCs数量少,并呈现不成熟细胞表型。然而亦有研究显示,新鲜脐血与外周血比较,其CD34、CD38、CD1a阳性细胞数明显高于外周血,CD83、CD11c、CDw123等抗原阳性细胞数亦高于外周血,这表明新鲜脐血中含有更多的CD34+细胞和DCs,体外应用细胞因子诱导将可能产生更多的功能性DCs。另外的研究表明,GM-CSF和IL-4诱导脐血和外周血的增殖能力是相同的,但脐血获得高表达CD80、CD83、CD1a DCs的时间要较外周血早。更多的研究表明,脐血来源DCs同外周血及骨髓来源DCs一样,具有较强的刺激同种异体T淋巴细胞增殖及激发T淋巴细胞抗肿瘤免疫反应的功能。

除IL-1外,APC产生的细胞因子的量明显低于成人细胞。脐血来源的单核细胞IL-1 mRNA和蛋白产量与成人细胞一致;巨噬细胞被脂多糖激活后,IL-2、IL-15 mRNA转录、翻译速率虽与成人细胞一致,但是脐血APC产生的IL-2、IL-15蛋白量却不如成人血相应细胞。因而,由于共刺激因子产生不足,脐血APC的抗原提呈能力较成人APC明显低下。

二、脐血基质细胞特性

1. 脐血基质细胞的发现及相关生物学特性

第三军医大学新桥医院血液科新近研究工作中发现了一种人脐血来源的基质细胞(hUCBDSC),在适当的细胞因子组合的条件下,成功培养、扩增了hUCBDSC;并就其生物学特性进行了研究,体外实验证实其具备造血基质细胞的基本特点以及高效促进脐血CD34+细胞扩增的能力;且hUCBDSC具有与人骨髓基质细胞(hBMSC)相似的支持和重建造血功能的物质基础,故将其称为人脐血源基质细胞造血微环境(hUCBDSC-HME);动物实验的初步研究显示,hUCBDSC经尾静脉输注可归巢至小鼠骨髓,并具备修复造血微环境功能和促进造血损伤恢复的能力。

人脐血源基质细胞和骨髓基质细胞均可以表达造血生长因子TPO、GM-CSF、SCF的mRNA,具有支持调控造血的物质基础。人脐血源基质细胞具有调节巨核细胞增殖的作用,人脐血源基质细胞同样具有调节GVHD的作用,并且移植后主要迁移到GVHD靶器官和骨髓中。

2. 脐血基质细胞的表面标志

目前认为,脐血基质细胞表面抗原无特异性,既有间质细胞的特征,又有内皮细胞及上皮细胞的特征,其主要的表面标志有:黏附分子,CD54、CD51、CD44、CD13等;整合素家族成员,CD49b、CD49e、CD29等;其他,如CD90(Thy1)、SH2(CD105)、HLA-ABG、ASMA、SH13(CD166,ALCAM)、SH4(CD73)等。但不表达造血细胞的表面标志,如CD34、CD2、CD3、CD4、CD8、CD15、CD14、CD16、CD19、CD24、CD33、CD38、CD45、CD133、CD117(e-Kit)、CD135(FL-3)、glycophorin A等。也不表达与人白细胞抗原(HLA)识别有关的共刺激分子B7-1、B7-2及主要组织相容性复合物Ⅱ类分子如HLA-DR抗原等。

第三节 脐血造血干细胞移植

一、脐血的特点

脐带血来源丰富,与成人外周血细胞相比,其细胞没有完全分化成熟,是非常年轻的,其增殖分化能力强，使得研究者将更多的目光投向了脐带血干细胞移植，其特点是收集脐带血对产妇及新生儿没有任何危害及损伤，采集方便。但骨髓采集及利用细胞因子动员外周血获取干细胞都会给捐献者或患者本人带来一定的风险；脐带血中的干/祖细胞较成人骨髓中的干/祖细胞更原始，有更强的增殖分化能力；脐带血中的免疫细胞较为幼稚，功能活性低，免疫功能不够成熟，处于一种缄默状态，一般不会触发免疫反应及引起移植物抗宿主病；脐带血中不会有肿瘤细胞；脐带血中的干细胞易于分离；脐带血潜伏性病毒和病原微生物的感染及传播几率均相对比较低；费用低；伦理学争议少；易于保存和运输。

二、脐血移植的发展

自 1988 年法国首次进行 HLA 相合同胞的脐血移植，成功救治了 1 例 Fanconi 贫血患儿以来，全世界已有数十个国家开展了脐血移植，建立了脐血库。我国首例脐血移植于 1997 年取得了成功。此后，HLA 表型部分相合的亲属脐血移植患儿和非亲属脐血移植也相继实现。1999 年，美国在世界上率先采用脐血库冻存的脐血 HSC，分别对 2 例急性淋巴细胞白血病患儿实施了 HLA 相合的无关供者以及 HLA 不合的同胞间 CBSCT，均获成功。Frassoni 等比较了接受 HLA 相合的脐血干细胞移植患儿和 HLA 相关的骨髓干细胞移植患儿，发现前者具有更长的中性粒细胞植入时间。由于脐血作为一种造血干细胞资源对于干细胞移植的配型要求不严，于是也逐渐应用到骨髓供体缺乏的成人患者治疗中，较低浓度脐血干细胞移植同样也可以降低成人患者干细胞移植相关死亡率及并发症。但由于每份脐血所含的造血细胞数量少，90％以上的脐血移植只能用于未成年患者；对于成人，主要应用于体重较轻的患者，并且由于其具有很高的移植相关死亡率而受到限制。其后开始探索采用双份脐血移植和体外脐血扩增后移植，并取得成功和满意的疗效，从而打破了脐血移植主要在未成年患者中移植的限制。

三、脐血移植的临床进展

1. 扩增后的脐血移植

限制脐血移植临床应用的主要因素是有核细胞数量。通过体外扩增脐血干细胞，提高输注的干细胞量，将有望缩短造血重建的时间，但到目前为止有效的扩增体系尚未建立。通过逆转录病毒感染使 HSC 过表达 HoxB4 mRNA，脐血 HSC 能扩增 100 倍以上，如果用 TAT—HoxB4（一种可溶性 HoxB4 蛋白）处理纯化的 HSC，也能使 HSC 扩增 100 倍。体外与间充质干细胞滋养层共培养也能增加造血干细胞的扩增效果。采用多种细胞因子联合培养，同样可以增加脐血干细胞的数量。重庆第三军医大学新桥医院血液科采用人脐血源基质细胞作为滋养层共培养也能显著增加造血干细胞的扩增效果。

2. 双份脐血联合移植

为提高脐血移植的细胞数，临床试验尝试了同时输注两份 HLA 部分相合的脐血移植。Barker 等报道了 23 例高危组恶性血液病患者接受 2 份 UCBT 的临床研究结果。患者中位年龄为 24 岁（13～53 岁），采用清髓性预处理方案，两份脐血总有核细胞中位数为 315×10^7/kg。可评价患者 21 例，脐血植入时间 23 d，Ⅱ～Ⅳ、Ⅲ～Ⅳ度 aGVHD 发生率分别为 65％ 和 13％；1 年无病生存期（DFS）为 57％，其中缓解期移植者 1 年 DFS 为 72％。大量的研究证明，双份脐血移植是安全的，可以克服成人患者因单份脐血细胞数不足而无法进行脐血移植的问题。

3. 骨髓腔内脐血注射移植

动物实验和临床研究证明，脐血直接骨髓腔内注射可增加植入率和缩短植入时间，从而提高脐血移植的生存率。Ibatici 等应用脐血骨髓腔内直接植入的方法进行了 29 例成人脐血移植，中位年龄为 38 岁，HLA 基因配型 18 例 4/6、10 例 5/6、1 例 3/6 位点相合，中位有核细胞数量为 213(114~412)×10^7/kg。多数患者采用经典 CY/TBI 预处理方案。所有生存超过 14 d 的患者达到 100%脐血植入，中性粒细胞和血小板植入的中位时间分别为＋23 d 和＋38 d，较常规脐血移植植入时间明显缩短。只有 8%发生 I~II 度 aGVHD。

4. 减低预处理强度移植

减低预处理强度或非清髓移植已用于高龄、长期化疗和合并重要器官功能受损的患者。Brunstein 等采用环磷酰胺/氟达拉滨/20 Gy 预处理措施进行脐血移植（多为双份）治疗成人进展期恶性血液系统疾病，其 3 年生存率可达到 45%。Ballen 等采用氟达拉滨/美法仑/ATG 预处理方案进行双份成人脐血移植，100 d 移植相关死亡率仅为 14%，1 年无病生存率高达 67%。这些研究结果表明，对于不适合清髓性预处理的患者，非清髓性预处理后进行脐血移植也可取得较好的治疗效果。

5. 加入低剂量半相合外周血 CD34$^+$细胞

Fernandez 等研究表明，脐血联合低剂量单倍体 CD34$^+$细胞可加速脐血植入速度，中性粒细胞恢复快，感染发生率明显降低。早期以单倍体细胞植入为主，后逐渐被脐血取代，100 d 内 90%的患者转变为完全脐血嵌合体，4 年 DFS 高达 65%~82%。黄绍良等应用间充质干细胞和脐血联合移植对 6 例患儿进行了治疗，结果显示，可评价的 3 例输注外源性 MSC 的患儿在造血植入时间方面接近于外周血造血干细胞移植的植入时间。

6. HLA 不全相合脐血移植

随着 1988 年脐血移植成功救治了 1 例 Fanconi 贫血患儿以来，HLA 不全相合亲缘和非亲缘脐血移植治疗恶性血液病相继开展。Takahashi 等对 171 名接受非亲属 HLA 不全相合脐血移植或者亲属骨髓、外周血干细胞移植的成人恶性血液病患者进行了比较，脐血移植的中性粒细胞、血小板恢复时间显著延长，同时 III~IV 度 aGVHD 发生率较低。脐血短期移植相关死亡率（100 d）较高，而长期移植相关病死率（1 年）无太大差异。但由于 76%的骨髓、外周血干细胞移植为 HLA 全相合，作者认为 HLA 不全相合非亲属脐血移植在成人患者中的应用应该更广泛。

四、脐血移植 GVHD 发生情况

脐血中 T 淋巴细胞比较原始，HLA-DR 抗原表达弱而不充分，NK 细胞的活性较弱，因此淋巴细胞的细胞毒反应较低，移植后 GVHD 发生率及程度都比骨髓及外周血要低。纽约血液中心的脐血库对 400 多份脐血移植作了至少 3 个月的随访，发现在这些移植中，重度 GVHD 发生率＜30%，其中大部分不相合配型的有 2~6 个 HLA 抗原不合。细胞因子 IL-1、IL-2、IL-12、IFN-γ 和 TNF-α 在 GVHD 发生中起重要作用，这些细胞因子可以活化效应细胞，损伤受体组织，而脐血移植的低 GVHD 发生率是由于脐血单个核细胞低表达这些细胞因子。一般认为 HLA 位点不相合是异基因骨髓移植后发生 GVHD 的重要因素之一，但有研究认为 HLA 位点是否相合并不是影响脐血移植后 GVHD 的决定性因素，与其发生唯一有关的是受者血清中 CMV 病毒阳性。有研究发现，GVHD 可以发生在 HLA 位点完全相合的同胞供体脐血移植之间，这也提示了 HLA 配型的相合程度并不能完全预示 GVHD 的发生情况，与成人外周血细胞混合淋巴反应（MLR）程度相比，脐血细胞的 MLR 相近或轻微下降，用 IFN-γ 和 IL-4 作用于脐血刺激细胞，用 IL-2 和 TNF-α 作用于反应细胞，90%的脐血细胞能识别异体抗原，即使其初始 MLR 阴性。这种经细胞因子作用过的 MLR 有可能预示 GVHD 的发生情况。此外，脐血中如果含有母体淋巴细胞可以引起严重的 GVHD，尤其是对于脐血移植治疗免疫缺陷的患者。

五、临床移植结果

近几年的临床研究均肯定了亲属和非亲属脐血移植的疗效。纽约血液中心对大样本接受非亲属脐血移植的患者进行了回顾性研究,这些患者接受移植后的生存率与接受非亲属骨髓移植患者的生存率无差异,发生移植物抗宿主反应的概率较低。欧洲脐血中心对541名接受非亲属干细胞移植的急性白血病患儿进行的回顾性多中心研究发现,尽管92%的移植受者与供者HLA表型不完全相符,脐血移植的长期复发率与生存率和非亲属骨髓移植相近。脐血移植引起的严重(Ⅱ~Ⅳ度)aGVHD和cGVHD均少于非亲属骨髓移植,但血小板和中性粒细胞恢复延迟,100 d移植相关死率升高。最近对171名接受非亲属脐血移植或者亲属骨髓、外周血干细胞移植的成人恶性血液病患者进行了比较,脐血移植的中性粒细胞、血小板恢复时间显著延长,同时Ⅲ~Ⅳ度急性移植抗宿主反应发生率较低。脐血短期移植相关死亡率较高,而长期移植相关病死率无太大差异。另外一项对113名接受亲属脐血移植及2 052名接受骨髓移植的15岁以下患儿进行比较研究发现,脐血移植的急、慢性移植物抗宿主反应发生率均低于骨髓移植。

第四节　脐血辅助 HLA 不全相合造血干细胞移植

虽然脐血移植在临床上取得了较大的进展,但由于脐血细胞数量少及其免疫细胞不成熟,导致 UCBT 植入率低和造血恢复延迟以及免疫重建缓慢,因而增加患者感染和早期移植相关死亡为其突出的问题。新近的研究发现,采用 HLA 不全相合外周血联合骨髓移植,取得较大的进步,但 HLA 不全相合仍然面临着移植后 GVHD 发生率较高的问题。如何利用好脐血的优点,更好地为患者,特别是成年患者服务,是我们目前关注的重点。

脐血与其他不同种类造血干细胞联合移植,可以为体重较大需要植入较多造血干细胞移植的成人患者提供 CBT 的可能性,同时有可能填补或缩短 CBT 后造血重建的延迟时间,并探讨脐血与不全相合造血干细胞联合移植可否促进不全相合骨髓和/或外周血造血干细胞的植入,并减少 GVHD 的发生和减轻 GVHD 的严重程度。目前报道主要有以下两种方式的联合移植:

(1)骨髓与脐血造血干细胞共移植。Shibuya 等报道了 1 名 9 岁肝炎相关性再障病人,接受其弟相合的骨髓和脐血移植,2 周获得植入,4 周时发生轻微的 GVHD,移植后 20 个月维持血液学缓解。

(2)成人无关脐血与低剂量单倍体亲缘供者外周血 CD34$^+$ 细胞共移植。Fernandez 等对 11 名高危血液恶性病成年病人尝试了单倍体相合的亲缘供者低剂量外周血纯化 CD34$^+$ 细胞与 CBT 共输注的治疗方法,初步的结论是单倍体亲缘外周血造血干细胞快速而短暂的植入,可在脐血植入之前向受者提供抗感染能力,缩短了 CBT 后的造血重建时间,降低了移植相关毒性。

新近的研究发现,HLA 不全相合外周血联合骨髓移植,其移植后有相关并发症较单一外周血或骨髓移植少,造血重建快,无病生存率较高等优点,越来越受到国内外同行专家的重视。脐血移植后具有造血重建快,移植相关并发症少等特点,国内外大量采用双份脐血和 HLA 不全相合脐血移植治疗各种血液系统疾病,并取得满意的效果,但由于脐血造血干细胞数量的限制,其不能用于成人,特别是大体重成人,国内外正在试图探索脐血移植的新途径和方法。国内小样本研究报道,采用脐血联合造血干细胞移植可以减轻移植 GVHD 及加速造血干细胞植入的作用。第三军医大学新桥医院血液科在进行了近 200 例 HLA 不全相合外周血造血干细胞联合骨髓移植并取得非常满意效果的基础上,新近几年积极探索了采用脐血联合 HLA 不全相合外周血造血干细胞联合骨髓移植,取得较为满意的疗效。

一、脐血辅助 HLA 不全相合造血干细胞移植的种类

(1)HLA 不全相合外周血及骨髓移植联合无关供者 HLA 全相合脐血移植。将 G-CSF

动员采集的外周血和骨髓联合无关供者的 HLA 全相合脐血输注给经过大剂量化放疗预处理的患者，以重建患者的造血和免疫的移植。

（2）HLA 不全相合外周血及骨髓移植联合无关供者 HLA 不全相合脐血移植。将 G-CSF 动员采集的外周血和骨髓联合无关供者的 HLA 不全相合脐血输注给经过大剂量化放疗预处理的患者，以重建患者的造血和免疫的移植。

二、脐血辅助 HLA 不全相合造血干细胞移植的脐血供者的选择原则

1. 脐血 HLA 配型对造血重建的影响

输入的 CD34+ 细胞数量或干/祖细胞数量对脐血移植造血重建是非常重要的因素，供受者间 HLA 匹配状况对 UCBT 植入亦有影响。Rubinstein 等对 562 例大样本研究显示，40 例 6/6 相合者全部成功植入，221 例 5/6 相合者 172 例（77.8%）成功植入，257 例 4/6 相合者 211（82.1%）成功植入，39 例≤3/6 相合者 27 例（69.2%）成功植入；该研究还显示随着 HLA 不相合程度的增高，中性粒细胞造血重建的时间明显延迟，而血小板恢复与 HLA 不相合程度无关。多数研究显示 HLA 6/6 和 5/6 相合者造血重建的时间明显优于 4/6 以下相合者。另外的一项研究发现，在 1 个抗原不相合组高细胞输入量者中性粒细胞和血小板恢复率高于低细胞输入量者，但 2 个抗原不相合组细胞输入量对此并无影响，表明对 4/6 以下不合的 UCBT 输入的细胞剂量并不能纠正 HLA 不合对植入的影响。

欧洲血液骨髓移植组的研究结果也证实 HLA 配型对脐血移植后造血重建有影响。在 550 例（全相合 53 例，不全相合 497 例）UCBT 60 d 中性粒细胞累计恢复率为 74%，其中 HLA 全相合和 3 个位点以上不相合（3/6）的恢复率分别为 83% 和 53.2%（$P<0.05$）；HLA 不合位点数量与中性粒细胞恢复相关，与植入失败危险性呈对数直线关系，提示随着 HLA 不合程度增高植入效果下降。550 例中只有 263 例（50.5%）180 d 无输血而血小板达 $20 \times 10^9/L$，HLA-A、-B 和-DRB1 不合与 180 d 血小板恢复均无相关性。Gibbons 等的研究发现，HLA 重度不合的 UCBT 移植失败率明显高于 6/6 相合者（$P<0.001$）和 4/6、5/6 相合者（$P<0.002$、$P<0.007$）。新近的更大宗的病例研究证实，HLA 不相合者髓系造血重建的时间明显延迟。

2. 脐血 HLA 配型对 GVHD 的影响

纽约血液中心的国家脐血项目的研究结果表明，相合 UCB 受者较不相合 UCB 受者发生 GVHD 的危险性低，主要表现在 Ⅲ～Ⅳ 级 aGVHD 的发生率降低（$P>0.05$），而对 cGVHD 的发生率无影响；最新近的大样本研究结果表明，HLA 不全相合 UCBT 的 aGVHD 和 cGVHD 的发生率均高于 HLA 全相合 UCBT 及 BMT、PBSCT。欧洲脐血数据显示虽然 HLA 相合程度对总体 GVHD 危险性无影响，但如果 Ⅰ、Ⅱ 类位点不相合同时存在，发生 Ⅲ～Ⅳ 级 GVHD 的危险性高；Eapen 等的研究结果显示，无论是 aGVHD 还是 cGVHD，相合的无关供者 BMT 危险性均高于相合的 UCBT，但就 UCBT 而言，HLA 相合程度似乎与 aGVHD 或 cGVHD 无相关性。

3. 脐血 HLA 配型对总体生存率的影响

多数报道认为 HLA 不合对生存期具有重要影响。Rubinstein 等的研究发现，无病生存（event-free survival, EFS）时间与 HLA 不相合有关，不相合者不良事件发生率较相合者高，在 562 例患者中，其中 217 例 1 个位点不相合者相对危险度（RR）为 2.0，2 个位点不相合者 RR 为 2.5。另一项研究发现，44 例 2～3 个位点不相合者死亡危险性高于 58 例 0～1 个位点不相合者；大样本结果显示，HLA 不全相合 UCBT 者与 HLA 全相合 UCBT 及 BMT、PBSCT 比较，总体生存率明显降低。在高分辨的研究中发现，HLA-A、-B、-DRB1 等位基因 2～4 个不相合者生存率明显低于 0～1 个等位基因不合者；另报道研究发现，低分辨 HLA 不合对 1 年生存率无影响，如以高分辨 HLA 相合性分析则不然。因此，高分辨 HLA 配型有助于

选择 UCB。

综上所述,在脐血辅助移植中,由于 HLA 配型与移植的造血重建、移植并发症和移植效果密切相关,在供者的选择上需要进行周密的考虑和选择,其选择的原则是:首先选择 HLA 全相合的供者,再选择 1～2 个位点不相合的供者,同时,在进行 HLA 配型时,尽量进行高分辨配型分析。也就是说,在 HLA 匹配程度上的选择顺序为 6/6、5/6、4/6;若多份 UCB 在同一水平 HLA 相合可用,则选 HLA-DRB1 相合且具有更高量有核细胞者优先(有更好 OS/DFS)。

三、脐血辅助 HLA 不全相合造血干细胞移植干细胞的回输

我们的做法是在不全相合外周血造血干细胞或骨髓移植的第 01 天,输注无关供者的脐血,于移植的 02 天和 03 天分别输注 G-CSF 动员采集的亲属供者的外周血造血干细胞和骨髓。

四、脐血辅助 HLA 不全相合造血干细胞移植的疗效

陆道培等对 29 例接受母亲、父亲、兄弟姐妹或子女等 HLA 不全相合外周血联合骨髓移植的患者,同时输注非亲缘脐血,以观察其 GVHD 发生率和植入率等情况,并与同期移植的 29 例未加脐血组比较,发现脐血组患者的严重 aGVHD 发生率更低、总体生存率更高,且具有统计学差异;移植后 1 年总体生存率高。解放军总医院进行了对脐血或 MSC 联合单倍体造血干细胞移植的研究,比较了 15 例联合脐血或脐带 MSC 的异基因造血干细胞移植患者与 15 例未联合脐血或脐带 MSC 的异基因造血干细胞移植患者在造血及免疫重建、骨髓植入水平、骨髓恢复及移植相关并发症方面的差异。研究发现,实验组平均回输脐血或脐带间充质干细胞数为 1.077×10^7/kg,移植过程顺利,血象恢复白细胞 $>0.5 \times 10^9$/L 平均时间为 13.07 d,血小板 $>20 \times 10^9$/L 平均时间为 13.6 d,较对照组血象恢复快($P<0.05$)。实验组较对照组严重广泛性 cGVHD 发生率低($P<0.05$),但两组之间 aGVHD、肺部及病毒感染、1 年复发率、死亡率比较无统计学意义。从 2008 年我们开展脐血辅助 HLA 不全相合造血干细胞移植以来,目前已开展 20 多例。在所有的这些病例中,脐血主要是以 1～2 位点不相合,而 HLA 不相合供者的位点则不定。在这些接受移植的患者中,所有的患者均顺利造血重建,无造血延迟。在 GVHD 的发生上,目前未见严重的 aGVHD(Ⅲ～Ⅳ)发生。所有的移植患者中,除 1 例患者于移植后 6 个月本病复发后带病生存,其余患者均无病生存 6～36 个月不等。由于病例较少,观察时间较短,需要进一步积累病例,进一步观察长期生存率和远期并发症。

五、脐血辅助 HLA 不全相合造血干细胞移植的作用机制

初步的研究结果表明,脐血辅助 HLA 不全相合造血干细胞移植是可行的,具有较好的疗效,但脐血辅助移植的作用机制如何?目前无相关的系统的报道,但从脐血的组成成分得出以下的可能作用机制。

1. 脐血基质细胞/间充质干细胞

基质细胞/间充质干细胞是造血微环境的重要组分;在造血干细胞移植重建造血功能的过程中,骨髓基质细胞/间充质干细胞对造血干细胞的归巢、定位、增殖、分化和成熟均具有重要影响;造血微环境的基质细胞/间充质干细胞尚具有辅助异基因造血干细胞移植的干细胞植入并减轻 GVHD 程度的功能,是异基因造血干细胞移植中对造血重建有益的辅助细胞。大量的文献及重庆第三军医大学新桥医院血液科的大量研究发现,脐血中存在大量的骨髓基质细胞/间充质干细胞,这些细胞在促进异基因造血干细胞移植的造血重建,减轻 GVHD 中具有重要的作用。我们采用的脐血辅助 HLA 不全相合造血干细胞移植,正是利用其中大量

的骨髓基质细胞/间充质干细胞的这种作用而起到较好的效果。

2. 脐血 NK 细胞和 LAK 细胞

宿主 NK 细胞介导抗移植物反应,而供体 NK 细胞的异基因反应降低了白血病的复发率,并保护患者免于 GVHD 的损害。

脐血大颗粒淋巴细胞(80%~90%是 NK 细胞)绝对数明显高于成人外周血。脐血富含原始的 CD16⁺CD56⁺ NK 细胞,其具有重要的增殖能力与细胞毒活性,能被 IL-12 或 IL-15 诱导增殖,以达到强有力的 GVL 效应。与骨髓来源的 NK 细胞比较,脐血 NK 细胞与 LAK 细胞具有以下特点:

(1)脐血 NK 细胞对 Daudi 靶细胞的致死毒性作用强;LAK 细胞有相当高的诱导 YAC-1 靶细胞凋亡的毒性,而骨髓源的 LAK 细胞无此作用。

(2)新分离的脐血 NK 细胞可以裂解肿瘤细胞,在多种细胞因子作用下可以分化成 LAK 细胞,尽管脐血 NK 细胞产生的细胞毒性低于成人外周血 NK 细胞,但结合 K562 细胞的能力相当。

(3)加入 IL-2 或 IL-2R 进行培养,脐血 NK 细胞活性可达到外周血 NK 细胞水平,且可增加穿孔素、颗粒酶 A、颗粒酶 B 的 mRNA 表达,从而产生 LAK 细胞,而骨髓的 NK 细胞无颗粒酶 B 蛋白的表达。

(4)脐血 NK 细胞能够激活颗粒酶/穿孔素溶解途径及 Fas/Fasl 活动,这与脐血移植后 aGVHD的低发生率有关。

(5)脐血诱导产生的 LAK 细胞可裂解新鲜的白血病细胞。

(6)脐血 NK 细胞杀伤性抑制性受体表达明显低于外周血 NK 细胞。因此,采用脐血辅助 HLA 不全相合造血干细胞移植,可以更大程度地减低 GVHD,更好地杀伤白血病细胞,因而有利于患者长期无病生存。

3. 脐血抗原提呈细胞

树突状细胞(DCs)是至今所知的功能最强的专职抗原提呈细胞(APC),但 DCs 在组织中含量甚微,占外周血单个核细胞的不足 1%。目前,DCs 主要由 CD34⁺ HSPC 或 CD14⁺ 单个核细胞在细胞因子作用下诱导获得。研究表明,脐血中 DCs 数量少,并呈现不成熟细胞表型。研究表明,脐血来源 DCs 同外周血及骨髓来源 DCs 一样,具有较强的刺激同种异体 T 淋巴细胞增殖及激发 T 淋巴细胞抗肿瘤免疫反应的功能。脐血辅助移植,可以利用 DCs 的作用而更大程度地发挥 GVL 效应。

六、脐血辅助 HLA 不全相合造血干细胞移植面临的问题

间充质干细胞(MSC)是一类具有分裂、增殖和多向分化潜能的细胞,可促进造血干细胞植入,加速造血重建和调节 GVHD。研究表明,G-CSF 动员的外周血和骨髓,特别是骨髓中,MSC 的含量明显增加,而大量的文献和我们的研究发现,脐血中存在大量的基质细胞,这些细胞同样具有抑制移植后 GVHD 的作用。采用脐血联合 G-CSF 动员的外周血和骨髓移植,是否会因 MSC 的大量增加在减低 GVHD 发生的同时,相应地减低 GVL 效应,是值得探讨的问题。

另外,我们目前主要是探索了 HLA 不全相合亲缘供者联合无关脐血的联合移植,如果能够采用无关的 HLA 不全相合外周血联合无关脐血移植,可以扩大供者的范围,进一步解决供者来源困难问题并减少患者抽取骨髓的痛苦,目前这项工作也在第三军医大学新桥医院血液科积极开展。再有,研究发现,在骨髓或外周血造血干细胞联合脐血移植中,早期主要是骨髓或外周血干细胞植入,后期主要是脐血干细胞移植。陆道培等研究报道,采用脐血辅助移植后,嵌合体为供者来源,并且脐血在后期被排斥掉。在脐血辅助 HLA 不全相合造血干细胞移植中,移植后免疫重建如何,脐血干细胞在此种移植中是起调节 GVHD 的作用还是起

重建受化放疗损伤的骨髓微环境的作用等，都是需要解决的问题，这些问题目前在重庆第三军医大学新桥医院血液科的临床移植中正进行着积极的探索与研究。

（张 诚 陈幸华 张 曦 孔佩艳）

参考文献

1. Eapen M，Rubinstein P，Zhang MJ，et al. Outcomes of transplantation of unrelated donor umbilical cord blood and bone marrow in children with acute leukemia：a comparison study. Lancet，2007，369（9577）：1947－1954.

2. Rocha V，Locatelli F. Searching for alternative hematologic stem cell donors for pediatric patients. Bone Marrow Transplant，2008，41（2）：207－214.

3. 王同显，杨忠思. 无关供者脐血移植 HLA 配型对移植结果的影响. 中国输血杂志，2009，11（22）：942－944.

4. Rocha V，Kabbara N，Ionescu I，et al. Pediatric related and unrelated cord blood transplantation for malignant diseases. Bone Marrow Transplant，2009，44（10）：653－659.

5. 刘芳，吴岩. 脐血造血干细胞移植的研究进展. 内蒙古医学院学报，2008，30（4）：292－296.

6. 王桂云，孙立荣. 脐血单个核细胞的免疫学研究进展. 青岛大学医学院学报，2007，43（5）：466－468 转 470.

7. 黄晓萍. 脐血间充质干细胞的研究发展与应用. 中国组织工程研究与临床康复，2008，12（21）：4159－4162.

8. 尹月，任汉云，岑溪南，等. 双份无关脐血移植治疗成人恶性血液疾病的临床研究. 中华血液学杂志，2008，29（2）：73－77.

9. 任汉云. 脐血移植临床应用研究进展. 中华临床医师杂志（电子版），2008，2（7）：819－825.

10. Brunstein CG，Barker JN，Weisdorf DJ，et al. Umbilical cord blood transplantation after nonmyeloablative conditioning：impact on transplantation outcomes in 110 adults with hematologic disease. Blood，2007，110（8）：3064－3070.

11. Ibatici A，Raiola A，PodestaM，et al. Direct intrabone injection of unrelated cord blood cells overcomes the problem of delayed engraftment and improves the feasibility of hematopoietic transplant in adult patients. Blood，2007，110：334a.

12. Barker JN. Umbilical cord blood（UCB）transplantation：an alternative to the use of unrelated volunteer donors? American Society of Hematology Education Book，2007，55－61.

13. 刘婧，尚曦莹，黄涛生. 脐血干细胞移植的过去、现状和未来. 中国优生优育，2008，14（1）：13－16.

14. Chen XH，Zhang C，Zhang X，et al. Role of antithymocyte globulin and granulocyte-colony stimulating factor-mobilized bone marrow in allogeneic transplantation for patients with hematologic malignancies. Biol Blood Marrow Transplant，2009，15（2）：266－273.

15. Chen XH，Gao L，Zhang X，et al. HLA-haploidentical blood and bone marrow transplantation with anti-thymocyte globulin：long-term comparison with HLA-identical sibling transplantation. Blood Cells Mol Dis，2009，43（1）：98－104.

16. 李杰平，曾东风，孔佩艳，等. 同胞间脐血移植成功治疗儿童难治性急性髓系白血病. 重庆医学，2008，37（15）：1690－1691.

17. Zhang C，Chen XH，Zhang X，et al. Stem cell collection in unmanipulated HLA-haploidentical/mismatched related transplantation with combined granulocyte-colony stimulating factor-mobilised blood and bone marrow for patients with hematologic malignancies：the impact of donor characteristics and procedural settings. Transfuse Med，2010，20：169－177.

18. Chen XH，Zhang C，Zhang X，et al. Cost and outcome in stem cells collection on HLA-haploidentical/mismatched related transplantation with combined granulocyte colony stimulating factor mobilized blood and bone marrow for patients with hematologic malignancies. Transfus Apher Sci，2010，43（1）：23－28.

19. Lei Hao, Cheng Zhang, Xinghua Chen, et al. Human umbilical cord blood derived stromal cells suppress xenogeneic immune cell response in vitro. Croatian Medicine Journal, 2009, 50(4): 351 - 360.

20. Lei Gao, Xing-Hua Chen, Yi-Mei Feng, et al. Human umbilical cord blood-derived stromal cells Multifaceted regulators of megakaryocytopoiesis. Cell Cycle, 2010, 9(7): 1 - 12.

21. Zhang C, Chen XH, Zhang X, et al. Human umbilical cord blood-derived stromal cells: a new resource in hematopoietic reconstitution in mouse haploidentical transplantation. Transplantation Proc, 2010, 42(9): 3739 - 3744.

22. Zhang C, Chen XH, Zhang X. Granulocyte-colony stimulating factor-mobilized mesenchymal stem cells: a new resource for rapid engraftment in hematopoietic stem cell transplantation. Med Hypotheses, 2011, 76(2): 241 - 243.

23. 闫蓓, 曹永彬, 高春记. 联合脐血或脐带间充质干细胞异基因移植术后观察. 军医进修学院学报, 2010, 31(7): 658 - 659 转 701.

24. 陆道培, 董陆佳, 高志勇, 等. 胎盘提取物、脐带血在造血干细胞移植中应用的成功经验. 内科理论与实践, 2008, 3(2): 76 - 78.

25. Tse ww, Zang SL, Bunting KD, et al. Umbilical cord blood transplantation in adult myeloid leukemia. Bone Marrow Transplant, 2008, 41: 465 - 472.

第十三章　HLA 不全相合造血干细胞移植的复发及应对措施

第一节　HLA 不全相合造血干细胞移植的复发问题

造血干细胞移植（HSCT），特别是异基因造血干细胞移植（allo-HSCT）的广泛应用，给白血病患者带来了治愈的希望。但移植后体内隐匿部位的残留白血病细胞常导致疾病的复发。据统计，在急性白血病缓解期及慢性髓系白血病慢性期进行 allo-HSCT 的患者，其复发率为 20%～40%；各种进展期白血病进行移植或去 T 淋巴细胞的骨髓移植患者，其复发率达 50%～60%。HLA 不全相合造血干细胞移植由于具有较高的 GVHD 发生率，故其复发率下降到 20% 以下，但仍然不能完全避免白血病的复发。因此，影响移植后复发的因素、微小残留病灶的检测，以及移植后复发血液病的治疗成为造血干细胞移植领域的又一研究热点。

一、移植后复发的标准

经造血干细胞移植治疗已达完全缓解的白血病患者，若在以后的病程中出现下述任一情况，即称为白血病复发：(1)骨髓中原粒细胞或原单＋幼单或原淋＋幼淋＞5%但＜20%，经过有效抗白血病治疗一个疗程仍未达到骨髓完全缓解标准者。(2)骨髓中原粒细胞或原单＋幼单或原淋＋幼淋＞20%者。(3)出现骨髓以外白血病细胞浸润者，如绿色瘤、中枢神经系统白血病及睾丸白血病等。

二、影响造血干细胞移植后复发的因素

移植后是否会复发与疾病的类型、移植前疾病状态、移植方法、移植后治疗等多种因素相关：

(1)疾病的类型。一般来说，慢性髓系白血病是白血病中移植效果最好的类型，5 年无病生存率（disease-free survival，DFS）为 60%～80%。急性白血病 5 年 DFS 为 40%～80%。早期再障移植 5 年 DFS 为 60%～80%，地中海贫血移植后只要度过移植相关并发症、重建供者造血，均能获得治愈，基本不存在复发可能。而 Ph 染色体阳性的急淋移植效果往往并不理想。

(2)移植前疾病状态。白血病、淋巴瘤、骨髓瘤等血液肿瘤性疾病需在系统化疗后，肿瘤细胞负荷最少时进行造血干细胞移植治疗，复发的机会最低，否则复发机会增高。

(3)移植方法。一般来说，异基因造血干细胞移植因存在移植物抗白血病（GVL）效应，复发机会较自体移植小。从干细胞来源方面分析，较之骨髓移植和脐带血移植，外周血造血干细胞因含有较多供者来源 T 淋巴细胞，移植后慢性 GVHD 发生率较高，复发机会相对较小。

三、移植后复发的病理生理基础

异基因造血干细胞移植后复发除极少数为供者型复发外，绝大多数都是受者型复发。目前认为白血病复发与白血病细胞生物学特点、机体庇护、多药耐药及免疫功能异常存在密切关系。

（1）残留白血病细胞。白血病是人体某一类或几类血细胞癌变的结果，癌变后的白血病细胞具有极强的增殖能力，但分化、凋亡受阻。白血病细胞以几何级数增殖，从理论上讲，一个白血病细胞不断增殖，经过大约 150 d，40 次的增殖，就可以达到 10^{12} 数量级，即 1 万亿个白血病细胞。经过化疗治疗达到完全缓解的白血病患者，体内仍有 $10^6 \sim 10^8$ 白血病细胞，称之为"残留白血病细胞"。这些细胞在体内分布广泛，常规剂量化疗药物很难将其清除，成为移植后白血病复发的根源。

（2）与机体庇护所有关。一般化疗药物很难进入脑和睾丸，无法杀灭这些器官中的白血病细胞，这些器官成为白血病细胞的庇护所。中枢神经系统白血病平均发病（即脑膜白血病）率约为 40%，所以要常规进行预防性的鞘内化疗。急淋男性患者睾丸复发较常见，可进行睾丸局部放疗治疗，疗效较差，往往成为全身复发的根源。急非淋发生中枢神经系统白血病和睾丸白血病几率较低，以 M3、M4 和 M5 较常见。

（3）白血病多药耐药。白血病的多药耐药性（multidrug resistance，MDR）是指肿瘤细胞接触一种抗肿瘤药物并产生耐药以后，同时对结构和作用机理不同的多种天然来源的抗肿瘤药物具有交叉耐药性。MDR 是肿瘤细胞耐药的常见方式，也是白血病化疗和移植失败和复发的主要原因。这种耐药现象的产生机制，包括化疗药物不能诱导细胞凋亡和药物不能到达或影响肿瘤细胞内的靶目标两种，目前以后一种机制为主，尤其是细胞内药物转运抵抗机制。普遍认为 ATP 结合盒（ATP-binding cassette，ABC）膜转运蛋白超家族的成员 P-糖蛋白（P-glycoprotein，P-gp）与 AML 的不良治疗效果有关。除 P-gp 外，多药耐药相关蛋白（multidrug resistance associated protein，MRP）、肺耐药蛋白/主要穹隆蛋白（lung resistance protein/major vault protein，LRP/MVP）及近年发现的乳腺癌耐药蛋白（breast cancer resistance protein，BCRP）都在白血病患者多药耐药的发生中发挥作用，导致白血病复发。

（4）免疫功能低下。所有白血病的发生都与人体免疫功能受损或低下有关。造血干细胞移植超大剂量预处理方案不仅摧毁了受者的造血系统，而且对免疫系统也是毁灭性的打击。自体外周血造血干细胞移植患者需 4~6 个月重建免疫功能，异基因造血干细胞移植患者术后予以免疫抑制剂预防 GVHD，其免疫功能的恢复需要更长的时间，移植后免疫功能低下的患者无法像正常人一样利用机体免疫系统来清除残留白血病细胞，使白血病细胞的增殖失去了免疫系统的监视，最终导致白血病复发。

四、移植后微小残留病的检测及其临床意义

近年来研究发现，微小残留病与白血病复发密切相关。微小残留白血病（MRD）是指白血病经过治疗完全缓解后，在体内残留少量白血病细胞的状态。急性白血病病人初发病时，体内的恶性细胞数超过 10^{12}，临床完全缓解的传统形态学标准是光学显微镜下骨髓形态正常，原始细胞<5%。但病人体内仍可能存在 10^{10} 以下的恶性细胞，若不进行进一步化疗，大多数病人会在很短时间内复发，所以必须进行缓解后治疗。目前，临床上有关白血病维持治疗的标准，主要按照临床经验进行，而不是依据残留白血病细胞的多少；是否停止治疗也不是以体内是否存在残留病灶为依据。导致 MRD 水平高的患者治疗强度不够，而 MRD 水平低甚至无 MRD 的患者接受了过度治疗而产生严重的毒副反应，这都不利于延长患者的生存期。因此，建立快捷有效的 MRD 临床检测方法，对指导临床药物治疗和判断白血病疾病状态具有重要的意义。

（1）缓解和治愈标准。白血病疗效标准，光学显微镜下骨髓涂片形态学检查白血病细胞小于 5%，即达到急性白血病的血液学缓解。应用更敏感的方法，可以检测到此时体内白血病细胞的数量，存在 5 个量级的差别，即从 $10^{-6} \sim 10^{-2}$ 不等，而不同量级的预后有显著性差别。San Miguel 等根据 MRD 的检测水平将急性髓系白血病（AML）完全缓解的患者分为 4 组，即<10^{-4}、$10^{-4} \sim 10^{-3}$、$10^{-3} \sim 10^{-2}$、>10^{-2}，随访观察发现，各组 3 年复发率分别为

0.14%、45%、85%和98%数据。因此有学者提出增加急性白血病的分子诊断作为CR的判断标准,当白血病细胞$>10^{-2}$为未缓解,$10^{-2}\sim10^{-4}$为部分缓解,$<10^{-4}$为完全缓解。

(2)指导化疗。根据治疗期间动态监测患者白血病细胞的MRD水平,个体化制定化疗方案,不同的患者在化疗剂量、用药时间和多药联用等方面均有所区别。根据现有方案治疗后检测的MRD结果制订新的临床治疗方案时,应注意以下几点问题:①只有当真正MRD检测后,才能由MRD检测结果区分不同预后组从而评价治疗方案,一般在治疗开始后6~13周;②MRD检测前治疗方案不得更改,否则会直接影响其结果的预后意义;③至少要选择两个早期时间点进行检测,这样根据MRD确定不同危险组的结果更为准确。在儿童ALL患者中,诱导治疗结束时MRD$>10^{-2}$者复发风险明显增加,需要进行强化治疗。同样,具有t(8,21)的AML患者诱导缓解后MRD持续阳性者,具有强化治疗的必要性。

(3)监测复发。以往对MRD的研究大多集中在对白血病复发的监测上。Smith等发现,以MRD检测10^{-4}为标准,将缓解期ALL患者分为两组,其5年复发率10^{-4}以下组为6.1%,而10^{-4}以上组高达23%。儿童ALL骨髓移植前MRD阳性患者,骨髓移植的远期疗效比较差。对骨髓移植后的CML研究发现,骨髓移植后1年内MRD检测阳性患者的复发中位时间为200 d,复发率为42%;而MRD阴性患者的复发率仅为3%。

因此,采用灵敏度高、特异性强及稳定可靠的实验方法对白血病患者进行定期MRD检测,对于评估疾病状态、判断疗效、预测复发、指导治疗具有重要的临床意义。常用检测方法包括荧光原位杂交(FISH)、聚合酶链式反应(polymerase chain reaction,PCR)、流式细胞术(flow cytometry,FCM)等。下面就MRD的常用检测方法进行介绍。

1. 免疫细胞化学法

免疫细胞化学法是检测残留肿瘤细胞最早的方法,具有以下优点:(1)可使用多种单克隆抗体来检测肿瘤细胞;(2)可通过对微弱反应抗原的放大反应来提高检出率;(3)可对免疫染色的肿瘤细胞进行形态学的确诊。但缺点也非常明显:(1)结果重复性差;(2)工作量大;(3)内源性的造血干细胞碱性磷酸酶和过氧化物酶会使本底染色过重,妨碍肿瘤染色的观察;(4)可与造血干细胞的非肿瘤抗原引起交叉反应,导致假阳性结果;(5)需要有经验的病理学专家进行诊断。所以,目前很少用免疫细胞化学的方法检测MRD。

2. 细胞遗传学方法

(1)染色体核型分析。初诊时可作白血病细胞的常规核型检查,以明确异常克隆在数量和结构上的改变,并用作缓解后检测MRD的核型标志。初诊检出异常核型细胞的患者,绝大多数形态学缓解的同时伴随着异常核型的消失。处于CR期患者检出的核型异常细胞,包括原有或新出现的异常核型,提示短期内有复发的可能。尽管70%的病例出现异常核型,但异常核型并不是检测急性白血病细胞MRD的最佳方法,因为它的灵敏度太低,且需要增殖期的白血病细胞。

(2)荧光原位杂交法(FISH)。FISH使用染色体特异或基因特异的DNA探针来鉴定染色体数量和结构异常,是检查细胞分裂间期和中期染色体的有效工具。FISH分析用的DNA探针可以是染色体断点区特异性的,也可以是整个染色体特异性的。如目前常用的bcr/abl、PML-RARα融合基因探针。该法特异性较强、能定量、形象直观、定位准确;且能直接检测间期细胞上的染色体易位,提高了低增殖率细胞的阳性检出率,故较传统染色体核型分析灵敏、操作简易快速。但FISH检测灵敏度为1%,检测过程较复杂,且容易出现假阳性结果,而使灵敏度降低。新近发展的多色FISH同时使用5种荧光素标记探针,1次杂交即可分辨全部46条染色体,极大地提高了染色体核型分析的灵敏度和精确性;此外联合应用荧光激活细胞分选技术分选CD34$^+$细胞来分析白血病细胞的来源,进一步提高了FISH检测的特异性和灵敏度。

3. 流式细胞术（FCM）

通过检测在正常骨髓或外周血细胞上不表达或低表达而在白血病细胞上表达或高表达的白血病相关抗原表型（leukemia-associated antigen phenotype，LAAP）来定量 MRD。LAAP 有以下特点：抗原不同步表达、抗原交叉表达、抗原过表达、抗原缺失、抗原异位表达。应用上述组合可以在完全缓解（CR）患者外周血或骨髓中检出少量白血病细胞。应用此法必须对患者初发时的表型特征有详尽的了解，以便选择适当的标志检测 MRD。目前，使用这种方法可在约 90% 急性淋巴细胞白血病（ALL）和 75% 急性髓系白血病（AML）患者中进行MRD 检测。

流式细胞术检测 MRD 有其自身优势。FCM 拥有单克隆抗体、流体力学、免疫荧光、计算机等技术，通过测量设门参数在单细胞水平辨认细胞形态、大小和荧光特征进行细胞表型分析，具有检测快速、简便，特异性好，敏感度高，能对大量细胞进行定量分析的优点，此外能识别死细胞和细胞碎片，从而排除那些化疗后没有增殖能力的白血病细胞，而应用 PCR 时这些细胞会导致假阳性。使用的单克隆抗体容易购买，价格相对便宜，便于临床推广。当然另一方面，也要求标本必须新鲜，最好在收集后 4 h 以内进行抗体标记，以保证生存条件剥夺后发生的细胞凋亡比例少，从而减少假阴性。

通常用于 MRD 检测的白血病细胞抗原包括：（1）粒细胞系和淋巴细胞系的相关抗原共表达，如 CD34 和 CD22，CD10 和 CD20 等；在成人 AML 中，不同的 FAB 亚型均可有 CD7+ 病例。（2）细胞成熟过程中正常的抗原发生缺失或者过表达。（3）细胞表面和细胞内的抗原同时表达。

FCM 也有其固有缺陷。目前尚未发现真正意义的白血病细胞特异性抗原，识别白血病细胞的相关免疫表型只是基于正常血细胞表面分化抗原的多参数分析得来的，主要包括非同步抗原同时表达、交叉系列抗原同时表达、抗原表达量的异常、细胞表面与细胞浆内抗原同时表达、光散射信号改变等。在白血病初发时，存在相当数量的异常细胞（通常大于有核细胞的20% 以上），故较易检测到这些异常细胞的存在；而在 MRD 检测中，由于异常细胞比例极小，难以形成有诊断意义的特异细胞群体，难以与某些具有相同表面分化抗原的正常细胞相区别，从而降低了检测的灵敏度和特异性；AML 免疫表型多样，特异性差，更难以形成有诊断意义的细胞群体，进一步降低了检测的灵敏度。选择大量正常对照标本，以量化各抗原正常界值，避免应用与正常细胞表达重叠的免疫表型，增加抗体组合数，增加可检测的细胞总数均有助于增强 MRD 结果的准确性和可靠性。FCM 检测 MRD 能获得的较稳定的灵敏度往往是10^{-4}，而众所周知治疗后残留白血病细胞能否降到 10^{-4} 以下对疾病能否长期缓解具有重要意义。另外，白血病细胞异常免疫表型在疾病发展过程中可发生转化，从而导致假阴性。因此，较多研究中心建议同时采用多种不同的免疫表型会使这种影响降至最低。检测中还可以将FCM 和 FISH 及 PCR 等技术联合应用，综合分析细胞相关免疫表型和异常染色体及融合基因等标志。

4. 聚合酶链式反应（PCR）

染色体异位的断裂点融合基因、抗原受体即免疫球蛋白和 T 细胞受体（TCR）基因重排是白血病细胞的分子标志。PCR 检测 MRD 的基本原理是以这些分子标志作为靶分子，在引物作用下通过聚合酶链式反应，迅速将靶分子扩增百万倍，然后用凝胶电泳显示出来。大多数已知的融合基因断裂点跨越范围很大，需采用逆转录 PCR，即由融合 DNA 序列转录为mRNA 序列，再经过逆转录生成 cDNA，然后进行 PCR 扩增。PCR 极大提高了 MRD 检测的灵敏度和特异性，使 MRD 检测获得了突破性进展，灵敏度可达 $10^{-6} \sim 10^{-5}$。

然而，这样的高灵敏度却引出相应的负面问题，即容易因标本污染导致假阳性结果。另外 RNA 易于降解，使 cDNA 生成减少，导致逆转录 PCR 假阴性率提高。此外，只有 40%～50% 的急性淋巴细胞白血病（ALL）和 20%～40% 的急性髓系白血病（AML）患者具有某种特异融合基因。因此,PCR 扩增特异融合基因只应用于这些特定类型的白血病。有研究也支持另一靶分子 WT1(Wilms' tumour 1)基因的价值,但 WT1 也表达于正常造血分化细胞,故用于检测 MRD 并不可靠。另外,部分患者存在 FLT3(FMS-like tyrosine kinase 3)基因内部串联重复突变,但这种突变在疾病发展过程中可发生转化,限制了其用于检测 MRD 的价值。

普通 PCR 检测 MRD 的另一个主要问题是不易直接准确定量,尤其是以特异融合基因为靶分子时,因为每个白血病细胞的融合基因转录本数量未必一致,在疾病发展过程中暴露于化疗后也有可能波动,因此很难建立转录本量与 MRD 细胞数之间的确切关系。理论上 PCR 扩增单拷贝基因(如 IgH 和 TCR 基因重排)能够做到准确定量,但亦受定量方法和实验条件的限制。传统的 PCR 定量方法需根据扩增产物间接推断细胞数,如极限稀释实验,较为粗略;竞争 PCR 有助于提高实验的准确性,但操作的复杂性限制了其常规应用。实时定量 PCR(real-time quantitative PCR,RQ-PCR)的出现解决了这些问题。此法首先以 TaqMan 探针与靶 DNA 结合,TaqMan 探针的 5′端、3′端分别标记有报告荧光素、荧光素淬灭剂。当此探针保持完整时,5′端释放的荧光能被 3′端吸收,因此检测不到荧光信号。在 PCR 延伸阶段,TaqDNA 聚合酶 5′→3′外切核酸酶活性使探针水解、与靶 DNA 分离并释放出报告荧光素,从而产生特异荧光信号,随扩增进行,信号逐渐积累增强并与标本中最初的靶 DNA 量成正比。最后通过与构建的已知拷贝数的系列标准品的标准曲线进行比较,对待测标本进行定量分析。此法能在 PCR 扩增的同时检测 PCR 产物,无需 PCR 后处理,极大减少了 PCR 产物污染问题,特异性更高,自动化程度高;其次,RQ-PCR 具有很高的敏感性和特异性,且摒弃了受多因素干扰的终点分析法,使定量更准确可靠,目前已广泛应用。RQ-PCR 对特异融合基因和抗原受体基因扩增都适用;但对于后者,必须为每个患者制备特异靶分子荧光探针,操作较费力、费用较高。

(1)PCR 扩增白血病特异融合基因。染色体易位产生的融合基因是 MRD 检测的理想分子标志。融合基因的结构、功能等各不相同,选择应用时,有几个方面需加注意。易位基因在染色体上的位置及断裂位点极为重要,其断裂位点常分散存在,产生不同的融合亚型,增加了检测引物设计的难度。例如 PML/RARα 融合基因,RARα 基因的断裂位点比较固定,而 PML 基因的断裂点却分散在 6 号外显子、6 号内含子或 3 号内含子中,形成 3 种融合亚型。为了避免检测结果出现假阴性,PML 端的引物必须设计 3 种才能覆盖所有患者。融合基因的阳性率和亚型符合率对检测时选择基因具有重要意义。虽然融合基因在 ALL 或 AML 中的阳性率均较低(大多数在 10%~16%),但与亚型的符合率常较高。常见如 bcr/abl 融合基因,95% 的阳性患者属于慢性髓系白血病,CBFβ-MYH11 与 M4EO 的符合率也高达 90%~100%;t(8,21)是 AML 中最常见的染色体异常,位于 21q22 的 AML1 基因与 8q22 的 ETO 基因融合,产生 AML1-ETO。据此临床上可有目的地选择检测的标志基因。PCR 扩增 DNA 融合基因来进行 MRD 检测仅适用于染色体断裂点丛集于相对小的范围内(<2 kb)的情况。然而,大多数染色体易位的断裂点跨越很大的区域,需使用 RT-PCR 的方法进行检测。在预测白血病复发中,MRD 定量比定性更有价值。

(2)PCR 检测变异的基因。融合基因特异性强,但因阳性率低不能满足全部白血病患者监测 MRD 的需要。因此,科研人员陆续发现一些在白血病患者中过量表达或发生变异的基因如早期的 WT1 和 FLT3 以及最近的 PRAME、NPM1、STC-1 等基因,并证明可作为监测 MRD 的基因标志。

(3)PCR 扩增 Ig 和 TCR 重排基因。在 B 系 ALL 中,有 95%、54%、55% 和 33% 的患者分别有 IgH、TCRδ、TCRγ 和 TCRβ 基因重排;同样在 T-ALL 中,有 14%~98% 的患者中有相应的基因重排,因此可用于 75%~90% 的 ALL 患者的 MRD 检测。由于 Ig 和 TCR 基因在 V-(D)-J 结合部 N 顺序具有极大的变异性,且每一个淋巴细胞克隆都有其特异的抗原受体基因 N 顺序,因此应用特异的引物,有可能在体外扩增白血病克隆特异的 N 顺序,进而利用此顺序合成寡核苷酸探针,检测患者缓解期有无初发时的 Ig 或 TCR 基因重排来追踪残余白血病克隆。这对于检测化疗或骨髓移植治疗取得缓解后体内微小残余白血病,是非常有用的手段。使用克隆特异探针可使检测灵敏度达到 $10^{-5}\sim10^{-4}$。但应用此法必须鉴定每位患者初发时的 Ig 或 TCR 基因重排,比较烦琐。此外,克隆特异探针和正常淋巴细胞的扩增产物非特异杂交时会产生假阳性结果,在疾病发展过程中发生"克隆进化"产生新的基因重排和初发时的基因重排丢失所造成的假阴性结果都会影响对 MRD 的判断。

5. 组织培养法

用组织培养法来检测 MRD 的原理是在某种条件下白血病细胞优先生长,而大多数正常祖细胞的生长受到抑制。但目前较成功的白血病细胞培养所用的培养条件都无法指出各个明确的成分,如人血浆和动物血清;另一个不足是白血病性克隆形成的细胞数量极少,也许是培养条件无法满足白血病性细胞存活要求所致,会导致阴性结果,因此,在应用上受到限制。

6. 基因芯片技术

新近发展的基因芯片技术,由于出现时间短,受设备等因素的制约,用于 MRD 的报道并不多。

五、HLA 不全相合造血干细胞移植的复发问题

HLA 不全相合造血干细胞移植是治疗恶性血液病的重要方法。由于其跨越 HLA 配型屏障,因此发生严重 GVHD 和严重感染的几率明显增高。早期多用于治疗疾病复发或进展,但无 HLA 全相合供者的恶性血液病患者,多中心研究结果发现 HLA 不全相合造血干细胞移植的 GVHD 发生率明显高于 HLA 全相合造血干细胞移植。近几年,随着 GVHD 预防药物的改进及抗感染措施的加强,HLA 不全相合造血干细胞移植的适应征逐渐扩大。目前在我国一些大型血液病治疗中心,对于无 HLA 全相合供者的恶性血液病患者,排除严重脏器功能异常和严重感染、年龄 55 岁以下、有充足经费的,可实施 HLA 不全相合造血干细胞移植。在移植患者一般情况、年龄和疾病状态相似的情况下,再次评价 HLA 不全相合和 HLA 全相合造血干细胞移植的复发率,结果无明显差异。甚至有研究组认为 HLA 不全相合造血干细胞移植后的复发率低于全相合移植组,可能是因为 HLA 不全相合造血干细胞移植具有较高的 GVHD 发生率,GVHD 与 GVL 效应往往相辅相成,因此,其防止白血病复发的效果更强。我们的研究结果显示,HLA 不全相合造血干细胞移植和 HLA 全相合同胞间造血干细胞移植的复发率分别为 22% 和 17%,两者之间无显著性差异。上述研究结果证明白血病移植后是否复发与移植方式无关,主要与患者年龄、所患疾病的生物学特性,以及移植前疾病状态等有关。

第二节　移植后复发的应对措施

目前,HLA 不全相合造血干细胞移植复发的治疗包括停用免疫抑制剂、供者淋巴细胞输注(DLI)、树突状细胞与细胞因子诱导的杀伤细胞治疗、二次移植、化疗、放疗、细胞因子治疗等方法。其中,DLI 是各种治疗方法中应用最为广泛的一种。

一、供者淋巴细胞输注

DLI 是治疗 allo-HSCT 后疾病复发疗效最肯定、毒性相对较小的方法,甚至成为非清髓造血干细胞移植(NST)后续治疗的组成部分。HLA 不全相合造血干细胞移植后复发率虽然低于全相合移植,但复发仍然是不可回避的问题。如何选择 HLA 不全相合造血干细胞移植后 DLI 的治疗时机,达到预防或治疗移植后复发的目的,值得临床关注。

（一）DLI 诱发移植物抗白血病效应的机制

DLI 防治白血病复发的机制主要是通过供体来源的免疫细胞所介导的移植物抗白血病（GVL）反应，清除体内残留的白血病细胞。目前认为，介导 GVL 反应的供体免疫细胞主要为 T 淋巴细胞。但究竟是何种免疫细胞亚群介导 GVL 反应，却有不同的学说。有研究者用 BALB/c 小鼠为实验对象，在骨髓移植后分别以纯化的脾来源的异基因 CD8$^+$ T 淋巴细胞输注（去除 CD4$^+$ T 淋巴细胞），结果发现高纯度的 CD8$^+$ T 淋巴细胞提供明显的 GVL 作用，并有利于造血干细胞的植活，而且不致引发严重的移植物抗宿主病（GVHD），从而证明 CD8$^+$ T 淋巴细胞在维持 GVL 反应中起重要作用，并提出不同组织来源的 CD8$^+$ T 淋巴细胞其功能是不完全相同的。相反的研究结果却认为，CD4$^+$ T 淋巴细胞是介导 GVL 反应的主要效应细胞，而且它可以识别白血病细胞特异性抗原，直接杀伤白血病细胞，清除体内残留的白血病病灶；同时，白血病细胞本身的免疫遗传性也影响 GVL 反应的效果。也有人认为供体来源的 NK 细胞针对受体现存的白血病微小抗原有明显的细胞毒性作用，它可以直接溶解白血病细胞，在 allo-HSCT 后的 GVL 反应中 NK 细胞可能起着更为重要的作用；而且该研究还发现，凡体内 NK 细胞及 CD8$^+$ T 细胞数量处于低水平状态的患者，其白血病的复发率明显增高，从而也间接证明了 NK 细胞在防治白血病复发中的重要作用。

总结上述研究结果，DLI 诱发 GVL 效应的可能的机制包括：（1）CD8$^+$ T 细胞和 NK 细胞通过钙依赖的穿孔素途径直接溶解靶细胞；（2）CD4$^+$ T 细胞和 CD8$^+$ T 细胞能通过较缓慢的、非钙依赖的 Fas-Fasl 途径诱导靶细胞凋亡；（3）供体获得性的 CD4$^+$ T 细胞和 CD8$^+$ T 细胞呈现于受体造血祖细胞中，而只有 CD4$^+$ T 细胞克隆可通过细胞与细胞接触和细胞因子释放杀伤靶细胞，在异源性 T 细胞免疫反应过程中，CD4$^+$ T 细胞可以分泌多种细胞因子，如 IL-2 及 IL-12 的产生能够增强 NK、CD8$^+$ T 细胞的细胞毒活性，增加 DLI 的效应，使患者得到缓解。

（二）适应证及疗效

供者淋巴细胞输注已广泛用于 allo-HSCT 后多种血液系统恶性疾病复发的治疗，但主要是各类白血病，如急性髓性白血病（AML）、急性淋巴细胞白血病（ALL）及慢性髓系白血病（CML）。DLI 对不同类型的白血病的疗效不同，以 CML 疗效最佳，ALL 疗效有限，在其他恶性血液病当中，多发性骨髓瘤的疗效较好。DLI 可使 CML 达 CR，而在急性白血病、多发性骨髓瘤和 MDS 中缓解率不足 30%。DLI 的疗效取决于疾病的种类和同类疾病的不同阶段，而与供体的来源并无明显的相关性。

1.慢性髓系白血病（CML）和幼年型慢性粒单细胞白血病（JMML）

HLA 不全相合造血干细胞移植后的患者，可表现为细胞遗传学复发和血液学复发，采取 DLI 治疗后疗效各不相同，分子或细胞遗传学复发的患者有效率为 91%，CP 为 57%，AP/BP 为 20%。CML 患者接受 DLI 后中位生存时间超过 30 个月，而急性白血病患者不到 1 年，仅少数可获长期缓解。研究表明，对于供者源性造血水平较低的患者，DLI 时可能发生全血细胞减少，大约 50% 的患者会发生 GVHD，但也存在获得缓解而无 GVHD 的。为了减少 CML 患者 DLI 后 GVHD 的发生，有中心采用去除 CD8$^+$ T 细胞的 DLI 方法，还可以控制输注的淋巴细胞数。JMML 是儿童少见的恶性血液病，过去虽是 CML 的一个特殊类型，但其使用 DLI 的疗效却远不如 CML，也不像其他大多数儿童恶性血液病易对 GVL 效应产生反应，有效率不超过 20%，这说明在分子生物学和细胞遗传上即决定了患者的疾病本质和疗效，目前 WHO 已将 JMML 归为骨髓增生异常综合征/骨髓增殖性肿瘤（MDS/MPN）。

2.急性白血病（AL）

对于在移植后复发的 AL 患者，DLI 作为单一治疗的疗效有限，通常需联合化疗。单用 T 细胞数 ≥10^8/kg 的 DLI 可使 8% 的 ALL 和 22% 的 AML 移植后复发的患者获 CR，化疗联合 DLI 治疗的 CR 率增加至 33%～37%。Choi 等用化疗联合供者 G-CSF 动员后的 DLI 治疗移植后复发的患者,16 例 AML 中 10 例获 CR,4 例在 DLI 后 1 488 d(中位时间)仍然存活,但 5 例在 DLI 后获 CR 的患者又出现髓外复发,表明 GVL 在全身各部位的作用是不均衡的。DLI 对移植后复发的 ALL 效果不佳(0%～33%)。

3.骨髓增生异常综合征(MDS)

关于 DLI 治疗移植后复发的 MDS 的资料有限,一项关于 17 例 MDS 和 3 例骨髓纤维化患者行 HLA 不全相合造血干细胞移植患者复发后 DLI 的研究显示,有约 50% 的患者产生 GVL 效应,达到 CR 的中位时间为移植后 84 d。关于 MDS 移植后复发的 DLI 疗效尚需更多的相关数据来进一步研究。

4.淋巴瘤

目前已经普遍认为淋巴瘤的 allo-HSCT 的复发率要低于自体移植,但通过 HLA 不全相合造血干细胞移植治疗淋巴瘤的报道较少,因此,关于 DLI 治疗复发的淋巴瘤的资料有限,大多为个案报道,国外报道 9 例移植后复发霍奇金淋巴瘤,输注中位 CD3$^+$T 细胞 77.5(5～285)×10^6/kg,仅 1 例发生 GVHD,4 例患者有效(44%)。也有研究报道 7 例惰性淋巴瘤患者移植后复发使用 DLI 治疗,其中 3 例在 DLI 前使用放疗或化疗,1 例使用 CD$_{20}$单抗,6 例(6/7)患者 DLI 后有效(4 例 CR,2 例 PR),这 6 例有效的患者中 4 例持续 CR 达 65 个月(43～89),对 DLI 无反应的患者,都观察到疾病进展。重庆新桥医院血液科对 1 例难治性淋巴瘤患者实施母供女 HLA 不全相合(3/6 相合)造血干细胞移植,移植后 4 个月患者本病复发,予以 G-CSF 动员后供者淋巴细胞输注,患者再次缓解,至今无病存活(移植后 8 个月)。

5.多发性骨髓瘤(MM)

多发性骨髓瘤好发于老年人,而 HLA 不全相合造血干细胞移植由于风险较大,患者年龄一般不超过 50 岁,所以有关 HLA 不全相合造血干细胞移植治疗 MM 患者的报道较少。目前临床观察认为,DLI 对 MM 行 HLA 不全相合造血干细胞移植后复发的患者有效率为 40%～52%,在 DLI 有反应的患者中可以明显观察到 GVL 效应,这与骨髓瘤细胞表面高表达的抗原有关,主要是 B 细胞成熟抗原(BCMA),BCMA 只在 DLI 后的 MM 患者血浆中可检测到,而在其他的恶性血液病患者移植后则没有检测到。国外报道了 54 例移植后复发 MM 患者 DLI 结果,28 例(52%)有效,其中 19 例(35%)部分有效,9 例(17%)完全有效,在有效的患者中无疾病进展期为 19 个月,OS 为 23 个月,aGVHD 为 57%,cGVHD 为 47%,且 GVHD 与 GVL 效应几乎同时出现。

(三)治疗方法

DLI 作为一种新的细胞疗法,在防治白血病复发治疗中已广泛受到重视,但到目前为止仍无统一的治疗方案。

1.供体淋巴细胞的采集

理论上,选择与患者 HLA 相合的供体,用血细胞分离机采集供体的外周血单个核细胞。采集量按患者的体重计算,要求单个核细胞含量在(0.1～15)×10^8/kg。采集后的供体细胞不必做特殊的体外处理。对供受体 ABO 血型不合者,可将红细胞去除。对于 HLA 不全相合造血干细胞移植患者,在移植前往往没有找到 HLA 完全相合的供者(同胞或非血缘关系供者),所以,对于有复发危险因素存在的患者,在采集供者外周血干细胞的同时,可冻存部分单个核细胞供 DLI 使用。

2.供体淋巴细胞的输注

不论是预防性治疗还是复发后治疗,对于白血病患者供体淋巴细胞的输入量,以单个核细胞含量(0.1～12)×10⁸/kg 为宜,如供体单个核细胞输入量太少,因 CD4⁺、CD8⁺T 淋巴细胞或 NK 细胞含量过少,GVL 作用不强,以至患者体内的白血病残留病灶不能被完全清除,这样便达不到治疗目的。但首次输入量也不宜过大,若单个核细胞含量过多,则有可能导致严重的 GVHD 或骨髓衰竭,以至威胁患者的生命,而使治疗失败。

3. DLI 治疗时机的选择

预防性治疗与复发后治疗有所区别。预防性治疗一般在 HSCT 植活的第 3～5 周后开始较为适宜,这样不仅能达到清除体内微小残留病灶的作用,而且能有效防止 DLI 并发症的发生。复发后的治疗时间选择无特殊要求,只要患者的情况许可,一旦确定复发即可开始 DLI 治疗。若在第一次治疗后未达到缓解,间隔 4 周可重复治疗,输入细胞量亦可以适当增加。但输入的单个核细胞含量最好不要超过 15×10⁸/kg,以减少 GVHD 和骨髓衰竭的发生率。

4. 疗效监测

DLI 治疗开始后,需定期检查患者的血象、骨髓象,并可根据白血病的特殊细胞遗传学标记,利用 PCR 或荧光杂交试验,对微量残留病灶进行监测。一般在一个月内至少检查两次,治疗成功后按病种及病情变化长期跟踪随访。治疗有效的指标为血象和骨髓象完全正常、PCR 及荧光杂交试验阴性。

(四)并发症及处理

DLI 的主要并发症是 GVHD 和骨髓衰竭。据统计,DLI 后不同程度的 GVHD 的发生率达 41%,骨髓衰竭发生率达 34%,严重的 GVHD 和骨髓衰竭发生多数情况下是由于输注供体的单个核细胞数量按患者体重计算偏大,或在多次输注治疗的情况下,细胞数量增加过快所致。GVHD 亦为 T 淋巴细胞所介导,但 GVHD 和 GVL 反应是否为同一 T 细胞亚群所介导,尚在争论中。部分学者认为,GVL 是 GVHD 中的部分有益作用。其证据为用 DLI 治疗的患者中,在 GVL 反应出现的同时,有大量患者表现出不同程度的 GVHD。但亦不乏众多文献提供 GVL 反应同 GVHD 相分离的证据,证明 GVL 反应和 GVHD 是由不同的免疫细胞群介导的。对于 GVL 与 GVHD 之间的关系,尚待进一步研究。为了有效控制 GVHD 的发生,可以于 DLI 前一天开始给予环孢霉素 A,按 1.5 mg/kg 的剂量,每天两次,静脉滴注;于 DLI 治疗的第1 d 给予甲氨蝶呤(MTX)15 mg/kg,并分别于第 3、6 及 11 d 再次给予 MTX 10 mg/kg。另外,在 GVHD 发生时亦可以试用硫唑嘌呤、反应停及泼尼松等药物。骨髓衰竭的机制不明,可能是受体的造血细胞被摧毁或造血微环境损伤所致。一旦发生此并发症,可选用 CD8⁻的供体外周血干细胞移植,重建骨髓造血及免疫功能,使患者度过危险期。

DLI 作为一种新的细胞疗法,在临床应用中已有大量成功的病例。相信随着对 GVL 基础研究的发展,有可能使 DLI 疗法在不引起 GVHD 严重并发症的情况下,达到防治白血病复发的目的,从而给白血病的治愈带来希望。

二、二次造血干细胞移植

allo-HSCT 后复发是急/慢性白血病最终治疗失败的主要原因,因此对血液病研究者提出严峻的挑战。如果复发后无进一步治疗,中位生存时间为 3～4 个月,恰当的治疗选择取决于不同患者的具体情况,如:患者家属的意愿及移植至复发的时间,对此应仔细评价,估计有无治愈的可能性。复发急性白血病的患者用强烈化疗、慢性髓细胞白血病(CML)患者用α-干扰素只能暂时控制疾病的进展,不可能根治,目前唯一可能治愈的是二次移植和供体淋巴细胞输注。DLI 能使约 70% 的细胞遗传学或慢性期复发的 CML 患者再次缓解,但对复发 AML、ALL 患者疗效较差,仅使 20%～30% 的 AML 患者,10% 左右的 ALL 患者缓解。因此,二次移植在治疗移植后复发急性白血病(AL)方面仍起着重要的作用,提供了复发患者长期无病生存的机会。

1. 二次移植的疗效和适应证

二次 allo-HSCT 仅适于 10％～25％的复发患者,而且第 2 次移植在 100 d 内相关死亡率高达 25％～50％,无病存活仅 11％～42％。影响二次移植疗效的因素有:初次移植至复发的间隔时间,移植物抗宿主病发生情况、疾病种类、预处理方案、造血干细胞来源、复发时疾病状态、年龄、对化疗药物敏感性等。在移植后 1 年以上复发者、前次移植存在 aGVHD 者、移植前对化疗药物敏感获得缓解者,再次移植疗效较好;急性淋巴细胞白血病(ALL)相对急性非淋巴细胞白血病(ANLL)和慢性髓系白血病(CML)疗效差;骨髓来源的干细胞优于外周血干细胞。临床医师决定给患者进行二次移植需要从以下几个方面考虑:患者本人及家庭的愿望,初次移植与复发时的时间间隔、患者年龄及机体状态等。多数文献主张,对年轻患者、移植后 1 年以上复发、没有发生 GVHD 或仅发生 aGVHD、移植前对化疗敏感的急性白血病患者可考虑二次移植;对 CML 移植后复发患者多主张首选 DLI 治疗。急性白血病复发耐药者、患者的年龄较大、一般情况差,尤其是二次移植前未达到第 2 次缓解(CR2)的患者不宜进行二次移植。

2. 二次移植预处理方案的选择

二次移植预处理方案的选择:白血病 allo-HSCT 后复发原因之一是白血病细胞产生耐药性,表现对多种化疗药物,甚至对放疗不敏感,而且移植后患者造血功能相对脆弱,二次移植预处理方案往往会产生严重的骨髓抑制,不利于移植后造血重建。目前尚无大量样本资料肯定某一方案,原则上最好不采用与第一次相同的预处理药物,且不宜采用过强的预处理方案,甚至有研究者采用非清髓造血干细胞移植的预处理方案。欧洲协作组近年研究发现:对急性白血病患者,含有全身放疗(TBI)的预处理方案的疗效优于不含 TBI 的方案。Cullins 主张复发 CML 患者二次移植宜单用大剂量白消安作预处理。为了促进移植物抗白血病(GVL)作用,主张二次移植后减少 GVHD 的预防并缩短预防 GVHD 的时间。

3. 二次造血干细胞移植和 DLI 联合治疗

DLI 对 CML 移植后复发患者,尤其是分子和细胞遗传学复发患者具有较好的疗效,而对其他恶性血液病并不十分理想,目前对于急性白血病和慢性髓系白血病复发急变患者,allo-HSCT 和 DLI 联合治疗应用十分广泛,其疗效明显优于两者的任何单一方案。DLI 的应用原则是在移植后造血重建 30 d 后未发生 GVHD,即可进行 DLI 治疗。

三、停用免疫抑制剂

对于在移植早期和应用免疫抑制剂情况下复发的患者,如没有发生移植物抗宿主病(GVHD),应停用免疫抑制剂,尤其是环孢霉素 A(CsA),可以增加供者免疫细胞的 GVL 效应。关于移植后复发的患者停用免疫抑制剂来治疗复发的方法已被证明是有效的。Elm-maagacli 等报道 20 例复发的慢性髓系白血病患者采取了停用免疫抑制剂的方法,其中 10 例复发后为加速期或急变期的患者对此无反应,但 1 例为慢性期和其余 9 例细胞遗传学复发的患者均在停用免疫抑制剂后 53 d(中位时间)发生反应。所有患者均发生与反应无关的GVHD,10 例有反应的患者中有 7 例达到完全缓解。由此表明某些正在使用免疫抑制剂的复发患者,在输注供者淋巴细胞(DLI)前短期停用免疫抑制剂,可能会达到和 DLI 相同的效果。因此停用免疫抑制剂可以作为那些疾病发展相对较缓慢且对 GVL 效应敏感的复发患者的治疗复发的第一步措施。

四、DC-CIK 细胞治疗

细胞因子诱导的杀伤细胞(CIK)是一类新型抗肿瘤效应细胞,能在体外被诱导并大量增殖,与以往报告的一些抗肿瘤效应细胞相比,CIK 细胞杀瘤活性更强、杀瘤谱更广。树突状细胞（DC）是最有效的专职抗原提呈细胞，成熟的 DC 细胞可通过Ⅱ型组织相容性抗原（MHC-Ⅱ）等途径提呈肿瘤抗原，有效抵制肿瘤细胞的免疫逃逸机制。CIK 细胞和 DC 细胞是肿瘤免疫治疗的 2 个重要部分，两者联合可以确保高效的免疫反应。因此，对与 DC 细胞共培养的 CIK 细胞（DC-CIK）的研究将成为细胞免疫治疗的重点。随着细胞制备技术的日趋完善，DC-CIK 细胞过继免疫治疗在临床逐渐开展，多种肿瘤相关的细胞免疫治疗应用及疗效评估也陆续出现报道。

1.CIK 抗肿瘤的作用机制

（1）直接杀瘤作用。CIK 是 MHC 非限制性细胞毒细胞，具有较大的溶解活性。在受到外源性抗 CD3 单克隆抗体或敏感靶细胞刺激时会释放有毒性的胞浆颗粒到膜外空间，这些胞浆颗粒内容物对靶细胞有直接杀伤作用。

（2）抑瘤杀瘤作用。CIK 经培养后可分泌大量的 Th1 类细胞因子，如白细胞介素（IL）-2、γ-干扰素（IFN）及 IL-12，可调节体内其他细胞因子的分泌以促进肿瘤细胞对 CIK 杀伤作用的敏感性；CIK 可通过上调肿瘤细胞的 MHC 分子及共刺激分子的表达，激活肿瘤特异性 CTL、自然杀伤（NK）细胞等，起到间接杀瘤作用。

（3）诱导肿瘤细胞凋亡。Verneris 等证实 CIK 表达 Fasl，能抵抗 Fasl+ 肿瘤细胞引发效应细胞 Fas-Fasl 凋亡，又可诱导 Fas+ 肿瘤细胞凋亡，发挥对肿瘤细胞的慢性杀伤作用，保证抗肿瘤作用的长期持久。Cooper 等的研究亦显示，培养的 CIK 表面表达的 Fasl 与相应肿瘤细胞识别结合后，可激活细胞内源性 DNA 内切酶，从而起到杀瘤作用。国内研究证实，CIK 也可以诱导 bcr/abl 阳性的 K562 细胞凋亡。

（4）增强 T 细胞功能。通过观察荷瘤鼠脾脏 T 淋巴细胞的增殖反应及 NK 细胞毒活性反应，发现 CIK 的体内抗肿瘤作用与提高荷瘤鼠机体 T 淋巴细胞活性有关，而与 NK 细胞的细胞毒活性无关。

2.DC 抗肿瘤的作用机制

肿瘤免疫的基础研究表明，肿瘤细胞低表达或不表达 MHC 分子及共刺激分子，某些肿瘤细胞还能分泌产生细胞因子抑制肿瘤患者体内 DC 的成熟及机体的免疫功能，使肿瘤细胞逃脱体内的免疫监视无限生长。DC 是 CD4、CD8 T 细胞介导的原发性和继发性免疫反应的最强的激发者，可有效抑制肿瘤逃逸。成熟 DC 高表达的 MHC 分子与抗原结合后，形成 MHC-I抗原复合体及 MHC-Ⅱ抗原复合体。前者将抗原递呈给 CD8 细胞，使其分化成具有杀伤能力的 CTL 细胞；后者将抗原递呈给 CD4 细胞，使其分化成 T 辅助细胞（Th）。Th 细胞可以产生 IL-2 以促进 CD8 细胞的增殖分化，也可以分化为 Th1 或 Th2 细胞，从而引发相应的免疫应答。

3.DC-CIK 抗肿瘤作用的研究

DC 和 CIK 是肿瘤免疫治疗的两个重要部分，前者识别抗原、激活获得性免疫系统，后者通过发挥自身细胞毒性和分泌细胞因子杀伤肿瘤细胞，二者联合确保了一个高效和谐的免疫体系。Marten 等将外周血来源的 CIK 和同源的 DC 共同培养一段时间后发现 DC 和 CIK 的增殖能力明显增强，共培养 14 d 后，CIK 的增殖倍数比共培养 7 d 的高 2 倍左右，且其对肿瘤细胞的杀伤活性显著提高。另一方面，DC 和 CIK 共同培养能促使 DC 成熟，高表达共刺激因子和抗原递呈分子，更有效地向 T 淋巴细胞递呈抗原，提供 T 细胞激活所需的第二信号；同时分泌更多的 IL-12，增强机体的抗肿瘤免疫应答。DC 与 CIK 共培养既激活了抗原负载 DC 介导的 MHC 限制性细胞毒性作用，又发挥了 CIK 的非 MHC 限制性细胞毒作用，增加了对肿瘤细胞的杀伤作用，为肿瘤免疫治疗提供了更多的效应细胞，对肿瘤临床治疗有重要意义。

4.DC-CIK 细胞在造血干细胞移植后的应用

目前，DC-CIK 细胞治疗主要用于自体移植后。Alvarnas 等取 25 例经过自体移植的白血病患者的骨髓细胞标本,用常规方法在第21 d培养出DC-CIK细胞,扩增倍数44.8倍,在第21 d和28 d,其特异性溶瘤作用分别为24％和42％。2例AML患者的DC-CIK细胞对人B淋巴细胞系OCI-LY8的抗瘤作用分别为39％和78％。而对自体白血病细胞的溶瘤率分别为26％和58％(效靶比为40∶1)。研究显示经过自体移植的血液病患者,用粒细胞集落刺激因子(G-CSF)动员的外周血单个核细胞可以扩增出DC-CIK细胞并可用于移植后患者的免疫治疗。

Leemhuis等开展临床一期试验自体DC-CIK细胞治疗复发的恶性淋巴瘤。7例进展期霍奇金淋巴瘤和2例非霍奇金淋巴瘤均为自体移植术后复发,DC-CIK细胞来源于血浆分离机采集外周血单个核细胞,在INF-γ、OKT3和IL-2存在的条件下培养扩增。21 d后,流式分析显示:特征性的CIK细胞的绝对计数平均扩增了290倍。人B淋巴细胞系OCI-LY8检测DC-CIK细胞的体外细胞毒活性,在效靶比40∶1的水平DC-CIK细胞平均可杀灭32％的靶细胞。9例患者总共进行21个疗程的细胞回输,不良反应小,临床没有出现特殊不适。治疗后,2例患者部分缓解,2例患者病情稳定,其中1例持续18个月。对曾经治疗过的进展期恶性血液病高危者,体外扩增的DC-CIK细胞有利于自体移植后微小残留疾病的治疗。

DC-CIK细胞在HLA不全相合造血干细胞移植治疗中的应用目前尚无大宗临床报道。重庆新桥医院血液科近年针对3例难治复发白血病患者采用DC-CIK方法预防HLA不全相合造血干细胞移植后复发的问题。此3例患者在移植前疾病处于复发状态,采集骨髓2 mL备用。移植过程中留取HLA不全相合供者造血干细胞$2×10^8$/kg,于移植后30 d行受者白血病抗原刺激(来源于移植前受者骨髓细胞)的DC-CIK细胞培养,之后分次输注,达到靶向清除残留肿瘤病灶的目的。另有1名AML患者在HLA不全相合造血干细胞移植术后半年复发,采集受者骨髓2 mL制备白血病抗原,采集供者骨髓50 mL,行受者白血病抗原刺激的DC-CIK细胞培养,在培养期间给予患者CAG方案化疗,化疗后分次输注DC-CIK细胞,患者疾病达到部分缓解,目前仍生存。

五、其他治疗方法

1. 细胞因子疗法

IFN-α用于CML移植后复发取得了较好的疗效,其可能的机制包括直接抗增殖效应,改变分子表达从而使干细胞和骨髓基质细胞能够相互正常的作用,并且增加T细胞抗CML的活性。在对IFN-α有反应的患者中发现T细胞特异性相关抗原PR-1是增加的。对于血液学复发的患者,IFN-α能使50％的患者达到血液学缓解,25％的患者达到细胞遗传学缓解,对于细胞遗传学复发的患者,IFN-α的疗效会更好。

IL-2能够增强NK细胞及细胞毒性T细胞的活性,DLI后联合IL-2,IL-2联合过继性免疫治疗已使一些患者从中受益。

G-CSF单独用来治疗复发的患者也逐渐被报道,其中一项研究中,G-CSF治疗14例复发的患者,其中6例缓解(4例CML,1例AML,1例CLL),达缓解的时间为开始治疗后1～3个月。但经分析这些患者在使用G-CSF之前已停用CsA,后来都发生GVHD,所以可能是GVL效应,而不是G-CSF的作用。G-CSF可能的机制为刺激正常的细胞生长,相对来说恶性细胞的数量比例下降是被正常骨髓组织的生长所取代。另外,G-CSF能诱导穿孔素依赖途径对白血病细胞的杀伤,但作为移植后复发的患者,单用G-CSF不能作为标准的治疗措施。

2. 甲磺酸伊马替尼(STI-571 格列卫)

STI-571是一种酪氨酸酶抑制剂,现已广泛用于CML和Ph(＋)的ALL的治疗。最近的研究表明STI-571可使移植后复发的CML患者获得完全的细胞遗传学反应。DeAngelo等对15例移植后复发的CML使用了STI-571,其中10例复发后为慢性期(CP),1例为加速期（AP），4 例为急变期（BP），STI-571 的剂量为 600 mg/d（$n=10$）或 400 mg/d（$n=5$），10 例 CP 的患者中 9 例 6 个月后获完全细胞遗传学缓解，无 GVHD 发生。5 例 AP/BP 的患者中只有 1 例获完全细胞遗传学缓解。这表明 STI-571 在复发后处于 CP 的患者易耐受，起效迅速，能形成完全供者嵌合体而不引起 GVHD，但对处于 AP/BP 的患者则效果差。所以对于复发后处于 CP 的患者使用 DLI 还是 STI-571 尚需慎重选择，还需要进行深入的研究。另外，STI-571 联合 DLI 可使 DLI 的细胞量下降，不引起 GVHD，但有 GVL 效应。

3. 联合化疗

经过 HLA 不全相合造血干细胞移植的患者复发后，往往对化疗药物产生耐药，常规联合化疗很难起到控制疾病的作用。但对于不适合或不愿意接受研究性治疗的患者，传统的化疗可能起到延长生存期和提高生活质量的作用。阿糖胞苷和蒽环类抗生素联合应用可用于复发的 AML 患者，而长春地辛、糖皮质激素和蒽环类抗生素联合应用对复发的 ALL 患者有效。目前一些新的化疗方案仍有可能起到一定的控制疾病进展，甚至诱导疾病再缓解的作用。重庆新桥医院血液科目前针对移植后复发 AML 患者应用较多的化疗方案是 CAG 方案。具体用法：Acla 10～14 mg/m² d1～4；Ara-C 10 mg/m²，1 次/12 h，d1～14；G-CSF 200 μg/m²，d1～14。CAG 方案的特点在于这几种药物在细胞动力学方面的合理组合。以 G-CSF 预激与小剂量 Ara-C、Acla 合用，可以使处于 G_0 期的白血病细胞进入 S 期，提高白血病细胞对化疗药物的敏感性，同时加速化疗后中性粒细胞的恢复，减少感染的发生率。Ara-C 是细胞周期特异性药物，主要作用于 S 期，在 G-CSF 存在下，Ara-C 的半杀伤浓度显著降低，白血病细胞因持久暴露于低剂量 Ara-C 下而优先被杀伤。Acla 为蒽环类制剂，是细胞周期非特异性药物，同 Ara-C 一样在低浓度时具有诱导分化作用。

4. 放疗

放疗主要是针对那些移植后髓外局部复发的患者，尤其是白血病的庇护所，如睾丸和中枢神经系统或任何一个可能的部位。然而髓外复发后通常随之而来的是全身性复发，这时通常都需要全面而系统的治疗，而不是单用放疗，如联合 DLI。

六、结语与展望

目前对于 CML 移植后复发的治疗程序相对完善，效果相对较好，而对于其他类型的白血病效果则不甚理想。上面所提到的治疗方法，单用效果相对较差，一般需联合运用，如化疗联合 DLI、DLI 联合 IFN-α 或 IL-2 等，采取综合治疗的手段，疗效会得到提高。对不同疾病、疾病状态、复发时间的患者来讲，如何选择治疗方法，都需进一步研究。另外，一些新的方法仍需不断探索，GVL 效应的机制应该进一步的研究，并且不断探索增强 GVL，减弱 GVHD 的方法，研究的重点应由治疗复发转为预测及预防复发，如监测移植后嵌合体及定量 PCR 的变化，争取早期实施干预措施，不断提高 allo-HSCT 的疗效，使得更多的患者在 allo-HSCT 后能够长期存活。

（高蕾　陈幸华　张曦　孔佩艳）

参考文献

1. Yakoub-Agha I, Saule P, Magro L, et al. Immune reconstitution following myeloablative allogeneic hematopoietic stem cell transplantation: the impact of expanding CD28 negative CD8[+] T cells on relapse. Biol Blood Marrow Transplant, 2009, 15(4):496-504.

2. Dunbar EM, Buzzeo MP, Levine JB, et al. The relationship between circulating natural killer cells after reduced intensity conditioning hematopoietic stem cell transplantation and relapse-free survival and graft-versus-host disease. Haematologica, 2008, 93(12):1852-1858.

3. Xing-Hua Chen, Lei Gao, Xi Zhang, et al. HLA-haploidentical blood and marrow transplantation with antithymocyte globulin: Long-term outcome compared with HLA-identical sibling transplantation. Blood cell Molecules and Disease, 2009, 43(1):98-104.

4. Mazzi B, Clerici TD, Zanussi M, et al. Genomic typing for patient-specific human leukocyte antigen-alleles is an efficient tool for relapse detection of high-risk hematopoietic malignancies after stem cell transplantation from alternative donors. Leukemia, 2008, 22(11):2119-2122.

5. Loren AW, Porter DL. Donor leukocyte infusions for the treatment of relapsed acute leukemia after allogeneic stem cell transplantation. Bone Marrow Transplant, 2008, 41(5):483-493.

6. Stussi G, Halter J, Tichelli A, et al. Double allogeneic hematopoietic SCT as a rescue therapy for poor-risk hematological malignancies. Bone Marrow Transplantation, 2010, 45:103-109.

7. Semenova EV, Stancheva NV, Alyanskiy AL, et al. Allogeneic hematopoietic stem cell transplantation (allo-HSCT) with reduced intensity conditioning regimens in children and adolescents with very high risk acute lymphoblastic leukemia (VHR ALL). Cellular Therapy and Transplantation, 2010; 3(9):abstract12.

第十四章　HLA不全相合造血干细胞移植的支持治疗

移植病人在进行化放疗时可出现胃肠道反应,如食欲不振、剧烈恶心、呕吐等,致病人难以经口服途径摄取各种食物,代谢应激及代谢率波动大、基础能量消耗大,从而营养成分摄入不足和蛋白性营养不良(protein-energy malnutrition,PEM)伴随移植的全过程。营养不良可能降低造血干细胞移植治疗效果,甚至影响造血和免疫重建。此外,病人免疫力明显下降会加重各种并发症,影响病人预后。鉴于此,在防治并发症及鼓励积极进食的同时,应及早对营养摄入不佳的病人进行胃肠外营养支持,以改善并维持其营养状况及免疫力,提高病人的耐受性;减少抗生素等药物的使用,缩短住院日,提高病人的生活质量。目前造血干细胞移植作为胃肠外营养的适应证已被列入《应用完全胃肠外营养的准则》中。

1.HLA不全相合造血干细胞移植病人营养需求特点

一般认为造血干细胞移植患者对营养的需求比正常人高1～1.3倍,但由于预处理过程中及之后消化道组织损伤所致恶心、呕吐、腹泻及口腔溃疡等,再加上骨髓空虚期白细胞低、免疫功能低下,容易合并感染,导致摄入困难、代谢消耗增多,因此常导致患者移植过程中体重下降、并发症增多。

2.HLA不全相合造血干细胞移植病人营养代谢紊乱

碳水化合物、脂肪、蛋白质、电解质、维生素及微量元素是人体重要的营养物质,是生命的物质基础,是构成身体的主要成分并为机体提供能量。在HLA不全相合造血干细胞移植病人接受大剂量化放疗后的应激反应阶段,需要大量的营养物质以维持机体的正常代谢,但病人往往由于进食困难与胃肠道消化吸收功能障碍而造成不同程度的营养物质代谢紊乱。

(1)糖代谢紊乱。患者在接受大剂量化放疗后可观察到肾上腺糖皮质激素、肾上腺素、垂体后叶素等一系列激素水平增高的内分泌变化,可出现胰岛素抵抗现象;前期化疗过程中采用大剂量肾上腺糖皮质激素治疗后可致胰岛功能损伤;大剂量化放疗后肝细胞功能受损时,胰高血糖素的灭活减低。以上因素均可引起血糖增高。在治疗过程中需考虑到移植病人对糖的利用能力比一般病人差,因此需定期监测血糖,观察患者血糖的波动范围,注意葡萄糖溶液中适当给予胰岛素对抗处理。如移植以前合并糖尿病的患者建议短期给予胰岛素泵治疗,保证患者在层流仓内血糖的相对稳定以及移植过程的顺利。

(2)蛋白质、脂肪代谢紊乱。大剂量化放疗可致病人严重胃肠道反应,如食欲不振、剧烈恶心、呕吐、腹泻等。口腔黏膜的溃疡更会加重患者食物摄入减少,蛋白质利用率降低,导致机体的蛋白质分解增加,脂肪氧化增强,机体处于负氮平衡状态。

(3)体重下降。大剂量化、放疗后,由于脂肪组织和肌肉组织消耗增加,或因移植过程中的相关并发症如移植物抗宿主病(GVHD)、感染等加重代谢异常,最终导致患者体重下降。

第一节　HLA不全相合造血干细胞移植病人化放疗后肠黏膜损害

1.大剂量化放疗致肠黏膜屏障损害

HLA不全相合异基因造血干细胞移植病人接受大剂量化放疗时,肠黏膜成为细菌及其毒素入侵人体的通道。当机体应激反应过度或失调,首先损害肠黏膜屏障的完整性,使原先寄生于肠道的微生物及其毒素越过受损的肠黏膜屏障，侵入肠道以外的组织，造成肠道细菌移位，可导致持续的肠源性细菌、内毒素血症，诱导全身过度、失控的炎症反应，参与远隔器官损伤及多器官功能障碍综合征（multiple organ dysfunction syndrome，MODS）的发生和发展。因此维持肠道上皮细胞正常的结构及功能成为预防和治疗 MODS 的关键所在。

2. 造血干细胞移植病人大剂量化放疗后肠黏膜屏障损害的表现

大剂量化、放疗对增殖旺盛的肠道黏膜细胞的损伤重，可表现为肠黏膜萎缩，通透性增高，严重者甚至出现肠黏膜水肿、肠绒毛的高度降低、肠系膜血管收缩等现象，导致而肠功能障碍。病人则表现为食欲不振、剧烈恶心、呕吐、腹痛、腹泻等，甚至不能进食、进水。如发生肠黏膜屏障受损，肠道细菌过度繁殖，加上大剂量化放疗后全身免疫功能低下，可致肠源性感染，使病人一般情况进一步加重。

3. 谷氨酰胺对肠黏膜屏障的保护

（1）谷氨酰胺的生理功能。谷氨酰胺是血液循环和组织内游离氨基酸池中含量最丰富的一种氨基酸，占血浆游离氨基酸总量的 20%，它既是组织间氮的转运载体，又是体内代谢活跃细胞的主要能源物质，既能为蛋白质和核酸的合成提供氮源，又可以像葡萄糖一样提供碳链氧化释放能量，参与体内还原型谷胱甘肽等重要生理活性物质的合成。骨骼肌是谷氨酰胺合成的主要场所，而肠道、肾脏、免疫细胞等是谷氨酰胺的主要消耗场所。谷氨酰胺是一种条件必需氨基酸，一般情况下可从正常饮食的食物中获得，也可由自身组织合成，但持续应激状态下，谷氨酰胺消耗大于合成时就会出现谷氨酰胺缺乏，从而出现临床症状，如肠黏膜萎缩、肠绒毛变稀变矮、肠屏障功能下降等。

①谷氨酰胺为肠黏膜细胞及免疫细胞提供能量。谷氨酰胺是肠黏膜上皮细胞、淋巴细胞、肾小管细胞以及肿瘤细胞等生长旺盛细胞的重要能量来源，还可直接为其他氨基酸、核酸和蛋白质合成提供氮源，血液中氨基酸氮的转运有 30%～50% 是靠谷氨酰胺完成的。谷氨酰胺缺乏时，添加适当剂量谷氨酰胺的胃肠外营养或肠内营养，可增加肠绒毛高度，防止肠黏膜通透性升高，增强肠道免疫功能，进一步可防止肠细菌移位，保障肠屏障结构和功能的完整性。

②谷氨酰胺增强热休克蛋白表达。Singleton 等的研究显示，在肠源性内毒素血症模型中谷氨酰胺可增强肠道热休克蛋白（HSP-1、HSP-70）表达，减轻肠道损害。

③谷氨酰胺防止肠上皮细胞凋亡。谷氨酰胺可通过嘧啶途径和肿瘤坏死因子相关的细胞凋亡配体途径抑制肠上皮细胞凋亡。最近一些体外研究也验证了谷氨酰胺在应激或损伤后对凋亡的预防作用。

④谷氨酰胺对肠道缺血再灌注损伤的保护作用。各种诱因所造成的肠道低灌注，复苏后肠道血流恢复，可因超氧化、炎症反应等造成肠道缺血再灌注损伤，以及肠屏障的破坏和远隔器官的损伤。谷氨酰胺是合成抗氧化剂谷胱甘肽的重要前体物质，能抵抗氧自由基对生物膜的氧化损害及抑制炎症反应，增加细胞生存率。

（2）谷氨酰胺在造血干细胞移植病人的临床应用。谷氨酰胺可经肠道和静脉补充，应根据治疗目的和病情合理选择给药途径。目前临床上常用的二肽制剂有甘氨酰谷氨酰胺二肽（Gly-Gln）或丙氨酰谷氨酰胺二肽（Ala-Gln）两种，作为谷氨酰胺的供体，静脉输入的二肽在二肽酶的作用下迅速水解为甘氨酰和谷氨酰胺，或丙氨酰和谷氨酰胺，被吸收利用。但长时间使用谷氨酰胺二肽对肝脏功能有一定影响，用药期间应严密检测肝功。重要脏器功能不全的患者，特别是肾或肝功不全的患者对氨基酸液的耐受性差，故此类患者输注富含谷氨酰胺或谷氨酰胺二肽的营养液有出现氮质血症的可能。国外多项研究发现骨髓移植患者添加含谷氨酰胺的胃肠外营养液能减低黏膜炎和严重腹泻的发生率，改善负氮平衡，缩短住院天数，并可降低临床感染的发生率。我们在移植工作中体会到，移植患者因各种原因腹泻时，在给予对症处理的同时，加用丙氨酰谷氨酰胺注射液输注或谷氨酰胺肠溶胶囊口服可明显减少腹泻患者腹泻次数,改善患者的大便性状。移植患者无消化道症状提前使用是否有预防腹泻的作用尚无临床对症研究。

第二节　静脉营养支持在 HLA 不全相合造血干细胞移植病人中的应用

HLA 不全相合造血干细胞移植病人,由于移植前多数已接受了正规诱导缓解及强化巩固的化疗,本病的消耗及化疗后的胃肠道功能紊乱已影响到病人的健康状况,移植时的预处理又要经受致死剂量的化放疗,营养状况在未能恢复的情况下又出现明显恶化,可能导致一系列并发症相继出现,如恶心,呕吐,黏膜炎,肠炎,肝、肾功能损害以及各种感染等,导致机体对营养素的需求改变。因此,需要从多方面给病人以支持治疗:如营养不佳时给胃肠外营养(parenteral nutrition,PN),应用细胞因子促进造血,改善贫血症状,输注血小板防治严重出血等。

1. 静脉营养的应用

静脉营养是指采用胃肠道以外的途径补给营养的方法,又称胃肠外营养(PN),即经静脉输注氨基酸、脂肪乳、葡萄糖、电解质、微量元素、维生素等营养素的一种方法,包括周围静脉输注和中心静脉输注。如果人体每日所需全部营养物质都经静脉输入就称为完全胃肠外营养(total parenteral nutrition,TPN)。静脉营养对维持病人代谢需要、挽救病人生命及治疗与康复均起到了积极的作用,已成为现代临床营养支持疗法的重要组成部分。

2. 静脉营养的适应征及禁忌征

(1)适应征　如果胃肠道功能正常,经口或肠内喂养最符合生理规律,应该首先选择。当小肠功能受损影响营养物质吸收时,就必须实施肠外营养。临床上疗效肯定的适应证主要有胃肠道瘘、短肠综合征、肾衰竭、大面积烧伤、严重的创伤、感染、急性胰腺炎等。作为辅助治疗有大手术围术期、呼吸功能衰竭、长时间呼吸机辅助呼吸、重症颅脑损伤的早期、造血干细胞移植、恶性肿瘤患者的营养支持等。

(2)禁忌征　休克、败血症、严重的代谢性酸中毒、肺功能衰竭、肝功能衰竭、肾功能衰竭、循环障碍、严重出血倾向等患者不宜应用。高脂血症、高胆红素血症者慎用。

3. 静脉营养的途径

静脉营养可经中心静脉插管,也可由周围静脉置管,置管的途径可根据输注营养液的渗透压及静脉营养的时间来确定。

(1)经周围静脉途径　当输注液的渗透压比血浆渗透压高出 4 倍以内,且连续使用不超过 2 周可由外周静脉给药。但必须有计划地选择浅静脉,按照由近及远、左右交替的原则,一般不采用下肢静脉,因其栓塞的几率较高。部分学者认为,对于 5 d 内行静脉营养疗法的,穿刺部位首选颈外静脉导管留置。小儿多采用周围静脉留置。

(2)经中心静脉途径　对于静脉输注在 2 周以上,或全营养混合液渗透压高于血清渗透压 4 倍以上,或经周围静脉插管输液困难者,应选择中心静脉置管。中心静脉置管途径以锁骨下静脉为首选。颈内静脉因为靠近口咽分泌区,比锁骨下静脉置管有更高的感染几率,且固定困难,为次选。股静脉穿刺易污染,不利于护理,患者活动也不方便,应尽量避免。

4. 静脉营养的成分及供应量

(1)糖类　葡萄糖是能量的主要来源。临床上有等渗的 5% 葡萄糖注射液和高渗的 10%、25%、50% 葡萄糖注射液。但单独使用葡萄糖作为非蛋白的热量来源,可发生脂肪肝,而与脂肪乳合用时不会有该并发症,且使用氨基酸、脂肪乳时合用糖水可增加其利用度。

(2)脂肪　脂肪除提供能量以外,还可提供必需脂肪酸,其制剂形式主要是脂肪乳剂。有研究显示,每日 500 mL 脂肪乳剂可以预防必需脂肪酸的缺乏及抑制异常脂肪酸的生成。

（3）蛋白质与氨基酸注射液　蛋白质是生命的物质基础，它对于机体的生长、维持、防御及组织修复等生理功能非常重要。从静脉输入血液、血浆、白蛋白及氨基酸制剂都可以为机体提供蛋白质，但只有氨基酸溶液最适合于静脉营养。氨基酸在体内主要用来合成蛋白质，少量用来合成其他一些有生物活性的物质，包括一些非必需氨基酸和嘌呤、嘧啶、肌酸的合成等。国内目前广泛使用的复合氨基酸注射液含有 8 种必需氨基酸及 6～12 种非必需氨基酸，每日补充 1～1.5 g/kg。

（4）维生素制剂　维生素是维持人体正常功能的一类小分子活性物质，它们在体内不能合成或合成量不足，正常情况下虽然需要量很小，但必须由食物供给，而在疾病状态下，由于需要量增加则多采用维生素制剂补充。根据其理化性质可分为水溶性和脂溶性维生素两种制剂。目前多种维生素制剂含有人体所需的 13 种维生素，具有良好的相溶性，可用于静脉注射。

（5）无机盐与微量元素制剂　无机盐是存在于体内和食物中的矿物质营养素，其中含量较多的是钠、钾、钙、镁、硫、磷、氯 7 种元素，每人每天需要大约 100 mg 以上，为常量元素，而需要量在 100 mg 以下的称为微量元素，如铁、碘、铜、锌、硒等。目前常用的电解质制剂有氯化钠、碳酸氢钠、氯化钾、葡萄糖酸钙、硫酸镁等。移植过程中由于各种原因导致的体液丢失、利尿剂的使用等容易造成低钾血症等，应注意密切监测电解质，及时补充。

（6）静脉营养的供应量　根据病情调整各营养成分的剂量和液体总量。一般而言，每天8.5% 氨基酸 500～1 000 mL，20% 脂肪乳 500～750 mL，50% 葡萄糖 250～500 mL，酌情加微量元素电解质和维生素。液体总量参考其丢失量、消耗程度、感染情况及体温高低等，控制在2 000～3 000 mL/d，但也可按体重大于 20 kg 患者，液体量每日 1 500 mL/m²，体重小于 20 kg 患者，液体量每日 100 mL/kg。心功能、肾功能、肝功能不佳时应酌情限制液体量及输注速度。

目前，全合一营养液（total nutrient admixture，TNA）得到普遍的重视，并广泛应用于临床。TNA 将所有营养物如脂肪乳剂、氨基酸、葡萄糖、维生素、电解质及微量元素等混合在一个专用输液袋内，供病人 24 h 输注。其优点包括：合适的热氮比能达到最佳节氮效果，降低某些高渗溶液的渗透压，不产生袋内负压，减少污染机会。由于 TNA 不能最终灭菌，所以其配制需由专人在层流洁净台内，按无菌操作原则和混合程序，将营养液混合于 3 L 输液袋中，即刻应用或避光保存在 4 ℃ 冰箱内，尽可能不超过 24 h。属于 TNA 配制的药物有：10%～30% 脂肪乳注射液、5%～8% 乐凡命、5%～10% 葡萄糖注射液、水乐维他、维他利匹特、安达美、格利福斯、电解质、胰岛素等。由于静脉营养输注成分复杂，有些组分之间会发生相互作用，配伍不当会出现沉淀或混合液成分发生改变，输入人体后可能造成危害。因此未经验证过的药物不可加入到 TNA 中，且 pH 应控制在 5.5 左右。

在移植过程中针对需控制静脉输液量或经济情况较差的患者可采用氨基酸、脂肪乳、丙氨酰谷氨酰胺交替循环使用的方式，可使移植患者的基本营养得到保障，病情恢复较好，从而收到较为满意的效果。

5. 静脉营养的时间

Weisdorf 认为，静脉营养支持的时间应由预处理之前开始，并持续至造血干细胞移植后第 28 d；有一些研究支持静脉营养仅在发生严重的黏膜炎时才应用；另一些观点认为，静脉营养应在移植后第 1 d 开始，根据黏膜炎的严重程度和持续时间连续应用 2～3 周。国内一些移植中心提倡移植后 30 d 内给予全合一静脉营养。但我们在临床工作中体会到，部分患者由于经济等原因尚不能严格实行，因而多在患者无法正常进食或严重的胃肠道反应、腹泻时使用。

6. 静脉营养的并发症及监控

（1）与置管相关的并发症及其防治

文献报告的导管相关并发症发生率为 0.15～0.49/100 导管。影响因素包括通路种类、操作经验、治疗持续时间、管路护理质量和患者的基础疾病状态等。

①静脉穿刺损伤引起的并发症　锁骨下静脉穿刺中心静脉置管术可能导致气胸、血胸、皮下气肿、神经血管损伤等，插管时或插管后可能发生空气栓塞、静脉栓塞及肺栓塞等。导管质量不好者可能穿破上腔静脉造成大出血等。术者应熟练掌握插管技术，熟悉解剖标志，严格按照操作规程操作。经外周静脉中心静脉插管（peripherally inserted central catheters, PICC)可避免上述并发症。如出现程度轻微的气胸无需拔管及胸腔引流，但需定期复查胸片，看是否吸收；操作前使病人呈头低脚高位（20°)能防止气栓发生；如有神经及血管损伤应立即拔管。以下情况应避免做锁骨下静脉穿刺：全身肝素化或凝血功能障碍者、严重肺气肿患者、肺尖部位过高易发生气胸者、胸廓畸形致解剖标志不清楚者、做过颈部或胸部手术而改变了解剖关系者。

②感染　导管相关感染包括导管细菌定殖、局部感染和导管相关的菌血症、脓毒症等，是静脉营养过程中严重并发症之一，发生时间一般在置管后的 $10\sim20$ d,感染的原因是导管系统及营养液的污染。多数导管相关感染由革兰阳性菌（特别是表皮葡萄球菌和金黄色葡萄球菌）引起，但也可因革兰阴性菌（如假单胞菌、肺炎克雷伯杆菌、大肠埃希杆菌、黏质沙雷菌、阴沟肠杆菌）或真菌（主要是念珠菌属）引起。预防的关键是严格执行无菌技术原则，无论是穿刺插管过程，还是留置导管以后的护理过程，均需严格执行无菌操作规程。在治疗过程中如有感染迹象和不明原因的发热，应想到与导管和输入物有关的可能性，可拔除或更换导管，及时做血培养和药物敏感试验，合理使用有效的抗生素。

（2）与营养成分代谢相关的并发症及其防治

①糖代谢并发症　碳水化合物是静脉营养配方中主要的供能物质，而葡萄糖则是最常用的碳水化合物。静脉营养常会伴随高浓度葡萄糖的静脉输注。葡萄糖含量高或单位时间内输入过多，会造成内源性胰岛素供应不足，导致出现血糖过高、糖尿、渗透性利尿、脱水和昏迷等，成人推荐的葡萄糖最大输注剂量为 5 mg/(kg·min),故应注意输注糖水的速度，严密动态监测血糖、尿糖、电解质。对于血糖稳定患者，发现高血糖时可加用胰岛素；对于血糖不稳定患者，可在维持葡萄糖输注速度恒定的同时用另一个注射泵连续输注胰岛素，或采用胰岛素泵治疗，根据血糖改变调整胰岛素用量，目标是维持血糖浓度在 $4.4\sim8.3$ mmol/L,但需防止血糖下降过快带来的危险。低血糖是较为少见的并发症，可由静脉营养胰岛素用量不当、静脉营养突然中断或减慢所致，应合理计算静脉营养中胰岛素的量。停止静脉营养时逐渐减少糖量，注意输注速度，可避免低血糖的发生或反跳性低血糖。

②脂肪代谢并发症　静脉营养可能发生高脂血症和必需脂肪酸缺乏症。高脂血症主要是给予的脂肪量超过机体清除脂质的能力所致，主要表现为高甘油三酯血症，一般是短期的良性过程。严重高甘油三酯血症有诱发急性胰腺炎的危险，偶尔也可导致脂肪过载综合征（fat-overload syndrome),表现为发热、黄疸、贫血、肝脾肿大和凝血功能障碍等。肠外营养期间应注意监测血脂水平，住院患者可每周测定血清甘油三酯浓度 $1\sim2$ 次，根据耐受性调节脂肪乳剂量。发生的高脂血症一般很容易通过减少或暂停脂肪乳剂输入而纠正。严重的高脂血症也可给予胰岛素或使用血浆置换治疗。必需脂肪酸缺乏症是在输入了必需脂肪酸含量较低的脂肪乳后发生的，症状为皮肤干燥、脱皮、头发脱落、肝脏肿大等。

③氨基酸代谢并发症　由于静脉营养中含有大量含氯离子的氨基酸盐和游离氨高的氨基酸溶液，可能发生高氯性代谢性酸中毒和高血氨症。纠正的方法为改用氨基酸的醋酸盐，并用含游离氨低的氨基酸溶液。

④电解质及微量元素的缺乏　常见的有低钾、低镁、低磷、低锌等。在静脉营养过程中，应定期测血电解质，适当补充。

（3）可能发生的其他长时间静脉营养并发症

①肝、胆并发症　多数病例表现为无症状的肝酶升高，多为可逆性的，也可发生肝脏脂肪变性、肝脏胆汁淤积和胆石症、胆囊炎等，晚期可发展为肝硬化和肝衰竭。可能与氨基酸耐受

不良、长期输注高糖、肠道细菌移位等有关。

②骨病 骨病在接受静脉营养的患者中很常见。主要表现为骨密度降低、血清碱性磷酸酶升高、高钙血症、骨痛、骨折等。长期静脉营养导致骨病的可能机制包括:原发疾病导致活动减少、类固醇治疗以及长期肠道衰竭等的影响,钙、磷、镁缺乏,维生素 D 缺乏或过量,氨基酸(尤其是含硫氨基酸)过量,维生素 K 缺乏等。纠正方法为增加钙、磷、镁摄入,调整维生素 D 剂量等。

③肠源性感染 长期静脉营养可引起肠黏膜萎缩及肠道细菌移位,导致肠源性感染。如果在营养液中加入谷氨酰胺,可增强肠黏膜的屏障功能,防止肠源性败血症的发生。

第三节 细胞因子在 HLA 不全相合造血干细胞移植中的应用

造血干/祖细胞(HSC/HPC)是造血组织中的兼有淋巴系细胞和髓系细胞分化能力的多能造血干细胞,它具有连续自我更新、增殖、分化的能力,能向多能干细胞、各系定向祖细胞、成熟细胞分化。其在分化过程中受到各种细胞因子的调控,主要包括:G-CSF(粒系集落刺激因子)、GM-CSF(粒-单核系集落刺激因子)、EPO(促红细胞生成素)、TPO(促血小板生成素)、SCF(干细胞因子)、IL-1、IL-3、IL-4、IL-5、IL-6、IL-7、IL-11 等,这些细胞因子组成的造血调控网络与细胞外基质相互作用,调控造血干细胞的增殖、分化、成熟与凋亡等。造血干细胞移植过程中细胞因子可以促进造血重建、改善贫血症状、减少血液制品的输注,还可以动员外周血造血干细胞等。

一、G-CSF 和 GM-CSF 的应用

G-CSF 和 GM-CSF 具有调控髓系造血细胞的增殖、分化、存活和成熟细胞的某些功能。现已广泛用于造血干细胞移植术,用以促进骨髓造血功能重建、缩短造血干细胞移植后中性粒细胞减少期以及造血干细胞的动员。

(一)G-CSF 和 GM-CSF 的生物学特点

生理情况下,G-CSF 主要由单核细胞、巨噬细胞、成纤维细胞、内皮细胞产生,病理情况下还可来源于实体瘤细胞及急性粒细胞白血病细胞。其主要作用于髓系造血细胞,具有扩增和分化干细胞,刺激体外成熟中性粒细胞的生物学功能,如吞噬作用、抗体依赖性细胞介导细胞毒作用(ADCC),产生过氧化物和趋化作用等。另外,能与其他细胞因子相互作用,促进干细胞集落形成,如与 IL-3 一起协同刺激巨核细胞集落形成。有诱导白细胞增殖和释放干细胞入血等作用,而对红细胞、血小板、淋巴细胞、单核细胞、嗜酸性粒细胞无影响。

GM-CSF 主要由巨噬细胞、成纤维细胞、内皮细胞、抗原激活的 T 淋巴细胞产生,具有广谱生长因子的作用,是粒细胞和单核细胞分化的强诱导剂。能刺激粒-单核细胞、红系和巨核系祖细胞的增殖分化;能增强抗体依赖的细胞毒活性,增强细胞表面受体抗原表达;还能诱发中性粒细胞和嗜酸性粒细胞趋化及吞噬作用,并能增强单核吞噬细胞的杀菌和抗癌活性,促进与炎症有关的细胞因子如肿瘤坏死因子(TNF)和 IL-1 的合成分泌,使其在宿主抗感染中起关键性作用。GM-CSF 能作用于嗜酸性粒细胞和淋巴细胞。

(二)G-CSF 和 GM-CSF 在移植后造血功能恢复中的应用

临床证明,移植后应用重组 G-CSF 及 GM-CSF 对中性粒细胞数的恢复有剂量依赖性,可使患者中性粒细胞严重缺乏期缩短约 1 周,患者感染及移植相关病死率显著下降,减少了抗生素的应用,缩短了住院时间,而长期存活率、早期复发率无明显改变。目前 G-CSF 应用更为广泛,其剂量一般主张 5 μg/(kg·d),对于成人,我们用 300 μg/d 的 G-CSF 来代替严格的按千克体重计算形式,效果仍较好。其应用起始时间不尽相同,有研究表明造血干细胞移植

+1 d 开始使用 G-CSF 组的平均植入时间比+5 d 组快,可缩短植入时间。多数自+5～+6 d 开始用药,亦有提前至 0 d 或推迟至+10 d 者。有报道,G-CSF 自 0 d、+5 d 及+10 d 开始用药的随机临床试验结果显示各组造血功能恢复的时间、发热与使用抗生素的天数、菌血症的发生率及输成分血的次数等均无显著差异,故提出迟用者更为经济。G-CSF 的疗程视造血恢复情况而定,一般主张连续 3 d 白细胞计数≥2.0×10^9/L 或中性粒细胞计数≥1.0×10^9/L 即可停药,也有主张白细胞升至 10×10^9/L 停药的,停药后白细胞再次下降,可根据中性粒细胞情况调整剂量使用。由于 GM-CSF 在促进粒系造血功能恢复的同时,还可促进单核—巨噬细胞的增殖及其功能,故有学者提出在移植的中期或后期,由于种种原因可导致血象下降甚至晚期排斥,应用 GM-CSF 可能更安全。GM-CSF 的应用剂量及停药时间同 G-CSF。G-CSF 和 GM-CSF 均不增加 GVHD、VOD 及疾病复发的发生率,不影响生存率,但也有报道发现进行无关供者移植后,应用 G-CSF 可增加 GVHD 的发生,动员的异基因 CD34$^+$ 细胞大于 8×10^6/kg,发生 GVHD 的风险增加。

(三)G-CSF 和 GM-CSF 动员外周血造血干/祖细胞

血中循环的造血干/祖细胞可重新进入骨髓和重建造血功能,多项研究证实,通过 G-CSF 或 GM-CSF 动员的 CD34$^+$ 干/祖细胞,包括早期(CD33$^+$)及晚期(CD38$^-$、HLA-DR$^-$、CD33$^-$)的细胞亚群,能产生定向祖细胞,其在骨髓基质存在时可产生启动细胞(LTC-IC)。有研究显示,以 G-CSF 为动员剂,采集的细胞分类结果:单个核细胞(MNC)在 69.50%～100%之间,CD34$^+$ 细胞平均为 3.08%。采集的细胞中原始血细胞比例平均为 7.95%,可能包括分化不同阶段的造血干细胞、定向干细胞、各系祖细胞等,这可能是 PBSC 较骨髓细胞移植造血功能恢复较快的原因之一。

诸多报道已证实,G-CSF 动员后采集的外周血干细胞,移植后虽能显著加快粒细胞造血功能的恢复,但不能促进血小板造血功能的恢复。GM-CSF 比 G-CSF 动员效果差,且副作用多,故目前使用 GM-CSF 较 G-CSF 要少。而 G-CSF 联合 GM-CSF 动员的造血干细胞在移植后红系及巨核系造血恢复较单用 G-CSF 动员者有显著改善。G-CSF 动员剂量在 10 μg/(kg·d) 以下时动员 CD34$^+$ 细胞数随动员剂量的增加而增加,更大剂量时则相关关系不明确,故目前推荐剂量为 5～10 μg/(kg·d),动员细胞数高峰一般出现在第5、6 d,故一般 G-CSF 连用5 d,第5 d 开始采集,采集时继续用药。近来研究表明,G-CSF 动员剂量每日 5 μg/(kg·q12 h)动员较传统 1 日 1 次动员的方案所获得的 CD34$^+$ 细胞数更多,且 CD34$^+$ 细胞的高峰提前,动员第4 d 即能采集高质量的干细胞,且供者能较好地耐受,国外学者应用该动员方案注射 3 d 即可使 84%的患者获得目标产量,减少了采集次数,并降低动员费用。

(四)G-CSF 动员的移植物的免疫调节效应

应用 G-CSF 可通过下调 DC 上的 CD62L 和上调 CCR7 的表达来增加外周血移植物中 DC2 的数量,而 DC2 可促使 Th0 细胞向 Th2 极化,增强调节性 T 细胞的调节功能。且 G-CSF 动员扩增的粒—单核系前体细胞可在 allo-HSCT 后分化为 MHC-II$^+$、CD80/CD86$^+$ 等的 APC,过继输注这些未成熟的髓系 APC 后,该类 APC 能够以 MHC 限制方式诱导受者产生抗原特异的、分泌 IL-10 的调节性 T 细胞,尤其是 CD4$^+$、CD25$^+$ 调节性 T 细胞,进而促进免疫耐受的产生。G-CSF 动员可显著升高供者血清中 IL-10 和 IFN-γ 的水平以及外周血移植物中的 CD14$^+$ 单核细胞的数量,而后者可抑制同种异体抗原诱导的 T 细胞增殖,干扰或下调 CD4$^+$ T 细胞的 CD28 信号传导。G-CSF 动员的单核细胞分泌高水平的具有免疫调节作用的 IL-10,能干扰 T 细胞 CD3ζ 链的表达,进一步调节 T 细胞的功能,还可诱导 T 细胞表达 NKRs,这些细胞对白血病细胞系、实体瘤细胞系以及病人来源的白血病细胞具有潜在的细胞毒活性,提示 G-CSF 动员供者扩增的 NKR$^+$ T 细胞,发挥 GVL 效应。G-CSF 可下调 L-1β、L-12、IFN-γ、IL-18、TNF-α 以及巨噬细胞趋化蛋白-1α(MIP-1α)等的分泌,促进 IL-4、IL-10、

TGF-β以及血清干细胞生长因子(HGF)的产生。其中,IL-4和IL-10是Th2型细胞因子,可防止GVHD的发生;HGF是一种血管生成因子,可促进微血管形成,在体内肝细胞生长因子(HGF)可诱生耐受性DC样细胞;TGF-β是重要的免疫负调控因子,可抑制IL-2依赖的T淋巴细胞增殖和成熟,阻止初始T细胞获得效应功能等。最近Vasconcelos等发现,体内外应用G-CSF还可诱导产生低密度粒细胞(low-density granulocyte,LDG),LDG能显著抑制T细胞分泌IFN-γ,从而阻止急性GVHD的发生,LDG也可作用于肠道微生物群,阻止大量肠道细菌的移位,从而抑制GVHD第一阶段的炎症反应。

(五)G-CSF和GM-CSF的不良反应

1.G-CSF的副作用

G-CSF的副作用小,部分患者仅出现轻、中等程度的骨痛、低热。骨痛多发生在双侧髂骨、胸骨、腰椎等造血活跃的扁骨处,皮下注射后可出现局部反应,偶有发生皮肤坏死性血管炎,对工程菌蛋白有过敏史患者禁用。粒细胞数超过100 000/μL的情况常发生在接受G-CSF治疗时间较长的患者。一旦停止治疗不适症状可迅速消失,长期治疗的患者可出现轻至中度脾大。在我们的使用过程中,发现年龄较大的女性供者出现不良反应的几率较男性供者或低年龄组女性供者大,除以上不良反应以外,常见的还有恶心、呕吐、头痛,经对症处理尚能耐受,出现剧烈头痛的供者还可给予利尿等处理。

2.GM-CSF的副作用

GM-CSF的副作用较大,其不良反应与剂量密切相关,与给药途径也有一定的相关性。常见的副作用包括发热、骨痛、乏力、注射部位的局部反应;呕吐、腹泻、皮疹和首次剂量反应(红斑、心动过速、轻度低血压、呼吸困难和腹痛)较少见,这是由肺循环中粒细胞集聚所致,特别以非糖基化类型的GM-CSF较多见;更严重的副作用是毛细血管渗漏综合征,可导致体液潴留如心包和胸膜液性渗出以及出现腹水,这些副作用在应用剂量超过10 μg/(kg·d)时较为常见。

二、EPO的应用

1.EPO的生物学特点

促红细胞生成素(EPO)主要是由肾脏细胞(肾小管基底膜外侧的肾小管周围间质细胞)产生的造血刺激素,其作用于早期、晚期的红系祖细胞,主要作用是促进其增殖、分化,并调节晚期红系祖细胞进入终末分化,使其转变为成熟红细胞。目前临床主要应用于肾性贫血、癌性贫血、化疗相关贫血等的治疗。

2.EPO在移植后造血功能恢复中的应用

移植患者可因移植前超大剂量的化、放疗导致骨髓造血功能受抑制而引起贫血,对于ABO血型不合的异基因造血干细胞移植患者,还可能由于血型交替过程中发生慢性溶血,红系恢复迟缓。另外,移植后EPO的产生及患者对其反应性亦受到不同程度的损伤。据报道,异基因造血干细胞移植患者应用重组人红细胞生成素(rHuEPO)可加速红系造血恢复,减少临床输血次数,改善生活质量,对于因ABO血型不合发生溶血、纯红再障的患者,虽然此时EPO水平高,但使用EPO后仍可加快红系干细胞植入。

通常治疗剂量为100～500 μg/kg,皮下注射,每周3次,或500 μg/kg,皮下注射,每周1次,持续应用3～4个月。因其疗程长,临床效果相对不是很显著,且价格昂贵,至今EPO未能在临床上广泛应用。

3.EPO的不良反应

EPO的副作用较轻,少数病人可出现骨痛、寒战、大汗、血压增高等,长期使用可能增加血液黏度,并出现高脂血症。

三、IL-11 和 TPO 的应用

1. IL-11 的生物学特点

白细胞介素-11（IL-11）作为 IL-6 家族的成员，可由多种不同的组织分泌产生，包括中枢神经系统、胸腺、肺、骨、皮肤和结缔组织；它是一种多功能细胞因子，可直接作用于骨髓造血祖细胞、巨噬细胞、T 细胞、上皮细胞和肝细胞，可刺激巨核细胞集落形成，增加外周血血小板数量，加速化放疗后血小板造血功能的恢复；还可调控免疫、抗炎和保护黏膜上皮等功能。

2. IL-11 在造血干细胞移植中的应用

以往的临床前研究和临床试验已表明化疗间隙期 IL-11 可促进血小板恢复，治疗造血干细胞移植后的血小板减少症，能减少输血小板数量及次数，缓解出血症状，防止颅内、内脏大出血。最近动物实验研究表明，在造血干细胞移植中 IL-11 通过抑制单核巨噬细胞分泌免疫炎性介质，抑制抗原特异性 Th1 细胞分化、增殖和抑制核转录因子 NF-κB 介导的炎性细胞因子、黏附分子、信号分子的产生，使受者免遭供者杀伤性 T 细胞/自然杀伤性细胞（CTL/NK）的作用，并可以维持移植之后异基因免疫活性细胞诱导产生的 CD4$^+$ 及 CD8$^+$ 细胞介导的 GVL 效应，延长无白血病生存的时间。动物实验还显示，经 IL-11 协同 G-CSF 动员造血干/祖细胞可提高动员效率，促进三系造血细胞恢复；二者联用还可通过抑制 IFN-γ 水平、升高 IL-4 水平，抑制反应性淋巴细胞针对异种抗原的增殖，最大限度地保护 GVHD 的靶器官，特别是胃肠道的损伤，从而减轻 aGVHD。Peterson 等的实验发现了 IL-11 下调免疫炎性介质 TNF-α、IL-1β、IFN-γ 的表达，可减轻肠组织的炎症病理损害，营养肠上皮，进而保护肠黏膜并促进黏膜愈合。研究还证实，IL-11 可刺激肝脏产生具有抗炎作用的铁蛋白、纤维蛋白原、C 反应蛋白、免疫球蛋白等急性相反应蛋白，可对 GVHD 和 VOD 引起的肝损害起到防治作用。而在大剂量化放疗预处理后，IL-11 还可通过抑制 IL-1、IL-6、IL-8、IL-12 和 TNF 等，降低这些致炎因子对肾脏的损伤。

常用治疗剂量为 25～50 μg/(kg·d)，皮下注射，疗程 2 周。目前因价格昂贵且疗效尚不够满意，IL-11 也未能在临床上广泛应用。

3. IL-11 的不良反应

临床试验表明，大多数病人对 IL-11 的耐受性好，主要的不良反应有注射局部疼痛、乏力、头晕头痛、皮疹、关节痛、结膜反应、心律失常、低血压、水潴留等，多在应用过程中或停药后迅速消失。根据 Rezzle 等的经验，10～15 μg/(kg·d) 低剂量 IL-11 可有其生物学活性且无明显副作用，故可适当减量以减轻其副作用。

4. TPO 的应用

血小板生成素（TPO）由骨髓基质细胞分泌，能调控巨核细胞增殖及促进血小板生成，对巨核细胞生成的各个阶段均有刺激作用，也可用于化放疗、造血干细胞移植后血小板造血功能的恢复。研究表明，TPO 与 G-CSF 联用对动员造血干细胞有着同样的协同作用。常用治疗剂量为 200～300 U/(kg·d)，皮下注射，注射该药后可能出现血小板抗体，个别病例甚至因此导致血小板下降，但其发生率与治疗时间相关。有动物实验报道，长期使用 TPO 可出现骨髓增生性疾病，导致骨髓纤维化。应用过程中应注意是否有血栓发生的倾向。目前因其费用昂贵，临床应用不广泛。

四、其他细胞因子的应用

1. IL-2 在造血干细胞移植中的应用

IL-2 能促进淋巴细胞增殖和分化，增强细胞免疫，对机体免疫反应、自身稳定有极其重要的意义，也是临床上用于肿瘤生物治疗的主要细胞因子。动物实验证实，IL-2 活化的干细胞收集物具有移植物抗肿瘤（GVT）效应，并通过加快淋巴细胞数量恢复、改善 T 细胞缺陷、

加速免疫重建,从而减少致死性感染机会,还能减轻 HLA 不相合异基因造血干细胞移植 GVHD 的发生,提高移植成功率。但因目前缺乏公认的剂量及给药途径等,对其疗效至今仍有争议。

2.IL-3 在造血干细胞移植中的应用

IL-3 对粒细胞系、红细胞系、巨核细胞系均有刺激作用,可增强成熟单核细胞的功能。临床研究显示,IL-3 可促进粒细胞的植入、治疗中性粒细胞减少症、动员外周血造血干细胞等,与 G-CSF 或 GM-CSF 联用有协同效应。

3.IL-6 在造血干细胞移植中的应用

干细胞因子(SCF)、Flk2/Flt3 配体(FL)、TPO 均可刺激造血细胞增殖,IL-6、可溶性 IL-6 受体(sIL-6R)及以二者的复合物与以上因子可有协同作用,SCF＋IL-6/sIL-6R＋TPO＋FL 培养体系有可能为人类提供可移植的造血细胞体外扩增技术,因此 IL-6、sIL-6R 有望在造血干细胞移植、基因治疗及肿瘤净化等临床中应用。

4.SCF 或 Flt3 配体在造血干细胞移植中的应用

SCF 或 Flt3 配体是早期造血的重要细胞因子,有体外扩增造血干细胞的作用,单独应用效果较弱,与多种造血因子联用可发挥强大的刺激造血功能。如与 G-CSF 协同动员外周血造血干细胞,可使造血干细胞增加 10～100 倍,并能促进造血干细胞的归巢和植入。

5. 其他

目前尚在研究的还有,IL-7 是对 T 细胞发育起关键性作用的细胞因子,其刺激未成熟的 CD4⁻ 和 CD8⁻ T 细胞前体在胸腺中的生长和成熟,支持不成熟 T 细胞向成熟 T 细胞发育。IL-12 可刺激 CD4⁺ T 细胞分化为 Th1 亚群,刺激 CD8⁺ T 细胞分化为成熟的 CTL 细胞。IL-15 可诱导 NK 样细胞分化,提高 IFN-γ、TNF-α、G-CSF 等的产生量,并可促进 T 细胞增殖。TNF-α 能刺激多种 CD34⁺ 造血祖细胞亚群分化为 T 细胞。M-CSF 刺激单核—巨噬细胞,可增强抗真菌免疫活性,因此在移植后中性粒细胞减少并发深部真菌感染患者可考虑使用。含 GM-CSF 和 IL-3 活性区的融合蛋白 PIXY-321,有促进血小板生成的作用。

第四节　成分输血在 HLA 不全相合造血干细胞移植中的应用

由于 HLA 不全相合造血干细胞移植前大剂量化、放疗可造成患者在一定时间段的骨髓造血功能受抑制,引起外周血细胞极度低下,可导致贫血、出血和严重感染等。因此,输血液制品支持疗法成为患者在造血功能受抑制期的重要治疗措施。随着血液成分分离技术的进步,成分输血在造血干细胞移植中已被普遍应用。移植中最常输注的成分血为血小板与红细胞,偶尔也有输注新鲜冰冻血浆、粒细胞以及冷沉淀等的需要。同时,异基因造血干细胞移植术后,ABO 血型不合、输血相关的 GVHD 以及免疫缺陷时输血后 CMV 感染等诸多问题仍值得重视。

一、成分输血

为保证 HLA、不全相合造血干细胞移植物成功植入,通常预处理方案是清髓性的,移植前给予超大剂量化、放疗以清除患者体内异常克隆细胞及造成免疫抑制,从而治疗原发病、促进移植的造血干细胞顺利植活。移植的造血干细胞植活并增殖到一定数量,一般需要 30～40 d,在此期间,患者血细胞极度缺乏,面临感染和出血的危险,必须给予适当的成分输血支持。由于移植后发生血细胞降低的程度有差异,故对需要成分输血支持的种类和量亦不尽相同。通常需要输注红细胞和血小板,很少使用粒细胞、新鲜冰冻血浆和其他血液成分。

(一)红细胞的输注

大多数 HLA 不全相合造血干细胞移植术后血红蛋白下降,出现贫血的症状,需要输注辐照红细胞(辐照的剂量为 20 Gy),需要输注的时间多在移植后 1 个月内,移植后 7～14 d 达到高峰,一般应输注红细胞使红细胞压积维持在 30% 左右,平均需要输红细胞的总量在 8～16 U,2 U/次。一般血红蛋白小于 60 g/L 时,患者的缺氧耐受性即可能受到影响,表现为头昏、头痛、耳鸣、食欲减低、嗜睡,进食后恶心、呕吐、腹胀、腹泻等,但红细胞输注取决于移植前患者血红蛋白水平、血红蛋白下降速度、移植后造血重建速度和是否并发溶血、出血以及严重感染、患者的耐受性等因素。

供受者 ABO 血型一致的 HLA 不全相合异基因造血干细胞移植术的患者,按照同型血输注的原则,配血无禁忌即可输注。在 ABO 血型不合的移植术患者中,由于红细胞造血延迟和迟发性免疫性溶血等原因,红细胞输注的量可增加。移植后受者源红细胞残存时间约为 40 d,受者血清凝集素半衰期约为 3 周,因而应根据供受者血型相合情况和受者血型是否转变为供者血型来考虑血液制品的输注。

(二)血小板的输注

HLA 不全相合造血干细胞移植术后 7～21 d,血小板计数常低于 20×10^9/L,持续时间一般为 13～54 d,应予血小板的预防性输注以防止出血,有发热、感染、出血时可适当放宽输注血小板的标准,将血小板维持在 20×10^9/L 以上,甚至更高。理论上 1 单位单采血小板可提高血小板 30×10^9/L,但实际上不能达到如此理想的效果。用量依据血小板计数和出血情况而定,多数病人需每天或隔日输血小板一次,如有广泛出血,血小板输入量可增加至 2～3 U,平均需输注血小板的总量在 11 U,直到患者在不输注血小板时,自身血小板计数大于 20×10^9/L,输注血小板总量超过 15 U 则患者预后不良。

由于患者血清中存在淋巴细胞毒性抗体、输红细胞当日输血小板和输注与受者 ABO 血型不合的血小板等诸多情况均可造成血小板输注效果不佳,因此输血小板量较大、时间较长时,要求每份单采血小板中残留的白细胞应少于 1×10^6,而且尽可能输 HLA 匹配的血小板(血小板具有 HLA-A、B、C 抗原,在输注多个无关供者血小板后易产生异体免疫反应,使体内产生自身抗体或血小板抗体,影响输注效果),在输注之前应对输注的血小板悬液进行剂量为 25 Gy 的 γ 射线照射。

当血小板输注无效或出现输血后紫癜时,应检测血小板特异性抗体和抗原,选择与受者血小板血型相同的、机采血小板单采术制备的单一供者血小板输注,输注量可增加至 2～3 U,且应尽量输注机采后保存时间短的血小板。如以上措施仍无效,还可在大剂量静脉丙种球蛋白输注或行血浆交换去除抗体后再给以输注 HLA 相合血小板。临床上部分无关供者血小板无效输注与发热、出血、感染、GVHD、药物(特别是两性霉素 B)、继发于弥散性血管内凝血等有关,故去除这些因素后可使血小板输注无效情况改善。

(三)粒细胞的输注

由于广谱抗生素、造血生长因子以及静脉丙种球蛋白等支持治疗的广泛应用,加上粒细胞生存时间短暂、输注异体粒细胞可能传染病毒、可能导致受者机体免疫异常等原因,近年来在造血干细胞移植过程中已经很少输注粒细胞。但当移植后患者体内粒细胞缺乏期间发生危及生命的严重细菌感染,敏感广谱抗生素治疗 72 h 无效者,可以考虑治疗性地输注粒细胞。粒细胞的供者应选巨细胞病毒血清学阴性,与受者和造血干细胞供者无血缘关系的,每天输入的多核细胞数为 $2～3 \times 10^{10}$/L,连续 3～5 d,直到患者感染被控制或者粒细胞计数达 0.5×10^9/L。获得粒细胞的方法有:①常规分离的白细胞层(buffy coat);②经 G-CSF 动员或未动员采集的白细胞。粒细胞的输注应即采即输,输注前均应作 25 Gy 的 γ 射线照射,以灭活淋巴细胞,预防发生输血相关性急性 GVHD。

二、ABO 血型不合的 HLA 不全相合造血干细胞移植

供受者 ABO 血型不合的移植占全部异基因造血干细胞移植病例的 20%～30%,而 ABO

血型不合的移植对移植排斥、GVHD发生率无明显影响；同时，ABO抗原在有效性上不呈现在造血干细胞上，故移植后受者循环中暂时存在的抗A、抗B抗体对造血干细胞不会产生损害，也不影响造血干细胞的植活和造血机能的恢复。因此ABO血型不合不是移植的禁忌证。但ABO血型不合的移植可出现溶血反应或红系造血延迟，在造血干细胞移植中要解决的问题是对造血干细胞悬液的处理以及输血的选择。

(一)ABO血型不合的类型及移植处理

1.ABO血型主要不相合移植

ABO血型主要不相合是指受者血浆含有的凝集素直接对抗供者红细胞的抗原(如A/B→O)，可出现供者骨髓或血液输注过程中即刻溶血反应，植入后因供者红细胞生成产生延迟性溶血反应，移植后红系造血延迟。

为避免发生溶血反应，主要的措施是降低受者针对供者血型抗原的抗体滴度或去除供者造血干细胞悬液中的红细胞。移植前，应测定受者血浆中IgM和IgG凝集素滴度，滴度≤1：256可接受去除红细胞的骨髓，且MNC计数≥$0.5×10^8$/kg，残留红细胞≤10 mL；IgG凝集素滴度＞1：256，应进行血浆置换或免疫吸附去除血浆中的相应血型抗体，使血浆凝集素滴度≤1：16。供者红细胞的去除采用6％羟乙基淀粉沉降法或血细胞分离机分离单个核细胞或淋巴细胞分层液分离单个核细胞层。移植后，需监测凝集素滴度，移植前血浆凝集素滴度高的受者，可能在移植后出现高的抗体滴度，而抗体滴度增高与红系重建延迟或/和溶血相关。如移植后抗体恢复至滴度＞1：16，可行血浆置换或免疫吸附。

2.ABO血型次要不相合移植

ABO血型次要不相合是指供者血浆含有针对受者红细胞抗原的凝集素(如O→A/B)，可出现供者骨髓或血液输注过程中即刻溶血反应、移植物中淋巴细胞持续生成凝集素致受者红细胞延迟性溶血反应(移植后9～16 d)。

行该类型移植时，如供者相应凝集素效价高(≥1：128)，受者接受的骨髓血量多，可对骨髓干细胞移植物进行离心去除血浆处理，通常外周血干细胞移植物量较少不需作任何处理，或在移植前以O型红细胞稀释受者的红细胞，可减轻即刻或延迟溶血反应。

3.ABO血型主次要不相合移植

ABO血型主次要不相合是指上述两种情况均存在(如B/A→A/B)，可出现供/受者凝集素引起的即刻或延迟溶血反应。移植前需测定供/受者血浆凝集素滴度，为防止溶血反应需去除干细胞移植物中的红细胞及血浆，如受者IgG凝集素滴度≥1：256，需进行血浆置换。

(二)ABO血型不合的输血

1.ABO血型主要不相合输血

ABO血型主要不相合移植时，虽然移植前大剂量的化、放疗破坏了受者淋巴细胞产生血清凝集素的能力，但既往已产生的血清凝集素还存在于血液循环内，其半衰期约为3周，因此当原有的血清凝集素消失前或受者的淋巴细胞还有部分产生血清凝集素的能力时，需输注不带有A、B抗原的O型红细胞或进行与受者血型一致的红细胞支持治疗，直到血型转变为供者血型为止。供者是AB型(如AB→A/B)的主要不相合移植时，因AB型不产生血清凝集素，故可以输注受者血型的红细胞。目前临床应用的血小板是悬浮于血浆的血液制剂，所以ABO血型主要不相合时可选择与供者同型或AB型血小板及血浆进行输注治疗。

2.ABO血型次要不相合输血

ABO血型次要不相合时，由于受者血液中无抗供者红细胞的血清凝集素，而与供者血型一致的血液中血清凝集素有可能破坏受者的红细胞，所以输血应避免增加有害的血清凝集素，因此需输注与供者血型相同的红细胞，而血小板及血浆应选择与受者同型的或AB型的。

3.ABO 血型主次要不相合

ABO 血型主次要不相合移植前后进行输血支持治疗时,需输注 O 型红细胞及 AB 型血小板或血浆。

不论主要还是次要 ABO 血型不相合的造血干细胞移植,当受者血型转变为供者血型后,若需输血,均应按转变后的血型输血。所有血细胞制品输注前均应作 25 Gy 的 γ 线照射,以预防发生输血相关性急性 GVHD。

表 14-1 ABO 血型不相合时血液制品的选择

	ABO 血型主要不相合	ABO 血型次要不相合	ABO 血型主次要不相合
红细胞	受者血型	O 型	O 型
血小板(或血浆)	供者血型	受者血型	AB 型
举例	A 型→O 型	O 型→A 型	B 型→A 型
	输注 O 型红细胞 A 或 AB 型血小板	输注 O 型红细胞 A 或 AB 型血小板	输注 O 型红细胞 AB 型血小板

4.ABO 血型不相合移植后发生纯红细胞再生障碍性贫血及其处理

由于早期红细胞表达少量 ABH 抗原,且部分患者血清中有高效价血型抗体,也可因移植后应用环孢霉素 A(CsA)抑制 T 淋巴细胞功能,致使 ABO 血型不合的移植可发生红系生成延迟和纯红再障,一般移植后＋30 d 左右网织红细胞小于 3％,就应注意红系生成延迟和纯红再障的可能。部分移植后患者纯红再障不经治疗可自然缓解,如持续存在则需停用 CsA 或进行血浆置换清除导致纯红再障的血凝素,还可使用促红细胞生成素、激素,进行供者淋巴细胞输注,或使用利妥昔单抗、免疫抑制剂(抗胸腺免疫球蛋白或抗淋巴细胞免疫球蛋白)等。

三、输血相关移植物抗宿主病

在输血过程中输入的血液制品含免疫活性的淋巴细胞不能被受者淋巴细胞识别和排斥,并在受者体内植活、增殖,进而攻击和破坏受者体内的细胞和组织,这就是输血相关移植物抗宿主病(TA-GVHD)。引起 TA-GVHD 的先决条件是患者细胞免疫功能缺陷,缺乏对异体细胞的排斥能力。发病率为 0.01％～0.1％,病死率高达 80％～90％。输入 $8×10^7$/kg 淋巴细胞即可导致 TA-GVHD,目前临床上应用的红细胞、血小板、粒细胞等血液制品淋巴细胞含量均在 $2×10^9$/L 以上,易诱发 TA-GVHD。

临床主要表现为高热和皮疹,皮疹初始为向心性红色斑丘疹,后可蔓延至全身,但一般无水泡、脱皮及结痂,可伴随恶心、呕吐、腹泻、转氨酶及胆红素升高,最后多死于器官衰竭或严重的全血细胞减少而引起的出血和感染。与干细胞移植引起的 GVHD 不同的是,TA-GVHD 发病更急,对免疫抑制剂和其他治疗反应差,死亡率高。

处理重在预防,通常使用 25 Gy 的 γ 线照射可损害输入的淋巴细胞的染色体,阻止其增殖和分化,对红细胞、血小板和粒细胞的数量与功能无显著影响。

TA-GVHD 的治疗:可应用大剂量肾上腺皮质激素、抗淋巴细胞或抗胸腺细胞球蛋白及其他免疫抑制剂如环磷酰胺、CsA、抗 T 细胞单抗等,单独或联合使用,但效果均不理想。

四、输血后 CMV 的感染

巨细胞病毒(CMV)感染是造血干细胞移植后患者的主要发病和致死原因,人群中 CMV 自然感染率很高,CMV 血清学阳性献血者在发达国家中为 40％～79％,而在发展中国家达 80％以上,一般认为 CMV 血清学阳性供血者均有传播 CMV 的危险性。有免疫缺陷和 CMV 血清学阴性者感染 CMV 后,CMV 的复制不受特异性细胞毒细胞的限制,可出现 CMV 感染的相关临床症状。在 HLA 不相合异基因干细胞移植过程中,由于大剂量化放疗、强烈免疫抑制剂的使用以及多次输血均可增加 CMV 感染的发生率。

为减少输血后 CMV 的感染,可采取以下措施:(1)CMV 血清学阴性的移植受者输注未经病毒筛选的血液成分,其输血相关性 CMV 发生率为 30%,而输注经筛选的 CMV 安全的血液成分,其 CMV 感染率下降到 1%～3%。因此选择 CMV 血清学阴性的供血者是防止血源性 CMV 感染的主要方法。由于血浆和冷沉淀中无白细胞成分,单纯输注血浆制品时不必做 CMV 阴性筛选,而且抗 CMV 阳性血浆对患者还有一定的被动免疫作用。(2)CMV 可通过输入含有白细胞成分的供者血液制品感染,病毒通常残留于单核细胞及粒细胞中。因此白细胞是 CMV 的潜在宿主,临床上发现洗涤后的红细胞、新鲜冰冻血浆、人血清丙种球蛋白等均不传播 CMV,故去除血液制品中的白细胞是防止血源性传播 CMV 的有效方案,可使用去白细胞滤器以及利用血细胞成分分离机制备少白细胞的血小板浓集物,通常白细胞过滤应当在采血后 6～8 h,48～72 h 内在血站/库实验室完成。

五、输血相关急性肺损伤

输血相关急性肺损伤(TRALI)是输血反应的一个非常严重的类型,据估计每输入 1 U 的血液制品,发生 TRALI 的风险为 0.02%,每 100 名受血者 TRALI 的发生风险为 0.16%,死亡率高达 6%～12%,输注任何血制品均可诱发,但输注洗涤红细胞不会引发 TRALI,其发生与输血的速度可能也有关系。

TRALI 的机理尚不完全清楚,TRALI 的发病机理分为免疫因素和非免疫因素:(1)免疫因素主要是由与粒细胞结合同种抗体引起,认为供者血液中存在抗受者白细胞的抗体,或受者血液中存在抗供者白细胞的抗体,输血后由于抗原-抗体反应导致其聚集在受血者肺血管内,激活补体,导致肺毛细血管内皮损伤和肺水肿等临床症状。主要发生于输注新鲜冰冻血浆和血小板的患者,发生率很低,大约为 1/5 000,但是大约 70% 的患者病情严重,常需要机械辅助呼吸,死亡率较高。(2)非免疫因素由中性粒细胞启动生物活性物质(如生物活性脂质)引起,主要发生于输注血小板和浓缩红细胞的患者,死亡率低于免疫因素。

TRALI 的临床表现为急性过程,患者于输血 6 h 内出现发热、低血压、心动过速,并迅速进展为急性呼吸窘迫、低氧血症,肺部听诊可闻及细湿罗音,X 线表现为弥漫性双肺浸润、非心源性肺水肿。

目前,诊断标准尚不完善。2005 年,美国国家心肺血液研究所公布的 TRALI 的临床诊断标准:(1)急性发病;(2)在呼吸空气的条件下,无论呼吸末正压水平如何,均存在低氧血症、氧分压/吸入气体氧含量(PaO_2/FiO_2)<300 mmHg 或 SaO_2<90%;(3)正位 X 线胸片呈双肺浸润;(4)肺动脉楔压<18 mmHg,或无左房压增高的临床证据。新近 TRALI 的诊断标准为:(1)肺动脉压≤18 mmHg,或者无左房压升高的临床证据;(2)胸部 X 线正位片可见双侧肺浸润;(3)动脉 PaO_2/FiO_2≤300 mmHg,或者 SaO_2≤90%;(4)症状发生在输血和/或血制品期间,或输血和/或血制品后 6 h 内。同时符合 4 项者诊断为 TRALI。

必须与肺部感染、急性左心衰、输血过敏反应等相区别。

TRALI 的处理与 ARDS 相似,及时诊断,停止输血以及支持治疗是关键。主要包括:(1)呼吸支持。轻度 TRALI 可以给予吸氧,严重的低氧血症需进行气管插管行机械辅助通气。(2)补液。由于 TRALI 是由于毛细血管的损伤,通透性增加,而不是液体超负荷,即使没有表现出低血压,发生 TRALI 时往往液体也是不足的,故利尿会加重 TRALI 低血容量,诱发低血压的出现,对于已经出现低血压者需补液扩容治疗。(3)使用血管活性药物。如果出现低血压可给予少量升压药。(4)激素的使用。有学者提出重症 TRALI 可给予大剂量激素治疗,但是目前没有随机双盲对照研究证实使用激素能够有利于 TRALI 的预后,故目前并不主张使用激素。

(刘红 熊竹娟 孔佩艳 张曦 陈幸华)

参考文献

1. 黄建伟, 陈嘉榆. 生长抑素联合肠外营养在治疗移植物抗宿主病肝肠损害中的作用. 广东医学, 2007, 28 (10): 1628 - 1629

2. Heidegger CP, Romand JA, Treggiari MM, et al. Is it now time to promote mixed enteral and parenteral nutrition for the critically ill patient? Intensive Care Med, 2007, 33(6): 963 - 969.

3. Jones NE, Heyland DK. Implementing nutrition guidelines in the critical care setting: A worthwhile and a-chievable goal? JAMA, 2008, 300(23): 2798 - 2799.

4. Doig GS, Simpson F, Finger S, et al. Effect of evidence-based feeding guideline on mortality of critically ill adults. JAMA, 2008, 300(17): 2731 - 2741.

5. Martindale RG, McClave SA, Vanek VW, et al. Guidelines for the provision and assessment of nutrition support therapy in the adult critically ill patient: Society of Critical Care Medicine and American Society for Parenteral and Enteral Nutrition: Executive Summary. Crit Care Med, 2009, 37(5): 1757 - 1761.

6. Ziegier TR. Parenteral nutrition in the critically ill patient. New Engl J Med, 2009, 361(10): 1088 - 1097.

7. Mennigen R, BruewerM. Effect of probiotics on interstinal barrier function. Ann NY Acad Sci 2009, 1165 (1): 183 - 189.

8. Puder M, Valim C, Meise L, et al. Parentral fish oil improves outcomes in patients with parenteral nutrition associated liver injury. Ann Surg, 2009, 250 (3): 395 - 402.

9. Bozzetti F, Forbes A. The ESPEN clinical practice guidelines on parenteral nutrition: present status and perspectives for future research. Clinical nutrition, 2009, 28(2): 359 - 364.

10. August DA, Huhmann MB. A. S. P. E. N Clinical guidelines: nutrition support therapy during adult anti-cancer treatment and in hemapoietic cell transplantation. JPEN, 2009, 33(5): 472 - 500.

11. McClave SA, Mart indate RG, Vanek VW, et al. Guidelines for the provision and critical care medicine (SCCM) and American society for parenteral and enteral. JPEN, 2009, 33(3): 277 - 316.

12. McClave SA. Do you fell misguided by all these guidelines. JPEN, 2009, 33 (4): 358 - 360.

13. Elamin EM, Camporesi E. Evidence-based nutritional support in the intensive care unit. International Aresthesiology Clinics, 2009, 47(1): 121 - 138.

14. Finuca TE. Evidence-based Nutrition guidelines for critically ill adults. JAMA, 2009, 301(5): 2543 - 2544.

15. 黎儒青, 胡建. 辐照技术在输血安全中的研究进展. 重庆医学, 2007, 36(24): 2509 - 2511.

16. Toy P, Lowell C. TRALI-definition, mechanisms, incidence and clinical relevance. Best Pract Res Clin Anaesthesiol, 2007, 21: 183 - 193.

17. 金明珠, 刘凤华. 血液照射预防输血相关性移植物抗宿主病的发生. 临床血液学杂志, 2008, 21 (2): 104 - 106.

18. 曾东风, 孔佩艳. 半相合造血干细胞移植中发生的输血相关急性肺损伤: 1例病例报告附文献复习. 中国输血杂志, 2009, 22(11): 900 - 901.

19. 邸雅南, 彭德银. 重组人粒细胞集落刺激因子致急性肾功衰竭. 药物不良反应杂志, 2007, 9(5): 357.

20. 李静, 陶维良. 重组人粒细胞集落刺激因子的安全性与临床评价. 中国医院用药评价与分析, 2008, 8(7): 484 - 485.

第十五章　HLA 不全相合造血干细胞移植的护理

HLA 不全相合造血干细胞移植的护理包括：移植前准备、预处理的护理、造血干细胞输注的护理、移植极期的护理、常见并发症的护理、饮食护理、心理护理及出院指导。相比 HLA 完全相合造血干细胞移植，此类移植患者将面临更大的风险。因此，在造血干细胞移植常规护理的基础上，我们更应重视其不良反应及并发症的观察和护理，针对引起患者焦虑或恐惧的各种原因实施心理护理和个性化的出院指导。

第一节　HLA 不全相合造血干细胞移植前的准备

一、造血干细胞移植前的环境准备

（1）空气层流洁净病房（laminar air flow bioclean room，LAFR）使用前需经相关卫生部门检测，检测结果应达到国家卫生标准，合格后方可启用。

（2）每位患者入室前，需进行去污→清洁→消毒→空气及送风系统消毒→持续过滤通风等规范化处理，系统运行 24 h，细菌培养均合格后方可使用。

（3）尽管高效过滤器可以清除 99.9% 的直径＞0.3 μm 的尘埃粒子，以有效地控制细菌和真菌的数量，但没有灭菌的功能，故必须通过有效的手段对 LAFR 进行彻底的消毒、灭菌，使其达到基本无菌。

（4）室内各种物品器械及病人用物均需严格消毒或灭菌后通过清洁传递窗进入，专柜放置，无关物品不得入室，并在入室前解除第 1 层包布。不能高压消毒的物品需经紫外线照射或消毒液浸泡后，方可送入室内。污染或可疑物品禁止使用，并需完整包裹后经污物通道传出。

二、造血干细胞移植前的患者准备

（1）术前 1 个月患者进行全身体检，排除体表及重大脏器感染灶的存在，无异常方可进行移植准备。如有疖肿、脚癣、龋齿、肛裂或痔疮应提前治疗，以消除感染隐患。

（2）患者入室前一周每日三餐前后、晨起、睡觉前予 5% 碳酸氢钠液和 1：5 000 呋喃西林溶液交替漱口；入室前 3 d 进行肠道清洁准备：口服肠道不吸收抗生素（如庆大霉素、复方新诺明、氟哌酸等），必要时予以清洁灌肠；入室前 1 d 协助患者剃净全身毛发，修剪指（趾）甲并清洁沐浴；入室当天患者需用 0.05% 醋酸氯己定溶液药浴30 min，消毒棉球清洗鼻腔、外耳道，更换消毒衣后方可入室。

（3）患者术前应注意饮食的营养和易消化性，应用无菌饮食和餐饮具，保持大便通畅，防止便秘或腹泻。

（4）患者入住 LAFR 前的心理准备：

①移植前正确评估，早期与患者及家属沟通交流，了解患者的生活习惯、个性特点、文化背景及对自身疾病的认识，是制定有效、可行的心理护理计划的依据。

②环境改变：层流室内属密闭环境，与外界仅能通过电话交流，或者经视觉交流，因而要学会克服对家人的依赖，随时调整自己的心态，尽快适应新的环境。

③治疗方案改变：移植前需进行预处理，包括超大剂量化疗加全身放疗；常规剂量下化疗已有较大胃肠道反应，超大剂量化疗、放疗会使胃肠道反应更加严重，患者要能正确对待，积极配合医疗和护理工作。

④饮食改变：在层流室内需进无菌饮食，水果也需消毒后去皮食用，故味道可能不及平时，患者也应有思想准备。

第二节　HLA 不全相合造血干细胞移植预处理的护理

一、TBI 的护理

（一）TBI 前的护理准备

（1）病情评估。主管医师和护理人员应提前进行有效沟通，了解患者目前病情和治疗情况，对其进行正确的评估，提出存在和潜在的护理问题。

（2）心理护理。进行 TBI 前，应向患者介绍 TBI 的过程、临床意义及注意事项，取得患者配合。对存在不良心理情绪的患者，应及时安慰，消除其紧张、焦虑或恐惧等不适心理。

（3）测量体围。进行 TBI 前，放射治疗人员应测量患者的头、颈、肩、心、腹、膝、踝等七部位的正位和侧位厚度，以便精确计算各部位相应的照射剂量。

（4）物品与环境准备。准备无菌的大单、被套及隔离衣、口罩、帽子、脚套、手套、拖鞋等物品，运送平车用 1∶2 000 醋酸氯己定溶液擦拭消毒；提前 40 min 消毒放射治疗室，用 1∶5 000 醋酸氯己定溶液擦拭物品表面，并用紫外线照射消毒 30 min。

（5）患者准备。TBI 前一天夜间嘱患者按时休息，保证足够睡眠；为预防 TBI 过程中出现恶心、呕吐现象，应在放疗前 6～8 h 禁食禁水，并遵医嘱予以静脉推注止吐药；同时，在 TBI 前嘱患者处理完大小便。

（二）TBI 期间的护理

（1）患者无菌环境的保持。准备好运送平车，即按顺序铺好无菌大单、被套，患者着无菌隔离衣、脚套、帽、口罩及戴无菌手套，待其躺于准备好的平车上后，用无菌床单再次保护，保证患者在运送途中均在无菌区内，防止途中污染，并注意保暖。

（2）医护人员的无菌操作规范。整个全身照射过程应严格无菌操作，工作人员穿无菌隔离衣，戴好口罩、帽子及手套后将患者安置于专用放疗床上，使其姿势符合照射要求，患者用物及接触患者的所有物品均要保持无菌。

（3）TBI 时的患者监护。进行 TBI 时，摄像镜头全程监护，可时刻观察患者情况，如有任何不适，如恶心、呕吐、烦躁不安等症状，及时报告医生并遵医嘱处理。

（三）TBI 后的护理

（1）患者体表无菌化。患者回 LAFR 后，先进药浴室褪去衣物，以 1∶5 000 醋酸氯己定溶液擦拭全身皮肤，动作要迅速、轻柔，防止着凉，擦拭后换上无菌衣裤进入百级层流间。

（2）体温的监测。TBI 后患者可出现发热，多发生在照射后的当晚或次日，体温一般在38.5 ℃左右，持续 48～72 h 后体温可逐渐恢复正常。发热时应遵医嘱给予物理或药物降温。

（3）皮肤的保护。放射治疗会造成皮肤的损伤，所以放疗后不能用力擦洗皮肤，以防表皮脱落，3 d 内避免用胶布直接贴于皮肤上，以免损伤皮肤，引起感染。

（4）并发症的护理。

①胃肠道反应。TBI 对胃肠道黏膜的损伤可导致患者出现胃部不适、腹胀、恶心、呕吐等，应遵医嘱对症处理，并加强口腔护理。有的患者可出现腹泻、稀便甚至水样便，每日 500～

1 000 mL,大便常规检查无异常,5～12 d 后可自行恢复正常。首先,护士应做好病情观察并准确记录出入量。胃肠道反应严重的患者会过多丢失营养和水分,摄入低于机体需要量,此时液体量维持在 4 000 mL 左右,同时鼓励患者多饮水,每日达 1 500 mL 以上,以保持水电解质平衡。其次,告知患者饮食宜温和、低杂质、含钾高,可适当饮用果汁,促进食欲,补充维生素。最后,应加强患者肛周皮肤护理,保持肛周皮肤清洁、干燥,每次便后用 1：5 000 醋酸氯己定溶液坐浴,并用润滑剂涂抹肛周皮肤。必要时,可每日用红外线灯或氦氖激光治疗仪照射 1～2 次,每次 10～30 min,以防发生肛周感染。

②腮腺肿胀。TBI 后患者于当晚或次日可能出现不同程度腮腺肿、热、痛,持续 48～72 h 后症状消退。1 周后可出现口干、咽痛等,嘱患者多饮水,给碘含片含服,可减轻症状。

③口腔溃疡。部分患者于照射后 1 周左右出现口腔黏膜溃疡,溃疡处细菌培养均为阴性。此时为 TBI 后患者的极期,外周血中性粒细胞为零,极易感染。故应保持患者口腔清洁卫生,以 1：5 000 呋喃西林液和 5% 碳酸氢钠液交替漱口 4 次/d,并予口腔溃疡油擦拭溃疡处 2 次/d。

二、超大剂量化疗期间的护理

(一) 病情评估

超大剂量化疗前,主管医师和护理人员应有效沟通,了解病人心理、病情及化疗方案,对特殊情况应提前制定个性化的护理计划。

(1)心理评估。

①评估患者有无知识缺乏、精神紧张、恐惧、入睡欠佳、迷信、对移植的顾虑或对严密防护措施的不理解,是否担心今后的生活质量。

②患者超大剂量化疗期间,会有虚弱、乏力、嗜睡、疼痛等不良反应,输液时间长又限制了活动,患者可能会出现不同程度的心理障碍。

③无菌层流室的空间有限,娱乐设施少,与人接触的时间少,居住的时间又比较长,患者会感觉无聊、郁闷,睡眠时间增加。

(2)生命体征评估。

严密监测体温、脉搏、呼吸、血压、体重、腹围和神志变化情况。

(3)药物毒性反应评估。

①心脏毒性反应。部分细胞毒性药物可对心肌及传导系统造成损害,可出现心律失常、早搏等,化疗前应常规检查心电图,如发现有心律失常或早搏,化疗期间应用心电监护仪严密监测,如有异常,及时报告医师,采取有效措施。

②肾脏毒性反应。大剂量环磷酰胺(CTX)进入体内,90% 以上通过肾脏清除,并以原形由尿排出,CTX 及其代谢产物在酸性环境中结晶形成沉淀而阻塞肾小管,从而引起肾衰。因此,应密切观察尿量、颜色、pH、尿比重变化,pH 要求在 7.5～8.5 范围内,如 pH<7.0 应及时报告医生,采取措施,尿比重控制在 1.003～1.030 之间,鼓励患者多饮水,每日尿量在 3 000 mL 以上,遵医嘱予 5% 碳酸氢钠静脉输注或口服小苏打调整尿 pH。

③肝脏毒性反应。大剂量使用 CTX,可引起药物性肝细胞损害,故应在用药前后检查肝功能,严密观察临床表现。如有乏力、厌油、GPT 升高等表现,应及时应用保肝药物,于 1～2 周后症状可消失,GPT 恢复正常。

④胃肠道反应。超大剂量化疗患者消化系统功能紊乱,表现为恶心、呕吐、泛酸、嗳气,味觉异常、食欲减退、口腔黏膜炎症和腹泻,严重时可出现肛门、直肠黏膜炎症及出血性溃疡。

⑤骨髓抑制。超大剂量化疗对骨髓造血功能有抑制作用,主要表现为白细胞、血小板减少,严重时甚至全血抑制。因此在用药过程中注意血象变化,动态监测出血和感染症状。感染常表现为发热、寒战、极度不适、吞咽困难、胸骨后烧灼感等,同时可能出现中心静脉插管处

皮肤红、肿、热、痛,甚至溃疡等症状。出血常表现为皮肤、黏膜有淤点、淤斑,鼻出血,牙龈出血,呕吐物有隐血,并有便血、血尿、咯血,甚至头痛、呕吐、视力模糊、意识障碍等颅内出血症状。

(二)护理措施

(1)加强健康宣教,积极心理干预。

(2)严格执行化疗方案,根据方案的剂量及用法准确、及时给药;预处理期间液体输入量最多,要有计划地调整输液速度和顺序,以保证液体能及时、足量、安全地输入患者体内。

(3)超净台的使用。超净台是工作人员给患者配制药液的工作台。配药前,先用 1:2 000 醋酸氯己定溶液擦拭台面,使台面清洁,经过初效过滤器,过滤空气中的尘埃,过滤的空气自上而下垂直被吹出,经过台面的出风口进入外界环境,在初效过滤器沾染的灰尘较多时,加快风速,使超净台自始至终保持无菌的环境。工作人员配制药液时,仅需双手穿过有机玻璃门的操作窗,这样不仅防止了因超净台工作环境与外界环境相通而污染超净台,也可避免工作人员将有毒药物的粉尘吸入而损害自身健康。超净台工作时,风机要持续开启,配药完毕后,仍要用 1:2 000 醋酸氯己定溶液清洁超净台,包括超净台的前壁、后壁、侧壁及墙面,防止药液酒在超净台内导致微生物的滋生。每天需开启紫外线灯照射消毒 30 min,照射期间关闭风机,使超净台内空气不流通,保证消毒彻底。

(4)积极预防和治疗化疗所致恶心、呕吐症状。预处理前,预防性使用止吐药,预处理期间及预处理后,遵医嘱按时给予止吐药,观察疗效与副作用。食用易消化、高蛋白、高热量、低脂肪的食物,避免食用油腻、不易消化的食物,并注意少量多餐。尽量满足患者的喜好,但避免辛辣、刺激、不易消化的食物。指导患者预防恶心、呕吐的方法,如深呼吸、分散注意力、保持心情愉快等。进餐前后,做好口腔卫生,保持口腔清洁、湿润;进餐时使患者体位舒适,提供充足的进餐时间及安静整洁的进餐环境,以利患者进食。认真记录患者每日的出入量,监测电解质、白蛋白的水平。

(5)化疗相关性腹泻的护理。预处理中所使用的细胞毒性药物极易引起消化系统功能紊乱,腹泻是最常见的症状之一。

①维持水电解质平衡:严重腹泻和长期腹泻的患者,由于水分大量丢失,会处于脱水状态,从而出现钾、钠、钙、镁等电解质和酸碱平衡失调现象,导致机体一系列严重损害,如不及时抢救,将危及生命。护理人员应注意观察各项电解质检验指标结果,发现异常及时报告处理,防止出现低钾、低钠、低钙等电解质紊乱现象的发生。鼓励患者饮用含钠液体,遵医嘱准确及时予以静脉补充液体,对由于重症腹泻而采用完全胃肠道营养支持疗法的患者,应严格遵守无菌操作规程,严格掌握药物配伍禁忌,准确掌握输液速度,密切观察患者的生命体征、各项生化指标及病情变化。

②腹部护理:腹部冷刺激会使肠蠕动加快,应注意对腹部的保暖,可用温水袋,避免腹部按摩、压迫等机械性刺激,以减少肠蠕动。

③肛周皮肤护理:腹泻易使肛周皮肤出现破溃和感染,应每天早晚以柔软的毛巾用 1:2 000醋酸氯己定溶液擦洗肛周,排便后先予消毒湿巾擦拭后再行擦洗,动作轻柔,避免损伤肛周皮肤,并保持内裤、床单清洁干燥。肛门有刺激症状者可采用 1:5 000 高锰酸钾溶液坐浴。必要时肛周可用抗生素软膏涂擦,或用防水保护膜贴在肛周,防止粪便刺激。

(6)感染护理。严格实施全环境保护。

(7)出血护理。各种穿刺完毕后,延长该局部按压时间至不出血为止。提供软性食物,避免硬性或带刺的食物,以防机械性损伤出血。按时漱口、保持口腔、鼻腔的清洁、湿润,勿抠鼻痂。使用环磷酰胺后,为预防出血性膀胱炎,观察记录尿色、尿量的变化。嘱患者大量饮水,静脉输注液体以水化尿液,保持尿量为 3 500~5 000 mL/d。遵医嘱正确给予美司钠保护膀胱内膜上皮细胞,碳酸氢钠碱化尿液,并观察药效。观察有无出血症状,如皮肤有淤点、淤斑、有鼻出血、牙龈出血、呕吐物中有隐血、血便、血尿、剧烈头痛、视物模糊、喷射性呕吐等症状时,及时报告医生处理。当出现颅内出血症状时,应立即平卧、吸氧,保持呼吸道通畅,头部置冰帽,遵医嘱快速静脉滴注甘露醇或使用地塞米松及速尿等脱水利尿剂,同时密切监测血压、脉搏、呼吸、神志、瞳孔的变化,准备好抢救用物,如吸痰器、气管插管包等。

(8)正确活动指导。避免剧烈活动,防碰伤、摔伤。当血小板<$20×10^9$/L 时,要卧床休息,限制活动。

(三)用药注意事项

(1)环磷酰胺(CTX)是 HLA 不全相合造血干细胞移植预处理方案中最常规的药物,在使用时需注意输液持续时间应大于 2 h,且要有足够的水化液体量并应用利尿剂,同时给予膀胱黏膜保护剂如美司钠,鼓励患者多饮水;此外,由于环磷酰胺的水溶液仅能稳定 2~3 h,最好现配现用。

(2)白消安(BU)通过中心静脉导管给药,每 6 h 给药 1 次,每次持续滴注 2 h,连续 4 d。因该药可通过血脑屏障并诱发癫痫,故应预防性给予苯妥英钠。在配制过程中穿防护服和戴手套,最好使用直立式层流安全罩,意外接触该药可能引起皮肤反应,应格外小心,若不慎接触到皮肤或黏膜,需以清水彻底冲洗皮肤或黏膜。以 0.9%氯化钠注射液稀释该药后可在室温下(25 ℃)稳定保存 8 h,在冷藏(2~8 ℃)条件下稳定保存 12 h,但输注必须在这一时限内完成。

(3)环己亚硝脲(CCNU)为口服胶囊剂,常在预处理化疗第 1 d 睡前空腹顿服,服药后 6 h左右可出现明显的恶心、呕吐等反应,通常在服药前 30 min 予止吐药以减轻反应。

(4)阿糖胞苷(Arc)为注射用粉针,配制好的药液 24 h 内使用。此药大部分由肝脏分解,代谢产物大部分经肾脏排泄,可引起血清丙氨酸氨基转移酶 ALT(SGPT)、血及尿中尿酸量的增高,因此,应告知患者用药期间多饮水,并定期监测肝肾功能。阿糖胞苷综合征多出现于用药后 6~12 h,有骨痛或肌痛、咽痛、发热、全身不适、皮疹、眼睛发红等表现,应重点监测。

(5)磷酸氟达拉滨(Flu)只能静脉给药。在无菌条件下加入灭菌注射用水配制,当用2 mL灭菌注射用水配制时,固体块应在 15 s 内完全溶解。配制好的磷酸氟达拉滨必须在配制后 8 h 以内使用。磷酸氟达拉滨不含抗菌防腐剂,必须小心操作以保证配制溶液无菌。操作和配制时应谨慎,使用乳胶手套和防护眼镜以避免因小瓶破损或其他偶然的溢出而引起暴露。如果溶液接触到皮肤或黏膜,应该用水和肥皂彻底清洗该部位。如果接触到眼睛,应该用大量的水彻底清洗,以避免吸收引起暴露。

(6)米托蒽醌(Mit)在保存及输注过程中均应避光处理。配制过程中应做好防护,避免与皮肤及眼睛接触,配制后的药液输注时间应不少于 30 min。输注过程中应严密观察,若药液漏出血管,可引起严重的皮下组织坏死、局部红肿、烧灼感,进而出现破溃、溃疡等,疼痛剧烈,且不易愈合。一旦发生反应立即停止输注,及时采取补救措施,推荐采用中心静脉导管给药。此外,本品遇低温可能析出晶体,可将安瓿置热水中加温,待晶体溶解后使用。

(7)足叶乙甙(VP16)在保存及输注过程中也应避光处理。此药在葡萄糖溶液中不稳定,可形成细微沉淀,只能用 0.9%氯化钠注射液稀释,且应现配现用,如有沉淀严禁使用。在输注过程中,速度不宜过快,至少持续 30 min,否则容易引起低血压、喉痉挛等过敏反应。同时,也应严防药液外渗,此药对局部组织刺激性强,易引起静脉炎,应提前告知患者,并在输注过程中注意预防、观察及处理。

(8)洛铂(Lobaplatin)使用前,用 5 mL 注射用水溶解后,于 4 h 内应用(存放温度 2~8 ℃),静脉一次注射。此药不能用氯化钠溶液溶解,因会增加洛铂的降解。

(9)抗人胸腺细胞球蛋白(ATG)是一种作用于 T 淋巴细胞的选择性免疫抑制剂。应用期间必须严密监察患者生命体征及反应情况,其全身性副反应为寒战、发热、心跳过速、呕吐和呼吸困难,局部副反应有输液处局部疼痛及末梢血栓性静脉炎,初次使用后 7~15 d,可能会发生血清病(发热、搔痒、皮疹,伴有关节痛)。有些严重副反应可能与滴速有关,应严格执行使用方法中提示的滴速要求,并遵医嘱应用皮质醇和抗组胺制剂进行预防治疗以降低或减轻副反应的发生。

(10)环孢霉素 A(CsA)在 HLA 不全相合造血干细胞移植中,通常在干细胞回输前 7~10 d 开始应用,持续 24 h 输注,干细胞回输后增加剂量,期间检测血环孢霉素浓度调整剂量,待患者胃肠道症状改善、环孢霉素浓度稳定时,予以口服环孢霉素胶囊(早晚两次口服,用牛奶送服)。在静脉输注过程中,需精确剂量,并严格控制滴速,确保匀速并在规定时间内输完。

第三节　HLA 不全相合造血干细胞输注的护理

一、外周血造血干细胞的输注

(1)按全血输注法输注。

(2)输注前予地塞米松 5 mg 加入 100 mL 生理盐水中静脉滴注,并在输注前后予生理盐水冲洗输血管道。

(3)HLA 不全相合造血干细胞移植一般情况下不需要保存供者外周血采集的造血干细胞液,采集后直接输入受者体内,医生送来干细胞液时,医护双方应认真仔细核对患者姓名、床号、性别、年龄、ID 号、血型及供者的相应资料,确认无误后应尽快输注,不得搁置延误。

(4)输注前将血袋内的干细胞成分轻轻混匀,避免剧烈震荡,血袋接管处消毒 3 遍后,接通输血器快速输入患者体内,干细胞液内不得加入其他药物,如果干细胞液细胞过于浓集,可适当减慢输液速度或混合输入等量的生理盐水以达到稀释的目的,避免栓塞等并发症的发生。

(5)为了确保干细胞液输入通畅,防止干细胞黏附在接头处,建议将输血器与静脉导管直接连接,用无菌生理盐水测试管道是否通畅,管道连接牢固、妥善固定、严防渗漏。在输注过程中严格执行无菌技术操作,医护人员专人全程陪伴,密切观察。

(6)在输注外周血干细胞时,应先缓慢输注,观察 10 min,若无不良反应,再根据病情和年龄调整输注速度,一般在 80 滴/min 左右,并持续观察受者情况。输注全过程应使用心电监护仪对患者生命体征实施动态监测,防止因短时间内输入大量液体导致心衰,并严密观察有无早期肺水肿征兆。如出现异常情况应立即减慢输注速度或停止,协助医生对症处理或抢救。

(7)造血干细胞输注后,注意观察患者的神志、面色、尿量、尿色、尿 pH 等变化,以及有无胃肠道反应、呼吸系统不适及心血管变化。同时,注意观察患者意识、瞳孔,有无头痛加剧、频繁呕吐、意识障碍进行性加重等颅内高压症状,警惕脑疝及脑出血的发生。输注完毕后,留下剩余的干细胞做细菌培养及相关的化验检查并保留空袋 24 h。

(8)心理护理:造血干细胞输注是患者及其家属非常关注的一个环节,患者对可能出现的不良反应会存在担心、紧张、焦虑甚至恐惧等心理及行为,直接影响到患者的治疗和护理。为此,提前向患者讲解移植的过程及注意事项,使其有心理准备,配合治疗。护士应积极与患者交谈,生活上予以关心,建立起良好的护患关系,消除患者的心理压力,增强其对护理和治疗的信心。

二、骨髓造血干细胞的输注

骨髓液的输注与外周血干细胞液的输注基本相同,但因骨髓本身的特殊性以及骨髓采集

量和添加的抗凝剂等因素,在输注过程中应注意如下几点:

(1)骨髓液中含有大量的凝血因子及血小板,易引起骨髓液凝集,输注过程中应随时观察有无凝血现象,若出现血凝块或漏过的骨髓小粒、脂肪组织等阻塞输血管道,会引起输注速度明显减慢或停滞。因此,输注前应先将骨髓液袋倒置30 min,使骨髓液中的脂肪粒上浮,输注完毕后弃去最后剩余的含有脂肪粒的少量骨髓液,以防输注过程延长和输注到体内后引起脂肪栓塞。若已经发生输注不畅,可予适量生理盐水稀释,若无效切不可加压输注,应立即更换输血器。

(2)采集后的骨髓液需放在有肝素的保养液袋中以防凝血,为避免大量肝素进入患者体内引起出血,应在另一静脉通道同步输注适量鱼精蛋白以对抗骨髓液中的肝素,也可在输注后静脉推注鱼精蛋白,推注的速度宜慢,防止引起低血压、心动过缓、呼吸困难等。

(3)短时间内输注大量的骨髓液,加上预处理中大剂量的放疗及化疗药物对心脏的毒性,极易发生心力衰竭和急性肺水肿。因此,要合理掌握输注速度,匀速输注并严密观察患者有无心悸、气促、胸闷,双肺呼吸音及尿量、尿色的改变,必要时减慢输注速度,并遵医嘱予以对症处理。

(4)预处理时,患者接受超大剂量的化疗和放疗,骨髓的造血功能、机体的免疫功能受抑制,输入体内的造血干细胞尚未建立造血功能,患者的抵抗力下降。因此,骨髓液输注过程中要严格执行无菌技术操作,并加强全环境保护。输注完毕后,更换输血器,并予10 U/mL肝素液10 mL冲洗静脉导管,以防堵管。剩余的骨髓液应行细菌培养,血袋保留24 h。

三、冻存外周血造血干细胞的输注

HLA不全相合造血干细胞移植中冻存供者干细胞的目的主要是为移植后期部分病例需要刺激诱发GVHD而作准备。输注时间在移植出现造血恢复后,而临床上未出现GVHD表现时,其输注过程中的护理要点为:

(1)待造血干细胞解冻后应迅速给患者输注,避免常温下保养液中的二甲基亚砜(DM-SO)破坏造血干细胞,以确保干细胞的存活。干细胞液量通常在20~70 mL,输注速度为5~10 mL/min,滴速均匀,10 min内输完。

(2)DMSO输入体内后可被血液稀释,然后大部分从肺呼出。在输注过程中,患者可感觉到呼吸似有大蒜味,应嘱患者张口呼吸、放松心情即可,无需特殊处理。同时,干细胞液中还含有受损的细胞、细胞溶解产物,加上心理因素的影响,患者可能会出现面色潮红、恶心呕吐、腹痛腹泻、胸闷头痛、呼吸困难等,一旦发生,应减慢输注速度或停止输注,立即报告医生,遵医嘱用药,并予以心理安慰,待症状缓解后继续。

(3)干细胞输注后应注意观察患者尿量及尿色,输注物中破碎的红细胞及其他死亡细胞含量高会引起血红蛋白尿,遵医嘱对患者进行碱化尿液、利尿等对症处理,并根据需要及时留取尿标本送检。

四、脐血造血干细胞的输注

脐血作为异基因造血干细胞移植的供源,具有病毒感染率低、含高质量造血干细胞、对供者无损伤、移植物抗宿主病(GVHD)发生率低,来源丰富,且较外周血及骨髓干细胞具有更强的增殖潜能等多项优点。因此,脐血干细胞移植的临床应用越来越广泛。在输注过程中的护理要点为:

(1)脐血是深低温(−198 ℃)保存,其防冻液中含有DMSO,在常温下损伤造血干细胞,故融化时间不宜超过1 min,融化后应在10 min内输注完毕。

(2)脐血输注前的护理。向患者及家属介绍输注程序、注意事项和可能出现的不适,以消除他们的紧张情绪。输注前预先在恒温水浴箱中倒入约10 000 mL的生理盐水,加热至37 ℃,

准备好心电监护仪及抢救药品和物品,监测患者生命体征,开通两条静脉通路,输脐血前 4 h 开始水化和碱化(2 000～3 000 mL/m²),24 h 均匀输入。输注同种异基因的脐血易出现过敏反应,常规给予地塞米松 5 mg 静脉注射。

(3)脐血输注中的护理。将脐血造血干细胞从－198 ℃液氮中取出,迅速置于 37 ℃生理盐水中轻轻摇动,使其快速融化复温后,直接由颈内静脉用不带过滤网装置的输液系统输注,开始速度宜慢,5 min 后患者无明显过敏反应,加快输注速度,每袋脐血均在复温后 15 min 内输注完毕。用无尼龙滤网的输液器输注,以免部分干细胞滞留滤网中。保持输液管路通畅,检查各衔接部位有无松动,严防渗漏。输注前后均用生理盐水冲洗管路,防止干细胞黏附及保持细胞的正常形态。建议采用中心静脉导管输注。

(4)生命体征的观察。输注过程中监测生命体征,若出现心率加快及血压升高,或患者出现头痛、腹痛等不适,应适当减慢输注速度,并遵医嘱予以对症处理。

(5)尿量和颜色的观察。输注结束即静脉给予 5‰碳酸氢钠碱化尿液。输注后密切观察尿量和尿色的变化。通常第一次尿会出现颜色、气味的改变,颜色呈灰暗色至红葡萄酒色不等,尿颜色改变的程度与每千克体重输入的脐血量呈正相关,这是保养液从肾脏排出的缘故。若尿色呈鲜红色应及时留取尿标本行尿常规检查,并询问患者有无腰背酸痛等症状,以排除因血型不合所致急性溶血的可能。

第四节　HLA 不全相合移植极期的护理

极期是整个治疗过程中的关键,一般指移植后 7～28 d。此阶段全血细胞减少,白细胞降为零,血小板在 10×10^9/L 以下,全身衰竭,免疫力极度低下,易发生严重的感染、出血等并发症,加之整个移植过程需在无菌层流病房(LAFR)中对病人实施全环境保护(TEP),这对患者身心都将造成巨大的压力。

1. 严密观察病情变化

(1)严密观察病人的生命体征、神志、面部表情,恶心、呕吐及呕吐物、排泄物的颜色、次数、量,皮肤黏膜有无出血点及感染灶。询问病人有无尿频、尿急、尿痛等膀胱刺激症状,如有异常及时报告医生处理。

(2)心理护理。该期患者极度衰弱不适,加之环境的改变,易产生紧张、焦虑、烦躁、恐惧、孤独、抑郁甚至绝望等情绪。因此,护士要多与之沟通,找出存在的问题,及时做好有针对性的心理护理,消除顾虑,并指导、鼓励患者进行自查自护能力的训练,积极配合治疗护理,可起到事半功倍的效果。

2. 加强口腔护理

对口腔溃疡的早发现、早治疗是预防此期患者严重感染的重要环节。口腔溃疡早期常为无菌性炎症,是化疗药物对口腔黏膜上皮细胞的直接刺激损伤,唾液分泌减少,口腔黏膜干燥,加上机体免疫力低下,大量应用广谱抗生素,增加了患者的易感性,易发生口腔感染,而且感染易扩散,蔓延成咽喉、气管及肺内感染,导致菌血症等,危及患者生命。因此,嘱患者注意口腔卫生,勤漱口,多饮水;用 5‰碳酸氢钠液及 1∶5 000 呋喃西林液交替漱口,经常检查口腔黏膜情况,出现溃疡时,及时应用口腔溃疡油涂擦溃疡面 4～6 次/d。注意事项:①涂药后,少部分病人感到疼痛加重,是正常反应,约 1 min 疼痛减轻或消失;②涂药后可使唾液分泌增多,不要急于吐出,尽量延长保留时间,以促进药物局部吸收;若咽及食管有溃疡,可将唾液慢慢咽下,增强局部吸收效果;③涂药 30 min 内勿立即饮水、进食或漱口,以免冲洗局部药物,降低疗效。

3. 严格无菌饮食

患者行无菌饮食,并继续口服肠道非吸收抗生素。要给予新鲜、易消化、营养丰富的软质饮食,经微波炉消毒后方可给患者食用。水果用 1:5 000 醋酸氯己定溶液浸泡去皮后食用;禁食过热、过冷、过酸、过硬和刺激性食物,以免引起口腔、胃肠道黏膜损伤感染或出血。

4. 皮肤护理

用 1:5 000 醋酸氯己定溶液温水擦浴 2 次/周,更换无菌纯棉宽松内衣,动作要轻柔;每次便后用 1:5 000 醋酸氯己定溶液坐浴;禁止擤鼻、剔牙、挖耳朵以及挠抓皮肤;当血小板<$10×10^9/L$ 时,拔针后按压针眼 5~10 min,尽量避免或减少皮下和肌肉注射,以保持皮肤的完整性;扎压脉带不要过紧;高热物理降温时选用冰敷,禁用酒精擦浴,以免引起或加重出血。

5. 治疗配合

根据实验室结果及临床表现,干细胞输注开始遵医嘱应用重组人粒细胞集落刺激因子(G-CSF)150~300 μg,1~2 次/d,需根据病情及检查结果调整 G-CSF 的剂量和执行时间,必要时给予静脉丙种球蛋白及血小板输注;合理应用抗生素。

6. 中心静脉导管的护理

(1)导管的固定。插管成功后用缝针固定导管两翼于颈部皮肤上,防止滑脱,除距穿刺点 1 cm 处固定外,5 cm 处再用长 3 cm、宽 2 cm 胶布固定,固定部位避开关节及凹陷处。记录插管深度,每日观察插管深度有无改变,防止导管脱出。对于年龄小的患者,尤应注意观察导管固定情况,由于移植过程中大剂量化疗药物导致患者出现不同程度的恶心、呕吐症状,使其腹腔压力增大,易发生导管脱出。

(2)保持管道通畅。每日用适量的肝素稀释液冲洗导管 1 次。每次输液前,先回抽 2~3 mL血液丢弃,避免混入前次封管稀释液(生理盐水 100 mL+肝素针 0.625 万 U),接上输液管道,再用生理盐水冲洗管道,匀速滴入。合理安排输液顺序,先输大分子黏稠液体,再输晶体液体。造血干细胞移植过程中,患者常出现恶心、呕吐、食欲不振等症状,必要时需靠输注静脉营养液来确保患者每天所需营养物质,故在输注前后均需用生理盐水冲洗管道,亦可使用微量调节滴注泵来严格控制滴速,防止速度不均导致堵管等情况发生。因治疗需要搬动患者时,勿使管道扭曲、脱落和折断。如导管堵塞,可将血凝块抽出,切忌强行推注,以免发生栓塞等严重并发症。随时观察输液滴速,最大滴速应达 80 滴/min 以上,若小于 50 滴/min,则提示导管可能堵塞。处理方法为:用生理盐水冲管后,高渗液体与等渗液体间歇输入。

(3)封管。输液完毕,用配置好的封管液 10 mL 推注封管,套上输液接头(取下的输液接头用 75%酒精浸泡消毒),再用无菌纱布包裹固定。

(4)穿刺处皮肤护理。①严格皮肤消毒:严格皮肤消毒是留置导管非常重要的环节之一。患者发生导管相关性感染,多可因穿刺插管处皮肤的细菌经皮下隧道移居至导管腔外所致,因此导管处皮肤的消毒很重要。应加强导管与皮肤接触口的护理,扩大消毒范围,原则上消毒范围应大于敷料面积且不能忽视导管外壁的消毒。②合理敷料选择:用透明敷料可增加导管出口部位的可视性,早期发现感染迹象。密切观察置管处有无红、肿、热、痛和化脓等局部感染的症状,规范置管后的护理方法,维持一个封闭的系统。每天观察穿刺部位情况,如发现敷料膜松动、起皱、黏性不强、脱落,敷料下渗出物积聚则及时去除,皮肤消毒后重新更换。若无异常,一般每周更换 1~2 次。若穿刺部位出现出血或渗出,则应首选无菌纱布敷料,24 h 更换一次,敷料一旦潮湿、松脱,需及时更换。每次更换前用 3%碘酒,75%酒精消毒皮肤,可降低导管相关性感染的发生。若患者出现不明原因寒战、发热等,排除本身疾病因素外,应对其穿刺部位、导管、液体进行常规细菌学监测。

(5)导管接头的管理。导管接头消毒方法同局部皮肤消毒。污染的导管接头极易引起静脉导管感染。研究表明,50%以上的静脉导管感染在发生前或同时,导管接头培养呈阳性,静脉导管感染也十分严重,故导管接头的消毒十分重要。需保持导管接头与输液接头间的衔接紧密,24 h 更换输液装置 1 次,每周至少更换输液接头 1 次。导管末端与输液器连接处应用无菌纱布包裹,少用多腔导管及多接头装置,因有研究表明,随着管腔数目的增加,导管移位及感染发生的几率也增加。

(6)保持个人卫生。每天温水擦洗敷料保护处周围皮肤,保持衣物清洁干燥。造血干细胞移植患者抵抗力低下,尤其是老年人、小孩体质虚弱,易出汗,若皮肤长期处于潮湿温暖环境下,更利于细菌繁殖。所以,应根据临床具体情况作出相应处理,及时更换潮湿敷料,并保持床单清洁、干燥、无渣,以减少感染机会。

第五节　HLA 不全相合造血干细胞移植常见并发症的护理

一、感染

(1)细菌感染。目前,细菌感染仍然是导致造血干细胞移植失败的主要因素之一。严重的细菌感染不仅可直接导致移植患者的死亡,而且可诱发及加重其他移植并发症,尤其是移植物抗宿主病(GVHD)。常见的细菌感染包括败血症、肺部感染、导管相关性感染、肠道感染、尿路感染、蜂窝组织炎等。

(2)侵袭性真菌感染(IFI)。又称系统性真菌感染。其临床特点为深部真菌病及血流播散。HLA 不全相合造血干细胞移植因为加大了预处理和使用免疫抑制剂的强度,从而导致造血重建后 IFI 的发生率更高。

(3)巨细胞病毒感染(CMV)。按 CMV 感染后是否伴有临床症状分为 CMV 感染和 CMV 疾病。CMV 疾病可累及多个器官,表现为 CMV 肺炎、CMV 肠炎、CMV 肝炎和 CMV 脑炎等,其中 CMV 肺炎最为常见。

(4)护理措施。

①LAFR 的空气及物品表面消毒:采用临床上比较推荐的 2 g/m³ 过氧乙酸自然熏蒸消毒法,其对 LAFR 空气消毒的效果符合率为 100%。LAFR 内物品表面(如天花板、墙面、地面、桌面、床沿等)采用 1% 过氧乙酸擦拭和紫外线照射消毒。进入 LAFR 内的患者用物(被服衣物、毛巾、卫生纸、餐饮具等)或其他诊疗护理用物采用辐照灭菌、高压蒸汽灭菌或 1% 过氧乙酸浸泡消毒。

②患者体表的无菌化处理:患者入住 LAFR 期间,予 1∶2 000 醋酸氯己定溶液洗脸、擦浴、坐浴,每日 2 次,饭前、便后洗手;患者用盆(洗脸、脚、坐浴及便盆等)予 1% 过氧乙酸浸泡消毒,每日 1 次;予 0.05% 利福平眼药水滴眼、鱼肝油滴鼻液清洁鼻腔、复方氧氟沙星滴耳液清洁外耳道,每日 2 次;吃饭前后、晨起、睡前予 5% 碳酸氢钠液和呋喃西林溶液交替漱口;会阴及肛周护理采用晨起、睡前、便后予 1∶2 000 醋酸氯己定溶液坐浴结合洁悠神喷雾的方法。

③患者的肠道净化:保证患者的饮食和餐饮具无菌,根据食物或餐饮具的性质采用紫外线照射消毒、微波消毒结合 70% 醋酸氯己定醇浸泡消毒的方法,严格限制消毒灭菌不达标的食物和餐饮具。科学合理的饮食指导也是保证肠道净化的重要内容,如指导患者选择温热、柔软、易消化、高热量、高维生素、低脂肪饮食,坚持少量多餐,避免刺激性、过敏性、高渗性、产气及油腻的食物,忌食生冷凉菜,多饮水等。

④医护人员自身净化:为防止室外病菌被带入或本身排菌污染 LAFR,医护人员必须严格遵守入室程序:入室前,修剪指(趾)甲并沐浴,换鞋→清洁眼、鼻、口腔、外耳道,消毒液洗手→缓冲间更换无菌衣、裤、帽→入万级 1 室,戴口罩,换鞋→入万级 2 室,戴手套,换鞋→入千级洁净走廊,穿无菌隔离衣、无菌袜套,加戴口罩、手套,换鞋→入百级层流间。此外,应严格控制医护人员出入频率,尤其是百级层流间,一次入室人数不得超过 3 人,并尽量减少其滞留时间。凡患呼吸道感染及传染性疾病的人员不得入内。

⑤系统的微生物监测：包括空气监测、物品表面监测和体表、体液监测。LAFR 每次接受患者前均要行空气的微生物学检测，入住期间，每月进行 2 次常规的空气监测；墙面、桌面、治疗台面等每月监测 1 次，对可疑物品随时进行监测，如患者毛巾、深静脉置管等；有针对性地对患者全身行拭子培养，如咽、颊、耳后、腋窝、脐、腹股沟、肛门、会阴、指（趾）缝等，根据患者病情需要及时行尿、大便、痰、静脉血等的细菌或真菌培养；此外，工作人员也需要定期行手、咽部及鼻前庭的拭子培养，以排除工作人员成为感染源的可能。

⑥遵医嘱预防性用药：如针对细菌感染预防性使用抗生素；合理应用抗生素，减少机会性真菌感染发生及预防性使用抗真菌药物；使用抗病毒药物预防 CMV 感染等。

二、移植物抗宿主病(GVHD)

GVHD 是 HLA 不全相合造血干细胞移植后很常见且重要的并发症，是目前困扰此类移植成功的主要障碍。根据 GVHD 发生的时间，即发生在 100 d 以内或以后，分为急性 GVHD（aGVHD）和慢性 GVHD（cGVHD）。在 10 d 内发生的 GVHD 又称为超急性 GVHD（super-acute GVHD），病情凶险，死亡率高。

（一）aGVHD 的预防及护理措施

1. 皮肤 aGVHD 的观察与护理

皮肤损害常是 aGVHD 最早出现的症状，初起常发生于手掌、足掌、耳后、面部、颈后等，而后可出现于躯干和四肢，表现为皮肤红斑或斑丘疹，伴有程度不一的瘙痒感，甚至有水疱和表皮脱落，最严重者可发生皮肤广泛性表皮松解坏死。护士应注意观察皮疹出现的时间、面积、颜色及有无水疱，并需与药疹（如甲氨蝶呤）及皮肤感染等引起的皮损相区别。药疹一般范围较广泛，常呈对称性分布，严重者可融合成片，进一步发展为泛发性、对称性、全身性分布。GVHD 皮疹表现为非全身分布，不对称，大部分压之褪色，皮肤病理活检能证实 GVHD 的皮损。当出现皮肤 aGVHD 时，应保持皮肤清洁，每日予适宜的消毒液清洗，瘙痒患者不能用手抓，防止局部感染，并及时更换无菌柔软内衣，避免擦伤皮肤，保持床单清洁、平整、无异物。遵医嘱用药，皮肤用药时动作应轻柔；出现皮屑时，每天全身用温水擦洗一次，及时清除坏死皮屑；若水疱较大，在无菌操作下抽出疱液，外涂碘伏，并予无菌纱布覆盖；当出现广泛大疱性表皮松解坏死或大面积皮肤破溃时，用支架被或纱床，防止被单直接接触皮肤引起不适。坏死皮肤结痂后会有紧绷感，嘱患者勿用手抠，让其自行脱落，以防感染。护士要随时观察皮损变化情况，正确评估皮损程度和用药效果。

2. 肠道 aGVHD 的观察与护理

患者主要表现为食欲不振、恶心、呕吐、腹痛、腹泻等，腹泻是最主要的临床症状，常为水样便，严重者为血样便，可有肠黏膜上皮脱落，伴有痉挛性腹痛，极严重者可发生肠梗阻。腹泻量随 GVHD 程度加重而增加，按临床分类，每日大便＜500 mg 为Ⅰ度，500～1 000 mg 为Ⅱ度，1 000～1 500 mg 为Ⅲ度，＞1 500 mg 为Ⅳ度。通常止泻药物和抗生素治疗无效。移植期间引起腹泻的原因很多，如血象未恢复期饮食不当、化放疗副反应等。放射性肠炎一般为喷射性腹泻，呈血性，并有黏膜脱落。因此护士应注意观察大便的次数、量、性状、颜色及有无合并其他症状等并详细准确记录，以便医生鉴别诊断、临床分型、评估用药效果并及时调整。腹泻期间要加强肛门护理，由于患者接受了大剂量的放疗和化疗，加上 GVHD 对机体的影响，其皮肤黏膜的抵抗力非常低，此时，预防肛周感染和保护好皮肤黏膜非常重要。每天用温0.02％醋酸氯己定溶液清洗会阴部（早晨、便后和晚间临睡前），便后肛门清洗后予 1∶5 000高锰酸钾溶液坐浴，时间根据病人能耐受为度，不能坐浴者可湿敷，用紫草油涂搽可预防肛周皮肤破损，已破损的可用百多邦软膏涂搽，有痔疮者遵医嘱用药。为预防因搽拭次数较多造成肛周皮肤破损，可建议患者使用较柔软的消毒湿巾。同时，要注意患者全身情况，对于Ⅰ度至Ⅱ度GVHD患者,鼓励病人进半流质、流质饮食;Ⅲ度到Ⅳ度GVHD患者应禁食,合理安排补液,确保液体的按时输入。准确记录出入液量,密切观察体重变化,保持水—电解质平衡、热量平衡等。

3.肝脏aGVHD的观察及护理

肝脏aGVHD常在移植后40 d左右发生,多是GVHD进展的结果,主要表现为肝功能的异常、皮肤及巩膜黄染等,肝功能以胆红素(SB)逐步升高为早期表现,继以谷丙转氨酶(ALT)升高,常伴皮疹。需与肝静脉闭塞综合征相区别,一般肝静脉闭塞综合征出现肝脏肿大、腹水、黄疸,体重在短期内增加大于原体重的10%以上。护士要注意观察患者巩膜、皮肤有无黄染及程度,有无恶心、呕吐等消化道症状及肝脏昏迷的征兆等,定期监测SB、ALT、体重和腹围。在此期间要保证患者有充足的能量供应,饮食宜清淡易消化,停止使用一切对肝脏有损害的药物。

(二)cGVHD的预防及护理措施

1.皮肤护理

与aGVHD不同,cGVHD的皮肤病变通常首先表现为苔藓样变,分布范围也没有规律性可循。少数患者表现为由aGVHD演变而来的丘疹性红斑。后期患者多有硬皮病样变和皮肤色素异常,如累及关节,则会导致活动障碍。嘱患者勤更衣,穿纯棉柔软内衣,减少皮肤刺激,皮肤变薄、变硬或结痂时不能随意将硬痂去掉,易造成皮肤出血或感染,经常用热水浸泡,擦干后在变薄或变硬的皮肤上涂以红霉素软膏或保湿乳剂,保持皮肤湿润。疼痛者可行局部冷敷。形成溃疡时,每日用0.02%呋喃西林清洗,然后涂以表皮生长因子软膏,用无菌纱布覆盖,保持局部清洁干燥。因汗腺破坏,影响散热,体温可升高,应与感染相鉴别。对于肢体皮肤损伤,在局部处理的同时鼓励其功能锻炼,避免关节挛缩;在病情允许的情况下,坚持练习,先床上适当活动关节,再练习站立、行走,制订每日活动计划,循序渐进。

2.口腔护理

口腔干燥是最初的表现,患者对辛辣和酸性的食物感觉过敏,部分患者有疼痛感。唾液腺破坏是口腔干燥的最主要原因,患者因口腔自洁能力下降,容易伴发龋齿和病毒、真菌感染。表现为口腔黏膜白斑、红斑,苔藓样变和经久不愈的溃疡。应嘱患者进温热、无刺激的半流饮食,以免刺激口腔黏膜引起疼痛,尽量不要吃过硬的食物,以免食物与黏膜的摩擦加重溃疡,口腔溃疡严重影响进食,可在餐前先用凉开水漱口,再用0.5 g普鲁卡因加入适量生理盐水中漱口,有效止痛后再行进食。此外,保持口腔清洁是最基础、重要的护理措施,每餐前后、睡前先用生理盐水或凉开水漱口,再用5%碳酸氢钠液及1∶5 000呋喃西林液交替漱口。已形成溃疡的,可用口腔溃疡油涂擦,严重者可用表皮生长因子(如重组人粒细胞集落刺激因子)稀释液含漱,睡前用表皮生长因子软膏涂于溃疡面,使其形成一层膜状,既能减少分泌物又能促进溃疡愈合。此外,还可采用口腔降温、吹氧疗法、紫外线照射疗法等促进溃疡愈合(详见本节第七条口腔黏膜炎)。

3.肝脏cGVHD的观察与护理

主要表现为胆汁淤积,患者胆红素和碱性磷酸酶增高。定期监测肝功能,并教会病人学会自我观察,如皮肤黏膜有无黄染、尿液颜色、有无肝区疼痛等,一旦发现异常及时复诊。若已经出现肝功能的异常,应以卧床休息为主,避免劳累,给予清淡、易消化饮食,保证足够营养。

4.眼部护理

眼部病变包括角膜结膜炎和眼球干燥症,严重的病例会发生角膜溃疡,最终失明。临床表现为激惹、畏光和灼痛。嘱患者尽量避免强光刺激,外出时戴墨镜,经常用热毛巾热敷双眼,促进眼部的血液循环,可用利福平滴眼液滴眼,既能减轻眼干的症状,又可预防感染,尽可能不用手或毛巾揉眼睛,减少对眼睛的刺激。

三、移植相关肺部并发症

移植相关肺部并发症包括各种原因引起的感染性肺部并发症、间质性肺炎及非感染性肺部并发症等,有较高的发病率和死亡率。导致其发生的危险因素包括:先期潜在的感染灶、预处理中超大剂量的化放疗及强有力的免疫抑制剂使用所致的免疫缺陷、CMV 感染、严重的GVHD 等。

1. 积极采取预防措施

严格实施全环境保护。根据患者自身情况,移植前予 X 线胸片、动脉血气、肺功能检查及 CMV 检测,并清除感染灶。从预处理至血象恢复前,定期行痰细菌及真菌培养,必要时行X 线胸片、CMV 抗体及 DNA 检测、动脉血气分析及 CT 检查等。遵医嘱预防性使用抗细菌、抗病毒、抗真菌感染的药物。

2. 肺部并发症的护理措施

(1)早期发现。移植后发生肺部并发症的患者,感染初期通常表现为发热、呼吸困难、胸闷、气短等症状,随着病情的进展,呼吸困难呈进行性加重,出现胸痛、进行性低氧血症等,X线胸片显示肺部弥散性、间质性或结节样病变,血氧饱和度急剧下降,严重者可因呼吸衰竭而死亡。护士密切观察病情变化,早期发现肺部感染迹象,为临床治疗提供及时的信息和依据,有效控制病情进展。

(2)呼吸道的管理。严密观察患者生命体征、神志、缺氧、咳嗽、咳痰、呼吸急促、憋气等情况,对于长期卧床患者应每 2 h 协助其翻身叩背 1 次,以利排痰。对于痰液黏稠不易咳出者予沐舒坦、庆大霉素、糜蛋白酶、地塞米松等雾化吸入,并指导其有效咳嗽,保持呼吸道通畅,必要时予以吸痰。病情严重的患者应行持续心电、血压、呼吸、血氧饱和度等监测,密切观察其变化,并行动脉血气分析。

(3)GVHD 的治疗观察与护理。严重的 GVHD 是导致移植后肺部并发症发生的重要因素,尤其是晚期出现的广泛型 aGVHD 引发的肺部并发症更为严重。因此,应积极治疗GVHD,严密观察病情变化。

(4)间质性肺炎(IP)。HLA 不全相合造血干细胞移植发生感染性 IP 的几率高于其他类型的移植,且一直都是导致此类移植后患者死亡或残疾的主要原因之一,其中以 CMV 感染引起的 IP 最为常见。对于已出现 IP 的患者,要密切观察其呼吸、脉搏的变化,发现呼吸困难、憋气等症状时,应立即吸氧,并监测血氧饱和度,协助医生及时行 CMV、X 线胸片、肺部CT 等检查。

(5)胸腔穿刺和胸腔闭式引流的护理。协助医生做好术前准备、术中配合及术后的观察和护理,引流液送细菌培养。闭式引流注意保持引流装置的无菌、密闭,随时检查引流管是否脱出、折叠或扭曲,保持通畅。引流伤口处每天换药并更换引流袋,准确记录引流液的量和性质。

(6)呼吸机的管理。当患者在吸氧状态下血氧饱和度低于 80% 时,应予无创呼吸机辅助呼吸,频率控制在 20～40 次/min。患者在使用呼吸机时应注意口腔、鼻黏膜的护理,防止黏膜受损,预防局部感染。同时,加强呼吸机管道的管理,湿化瓶和面罩每 1～3 d 更换 1 次,避免人为因素加重肺部感染。

四、肝静脉闭塞病(VOD)

VOD 是造血干细胞移植常见、重要的并发症,是一种以肝小静脉纤维性闭塞为主要改变的疾病,患者通常表现为黄疸、发热、肝区疼痛、体重增加、腹水等,肝功能异常表现为胆红素、氨基转移酶的升高，严重时可出现多器官的功能衰竭，典型病例的发病时间是在预处理后的第一个月内，根据病情发展的程度可分为轻、中、重3型。肝功能障碍、感染、预处理加强以及HLA不全相合造血干细胞移植等都是VOD的易感因素。

1. 病情观察及判断

移植后每天密切观察患者生命体征、皮肤黏膜出血情况，口腔及肛周有无感染，皮肤及巩膜是否黄染，有无肝区疼痛，肝脾是否肿大以及腹部体征等；每天定时测体重及腹围1次；每周查肝肾功能2～3次。如果有以下3项条件中的2项且排除其他原因引起的肝损者，则判断为VOD：①肝肿大或肝区及上腹疼痛；②黄疸、血清总胆红素在34.2 μmol/L以上；③发生腹水或不明原因体重增加达基础值的2%以上。

2. VOD患者腹水的护理

（1）体位。腹水轻者，尽可能取平卧位以增加肝脏血流量。腹水严重者，采取舒适的半卧位，目的是使横膈下降，增加肺活量，减少肺淤血，以利于呼吸，减轻呼吸困难、心悸等症状。

（2）密切观察腹水情况。测量体重选择在患者晨起空腹及大小便之后，准确记录患者每天的出入量，并观察尿液颜色，监测尿的比重，并根据患者病情和出入量选择及调整肠内外营养摄入计划。

（3）预防皮肤感染。当患者伴有水肿、腹水时，腹部呈膨隆状，腹壁皮肤紧张甚至发亮。此时患者皮肤受压容易破损，进而皮肤感染。因此，当患者腹部、阴囊、下肢等出现水肿时，应用棉垫或海绵垫垫在受压部位，以改善血液循环，防止受压部位皮肤破损。

3. 饮食护理

移植期间患者应避免进粗糙、坚硬或刺激性食物，鼓励患者进流质或半流质易消化的食物；片剂药物可研磨成粉末状服用，以免引起消化道损伤及出血。对于消化吸收功能差、腹胀明显的患者可行全胃肠道外静脉营养支持。注意监测患者出入量、电解质、肝肾功能等指标，动态评估其营养状况，及时调整饮食。血氨偏高或伴有肝性脑病的患者应限制或禁食蛋白质。腹水者应予低盐或无盐饮食，腹水严重者还应限制每日的食物摄入量。

4. VOD用药的护理

避免使用对肝脏有损害的药物和镇静止痛药等。前列腺素E1（PGE1）是临床上常用的防治VOD的有效药物，预处理阶段即开始使用。因PGE1具有扩张微血管、稳定细胞膜和保护血管内皮细胞、抑制血小板聚集防止血栓形成的作用，故用药期间应监测血象并密切观察患者全身有无出血情况。用药时，护士应严格掌握各种药物的禁忌证和用药的注意事项，密切观察患者用药后的反应。

5. 肝性脑病的护理

重症VOD病情进展迅速，易出现肝性脑病，病死率很高。应及时防治感染，避免快速、大量排钾利尿和放腹水，纠正电解质和酸碱平衡紊乱，不用或慎用镇静安眠药、麻醉药等。加强各腔道及皮肤等护理，防止感染加重。严密观察，一旦发现任何征兆或异常及时报告医生，以便及时处理。

五、出血性膀胱炎（HC）

引起HC的可能原因有移植预处理中应用大剂量放化疗的相关毒性（环磷酰胺、美法仑及骨盆区放疗等）、病毒感染及发生aGVHD等。临床表现可以从轻微血尿、尿频、尿急、尿痛到无法控制的大量血尿、尿道阻塞，甚至急性肾衰竭。根据起病时间不同可分为早发型（用药1个月内发生）和迟发型（用药1个月后发生），根据血尿程度和是否出现并发症分为5度，见表15-1。

表 15-1　出血性膀胱炎临床分度

分度	血尿	并发症
0 度	无	无
Ⅰ 度	镜下血尿	无
Ⅱ 度	肉眼血尿	无
Ⅲ 度	肉眼血尿	小血块
Ⅳ 度	大量肉眼血尿	需采取措施清除血块

（1）疼痛的护理。疼痛是由膀胱黏膜脱落及膀胱痉挛引起的。一方面，护士可采取心理安慰、鼓励患者、指导其轻轻按摩下腹部及转移注意力等精神疗法；另一方面，遵医嘱使用654-2、曲马多、强痛定等缓解疼痛，晚间给予适当镇静剂帮助睡眠，以补充体力。

（2）膀胱冲洗。在无菌条件下予双腔气囊导尿管行留置导尿术。采用呋喃西林溶液与生理盐水交替每日冲洗，冲洗液量大于 2 000 mL，并可根据病情需要在生理盐水中加入抗感染、解痉及促进膀胱上皮细胞生长的药物。根据肉眼血尿的程度及小血块的量调节冲洗速度，约 130～150 mL/min。若需达到局部治疗目的而加入某种药物，则应在膀胱内保留大于 20 min。冲洗过程中，要注意观察引流液的颜色和量，并做好记录。

（3）留置导尿的护理。严格无菌技术操作，每日更换尿袋、冲洗管，每周更换导尿管，冲洗管与尿管连接处应予 0.05％碘伏擦拭消毒，冲洗液在净化台内配制。在翻身及各项治疗护理操作过程中，注意尿管及尿袋的位置，避免导尿管受压、脱出及尿液返流入膀胱。随时观察导尿管是否通畅，若不畅，可让患者变换体位或轻揉膀胱，如有堵塞适当用注射器冲洗，仍不行应拔除导尿管，4～6 h 后重新置管。

（4）预防尿路感染。应保持尿道口清洁，防止逆行感染。女性患者每日 1～2 次用消毒液擦拭外阴及尿道口，月经期可用 0.03％高锰酸钾液冲洗，然后用消毒棉球擦拭；男性患者每日 2 次用消毒液擦拭外阴及尿道口、龟头及周围。接触尿引流系统前先洗手，并鼓励患者多饮水、经常更换体位以增加排尿。每日更换内衣裤、床单及被套。一旦发现尿路感染征象，立即报告医生处理。

六、中心静脉置管相关性并发症

（1）感染。是中心静脉置管后常见而严重的并发症。据统计，美国每年有 5 万～10 万的插管患者发生中心静脉导管感染（CVC-RI），死亡率为 10％～20％，ICU 病房则大于 25％。造血干细胞移植患者由于骨髓严重受抑，极易并发导管感染，国内外报道的导管感染发生率为 10％～50％。导管相关性感染表现为导管插管处皮肤红肿、疼痛、硬结、伴或不伴有渗液，严重者有全身感染征象，多发生于患者体质差、抵抗力低下时，特别是 HLA 不全相合造血干细胞移植患者，经大剂量化疗后，骨髓抑制严重，更易发生感染。另外，导管留置时间越长越易发生感染，还与置入导管的材质、置管时无菌操作不严、对导管的护理方法等有关。感染的细菌多来自患者的皮肤、医务人员的皮肤、导管的接头、输注药物的污染等。穿刺前患者先用肥皂水、温水彻底清洁全身皮肤，再以 0.02％醋酸氯己定溶液药浴 30 min 后，按要求常规消毒穿刺点皮肤，术者严格无菌操作。导管插入后，穿刺点皮肤用 2％碘伏消毒，防止细菌经皮下隧道逆行进入血液，若以无菌纱布覆盖，每 24 h 更换一次，敷料潮湿、被污染或无法敷贴于皮肤或破损时，均应立即更换，若用透明敷料，可 3～5 d 更换一次，发现松动、起皱、脱落、渗出液较多时，则应立即更换。另应重视导管接头消毒，污染的导管接头最易引起中心静脉导管感染。若患者出现不明原因发热，需立即抽血培养（导管内和周围静脉对照）。对血培养确诊为导管相关性感染者，应立即拔除中心静脉导管。

（2）静脉炎。多发生于置管后一周，由于插管时机械性损伤或化学性刺激血管内膜所造成。局部呈红、肿、热、痛或可以摸到变硬的静脉。预防静脉炎的发生,要求置管操作者技术过硬,动作轻,避免导管过粗及操作者的反复穿刺对血管内膜的机械性损伤,选择材质、型号相当的导管。操作者严格无菌操作,用无菌纱布或透明敷贴妥善固定。输注高渗液(如完全胃肠外营养)、化疗药物等刺激血管的药物时应减慢输液速度,输液完毕后应用生理盐水冲洗管道。

(3)动脉血肿。在深静脉置管时,动脉静脉距离较近,在穿刺时易误伤动脉形成血肿,发生此类情况应对血肿部位压迫10~30 min。

(4)血气胸。在颈内静脉、锁骨下静脉置管时,误伤胸膜所致,在置管的过程中应注意观察患者的呼吸节律及呼吸音有无改变。

(5)导管末端漏液。导管末端漏液主要是导管末端与输液接头处衔接不紧导致的。一旦发生导管末端有液体漏出,可用2%碘酒、75%酒精消毒导管体外部分及周围皮肤,铺无菌巾,戴无菌手套,用无菌钳夹住漏液处上方导管,防止血液流出,用无菌剪在漏液处上方2 cm处剪掉下端导管,将无菌静脉留置针由断端插入1~2 cm,拔出针芯,接上输液器便可。补救后的导管可正常使用。

(6)导管堵塞。

①患者在长期连续输注大剂量化疗药、高渗液体、血液制品等情况下,静脉导管极易发生堵塞现象。导致堵管的因素主要有:a. 用输液泵持续输液,体位改变致导管出现回血;b. 导管部分阻塞时仍输注血制品,致纤维蛋白沉积使管腔更小,直至完全阻塞;c. 置管时间越长,堵管可能性越大。防止药液及其有形成分沉淀,合理安排输液顺序,先输大分子黏稠液体,再输晶体液。在输注脂肪乳等高渗液前后均需生理盐水冲洗导管,因脂肪乳内含钙磷等矿物质,在输注过程中极易形成磷酸盐等化合物沉淀。

②正确有效的封管技术是防止导管内血块形成堵塞行之有效的方法。用10 mL注射器抽取肝素封管液10 mL(生理盐水含肝素62.5 U/mL)冲洗管道,在使用普通肝素帽接头时,要一边冲管一边退针,使管内保持正压状态,避免在拔针的过程中产生负压,使血液回吸入导管,影响封管效果。文献报道,每周用低浓度肝素溶液冲管2次可有效防止导管堵塞。

③若形成血栓导致导管堵塞,需加强正压封管技术,封管液不少于10 mL。血栓部分堵塞者,用10 mL注射器回抽小栓子弃之,更换注射器后用稀释好的肝素封管液冲洗管道,每隔8 h冲洗管道1次,冲管前用10 mL注射器回抽使管腔形成负压,以便注入的肝素封管液保留在管腔,如此反复,可能再通。此时也可尝试用5 000 U/mL尿激酶稀释液5 mL行管腔内注入后,将导管夹闭30~60 min,可能溶栓。

④封管后嘱患者不要过度活动或局部受压,以免引起静脉压力过高;导管固定不妥,易发生扭曲打折或导管顶端顶住血管壁或静脉瓣。故应嘱咐患者插管侧不要过度活动,避免受压,妥善固定导管,发生打折扭曲或导管顶端顶住静脉壁及静脉瓣可在无菌条件下调整导管位置。

(7)导管脱出。固定导管时建议采用"S"形固定。每日检查导管固定是否妥当,有无打折、移动或松脱。如部分脱出,不影响置管用途,采用局部固定即可,脱出管不可再送入血管,以防感染。

(8)空气栓塞。颈内静脉、锁骨下静脉置管直接进入上腔静脉,上腔静脉处于负压状态,易发生空气栓塞和出血。除穿刺因素外,导管连接口高于右心房,连接不紧密致断开或输液结束没有及时关闭导管夹可致。

(9)心律失常、心绞痛。心律失常及心绞痛主要是因为导丝及导管的不良刺激引起。应避免导丝和导管置入过深,一般置入深度为12~15 cm。

(10)代谢并发症。

①高血糖是最常见的并发症,当快速输入大量高浓度葡萄糖液,而内生性胰岛素一时不

能相应增加时,血糖水平则升高。高血糖可引起尿糖,如进一步发展则出现渗透性利尿、脱水,甚至高渗性非酮性昏迷。因此,在输液中要严密观察病情变化,如发现嗜睡、淡漠、精神混乱甚至昏迷时应立即检查血糖,注意保持呼吸道通畅防止意外损伤。

②反跳性低血糖:可在突然停止输注营养液后出现。为避免低血糖出现,在中断营养液输注时应输注 10%葡萄糖液,以防止血糖水平下降。

③代谢性酸中毒:在深静脉插管中可出现,因营养液中含较多可滴定酸,长时间输注酸性液体可出现代谢性酸中毒。在感染或有肺、肾功能障碍者更易出现。可表现为面色潮红,呼吸深快,严重者可呈淡漠、嗜睡甚至昏迷,应及时报告,并作记录。

④电解质紊乱:最常见的有低血钾、高血钾、低钠、低镁、低磷血症。应监测患者出入量和电解质水平,及时调整液体的量和种类,保持水—电解质的动态平衡。

七、口腔黏膜炎

口腔黏膜炎(oral mucositis,OM)是指口腔的炎症性和溃疡性反应,是 HLA 不全相合造血干细胞移植患者常见而严重的并发症,其发病率高、危害严重,不仅影响移植患者的营养供给和治疗的连续性,而且也是致死性感染的主要因素,直接影响移植的成败。据文献报道,64%化疗患者的败血症是由口腔黏膜炎所致。因此,对造血干细胞移植患者 OM 严密观察,正确有效地实施护理,对顺利完成治疗、减少并发症、保证移植成功及提高患者生活质量具有重要的意义。

(1)移植前请口腔科会诊,彻底检查口腔的情况,去除残牙、修补龋齿,做好宣教工作。

(2)正确漱口。自患者入层流病房实施全环境保护第 1 d 起,指导患者掌握正确的漱口方法,时间选择在睡前、晨起、用餐前后,漱口时应使漱口液在口腔内充分与牙齿接触,并保留一定时间,利于冲洗口腔各个部位,也使漱口液充分达到抗感染的目的。随时监督患者的执行情况并评估其疗效,适时调整护理措施。

(3)饮食干预。合理的饮食干预可改善机体的营养状况,避免不良的饮食习惯对该病的负面影响,提高机体免疫力的同时也可促进溃疡的愈合。如适当增加富含维生素尤其是维生素 C、蛋白质及微量元素等的食物。

(4)疼痛护理。患者疼痛明显时,在漱口液中加入一定比例的局麻药可有效缓解疼痛。如将 2%利多卡因或普鲁卡因加入适量生理盐水中漱口,有效止痛后,再行口腔护理或进食,患者易接受。缓解患者疼痛感,可减轻其受挫心理,增强对抗疾病的信心,同时使患者适当增加食物和水分的摄入,对促进机体恢复和溃疡愈合大有裨益。

(5)口腔降温。当口腔温度下降时,末梢血管收缩,血流速度减慢,液体从血管中转移至组织间隙,在组织间隙中被稀释,减弱了药物对细胞的毒性作用,并且在降温条件下组织细胞对各种有害刺激的反应减弱,细胞对药物的毒性作用不产生应答反应。另外,温度降低,细胞代谢率、细胞耗氧量也同时降低,中和了一部分因药物的毒性作用引起的细胞代谢障碍,从而使黏膜细胞得到保护。使用药物或非药物冰块,均能起到预防化疗引起 OM 的作用。

(6)吹氧疗法。将氧气直接吹至口腔溃疡面上,以达到治疗效果的方法。治疗原理可能是当氧气直接吹口腔溃疡面时,一方面能直接抑制厌氧菌的生长和繁殖,另一方面,由于局部组织氧张力的提高,致使毛细血管收缩,通透性降低,创面渗出减少,水肿、充血程度减轻,可大大减少继发感染,防止溃疡面加重。局部组织氧张力的提高,可促进细胞分裂活跃,合成胶原纤维和新生血管加快,促进了肉芽组织和上皮的形成。

(7)紫外线照射疗法。紫外线具有良好的直接杀菌作用,大剂量紫外线可使组织蛋白变性和解离,促使化脓组织与健康组织分离;小剂量紫外线照射可刺激细胞 DNA/RNA 的合成,从而促进细胞生长,同时还能刺激人体 T 淋巴细胞的免疫功能,提高机体的免疫力。

(8)氦氖激光照射疗法。氦氖激光是一种弱激光,波长为 632.8 nm,亦是一种理疗光。

当激光作用于人体后,产生镇痛、消炎、抗感染、促进组织修复、创面愈合等疗效。临床实验证明,由于氦氖激光照射产生良好的生物刺激作用,改善受照面的局部血液循环,降低血管通透性,减轻炎症的渗出速度及程度,从而减轻充血及水肿。黏膜溃疡经激光照射后局部组织的血流加快、组织代谢加快、新陈代谢旺盛、组织营养加强,改善了局部的病理状态。恢复组织健康,促进肉芽组织增生,从而导致新的上皮细胞再生,溃疡及其周围上皮再生,并能加速代谢产物的排泄。因而具有良好的消炎、消肿、减少渗出、改善细胞环境、促进肉芽组织和上皮再生的作用。

八、带状疱疹

带状疱疹是由水痘—带状疱疹病毒感染引起的急性疱疹性皮肤病,初次感染表现为水痘或隐性感染,以后病毒进入皮肤的感觉神经末梢,逐渐沿神经纤维向中心移动,最后长期潜伏在脊髓后跟的神经节中,一旦机体过度劳累、服用免疫抑制剂或放化疗后,抵抗力下降,病毒可被再次激活,引起感染。由于造血干细胞移植后患者免疫功能恢复慢,抵抗力差,极易合并水痘—带状疱疹病毒感染。

1.心理护理

造血干细胞移植后,患者身体正处于逐步恢复阶段,内心渴望能尽快恢复正常生活,此时感情较脆弱,在合并带状疱疹后,由于疼痛及对疾病的恐惧,加上因此而产生的经济负担,容易让患者产生绝望、焦虑的心理而失去继续治疗的信心。此时,我们应主动与患者沟通,说明治疗的重要性,耐心讲解带状疱疹发生的原因、治疗方法及预后,尽力减轻痛苦,使之能够树立信心,坚持治疗。

2.饮食护理

鼓励患者进食高蛋白、高维生素、富含营养、易消化、清淡饮食,以增强机体抗病能力,禁食辛辣等刺激性食物。

3.皮肤护理

保持皮肤清洁,每日以温水擦洗。保持床铺整洁,勤换内衣,穿宽松柔软的棉质衣物,剪短指甲,避免搔抓及摩擦,以免损伤皮肤。取合适卧位,尽量取健侧卧位,防止摩擦或压迫水疱,增加损伤机会,加剧疼痛。水疱未破者,局部可涂以炉甘石洗剂、阿昔洛韦软膏或 2% 龙胆紫。水疱破时,可给予局部湿敷:①用干扰素稀释液湿敷创面(即干扰素针 300 万 U 加入生理盐水 500 mL 中);②用 75% 酒精湿敷;③用庆大霉素稀释液湿敷(配制方法为庆大霉素 40 万 U 加入生理盐水 500 mL 中),4~6 次/d。

4.疼痛护理

保持环境安静、舒适,室温在 22~24 ℃,避免物理不良刺激。分散注意力,让患者做感兴趣的事情,如听音乐、聊天等。疼痛剧烈时可酌情给予口服解热镇痛剂,如布洛芬等。疼痛剧烈者可给予相应物理治疗,促进局部修复。

5.用药护理

在给予抗病毒药物治疗的同时,还可给予丙种球蛋白静脉滴注,增加机体抵抗力。抗病毒药物主要采用阿昔洛韦粉针静脉滴注,用药时注意:遵医嘱 q12h 按时给药,每次静滴时间 >1 h;因药物可降低白细胞和血小板,故应严密监测血象的变化;注意观察有无皮疹及发热等不良反应的发生。

6.出院指导

告知疾病复发的可能性,进行以下指导:坚持抗病毒治疗 14~21 d;避免劳累,加强营养,增强机体抗病能力;注意保持皮肤清洁,注意个人卫生。

第六节　饮食护理

1. 移植前的饮食指导

在移植前,合理均衡营养非常重要,保持基础体重即可,以确保正确计算和使用药物及输入的干细胞数量。饮食要点为每日要多吃新鲜的蔬菜和水果,增加膳食纤维的摄入,水果和蔬菜均要新鲜,食用之前洗净,水果要易于去皮,戒烟酒。食物一定要新鲜,勿食变质、变味、过期的食物,严防胃肠道感染的发生。

2. 预处理期间及移植过程中的饮食护理

由于预处理过程中大剂量化放疗,造成严重的胃肠道黏膜反应和消化道症状,影响了患者的进食及营养物质的吸收。此外,感染、VOD 及 GVHD 等,对胃肠道功能的恢复均造成不利影响,因此,早期的营养干预对于造血干细胞移植患者的各种敏感器官的保护、机体抵抗力乃至免疫功能的恢复起到了不可忽视的作用。给予营养的途径首选应该是胃肠内营养,这不仅是为了维持患者的日常生理所需,更重要的是保护内脏器官的各种生理功能。如对于维护肠黏膜屏障、维持胃肠道正常功能、减少细菌易位以及预防肝内胆汁淤积均具有重要的意义。因此,预处理期间及移植过程中的饮食护理非常重要。

(1)饮食消毒常规

①目的意义:经过大剂量化放疗预处理的病人,免疫功能极度低下,为了保证致病菌不通过胃肠道侵袭病人,饮食的消毒是非常必要的。

②用具准备:微波炉、微波炉专用餐具、微波炉蒸锅、1∶5 000 醋酸氯己定溶液、浸泡水果盆。

③操作步骤:微波炉专用餐具清洁后用 1∶5 000 醋酸氯己定溶液浸泡 30 min,微波炉消毒 3 min 后待用;盛装饭菜时,用 1∶5 000 醋酸氯己定溶液擦拭餐具表面,置微波炉内高火消毒 3～5 min,戴无菌手套送入病室。水果则经 1∶5 000 醋酸氯己定溶液浸泡 30 min 后入病室,削皮后食用。

④注意事项:微波炉清洁消毒 3 次/d,做到每次用后清洁;勿食用不易消毒的水果,如草莓、葡萄等;勿食用凉拌菜。所有的饭菜必须先经过蒸、煮、炒熟后才能送入。

(2)饮食种类及方法

①饮食宜清淡、少渣、易消化、无刺激性,避免进食油腻、粗糙和带刺的食物,以免损伤口腔黏膜和消化道黏膜。

②若有口服化疗药物,进食时间应当与服药时间有间隔,最少间隔 2 h。

③预处理期间有恶心、呕吐者,护士应指导患者反复做深呼吸,以减轻不适,待恶心减轻后可少量进食,或少食多餐。

④预处理期间应多饮水及无刺激性液体,如菜汤、果汁等,以促进体内有毒物质的排泄,减少不良反应。

⑤发生口腔溃疡时,应给予流质和半流质饮食,如米汤、稀粥、菜粥、软面条、鸡蛋羹、蛋花汤等。

⑥护士应指导家属提高烹调技术,根据患者的口味喜好来合理烹调,并经常更换品种,以刺激患者食欲。

⑦当肠内营养不能满足机体需要时,应根据患者的具体情况,在肠内营养的基础上给予肠外营养。此外,若患者因严重的胃肠道反应、口腔黏膜炎、肠黏膜炎等导致经口进食障碍,且出现严重的营养不良,治疗过程中体重减轻超过 10% 等,需要提供全胃肠外营养(TPN),以满足患者所需要的水分、电解质和大量的营养物质。

3. 移植后的饮食护理

患者出院后正确的家庭饮食可以改善自身的健康状况,增加机体的耐受力,维持和恢复各组织的功能,以增强机体的免疫功能。宜进食高热量、高蛋白、高维生素、易消化食物,每日3餐或4餐,禁烟酒,不食生冷、不洁及隔夜食物。选择优质高蛋白饮食,如牛奶、鸡蛋、牛肉、鱼等。选择清淡的多样化饮食,增进食欲。供给足够的膳食纤维、维生素和适量的矿物质。常见富含膳食纤维的食物有麦麸、草莓、菠萝、蘑菇、生菜、核桃、韭菜、芹菜等;维生素 A 多见于胡萝卜、肝脏、牛奶、蛋类等;维生素 B 多见于杂粮和全谷类、干果、坚果、无花果、小豆、绿豆、动物内脏;维生素 D 多见于动物肝脏、全奶、豆类、蛋类;钙多见于蛋黄、芝麻酱、豆制品;铁多见于动物肝脏、蛋黄、豆类、深色蔬菜。多吃新鲜食物,不吃腌制食物及腐败变质的食物,避免过硬食物,少用油炸烟熏烘烤的烹调方法。多选用有抗癌防癌作用和抗自由基的食物,如核桃、无花果、山楂、苹果、杏仁、西红柿、苦瓜、芥菜、香菇、蘑菇、灵芝、枸杞、大豆及其制品。

第七节　心理护理

1. 预处理期的心理特点与护理

病人在移植预处理期由普通病房转入无菌层流洁净室,由于空间小,机器噪声大,娱乐工具少,饮食受限,无菌条件的要求,以及中心静脉导管插入后的限制,谢绝探视等,患者一时难以适应,并且由于病人长期患病,已多次化疗,倍加痛苦,对移植既抱有希望又有恐惧心理。病人在接受移植前处于矛盾的心理状态,他们对移植中可能出现的并发症及预后考虑得非常多,思想负担较大,因而失眠、厌食、乏力。表现为抑郁、焦虑与孤独。医务人员可采取心理治疗,主动跟病人亲切交谈,了解他们的需要,满足他们正当的要求。以移植实例为话题与病人交谈,反复向病人讲解移植的全过程及主要不适和并发症,并说明克服的方法,使病人认识到这种治疗是解除自己病痛的根本治疗方法之一,尽管花费多,风险大,但有生的希望,使他们的心理状态由被动变为主动。通过暗示、说服、诱导等,让病人消除抑郁与孤独,增强对医护人员的信任,在心理上产生安全感,增强战胜疾病的信心。在移植期间,使病人尽自己最大的努力鼓足勇气,竭尽全力去期待一个快乐的结局。

2. 移植后期的心理特点与护理

接受移植的病人,移植前都要进行大剂量化疗,消除其体内的白血病细胞,同时病人体内白细胞和血小板等也因此受到杀伤,血液中的粒细胞甚至减少至零,而病人接受移植后,都需要一定时间才能植活和增殖。在此期间,极易发生感染和出血,如果是做异体 HSCT,病人还可能出现排斥反应以致危及生命。这时大部分的病人逐渐接受现实,并且能够积极配合治疗和护理。他们的注意力完全集中到自己身体上,他们非常关注自己身体所发生的细微变化,迫切想了解自己的病情和下一步的治疗方案。护理人员在加强生活护理的同时,在心理护理上应注意:对病人应态度和蔼可亲,热情真诚地告诉他们这只是治疗的开始,若要成功,还需要他们的进一步配合;把这一时期可能出现的问题,如出血和感染等,委婉地告之,作好预防指导工作;对病人提出的任何疑问做出正确判断,耐心解释、安慰或及时报告医生做出处理,切不可忽视病人的自我发现和怀疑;使病人了解保护性隔离的重要性,并主动执行消毒隔离要求,把移植治疗效果好的病例告诉病人,增强其战胜疾病的信心。

3. 恢复缓解期的心理特点与护理

移植后,病情逐渐恢复至痊愈,即将离开医院,总的来说,心理是愉悦的,但患者往往会害怕疾病恢复不彻底而形成迁延性慢性疾病,或疾病复发,并担心移植物抗宿主病等并发症的发生,很多病人会要求延迟出院。这时,病人表现出退缩、焦虑等情绪,针对恢复期病人的心理状态,护理人员首先要以认真科学的态度向病人说明病情已好转、移植已成功,鼓励病人坚定信心,只要严格按照医生的恢复方案进行,自己仍是对社会有用的健康人,以消除他们的种种顾虑。

4. 广泛的社会精神支持

医护人员参与患者整个移植过程，是其对抗疾病最亲密的同盟军和依靠者。因此，护士在此期间应对其家人及朋友的支持力量给予评估，并向其家人宣传和强调与患者进行有效沟通的重要性，鼓励患者及家属表达他们的担心和疑问，减少可能发生的误解并提高情感支持。对有严重心理问题的患者，护士可寻求心理医生的支持和帮助。根据移植患者所处的不同阶段，可鼓励一些同类性质移植效果较好的患者与其交流，并介绍一些心理素质好的移植患者与其加强联系，使其在同伴中得到精神鼓励和支持，让他们充满信心地回归正常的生活状态。

第八节　出院指导

患者出院时对其进行有效的宣教指导、情感支持和心理疏导，可使患者从心理上树立信心，消除苦闷的情感和心境，感觉到自己在社会中的地位，从而鼓起勇气，增强与疾病搏斗的信心。教会患者有效地进行自我观察和护理，以减少感染的发生，预防及早期发现慢性排斥反应，从而提高移植患者的生活质量，使其对生命有一个新的认识，并把它当做一个新的起点，迈向新的生活。同时，通过对患者的指导，也提高了护士自身的业务水平，使其更具责任心、爱心和事业心。护士可从中不断学习护理学、心理学、营养学及人际关系等方面的知识，解答病人提出的多方面疑难问题，从而更好地适应这一重要角色。

（1）心理支持。全面了解病人心理状况，根据不同年龄、性格爱好、文化程度、经济状况、家庭支持情况，做好心理评估。家庭环境决定患者的心理状态，它关系着治疗效果，因此要创造良好的家庭康复环境，营造出健康和快乐的气氛，使其产生安全感，解除生理及心理方面的紧张。另外，术后长期服药的副反应及慢性排斥反应的出现，容易加重病人的心理负担，致使病人消沉、孤独。针对这些情况，家属应无微不至地关心照顾病人，经常与移植后的病友进行电话联络及心理沟通，观察患者行为，及时发现异常举动并正确引导。

（2）移植物抗宿主病的观察。移植物抗宿主病的根本原因为供受者的主要或次要组织相容性的差异，主要侵犯皮肤、口腔、肝脏、眼部、肠和肺。慢性移植物抗宿主病常发生在移植100 d后，应指导家属及病人密切观察。①皮肤：如有无脱皮屑、瘙痒，皮肤渐行性变硬等；②口腔：味觉功能失调、溃疡是否经常出现等；③眼：有无视物模糊、分泌物增多、干燥等；④肝脏：肝功能有无异常、肝区有无疼痛；⑤肺：有无咳嗽、咳痰、气促、呼吸困难；⑥其他：有无心悸、心率失常等心脏功能损害及中枢神经系统障碍。

（3）药物指导。嘱患者在规定时间内正确服用免疫抑制剂，通常为1次/12 h，药物避免冷水服用，宜空腹服用。糖皮质激素按要求定时定量服用，饭后服用为宜。服用糖皮质激素时要服用保护胃黏膜药物。不得擅自更改药物剂量或停用药物。调节药物剂量要得到医生的指导，平时与医生、护士保持电话联系，以便规范用药及咨询注意事项。定期复查血常规、血药浓度、生化、肝功能、肾功能等。

（4）预防感染。患者抵抗力较低，应注意个人卫生，避免到公共场所，减少亲友探视时间。根据冷暖适时增减衣物，预防感冒。忌接触流感人群，适当增加体质锻炼，夫妻生活适宜。室内保持通风透气，被服保持干爽，定期在太阳下暴晒6 h，房间适宜温度为18～20 ℃，湿度为50％～60％，每日通风30 min，室内光线充足，消除噪声，定期用食醋熏蒸或紫外线灯照射等进行空气消毒。

（5）生活指导。适当的文化娱乐：听音乐、唱歌可以对机体产生放松作用，消除紧张、忧伤等心理。听音乐时间以30～60 min为宜，音量小于70 dB，环境以比较安静为佳。下面介绍几种音乐处方：《二泉映月》、《平湖秋月》、《军港之夜》、《绿岛小夜曲》等可催眠；《春江花月夜》、《塞上曲》、《平沙落雁》、《蓝色多瑙河》等可镇静；《假日沙滩》、《锦上花》、《水上音乐》消除疲劳；《金蛇狂舞》、《步步高》、《娱乐生平》等可振奋精神；《花好月圆》、《欢乐舞曲》、《餐桌音乐》、《北国之春》等促进食欲。康复锻炼的方法有气功、瑜伽、太极拳、散步等，锻炼应因人而异,逐渐增加运动量且不可过量。平时起居有常、生活有节,养成早睡早起的良好习惯。

（6）家庭关怀。亲人的关心照顾和护理是病人身心康复的精神支柱和坚强后盾。作为家属,一定要保持镇静,精心照顾病人的生活,多与其交谈,陪伴在身边给予精神支持,引导其扩大生活范围,做些力所能及的家务劳动,使其觉得自己是个有用的人,使其情绪稳定,以提高生存质量,战胜病魔。

（7）饮食护理。详见本章第六节饮食护理中"移植后的饮食护理"。

（杜欣　孙爱华　朱莉　张颖　贾春燕　张曦　孔佩艳　陈幸华）

参考文献

1.吴德沛,孙爱宁.临床造血干细胞移植.安徽科学技术出版社,2010:193-199,283-290.

2.喻新容,孙爱华,张诚,等.改良 BU/CY 方案在单倍体造血干细胞移植预处理中的护理.西部医学,2010,22(7):1346-1347.

3.贾春燕,梁雪,孙爱华,等.造血干细胞移植治疗恶性血液病的全程护理体会.西部医学,2010,22(7):1344-1345.

4.张怡.化疗相关性腹泻的治疗与护理.护理实践与研究,2008,5(4):63,74.

5.杨莘.静脉输液护理指南.科学技术文献出版社,2009:320,349.

6.吴芳芳.一例 ABO 血型不合异基因造血干细胞移植的观察及护理.护理进修杂志,2010,25(12):1149-1151.

7.陆压红,李荷君,邬春娥.1例双份无关脐血干细胞移植治疗慢性粒细胞性白血病患儿的护理.中华护理杂志,2008,43(9):816-817.

8.孙爱华,朱莉,陈幸华,等.造血干细胞移植283例护理分析.重庆医学,2007,36(17):1732-1733.

9.熊琼,任小红.中心静脉导管相关血流感染的研究进展.护理研究,2010,24(2):475-478.

10.张颖,张曦,陈幸华,等.造血干细胞移植过程中颈内静脉插管的临床护理.重庆医学,2008,37(17):2009-2010.

11.杜欣,孙爱华,等.造血干细胞移植后早期感染的预防及护理.西部医学,2010,22(7):1338-1340.

12.朱莉,孙爱华,黎智,等.异基因造血干细胞移植术后并发肠道移植物抗宿主病的护理.中华护理杂志,2010,45(9):850-851.

13.郑卫红,王惠红,管伟.同种异基因造血干细胞移植后肺部并发症的预防及护理.中国实用护理杂志,2007,23(4):17-18.

14.张静,袁单单,陈霞,等.造血干细胞移植并发中重度肝静脉闭塞病的护理.解放军护理杂志,2010,27(1B):120-122.

15.杜欣.化疗致口腔溃疡的预防及护理进展.重庆医学,2009,38(3):269-270.

16.邓波.化疗所致口腔黏膜溃疡的治疗及护理进展.解放军护理杂志,2008,25(6):38-39.

17.Coolbrandt A,MH Grypdonck.Keeping courage during stem cell transplantation:a qualitative research.Eur J Oncol Nurs,2010,14(3):218-223.

18.Slovace L,Slovackova B.Quality of life in oncological and hematological patients after hematopoietic stem cell transplantation:The effect of selected psychosocial and health aspects on quality of life:A review of the literature.Rep Pracl Oncol Radiother,2007,12(1):53-59.

19.Jarden M,Nelausen K,Hovgaard D,et al.The effect of a multimodal intervention on treatment-related symptoms in patients undergoing hematopoietic stem cell transplantation:a randomized controlled trial.Journal of Pain and Symptom Management,2009,38(2):174-190.

20.Cooke L,Gemmill R,Kravits K,et al.Psychological issues of stem cell transplant.Seminars in Oncology Nursing,2009,25(2):139-150.

21.王晓珍,吕玉芳,范祖燕.造血干细胞移植术后的家庭康复护理.全科护理,2009,7(9):2342-2343.

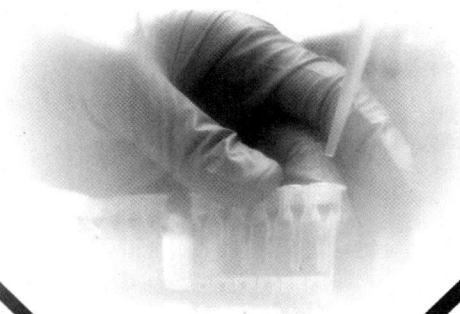

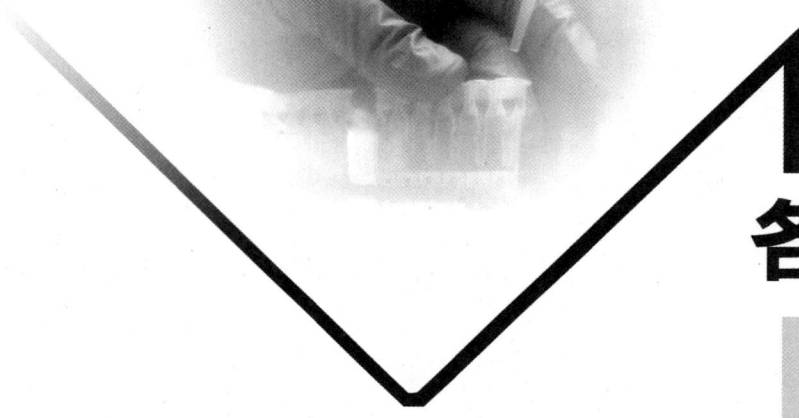

各论

各种疾病的 HLA 不全相合造血干细胞移植与相关临床应用

一 HLA 不全相合造血干细胞移植治疗慢性髓细胞白血病

慢性髓细胞白血病(CML)是一种克隆性造血干细胞疾病,主要累及粒细胞系尤其中性粒细胞,表现为:持续性外周血白细胞数目明显增多,分类中出现各分化阶段中性粒细胞,但以中幼粒细胞以下阶段细胞为主;脾脏明显增大;骨髓细胞存在特征性的细胞遗传学标记,即Ph 染色体,其分子生物学基础是第 9 号和 22 号染色体长臂易位 t(9;22)(q34;q11),形成bcr/abl 融合基因。bcr/abl 基因编码一种具有酪氨酸激酶活性的 210 kD 的融合蛋白质(P210),导致粒细胞转化和增殖,与 CML 的发病有关。对 CML 的治疗措施主要包括以羟基脲为主的化疗、α 干扰素、格列卫等。异基因造血干细胞移植(allo-HSCT)是根治 CML 的最佳方法。近年,随着 HLA 不全相合造血干细胞移植工作的开展,其在 CML 治疗中的应用引起临床重视,成为治疗 CML 的重要手段。

(一)慢性髓细胞白血病的诊断、分期和疗效标准

1. 诊断

CML 起病缓慢,其自然病程包括无症状期、慢性期、加速期和急变期。临床上无症状期难以觉察,因此,常用的临床分期仍以慢性期、加速期和急变期为主。慢性期患者常有乏力、不适、食欲减退、体重减轻和腹胀等症状。脾肿大是 CML 最常见和最突出的体征,肿大程度轻重不一,临床表现为左上腹不适、疼痛、饱胀等。一般而言,脾肿大程度与患者白细胞数目、病情、病期密切相关。CML 诊断主要依据:脾肿大等临床症状;外周血粒细胞增多,可见各阶段幼稚粒细胞、嗜酸及嗜碱粒细胞增多、原始细胞(Ⅰ型＋Ⅱ型)<10%;骨髓增生极度活跃,以中性中、晚幼及杆状粒细胞为主,嗜酸和/或嗜碱细胞增多;中性粒细胞碱性磷酸酶积分降低;Ph 染色体阳性(少数 Ph 染色体阴性 CML 患者可检测到 bcr/abl 融和基因)。此外,应排除类白血病反应、慢性粒单细胞白血病以及真性红细胞增多症、骨髓纤维化等骨髓增殖性疾病。

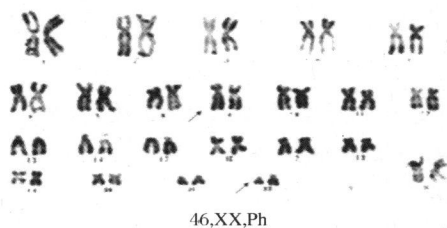

46,XX,Ph

图1　染色体 G 带

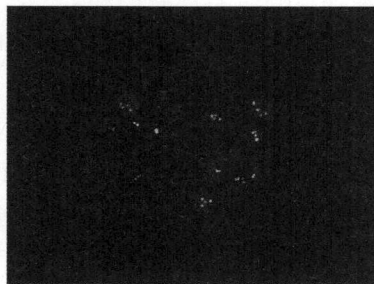

图2　FISH 显示 Ph 染色体

2. 分期

根据临床病程 CML 分为慢性期、加速期和急变期。

(1)慢性期。

临床表现:无症状或有乏力、多汗、低热、腹胀、体重减轻等症状;

血象:白细胞数高,以中性中、晚幼粒细胞为主,嗜酸和嗜碱细胞增高,原始粒细胞(Ⅰ型＋Ⅱ型)<10%,可有少量有核红细胞;

骨髓象:增生明显或极度活跃,以粒系增生为主,中、晚幼粒细胞和杆状核细胞增多,原始细胞<10%;

生物遗传学：Ph 染色体阳性和/或 bcr/abl 融合基因阳性；

CFU-LGM 培养：集落或集簇较正常明显增多。

（2）加速期。具备以下 2 项及以上的应考虑本期：

①不明原因的发热、贫血、出血加重和/或骨痛；

②脾脏进行性增大；

③血小板进行性降低或增高；

④原始细胞（Ⅰ型＋Ⅱ型）在外周血中和/或骨髓中＞10%；

⑤外周血嗜碱粒细胞＞20%；

⑥骨髓中胶原纤维有显著增生；

⑦出现 Ph 染色体以外的其他染色体异常；

⑧传统抗 CML 药物治疗无效；

⑨CFU-LGM 增生和分化缺陷，集簇增多，集簇与集落的比值增高。

（3）急变期。具备下列之一者可诊断为本期：

①骨髓中原始粒细胞（Ⅰ型＋Ⅱ型）或原始淋巴细胞＋幼稚淋巴细胞，或原单＋幼单在外周血或骨髓中＞20%；

②外周血中原始粒细胞＋早幼粒细胞＞30%；

③骨髓中原始粒细胞＋早幼粒细胞＞50%；

④骨髓外原始细胞浸润。

3. 疗效标准

（1）血液学缓解标准。

①完全缓解

临床：无贫血、出血、感染及白血病细胞浸润；

血象：血红蛋白大于 100 g/L，白细胞低于 $10×10^9$/L，分类无幼稚粒细胞，血小板在（100～400）$×10^9$/L；

骨髓象：正常。

②部分缓解：临床表现、血象、骨髓象 3 项中有 1 或 2 项未达完全缓解标准。

③未缓解：临床表现、血象、骨髓象 3 项均未达到完全缓解标准及无效者。

（2）细胞遗传学完全缓解的标准：除以上血液学完全缓解标准外，Ph 染色体消失。

（3）分子生物学完全缓解的标准：无 bcr/abl 融合基因或 bcr/abl mRNA 或 P210 蛋白。

4. 预后

CML 由于个体差异、加之治疗方法不同，使就诊后生存期长短悬殊，一般 21～45.5 个月，长期存活 7～20 年以上病例仅为少数。多因急变而病情加剧恶化，75%～85%的在 1～5 年内由稳定期转入急变期，CML 一旦急变，预后不良，半数以上病例在 3～6 个月内死亡，仅极个别病例能超过 1 年，因此急变是 CML 的终末表现。

（二）慢性髓细胞白血病的药物治疗

1. 慢性期

（1）化疗。CML 化疗常用的药物为羟基脲（hydroxyurea）和白消安。羟基脲抗白血病机制在于药物能抑制核糖苷酸还原酶，干扰 DNA 合成，是一种细胞周期特异性抗肿瘤药物。该药治疗 CML 的初始剂量为 3.0 g/d，当白细胞总数降至 $20×10^9$/L 时，可用 0.5～1.0 g/d 的维持剂量。若患者的白细胞总数显著增高，作为尽快降低白细胞负荷的措施之一，羟基脲降低白细胞的作用较为迅速，不易产生骨髓的持续性抑制，但需进行较为频繁的血象变化监测和药物剂量调整。羟基脲治疗 CML 并不能改善 CML 的长期预后和延缓或阻止 CML 急变的进展。白消安系一种烷化剂，能够有效地抑制过度的髓系造血和巨核系造血，使 CML 慢性期的血象恢复到正常或接近正常，用于 CML 慢性期的治疗，常规剂量为 $4\sim6$ mg/d，当 WBC 计数降至 30×10^9/L，可暂时停药，因药物的后续作用可维持数天甚至数周。

（2）干扰素。干扰素是一种造血负调控细胞因子。α 干扰素目前被认为是 CML 慢性期早期的标准治疗药物。与常规的化疗药物相比，α 干扰素可使 $70\%\sim80\%$ 的 CML 慢性期病例患者获得血液缓解，$20\%\sim30\%$ 的患者获得细胞遗传学反应，对获得细胞遗传学反应的患者，平均生存期延长，5 年生存率达 $50\%\sim60\%$。疗效较羟基脲和白消安为佳，所用干扰素的种类对疗效无明显影响，应用时间最少在半年以上，最好坚持使用 2 年，合并应用小剂量阿糖胞苷可提高疗效。

（3）格列卫。也叫 STI-571（signal transduction inhibitor-571），是迄今为止第一个成功的肿瘤靶向治疗药物。该药是一种针对 bcr/abl、血小板源性生长因子（PDGF）、c-Kit 等酪氨酸受体激酶的竞争性抑制剂。临床研究证明，格列卫能够有效地抑制 bcr/abl 表达的 CML 细胞株和造血祖细胞生长，肿瘤动物模型能够延长白血病动物的生存期。现有临床实验认为，其血液学缓解率在 95% 以上，发生主要遗传学反应者达 70%，完全遗传学反应为 27 例（50%）。格列卫的不良反应轻微，约 10% 患者出现Ⅲ级白细胞和/或血小板减少，多可控制或耐受。非血液学不良反应包括颜面水肿、恶心、腹泻、肝功能异常、皮疹、纳差、关节/肌肉酸痛等，腿/指抽筋、疲乏、低热等少见。有关格列卫治疗 CML 的推荐剂量：CML 慢性期400 mg/d；加速期和急变期 600 mg/d。格列卫治疗 CML 慢性期的另一问题是用药的持续时间，这是一个目前尚无法满意回答和解决的问题，现倾向于持续用药。格列卫治疗 CML 慢性期和加速期的疗效虽然肯定，但随着用药时间的延长，也有部分患者出现对格列卫耐药，即获得性格列卫耐受。对格列卫产生耐药的分子机制在于 bcr/abl 激酶活性的再激活。这种重新激活的酪氨酸激酶活性常常与 bcr/abl 基因的 abl 激酶结构域的点突变有关。

2. 加速期

当 CML 进入加速期，先前应用的羟基脲或 α 干扰素的量需要增加。加速期 CML 患者平均生存期为 $8\sim18$ 个月。加速期的治疗措施包括：

（1）羟基脲联合 α 干扰素治疗。其效果尚未获随机临床实验的证实。α 干扰素治疗反应的影响因素包括脾肿大和贫血的程度、WBC 计数的高低、骨髓嗜碱性粒细胞百分比或外周血原始细胞百分比。

（2）α 干扰素与小剂量 Ara-C 联合。可使小部分病例达到血液学缓解（完全或部分）。

（3）联合化疗。CML 加速后虽然其原始细胞比例未达到急性白血病诊断指标，但疾病进展迅速，可在数月内进展到急变期，因此该阶段的患者也可采用联合化疗治疗方案，但剂量可低于正规方案。目前使用较多的是 CAG 方案，该方案与常规 DA 方案相比，其主要特点是具有诱导白血病细胞分化的作用，治疗效果较好。（4）格列卫治疗。国外一组资料对 235 例 CML 加速期患者应用格列卫400 mg/d或 600 mg/d 治疗，结果 34% 达血液学完全缓解，24% 获得主要细胞遗传学反应，总体效果明显优于 α 干扰素联合化疗者。

3. 急变期

CML 一旦进入到急变期，存活期限为数周或数月。绝大部分患者为急粒变。这类患者的处理通常采用类似于 AML 的联合化疗方案，但疗效非常差，完全缓解率 $<20\%$。造血干细胞移植对 CML 急变病例的效果也不乐观。$25\%\sim35\%$ 的 CML 患者可出现急淋变或"双表型"分化。对 CML 急淋变的患者，化疗方案通常采用类似于 ALL 的联合化疗方案，60% 的患者对化疗有反应，然而，整体生存期为 $4\sim6$ 个月。

4. CML 非移植治疗疗效预测

（1）Sokal 指数

用于白消安和羟基脲治疗的患者采用以下公式：0.016（年龄－43.4）＋0.034 5（脾大小

—7.50)+0.188[（血小板/700)²—0.563]+0.088 7[原始细胞(%)—2.10]。

对于年龄小于 46 岁的患者可套用下列公式：

0.025 5(脾大小—8.14)+0.0324[原始细胞(%)—2.22]+0.102 5[（血小板数/700)²—0.627]—0.017 3[红细胞比容(%)—34.2—0.268 2(性别—1.40)]。其中，男性=1，女性=2。

＜0.8：低危组；

0.8～1.2：中危组；

＞1.2：高危组。

（2）Hasford 指数。

用于干扰素治疗 CML 前的预测：[0.666 6×年龄（≤50 岁=0；＞50 岁=1)+0.042 0×脾大小（肋缘下厘米数）+0.058 4×原始细胞(%)+0.041 3×嗜酸粒细胞(%)+0.203 9×嗜碱粒细胞（＜3%=0；＞3%=1)+1.095 6×血小板数（＜1 500×10⁹/L=0；＞1 500×10⁹/L=1)]×1 000。

低危组：＜780；

中危组：＜1 480；

高危组：＞1 480。

（三）HLA 不全相合造血干细胞移植治疗 CML

如前所述，CML 的治疗经历了一个发展过程：单一化疗改善了患者的健康状况，但生存时间无明显延长；干扰素可适当延长 CML 生存期，但无法根治 CML；格列卫可使部分患者达到细胞遗传学缓解，控制疾病进展，但"耐药"和长期服药的问题仍无法得到有效的解决。同种异基因造血干细胞移植是对患者进行超大剂量化放疗预处理，最大限度地杀伤 CML 细胞克隆，然后将正常造血干细胞植入患者体内，使其恢复正常造血和免疫功能的方法，是目前彻底治愈 CML 的最有效方法。HLA 全相合的亲缘相关或无关供者是 allo-HSCT 最合适的供者。然而，仅有 25%～30% 的患者能找到 HLA 全相合的亲缘供者；在无关人群中找到全相合供者的概率是 1/50 000～1/100 000，甚至更低。若进行 HLA 单倍型相合 HSCT，则有90% 的患者能够找到供者，可为更多需接受移植治疗而无 HLA 全相合供者的患者带来福音。近年，随着对 HLA 认识的深入，以及预防移植后 GVHD 手段的提高，国内外已成功开展 HLA 不全相合造血干细胞移植，其在 CML 治疗中的疗效也得到了同行的认可。由于 HLA 不全相合造血干细胞移植跨越了 HLA 屏障，移植相关并发症和死亡率较高，且与患者个体差异有很大关系，因此确定 HLA 不全相合造血干细胞移植的时机和患者的条件尤为重要。

目前用于异基因造血干细胞移植治疗 CML 疗效评判的指标是 EBMT 指数（见表 1）。不同积分的 CML 患者其移植后生存率及移植相关死亡率是不同的。

表 1　异基因造血干细胞移植治疗慢性髓细胞白血病预测积分

项　目	危险因子积分		
	0	1	2
病情分期	CP1	AP	BP 或＞CP2
患者年龄（岁）	＜20	20～40	＞40
诊断～移植（月）	≤12	＞12	
患者（供者）	其他	男（女）	
供者	SD	UD	

SD：同胞间供者；UD：无关供者；CP1：第一次慢性期；AP：加速期；BP：急变期；CP2：第二次慢性期。

在 3 142 例慢性髓细胞白血病患者中，移植后，在 0～1 分（634 例）、2 分（881 例）、3 分（867 例）、4 分（485 例）、5～7 分（257 例）患者中，其 5 年生存率是递减的，其移植相关死亡率是递增的。

1. 移植时机

慢性髓细胞白血病慢性期是行 allo-HSCT 的最佳时机,其疗效明显优于加速期和急变期。由于慢性期持续时间一般为 1~4 年,对于 50 岁以下的 CML 患者,最好在诊断一年内进行 allo-HSCT。allo-HSCT 供者选择的顺序是同胞间 HLA 全相合供者、无血缘关系 HLA 全相合供者、亲缘间 HLA 不全相合供者、无血缘关系 HLA 不全相合供者(1~2 个位点不合)。同胞间 HLA 全相合造血干细胞移植和无血缘关系 HLA 全相合造血干细胞移植是目前普遍采用治疗 CML 的移植方式。亲缘间 HLA 不全相合造血干细胞移植和无血缘关系 HLA 不全相合造血干细胞移植目前多用于 CML 急变和加速期的抢救性移植,但随着造血干细胞移植技术和相关并发症处理水平的提高,HLA 不全相合造血干细胞移植治疗 CML 的疗效已接近 HLA 全相合造血干细胞移植,成为适应我国国情治疗 CML 的常规造血干细胞移植技术。

2. 移植前准备工作

(1)HLA 配型

编码人类白细胞抗原的基因群称为 HLA 复合体,位于第 6 号染色体短臂。其在一条染色体上的等位基因构成一个单体型(haplotype),两个单体型构成基因型,分别来自父亲和母亲,呈共显性表达。HLA 不全相合造血干细胞移植是指将 HLA 一条单体型相合的供者造血干细胞(骨髓、外周血、脐带血)移植给受者,也就是说供受者之间至少具有一条完全匹配的单模标本,而另一条不匹配的单模标本上 HLA-A、B、DR 3 个位点可以是 1、2 或 3 个不匹配。

(2)受者准备

受者在移植前要进行一系列临床及实验室检查以进一步明确诊断、分期和身体状态,年龄一般要求在 50 岁以下,但 50 岁以上身体条件良好的患者权衡利弊后也可进行 HLA 不全相合造血干细胞移植,重庆新桥医院血液科在 2008 年成功地为 1 例 53 岁 CML 患者进行了 HLA 不全相合(HLA-A 位点不相合)造血干细胞移植。除年龄因素外,患者重要脏器功能基本正常,移植前清除体内各种感染病灶。向患者及其家属告知移植适应证和风险,使其具有充分心理准备和充足经费。

3. 造血干细胞动员和采集

人体骨髓和外周血中存在具有自我更新和多向分化能力的造血干细胞,造血干细胞能够重建造血,这为造血干细胞移植提供了物质基础和理论依据。外周血干细胞移植具有采集方便、造血重建快等优点,逐步取代传统的骨髓移植。但由于人外周血造血干/祖细胞在生理条件下含量少,不能满足干细胞移植的需要,因此采集前需要进行造血干细胞动员。目前多采用 G-CSF 5~10 μg/kg进行动员,动员后利用血细胞分离机采集外周血造血干细胞。对于 HLA 全相合造血干细胞移植,血细胞分离机采集 2×10^8/kg 外周血造血干细胞即可满足造血重建的要求。但对于 HLA 不全相合造血干细胞移植,血细胞分离机采集的外周血造血干细胞中富含 T 淋巴细胞,供者来源的 T 细胞是介导 GVHD 的免疫细胞,因此,单纯移植外周血干细胞有可能增加 GVHD 发生率。目前,HLA 不全相合造血干细胞移植多采用 G-CSF 动员后的外周血干细胞和骨髓干细胞联合移植,这样在保证充足造血干细胞的同时,尽可能减少供者来源的 T 细胞数量,而且骨髓中含有基质细胞成分,有利于供者来源干细胞的植入和减轻 GVHD。

4. 预处理方案

造血干细胞移植治疗 CML 进行预处理的主要目的是:①尽可能清除患者体内残留的 CML 细胞,减少复发率;②摧毁受者体内原有造血细胞,为植入的造血干细胞提供定居、增殖的空间;③抑制或杀灭受者体内的免疫细胞,预防排斥反应以利于造血干细胞植活。由于

HLA不全相合造血干细胞移植需要跨越HLA屏障,植入困难,因此需要加大预处理的强度,更有效地摧毁受者的造血和免疫功能,促进供者来源的造血干细胞的植入。但过强的预处理带来了巨大的毒性,同时增加了移植后GVHD的发生率。近年来由于免疫抑制剂的发展,预处理方案倾向于较低的毒性和更强的免疫抑制治疗,从而为有效减轻HLA不全相合造血干细胞移植风险提供了可能。目前大多数移植中心采用包含全身放疗(TBI)、环磷酰胺、阿糖胞苷、氟达拉滨和抗胸腺细胞球蛋白(ATG)等的不同组合(见表2)。全身放疗、环磷酰胺和阿糖胞苷是常规移植预处理用药,氟达拉滨最早用于慢性淋巴细胞白血病的治疗,近年用于HLA不全相合造血干细胞移植,既可有效腾空骨髓,又有免疫抑制作用,效果较好。ATG有较强的免疫抑制作用,可去除受者体内的T细胞,减少移植排斥,但ATG半衰期长,可作用于移植物,影响移植后的免疫重建。氟达拉滨联合白消安、环磷酰胺、ATG是目前用于HLA不全相合造血干细胞移植较常见的减低剂量预处理方案。从我们使用的经验来看,这个方案可有效降低移植预处理的相关毒性,但少数骨髓增生旺盛的患者可能会出现供者造血干细胞无法植入的问题。因此,我们在该方案的基础上增加去甲氧基柔红霉素,增强骨髓腾空的强度,同时达到更有效清除白血病细胞的作用。

表2　常用于CML患者HLA不全相合造血干细胞移植的预处理方案

方 案	药 名	剂 量	实施时间	总计量
CCNU＋Ara-C＋Bu＋CTX＋ATG	CCNU	200 mg/m²	×1 d	200 mg/m²
	Ara-C	4 g/m²	×2 d	8 g/m²
	Bu	0.8 mg/kg	1/6 h ×3 d	9.6 mg/kg
	CTX	1.0～1.8 g/m²	×2 d	2.0～3.6 g/m²
	ATG*	5 mg/kg	×4 d	20 mg/kg
TBI＋Ara-C＋CTX＋ATG	TBI	4.5 Gy	×2 d	9.0 Gy
	Ara-C	3 g/m²	×3 d	9 g/m²
	CTX	45 mg/kg	×2 d	90 mg/kg
	ATG	5 mg/kg	×4 d	20 mg/kg
Flu＋Bu＋CTX＋ATG	Flu	40 mg/m²	×5 d	200 mg/m²
	Bu	0.6 mg/kg	1/6 h ×4 d	9.6 mg/kg
	CTX	40 mg/kg	×2 d	80 mg/kg
	ATG	5 mg/kg	×4 d	20 mg/kg
Flu＋Bu＋IDA＋CTX＋ATG	Flu	40 mg/m²	×5 d	200 mg/m²
	Bu	0.6 mg/kg	1/6 h ×4 d	9.6 mg/kg
	IDA	10 mg/d	×3 d	30 mg
	CTX	40 mg/kg	×2 d	80 mg/kg
	ATG	5 mg/kg	×4 d	20 mg/kg

* 此ATG用量按照德国费森尤斯公司产品计算,如为法国即复宁为2.5 mg/kg×4 d。

5. 移植后并发症

造血干细胞移植的主要困难和障碍是移植后的各种并发症。HLA不全相合造血干细胞移植的主要并发症包括:GVHD、肝静脉闭塞病(VOD)、感染和出血、消化道反应、口腔溃疡、出血性膀胱炎、白质脑病、放射性肺炎、中枢神经系统毒性等。其中,GVHD是HLA不全相合造血干细胞移植的主要障碍,也是最难处理的并发症。GVHD通常分为急性和慢性两种,急性GVHD(aGVHD)发生在移植后100 d之内,慢性GVHD(cGVHD)发生在移植100 d以后。在10 d内发生的GVHD又称为超急性GVHD(superacute GVHD),病情凶险,死亡率高。

（1）急性 GVHD

aGVHD 包括超急性 GVHD，是 HLA 不全相合造血干细胞移植的主要死亡原因，发生率可高达 40%～80%。aGVHD 的临床表现主要为皮肤损害、肝功损害和肠道损害的相应症状和体征，包括皮疹、肝功异常、腹痛、腹泻等。对于 aGVHD，预防显得尤为重要，一旦发生严重的 aGVHD 往往造成难以恢复的脏器损害，治疗效果不佳。

①aGVHD 的预防

预防 aGVHD 的常用药物包括环孢霉素 A（CsA）、甲氨蝶呤（MTX）、环磷酰胺（CTX）、糖皮质激素、骁悉（MMF）、抗胸腺细胞球蛋白（ATG）和 CD25 单抗等。HLA 不全相合造血干细胞移植 aGVHD 发生率高，程度严重，因此 aGVHD 的预防应强于 HLA 全相合干细胞移植。目前认为 CsA＋短程 MTX＋ATG＋MMF 的疗效较好。其方案为：－7 d 开始应用 CsA 1.5 mg/(kg·d)，持续静滴 24 h，－1 d 增量至 2.5 mg/(kg·d)，待患者胃肠道反应减轻后改为口服 5 mg/(kg·d)，至移植后 150 d 开始减量，可按每10 d 5% 的速度递减，1 年后停药。应用 CsA 时要注意其对肝、肾等脏器的毒副作用，定期监测 CsA 浓度，使 CsA 血清浓度维持在 50～250 ng/mL 或全血浓度维持在 200～600 ng/mL。MTX ＋1 d 为 15 mg/m²，＋3 d、＋6 d、＋11 d 为 10 mg/m²。应用 MTX 时要注意其黏膜炎副作用，虽然 MTX 用量小，但在前期预处理的基础上，患者往往会出现严重黏膜溃疡，可静脉补充维生素、局部予以黏膜保护剂和表皮生长因子治疗。ATG 5 mg/(kg·d)，－5～－2 d，在使用 ATG 的过程中，部分患者出现畏寒、发热等不适，可同步输注糖皮质激素预防；少数患者有血压下降、休克表现，应停止使用，换用其他预防 aGVHD 药物。MMF 从移植－1 d 开始口服，至移植后 100 d 减停。

除药物预防 aGVHD 外，也有采用去除供者 T 细胞的方法。去除供者造血干细胞中的 T 细胞的确可以预防和减轻 GVHD 的发生，但也增加了排斥反应和移植后的复发率，去 T 细胞移植后排斥反应从 2%～5% 增加到 15%～30%，复发率从 10% 增加到 50%，因此在应用时要慎重选择。

②aGVHD 的治疗

包括药物、全环境保护、预防感染和支持治疗。一旦发生 aGVHD，应在原有免疫抑制剂的基础上加用大剂量甲强龙冲击治疗，剂量为 1～2 mg/(kg·d) iv，然后根据病情逐渐减量，减至40 mg/d 可更换为等剂量泼尼松（50 mg/d），继续减量。效果不佳者可考虑应用 ATG、抗 CD3 单克隆抗体或其他免疫抑制剂。

（2）慢性 GVHD

慢性 GVHD（cGVHD）是 HLA 不全相合造血干细胞移植后晚期主要并发症，多在移植后 5 个月或更长时间发生，常累及多个脏器。cGVHD 的临床表现类似于硬皮病、干燥综合征和系统性红斑狼疮（SLE）等胶原病，主要损害皮肤、口腔、眼部、肝脏、肠道以及呼吸道等，常并发感染。其预防主要是防止 aGVHD 的发生并缩短病程。治疗则应用泼尼松或泼尼松＋CsA，如泼尼松 1 mg/(kg·d)＋CsA 5 mg/(kg·d)，如 CsA 效果不佳，可换用普乐可复 1.0 mg/12 h。对于难治性患者可使用反应停（thalidomide）、抗效应细胞及细胞因子的单克隆抗体（McAb）等。大多数 cGVHD 对治疗有效，经过正确治疗，约 80%～90% 的患者可长期存活。

6. HLA 不全相合造血干细胞移植后 CML 的复发和微小残留白血病的检测

（1）移植后复发问题

HLA 不全相合移植后 CML 的复发是影响移植疗效、危及患者生命的主要因素之一。CML 的复发除少数为供者型外，绝大多数（＞95%）为受者型复发，即与体内残留白血病细胞较多和移植后移植物抗白血病（GVL）作用不强有关。复发率由高到低依次为：无 GVHD 者＞仅有急性 GVHD 者＞仅有慢性 GVHD 者＞同时有急性和慢性 GVHD 者。影响 HLA 不全相合造血干细胞移植后白血病复发的因素有：①加速期和急变期 CML 患者移植后的复发率高;②无 GVHD 者复发率高;③去 T 细胞者复发率增加。其他因素还有年龄大者复发率高,预处理中 TBI 剂量小者复发率高。复发可以表现为细胞遗传学复发和血液学复发。细胞遗传学复发可以发展成为血液学复发,也可以持续不变或自然转阴。也有突然出现血液学复发者。改进预处理方案、选择最佳移植时机以及诱发或增强 GVL 效应可以减少移植后 CML 的复发。近年研究发现,移植前口服 2～3 个月格列卫可有效降低移植后复发率。CML 患者移植后复发的治疗,可采用 INF、IL-2 等细胞因子以及输注供者外周血 T 淋巴细胞,可以使部分患者达到 Ph+ 细胞消失。也可采用格列卫治疗,同样可达到较好的治疗效果。

（2）微小残留病的检测

移植后体内残留的微量白血病细胞(也称微小残留病,MRD)是白血病复发和影响预后的根本原因。因此检测 MRD 可为临床治疗和预测白血病的复发提供可靠依据。CML 细胞具有特异的遗传学标记,即 Ph 染色体和 bcr/abl 融和基因。可采用染色体分析、分子生物学技术定期检测。

7. HLA 不全相合造血干细胞移植的疗效

allo-HSCT 是目前治疗 CML 的最有效方法。研究表明,CML 慢性期行异基因造血干细胞移植存活率为 50％～80％,无病存活率为 30％～70％。移植相关死亡率为 15％～20％,复发率为 20％。HLA 不全相合造血干细胞移植目前多用于无同胞间和非血缘全相合供者,且疾病处于加速或进展 CML 患者的抢救性移植。因此其长期存活率和无病生存率均低于 HLA 全相合造血干细胞移植。1997 年 Speiser 等报道欧洲骨髓移植组的结果,其亲缘间 HLA 不全相合的异基因骨髓移植治疗后,5 年存活率(OS)及无病存活率(DFS)分别为 32％ 和 25％。在首次慢性期(CP1)行亲缘间 HLA 不全相合异基因骨髓移植患者,其 2 年存活率为 47％,在加速期或急变期行亲缘间 HLA 不全相合异基因骨髓移植患者,其 2 年存活率为 25％。国外研究发现,0～1 个 HLA 位点不合者,亲缘间 HLA 不全相合异基因骨髓移植后 2 年存活率和无病生存率分别为 46％和 27％,而 2～3 个 HLA 位点不合者,亲缘间 HLA 不全相合异基因骨髓移植后 2 年存活率和无病生存率分别为 43％和 24％。由此说明慢性髓细胞白血病患者异基因造血干细胞移植后病情的最终转归与 HLA 相合程度关系不大,主要与疾病状态相关。最新文献报道,HLA 不全相合造血干细胞移植的 CML 慢性期患者无病存活率为 57.3％。

有报道认为外周血干细胞移植比骨髓移植复发率低。Elmaagacli 等报道外周血造血干细胞移植后细胞遗传学复发率为 7％,而骨髓移植后细胞遗传学复发率为 47％。HLA 不全相合造血干细胞移植国内一般采用 G-CSF 动员的外周血造血干细胞联合骨髓造血干细胞的方法,目前尚无大样本预后统计结果。重庆新桥医院血液科近 5 年采用 HLA 不全相合造血干细胞移植治疗慢性髓细胞白血病 40 例,其中慢性期 33 例,加速期 5 例,急变期 2 例。2 年存活率和无病生存率分别为 68％和 52％,疗效优于国外同类报道,原因可能与病例选择、预处理方案选择及外周血造血干细胞联合骨髓造血干细胞的方法有关。

移植前患者脾脏肿大也可影响移植疗效。目前多主张在移植前切除肿大脾脏,以促进植入和减低复发率。此外,HLA 不全相合造血干细胞移植的疗效也受移植前接受治疗情况的影响。移植前经过美法仑治疗的 CML 患者,其相关死亡率增高,疗效差。移植前应用干扰素是否影响移植疗效目前尚存在争议。有研究者认为干扰素为负性造血调控因子,应用干扰素 12 月以上者实施造血干细胞移植,其造血重建缓慢,感染率增加,以致影响最终疗效。

8. HLA 不全相合造血干细胞移植的其他有关问题

（1）脾脏照射和脾脏切除

慢性髓细胞白血病造血干细胞移植前,是否进行脾脏照射或脾脏切除目前尚有争议。Gra-wohl 等报道 229 例慢性髓细胞白血病慢性期患者行造血干细胞移植,115 例行脾区照射,占 59％;移植后 52 例患者复发,其中 26 人行脾区照射,26 人未经脾区照射,故看不出移植前后脾脏照射对白血病复发的影响。一般认为,在慢性髓细胞白血病患者行异基因造血干细胞移植之前,经羟基脲或格列卫治疗,白细胞和脾脏均达到正常范围,不需要行脾脏照射或脾脏切除,但脾脏回缩不良的患者需在移植前行脾脏照射或脾脏切除。HLA不全相合造血干细胞移植前对脾脏的处理原则与全相合移植一致。

（2）输入造血干细胞量

慢性髓细胞白血病异基因造血干细胞移植所需造血干细胞量是决定移植成功与否的重要因素。如输入供者细胞量过低,不利于供者细胞的植入。一般认为,骨髓移植所需有核细胞为 $3 \times 10^8/kg$,CD34$^+$ 细胞约为 $3 \times 10^6/kg$;外周血造血干细胞移植所需单个核细胞为 $5 \times 10^8/kg$,CD34$^+$ 细胞为 $5 \times 10^6/kg$。有人认为输入大量供者细胞,可以克服供受者细胞 HLA 不相合的问题,易于供者干细胞植入。因此,对于 HLA 不全相合造血干细胞移植来说,需要更高的干细胞量。目前重庆新桥医院血液科 HLA 不全相合造血干细胞移植采用外周血联合骨髓造血干细胞的方法,两者细胞量为 1:2,单个核细胞共采集 $(8 \sim 10) \times 10^8/kg$,CD34$^+$ 细胞为 $(6 \sim 8) \times 10^6/kg$。目前所进行的 115 例 HLA 不全相合造血干细胞移植均获得供者造血。

（3）慢性髓细胞白血病减低剂量预处理异基因造血干细胞移植

对于年龄较大的慢性髓细胞白血病患者,从理论上讲可以给予减低剂量预处理,从而降低预处理并发症,但目前所进行的减低剂量预处理的移植并未给患者带来实惠,在降低预处理并发症的同时,往往会影响供者植入。其原因可能在于慢性髓细胞白血病患者骨髓增生活跃,预处理强度不够将直接影响其清髓效果,不利于供者干细胞的植入,对于 HLA 不全相合造血干细胞移植尤其如此。

（高蕾　张诚　张曦　孔佩艳　陈幸华）

参考文献

1. Hochhaus A. First-Line management of CML:a state of the art review. J Natl Compr Canc Netw,2008,Suppl 2:S1 - S10.

2. Kabayashi S,Kimura F,K abayashi A,et al. Efficacy of low-dose imatinib in chronic-phase chronic myelogenous leukemia patients. Ann Hematol,2009,88(4):311 - 315.

3. Marin D,Milojkovic D,Olavarria E,et al. European Leukemia Net criteria for failure or sub-optimal response reliably identify patients with CML in early chronic phase treated with imatinib whose eventual outcome is poor. Blood,2008,112(12):4437 - 4444.

4. Maia V,Sanz M,Gutierrez-Berzal J,et al. C3 g silencing enhances STI-571 induced apoptosis in CML cells through p38 MAPK activation,but it antagonizes STI-571 inhibitory effect on survival. Cellular Signalling,2009,21(7):1229 - 1235.

5. Wachowiak J,Labopin M,Miano M,et al. Haematopoietic stem cell transplantation in children in eastern European countries 1985 - 2004:development,recent activity and role of the EBMT/ESH Outreach Programme. Bone Marrow Transplant,2008,41(2):S112 - 117.

6. Perz JB,Szydlo R,Sergeant R,et al. Impact of HLA class Ⅰ and class Ⅱ DNA high-resolution HLA typing on clinical outcome in adult unrelated stem cell transplantation after in vivo T-cell depletion with alemtuzumab. Transpl Immunol,2007,18(2):179 - 185.

7. Liu D,Huang X,Liu K,et al. Haploidentical hematopoietic stem cell transplantation without in vitro T cell depletion for treatment of hematological malignancies in children. Biol Blood Marrow Transplant,2008,14(4):469 - 477.

8. Xiao-Jun H, Lan-Ping X, Kai-Yan L, et al. HLA-mismatched/haploidentical hematopoietic stem cell transplantation without in vitro T cell depletion for chronic myeloid leukemia: Improved outcomes in patients in accelerated phase and blast crisis phase. Ann Med, 2008, 10: 1 - 12.

9. Chen XH, Gao L, Zhang X, et al. HLA-haploidentical blood and marrow transplantation with antithymocyte globulin: Long-term outcome compared with HLA-identical sibling transplantation. Blood cell Molecules and Disease, 2009, 43(1): 98 - 104.

10. Robert RJ, Marcel RM, Brink VD. Allogeneic haematopoietic stem cell transplantation: individualized stem cell and immune therapy of cancer. Nature Reviews Cancer, 2010, 10: 213 - 221.

11. Xu LP, Liu KY, Liu DH, et al. The inferiority of G-PB to rhG-CSF-mobilized blood and marrow grafts as a stem cell source in patients with high-risk acute leukemia who underwent unmanipulated HLA-mismatched/haploidentical transplantation: a comparative analysis. Bone Marrow Transplantation, 2009, 45: 985 - 992.

12. Fuchs EJ, Huang XJ, Miller JS. HLA-Haploidentical stem cell transplantation for hematologic malignancies. Bio Blood and Marrow Transplantation, 2010, 16(1): S57 - S63.

13. Xu LP, Luo XH, Chang YJ, et al. High CD4/CD8 ratio in allografts predicts adverse outcomes in unmanipulated HLA-mismatched/haploidentical hematopoietic stem cell transplantation for chronic myeloid leukemia. Annals of Hematology, 2009, 88(10): 1015 - 1024.

二 HLA不全相合造血干细胞移植治疗急性髓细胞白血病

(一)急性髓细胞白血病的分型诊断标准

急性髓细胞白血病(AML)是一组具有不同生物学特性的恶性血液肿瘤,主要是由于髓系造血干细胞的获得性突变导致异常造血细胞的过度增殖和分化受阻及凋亡异常所致。目前我国 AML 的形态学分型诊断标准如下。

1. 原粒细胞按形态学分为两型

Ⅰ型:典型原粒细胞,胞浆中无颗粒。

Ⅱ型:有原粒细胞特征,胞浆量较少,有少量细小颗粒。

原单核细胞也分 Ⅰ、Ⅱ 型,分型标准与原粒细胞类似。

2. AML 分类

(1)急性粒细胞白血病未分化型(M1)。骨髓中原粒细胞占非红系细胞(NEC)的 90% 以上,早幼粒细胞很少,中幼粒细胞以下阶段不见或罕见。

(2)急性粒细胞白血病部分分化型(M2)。分为两种亚型:

M2a:骨髓中原粒细胞占 NEC 的 30%～90%,单核细胞<20%,早幼粒细胞以下阶段>10%。

M2b:骨髓中原粒及早幼粒细胞明显增多,以异常的中性中幼粒细胞增生为主,其胞核常有核仁,有明显的核浆发育不平衡,此类细胞>30%。

(3)急性早幼粒细胞白血病(M3)。骨髓中以颗粒增多的异常早幼粒细胞增生为主,>30% NEC,其胞核大小不一,胞浆中有大小不等的颗粒。分为以下两种亚型:

M3a(粗颗粒型):嗜苯胺蓝颗粒粗大,密集、融合。

M3b(细颗粒型):嗜苯胺蓝颗粒细小而密集。

(4)急性粒单核细胞白血病(M4)。按粒系和单核细胞系形态不同,分为四种亚型:

M4a:原粒和早幼粒细胞增生为主,原、幼单核细胞≥20% NEC。

M4b:原、幼单核细胞增生为主,原粒和早幼粒细胞>20% NEC。

M4c:原始细胞既具粒细胞系,又具单核细胞系形态特征者>30% NEC。

M4E0:除 M4c 特点外,还有圆而粗大可嗜酸颗粒及着色较深的嗜碱颗粒,占 5%～30% NEC。

(5)急性单核细胞白血病(M5)。分为两种亚型:

M5a(未分化型):骨髓中原始单核细胞≥80% NEC。

M5b(部分分化型):骨髓中原始和幼稚单核细胞>30% NEC,原始单核细胞<80% NEC。

(6)急性红白血病(M6)。骨髓中红系>50%,且有形态异常,骨髓中原始粒细胞或原始＋幼稚单核细胞>30% NEC;或外周血片中原粒或原始单核细胞>5%,骨髓中原始粒细胞或原始＋幼稚单核细胞>20% NEC。

(7)急性巨核细胞白血病(M7)。外周血中可见巨核(小巨核)细胞;骨髓中原始巨核细胞≥30% NEC,骨髓细胞少,往往干抽。

2003 年国际工作组接受了 WHO 有关 AML 的诊断标准,见表 1。

表 1 世界卫生组织(WHO)AML 分类

伴有重现型遗传学异常 AML
    AML 伴有 t(8;21)(q22;q22),(AML1/ETO)
    AML 伴有骨髓异常嗜酸性粒细胞,inv(16)(p13;q22)或 t(16;16)(p13;q22),(CBFβ/MYH11)
    APL[AML 伴有 t(15;17)(q22;q12),(PML/RARα)及变异型]
    AML 伴有 11q23(MLL)异常
伴有多系病态造血 AML
    继发于 MDS 或 MDS/MPD
    无先期 MDS 或 MDS/MPD
治疗相关性 AML 或 MDS
烷化剂相关型
拓扑异构酶Ⅱ抑制剂相关型
其他型
不另做分类的 AML
    AML 微分化型
    AML 无成熟型
    AML 有成熟型
    急性粒单核细胞白血病
    急性原始单核细胞/急性单核细胞白血病
    急性红白血病
    急性巨核细胞白血病
    急性嗜碱性粒细胞白血病
    急性全髓增殖症伴骨髓纤维化
    髓系肉瘤
急性未定系列白血病

(二)急性髓细胞白血病的常规治疗

急性髓细胞白血病的常规化疗包括诱导缓解治疗和缓解后治疗两方面。

1. 诱导缓解治疗

目前,国内外最通用的非 M3 急性髓系白血病诱导缓解一线治疗方案仍然为蒽环类药物柔红霉素(DNR)或去甲氧柔红霉素(IDA)联合阿糖胞苷(Ara-C)。经典的方案为 DNR 45～60 mg/(m²·d)×3 d[或 IDA 10～12 mg/(m²·d)×3 d],Ara-C 100～200 mg/(m²·d)×7 d,报道该方案可以获得 70%～80% 的完全缓解(CR)。

2. 缓解后治疗

缓解后治疗主要是消灭体内残留白血病细胞,以减少复发,延长生存期,甚至达到治愈,已证实强烈缓解后治疗可以改善缓解生存。影响 AML 患者预后的主要因素包括:年龄、重要脏器功能,细胞遗传学异常的类型即 AML 亚型的分类,白细胞数,是否继发于 MDS 或治疗相关的 AML,对诱导治疗的最初反应。SWOG 和 MRC(英国医学研究委员会)按初诊时细胞遗传学特征将 AML 分为预后良好、中等、不良三组。鉴于不同细胞遗传学特点对患者的化疗反应、生存时间有最重要的独立预后意义,为选择相应的治疗策略提供了主要依据,NCCN(national comprehensive cancer network)为非 M3 急性髓系白血病 CR 患者制订不同的缓解后分组治疗。具有预后良好染色体核型的病人,给予 4 个疗程的蒽环类联合大剂量阿糖胞苷治疗[3 g/(m²·12 h,6 次)];或予 1 个疗程的大剂量阿糖胞苷,后行自体造血干细胞移植。预后中等染色体核型的病人,给予 4 个疗程的大剂量阿糖胞苷,或者 1～2 个疗程的大剂量阿糖胞苷结合自体造血干细胞移植,或者部分表达不良预后基因的接受同胞供者异基因造血干细胞移植,或者进入临床试验。其中,伴有 FLT3 基因突变等具有不良预后分子异常的病人则要选择较为强烈的方案。具有预后不良染色体核型的病人,进入临床试验或给予同胞供者或其他供者的异基因造血干细胞移植。最近,法国与德国两个研究小组同时证实,对于低危完全缓解的 AML 患者,无论是给予自身外周血造血干细胞移植,还是异基因造血干细胞移植都没有任何超过联合化疗的优势。因此,大的研究中心对这类病人已经不再采取移植作为缓解后治疗。而对于中危 AML,自体造血干细胞移植或异基因造血干细胞移植获得与化疗相似的总体生存时间,但异基因造血干细胞移植病人的生活质量明显不及联合化疗病人。同时,虽然移植物抗宿主病的存在使移植后疾病的复发明显减少,但移植物抗宿主病又可导致病人死亡,两者相抵消,异基因造血干细胞移植并不存在优势。

表 2　AML 的细胞遗传学预后分组

	SWOG 标准	MRC 标准
预后良好	t(15;17)(可伴其他任何异常)	同前
	inv(16)/t(16;16)/del(16q)(可伴其他任何异常)	同前
	t(8;21)(不伴 del(9q)或复杂核型)	t(8;21)[可伴其他任何异常]
预后中等	正常核型	del(9q),del(7q)不伴其他异常 正常核型:+8,-Y,+6,del(12p) 11q23/MLL 基因异常 复杂核型异常(≥3 种,但≤5 种) 其他预后意义不清楚的异常
预后不良	-5/del(5q),-7del(7q) inv(3q);del(9q),11q 异常,20q,21q,11p 异常 t(6;9),t(9;22) t(8;21)伴 del(9q)或复杂核型 复杂核型(异常核型≥3 种)	-5/del(5q),-7 3q 异常 复杂核型(异常核型≥5 种)
未知	所有其他少于 3 种的克隆性染色体异常	

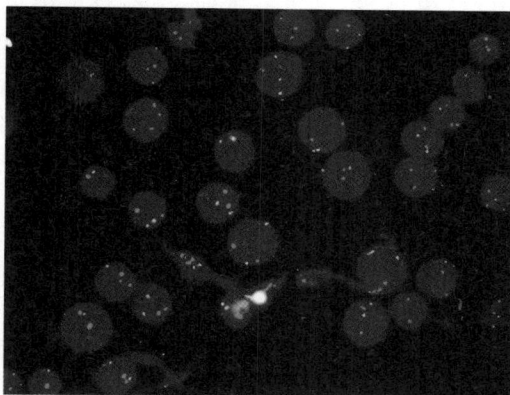

图 1　FISH 检测 PML/RaRα 融合基因阳性

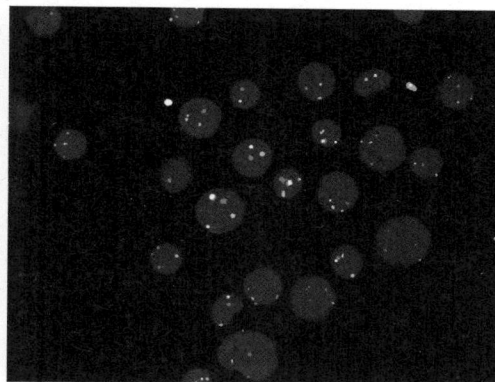

图 2　FISH 检测 AML1/ETO 融合基因阳性

(三)AML 的造血干细胞移植治疗现状

造血干细胞移植在 AML 的巩固治疗中的重要作用已经得到公认。allo-HSCT 复发率较低,但较高的治疗相关病死率(15%~20%)使其疗效大打折扣;auto-HSCT 的治疗相关病死率较低(4%~8%),但复发率较高是其缺点。对采用 HSCT 治疗的患者应按预后因素进行选择,对预后好的低危组患者,由于对化疗反应良好,可暂时不考虑 HSCT;对中危组和高危组的患者在开始治疗时即需考虑 HSCT。

1. 自体造血干细胞移植

auto-HSCT 与以较高剂量 Ara-C 为主的化疗方案相比，其在回输患者自体造血干细胞保护的前提下，通过应用超大剂量预处理方案，可最大限度地杀灭白血病细胞，主要用于预后良好和中等的患者。有研究显示，在第 1 次和第 2 次复发后行 auto-HSCT，70% 的患者可达 CR，但其中位缓解期仅 6 个月，且仅 5% 的患者获得长期生存，所以对于预后不良或难治复发的患者 auto-HSCT 的效果欠佳。

2. 异基因造血干细胞移植

中危组对正常核型的患者进行 auto-HSCT 与 allo-HSCT 比较，两者无病存活率（DFS）类似，但 allo-HSCT 的治疗相关病死率更高。但有资料显示，对于年龄＜40 岁且有亲缘同胞供者的患者，进行 allo-HSCT 有较高的 DFS（62%）和较低的复发率（15%），可以选用。而无关供者的 allo-HSCT 由于有更高的治疗相关病死率，对无白血病前期改变及无其他不良预后因素的正常核型患者在 CR1 期间可暂不寻找无关供者。高危组患者应尽快着手寻找同胞或无关供者，因为这些患者有可能达不到 CR，而需要用 allo-HSCT 进行抢救性治疗，或者虽然可以获得 CR，但是应用 auto-HSCT 时 DFS 较低、复发率较高。

由于复发及难治性白血病单用化疗的远期效果很差，故一般主张对年龄＜55 岁、有合适供者的原发难治性白血病患者和第 1 次 CR 的复发患者采用 allo-HSCT；对从未获得 CR 的难治性 AML 患者，allo-HSCT 是其获得长期生存机会的唯一选择，虽然移植相关病死率较高，但可望长期生存者达 15%～25%。

3. HLA 不全相合造血干细胞移植

除人类白细胞抗原（HLA）相合的健康同胞为首选供者外，非血缘、脐带血全相合造血干细胞，及亲属/非血缘 HLA 不全相合造血干细胞都作为重要的干细胞来源进入了临床。来自患者亲属的 HLA 不全相合造血干细胞几乎使所有需要移植的患者可以迅速找到供者，解决了供者来源困难的问题，赢得了治疗时机，从而挽救了更多患者的生命。20 余年来国内外的学者在这一领域进行了不懈的研究和临床实践，目前这一技术已经较为安全和成熟。但是因为 HLA 不全相合造血干细胞移植的移植相关并发症（如 GVHD 尤其是严重 GVHD）、感染等发生率明显高于 HLA 全相合造血干细胞移植，移植风险大、死亡率高，所以目前最适用于短期内找不到合适的 HLA 全相合供者的高危和难治复发 AML 患者。

HLA 是个体特异性的主要组织相容性抗原，在 GVHD 及排斥反应中起重要作用。目前认为供受者 HLA 差异越大，GVHD 和 HVGR 越强烈，因而制约着 HLA 不全相合 HSCT 的成功率。与 HLA 相合 HSCT 相比，HLA 不全相合 HSCT 造血及免疫功能重建慢、严重 GVHD 发生率高、移植失败率高，且移植后存在致死性感染的危险时间更长。但目前亦有资料显示，急性移植物抗宿主病（aGVHD）的发生率与供受者之间的 HLA 不合程度无关，非主要 HLA 抗原或次要组织相容性抗原是 aGVHD 发生的重要因素。为克服上述 HLA 不全相合 HSCT 的缺陷，提高移植成功率，目前临床上采取的主要措施包括采用 rhG-CSF 动员后的供者造血干细胞（G-CSF 体内诱导供者免疫耐受）输注给受者、增加预处理的强度、体内去除 T 细胞、强烈的免疫抑制（诱导受者免疫耐受）、联合 G-CSF 动员的骨髓和外周血混合移植及提高 $CD34^+$ 细胞数量等。

（1）供者的选择

根据 HLA 配型（HLA 配型相合程度最高）、一般情况、年龄、血型、孕产史、传染病史等条件，从患者的亲属中（父母、同胞兄妹、表/堂兄妹等）选择合适的供者。

（2）造血干细胞的动员和采集

供者接受重组人粒细胞集落刺激因子（rhG-CSF）5～10 $\mu g/(kg \cdot d)$ 皮下注射，连续 5 d。在第 4 d 外周血造血干细胞（PBSC）用血细胞分离机采集，每次循环血量 8 000～10 000 mL；骨髓造血干细胞采集为在第 5 d 持续硬膜外麻醉下从髂后采集骨髓。单个核细胞数（MNC）

要求至少≥4×10⁸/kg,CD34⁺细胞≥2×10⁶/kg。

研究表明,CD34⁺细胞具有"否决"效应,能破坏针对自身 MHC-Ⅰ类抗原的细胞毒性 T细胞的前体细胞(CTLp),因此有利于供者干细胞植入。目前认为,大剂量 CD34⁺细胞不仅可加快植入及免疫重建,并能够在一定程度上降低 GVHD 的发生率。CD34⁺细胞的剂量应达到 $10×10^6$/kg,若能达到 $20×10^6$/kg 效果更佳。但在成人要达到如此高剂量并不容易。

(3)造血干细胞的处理

传统移植模式下仅有 1 个 HLA 位点不全相合的造血干细胞移植临床效果在部分移植中心接近同胞间全相合移植,但 1 个以上 HLA 位点不全相合移植的成功率极低。首先遇到的难题是异基因骨髓的高排斥率,第二个是较高的 GVHD 发生率,直接导致了极高的移植相关死亡率,其发生风险与 HLA 不合的程度、移植后的免疫抑制方案以及患者的年龄有关。

GVHD 是异基因造血干细胞移植中最常见的并发症,严重的 GVHD 可致命,在 HLA 半相合的移植中 GVHD 的表现更为严重。早期研究提示,移植物中的 T 细胞是引起 GVHD 的效应细胞,急性 GVHD 能够通过去除移植物的 T 细胞而避免。有文献报道,T 细胞达 $(1×10^5~1×10^6)$/kg 即可诱导 GVHD。在 HLA 完全相合时,没有必要进行 T 细胞去除(TCD),在 HLA 不完全相合父母与孩子之间或非血缘间的 PBSCT 时,TCD 是必要的。TCD 可使急性 GVHD 的发生率显著降低,Ⅰ、Ⅱ度急性 GVHD 发生率从 100% 降至 36%,严重 GVHD 从 92% 降至 19%。供者 T 细胞有利于造血干细胞植入,促进宿主免疫重建,并起到直接的移植物抗白血病(GVL)作用,因此去 T 细胞虽然降低了 GVHD 风险,但使得排斥风险增加、免疫重建延迟、作用减弱,从而增加复发率。故而过度的 TCD 可导致移植排斥增加、疾病复发率升高、造血恢复及免疫重建延迟等不良后果,因此有学者认为应该选择性去除 2~3 个对数级的同种异体反应性 T 细胞,有利于 HLA 半相合 HSCT。

TCD 的方法较多,国外多应用血细胞分离机分离 CD34⁺外周血单个核细胞,然后用免疫亲和磁珠柱选择性地分离 CD34⁺细胞的方法去除 T 细胞,可以达到 3 个对数级且对造血细胞基本不损害。德国 CliniMACS 磁性细胞分离器选用可以生物降解的纳米微粒作为固相来分离 CD34⁺细胞,是一种新型免疫磁珠分离法,使分离后的 CD34⁺细胞的纯度和回收率分别 >96% 和 >67%,TCD 率 >95%。Aversa 认为,虽然 TCD 降低了 GVHD 的发生率和严重度,但也增加了移植排斥率,因此 T 细胞不能完全去除,但是去除和不去除 T 细胞的造血干细胞的比例目前尚无统一的方案。

国内最近采用体外不去 T 细胞的移植方法,采用兔抗人胸腺球蛋白(ATG)进行体内去除 T 细胞,具体剂量为 ATG 2.5 mg/(kg·d)×4 d,移植效果明显优于国外报道。另外造血干细胞多采用供者外周血干细胞和骨髓干细胞混合移植的方法,但是两种干细胞混合的最佳比例目前仍无定论。若供受者 ABO 血型主要不合,则采用羟乙基淀粉沉降供者骨髓造血干细胞中的红细胞;次要不合,则离心去除血浆;主次均不合,则需去红细胞和血浆。

(4)预处理方案

由于经典预处理中没有采取足够的免疫抑制处理,在一定程度上导致了 HLA 半相合移植排斥。采用常规剂量的预处理方案仅能使 75% 左右的患者移植成功,使用强烈的骨髓清除性药物有利于 HLA 不全相合的供者造血干细胞植入,提高移植成功率。

①GIAC 方案。Me-CCNU 250 mg/(m²·d),−8 d;Ara-C 4 g/(m²·d),−8~−7 d;BU 4 mg/(kg·d),−6~−4 d;Cy 1.8 g/(m²·d),−3~−2 d。抗胸腺细胞球蛋白(ATG)2.5 mg/(m²·d),−5~−2 d。在改良 BU/Cy 方案的基础上加大 Ara-C 剂量,使预处理强度增加,促进造血干细胞持久植入。

②FBA 方案。氟达拉滨 30 mg/(m²·d),用 5 d;美法仑 4 mg/(kg·d),用 2 d;Ara-C 2 g/(m²·d),用 5 d。该方案清髓作用较弱,适用于年龄大、一般情况相对较差的患者。

(5)GVHD 的预防方案

相对于 HLA 全相合造血干细胞移植,HLA 不全相合造血干细胞移植多采用延长强化联合免疫抑制方案,在促进植活的同时可预防 aGVHD 的发生,除用 CsA 与 MTX 外,加用 ATG 和 MMF 序贯免疫抑制:环孢霉素 A(CsA)+短程甲氨蝶呤(MTX)+霉酚酸酯(MMF)+抗人胸腺细胞球蛋白(ATG),少部分患者还加用抗 CD25 单抗预防 GVHD,抗 CD25 单克隆抗体为 T 细胞活化的阻断剂,能够有效抑制白细胞介素介导的 T 细胞克隆增殖活性,可以进一步预防和控制重度 GVHD 的发生。CsA 和 MMF 提前至预处理开始时使用,待肠道功能恢复正常后 CsA 改为口服,每周检测 CsA 血药浓度,维持在 200～300 mg/mL。MMF 1.0 g/d 口服,至移植后 30 d 开始减量,如无 cGVHD,至移植后 90 d 停用。MTX 15 mg/(m² · d)静脉滴注,+1 d,10 mg/(m² · d),+3 d、+6 d、+11 d。兔抗人 ATG 2.5 mg/(kg · d),-5～-2 d;ATG 抗 CD4、CD8、CD16、CD28 及 MHC-Ⅰ类抗原作用可持续 10～15 d,移植后还可继续对移植物中的 T 细胞发挥抑制作用,并可能会溶解移植物中部分 T 细胞,起到去除体内部分 T 细胞的作用,对预防 aGVHD 有积极作用,因此 ATG 是影响 HLA 半相合 HSCT 成败的关键因素之一。若出现Ⅱ度及Ⅱ度以上 aGVHD,加用甲基泼尼松龙(MP)1～2 mg/kg 或抗 CD25 单抗或更换 CsA 为 FK506 等治疗。

慢性 GVHD 的治疗首选泼尼松(Pred),若效果欠佳可加用抗 CD25 单抗或更换 CsA 为 FK506 等。

GVHD 在增加移植相关死亡率(TRM)的同时,也往往与 GVL 效应密切相关,这也是亲缘 HLA 相合移植治疗 AML 疗效优于化疗和自体移植的主要原因。由于与 GVHD 相关的 TRM 与 GVL 彼此竞争,因此如何平衡二者关系将成为改善 allo-HSCT 预后的关键。在非亲缘 HLA 供者移植中,供受者间 HLA 的差异性较大,这可能会诱导更强的 GVL 效应。预后分析发现,重度 aGVHD 和供者类型(非亲缘 HLA 相合供者 vs 亲缘 HLA 相合供者)均是预后不良的独立危险因素,即二者与较高的 TRM 相关,但不能防止疾病复发。在 Ringden 等的研究中,重度 aGVHD 是造成非亲缘供者移植病例 TRM 增高的主要原因,而且并没有带来复发率的明显下降。我们的临床研究结果也显示,复发并不是 AML 移植预后不良的主要威胁,而重度 aGVHD 对于复发也无保护作用,所以积极控制重度 aGVHD、降低 TRM 是提高非亲缘供者及 HLA 半相合移植病例预后的关键。

(6)其他并发症的预防

①巨细胞病毒(CMV)。监测及干预性治疗:自预处理开始每周监测血 CMV-PP65 抗原或 CMV DNA,同时给予更昔洛韦 5 mg/kg,1 次/12 h,鉴于更昔洛韦有骨髓抑制的副作用,故移植后改用阿昔洛韦 5 mg/kg,1 次/12 h,病情稳定后改为口服直至抗排异药物减停。如发生 CMV 感染,给予抗 CMV 治疗,更昔洛韦 5 mg/kg,1 次/12 h,或膦甲酸钠 60 mg/kg,1 次/12 h,同时加用静脉丙球抗病毒治疗,用至 CMV-PP65 抗原或 CMV DNA 转阴后 2 周。

②肝静脉闭塞症(HVOD)。多发生在预处理后 3 周内,移植患者发生肝静脉闭塞症后死亡率极高,重在预防,采用低分子肝素皮下注射(100 U/kg)及前列腺素 E1(PGE1)静脉滴注预防其发生。每天监测患者的体重、腹围、出入量,严密监测肝功。

③感染的预防和治疗。严密监测体温,加强口腔、肛门等的卫生护理,若出现发热、咳嗽咳痰、腹泻等感染现象,则应注意进行血液、痰、大便和尿液等的细菌培养和药敏实验,同时尽早进行经验性广谱抗感染治疗。另外,尤其要密切注意肺部真菌感染的发生,部分患者在移植后发生肺部真菌感染后,前期临床症状较轻,仅有轻微咳嗽等,体格检查无阳性体征,不易引起医生和患者的重视,易被误诊为普通上呼吸道感染,而延误病情。此时,最好行胸部 CT 明确诊断,及早对症治疗。移植后患者容易发生混合感染,在予长时间广谱抗生素治疗细菌感染的同时,要预防真菌感染,要警惕结核杆菌等的感染。一旦发生深部真菌感染、结核杆菌感染,患者病情有可能短期内进行性进展,而且由于药物对肝脏等器官有损害,所以治疗非常棘手,费用大,患者预后差。

(四)造血干细胞移植后 AML 复发的治疗

allo-HSCT 是目前治疗恶性血液病最有效的手段,甚至是治愈某些类型白血病的唯一方法。但是移植后疾病复发仍是影响患者长期生存的最主要因素,大部分移植后复发的患者最终死亡。移植后复发的相关危险因素很多,移植前疾病状态仍为最重要的影响因素,急性白血病首次缓解期行 allo-HSCT 后的 3 年复发率为 10%～30%,进展期移植后 3 年复发率则高达 20%～70%。其他因素有:HLA 不全相合的供体移植复发率低于完全相合的非血缘供体移植,而后者又低于亲缘关系供体移植;清髓性预处理复发率低于减低剂量或非清髓性预处理;移植后免疫抑制剂的长期应用、移植后免疫功能重建情况、细胞遗传学或分子生物学异常都影响移植后的复发率。急性白血病 allo-HSCT 后复发常为单纯骨髓复发,少数患者为髓外或伴骨髓复发,而单纯髓外复发更少见、预后较差。髓外复发部位广泛,最常见的为中枢神经系统或皮肤髓外病变伴骨髓复发,而其他部位单纯髓外复发极少见,且 95% 的患者在髓外复发确诊后 1～12 个月出现骨髓复发。急性白血病的分型和移植时疾病状态与髓外复发或伴骨髓复发明显相关。文献报道移植后骨髓复发早于髓外复发或伴骨髓复发,这个现象提示了移植后白血病骨髓复发与髓外复发的机制不同。目前认为髓外复发的部位是化疗药物的"空虚区",同时缺乏某些细胞因子及其他分子发挥最大作用的适宜环境,但髓外复发是否与预处理方案有关,目前尚无定论。移植后复发的白血病细胞来源,根据患者 DNA 的嵌合状态分为受体型复发、完全供体型复发和混合嵌合体型复发,较为多见的是混合嵌合体型复发或受体型复发,完全供体型复发少见。提示移植预处理及移植物抗白血病作用未能完全清除残留白血病细胞。大部分患者的复发为全身性复发,进展较快,少数病人的复发则进展较慢,呈"冒烟型"进展。

造血干细胞移植术后复发是影响移植疗效的主要因素,约 25%～30% 的白血病患者出现移植后复发,占移植后死亡原因的首位。移植后白血病复发一直困扰着各国医生和学者,目前尚无公认的最佳治疗策略,主要有以下几种方法:

(1)撤除免疫抑制剂。通常,撤除免疫抑制剂可作为治疗不伴有严重 GVHD 的白血病复发患者的第一步,可诱发 GVL 作用,GVL 在预防白血病移植后复发方面发挥重要作用,移植后患者的长期存活依赖于 GVL 对微小残留肿瘤细胞的清除。临床上观察到 GVL 多存在于并发急性或慢性 GVHD 的患者,因此临床上出现 GVL 与 GVHD 共存的现象。部分 AML 患者可获缓解,但在供受者 HLA 不全相合尤其是移植后 100 d 以内,撤除免疫抑制剂有可能发生严重的 GVHD,甚至危及生命,故在撤除免疫抑制剂时应注意减量速度。

(2)联合化疗。化疗仍然是移植后复发的重要治疗方法,化疗的疗效通常与移植至复发的间隔时间有关。但联合化疗对移植后早期(<100 d)的复发通常难以奏效,缓解率极低,持续缓解时间亦短,同时由于患者刚经历了较强的预处理,造血功能刚刚恢复,患者亦难以承受化疗的毒副作用;而对移植后远期复发(>1 年)的患者有一定疗效,且患者对化疗的耐受性较好,约 40% 的患者可获 CR。

(3)供体淋巴细胞输注(DLI)。已经证明 DLI 是移植后复发的重要而有效的过继免疫治疗手段,并成为 CML 移植后复发的标准治疗方法,但对复发的 AML 缓解率仅约 22%,而且缓解后极易再次复发,长期缓解率低。

(4)化疗联合 DLI。常规化疗和 DLI 对急性白血病移植后复发的疗效较差,主要原因是白血病细胞增殖速度快而且复发时肿瘤负荷大,而 DLI 产生的 GVL 作用起效慢,需数周至数月才能临床显效。因此对增殖快且负荷重的复发急性白血病,可以先通过化疗减低肿瘤负荷,控制肿瘤细胞增殖,为 DLI 治疗发挥 GVL 作用争取时间。有报道,移植后复发白血病化疗后骨髓抑制期或再次诱导缓解期进行 DLI,使一些患者获得持久缓解;但化疗后行 DLI 容易发生严重的造血抑制,影响患者生存。

(5)供者 DC-CIK 细胞输注。树突状细胞一细胞因子诱导为杀伤细胞(DC-CIK)是与树突状细胞共培养的细胞因子诱导的杀伤细胞,并用患者的白血病细胞冻融抗原进行有效刺激,具有存活率高、增殖力强、对肿瘤细胞特异性杀伤等特点,对急性髓细胞白血病移植后微小残留病灶治疗具有较大的应用价值。重庆新桥医院血液科对一名难治复发性急性髓细胞白血病患儿在 HLA 半相合造血干细胞移植成功后进行经过患者白血病细胞冻融抗原刺激的供体 DC-CIK 细胞输注,临床观察 1 年以上患儿的病情仍然完全缓解。

(6)局部放疗。放疗对于孤立的髓外复发有重要的治疗作用,但是髓外复发后,往往会随后出现全身性的复发,所以放疗后通常应进行全身化疗。

(7)再次移植。再次移植可能是治疗急性白血病移植后复发最有效的治疗方法。移植后患者再缓解的可能性和长期生存率与疾病阶段、患者年龄、供体选择、以往的治疗情况和首次移植至复发的间隔时间、移植后急慢性 GVHD 发生情况等密切相关。通常,再次移植后的长期生存率低于 20%。首次移植后 1 年内复发的患者,再次移植治疗相关死亡率较高。初次移植后 6 个月内复发的患者与 6 个月后复发的患者相比,再次移植后的复发率明显增高(77% vs 59%),而长期 DFS 明显降低(7% vs 28%)。急性白血病再次缓解期进行再次移植的长期 DFS 明显优于疾病处于复发或难治状态的患者,再次移植时白血病细胞负荷低的患者移植效果优于负荷高的患者。移植后复发的急性白血病患者再次移植是否需要进行再诱导治疗,目前尚无明确结论。主要是因为强烈化疗的毒副作用大,而移植后复发的患者难以通过化疗达到再次缓解。对于晚期复发的患者,有再次通过化疗诱导缓解的机会,再次移植前可进行化疗达到再次缓解或减低肿瘤负荷;对于早期复发的患者,肿瘤负荷较高者,因 TRM 高,不宜直接再次移植;而肿瘤负荷低的患者,可直接再次移植。再次移植时是采用初次移植的供体或另选供体,目前仍无定论。总体而言,目前移植后复发白血病的治疗仍是一个难题,绝大多数患者即便可获得再次缓解最终仍再次复发而死亡,长期生存率仅 10%。

(刘耀　高力　张曦　孔佩艳　陈幸华)

参考文献

1. Von Stackelberg A,Hartmann R,Bü hrer C,et al. High-dose compared with intermediate-dose methotrexate in children with a first relapse of acute lymphoblastic leukemia. Blood,2008,111(5):2573-2580.

2. Karp J E,Ricklis R M,Balakrishnan K,et al. A phase 1 clinical-laboratory study of clofarabine followed by cyclophosphamide for adults with refractory acute leukemia. Blood,2007,110(6):1762-1769.

3. Wang Y,Liu KY,Xu LP,et al. Allogeneic hematopoietic stem cell transplantation for high-risk acute leukemia. Zhonghua NeiKe Za Zhi,2007,46(11):903-906.

4. Eisfeld AK,Westerman M,Krahl R,et al. Highly Elevated Serum Hepcidin in Patients with Acute Myeloic Leukemia prior to and after Allogeneic Hematopoietic Cell Transplantation:Does This Protect from Excessive Parenchymal Iron Loading? Adv Hematol,2011,2011:491058.

5. Fang M,Storer B,Estey E,et al. Outcome of patients with acute myeloid leukemia with monosomal karyotype who undergo hematopoietic cell transplantation. Blood,2011,118(6):1490-1494.

6. Martino R,Valcá rcel D,Brunet S,et al. Comparable non-relapse mortality and survival after HLA-identical sibling blood stem cell transplantation with reduced or conventional-intensity preparative regimens for high-risk myelodysplasia or acute myeloid leukemia in first remission. Bone Marrow Transplant,2008,41(1):33-38.

7. Xu H,Chilton PM,Huang Y,et al. Addition of cyclophos phamide to T-cell depletion-based nonmyeloablative conditioning allows donor T-cell engraftment and clonal deletion of alloreactive host T-cell after bone marrow transplantation. Transplantation,2007,83(7):954-963.

8. Rizzieri DA,Koh LP,Long GD,et al . Partiallymatched,nonmyeloablative all ogeneic trans plantation:clinical outcomes and immune reconstitution.J Clin Oncol,2007,25(6):690-697.

9. Leung W,Campana D,Yang J,et al. High success rate of hematopoietic cell transplantation regardless of donor source in children with very high-risk leukemia. Blood,2011,118(2):223-230.

10. Lee JH,Lee JH,Kim DY,et al. Pre-engraftment graft-versus-host disease after allogeneic hematopoietic

cell transplantation for acute leukemia. Eur J Haematol,2011,87(2):172 - 181.

11. Lang P,Handgretinger R. Haploidentical SCT in children:an update and future perspectives. Bone Marrow Transplant,2008,42(2):S54 - 59.

12. 文钦,张曦,陈幸华,等. 父供女 HLA 半相合造血干细胞移植后供者 DC-CIK 细胞输注治疗儿童难治复发性急性髓细胞白血病 1 例并文献复习. 重庆医学,2010,39(14):1852 - 1855.

13. Stelljes M,Beelen DW,Braess J,et al. Allogeneic transplantation as post-remission therapy for cytogenetically high-risk acute myeloid leukemia:landmark analysis from a single prospective multicenter trial. Haematologica,2011,96(7):972 - 979.

14. Gyurkocza B,Appelbaum FR. Identifying older patients with acute myeloid leukemia who may be candidates for reduced-intensity hematopoietic cell transplantation. J Natl Compr Canc Netw,2011,9(3):319 - 329.

15. Sierra J,Martino R,Sanchez B,et al. Hematopoietic transplantation from adult unrelated donors as treatment for acute myeloid leukemia. Bone Marrow Transplant,2008,41(5):425 - 437.

16. Aversa F,Reisner Y,Marteli MF. The haplodentical option for high-risk haematological malignancies. Blood Cells Mol Dis,2008,40(1):8 - 12.

17. Ringden O,Pavletic SZ,Anasetti C,et al. The graft-versus-leukemia effect using matched unrelated donors is not superior to HLA-identical siblings for hematopoietic stem cell transplantation. Blood,2009,113(13):3110 - 3118.

18. Kurosawa S,Yamaguchi T,Miyawaki S,et al. A Markov decision analysis of allogeneic hematopoietic cell transplantation versus chemotherapy in patients with acute myeloid leukemia in first remission. Blood,2011,117(7):2113 - 2120.

19. Gupta V,Tallman MS,Weisdorf DJ,et al. Allogeneic hematopoietic cell transplantation for adults with acute myeloid leukemia:myths,controversies,and unknowns. Blood,2011,117(8):2307 - 2318.

20. Lodewyck T,Comelissen JJ. Allogeneic stem cell transplantation in acute myeloid leukemia:a risk-adapted approach. Blood Rev,2008,22(6):293 - 302.

三 HLA 不全相合造血干细胞移植治疗急性淋巴细胞白血病

急性淋巴细胞白血病（ALL）是起源于骨髓的淋巴系统恶性增殖性疾病，其病理表现为骨髓中正常的细胞群被大量增殖的淋巴细胞异常克隆所替代，并出现包括脑脊液、淋巴结、脾脏等髓外浸润的表现。白血病细胞克隆的主要特点是原始淋巴细胞的分化和成熟障碍，进而导致正常的淋巴细胞功能的缺陷。ALL 是儿童时期最常见的白血病类型，发病高峰年龄为 2～5 岁，男孩发病率略高于女孩，二者的比例为（1.1～1.6）∶1。

ALL 是目前明确对序贯化疗有效且治愈率较高的播散性恶性血液肿瘤，尤其是对于儿童患者，通过联合化疗能够达到长期无病存活。儿童 ALL 已被认为是可以通过化疗治愈的恶性肿瘤。研究发现，不同免疫表型、临床表现以及分子遗传学背景的 ALL 患者，其预后差异明显，对于高危患者，异基因造血干细胞移植是唯一可能根治该疾病的手段。

（一）ALL 的诊断和疗效标准

1. 临床表现、实验室检查及诊断

ALL 多数急性起病，主要以感染、出血、贫血、浸润为主要临床表现。临床患者突出的起病特点是与感染相关的发热，体温 39～41 ℃，严重时可能出现败血症症状，由于患者免疫力低下，在合并应用抗生素时部分可能出现严重的真菌感染，对于体温 38 ℃ 以下的发热，通常考虑本病引起的发热。出血症状是多数病例可能出现的症状，以牙龈出血、鼻衄、皮肤瘀点淤斑为主，主要原因是原发病导致的血小板减少、功能异常以及凝血异常。贫血症状程度不一，常伴随贫血相关症状如头晕、心悸、耳鸣等，正常红系造血受抑以及红细胞寿命缩短是主要原因。浸润症状主要表现为胸骨压痛，肝脾淋巴结肿大，生殖系统、中枢神经系统侵犯等，与 ALL 侵袭特性相关。

实验室检查对 ALL 的确认主要依靠骨髓细胞学检查和相关细胞化学染色，骨髓中有核细胞增生活跃或者极度活跃，少数可表现增生低下。分类以原始和幼稚淋巴细胞为主，且这些细胞占有核细胞比例的 20% 以上。细胞化学染色中过氧化酶染色和苏丹黑染色阴性，特异性酯酶染色阳性，酸性磷酸酶（一）～（±），T 细胞胞浆呈块状或颗粒状，其他亚型为阴性。

ALL 按照国内 1980 年白血病分类分型讨论会的标准意见，其细胞形态学分型分为 L1 型、L2 型、L3 型。L1 型即原始和幼淋巴细胞以小细胞为主，过氧化物酶阳性的原始细胞不超过 3%。L2 型即原始和幼淋巴细胞以大细胞为主。L3 型即 Burkitt 型，原始和幼淋巴细胞以大细胞为主，大小较一致，细胞内有明显空泡，胞质嗜碱性，染色深。

随着现代免疫学及细胞遗传学的应用，ALL 的免疫学、细胞遗传学和分子生物学分型逐渐普及，且对疾病的预后和疗效的判定意义重大。对于 ALL 的免疫分型，首先提出五分法，即依据 HLA-DR、CD9、CD10、Cyu、CD2、CD5、CD3 等的表达与否，将 ALL 分为五个亚型：Common、未分化、T 细胞、前 B 细胞及 B 细胞等型。由于新的单克隆抗体的发现及临床大量病列的检测，明确了 T 细胞与非 T 细胞的来源，将 ALL 分为两大类七分法，即非 T-ALL 及 T-ALL 两大类，前者为 HLA-DR、CD19、CD10、CD20 阳性；后者为 CD7、CD5、CD2、CD3、CD4、CD1a 阳性。在综合了多种抗体标志及临床资源基础上，国际白血病欧洲协作组 1995 年提出了四型 21 类法，即按照抗原积分比例将 ALL 分为裸型、纯型、变异性和多表型（表 1 及表 2）。

表 1　对照抗原积分系统

积分	B 淋巴细胞系	T 淋巴细胞系	髓细胞系
1.5	sCD22,cCD22,CIg,SIg,CD19	cCD3,sCD3 TCR	抗 MPO 单抗,MPO(组化)
1.0	CD20,CD24	CD8	CD13,CD14,CD33,CD65
0.5	CD10,CD21,CD37	CD1,CD2,CD4,CD5,CD6,CD7	CD116,CD15,CD35,CD36

裸型:每个系列(T、B、髓细胞)的积分≥2。

纯型:T、B 或髓细胞某一系列积分≥2,其他系列积分为 0。

变异型:某一系列积分≥2,其他系列积分<2。

多表型:2 个或 2 个以上系列积分≥2。

确定上述分型积分后,再根据分化程度及不同抗原表达分为以下 21 个亚型(表 2)。

表 2　四型 21 类法

亚型	B 系					T 系					髓系
	积分	CD10	CD20	Cyu	SIg	积分	sCD3	CD1	CD4	CD8	积分
裸型											
未分化	<2					<2					<2
干细胞	<2					<2					<2
纯型											
前 B1	>2	−	−	−	−	0					0
前 B2	>2	+	−	−	−	0					0
前 B3	>2		+	−	−	0					0
前 B4	>2			+	−	0					0
B	>2				+	0					0
T1	0					>2	−	−	−	−	0
T2	0					>2	−	+	+	+	0
T3	0					>2					0
变异型											
前 B1~4/My	>2		同纯型			<2					0.5~1.5
前 B1~4/CD15+	>2		同纯型			<2					CD15+
前 B1~4/T+	>2		同纯型			<2					0
T1~3/My	<2					>2		同纯型			0.5~1.5
T1~3/CD15+	<2		>2			同纯型		CD15+			
T1~3/B+	0.5~1.5					0.5~1.5					0
多表型											
前 B1~4+M	>2		同纯型			<2		>2			
T1~3+M	<2					>2		同纯型			>2
前 B+T	>2					>2					<2
前 B+T+M	>2					>2					>2

此外,结合形态学、免疫学、遗传学的 MIC 分型,还将 ALL 按照 B、T 两大类免疫表型进行了划分。同时,对于 ALL 的染色体异常,如高二倍体即染色体数目多于 47,亚二倍体,染色体数目是 44~45 条,缺失的染色体是－7、－20。以及染色体核型异常:t(12;21)(p13;q22)、t(4;11)(q21;q23)、t(11;19)(q23;p13)、t(5;14)(q31;q32)、t(1;19)(q23;p13)、t(8;14)(q24;q32)、t(8;22)(q24;q11)、t(2;8)(p11－12;q24)、t(1;14)(p32;q11)、t(1;7)(p32;q32－

6)、t(1;7)(p34;q32−6)、t(7;9)(q32−6;q32)、t(7;19)(q32;p13)、t(11;14)(p15;q11)、t(7;11)(p13;q32−6)、t(10;14)(q24;q11)以及 6q⁻、12p⁻、9p⁻等。上述染色体异常中，6q⁻、12p⁻、9p⁻、染色体数目＞50 的高二倍体、t(12;21)预后较好，而 t(9;22)、t(8;14)预后较差。如一患者具有多种核型畸变则比单一核型畸变预后要差。

在 MIC 分型基础上加上分子生物学的相关指标，对诊断、分型、判断预后及微小残留病检测等更有重要意义，这就是 ALL 的 MICM 分型（见表3）。

表 3　ALL 的 MICM 分型

形态 FAB	免疫学	染色体	融合基因
L_1、L_2	前前 B-ALL	t(12;21)	TEL/AML1
		t(4;11)	AF/MML
ALLEO		t(5;14)	IL3/IgH
L_1、L_2	前 B-ALL	t(1;19)	E2A/PBX1
		t(9;22)	bcr/abl
L_3	B-ALL	t(8;14)	MYC/IgH
		t(2;8)	Igκ/MYC
		t(8;22)	MYC/Igλ
L_1、L_2	T-ALL	t(1;14)	TAL1/TcRαδ
		t(1;7)	TAL1/TcRβ
		t(11;14)	TTG/TcRαδ
		t(7;9)	TcRβ/TAN
		t(10;14)	HOX1/TcRδ
		dellp32	SIL/TAL1

对于儿童 ALL，中华医学会儿科分会血液组于 2004 年制定了危险度分型标准，将儿童 ALL 危险度分为三型，即低危 ALL、中危 ALL、高危 ALL。

低危 ALL：泼尼松反应良好，年龄 12 个月至 10 岁，遗传学上无 t(1;19)和 E2A-PBX1 融合基因、MLL 基因重排或者 t(9;22)和 bcr/abl 融合基因，初诊时外周血白细胞计数＜50×10⁹/L，非 T 细胞型，诱导化疗第 8 d 外周血和第 19 d 骨髓达 CR，无中枢、睾丸等髓外浸润。

中危 ALL：具备以下任一标准或以上，年龄＞10 岁，初诊时外周血白细胞计数＞50×10⁹/L 但＜100×10⁹/L，有髓外浸润，T 细胞表型，低二倍体，t(1;19)和 E2A-PBX1 融合基因、MLL 基因重排。

高危 ALL：具备以下任一标准或以上，年龄＜12 个月，外周血白细胞计数＞100×10⁹/L，t(9;22)和 bcr/abl 融合基因，诱导化疗第 8 d 外周血和第 19 d 骨髓未达 CR，泼尼松试验反应不佳，最终诱导失败。

2. 疗效标准

（1）血液学缓解标准。

①完全缓解

临床：无贫血、出血、感染及白血病细胞浸润；

血象：血红蛋白大于 100 g/L，白细胞低于 10×10⁹/L，分类无幼稚粒细胞，血小板在（100～400）×10⁹/L；

脑脊液：无涂抹细胞；

骨髓象：正常。

②部分缓解：临床表现、血象、骨髓象 3 项中有 1 或 2 项未达完全缓解标准。

③未缓解：临床表现、血象、骨髓象 3 项均未达到完全缓解标准及无效者。

（2）细胞遗传学完全缓解的标准。除血液学完全缓解标准外，诊断前阳性表达的染色体异位、异常染色体消失。

（3）分子生物学完全缓解的标准。无相对应的融合基因表达。

（二）ALL 的药物治疗

1. 支持治疗

对于 ALL 的支持治疗，主要针对其发病过程中出现的贫血、出血、感染、高尿酸血症等并发症的治疗，以及在化疗过程中予以的脏器功能保护治疗、水化治疗等。

感染是 ALL 患者最常见的并发症，也是最主要的死亡原因，由于 ALL 患者多合并粒缺，因此抗感染治疗要遵循经验性抗感染联合药敏抗感染的原则，加强无菌护理，防止条件致病菌感染，必要时予以大剂量静脉丙球治疗。

对于严重贫血的患者，积极地输注红细胞治疗有利于改善机体缺氧，增强抵抗力。严重出血的患者，一方面根据血小板低下予以血小板输注治疗，同时检测凝血功能，对可能合并DIC 的患者早期及时处理。

高肿瘤负荷导致的高尿酸血症，可予以水化、别嘌呤醇、碱化尿液治疗。在化疗过程中，严密检测肝肾功能，加强针对性的保护治疗。

2. 化学治疗

ALL 的化疗强调多种药物联合化疗，并根据危险度进行不同强度的诱导缓解、巩固强化和间歇期的维持化疗，化疗需足疗程，通常 2～3 年。

（1）诱导缓解方案

20 世纪 70 年代已经证实，包含长春新碱、泼尼松、柔红霉素、门冬酰胺酶等药物的联合化疗可明显提高 ALL 的缓解率，常用的诱导缓解方案如下：

①DVLP 方案。柔红霉素 30～40 mg/m²，静注第 1～3 d，第 15～17 d；长春新碱 1.5 mg/m²，静注第 1、8、15、22 d；泼尼松 40～60 mg/m²，口服第 1～14 d，从 15 d 开始逐渐减量至第 28 d 停药；L-ASP 6 000 U/m²，静注第 19～28 d。4 周为一疗程。

②DVCP 方案。在 DVP 方案中于第 1 d 和第 15 d 给予环磷酰胺 600～800 mg/m² 静注，而不用门冬酰胺酶。

③大剂量阿糖胞苷诱导治疗。大剂量阿糖胞苷（HDAra-C 3 g/m²×5 d）联合米托蒽醌（6～10 mg/d×2 d），长春新碱（1～2 mg/d×1 d）及泼尼松（60 mg 1 次/d×7 d）。但其主要适用于高危组 ALL，而对于低危组 ALL 不主张在诱导缓解时采用 HDAra-C。

④其他方案。如单纯的 VP 方案、含米托蒽醌的 M＋HDAra-C 方案、EOAD 方案等。

（2）巩固和强化化疗

ALL 达到 CR 时，体内仍存有相当数量的残留白血病细胞。因此对于缓解后的患者，一般认为必须立即进行巩固强化治疗，总的原则是多药联合、交替序贯、大剂量，同时针对中枢神经系统白血病的预防。

国内全国白血病研讨会推荐以 DVCP 方案诱导缓解后 2 周开始 6 个疗程的强化治疗，每疗程间隔 2～3 周，第 1、4 疗程用 DVCP 方案，第 2、5 疗程用 EA 方案（VP16 75 mg/m² 第 1～3 d，阿糖胞苷 100～150 mg/m² 第 1～7 d），第 3、6 疗程用高剂量甲氨蝶呤 1～1.5 g/m²，第 1 d MTX 静脉滴注维持 24 h，停药后 12 h 以四氢叶酸 1.5 mg/m² 解救（首次加倍），1 次/6 h，连续应用 8 次。

大剂量阿糖胞苷及其他化疗药物联合应用用于 ALL 的巩固治疗。阿糖胞苷使用方法一般为：阿糖胞苷 1～3 g/m²，1 次/12 h，持续滴注，3～6 d 为 1 个疗程。

中大剂量甲氨蝶呤单用及与其他化疗药物合用也用于成人 ALL 的巩固和强化治疗，但应注意大剂量甲氨蝶呤应用后的解毒治疗，此外 MTX 对 B 细胞系 ALL 的疗效较为肯定，特别是对普通型 ALL。

（3）维持治疗

目前常用的维持治疗药物为巯嘌呤和甲氨蝶呤，常用方法是巯嘌呤 75 mg/m² 口服，每天 1 次，甲氨蝶呤 20 mg/m²，口服每周 1 次，大多数人主张维持治疗需 1~2 年。

（4）髓外白血病的防治

对于 CNSL 的防治主张在患者达 CR 后宜尽早开始，其主要方法有：①鞘内化疗，常用药物为甲氨蝶呤 8~12 mg/(m²·次)，联合地塞米松(5 mg/次)和阿糖胞苷(30~50 mg/m²·次)，每周 1~2 次，连用 4~6 次，然后每间隔 4~6 周注射 1 次，维持 2~3 年。②放疗，行全颅+全脊髓放疗；也可行扩大放疗，照射范围除上述全颅+全脊髓外，还包括肝、脾、肾、胸腺和性腺。③全身化疗，中大剂量甲氨蝶呤治疗。

对于睾丸白血病强调局部放疗联合大剂量化疗，而卵巢白血病的防治除上述外，可考虑手术摘除卵巢。

（三）HLA 不全相合造血干细胞移植治疗 ALL

异基因造血干细胞移植是目前治疗 ALL 的有效方法之一。尤其是难治、复发性 ALL 的预后较差，通过挽救化疗部分患者虽可获得缓解，但缓解率低，缓解期持续短，多在短期内复发，长期生存率＜5%。对于复发难治性 ALL 目前尚无统一界定，通常是指首次一线标准诱导化疗无法达到完全缓解，或者化疗第 14 d 复查骨髓幼稚细胞仍大于 50%，或者 CR1 后的 6~12 个月即首次复发、再次应用原方案诱导无效的 ALL。异基因造血干细胞移植是目前治疗难治、复发性 ALL 最有效的方法，对于有条件的患者应选择异基因造血干细胞移植。异基因造血干细胞可来源于血缘关系供体(相关供体)和无血缘关系供体(无关供体)。HLA 完全相合相关供体仅能使约 30% 的病人获得移植机会，在我国则更少。HLA 完全相合无关供体也仅能使少数病人获得移植机会，脐血造血干细胞由于数量少限制了其临床应用，而 HLA 不全相合造血干细胞移植可使 90% 以上的病人获得造血干细胞移植机会。通过移植不仅重建患者的骨髓造血和免疫功能，而且异基因移植可通过移植物抗白血病效应(GVL)进一步清除残留的白血病细胞。

对于移植适应证的选择而言，成人 ALL 与儿童 ALL 有显著差异。标危成人 ALL 通过标准序贯化疗 CR 率可达 70%~90%，但复发率高，长期生存率仅为 20%~30%，远低于儿童 ALL。成人 ALL 进行 allo-HSCT 的具体时机和适应证并没有完全确定。对于具有高危复发风险的患者，大多认为在 CR1 时即应行 allo-HSCT，低危或标危患者 CR1 是否应该行 HSCT，目前尚无统一标准。因此，对于缺乏全相合供者的成人高危 ALL，HLA 不全相合移植是有效的治疗方案。对于儿童 ALL 低危和中危患者，一线治疗方案依旧是标准序贯化疗，对于高危儿童 ALL，选择移植主要取决于患者的经济条件及家属对移植治疗的认知程度，当然，对于 Ph 阳性的 ALL 患者，若缺乏 HLA 全相合供者，HLA 不全相合移植是唯一可能治愈该疾病的方法。

1. 移植物的选择

（1）外周血造血干细胞　PBSCT 与骨髓移植相比具有采集简便、安全，移植后造血功能重建快等优势。采用 HLA 相合同胞作供者的 allo-PBSCT 固然最好，但能够找到 HLA 完全相合供者的机会实在太少，开展 HLA 不全或半相合移植的研究很有必要。

（2）外周血干细胞和骨髓联合移植　由于骨髓中 T 细胞的比值大大低于外周血，不仅可以提高 CD34⁺ 细胞的总输入量，也减少了 T 细胞的输入，对于加快造血重建，减少 GVHD 等相关的并发症有一定价值。骨髓来源的细胞中含有大量间充质干细胞，间充质干细胞具有支持造血干细胞生长，抑制异源性 T 细胞增殖、活化的作用，与干细胞共同输入或单独应用对 GVHD 具有确切的疗效，骨髓和外周血干细胞联合移植的机制在于补充 CD34⁺ 干细胞的同时补充了大量供者的间充质干细胞,有效地促进了造血恢复,减少了急性 GVHD 的发生。但对骨髓补充剂量与间充质干细胞的关系需要进一步研究。

（3）脐血 脐血中因含高质量的造血干/祖细胞,具有移植物抗宿主病发生率低、病毒感染率低、来源丰富、对供者无损伤等特点,越来越多被用来作为异基因造血干细胞移植的干细胞来源。但由于其数量较少,不适合成人,目前多用于与其他来源的干细胞联合移植。

针对亲缘间的 HLA 不全相合造血干细胞移植,重庆新桥医院血液科目前的干细胞选择遵循以下原则:HLA 配型主要位点 5/6 相合且不相合位点非 DR 位点时,供者多采用外周血干细胞移植;而对于 HLA 配型主要位点 4/6 或者 3/6 相合或者 5/6 相合但不相合位点为 DR 位点时,多采用外周血干细胞和骨髓联合移植。关于脐带血的选择,对于存在发生 GVHD 较高风险的移植,临床上以脐带血干细胞作为其他来源干细胞的补充以减少 GVHD 发生的可能性。

2. 预处理方案

异基因 HSCT 时预处理的目的主要是摧毁宿主的免疫系统、为移植的造血干细胞提供"空间"和杀灭肿瘤细胞。在去 T 细胞移植时,常规预处理方案不能有效地清除宿主体内免疫细胞,以利于造血干细胞的植入。动物实验证明可通过提高全身放疗（TBI）剂量及预处理方案中加用抗胸腺细胞球蛋白（ATG）、抗淋巴细胞球蛋白（ALG）及噻替派来克服骨髓移植时 HLA 不相容性而使移植成功。

HLA 不全相合 HSCT,预处理方案中 TBI 及 ATG 的应用十分重要,以尽可能多地杀灭宿主体内的 T 细胞。Henslee-Downey 等报道 72 例 HLA 不全相合 HSCT,预处理方案中包括大剂量分次 TBI、ATG 及化疗药物如阿糖胞苷、鬼臼乙甙及环磷酰胺等,在移植后第 32 d,总植入率为 88%。Kawano 等报道 13 例儿童 HLA 不全相合外周血 HSCT,5 例植入失败（排斥反应）,其中 3 例预处理方案中无 TBI,而所有成功植入的病人,预处理方案中均含有 TBI 及 ATG,认为 TBI 及 ATG 是保证 HLA 不全相合 HSCT 植入成功的关键。

Aversa 和 Bacigalupo 等用单剂量 TBI（8 Gy）、噻替派（10 mg/kg,1 d）、ATG（115～215 mg/kg,4 d）、环磷酰胺（50～60 mg/kg,2 d）组成预处理方案,输注较大剂量 $CD34^+$ 细胞数,两组 17 例和 10 例进展期白血病等疾病患者,移植后各有 16 和 10 例获得迅速造血重建（中性粒细胞 $>0.5×10^9$/L,血小板 $>20×10^9$/L,中位天数 10 d）,而且患者对此方案的耐受性较好。Aversa 等用 fludarabine 作为免疫抑制剂替代环磷酰胺,使预处理过程中非造血系统相关毒性显著降低。

关于含 TBI 与不含 TBI 预处理方案疗效、副作用等的比较,结合目前相关 Meta 分析文章的结论,主要体现在以下几点:就植入失败率和移植后的复发率比较而言,TBI 联合环磷酰胺与不含 TBI 的单纯化疗方案之间并无显著的差异,但单纯化疗组的治疗相关死亡率却明显上升。而 TBI 的不利因素主要与其对人体的射线损伤尤其是对儿童的远期生长发育的影响相关。

重庆新桥医院血液科室统计的 ALL 不全相合异基因造血干细胞移植的病例中,对比了含 TBI 的预处理方案及非 TBI 预处理方案,发现移植相关的髓内复发率接近,但非 TBI 预处理后髓外复发尤其是中枢神经系统复发率较高。关于 TBI 在预处理方案中的应用顺序问题,即 TBI 前置与标准 TBI 的比较,我们结合科室的临床研究发现,应用 TBI 前置可以有效避免应用大剂量预处理化疗后的相关感染,且并不影响预处理效果。

3. GVHD 的防治

HLA 配型的相合程度与移植后 GVHD 的发生率及严重程度呈正相关。Beelen 等报道 36 例 HLA 相合 HSCT,Ⅱ～Ⅳ度 GVHD 的发生率为（25±9）%;24 例 HLA 不全相合 HSCT,Ⅱ～Ⅳ度 GVHD 的发生率为（86±12）%,差异显著。Henslee-Downey 等报道 72 例 HLA 不全相合 HSCT,在可评价的 58 例病人中,18 例（31%）发生急性 GVHD。移植后随访

3~17个月,可评价的 48 例病人中,有 17 例(35%)发生慢性 GVHD。Bacigalupo 等报道 10 例 HLA 不全相合 HSCT,有 8 例发生 Ⅱ～Ⅲ度 aGVHD,其中 4 例还出现 cGVHD。由此可见 GVHD 是 HLA 不全相合 HSCT 的重要并发症。GVHD 主要由移植物中的 T 细胞介导。目前,在 HLA 不全相合 HSCT 中,常常采用去除移植物中的 T 细胞(TCD)以减轻 GVHD。去除 T 细胞的方法有两种,一种是直接去除法,即用抗 T 细胞单克隆抗体直接杀灭 T 细胞;另一种是间接去除法,即通过 CD34$^+$ 细胞分选系统收集移植物中的 CD34$^+$ 细胞,以间接去除 T 细胞。如美国生产的 Ceprate CD34$^+$ 细胞分选系统,德国生产的 Clini MACS 免疫磁珠 CD34$^+$ 细胞分选系统,均可去除移植物中 3～5 个对数级的 T 细胞。Henslee-Downey 等报道 40 例 HLA 不全相合 HSCT,采用直接法去除移植物中的 T 细胞,于移植后第 5～10 d 再续用抗 CD5 单抗(anti-CD5mAb,H65-RTA)7～12 d,与 17 例未去除 T 细胞的 HSCT 比较,Ⅰ 度 GVHD 的发生率由 100%(对照组)下降至 36%,Ⅲ～Ⅳ度 GVHD 的发生率由 92%(对照组)下降至 19%,均相差显著。若移植物中 T 细胞<110×10^5/kg,可以避免 Ⅱ 度以上 GVHD 的发生。

HLA 半相合 HSCT 时,由于 T 细胞去除使移植物抗白血病(GVL)作用减弱导致移植后白血病复发率增高。因此,T 细胞去除 HLA 不全相合移植时一个令人关注的问题是移植后白血病复发。Aversa 等报道 T 细胞去除 HLA 半相合相关供体移植中,23 例 ALL 患者中 11 例复发,而 20 例 AML 患者中仅 2 例复发,在这 13 例复发病例中有 7 例移植时处于疾病复发状态;同样疾病状态 ALL 患者去 T 细胞移植与未处理骨髓移植后复发率相似。T 细胞去除移植后复发的影响因素主要是移植时的疾病状态,因此认为 T 细胞去除 HSCT 应尽可能在疾病进展期之前进行。

国内纪树荃等采用多种免疫抑制剂联合预防 GVHD,除经典的环孢霉素和甲氨蝶呤外,加用麦考酚吗乙酯和抗胸腺细胞球蛋白,未清除移植物中 T 淋巴细胞,急性 GVHD 的发生率与 HLA 完全相合者相似。麦考酚吗乙酯能高度选择性阻断 T 淋巴细胞和 B 淋巴细胞多嘌呤核苷酸的合成,从而抑制 T、B 淋巴细胞的增殖;抗胸腺细胞球蛋白能特异性地清除体内的 T 淋巴细胞,对预防 GVHD 有积极作用。

在 HLA 配型不全相合的移植中,高剂量的干细胞植入和强烈有效的免疫抑制是克服供受者之间的免疫屏障、成功植活的关键,CsA、MMF、MTX 三联预防 GVHD 在非血缘移植中取得了肯定效果,干细胞输注前给予 ATG 起到体内清除 T 细胞,抑制 T 细胞免疫反应的作用,从而减少了早期 GVHD 的产生,保证干细胞的成功植入。

4. 移植后复发的防控

移植后原发病的复发是导致移植治疗失败的关键因素,对于高危的 ALL 患者(如 Ph 阳性 ALL、伴髓系标志 ALL 等),早期的复发防控是移植后治疗的重要环节。对于复发,预防的主要机理是诱发移植物的 GVL 效应,尽可能清除微小残留病。目前比较明确有效地诱发 GVL 效应的治疗包括大剂量 IL-2 的输注治疗和供者淋巴细胞输注治疗,前者主要应用于高危患者移植后未出现明显 GVHD 反应的情况或者出现早期复发倾向以及髓外复发情况(如中枢神经系统白血病复发),而后者则应用于移植后全面复发的患者。对于 Ph 阳性的 ALL 患者,除了移植前应用酪氨酸激酶抑制剂(伊马替尼)争取有效 CR 外,移植后伊马替尼的应用也被认为是减少复发的重要手段。

5. 展望

目前对于儿童 ALL 的治疗已取得令人满意的效果,但对于高危、难治和复发的儿童 ALL 以及大部分成人 ALL,异基因造血干细胞移植仍是最有效的治疗方法。HLA 不全相合造血干细胞移植治疗 ALL 仍处于起步阶段,预处理方案的选择,并发症的防治,远期疗效的观察仍需要进一步通过多中心和大样本的观察和统计。

（曾东风　孔佩艳　张曦　陈幸华）

参考文献

1. Huang XJ,Liu DH,Liu KY,et al. Treatment of acute leukemia with unmanipulated HLA-mismatched/haploidentical blood and bone marrow transplantation. Biol-Blood-Marrow-Transplant,2009,15(2):257-265.

2. Willemze R,Rodrigues CA,Labopin M,et al. KIR-ligand incompatibility in the graft-versus-host direction improves outcomes after umbilical cord blood transplantation for acute leukemia. Leukemia,2009,23(3):492-500.

3. Spellman S,Bray R,Rosen-Bronson S,et al. The detection of donor-directed,HLA-specific alloantibodies in recipients of unrelated hematopoietic cell transplantation is predictive of graft failure. Blood,2010,115(13):2704-2708.

4. Locatelli F, Pende D,Maccario R,et al. Haploidentical hemopoietic stem cell transplantation for the treatment of high-risk leukemias:how NK cells make the difference. Clin-Immunol,2009,133(2):171-178.

5. Eapen M,Rocha V,Sanz G,et al. Effect of graft source on unrelated donor haemopoietic stem-cell transplantation in adults with acute leukaemia:a retrospective analysis. Lancet-Oncol,2010,11(7):653-660.

6. 向茜茜,孔佩艳.造血干细胞移植治疗儿童血液肿瘤及难治性血液病53例临床观察.第三军医大学学报,2010,32(20):228-223.

7. 方建培,陈纯,金润铭,主编.儿童白血病的诊断和治疗.人民卫生出版社,2008:120-154.

8. Wang Y,Liu DH,Xu LP,et al. Superior graft-versus-leukemia effect associated with transplantation of haploidentical compared with HLA-identical sibling donor grafts for high-risk acute leukemia:an historic comparison. Biol Blood Marrow Transplant,2011,17(6):821-830.

9. Xu LP,Liu KY,Liu DH,et al. The inferiority of G-PB to rhG-CSF-mobilized blood and marrow grafts as a stem cell source in patients with high-risk acute leukemia who underwent unmanipulated HLA-mismatched/haploidentical transplantation:a comparative analysis. Bone Marrow Transplant,2010,45(6):985-992.

10. Wu T,Lu DP. Blood and marrow transplantation in the Pepople' Republic of China. Bone Marrow Transplant,2008,42(S1):S73-S75.

四　HLA 不全相合造血干细胞移植治疗恶性淋巴瘤

淋巴瘤(lymphoma)与淋巴组织的免疫应答反应中增殖分化产生的各种免疫细胞有关，来源于淋巴细胞或组织细胞的恶变，是淋巴结和/或结外部位淋巴组织的免疫系统恶性肿瘤。淋巴组织遍布全身，与单核-吞噬系统、血液系统关系密切，淋巴瘤可发生在身体的任何部位，通常以实体瘤形式累及淋巴组织丰富的组织器官，淋巴结、扁桃体、脾脏和骨髓最易受累。

淋巴瘤在组织病理学上分为霍奇金淋巴瘤(Hodgkin lymphoma，HL)和非霍奇金淋巴瘤(non-Hodgkin lymphoma，NHL)两类。临床以无痛性淋巴结肿大为共同临床表现，可伴有肝脾大、发热、消瘦、盗汗等表现。

淋巴瘤的发病率较高，全球每年约有 35 万新发病例，死亡人数超过 20 万。据统计我国淋巴瘤发病率居全部恶性肿瘤的第 11 位，总发病率男性为 1.39/100 000，女性为 0.84/100 000，明显低于欧美国家及日本，以 20～40 岁多见；死亡率为 1.16/100 000。在我国 HL 仅占淋巴瘤的 8%～11%，而国外 HL 占 25%。近几年淋巴瘤的发病率越来越高，有报告称年增长率为 7.5%，是目前发病率增长最快的恶性肿瘤之一，并且呈现年轻化趋势。死于恶性淋巴瘤的患者平均年龄为 49.9 岁，低于所有恶性肿瘤平均死亡年龄的 58.2 岁。

淋巴瘤发病与病毒感染关系密切，但确切病因尚不清楚。1964 年 Epstein 等首先从非洲儿童 Burkitt 淋巴瘤组织传代培养中分离得到 Epstein-Barr(EB)病毒后，认为这种 DNA 疱疹病毒可引起人类 B 细胞恶变，而致 Burkitt 淋巴瘤。用荧光免疫法检测部分 HL 患者血清，可发现高价抗 EB 病毒抗体。此外，在 20%HL 的 R-S(Reed-Sternberg)细胞中用分子生物学也可发现 EB 病毒，从而提示 EB 病毒可能是淋巴瘤的病因。

20 世纪 70 年代后期，美国的 Gallo 和日本的 Yoshoda 先后发现逆转录病毒与某些类型的淋巴瘤发病有密切关系。成人 T 淋巴细胞淋巴瘤/白血病有明显的家族集中趋势，且呈季节性地区性流行。人类 T 细胞白血病/淋巴瘤病毒(HTLV-I)被证明是这类 T 细胞淋巴瘤的病因。而 HTLV-V 近来被认为与 T 细胞皮肤淋巴瘤即蕈样肉芽肿的发病有关。

宿主的免疫功能决定对淋巴瘤的易感性，近年来发现遗传性或获得性免疫缺陷伴发淋巴瘤者较正常人为多。器官移植后长期应用免疫抑制剂而发生恶性肿瘤者，其中 1/3 为淋巴瘤。干燥综合征中淋巴瘤发病数比一般人高。在免疫缺陷下，反复感染、异体器官移植以及淋巴细胞对宿主的抗原刺激等均可引起淋巴组织的增殖反应。由于 T 抑制细胞缺失或功能障碍，机体缺少自动调节的反馈控制，淋巴组织无限增殖，最终导致淋巴瘤的发生。

此外，近期研究发现，幽门螺杆菌抗原的存在与胃黏膜淋巴瘤发病有密切关系，抗幽门螺杆菌治疗可改善其病情，幽门螺杆菌可能是该类淋巴瘤的病因。

淋巴瘤确诊依靠病理组织学检查，虽然没有特征性的临床表现和其他实验室检查据以诊断，但对有慢性、进行性、无痛性淋巴结肿大的患者要考虑该病的可能，通过活体组织检查确诊。下面简述霍奇金淋巴瘤和非霍奇金淋巴瘤的诊断和治疗，并着重介绍 HLA 不全相合造血干细胞移植治疗淋巴瘤的情况。

(一)霍奇金淋巴瘤

1. HL 的诊断标准

(1)临床表现

①首见症状常是无痛性淋巴结肿大。

②肿大的淋巴结引起相邻器官的压迫症状。

③随着病程进展，病变可侵犯各系统或器官。

④可伴有发热、消瘦、盗汗、皮肤瘙痒和乏力等症状。

（2）实验室检查

①少数白细胞轻度或明显增多及不同程度的嗜酸性粒细胞增多。

②血沉增快和血清碱性磷酸酶活性增高，反映疾病活跃。

③疾病晚期，骨髓穿刺可发现典型 R-S 细胞或单个核的类似细胞。

④少数患者可有轻度或中度贫血，偶伴 Coombs 试验阳性。

（3）病理组织学检查

淋巴结活检为诊断本病的最主要依据，即发现 R-S 细胞。典型的 R-S 细胞为巨大多核细胞，直径 25～30 μm，核仁巨大而明显；若为单核者，则称为 Hodgkin 细胞。在肿瘤细胞周围有大量小淋巴细胞、浆细胞、组织细胞等炎性细胞浸润。

①分型标准

1965 年的 Rye 会议上 HL 被分为四型，在国内外被广泛采用（表 1）。

表 1　霍奇金淋巴瘤病理组织学分型

类型	病理组织学特点	临床特点
淋巴细胞为主型	大量小淋巴细胞呈结节状或弥漫状，R-S 细胞散在，仅占 5%	病变局限，预后较好
结节硬化型	胶原纤维束将浸润细胞分隔为结节状，淋巴结被膜增厚，R-S 细胞多少不等，较大呈腔隙型，又称"裂隙细胞"，此型约占 70%	年轻，诊断时多Ⅰ、Ⅱ期，预后相对好
混合细胞型	纤维化伴局限性坏死，淋巴结结构消失，被膜不增厚，R-S 细胞形态典型，背景细胞多种多样；聚集成肉芽肿样细胞簇。此型占 20%～25%	有播散倾向，预后相对较差
淋巴细胞消减型	R-S 细胞大量增生，类似肉瘤；淋巴细胞较少，伴弥漫性纤维化及坏死	多为老年，诊断时已Ⅲ、Ⅳ期，预后极差

2001 年 WHO 将 HL 分为两大类：一类为经典的 HL，包含结节硬化型、混合细胞型、富于淋巴细胞的经典型及淋巴细胞消减型四个亚型。另一类为结节性淋巴细胞为主型（NL-PHL），其肿瘤细胞为 R-S 细胞的变异型，细胞体积和胞核大，有丰富的胞浆，胞核折叠或分成多叶，形似爆米花，故而称为"爆米花"细胞。分散于小淋巴细胞及少量组织细胞中。

②分期标准

根据病变解剖部位分布的广泛程度，对霍奇金病进行临床分期，对治疗有重要的指导作用。目前，国内外广为采用的临床分期是 1971 年 Ann Arbor 会议制定的，该方案 1989 年在 Cotswald 会议上作了修订（表 2）。

表 2　霍奇金病分期系统

分期	病变范围
Ⅰ期	病变涉及一个淋巴结区（Ⅰ）或一个淋巴系统以外的器官或部位受累（ⅠE，如脾脏、胸腺、韦氏环等）
Ⅱ期	病变涉及膈肌同侧的两个或多个淋巴结区（Ⅱ，纵隔为单一部位，双侧肺门属不同区域），受累区域数目应以脚注标出（如Ⅱ2）或一个以上的淋巴结区伴发一个结外器官或组织受累（ⅡE）
Ⅲ期	病变涉及横膈两侧的淋巴结区（Ⅲ1：伴有或不伴有脾脏、肺门、腹腔或门脉淋巴结；Ⅲ2：伴有主动脉旁、髂动脉旁或肠系膜淋巴结），可伴脾脏累及（ⅢS），结外器官或组织局限受累（ⅢE）或两者都受累（ⅢES）
Ⅳ期	一个或多个结外器官或组织的广泛受累，如骨髓（M）、肺实质（L）、胸膜（P）、肝脏（H）、皮肤（D）等

注：每期分为：A 期：无症状。B 期：有症状，包括发热 38 ℃以上，连续 3 d 以上，且无感染原因；6 个月内体重减轻 10% 以上；盗汗，即入睡后出汗。

③疗效标准

HL 的疗效标准分为四级：

a. 完全缓解（CR）：无临床、影像学或其他的 HL 表现，持续 1 个月以上。

b. 未确定的完全缓解（CRu）：无 HL 的临床表现，但在原病变部位仍存在影像学异常，与治疗无关。

c. 部分缓解（PR）：所有可测量病变最大垂直径乘积缩小 50% 以上；对于无法测量者，临床确定的病变有客观改善，B 症状消失。

d. 进展（PD）：至少有一个可测量病灶增大＞25%，或出现新病灶，或重新出现 B 症状而无其他解释。

2. 治疗

HL 是相对少见的恶性肿瘤，美国每年大约有 7 500 例新发病例，不足全部肿瘤发病率的１%，每年死亡约 1 400 例。亚洲人发病率更低，约为欧美人群的一半。而我国 HL 的发病率明显低于欧美国家，约占全部恶性肿瘤的 0.2%。HL 是一个化疗敏感性肿瘤，是目前可治愈的疾病之一，多数病例尤其是局限期（Ⅰ和Ⅱ期）患者，经过系统的化放疗联合治疗，能够获得很好的疾病控制和预后。早期治疗 HL 仅考虑如何清除病灶，这种观念已经被摒除。目前关注的焦点是综合治疗和不同疗法之间的相互平衡。其最终目标是在危险度分层的基础上，根据初始治疗的反应选择适合的个体化治疗方案，既能提高治愈率又能最大程度降低药物的毒副反应。最近 10 年，HL 最大的挑战是发展最优的治疗方案，对不同治疗手段合理组合，增加疗效，减少毒性——尤其是影响患者生存率和生存质量的后期毒性。

（1）化疗和放疗

HL 是一个克隆性淋巴恶性肿瘤，主要波及淋巴结和淋巴样器官。1960～1963 年 HL 5 年生存率 40%，随着放疗和联合化疗技术的进展，从 1989～1993 年其 5 年间生存率上升到超过 80%。

①早期 HL 治疗

欧洲淋巴瘤协作组织将早期 HL（Ⅰ～Ⅱ期）分为预后良好和预后不佳的早期 HL 两种。前者是指年龄＜50 岁、无 B 症状、无大纵隔肿块、低血沉、少于 4 个累及部位。而预后不佳的早期 HL 是指有 B 症状，另外有 1 个或 1 个以上下述情况：年龄≥50 岁、大纵隔肿块、血沉高、多于 4 个累及部位。以危险因素为指导的分组方法对于早期 HL 的治疗是一大进步，且已成为各项临床研究病例选择的基础。

随着对 HL 的认识逐步加深，人们发现临床上 HL 通常自原发部位依次向邻近淋巴结浸润，较少出现跨越淋巴结区间的跳跃式浸润，且 HL 对放疗和化疗均很敏感。20 世纪 60 年代，放疗是 HL 的主要治疗手段。当时放疗设野范围较大，大多为全淋巴或次全淋巴放疗，包括双侧全颈、锁骨上下、纵隔、双侧肺门、腹主动脉旁淋巴结、脾脏和盆腔淋巴结等，放疗剂量也较高（40～50 Gy）。而现在随着放疗技术及放疗理念的不断进步，放疗范围也从以前的"斗篷野"、"锄形野"和"倒 Y 形野"等发展至全淋巴结区放疗及现在广泛应用的累及野放疗。近年来，欧洲癌症研究与治疗组织还提出了累及淋巴结放疗（involved node radiotherapy，IN-RT）的概念，放疗靶区在不断缩小。随着三维适形放疗、调强放疗等技术在淋巴瘤放疗中的应用，靶区的剂量分布已越来越精确。可以肯定的是，缩小放疗范围至病变部位不会降低患者生存率，从长期而言，缩小放疗范围由于避免了治疗相关的后遗症，可能更有利于改善患者的生存率。

目前Ⅰ～Ⅱ期恶性淋巴瘤的标准治疗模式是诱导化疗后进行巩固性放疗，已基本不采用单独放疗的治疗模式。德国 HL 研究组（German Hodgkin's Lymphoma Study Group，GH-SG）的 HD7 研究针对 650 例 HL 患者，Ⅰ～ⅡB 期患者接受 2 疗程 ABVD 化疗后，行扩大范围照射治疗（EFRT），其疗效优于单纯行 EFRT。既往 HL 化疗主要采用 MOPP 方案（氮芥＋丙卡巴肼＋长春新碱＋泼尼松龙）或类似 MOPP 的化疗方案，但因该方案对生育功能影响及引起继发性肿瘤的可能，故而探索既能消除放射野外的潜在病灶，提高患者无复发生存率，又较 MOPP 毒性低的辅助或新辅助化疗方法势在必行。斯坦福大学的一项研究提示，病理分期为ⅠA 和ⅡA 期的 HL 患者接受 6 疗程 VBM 化疗方案（长春新碱＋博来霉素＋甲氨蝶呤）结合局部放疗，其疗效优于单纯次全淋巴结照射（STLI），且较 MOPP 毒性低。目前最广泛应用的还是 ABVD 方案，对于预后良好的早期 HL，流行的趋势是短程化疗结合仅限于受累野的照射治疗（IFRT，30～35 Gy），化疗一般采取 4 个周期的 ABVD 方案（阿霉素、博来霉素、长春花碱、氮烯米胺）。法国成人淋巴瘤研究组（GELA）建议采用 2～4 个周期的 ABVD 化疗联合 IFRT 20～30 Gy 的放疗，有望成为预后良好的早期 HL 的治疗新标准。对于预后不佳的早期 HL，治疗应采取化放疗联合的方式，多数学者认为 4～6 个周期的化疗后联合放疗是理想的治疗选择。国际上德国霍奇金研究小组（GHSG）和欧洲癌症研究治疗组织（EORTC）对如何选择最佳化疗方案、化疗周期数、照射野的大小以及合适的照射剂量等进行了一系列的探索。目前认为最佳的治疗方案是 4～6 个周期的 ABVD 方案联合 20～30 Gy 的 IFRT 治疗。

②进展期 HL 治疗

对于Ⅲ～Ⅳ期 HL 患者以化疗为主，ABVD 方案是公认的标准化疗方案。1990 年德国霍奇金淋巴瘤研究小组（GHSG）设计了比 ABVD 方案化疗强度更大的 BEACOPP 方案（博来霉素＋依托泊苷＋多柔比星＋环磷酰胺＋长春新碱＋甲基苄肼＋泼尼松），研究结果显示加强型 BEACOPP 方案、标准型 BEACOPP 方案和 COPP 或 ABVD 方案的 5 年总生存率（overall survival，OS）分别为 91%、88% 和 83%，5 年治疗无失败生存率（freedom from treatment failure，FFTF）分别为 87%、76% 和 69%；但加强型 BEACOPP 方案的骨髓抑制作用明显，Ⅲ～Ⅳ度白细胞下降的发生率为 98%，明显高于标准型 BEACOPP 方案（73%）和 COPP 或 ABVD 方案（71%）；为期 10 年的随访结果提示提高剂量的 BEACOPP 方案化疗的 OS 和 FFTF 均优于标准型 BEACOPP 方案和 COPP 方案或 ABVD 方案，OS 分别为 86%、80% 和 75%，FFTF 分别为 82%、70% 和 64%（$P<0.001$）。NCCN 指南建议进展期 HL 可以采用以下 3 组方案治疗：a. ABVD 方案 6～8 个周期，4～6 个周期后复查，若达到 CR/CRu 则继续化疗 2 个周期，伴有巨大肿块的患者需行巩固性放疗。b. Standford Ⅴ方案 3 个周期（12 周），化疗结束后全面复查，巩固性放疗最好在化疗结束后 3 周内进行，照射部位是原发肿块＞5 cm 处或存在结节病变的脾脏，剂量为 36 Gy。c. 增加剂量的 BEACOPP 方案，在 4 周期化疗后和完成全部 8 周期化疗后评价疗效，达到 CR/CRu 的病例，若原发肿块＞5 cm，则进行巩固性放疗。

③复发和难治性 HL 治疗

HL 患者治疗 CR 后约有 30% 复发，共包括 3 种情况：a. 原发耐药，初始化疗即未能获得CR；b. 联合化疗虽然获得缓解，但是缓解时间＜1 年；c. 化疗后缓解时间超过 1 年。缓解时间超过 1 年后复发病例，可仍然使用以前的有效方案。近年来国际多个霍奇金淋巴瘤研究组推出多个解救方案，获得了一定的疗效，其中包括 IGEV 方案（异环磷酰胺、吉西它滨、长春瑞滨）、ICE 方案（异环磷酰胺、卡铂、依托泊苷）、ESHAP（依托泊苷、甲泼尼龙、阿糖胞苷、顺铂）等。

部分患者对挽救治疗的反应欠佳，对于原发耐药或缓解不超过 1 年的病例，可考虑应用大剂量化疗结合自身造血干细胞移植（HDC/AHSCT）治疗。

（2）造血干细胞移植

虽然大部分 HL 都能治愈，但仍有少部分原发难治性或短暂缓解即复发的 HL 病例，预后差，需要探索新的挽救方案或治疗手段以控制肿瘤的生长。造血干细胞移植目前是最有效的方法,在 HL 中主要用于复发或难治患者。

①自体造血干细胞移植

虽然不推荐将 AHSCT 作为 HL 缓解后的巩固治疗,但对于复发/难治 HL,AHSCT 仍显示出较好的疗效,对于大部分复发患者是最基本的挽救性治疗,也被认为是进展型患者在诱导缓解期间的标准治疗。Sirohi 等回顾分析了 195 例复发(难治)HL 移植结果,中位 OS 和无进展生存期(PFS)分别为 9 年和 2.9 年,5 年和 10 年 OS、PFS 分别为 55%、44% 和 49.4%、37%。多组随机临床研究证实,复发或难治 HL 患者采用 HDC/AHSCT 完全缓解率可达 50%~80%,其中 40%~80% 的患者可获得长期缓解,较标准剂量的二线解救治疗可以明显改善原发耐药或复发患者的无事件生存或无进展生存,但总生存率未见明显改善。Bacon 等采用 HDT+AHSCT 对 26 个复发或难治 HL 患者治疗。移植后 100 d,23 个患者达到 CR,其中包括在移植时首次复发的 6 个患者,9 个进展型患者中的 8 个,11 个原发难治 HL 中的 9 个。首次复发的患者预后最好,中位随访 37 个月,OS 和 PFS 均为 100%。原发难治患者预后最差,中位随访 28 个月,OS 为 76%,但对挽救性化疗有反应的原发难治患者都持续缓解,没有患者死于移植相关死亡(TRM),提示移植前化疗敏感对决定预后是最重要的。最近,有研究显示移植前 CR 的患者 5 年 PFS 率为 79%,而 PR 患者仅 59%,耐药患者仅 17%。在风险高的原发难治患者中,移植前化疗敏感患者的 PFS 和 OS 分别为 62% 和 66%,耐药患者分别为 23% 和 17%。Gopal 有相似的报道,化疗耐药患者 5 年 PFS 为 17%。其他多个单组研究也显示复发难治患者接受挽救性化疗联合 HDT/AHSCT 能达到持久的 PFS 和 OS,分别为 40%~50% 和 50%~60%。难治性患者通常疗效更差,持久的 PFS 和 OS 分别为 15%~32% 和 26%~36%。重庆新桥医院血液科 2001~2007 年对 31 例 HL 患者进行了 AHSCT,CR1 10 例患者中无病生存(DFS)10 例;PR 15 例患者中 DFS 12 例,带病存活 3 例;RE 6 例患者中 DFS 3 例,带病存活 2 例,死亡 1 例;MM 21 例患者中 DFS 7 例,带病存活 6 例,死亡 8 例。美国国家综合癌症网络(NCCN)2008 指南指出,HL 进展或复发以前曾用过化疗的患者,除了ⅠA、ⅡA 可以选择放疗、无交叉耐药的化疗或者自体干细胞移植外,其他患者强烈推荐大剂量化疗后自体造血干细胞移植。而欧洲造血干细胞移植(2008 版)也推荐 HDC/AHSCT 可以作为原发耐药或复发患者的标准治疗方式。

AHSCT 后复发通常是预后很差的预兆,中位生存时间 24 个月。这些患者的选择包括继续化疗、allo-HSCT、新药的临床试验和二次移植。为了使大剂量化疗的剂量达到最大,序贯 AHSCT 目前正在研究中。这个方法通常在 1~3 个月时间里实施 2 次 HDT/AHSCT。有研究报道,原发难治和高危 HL 患者序贯 AHSCT 后,长期随访 PFS 和 OS 分别为 49%~59% 和 54%~78%。最近,一个多中心前瞻性研究评估了 150 个原发难治和高危复发 HL 患者序贯 AHSCT 的有效性(2 个或更多的复发危险因素,复发时间<12 个月;复发时Ⅲ或Ⅳ期;在最近放疗区域复发)。中危患者(上述危险因素中有一个或没有)接受一次 AHSCT。中位随访 51 个月,高危患者 5 年 PFS 和 OS 分别为 46% 和 57%。重要的是,对化疗耐药的患者 5 年 OS 为 46%,显著优于历史对照。接受一次 AHSCT 的中危患者,PFS 和 OS 分别为 73% 和 85%。在此研究和其他研究中,序贯移植的 TRM 已经能被接受而且在大部分病例中能收集到足够的干细胞用于二次移植。这些结果显示序贯 AHSCT 对于挽救治疗没有达到 CR 的高危患者优于单次移植。单次移植对于大部分中危患者是足够的,对于初始化疗达到 CR 的高危患者也是足够的。

②异基因造血干细胞移植

复发或难治的患者经常接受高强度化疗+AHSCT 的挽救性治疗,但不幸的是,部分患者在 AHSCT 后复发,而 allo-HSCT 主要是作为 AHSCT 失败的挽救治疗而被研究。其超过 AHSCT 的潜在优势主要不是肿瘤细胞缩减效应,而是依赖移植物抗 HL 效应。在回顾性研究中发现,相比 AHSCT 患者,allo-HSCT 患者有较低的复发率;多个报道也显示 cGVHD 涉及一个对防止复发的保护作用,而且供者淋巴细胞输注(DLI)可引起持续的缓解。异基因移植是非常有希望的,但其治疗恶性淋巴瘤的指征目前仍不能肯定,不作为一个常规选择。在复发率上,异基因造血干细胞移植优于自体造血干细胞移植,但由于治疗相关死亡率增加,故OS上自体干细胞移植占优势。

AHSCT后复发的患者接受清髓性异基因移植,发现有很高的非复发死亡率(NRM)。早期研究显示复发 HL 患者接受清髓性 allo-HSCT 的 TRM 发生率为 48%~61%。最近 Freytes 等报道清髓性异基因造血干细胞移植治疗 HL 的 TRM 为 22%。鉴于这个难以接受的毒性,最近更多的研究都开始研究减低剂量预处理(RIC)的潜能。RIC 的目的是抑制宿主的免疫,允许足够的供者免疫系统植入,从而产生 GVT 效应。研究显示这个方法具有更低的 TRM,短期的 OS 和 PFS 分别为 48%~56% 和 32%~39%。更新的两个研究评估 RIC 更长期的效应,OS 和 PFS 的范围更大,分别为 28%~51% 和 18%~34%。这个不同的缓解率提示患者的选择是成功的关键因素。和 AHSCT 类似,对移植前挽救性化疗的敏感是预后的一个很重要的预测因素。Devetten 报道,国际血液和骨髓移植研究登记处的资料显示,和清髓性方案相比,非清髓和减低剂量预处理有更低的 TRM,然而没有达到统计学意义。几个研究小组都报道了采用非清髓/减低剂量预处理的 HLA 相合同胞供者移植或无关供者移植治疗复发或难治 HL。因为患者的异质性和预处理方案的不同,两组间直接的比较是很困难的,但还是能看出该方法能降低 TRM。Peggs 等发表的结果是关于 49 个采用 Flu+Mel+阿伦珠单抗的患者,基于供者不同(亲属、无关)进行预后的比较。100 d 和 2 年的 NRM 较低,分别为 4% 和 16%。疾病复发或进展发生率为 43%,有 33% 需要进行 DLI。突出的是 4 年 PFS 为 32%。Anderlini 等报道了 40 例患者主要的预处理方案为 Flu 和 Cy+ATG 或 Flu+Mel,紧接着行 HLA 全相合亲缘或无关供者移植。中位随访 13 个月,18 个月的 OS、复发率和 PFS 分别为 61%、55% 和 32%。100 d 和 18 个月的 TRM 分别为 5% 和 22%。Anderlini 等最新的报道中,中位随访 2 年,Flu/Mel 组有类似的 OS、疾病进展或复发的发生率和 PFS,分别为 64%、55% 和 32%。最近,Majhail 等报道 21 个 HL 患者采用 Bu+Flu+2 Gy TBI 或 Cy+Flu+2 Gy TBI 的方案预处理,然后行 HLA 全相合同胞(12 个)或无关脐血移植(9 个)。分别中位随访 24 个月和 17 个月,2 年 OS 和 PFS 分别为 48%、20% 和 51%、25%。180 dTRM 分别为 25% 和 22%。Paillard C 等报道了用 RIC allo-HSCT 治疗 4 个进展型难治 HL 的青少年患者。他们在移植前都接受了三线或四线化疗包括 AHSCT。在移植前,除了一个是进展型化疗耐药疾病,他们都达到了 PR。预处理方案包括 Flu、Bu 和 ATG。他们都有全相合同胞供者。移植后中位随访 12~16 个月。所有患者植入迅速。移植后 19 d 粒细胞均重建。60 d 所有患者转为供者型,4 个患者都发生了皮肤的 aGVHD。2 个患者 CR,1 个 PR,1 个 PR 但在 6 个月后复发。每个 PR 患者都接受了两次 DLI,DLI 后达到完全缓解,提示对进展型 HL 有移植物抗淋巴瘤效应。对于 AHSCT 失败的进展型 HL,非清髓或 RIC 后的异基因造血干细胞移植是一个可以选择的治疗,扩展了进展型高危 HL 患者的治疗选择。重要的是,数个研究结果都显示相比清髓性移植,非清髓性造血干细胞移植在早期和晚期 NRM 上都显著下降,为进展型疾病的患者提供了抗肿瘤的能力。

没有前瞻性研究比较 allo-HSCT 和 AHSCT,大部分研究都是将采用清髓性预处理的 allo-HSCT 与 AHSCT 的历史对照比较。在最近的研究中,更多的研究采用 RIC,allo-HSCT 治疗 HL 的原则将被重新定义。因为 HL 确诊时都年轻,所以可采用一个治愈的治疗策略。

2006 年,EBMT 把 HLA 全相合同胞供者移植作为儿童复发 HL 的临床选择,而无关供者作为"可发展的"。总之,如果有合适供者,RIC allo-HSCT 对于 AHSCT 后复发的年轻 HL 患者是一个合适的选择。

③HLA 不全相合造血干细胞移植

通过近 50 年的不断研究与探索,针对 HL 的治疗理念也在不断更新。异基因造血干细胞移植最大的优势是移植后较低的复发率。学者们认为，供者类型和预后相关，相比无关供者和 HLA 单倍体相合的亲属供者，HLA 全相合的同胞供者预后更好。但能够找到 HLA 全相合的同胞供者和无关供者的患者很有限。在西方国家大约仅 40% 的白血病患者能找到全相合供者，将来在我国因为计划生育的原因，找到合适供者就更困难了。因此，很多患者没有 HLA 全相合的同胞或无关供者。数个研究都报道了对于恶性血液病的患者采用 HLA 单倍体相合的亲属供者的清髓性移植是一个有希望的治疗选择。然而，由于植入失败和其他重要的毒性包括 GVHD 等，生存率仍较低。1997 年，我国达万明教授报道了自体骨髓联合 HLA 半相合骨髓移植治疗 3 个 HL 患者，其中一例 4 个月后复发，复发 2 周后死亡；一例 8 个月后死于暴发性肝炎；另一例持续缓解 1 年。Lauri M. 等比较了供者细胞来源不同的非清髓异基因造血干细胞移植对于复发或难治 HL 的预后。90 个 HL 患者接受非清髓异基因造血干细胞移植，分别有 38 个全相合供者、24 个无关供者和 28 个单倍体相合供者。患者之前都接受过大剂量化疗，中位数为 5 个疗程，并且大部分患者 AHSCT＋局部放疗都失败了。然而，相比接受 HLA 相合亲属供者移植的患者，无关和 HLA 单倍体移植包括更多的复发和难治患者。中位随访 25 个月，2 年 OS、PFS、复发或进展的发生率分别为 53%、23% 和 56%（HLA 相合），58%、29% 和 63%（无关），58%、51% 和 40%（单倍体）。没有发现三组患者的 OS 有明显的不同。相比全相合同胞供者，单倍体移植的非复发死亡率显著降低（$P = 0.02$），和全相合同胞移植（$P = 0.01$）及无关供者相比复发风险也明显降低（$P = 0.03$）。Ⅲ～Ⅳ级 aGVHD 和广泛性 cGVHD 三组分别为 16%/50%（同胞全相合），8%/63%（无关），11%/35%（单倍体）。和无关供者移植和单倍体移植患者相比，虽然 HLA 相合的同胞供者组的 NRM 更高，但确实和其他相关报道类似。相反，与最近的大宗研究相比，在其他两组患者中 NRM 出乎意料的低。这可能是因为研究的患者数量较少。在严重的Ⅲ～Ⅳ aGVHD 或 cGVHD 的发生率上，三组间没有差别，尽管在 HLA 单倍体移植患者中 HLA 的不相容性更多，但严重 aGVHD 和广泛 cGVHD 的发生率和其他两组相似。可能因为单倍型相合组移植的是骨髓干细胞，所以 cGVHD 更少。单倍体移植组的复发率更低，2 年的 PFS 更好。更强的抗肿瘤效应部分是因为增加强度的预处理方案，另一方面是因为 HLA 的不相容性，所以有更强的 GVT 效应。

但 HLA 不全相合造血干细胞移植风险高，对于 HL 这种治愈率较高的肿瘤而言，一般情况下很少采用。患者的选择很谨慎，一般情况较好的年轻患者才考虑采用该移植。而且仅用于那些采用其他治疗方法疾病仍短期内进展，无 HLA 全相合同胞供者，进行 HSCT 的时间有限无法等待 HLA 全相合无关供者的患者。

(二)非霍奇金淋巴瘤

1. 诊断标准

(1)临床表现

①多为无痛性淋巴结肿大。

②病变也常首发于结外，几乎可以侵犯任何器官和组织，易侵犯纵隔、消化道、皮肤、骨髓、神经系统等。分别表现相应的肿块、压迫、浸润或出血等症状。

③可有发热、体重减轻、盗汗等全身症状。

(2)实验室检查

可有一系或全血细胞减少，可伴发 Coombs 试验阳性的溶血性贫血。中枢神经系统受侵犯时可有脑脊液异常。骨髓受累时可见淋巴瘤细胞。血清乳酸脱氢酶（LDH）升高是预后不良的指标。

(3)病理组织学检查

和 HL 一样，病理组织学检查也是 NHL 确诊最主要的依据，其特点为淋巴结或受累组织的正常结构被肿瘤细胞破坏;恶性增生的淋巴细胞形态呈异形性,无 R-S 细胞;淋巴结包膜被侵犯。

流式细胞仪检测 κ 链或 λ 链、细胞遗传学方法或 FISH 发现染色体异常[染色体易位 t(14;18) 和 t(8;14) 是最常见的染色体标志]、PCR 测定基因重排突变等都可协助诊断淋巴细胞单克隆性增生,从而确诊。

2.分型标准

当前临床上常用的是 1982 年美国国立癌症研究所制定的分型(表 3),再加以免疫分类。

表 3　1982 年美国国立癌症研究所工作分型(IWF)

低度恶性	A 小淋巴细胞型(SLL):与慢性淋巴细胞白血病相同,可伴浆细胞改变
	B 滤泡性小裂细胞为主型
	C 滤泡性小裂细胞与大细胞混合型
中度恶性	D 滤泡性大细胞型
	E 弥漫性小裂细胞型
	F 弥漫性小细胞与大细胞混合型
	G 弥漫性大细胞型
高度恶性	H 免疫母细胞型
	I 淋巴母细胞型(折叠状核或非折叠状核)
	J 小无裂细胞型(Burkitt 型或非 Burkitt 型)
其他	髓外浆细胞瘤、皮肤 T 细胞型、组织细胞型、无法分类及其他

2001 年,世界卫生组织(WHO)公布的新的淋巴肿瘤分类(见表 4)。

表 4　2001 年 WHO 公布了新的淋巴肿瘤分类

B 细胞肿瘤
　　前 B 细胞肿瘤
　　B 淋巴母细胞淋巴瘤/急性 B 淋巴细胞白血病(B-LBL/B-ALL)
　　成熟 B 细胞肿瘤
　　慢性淋巴细胞白血病/小淋巴细胞淋巴瘤(SLL/CLL)
　　B 幼淋细胞白血病(B-PLL)
　　淋巴浆细胞淋巴瘤(LPL)/Waldebstrom 巨球蛋白血症
　　脾脏边缘区淋巴瘤(SMZL)
　　毛细胞白血病(HCL)
　　浆细胞骨髓瘤
　　黏膜相关淋巴组织结外边缘区 B 细胞淋巴瘤(MALT 淋巴瘤)
结节性边缘区 B 细胞淋巴瘤(NMZL)
　　滤泡性淋巴瘤(FL)
　　套区细胞淋巴瘤(MCL)
　　弥漫大 B 细胞淋巴瘤(DLBCL)
　　纵隔(胸腺)大 B 细胞淋巴瘤(Med-DLBCL)
　　血管内大 B 细胞淋巴瘤
　　原发性渗出型淋巴瘤(PEL)
　　Burkitt 淋巴瘤/白血病
　　有可能恶变的 B 细胞增生
　　淋巴瘤样肉芽肿
　　多形性移植后淋巴增殖性疾病

T 细胞和 NK 细胞肿瘤

　　前 T 细胞肿瘤

　　T 淋巴母细胞淋巴瘤/急性 T 淋巴细胞白血病(T-LBL/T-ALL)

　　NK 母细胞淋巴瘤

　　成熟的 T 细胞

　　T 幼淋细胞白血病(T-PLL)

　　T 大颗粒淋巴细胞白血病(T-LGL)

　　侵袭型 NK 细胞白血病

　　成人 T 细胞白血病/淋巴瘤

　　蕈样肉芽肿

　　Sezary 综合征

　　原发性皮肤间变大细胞淋巴瘤

　　鼻型结外 NK/T 细胞淋巴瘤

　　肠病型 T 细胞淋巴瘤

　　肝脾型 T 细胞淋巴瘤

　　皮下脂膜炎样 T 细胞淋巴瘤(SPTCL)

　　血管免疫母细胞性 T 细胞淋巴瘤(AILT)

　　外周 T 细胞淋巴瘤,未分类

　　间变大细胞淋巴瘤

　　原始 NK 细胞淋巴瘤

3. 分期标准

参照 HL 分期标准,但实际上由于 NHL 常侵犯多处结外部位基本上视为全身性疾病,故 Ann Arbor 分期对 NHL 并不十分重要,故无需像 HL 一样严格。

4. 疗效标准

1999 年国际工作小组 IWG 制定了成人 NHL 疗效评价标准,目前仍适用于临床。

(1)完全缓解(CR)

①所有临床、影像学可检测的病灶消失,疗前存在的与疾病相关的症状消失,生化指标正常。

②所有淋巴结及肿块缩小至规定范围。即疗前最大横径>1.5 cm 者缩小至≤1.5 cm,治疗前最大横径 1.1～1.5 cm 者缩小至≤1.0 cm;或两个最大垂直径乘积之和(sum of products of greatest diameters,SPD)缩小>75%。

③治疗前 CT 扫描发现脾肿大的,必须回缩且不能扪及;治疗前影像学发现的其他器官肿块消失;治疗前其他器官的弥漫增大如考虑为淋巴瘤侵犯,必须缩小。

④治疗前骨髓受侵犯的,需重复同部位穿刺活检证实病变已消失。

(2)不确定的完全缓解(CRu)

符合 CR 标准的 1 和 3,且具有如下至少 1 个特征。

①残存淋巴结肿块最大直径>1.5 cm,但与治疗前比较 SPD 已缩小>75%;治疗前融合的淋巴结若治疗后变为多个,与治疗前融合肿块比较则多个淋巴结的 SPD 缩小>75%。

②不确定的骨髓侵犯。

(3)部分缓解(PR)

①6 个最大淋巴结或淋巴结肿块 SPD 缩小≥50%。所选择的淋巴结或淋巴结肿块的标准为:a. 两个垂直径能准确测量。b. 最好在身体的不同部位。c. 若纵隔、腹膜后受累,应

包括。

②其他淋巴结、肝、脾不肿大。

③肝、脾结节的 SPD 缩小＞50％。

④除肝、脾外,其他器官的侵犯视为可评价不可测量病灶,这些病灶无进展。

⑤骨髓受累为可评价不可测量病灶,被视为与评价 PR 无关。

⑥无新病灶。

（4）疾病稳定（SD）

既不符合 PR 又非 PD 者。

（5）复发（适用于取得 CR 或 CRu 者）

①任何新病变的出现或治疗前病变部位增大≥50％。

②治疗前任何短轴＞1 cm,淋巴结最长径增大≥50％,或超过一个以上淋巴结的 SPD≥50％。

（6）疾病进展（PD）（适用于 PR 或治疗无反应者）

①任何治疗前确定的异常淋巴结与先前 SPD 最小值相比增加≥50％。

②治疗期间或结束时出现新病灶。

5. 预后

表 5   国际淋巴瘤预后指数（IPI）

相关因素	预后好	预后差
年龄	＜60 岁	＞60 岁
分期	Ⅰ、Ⅱ期	Ⅲ、Ⅳ期
结外受累部位数	0,1	＞1
体能分级（ECOG）	0,1	2、3、4
LDH	正常	升高

预后分级	不良因素
低危	0、1
低中危	2
中高危	3
高危	4、5

表 6   ECOG 体能分级

级别	体能状态
0	正常生活
1	有症状,不需卧床,生活自理
2	50％以上时间不需卧床,偶需照顾
3	50％以上时间需卧床,需特殊照顾
4	卧床不起

6. 治疗

（1）化疗

NHL 是全身性疾病,化学治疗是主要治疗手段,放疗可作为化疗后局限、残余肿瘤的辅助治疗手段。NHL 不是一种单一性的而是一大类异质性疾病,相对 HL 分型更复杂,其治疗也不尽相同。

①低度恶性淋巴瘤的化疗

a. 小淋巴细胞淋巴瘤及淋巴浆细胞样淋巴瘤的化疗

小淋巴细胞淋巴瘤及淋巴浆细胞样淋巴瘤多发于老年人,表现为全身浅表淋巴结明显肿大，诊断时 90％为全身病变，常有骨髓及肝脾侵犯。若出现外周血中小淋巴细胞增多，则称慢性淋巴细胞白血病（CLL）。此型病变通常发展缓慢，即使不治疗患者也可长年带瘤生存且不影响生活质量。但是目前对于该类型的淋巴瘤，尚无治愈的方法，也不能延长生存期。研究报道，患者不论是否治疗，中位生存达 8～10 年。所以，通常采用保守、姑息性治疗。

对于无明显症状且病情进展缓慢的患者，可暂不予特殊治疗。大多数病例可选择单药口服治疗。目前常用的仍是苯丁酸氮芥或环磷酰胺片口服，近年发现氟达拉滨对 CLL 及小细胞型淋巴瘤疗效较好，通常用于较活跃的病例，单药治疗较烷化剂治疗的 CR 率增加，但无生存优势。若单药口服疗效欠佳、并发自身免疫性溶血性贫血或血小板减少时，加用泼尼松以增强疗效和抑制免疫，但尽量不要长期应用。在病情明显进展、单药疗效不佳时，可予联合化疗，如 COP、CHOP 或 VP 方案。

近年来，很多学者不断尝试更强烈的化疗，甚至进行造血干细胞移植的治疗方案，但发现都不能治愈和延长生存期，治疗相关死亡率反而增加，所以目前仍是采取上述保守治疗的原则。但对于年轻患者，病情相对进展快，且易发生组织学转化，变成高度恶性的类型，预后差，上述治疗效果欠佳，必要时可考虑更积极的治疗，例如造血干细胞移植。

b. 滤泡性淋巴瘤的化疗

滤泡性淋巴瘤（follicular lymphoma，FL）是常见的恶性淋巴瘤，占总淋巴瘤病例数的 15％～20％，发病率仅次于侵袭性 B 细胞淋巴瘤（DLBCL）。进展缓慢，平均生存期约 10 年，多数化疗有效，但难以治愈。苯丁酸氮芥（瘤可然）和环磷酰胺口服治疗或 COP、CHOP 方案联合化疗都是常用的治疗方案。近年来氟达拉滨在 FL 的治疗中得到了广泛应用，多与其他药物如环磷酰胺、米托蒽醌联用，可以使 69％的患者达到分子生物学缓解。

利妥昔单抗是最早被批准用于复发或顽固的惰性 NHL 治疗的生物靶向药物，临床研究表明治疗复发和难治 FL 的单药有效率近 50％，中位缓解时间约为 1 年，一线治疗后利妥昔单抗维持治疗可明显延长 FL 患者的无进展生存期（PFS）。FL 对射线高度敏感，单克隆抗体可以携带高能量的射线用于治疗 FL，这种治疗方式称为放射免疫治疗。国外应用最多的是与 CD20 单抗结合的 ^{131}I tositumomab 和 ^{90}Y-ibritumomab tiuxetan。两药治疗的有效率为 60％～80％，CR 率为 15％～44％。随机研究表明，单次 ^{90}Y-ibritumomab 优于 4 周利妥昔单抗，有效率分别为 80％和 56％，CR 率分别为 30％和 16％。同位素标记的单抗还用于化疗后的巩固治疗，联合高剂量化疗和干细胞支持已成功用于复发、难治的 FL 治疗。

②中度恶性淋巴瘤的治疗

弥漫性大 B 细胞型淋巴瘤（diffuse large B cell lymphoma，DLBCL）为代表的中度恶性淋巴瘤（或称侵袭性淋巴瘤，aggressive lymphoma）进展较快，恶性程度较高。对于局限期（localized-stage）患者（一般是指Ⅰ期和Ⅱ期），短程化疗联合辅助性受累野放疗（IFRT）是最经典的治疗方案。美国西南肿瘤协作组（SWOG）的随机对照研究表明，化疗联合 IFRT 治疗局限期 DLBCL 优于单纯化疗。但近几年，随着利妥昔单抗在临床上的应用，以 CHOP 联合利妥昔单抗组成的 R-CHOP 方案成为治疗 DLBCL 的标准方案。2007 年美国国家癌症综合网络（NCCN）治疗指南推荐，对于Ⅰ/Ⅱ 期患者，如果无不良预后因素，包括乳酸脱氢酶（LDH）增高、年龄＞60 岁、ECOG 评分≥2，且无巨大肿块，可用 R-CHOP 3 周期联合 30～36 Gy IFRT；这部分患者如果存在放疗禁忌证，可行 R-CHOP 6～8 周期。如果存在不良预后因素，用 R-CHOP 方案 6～8 周期（联合或不联合 30～36 Gy IFRT），或用 R-CHOP 方案 3 周期联合 30～40 Gy IFRT。对于有大肿块的局限期患者，应给予 R-CHOP 方案 6～8 周期并联合 IFRT。在晚期（advanced-stage）DLBCL 患者的治疗中，化疗占主导地位，放疗效果并不确定。CHOP 方案仍然是晚期 DLBCL 的标准方案，但其治疗效果并不满意。近年有关晚期患者的治疗进展主要体现在以下两个方面：一是大剂量、高强度方案和剂量密集型方案：经典 CHOP 方案化疗周期为 3 周（CHOP-21 方案），针对晚期 DLBCL 疗效差的现实，将足叶乙甙引入

CHOP方案中,组成E-CHOP方案,或将化疗周期缩短至2周(CHOP-14方案),达到提高治疗效果的目的。E-CHOP方案和CHOP-14方案均能提高晚期DLBCL的CR、PFS和OS,但含足叶乙甙的方案的毒性更大。二是免疫化疗。目前使用最广泛的免疫化疗是利妥昔单抗,R-CHOP方案治疗晚期DLBCL的疗效优于CHOP,美国食品和药物管理局(FDA)已于2006年2月批准利妥昔单抗联合CHOP或其他含蒽环类方案一线治疗CD20阳性的弥漫大B细胞淋巴瘤。在部分经济发达国家,R-CHOP方案已成为DLBCL治疗的新标准。

③高度恶性淋巴瘤的化疗

免疫母细胞淋巴瘤(immunoblastic lymphoma)为高度恶性淋巴瘤,但其发展规律和治疗反应与大细胞型淋巴瘤无明显差异,故治疗也相同。淋巴母细胞淋巴瘤和小无裂细胞淋巴瘤(包括Burkitt淋巴瘤)是真正的高度恶性淋巴瘤,肿瘤细胞增殖快,易于侵犯结外器官,特别是骨髓和中枢神经系统。采用一般大细胞型淋巴瘤的治疗方案如CHOP等方案虽然能取得一定疗效,但不能治愈,复发后病情迅速进展、死亡。此类淋巴瘤应按高危ALL的化疗方案治疗。儿童BL/LBL患者采用ALL样的方案短程联合化疗取得了较好的疗效,晚期儿童BL/LBL 2年DFS达到75%~90%,说明该治疗模式中几个策略,如非交叉耐药细胞毒药物交替、短程治疗、缩短治疗间隙以及积极中枢神经系统白血病预防可能对提高治疗效果发挥了积极作用。

另外如套细胞淋巴瘤、外周T细胞淋巴瘤、边缘带B细胞淋巴瘤等新确定的特殊类型,化疗仍主要以CHOP方案为主,B细胞型的加用抗CD20单抗,侵犯或原发于中枢神经系统的HD-MTX与其他药物组成联合化疗方案可提高疗效,常用药物为大剂量阿糖胞苷,同时进行鞘内化疗。另外氟达拉滨、喷司他丁、克拉屈滨等也被引入淋巴瘤的治疗中,生物治疗进展也较快,阿仑单抗(人源化CD52单抗)、嵌合型CD30单抗、白介素-2和白喉毒素的融合蛋白(denileukin diftitox)和组蛋白去乙酰化酶抑制剂(virinostat)正在进行临床试验,将为NHL的治疗提供新的思路。

(2)造血干细胞移植

近30多年来,CHOP方案一直是成人侵袭性淋巴瘤的标准治疗方案。1993年,美国报道第1代方案的生存率与第2、3代方案m-BACOD、ProMACE-CytaBOM和MACOPB方案相似,其5年生存率在40%左右,从而进一步确立CHOP方案为治疗NHL的金标准。近年来,CD20单抗(美罗华,rituximab)与常规化疗的联合应用使化疗敏感的B细胞淋巴瘤的疗效得到明显提高,但仍有至少1/3的患者最终复发。晚期淋巴瘤的复发率更高,如何进一步提高CHOP方案的疗效,国内外的学者进行了大量的临床研究,主要是造血干细胞移植方面的研究。目前,AHSCT对复发难治NHL的价值已得到确立,而异基因造血干细胞移植包括HLA不全相合造血干细胞移植也在研究中。

①自体造血干细胞移植

众所周知,NHL是一类高度异质性的疾病,国际预后指数依据年龄、临床分期、结外浸润的部位多少、ECOG生存状态和血清LDH水平将NHL分为低危、中危、中高危和高危。低危患者5年生存率可达70%以上,而高危患者5年生存率不到30%。因此有学者提出,中高危和高危患者需要更强烈的治疗方法来改善预后。近20年人们一直在努力提高侵袭性NHL的疗效,大部分淋巴瘤不侵犯骨髓,所以和其他实体瘤类似,淋巴瘤患者多采用AHSCT。

AHSCT是公认的安全和比较成熟的治疗手段。1995年,PARMA研究结果表明化疗敏感的复发病人应用AHSCT疗效优于常规挽救化疗,AHSCT应用侵袭性NHL一线治疗取得了很大的进展,成为治愈难治性、复发性或高度恶性淋巴瘤的主要手段。AHSCT治疗NHL患者数量已增至每年4 500余例,在各类血液系统肿瘤及实体瘤中,仅次于多发性骨髓瘤。Espigado等研究亦显示,AHSCT治疗恶性淋巴瘤相关死亡率仅为2.7%,2年OS可达

71％,显著高于未接受移植者,且在第 1 次完全缓解(CR1)和进展期时移植的 12 年 OS 分别为 89％和 65％(P<0.05)。来自韩国的一组 33 例患儿(复发 16 例,难治性 17 例),经过 AH-SCT 2 年 OS 为 62.8％±9.1％,EFS 为 59.1％±9.3％,而经传统化疗的病人 EFS 仅为 16.3％±4.6％;AHSCT 作为高危侵袭性 NHL 一线治疗,有效率可达 79％,预计 5 年生存率为 59％。提示 AHSCT 治疗的患者远期生存率高于单独常规化疗患者。T 细胞非霍奇金淋巴瘤(T-NHL)是一种相对少见类型的淋巴瘤,在我国约占 NHL 的 25％～35％。临床特点是侵袭性相对高,常规化疗手段较难达到长期缓解,总体预后较 B 细胞淋巴瘤差,而自体外周血干细胞移植(APBSCT)是治疗该病的重要手段之一。Stanford 大学医学中心报道,该中心收治的 53 例 T-NHL 患者,其中 32 例复发,11 例难治性患者 AHSCT 后 5 年总生存率为 48％。Kim 等采用 AHSCT 治疗 16 例 NK/T 细胞淋巴瘤,并与 246 例未经移植的患者比较,发现移植组与非移植组预计 2 年 OS 并无明显差异,分层分析提示 CR 者移植后预计 2 年 OS 较 PR 或 SD 的患者好。Ⅲ～Ⅳ期患者移植后预计 2 年 OS 较非移植者好,该研究提示 AHSCT 可考虑作为Ⅲ～Ⅳ期患者缓解后的首选治疗方法。Park 等则认为,IMVP-16 方案＋AHSCT 是治疗 NK/T 细胞淋巴瘤的有效挽救方案,IMVP-16 的 CR 率达 75％,给予 AH-SCT 后,3 年 OS 及 PFS 分别为 14.2％和 12.2％。国内的报道也类似,早期患者接受放疗后得到缓解,短期 6～8 月内复发的,再接受 CHOP＋L-ASP,CHOP＋HD-MTX 治疗 2～3 个疗程后行 AHSCT,结果Ⅰ～Ⅱ期患者移植后 1 年生存率 55.6％,2 年生存率 44.4％;Ⅲ～Ⅳ期患者 2 年生存率为 0,移植后 3 个月到 1 年内疾病复发,合并感染死亡。一个德国研究小组纳入了 83 个新诊断的外周 T 细胞淋巴瘤(PTCL)患者,中位年龄 47 岁,接受 6 疗程 CHOP 方案化疗。主要的组织学类型为 PTCL-u(32 例)和血管免疫母细胞 T 细胞淋巴瘤(37 例)。55 个患者(66％)接受移植。55 个患者在移植前,40 个(73％)CR,15 个(27％)PR。疾病进展的不进行移植。中位随访 33 个月,3 年 OS 和 PFS 分别为 48％和 36％。22 个患者在移植后中位时间 11.5 个月时复发,移植后 24 个月里复发率为 80％。对于复发(难治)性淋巴瘤,AHSCT 则是解救治疗的重要手段。北欧淋巴瘤组做了大宗研究,在多中心试验中,超过 6 年时间里有 166 个患者纳入了研究(除外 alk＋ALCL 和皮肤淋巴瘤),中位年龄 57 岁。患者接受 6 个疗程的每 2 周 1 次的 CHOEP 诱导缓解治疗。达到 PR 或 CR 的继续进行 AHSCT。132 个患者缓解,但仅 112 个患者接受 AHSCT。没有继续进行移植的原因,包括移植前疾病进展、治疗相关毒性、动员外周血干细胞失败。中位随访近 4 年,3 年 OS 和 PFS 分别为 57％和 48％。因为疾病进展导致死亡的有 55 个患者。在亚型分析中,ALCL(31 例)患者预后最好,5 年 OS 和 PFS 分别为 73％和 64％。PTCL-u(62 例)患者 OS 和 PFS 分别为 51％和 42％。英国小组也报道了一个前瞻性研究,强化诱导化疗后 57 个入组患者中 33 个患者(58％)接受 AHSCT,3 年 OS 和 PFS 分别为 59％和 67％,但肠道 T 细胞淋巴瘤为 60％和 52％。这个研究独特的地方是,26 个有肠道 T 细胞淋巴瘤,这个罕见的类型有更差的预后,中位 OS 少于 1 年。最近报道这些患者 5 年 PFS 和 OS 分别为 52％和 60％。Lerner 等研究显示,对于复发 NHL,在 CR2/PR2 后行 AHSCT,5 年 OS 和 PFS 分别为 38％和 32％。Cox 回归分析显示复发时的 IPI 评分高以及骨髓受侵提示移植后 OS 和 PFS 较差。Smith 报道的 32 例复发难治性外周 T 细胞淋巴瘤接受 AHSCT 治疗后 5 年预计总生存率为 34％。近年来也有多位学者尝试 AHSCT 治疗 ENKL,认为这是一种有效的治疗方法。来自日本和韩国的较大系列研究报道长期生存率在 50％～70％之间。然而,回顾性研究可能存在患者选择的不当的问题,有待于前瞻性研究进一步证实 AHSCT 治疗 ENKL 的疗效。

血管免疫母细胞性 T 细胞淋巴瘤(angioimmunoblastic T-cell lymphoma,AITL)占非霍奇金淋巴瘤的 1％～2％,传统化疗治疗 AITL 患者治疗效果较差,仅 50％的患者可以获得完全缓解,中位生存时间为 18 个月。Kyriakou 等报道了一项回顾性的多中心研究,分析了 146 例接受自体造血干细胞移植的 AITL 病例,其中 143 例为外周血来源的造血干细胞移植,3

例为骨髓移植。患者中位年龄为 52 岁（19～72 岁），移植时 49 例（33.6%）为 CR1,21 例（14.4%）处于 CR2,52 例（35.6%）为 PR,4 例（2.7%）为化疗敏感的复发病例,20 例（13.7%）为化疗难治病例。90% 的患者采用了不含全身照射（TBI）的预处理方案,10% 的患者采用了 TBI 联合化疗的预处理方案。预处理方案根据各移植中心有所不同,其中 74% 的患者采用了 BEAM 方案（卡氮芥、依托泊苷、阿糖胞苷和美法仑）。结果,中位随访时间 31 个月（3～174 个月）,95 例（65%）患者存活,51 例（35%）患者死亡,其中 42 例患者死于疾病进展,9 例死于治疗相关毒性。1 年和 2 年累计非复发死亡率分别为 5% 和 7%,OS 分别为 67% 和 59%。2 年和 4 年累计复发率分别为 40% 和 51%。移植时的疾病状态是影响预后的主要因素。患者在 CR1 时接受移植,PFS 和 OS 明显提高。接受移植的 CR 患者在 2 年和 4 年时的 PFS 分别为 70% 和 56%,而未缓解但对化疗敏感患者的 PFS 则分别为 42% 和 30%,未缓解且化疗难治患者的 PFS 均为 23%。显示大剂量化疗联合自体造血干细胞移植为 AITL 患者长期无病生存提供了可能,早期移植有助于获得最佳的治疗效果。

2002～2005 年,重庆新桥医院血液科共对 13 例 NHL 患儿进行了 AHSCT。其中,1 例死于早期复发,1 例死于局部放疗并发症;1 例移植后 6 个月出现了中枢神经系统淋巴瘤复发,全身强化及鞘内化疗后缓解并长期生存;其余 10 例移植后均达 CR,随访 5 年均无病存活。2001～2007 年,重庆新桥医院血液科对 100 例 NHL 患者进行了 AHSCT,其中长期无病存活 63 例,带病生存 16 例,死亡 21 例。上述结果显示 NHL 达 CR 后在大剂量化疗 3 个疗程巩固后行 APBSCT 的远期效果较理想。另外重庆新桥医院血液科采用大剂量化疗＋自体外周血干细胞移植＋生物治疗序贯疗法对 NHL 治疗取得了良好的疗效。2003 年 6 月至 2007 年 3 月对 67 例中、高度恶性 NHL 患者采用上述方案序贯治疗。41 例完全缓解期患者（NHL-CR）,经上述序贯治疗,36 例持续 CR（87.8%）,5 例复发（RE,12.2%）,其中 1 例死亡（2.4%）;26 例部分缓解患者（NHL-PR）序贯治疗后,达 CR 15 例（57.7%）,RE 11 例（42.3%）,其中死亡 5 例（19.2%）。重庆新桥医院血液科还采用双次 AHSCT 的方法治疗 NK/T 细胞淋巴瘤,5 例患者 4 例长期无病生存,1 例移植后 6 个月复发后死亡。提示对于恶性程度高、预后差的 NK/T 细胞淋巴瘤,双次 AHSCT 可能具有较好的疗效。

对于 B 细胞淋巴瘤,有报道利妥昔单抗（美罗华）可进一步提高 AHSCT 远期疗效,欧洲正在进行这一方面的研究。最近 Coiffier 等回顾分析了 GELF-86 和 GELF-94 临床研究结果,显示应用美罗华联合自体造血干细胞移植可能明显改善疗效。Ladetto 等报告了美罗华治疗时代 AHSCT 作为高危 FL 一线治疗的价值,136 例 FL 病人随机接受两种治疗,免疫化疗组为 6 疗程 CHOP 后继以 4 次美罗华（CHOP-R）,美罗华联合大剂量序贯化疗组（R-HDS）为 2 疗程 APO 方案,未获 CR 者再予 2 疗程 DHAP,此后继以大剂量依托泊苷,在大剂量环磷酰胺动员造血干细胞采集前后各予美罗华 2 次,然后行 AHSCT。结果,CHOP-R 和 R-HDS 组的 CR 分别为 62% 和 85%（$P<0.001$）,中位随访期 51 个月,4 年 PFS 分别为 28% 和 61%（$P<0.001$）,但 OS 无差异,分别为 80% 和 81%;分子缓解分别为 44% 和 80%（$P<0.001$）,获得分子缓解者的 PFS 明显优于未获分子缓解者,分别为 75% 和 21%。CHOP-R 治疗后复发病人应用 R-HDS 补救治疗后 CR 仍达 85%。这一研究结果表明,获得分子生物学缓解是有效控制疾病的关键,R-HDS 较 CHOP-R 能获得更优的分子生物学缓解和疾病控制,但不能提高 OS。复发/难治性 FL 最适合应用 R-HDS 治疗。Sebban 和 Tarella 新近报告亦认为,美罗华与大剂量化疗自体造血干细胞移植联合作为补救治疗可显著提高长期治疗效果。MCL 是一个高恶性度 B 细胞 NHL,对治疗的反应和总的生存率均比其他 B 细胞 NHL 要差,其 10 年总生存率仅约 8% 左右。纽约 MSKCC 中心对初诊的 45 例 MCL 使用 ICE 大剂量化疗后行 AHSCT,其 5 年 EFS 达 58%,总生存率达 83%。AHSCT 术前尽量减少肿瘤负荷是获长期存活的关键。与此相吻合的是,在使用利妥昔单抗作"体内净化"（与移植前化疗合用,或采集干细胞前使用）,也可明显改善其生存,4 年 EFS 达 79%～89%。探索合适的

化疗疗程，再行 AHSCT，进一步完善预处理方案如加用美罗华单抗等，均有可能进一步增加 AHSCT 的效果。

但是也有不少研究结果认为，对于初发侵袭性淋巴瘤患者的一线治疗方案，常规化疗优于自体造血干细胞移植。意大利学者 Martelli 等进行了早期自体造血干细胞移植与常规化疗比较，该临床试验共入组 150 例中高危、高危的 NHL 患者，75 例用标准的 MACOP-B 方案，8 周后应用 HDT＋AHSCT。结果两组的 CR、5 年 OS、PFS 和 RFS 差异均无统计学意义，这说明短程化疗后应用 HDT＋AHSCT 治疗初发中高危及高危 NHL 并不比常规化疗好。法国的 NHL 93－3 多中心临床试验比较了自体造血干细胞移植与常规化疗对照治疗进展性高危淋巴瘤，入组患者 370 例，其中 181 例用常规 ACVBP 方案化疗，189 例用 1 个疗程 CEOP 加 2 个疗程 ECVBP 后进行 AHSCT 治疗。结果显示，两组 CR 无显著性差异，但是 5 年总生存率分别为 60％和 46％，有统计学差异，5 年无事件生存率分别为 51％和 39％，也具有统计学差异，提示高危进展性淋巴瘤的一线治疗方案中，常规化疗优于自体造血干细胞移植。最近 Greb 等发表了一篇系统评价，该系统评价总结了已发表的和正在进行的共 15 个多中心随机对照临床试验，共纳入 3079 例初发中高危侵袭性淋巴瘤患者。统计结果显示，有 13 个临床试验共 2018 例患者中期分析发现 HDT＋AHSCT 组 CR 明显高于常规化疗组，但是绝大多数临床试验的结果都显示 HDT＋AHSCT 并不能改善患者的 OS 和 EFS。因此认为，对于初发高危侵袭性淋巴瘤的治疗，HDT＋AHSCT 除了 CR 高，但并不优于常规化疗。西班牙 GELCAB 研究组纳入了 41 个患者，中位年龄 47 岁，在 AHSCT 前采用 CHOP/ES-HAP 的强化化疗，68％患者接受了整个治疗。24 个缓解的患者中 7 个因为动员失败、毒性、早期复发和患者意愿没有移植。中位随访 3.2 年，4 年 OS 和 PFS 分别为 39％和 30％。有趣的是，在这 24 个患者中接受或没接受 AHSCT 的 OS 没有不同。在这个研究的基础上，虽然样本数量小，作者仍讨论了 AHSCT 作为巩固治疗的效果，提示化疗敏感的患者诱导缓解后甚至可以不进行 AHSCT。目前无证据表明，对于预后良好组侵袭性淋巴瘤 AHSCT 与传统化疗的 DFS 与 OS 有显著差异，这点已无需再做进一步研究。而对于高危组患者，AHSCT 是否优于传统化疗仍存在争议，尚需进一步研究。

尽管对 AHSCT 一线治疗 NHL 仍有一些争论，但美国的学者同行已达成了共识，承认 AHSCT 的临床价值。2008 年，美国 NCCN 的 NHL 治疗指南中首次建议对于初治的 IPI 高危的 DLBCL 及外周 T 细胞淋巴瘤，常规化疗取得缓解后，应采用大剂量化疗联合自体造血干细胞移植作巩固治疗。因此对于 IPI 高危侵袭性 NHL 患者，足够疗程的常规化疗使患者缓解后，应予 AHSCT 为巩固治疗，也可以作为复发和耐药患者的解救治疗，以进一步提高恶性淋巴瘤的远期效果，但是目前仍然没有证据表明自体造血干细胞移植可以治愈惰性淋巴瘤。

②异基因造血干细胞移植治疗 NHL

目前 allo-HSCT 是否为 NHL 首选治疗尚有争议。allo-HSCT 虽可降低 NHL 术后复发率，但移植相关病死率较高，总无病存活率与 AHSCT 比较无明显差异。因此，许多学者认为对化疗敏感的缓解期 NHL 患者应首选 AHSCT 治疗，正规化疗后未达 CR 者应尽早行 AHSCT。Chen 等对自体造血干细胞移植（AHSCT）后长期疗效的分析显示，CR1/PR1、CR2/PR2 以及原发难治淋巴瘤患者的 5 年无疾病生存率分别为 51％、12％和 0，而相应的 5 年生存率为 76％、40％和 30％，提示 AHSCT 对 CR1/PR1 状态的患者更有效。allo-HSCT 更适用于难治、复发及有高危复发倾向的淋巴瘤，如淋巴母细胞淋巴瘤、伯基特（Burkitt）淋巴瘤等极高度恶性的淋巴瘤，或者是骨髓已经受到浸润的淋巴瘤。为降低复发，一般还是尽可能选择异基因造血干细胞移植治疗。

AHSCT 后复发或伴骨髓侵犯的晚期难治性恶性淋巴瘤是临床治疗的难点，缺乏有效治疗措施，预后很差。清髓性 allo-HSCT 为其提供了长期生存机会，但清髓性 allo-HSCT 治疗虽然复发率低,但移植相关死亡率(TRM)高,因此与 AHSCT 相比,二者总生存率并无明显差异。近年来随新药问世、支持治疗加强、高分辨 HLA 配型供者的选择、GVHD 预防方案改进、增加 CD34$^+$ 细胞植入量及诱导 T 细胞免疫耐受等,allo-HSCT 治疗淋巴瘤的相关毒性有所减轻,总体生存率不断改善且因具有移植抗淋巴瘤作用(GVL),所以得到越来越多关注,尤其在某些类型淋巴瘤的总体治疗中受到关注。理论上,自体移植对那些化放疗不敏感的病人疗效不佳,对这部分病例应该采用异基因移植方式,因后者较前者具有 GVL 作用的优势。但相对于自体移植,异基因移植是否真正具有优势,目前的研究尚不能明确。

关于 allo-HSCT 治疗恶性淋巴瘤疗效的影响因素,目前认为严重 GVHD、初期治疗失败、骨髓侵犯、自体造血干细胞移植后复发是影响 allo-HSCT 后总生存(OS)和无事件生存(EFS)的负性因素。而年龄<40 岁、HLA 配型相合程度、疾病评分、移植前处于缓解状态、移植前为首次达到完全缓解、预处理方案含有 TBI、自 AHSCT 与 allo-HSCT 之间的间期超过 1 年以及对化疗敏感是预后良好指征。另外移植疗效与病理类型有一定关系,套细胞性、淋巴母细胞性难以治愈,滤泡型、慢性淋巴细胞白血病和小细胞性低度恶性淋巴瘤患者有可能获得长期生存,近年研究显示异基因造血干细胞移植治疗惰性 NHL 其远期生存率明显提高,成人 T 细胞白血病/淋巴瘤及儿童间变性大细胞淋巴瘤也可获长期缓解。

Levine 等对照研究 IBMTR 的 204 例淋巴母细胞淋巴瘤患者(其中自体移植 128 例,异基因移植 76 例),移植后两组 DFS 相似,但异基因移植组复发率明显低于自体移植组。日本 Kim SW 报道 allo-HSCT 治疗 233 例 NHL,至随访为止,5 年 OS 为 40%、DFS 为 36%,而总复发率为 21%,惰性复发率为 13%、侵袭性 17%、血管免疫母细胞性 29%。EBMT 的一项回顾性研究资料,共有 136 例儿童 NHL 接受异基因移植治疗,中位随访时间 1.2 年,整组 OS 为 51%,移植时疾病状态影响 OS,其中 CR 期移植者 OS 为 74%,化疗敏感复发者 OS 为 56%,而耐药复发病例只有 27%存活;DLBCL 复发率明显高于 ALCL,分别为 30%和 14%。最近 BFM 协作组报道一组 20 例复发或进展期儿童 ALCL 患者,异基因移植结果为 DFS 75%、TRM 15%,而复发率仅为 10%。van Besien K 等分析了在国际血液和骨髓研究中心 1991~2004 年的 283 个接受无关供者 allo-HSCT 移植的 NHL 患者。所有患者都接受清髓性预处理。中位随访 5 年,73 个患者(26%)存活。100 d 死亡的为 39%,累计的 Ⅲ~Ⅳ 级 aGVHD 在 100 d 约 25%。5 年生存和无病生存为 24%(95% [CI]:19~30)和 22%(95% [CI]:17~28)。和 OS 相关的不良因素包括年龄增长、状态下降和耐药疾病。滤泡型淋巴瘤与外周 T 细胞淋巴瘤和进展型 B 细胞淋巴瘤相比有更好的预后。和 PFS 相关的影响因素包括体力状态、组织学和移植时疾病状态。对于上述疾病,allo-HSCT 后长期无病生存是可能的,虽然早期死亡率高。

目前有关异基因移植治疗 NK/T 的资料很少。在一项回顾性分析研究中,28 例 NK/T 淋巴瘤患者接受 allo-HSCT,12 例化疗敏感,16 例不敏感。Ⅰ~Ⅱ度 aGVHD 和 cGVHD 分别为 12 例和 8 例。8 例患者死于疾病进展,3 例死于感染,2 例死于急性 GVHD,1 例死于肿瘤的恶化。2 年 PFS 和 OS 分别为 34%和 40%(中位随访 34 个月)。Yokoyama 等应用异基因造血干细胞移植成功治愈了 1 例 36 岁日本女性鼻型 NK/T 细胞淋巴瘤患者。因此,未来自体或同种异基因造血干细胞移植治疗鼻型 NK/T 细胞淋巴瘤也将受到关注。异基因 HSCT 同样也被用来治疗 ENKL,并且可能是治疗晚期或未缓解患者的唯一方法。一项来自日本的大规模研究报道,异基因 HSCT 治疗 ENKL 患者,长期生存率可达 30%~40%;异基因造血干细胞移植在侵袭性淋巴瘤治疗中的作用不能确定,最新 NCCN 淋巴瘤治疗指南推荐自体造血干细胞移植是 DLBCL 和 PTCL 的一线巩固治疗,在复发或难治 DLBCL 达到缓解后,自体移植为 Ⅰ 类选择,异基因移植尚在临床试验中。在 PTCL 复发达到缓解后可以选择自体移植,也可以选择异基因移植。高度侵袭性淋巴瘤如淋巴母细胞淋巴瘤、伯基特淋巴瘤等由于高度侵袭性多有骨髓受侵,自体移植的临床研究较少。这类患者的移植参照 ALL

进行。

异基因移植因为 GVL 作用移植后复发率较自体移植低,但移植相关死亡率(TRM)较高,对身体状况差、年龄大或不能耐受清髓性 allo-HSCT 的患者多采用去 T 细胞的清髓性 allo-HSCT 或降低预处理剂量的非清髓性 HSCT(NST)降低移植相关毒性而保留移植物抗肿瘤效应。Rodriguez 比较了常规 allo-HSCT 和 NST 对 88 例难治复发 NHL(其中 DLBCL 和 MCL 各 41 例)的治疗,二者 1 年 TRM 分别为 33% 和 28%(P=0.4),2 年复发率为 13% 和 28%(P=0.05),2 年 PFS 分别为 46% 和 40%(P=0.38)。因此认为 NST 至少具有和常规 allo-HSCT 接近的抗淋巴瘤作用。

异基因造血干细胞移植是治疗滤泡性淋巴瘤的有效方法,大量研究显示接受异基因造血干细胞移植患者的复发率显著低于接受自体造血干细胞移植的患者。IBMTR 比较了 176 例 allo-HSCT 和 728 例 AHSCT 的结果,与 EBMT 的结果相似,尽管 allo-HSCT 后疾病控制较好,但 5 年时高达 30% 的治疗相关死亡率使其 5 年的 OS 仅为 51%。然而在 allo-HSCT 后很少有晚期复发(一年后仅 2%),表明存在移植物抗淋巴瘤作用,部分病人可获治愈。清髓性异基因造血干细胞移植因其较高的治疗相关死亡率而较少用于治疗 FL。降低预处理强度(RIC)后的 allo-HSCT 可明显降低治疗相关死亡率,而充分利用移植物抗淋巴瘤作用,适合用于治疗 FL 这类生长缓慢的淋巴瘤。Avivi 等报告 125 例 FL,发现与传统的清髓性预处理相比 RIC 显著降低治疗相关死亡率,增加 PFS(分别为 39% 和 60%)和 OS(分别为 41% 和 66%)。Khouri 等报道的前瞻性研究分析并评价了非清髓性异基因造血干细胞移植治疗复发的滤泡性淋巴瘤的 8 年经验。1999 年 3 月～2005 年 4 月,47 例复发的化疗敏感的滤泡性淋巴瘤患者在获得完全缓解或部分缓解后接受了非清髓性异基因造血干细胞移植。预处理方案为氟达拉滨(每天 30 mg/m²,−5～−3 d),环磷酰胺(750 mg/m²,−5～−3 d),美罗华(375 mg/m²,−13 d;1 000 mg/m²,−6 d,−1 d,+8 d)。45 例患者接受 HLA 相合的亲缘造血干细胞移植,2 例患者接受 HLA 相合的非亲缘造血干细胞移植。所有患者均采用他克莫司和甲氨蝶呤预防移植物抗宿主病。结果,中位随访时间造血 60 个月(19～94 个月),患者在移植后均获完全缓解,仅有 2 名患者复发,总存活率和无病存活率分别为 85% 和 83%。其中 18 例骨髓中检出 JH/bcl-2 的患者均获持续的分子生物学缓解。Ⅱ～Ⅳ度 aGVHD 发生率为 11%,cGVHD 发生率为 60%,在最后的随访中仅有 5 例患者持续服用免疫抑制药物。移植患者有 7 例死亡,感染是主要的死因,无患者死于淋巴瘤复发。据此认为非清髓性异基因干细胞移植是治疗复发的滤泡性淋巴瘤的有效方法。

目前 RIC-allo 在治疗 DLBCL 中的作用尚不清楚,相关文献报道较少。英国皇家自由医院和伦敦大学医学院研究小组对一组 48 例复发或耐药的 DLBCL 患者进行 RIC-allo,患者获得较理想的长期存活。4 年非复发死亡率为 32%(16/48),中位死亡时间 3(1～62)个月。4 年复发率为 33%(15/48),中位复发时间 4(1～42)个月,其中 12 例接受供者淋巴细胞输注,5 例获得持久缓解。4 年无进展存活率和总存活率分别为 48% 和 47%;接受移植前对化疗敏感的患者的 4 年无进展存活率和总存活率分别为 55% 和 54%;对化疗不敏感患者的预后较差。综上所述,对化疗敏感的 DLBCL 患者复发或自体移植治疗失败后使用 RIC-allo 方案治疗,可获得良好的长期存活,提示 RIC 的异基因造血干细胞移植可作为治疗复发性侵袭性非霍奇金淋巴瘤的选择方案之一。

Hamadani M 等研究了 46 个化疗耐药进展型 NHL 患者的预后,这些患者在最后一次挽救性治疗后分别为 SD(32 个)或 PD(14 个)。中位年龄 46 岁(22～63 岁)的 39 个患者接受了同胞异基因移植,7 个接受了无关供者移植。诊断包括弥漫大 B 细胞淋巴瘤(18 个),Burktt's 淋巴瘤(3 个),转换 B 细胞淋巴瘤(5 个),外套细胞淋巴瘤(11 个),外周 T 细胞淋巴瘤(9 个)。移植前中位化疗 3 次(2～8)。中位随访 5 年,5 年 OS、PFS 和复发率分别为 38%、34% 和 35%。Ⅲ～Ⅳ 级 aGVHD 为 43%。33 个可评估的患者中 75% 出现了 cGVHD。总体非复发死亡率（NRM）为 34%。SD 和 PD 患者 5 年 OS 和 PFS 分别为 46% vs 21%（$P=0.01$）和 46% vs 7%（$P=0.0002$）。研究证实，对于 SD 的耐药患者异基因移植能够治愈。然而，PD 患者采用常规预处理方案预后仍很差。

在过去的 20 年，因为 RIC 和非清髓预处理 allo-HSCT 已经越来越多地应用于淋巴瘤的治疗。allo-HSCT 能治愈 40%～60% 的 B 细胞淋巴瘤，但在移植时化疗耐药和活动期的疾病预后仍不好。

③HLA 不全相合造血干细胞移植

对于高度侵袭性、伴骨髓侵犯或 AHSCT 后复发的年轻患者，异基因造血干细胞移植（allo-HSCT）则是唯一治愈途径，由于 HLA 完全相合供者来源严重不足故限制其开展。近年来 HLA 不全相合造血干细胞移植在白血病的治疗上取得成功，但淋巴瘤患者年龄普遍偏大，植入失败或相关毒性发生率可能会增高，然而对于没有相合供者又适合移植的年轻患者，其不失为一种选择。

国内达万明教授 1997 年采用自体骨髓混 HLA 单倍型相合骨髓联合移植的方法治疗恶性血液病患者，其中包括 1 名进展型 NHL，该患者持续缓解 16 个月。薛梅等报道单倍型相合 allo-BMT 治疗 11 例伴骨髓侵犯或 AHSCT 后复发的晚期难治性恶性淋巴瘤患者，取得较好疗效。4 例发生 aGVHD，其中 1 例发生 Ⅰ～Ⅱ度皮肤 aGVHD；2 例发生 Ⅲ度肠道 aGVHD；1 例发生 Ⅳ度肠道 aGVHD，并于移植＋45 d 因衰竭死亡。存活超过 100 d 的 9 例有 3 例发生 cGVHD，1 例广泛型，2 例局限型，其余 6 例未发生明显 cGVHD。中位随访 1 136（31～2 521）d，死亡 4 例，均在移植后 6 个月内死亡。1 例于移植后＋45 d 死于 Ⅳ度肠道 GVHD，2 例分别于移植＋165 d、＋110 d 死于严重二重感染，1 例移植后＋31 d 复发，放弃治疗死亡。其余 7 例无病存活。Ogawa 等采用减低毒性未去 T 单倍型相合 allo-HSCT 治疗 26 例进展期预后不良的血液病患者包括 5 例 NHL，其中 4 例缓解 1 例进展，取得良好疗效。TohHC 等报道了一个 51 岁的复发 NHL 接受了非清髓的预处理和 HLA 位点 4/6 相合的造血干细胞移植。＋100 d 复查，达到接近完全缓解。发生了较轻的 cGVHD，最终 680 d 后复发。Arcangelo 等报道了一例采用单倍体外周血干细胞移植成功治疗一例化疗抗性 ALK 阳性的间变大细胞淋巴瘤患者。未发生 aGVHD、cGVHD 甚至连移植后免疫抑制都未发生。移植后 8 个月，肿瘤消失，随访 39 周患者持续 CR。OKAMOTO 等报道一个表现为心脏肿瘤和上腔综合征的 16 岁的 B 细胞 NHL 患者在常规和挽救性化疗后，接受了来自母亲的不去除 T 细胞的单倍体干细胞移植，640 d 仍存活（PR）。很多报道显示心脏的淋巴瘤预后差，该报道提示异基因单倍体干细胞移植对这种进展的心脏淋巴瘤可能是有用的。Yuya 等报道了一例 αβT 细胞淋巴瘤患者经过 CHOP 等常规化疗仅使患者达到 PR，在骨髓中仍有 30% 的残存淋巴瘤细胞。患者没有 HLA 全相合供者，又不能获得数量充足的脐血。所以进行了 HLA 不全相合造血干细胞移植。移植后骨髓中未见瘤细胞。Wang 等报道了 10 个骨髓浸润的难治 NHL 患者，采用不去除 T 细胞的单倍体移植。有 3 个患者在 6 个月后因严重的 aGVHD、真菌感染或复发而死亡。其余的在中位随访 60.71 个月（44～81）的时间里存活并 CR。这个结果提示 HLA 不全相合造血干细胞移植为难治的有骨髓浸润的 NHL 患者提供了一个根除的机会。重庆新桥医院血液科从 2007 年至今共对 9 例 NHL 患者进行了 HLA 不全相合造血干细胞移植，其中包括间变大细胞淋巴瘤、髓细胞淋巴瘤和 NK/T 细胞淋巴瘤，移植后均达 CR，随访 6～17 个月无病生存 6 例，3 例分别于移植后 4～6 个月复发，其中 1 例死亡。

目前尚没有关于 HLA 不全相合造血干细胞移植治疗 NHL 的大宗临床研究，但该方法是风险最高的一种造血干细胞移植。没有合适的 HLA 相合的同胞供者，也没有时间到国际供者登记机构寻找一个全相合的无关供者时，HLA 不全相合造血干细胞移植是患者唯一的选择。最近 EBMT 制订出了各种疾病的移植指针，其中包括儿童 NHL 移植，可供临床选择治疗方案时参考。

表 7　儿童非霍奇金淋巴瘤移植指南

疾病状态	自体移植	同胞移植	全相合无关供者 1个位点不合家 庭供者	不全相合无关供者 2个以上位点不合 家庭供者
CR1 低危	GNR	GNR	GNR	GNR
CR1 高危	CO	CO	CO	GNR
CR2	CO	S	S	CO

S:标准治疗;CO:临床选择,可在权衡利弊后进行;GNR:通常不推荐移植。

（高力　张曦　孔佩艳　陈幸华）

参考文献

1. Evens AM, Huctching SM, Diehl V. Treatment of Hodgkin's lymphoma: the past, present, and future. Nat Clin Pract Oncol, 2008, 5(9): 543 - 556.

2. Carella AM, Bellei M, Brice P, et al. High-dose therapy and autologous stem cell transplantation versus conventional therapy for patients with advanced Hodgkin's lymphoma responding to front-line therapy: long-term results. Haematologica, 2009, 94(1): 146 - 148.

3. Sirohi B, Cunningham D, Powles R. Long-term outcome of autologous stem cell transplantation in relapsed or refractory Hodgkin's lymphoma. Ann Oncol, 2008, 19(7): 1312 - 1319.

4. Bacon CL, Daly P, Sheane B, et al. Successful outcome of patients with relapsed/refractor Hodgkin lymphoma treated with high dose chemotherapy at the National Adult Bone Marrow Transplant Unit at St. James's Hospital. Ir Med J, 2009, 102(1): 26 - 28.

5. Gopal AK, Metcalfe TL, Gooley TA, et al. High-dose therapy and autologous stem cell transplantation for chemoresistant Hodgkin lymphoma: The Seattle experience. Cancer, 2008, 113: 1344 - 1350.

6. Crump M. Management of Hodgkin lymphoma in relapse after autologous stem cell transplant. Hematology Am Soc Hematol Educ Program, 2008: 326 - 333.

7. Jason HM, Jonathan W, Friedberg S. Therapy in Hodgkin's Lymphoma. The Oncologist, 2009, 14: 425 - 432.

8. Bradley MB, Cairo MS. Stem cell transplantation for pediatric lymphoma: Past, present and future. Bone Marrow Transplant, 2008, 41: 149 - 158.

9. Laport GG. Allogeneic hematopoietic cell transplantation for Hodgkin lymphoma: A concise review. Leuk Lymphoma, 2008, 49: 1854 - 1859.

10. Sureda A, Robinson S, Canals C, et al. Reduced-intensity conditioning compared with conventional allogeneic stem-cell transplantation in relapsed or refractory Hodgkin's lymphoma: An analysis from the Lymphoma Working Party of the European Group for Blood and Marrow Transplantation. J Clin Oncol, 2008, 26: 455 - 462.

11. Thomson KJ, Peggs KS, Smith P, et al. Superiority of reduced-intensity allogeneic transplantation over conventional treatment for relapse of Hodgkin's lymphoma following autologous stem cell transplantation. Bone Marrow Transplant, 2008, 41: 765 - 770.

12. Paillard C, Salmon A, Curtillet C, et al. Evidence of a clinical response at one yr after reduced-intensity allogeneic hematopoietic stem cell transplantation in heavily pretreated adolescents with aggressive refractory Hodgkin's lymphoma. Pediatr Transplantation, 2010, 14: 109 - 114.

13. Salit RB, Bishop MR, Pavletic SZ. Allogeneic hematopoietic stem cell transplantation: does it have a place in treating Hodgkin lymphoma? Curr Hematol Malig Rep, 2010, 5(4): 229 - 238.

14. Lauri MB, Paul VO, Brenda M, et al. Comparison of outcomes of HLA-matched related, unrelated, or HLA-haploidentical related hematopoietic cell transplantation following nonmyeloablative conditioning for relapsed or refractory Hodgkin lymphoma. Biol Blood Marrow Transplant, 2008, 14(11):1279-1287.

15. Sorror ML, Storer BE, Maloney DG, et al. Outcomes after allogeneic hematopoietic cell transplantation with nonmyeloablative or myeloablative regimens for treatment of lymphoma and chronic lymphocytic leukemia. Blood, 2008, 111:446-452.

16. Luznik L, O'Donnell PV, Symons HJ, et al. HLA-haploidentical bone marrow transplantation for hematologic malignancies using nonmyeloablative conditioning and high-dose, post-transplantation cyclophosphamide. Biol Blood Marrow Transplant, 2008, 14:641-650.

17. Mattila AM, Meri S. Responses to rituximab vary among follicular lymphoma B cells of different maturation stages. Scand J Immunol, 2008, 68 (2):159-168.

18. Arcaini L, Montanari F, Alessandrino EP, et al. Immunochemotherapy with in vivo purging and auto-transplant induces long clinical and molecular remission in advanced relapsed and refractory follicular lymphoma. Ann Oncol, 2008, 19 (7):1331-1335.

19. Kang HJ, Kim WS, Suh C, et al. Irinotecan plus cisplatin and dexamethas one (ICD) combination chemotherapy for patients with diffuse large B-cell lymphoma previously treated with Rituximab plus CHOP. Cancer Chemother Pharmacol, 2008, 62(2):299-304.

20. Ribera JM, Oriol A, Morgades M, et al. Safety and efficacy of cyclophos phamide, adriamycin, vincristine, prednisone and rituximab in patients with human immunodeficiency virus-associated diffuse large B-cell lymphoma: results of a phase Ⅱ trial. Br J Haematol, 2008, 140(4):411-419.

21. Rosenwald A, Ott G. Burkitt lymphoma versus diffuse large B-cell lymphoma. Ann Oncol, 2008, 19(Suppl4):67-69.

22. Oriol A, Ribera JM, Bergua J, et al. High-dose chemotherapy and immunotherapy in adult Burkitt lymphoma: comparison of results in human immunodeficiency virus-infected and noninfected patients. Cancer, 2008, 113 (1):117-125.

23. Ekenel M, I wamoto FM, Ben-Porat LS, et al. Primary central nervous system lymphoma: the role of consolidation treatment after a complete response to high-dose methotrexate-based chemotherapy. Cancer, 2008, 113 (5):1025-1031.

24. Apperley J, Carreras E, Gluckman E. et al. Haematopoietic stem cell transplantation 2008 revised edition M. Forum Service Editore Genoa, 2008.

25. Espigado I, Rios E, Marin Niebla A, et al. High rate of long term survival for high-risk lymphoma patients treated with hematopoietic stem cell transplantation as consolidation or salvage therapy. Transplant Proc, 2008, 40(9):3104-3105.

26. Vranovsky A, Ladicka M, Lakota J. Autologous stem cell transplantation in first-line treatment of high-risk aggressive non-Hodgkin's lymphoma. Neoplasma, 2008, 55(2):107-112.

27. Kyriakou C, Canals C, Goldstone A, et al. High-dose therapy and autologous stem-cell transplantation in angioimmunoblastic lymphoma complete remission at transplantation is the major determinant of Outcome-Lymphoma Working Party of the European Group for Blood and Marrow Transplantation. J Clin Oncol, 2008, 26(2):218-224.

28. Chen AI, McMillan A, Negrin RS, et al. Long-term results of autologous hematopoietic cell transplantation for peripheral T cell lymphoma the Stanford experience. Biol Blood Marrow Transplant, 2008, 14(7):741-747.

29. Reimer P, Rudiger T, Geissinger E, et al. Autologous stem-cell transplantation as first-line therapy in peripheral T-cell lymphomas: results of a prospective multicenter study. J Clin Oncol, 2009, 27:106-113.

30. D'Amore F, Relander T, Lauritzen GF, et al. Dose-dense induction followed by autologous stem cell transplant leads to sustained remission in a large fraction of patients with previously untreated peripheral T-cell lymphomas (PTCLS)-overall and subtype-specific results of a phase Ⅱ study from the Nordic lymphoma group. Haematologica, 2009, 94:437.

31. Sieniawski M, Angamuthu N, Boyd K, et al. Evaluation of enteropathy-associated T-cell lymphoma comparing standard therapies with a novel regimen including autologous stem cell transplantation. Blood, 2010, 115: 3664 - 3670.

32. Ladetto M, Marco FD, Benedetti F, et al. Prospective, multicenter randomized GITMO/IIL trial comparing intensive (R-HDS) versus conventional (CHOP-R) chemoimmunotherapy in high-risk follicular lymphoma at diagnosis: the superior disease control of R-HDS does not translate into an overall survival advantage. Blood, 2008, 111(8):4004 - 4013.

33. Tarella C, Zanni M, Magni M, et al. Rituximab improves the efficacy of high-dose chemotherapy with autograft for high-risk follicular and diffuse large B-cell lymphoma: A multicenter gruppo Italiano terapie innovative neil infomr survey. J Clin Oncol, 2008, 26(19):3166 - 3175.

34. Kyriakou C, Canals C, Goldstone A, et al. High-dose therapy and autologous stem cell transplantation in angioimmunoblastic lymphoma: complete remission at transplantation is the major determinant of Outcome Lymphoma Working Party of the European Group for Blood and Marrow Transplantation. J Clin Oncol, 2008, 26:218 - 224.

35. Greb A, Bohlius J, Schiefer D, et al. High-dose chemotherapy with autologous stem cell transplantation in the first line treatment of aggressive non-Hodgkin lymphoma NHL in adults DB/CD. Cochrane Database Syst Rev, 2008, 231CD004024.

36. Apperley J, Carreras E, Gluckman E, et al. Haematopoietic stem cell transplantation 2008 revised edition M. Forum Service Editore Genoa. 2008.

37. Mercadal S, Briones J, Xicoy B, et al. Intensive chemotherapy (high-dose CHOP/ESHAP regimen) followed by autologous stem-cell transplantation in previously untreated patients with peripheral T-cell lymphoma. Arn Oncol, 2008, 19:958 - 963.

38. Chen AI, McMillan A, Negrin RS, et al. Long-term results of autologous hematopoietic cell transplantation for peripheral T cell lymphoma: the Stanford experience. Biol Blood Marrow Transplant, 2008, 14(7):741 - 747.

39. Apperley J, Carreras E, Gluckman E, et al. Haematopoietic Stem Cell Transplantation. 5th Edition. Paris: European School Haematology, 2008:531 - 532.

40. van Besien K, Carreras J, Bierman PJ, et al. Unrelated donor hematopoietic cell transplantation for non-Hodgkin lymphoma: long-term outcomes. Biol Blood Marrow Transplant, 2009, 15(5):554 - 563.

41. Hari P, Carreras J, Zhang MJ, et al. Allogeneic transplants in follicular lymphoma: higher risk of disease progression after reduced-intensity compared to myeloablative conditioning. Biol Blood Marrow Transplant, 2008, 14(2):236 - 245.

42. Rezvani AR, Storer B, Maris M, et al. Nonmyeloablative allogeneic hematopoietic cell transplantation in relapsed refractory and transformed indolent non-Hodgkin's lymphoma. J Clin Oncol, 2008, 26(2):211 - 217.

43. Khouri IF, McLaughlin P, Saliba RM, et al. Eight-year experience with allogeneic stem cell transplantation for relapsed follicular lymphoma after nonmyeloablative conditioning with fludarabine, cyclophos phamide, and rituximab. Bl ood, 2008, 111:5530 - 5536.

44. Thomson KJ, Morris EC, Bloor A, et al. Favorable long-term survival after reduced-intensity allogeneic transplantation for multiple-relapse aggressive non-Hodgkin's lymphoma. J Clin Oncol ogy, 2009, 27:426 - 432.

45. Hamadani M, Benson DM Jr, Hofmeister CC, et al. Allogeneic stem cell transplantation for patients with

relapsed chemorefractory aggressive non-hodgkin lymphomas. Biol Blood Marrow Transplant,2009,15(5):547 - 553.

46.薛梅,王恒湘,闫洪敏,等.单倍型相合骨髓移植治疗难治复发恶性淋巴瘤初步观察.临床血液学杂志, 2010,23(1):20 - 24.

47.Yuya Nagai,Kazuhiro Ikegame,Minako Mori,et al. Hepatosplenic T cell lymphoma.J Clin Oncol,2010, 15:215 - 219.

48.Wang HX, Yan HM, Liu J, et al. Haploidentical hematopoietic stem-cell transplantation for non-Hodgkin lymphoma with bone marrow involvement. Leuk Lymphoma,2009,50(9):1488 - 1493.

49.陈幸华,张曦,高蕾,等.自体外周血干细胞移植治疗血液恶性肿瘤 231 例临床观察.中国实用内科杂志, 2007,27(21):1689 - 1691.

50.孔佩艳,严媚,陈幸华,等.儿童恶性淋巴瘤 49 例治疗选择及疗效评价.西部医学,2007,19(5):811 - 814.

51.陈幸华,张曦,高蕾,等.大剂量化疗自体外周血干细胞移植生物治疗序贯疗法对 67 例非霍奇金淋巴瘤的疗效观察.中国实用内科杂志,2007,27(20):1605 - 1606.

52.陈幸华,张曦,张诚,等.双次自体外周血干细胞移植治疗 NK/T 细胞淋巴瘤再获缓解的研究.重庆医学, 2007,36(16):1616 - 1618.

五　HLA 不全相合造血干细胞移植治疗骨髓增殖性肿瘤

骨髓增殖性肿瘤（myeloproliferative neoplasm，MPN）是一组异质性的造血干细胞克隆性疾病，包括原发性骨髓纤维化（idiopathic myelofibrosis，MF）、原发性血小板增多症（essential thrombocythemia，ET）、真性红细胞增多症（polycythemia vera，PV）、慢性髓细胞白血病（chronic myelocytic leukemia，CML）等。它们的共同特点：骨髓中一系或多系细胞增殖，外周血出现过多的成熟或幼稚细胞，高风险的出血和血栓形成倾向，随病程进展，部分患者可转化为其他疾病，如 2%～10% 的 ET 可转化为急性髓系白血病（AML）、MF 或 PV，临床预后差。MPD 中 CML 的分子生物学发病机制已基本明确，应用特异性的分子靶向治疗药物甲磺酸伊马替尼治疗 BCR/ABL 阳性的 CML 获得成功。对于 CML 的半相合造血干细胞移植在另外章节进行详细阐述，在此，仅就原发性骨髓纤维化（MF）、原发性血小板增多症（ET）、真性红细胞增多症（PV）进行阐述。

（一）原发性骨髓纤维化

原发性骨髓纤维化（MF）又称为特发性骨髓纤维化，由克隆性干细胞紊乱导致红细胞无效生成，发育异常的巨核细胞过度增生以及不成熟的白细胞比例升高，伴随反应性骨髓纤维化，常伴有髓外化生（extramedullary haematopoiesis），发病中位年龄为 60 岁。其骨髓组织中可见过度胶原沉积、骨硬化及血管生成。目前认为，这些反应是由巨核细胞和单核细胞克隆性增生所释放的细胞因子，包括血小板衍生生长因子（PDGF）及 β-转化生长因子（TGF-β）等所介导的骨髓基质反应。骨纤的临床及实验室特征为：进行性贫血，巨脾，外周血出现幼红细胞、幼粒细胞及泪滴状红细胞，骨髓干抽，骨髓活检证实纤维组织增生等。

世界卫生组织（WHO）将 MF 分为前纤维化阶段（prefibrotic stage，p-CMF）和纤维化阶段（fibrotic stage，f-CMF）。前者没有骨髓纤维化，伴随巨核细胞和粒细胞的增殖以及相对减少的红细胞，其骨髓组织病理学以非典型的不成熟巨核细胞为主。这些巨核细胞因核、细胞大小以及不规则分叶核的增加而显著增大，经常表现为血小板增多，易与原发性血小板增多症混淆。

骨髓纤维化患者的生存期与其分组有关。不良预后因素包括：血红蛋白（<100 g/L），年龄（>60 岁），白细胞计数（<4×10^9/L 或 >30×10^9/L），外周血原始细胞（≥1%）或幼稚粒细胞比例（>10%），染色体异常（+8 或 12p−），外周血 CD34$^+$ 细胞数（>300×10^9/L），骨髓病理（血管新生亢进）及临床表现（体重降低、疲倦、盗汗、低热等全身症状）等。Tefferi 等按患者有无预后不良因素将患者分为低危（无危险因素）、高危（具有 2 个或 2 个以上危险因素）、中危（介于低危和高危之间）三组。低危组患者平均寿命可达 10 年，高危组为 3 年。

现阶段治疗骨髓纤维化的一般方法主要有：雄激素、EPO、α干扰素以抑制巨核细胞系增殖、抑制促纤维形成的细胞因子和血管新生、羟基脲、反应停、伊马替尼等药物治疗；当患者严重依赖输血、门静脉高压、脾脏肿大压迫症状明显及骨髓纤维化较早期时，脾切除可缓解全身症状、贫血和脾肿大引起的脾区疼痛、门静脉高压，但对于血小板减少改善不明显。这些治疗措施只是能改善症状，并不能产生遗传学变化、骨髓网状纤维化的减少及骨髓硬化的改善，当然也不能改变其病程的进展及预后。

既往研究表明自身外周血干细胞移植后可植活并可改善临床症状，其临床疗效需要进一步研究。Anderson 等报道用外周血 auto-HSCT 治疗 21 例骨髓纤维化患者，年龄 45～75 岁，移植前用 G-CSF 动员外周血造血干细胞，采用 BU 进行预处理。移植时回输 CD34$^+$ 细胞 5～10×10^6/kg。移植后 100 d 内死亡率为 4%，2 年存活率为 61%。51% 贫血患者不用输血且 Hb≥100 g/L,50% 血小板减少患者,血小板升至 100×10⁹/L,70% 脾脏肿大患者脾脏缩小 1/3 以上,6 例骨髓纤维化减轻。

异基因造血干细胞移植治疗骨髓纤维化是可能治愈本病的唯一有效手段,但受各方面因素所限,关于这方面的文献报道相对较少。目前普遍认为年龄小于 55 岁,并根据各种因素确定为预后不良的患者,在确诊后应立即考虑造血干细胞移植。

目前异基因造血干细胞移植治疗骨纤的资料有限,但结果令人鼓舞。Guardiola 等对 55 例骨纤患者进行异基因造血干细胞移植。中位年龄 42 岁(4～53 岁),中位诊断时间 21 个月(2～266),HLA 全相合 49 例,不全相合 6 例。其中 50 例造血功能重建。预处理方案为环磷酰胺(CTX)＋TBI、CTX＋TBI＋依托泊甙＋赛替派或 CTX＋美法仑。GVHD 的预防采用环孢霉素 A＋MTX 或环孢霉素 A＋MTX＋糖皮质激素或 T 细胞去除。结果中性粒细胞及血小板恢复的中位时间分别为移植后 20 d 和 28 d,50 例(90%)患者获造血重建。Ⅱ～Ⅲ度、Ⅲ～Ⅳ度的急性 GVHD 发生率分别为 60%±7%、33%±8%,60%(45 例可评价病例中的 27 例)患者发生慢性 GVHD,16 例为广泛性。移植后 5 年生存率为 47%±8%,其中未处理 HLA 相合者为 54%±8%。移植后 1 年死亡率为 27%。移植后的 Ⅲ～Ⅳ度急性 GVHD 及慢性广泛性 GVHD 为影响疗效的主要因素,GVHD 为骨髓硬化期患者的主要死亡原因(16 例中 8 例死亡)。Deeg 等报道 allo-HSCT 治疗 56 例骨髓纤维化患者(IMF33 例),移植后 53 例造血功能重建,其中 50 例完全植入,3 例混合嵌合性植入。Li 等报道 26 例骨髓纤维化异基因造血干细胞移植后疗效,经回顾性、非随机性分析,未发现脾切除对干细胞移植的结果有显著性影响(移植前行脾切除者 3 年无病生存率为 73%,未行脾切除者为 64%),但行脾切除者移植后中性粒细胞及血红蛋白恢复较快。Guardiola 等分析发现移植前行脾切除、病程未到硬化期、回输干细胞数量多可使粒细胞及血红蛋白恢复较快;移植前病程达骨髓硬化期是增加 GVHD 发生率的唯一因素,而移植时年龄、确诊时间、是否行脾切除术、TBI 等均与 GVHD 的发生无明显关系;受者年龄大、患者有染色体异常、无 Ⅰ～Ⅱ度 GVHD 是增加移植失败发生率的因素。骨髓纤维化行异基因造血干细胞移植的疗效较慢性髓细胞白血病差,如何提高疗效、明确影响移植后的预后因素是未来的研究方向。

作为一种进展缓慢的慢性疾病,allo-HSCT 是骨髓纤维化唯一可能的治愈方法,但不适合大多数患者。因此,骨髓纤维化的患者应根据病情和预后选择相应的治疗。低危组患者因生存期长可暂不治疗;年龄＜45 岁的高危患者可考虑异基因造血干细胞移植;年龄≥45 岁的高危患者可选择 auto-HSCT 或非清髓 allo-HSCT 以减轻不良反应,降低移植相关死亡率;中危患者可根据多种因素及患者意愿选择治疗方案;对于不能行移植的患者,贫血的治疗可以联合雄激素、泼尼松或低剂量沙利度胺联合泼尼松,当 EPO 水平低于 100 U/L 时均可加用 EPO。有症状的巨脾患者可以口服羟基脲,对药物治疗无效者可行脾切除术或脾区照射。

(二)原发性血小板增多症

原发性血小板增多症(ET)作为一种克隆性慢性骨髓增生性疾病(cMPD),骨髓以巨核细胞克隆性增生为主,可伴轻度的粒系、红系细胞增生,临床表现为外周血血小板计数持续显著升高并引起各种血栓性并发症和自发性出血倾向。按真性红细胞增多症研究组(PVSG)对 ET 的诊断标准进行诊断:①血小板计数＞600×10⁹/L;②血细胞比容＜0.40,或红细胞容积正常;③骨髓铁染色阳性,或血清铁蛋白或红细胞 MCV 正常;④无 Ph 染色体或 BCR/ABL 融合基因;⑤骨髓检查无胶原纤维增生或占活检标本面积的 1/3 以下,并无明显脾肿大及外周血出现幼稚粒、红细胞;⑥无骨髓增生异常综合征的形态学及遗传学证据;⑦无引起反应性血小板增多症的原因。

按照血栓形成危险因素分组可分为高危组:年龄≥60 岁或有血栓史或血小板计数≥1 500×10⁹/L;低危组:年龄＜60 岁和血小板计数＜1 500×10⁹/L 和无血栓史和无心血管危

险因素（吸烟、肥胖、高血压）。

本病缺乏特征性诊断标志，因此必须排除其他引起血小板增多的疾病（见表 1）。在 PVSG 的 ET 诊断标准中，无 Ph 染色体及 BCR/ABL 融合基因是必备条件，但近年研究显示 Ph 染色体及 BCR/ABL 融合基因并非 CML 所独有，也可见于 ALL、AML、MDS 及除 CML 外其他 cMPD 患者。一些研究显示，与经典的 BCR/ABL⁻ ET 相比，BCR/ABL⁺ ET 发生急性白血病转化的比例较高，且发生时间较短，提示 Ph 染色体及 BCR/ABL 融合基因可能是 ET 预后不良的因素，对于所有 ET 患者均应进行 Ph 染色体及 BCR/ABL 融合基因检测。

表 1 特发性、继发性血小板增多症的鉴别

鉴别项目	特发性	继发性
病因	无	有
出血和栓塞	常见	不常见
脾肿大	80%肿大	视原发病而定
血小板计数	常$>800\times10^9$/L	常$\leqslant800\times10^9$/L
血小板形态和功能	异常	正常
出血时间	常延长	正常
白细胞计数	增多	增多
巨核细胞数	增多	增多
巨核细胞体积	增加	减少
血小板寿命	正常或轻度缩短	正常

在临床治疗过程中对患者进行分组，并根据组别选择不同的治疗方案。大部分 ET 患者病程发展缓慢，为低危组。由于其出血和栓塞发生率不高，加上细胞毒性药物常可导致白血病转化或其他继发肿瘤，可不治疗或用低剂量阿司匹林，避免使用细胞毒性药物。非致白血病性的药物如干扰素和氯米喹酮，其疗效有待长期观察评估。中、高危组可选择羟基脲等减少细胞的药物进行治疗，以降低复发性血栓形成的概率。

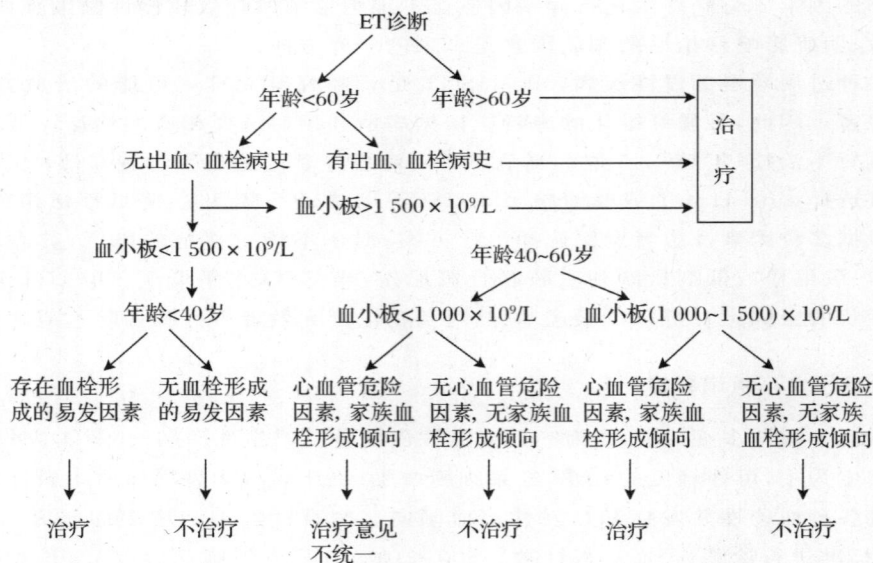

图 1 成人 ET 治疗策略

以上治疗可以改善患者临床症状，降低并发症的发生率，但并不能阻止其向 MDS 及白血病的转化，甚至治疗过程中使用的烷化剂、羟基脲等可能加速 ET 向白血病的转化。同时，部分 ET 患者可并发或转化为骨髓纤维化。因此，对于中高危组患者或 bcr/abl 融合基因阳性患者，如条件允许应选择积极的方案如异基因造血干细胞移植。初步研究结果显示，异基因造血干细胞移植是可行的，并且是有望治愈本病的方法。

(三)真性红细胞增多症

真性红细胞增多症(PV)是慢性骨髓增生性疾病的一种。由于造血干细胞的克隆性增殖导致红细胞过度生长,继发血小板增生,从增生期进展到化生期,最后到恶性期,引发一系列临床症状。PV 发病缓慢、病程较长,部分患者会向骨髓纤维化伴髓样化生和急性白血病转化。血栓、出血等并发症的发生率明显高于正常人。

PV 病因和发病机制不清,同时也无法预测疾病的进展。年轻 PV 患者中约 1/3 有向衰竭期进展的趋势,会进展到贫血和进行性脾肿大,外周血出现有核红细胞和泪滴样红细胞等衰竭期的特征性表现,骨髓活检可见伴发骨髓纤维化。回顾性研究表明高龄患者及先前有血栓史者是血栓发生的高危人群,使用骨髓抑制药物可增加恶性肿瘤的危险,而血栓、血液系统及非血液系统恶性肿瘤的发生严重影响患者的生存率。

并发血栓或出血、向骨髓纤维化或急性白血病进展可影响患者的生存时间,使用杀细胞药物治疗可明显降低血栓的发生率,但是同时增加了向白血病转化的危险。因此,在治疗过程中要兼顾两方面因素,既要减少血栓和出血等症状的发生,又要尽量降低向其他血液病转化的危险。临床治疗中应按发生血栓的不同危险程度以决定是否使用细胞毒药物。目前一般将高龄和曾经有血管事件发生作为使用细胞毒药物的指征。年轻患者中最安全和有效的联合治疗是可阻止血小板生成的氯咪喹酮加 α-干扰素;老年患者应用氯咪喹酮加羟基脲。长期使用羟基脲可增加患白血病的危险,一般不用于年轻患者。

异基因造血干细胞移植是有望治愈本病的一种方法,但移植时机的选择尚不确定。多数报道选择的移植对象是处于进展期的 PV 患者,包括脾肿大伴骨髓纤维化、全血细胞减少或向 MDS/AML 转化。

Jurado M 等对 Fred Hutchinson 肿瘤研究中心的 19 例 PV 和 ET 患者 HSCT 效果进行评估,以确定 HSCT 能否对进展期 PV 和 ET 提供治愈的机会。移植原因:进展为骨髓纤维化及巨脾 10 例;进展为 MDS 或 AML 9 例。其中 7 例患者进行 HSCT 前曾接受过脾切除手术,除 5 例外所有患者均接受过细胞毒药物治疗。造血干细胞来源为外周血干细胞(2 例)及骨髓(17 例)。11 例患者接受相关供体,8 例患者接受无关供体。移植前均给予预处理,移植后接受化疗或化疗加全身放疗。结果显示:12/19 例患者存活中位时间为 41(5~116)个月,其中 10 例达 CR(PV 及 ET 各 5 例),1 例残留骨髓纤维化,1 例形成混合嵌合体。7 例患者死于移植相关并发症,包括移植物抗宿主病(GVHD)、感染、肺出血、多脏器功能衰竭、HHV-6 脑炎、曲霉病。中性粒细胞存活中位时间 18.15(11~24) d,切脾者与未切脾者存活中位时间分别为 16.15 d 及 20 d($P=0.02$)。巨核细胞存活中位时间切脾者与未切脾者分别为 18 d 及 21 d($P=0.15$),差异无显著性。研究表明 HSCT 能为进展期 PV 和 ET 提供治愈的机会。

对于早期 PV 患者是否采用造血干细胞移植尚存在争议,要兼顾疾病本身进展情况及移植风险进行综合考虑。

(梁雪　孔佩艳　张曦　陈幸华)

参考文献

1. Kralovics R, Passamonti F, Buser AS, et al. A gain of function mutation of JAK2 in myeloproliferative disorders. N Engl J Med, 2005, 352(17):1779 - 1790.

2. Passamonti F, Rumi E, Pietra D, et al. Relation between JAK2(V617F) mutation status, granulocyte activation and constitutive mobilization of CD34⁻ positive cells into peripheral blood in myeloproliferative disorders. Blood, 2006, 107:3676 - 3682.

3. Gangat N, Wolanskyi AP, McClure RF, et al. Risk stratification for survival and leukemic transformation in essential thrombocythemia: a single institutional study of 605 patients. Leukemia, 2007, 21(2):270 - 276.

4. Spivak JL. The chronic myeloproliferative disorders: clonality and clinical heterogeneity. Semin Hematol, 2004, 41(2 Suppl 3):1 - 5.

5. Ballen KK, Shrestha S, Sobocinski KA, et al. Outcome of transplantation for myelofibrosis. Biol Blood Marrow Transplant, 2010, 16(3):358 - 367.

6. Tefferi A. A contemporary approach to the diagnosis and management of polycythemia vera. Curr Hematol Rep, 2003, 2(3):237 - 241.

7. Gale RE. Pathogenic markers in essential thrombocythemia. Curr Hematol Rep, 2003, 2(3):242 - 247.

8. McCarty JM. Transplant strategies for idiopathic myelofibrosis. Semin Hematol, 2004, 41(2):23 - 29.

9. Suttorp M, Claviez A, Bader P, et al. Allogeneic stem cell transplantation for pediatric and adolescent patients with CML: results from the prospective trial CML-paed I. Klin-Padiatr, 2009, 221(6):351 - 357.

10. Xu LP, Luo XH, Chang YJ, et al. High CD4/CD8 ratio in allografts predicts adverse outcomes in unmanipulated HLA-mismatched/haploidentical hematopoietic stem cell transplantation for chronic myeloid leukemia. Ann-Hematol, 2009, 88(10):1015 - 1024.

11. Xiao Jun H, Lan-Ping X, Kai Yan L, et al. HLA-mismatched/haploidentical hematopoietic stem cell transplantation without in vitro T cell depletion for chronic myeloid leukemia: improved outcomes in patients in accelerated phase and blast crisis phase. Ann-Med, 2008, 40(6):444 - 455.

12. Hogan WJ, Litzow MR, Tefferi A, et al. Allogeneic hematopoietic cell transplantation in myelofibrosis with myeloid metaplasia. Curr Hematol Malig Rep, 2007, 2(1):34 - 42.

六　HLA 不全相合造血干细胞移植治疗多发性骨髓瘤

多发性骨髓瘤（multiple myeloma，MM）又称骨髓瘤、浆细胞骨髓瘤或 Kahler 病，以异常浆细胞在骨髓中克隆性增殖，并分泌异常增多的单克隆免疫球蛋白为特征，是恶性浆细胞疾病中最常见的一种类型，其病因目前尚未完全明确。由于恶性浆细胞无节制地增生、广泛浸润和大量单克隆免疫球蛋白的产生、沉积，正常多克隆免疫球蛋白分泌受到抑制，从而引起终末器官损伤如高钙血症、肾功能不全、贫血、骨损害、高黏滞综合征、贫血、感染等一系列临床表现。

（一）多发性骨髓瘤的诊断标准

过去 5 年，MM 的诊断和评估有了显著进展。最大的进步包括简化的分期系统取代了以前繁琐的 Durie-Salmon 分期系统，一个更新的统一的国际缓解模式，对特异的不良细胞遗传学异常的公认和基因组学的发展，由此能确定特异的、靶向的个体化治疗。

1. 国内诊断标准

（1）骨髓中浆细胞明显增多＞15％并有原始或幼稚浆细胞（骨髓瘤细胞），或组织活检证实为浆细胞瘤。

（2）血清中出现大量单克隆免疫球蛋白（M 蛋白），IgG＞35 g/L，IgA＞20 g/L，IgM＞15 g/L，IgD＞2 g/L，IgE＞2 g/L，及（或）尿中出现大量单克隆免疫球蛋白轻链（本周蛋白）＞1 g/24 h。

（3）广泛骨质疏松及（或）溶骨性病变。

符合第（1）和第（2）项即可诊断 MM。符合上述 3 项者为进展性 MM。但需指出：诊断 IgM 型 MM 时，除了符合上述所有 3 项外，还要有其他 MM 的临床表现；符合第（1）和第（3）项而缺少第（2）项者为不分泌型 MM，宜行电子显微镜和免疫荧光检查，确定瘤细胞为骨髓瘤细胞而非转移癌细胞，并进一步明确其为不合成亚型或合成而不分泌亚型。

2. 国外诊断标准

2001 年，WHO 公布了 MM 诊断标准。

需具备下列 1 项主要指标和 1 项次要指标，或者具备下列 3 项次要指标，但必须包含第①项和第②项次要指标，并且应有 MM 相关临床表现。

（1）主要诊断指标

①骨髓中浆细胞明显增多＞30％；②活检证实为浆细胞瘤；③M 成分：IgG＞35 g/L，IgA＞20 g/L，尿本周蛋白＞1 g/24 h。

（2）次要诊断指标

①骨髓中浆细胞增多 10％～30％；②M 成分存在但水平低于主要诊断指标；③有溶骨性病变；④正常免疫球蛋白减少（＜50％）：IgG＜6 g/L，IgA＜1 g/L，IgM＜0.5 g/L。

相比 WHO 的诊断标准，国内标准不仅要求浆细胞数量，更强调原始和幼稚浆细胞的出现。

3. 高危骨髓瘤标准

见表 1。

表 1　高危骨髓瘤标准

高危异常	新诊断 MM 异常的百分比/%
细胞遗传学	
del 13	14
染色体数目减少/亚倍型	9
亚倍型或 del 13	17
荧光原位杂交(FISH)	
t(4;14)	15
t(14;16)	5
17p-	10
浆细胞标记指数>3%	6
任何一个高危异常	25～30

注:上升的 LDH 和染色体 1q 也有报道认为是高危因素。

(二)多发性骨髓瘤的临床分期标准

临床分期反映病程早晚,与治疗及预后有关。病程的早晚主要取决于肿瘤负荷,当瘤细胞数量有限时,不引起临床症状,称临床前期;当出现临床表现时,瘤细胞总数已达 1×10^{11} 以上。1975 年 Durie 和 Salmon 提出的分期标准被广泛采用,且目前仍沿用(表 2)。

表 2　Durie-Salmon 分期标准

分期	分期标准瘤细胞数($\times 10^{12}/\mathrm{m}^2$)
Ⅰ期	符合下述 4 项:
	1.血红蛋白>100 g/L
	2.血清钙正常
	3.X 线检查正常或只有孤立性浆细胞瘤<0.6
	4.M 蛋白 IgG<50 g/L;IgA<30 g/L;
	尿中本周蛋白<4 g/24 h,瘤细胞数<0.6×10¹²/m² 体表面积
Ⅱ期	介于Ⅰ期和Ⅲ期之间,瘤细胞数(0.6～1.2)×10¹²/m² 体表面积
Ⅲ期	符合下述 1 项:
	1.血红蛋白<85 g/L
	2.血清钙>2.98 mmol/L
	3.多处进行性溶骨病变>1.2
	4.M 蛋白 IgG>70 g/L;IgA>50 g/L;
	尿中本周蛋白>12 g/24 h,瘤细胞数>1.2×10¹²/m² 体表面积

注:每期再分为 A 组和 B 组,A.肾功能正常:肌酐<176.8 μmol/L;B.肾功能损害:肌酐>176.8 μmol/L。

近年来,影像学有了长足发展,MRI、PET、PET-CT 检测骨质病变的敏感性远高于 X 线。因此,2006 年 Durie 在原来分期标准上加入了影像学检查,制定了 Durie-Salmon Plus 分期标准(表 3)。

表 3　Durie-Salmon Plus 分期标准

分期	标准
原 Durie-Salmon 分期	加上 MRI/PET 骨质病变数
Ⅰ B	0～4
Ⅱ A 或 B	5～20
Ⅲ A 或 B	>20

众多研究表明 β_2 微球蛋白(β_2-m)和白蛋白水平对 MM 的临床分期和预后有关键意义。2005 年国际骨髓瘤基金会(International Myeloma Foundation,IMF)提出了最新 MM 国际分期标准(ISS)。

Ⅰ期:β₂ 微球蛋白<3.5 mg/L,白蛋白>3.5 g/L。

Ⅱ期:介于Ⅰ期和Ⅲ期之间。

Ⅲ期:β₂ 微球蛋白≥5.5 mg/L。

1. 多发性骨髓瘤分型

根据血清中 M 蛋白的特点,MM 可分为以下 8 种类型。

(1)IgG 型:此型最常见,约占 MM 的 50%～60%。

(2)IgA 型:约占 15%～20%,除具有 MM 的典型临床表现外,还具有 M 蛋白出现在 α_2 区、骨髓中有火焰状瘤细胞、高胆固醇血症和髓外骨髓瘤多见等特点。

(3)轻链型:占 15%～20%。因瘤细胞仅合成和分泌单克隆轻链,故在血清蛋白电泳上不出现 M 蛋白,而尿中有大量轻链及本周蛋白。

(4)IgD 型:占 8%～10%,多见于 50 岁以下男性。由于 IgD 正常含量很少,故血清蛋白电泳常不显现出明显的 M 蛋白,所以诊断该类型需依赖 IgD 定量和免疫固定电泳。

(5)IgE:该类型罕见,外周血中浆细胞增多,可呈现浆细胞白血病图像。

(6)双克隆或多克隆型:此型少见,约占 1%。常为 IgM 和 IgG 联合,或 IgM 和 IgA 联合。双克隆既可来自单一克隆瘤细胞的分泌,也可来自两个克隆瘤细胞。

(7)IgM 型:此型国内少见。由于其相对分子质量巨大,故易引起高黏滞综合征。

(8)不分泌型:约占 1%。具有 MM 的典型表现,但血清中无 M 蛋白、尿中无本周蛋白。应用免疫荧光法可将其分为不合成型和不分泌型,前者瘤细胞不合成免疫球蛋白,后者瘤细胞合成免疫球蛋白但不能分泌。

2. 多发性骨髓瘤疗效标准

2006 年国际骨髓瘤工作组制定了统一的疗效标准(表 4)。

表 4　国际骨髓瘤工作组(IMWG)统一疗效标准

疗效分级	标准
SCR(严格完全缓解)	符合 CR 并加上正常血清游离轻链比例正常和经免疫组化或免疫荧光证实骨髓内没有克隆性浆细胞
CR(完全缓解)	血、尿免疫固定电泳阴性,无任何软组织浆细胞瘤的表现和骨髓浆细胞≤5%
VGPR(非常好的部分缓解)	血、尿蛋白电泳阴性,但免疫固定电泳阳性或血清 M 蛋白量下降≥90% 及尿 M 蛋白水平<0.1 g/24 h
PR(部分缓解)	血清 M 蛋白量下降≥50% 及尿 M 蛋白水平<0.2 g/24 h 或下降≥90% 如果血、尿 M 蛋白无法测定时,则血清单克隆游离轻链与非单克隆游离轻链之间的差值要缩小≥50% 如果血、尿 M 蛋白和血清游离轻链均无法测定,而骨髓浆细胞≥30% 时,则要求骨髓浆细胞数目减少≥50% 如果存在软组织浆细胞瘤,则要求浆细胞瘤大小应缩小≥50%
SD(疾病稳定)	不符合 CR、VGPR、PR 和 PD 标准
PD(疾病进展)	符合以下任何一项: 血清 M 蛋白增加≥25% 或绝对值增加≥0.5 g/dL 尿 M 蛋白增加≥25% 或绝对值增加≥200 mg/24 h 如果血、尿 M 蛋白不可检测时,单克隆与非单克隆游离轻链之间的差值增加≥25%,绝对值增加>10 mg/dL 骨髓浆细胞百分比绝对值增加≥10% 明确出现新的骨病或软组织浆细胞瘤或现有骨病和软组织浆细胞瘤大小的明确增加 出现仅由浆细胞瘤增殖性疾病造成的高钙血症(校正后血清钙>11.5 mg/dL 或 2.65 mmol/L)

疗效分级	标准
CR后复发（仅用于研究终点是DFS时）	出现以下任何一项： 免疫固定电泳和蛋白电泳重新出现血清和尿M蛋白 骨髓浆细胞≥5% 出现任何其他进展迹象（新的浆细胞瘤、溶骨性病变和高钙血症）

（三）多发性骨髓瘤的治疗

MM的发病率在不同国家、种族之间有所不同。本病在欧美等国的发病率为2/100 000～4/100 000，发病年龄多在50～70岁，高峰在60～66岁，男女比例约为1.4∶1。约占全部恶性肿瘤的1%，约占造血系统恶性肿瘤的10%，在非洲裔美国人中占20%。在美国每年大约有55 000人罹患MM，是第二普遍的恶性血液病。美国肿瘤协会（American Cancer Society, ACS）估计2007年大约有19 900例新诊断的MM（10 960例为男性，8 940例为女性），并且预测有大约10 790死于MM。国际上骨髓瘤大约占所有肿瘤死亡的0.8%，大约每年新发病例86 000人。最近，在美国新诊断MM的患者5年生存率从30年前的26%上升为33%（1996～2002）。亚洲人种MM发病率较低，日本为（0.8～1.1）/100 000，新加坡为（C.7～0.8）/100 000。本病在我国缺乏发病率统计，在临床上比淋巴瘤或白血病少见，但近年来有逐渐增多的趋势。

目前，MM仍是不可治愈的恶性血液疾病，随着复发次数的增多，治疗越来越困难，表现为更难获得缓解，缓解持续时间也越来越短。因此，MM治疗的目的是获得疾病缓解，延长生存时间，改善相关症状，提高生存质量。

1. 传统化疗方案

作为单药治疗，美法仑（melphalan）、环磷酰胺（CTX）、长春新碱（VCR）、阿霉素（adriamycin）、卡莫司汀（BCNU）、洛莫司汀（lomustine, CCNU）、依托泊苷（VP-16）等均有疗效，其中最经典、疗效最好的药物是20世纪60年代，作为一线治疗方案的美法仑。MP方案虽然有效，但仍不够理想，所以上世纪80年代起应用多药联合化疗治疗MM包括M2方案、VBMCP方案、VMCP/VBAP方案等。虽有报道指出联合方案优于MP方案，但多数研究不能肯定在缓解率、缓解期、生存期等方面联合化疗有优势。而对于难治性骨髓瘤，阿霉素、长春新碱、依托泊苷类均耐药，一般多采用VAD方案或大剂量美法仑（HDM）方案。关于传统化疗，国内外专家基本达成共识，根据患者分期不同和患者的体质状况给予不同的方案治疗：早期患者（Ⅰ～Ⅱ期），可予MP方案；瘤负荷较大或晚期患者，可予M2方案、VMCP方案、VBMCP方案等；复发或难治性患者，可予VAD方案、HDM方案、CMCE方案。最新报道MP方案的有效率为40%～50%，CR率为5%，中位生存期24～30个月，80%患者在5年内死亡；M2方案的CR率为14%，VAD方案的CR率为8%，有效率45%～66%，中位生存期11～16个月，HDM方案有效率约40%。显示上述各种传统化疗方案应用于临床实践，虽然获得过较好的疗效，但似乎已达到了1个平台，近年来未取得大的进展。

（1）早期（Ⅰ～Ⅱ期）治疗方案

MP方案。

美法仑（Mel）：7～8 mg/m² 口服，第1～4 d（或4 mg/m²，口服，第1～7 d）；

泼尼松（PDN）：60～80 mg/m² 口服，第1～7 d；

3～4周为一个疗程。

（2）肿瘤负荷较大或晚期患者的治疗方案

方案1：M2方案。

卡莫司汀（BCNU）：0.5～1 mg/kg 静滴，第 1 d；

环磷酰胺（CTX）：10 mg/kg 静滴，第 2 d；

美法仑（Mel）：0.25 mg/kg 口服，第 1～4 d；或 0.1 mg/kg 口服 第 1～7 d；

泼尼松（PDN）：1 mg/kg 口服，第 1～7 d，0.5 mg/kg 口服，第 8～14 d；

长春新碱（VCR）：0.03 mg/kg（≤2 mg）静推，第 21 d。

5 周为 1 疗程。

方案 2：VMCP 方案

VCR：1～1.5 mg/m² 静推，第 1 d；

Mel：6 mg/m² 口服，第 1～4 d；

CTX：125 mg/m² 口服，第 1～4 d；

PDN：60 mg/m² 口服，第 1～4 d。

3～4 周为 1 周期。

（3）复发或难治性患者的治疗方案

方案 1：VAD 方案。

VCR：0.4～0.5 mg/24 h 持续静滴，第 1～4 d；

ADM：9～10 mg/（m² · 24 h）持续静滴，第 1～4 d；

DXM：40 mg 口服，第 1～4 d，第 9～12 d，第 17～20 d。

28 d 为 1 疗程。

方案 2：HDM 方案。

Mel：50～100 mg/m² 静推，第 1 d。

2. 新药治疗

近年来，随着对 MM 生物学特性的深入研究，新的治疗思路和方法不断涌现，一系列新药和新方案，显现出了替代传统化疗方案的潜力，且已取得较好的效果。目前，以新药沙利度胺、雷利度胺或硼替佐米为基础，联合临床上常用的治疗 MM 的药物，如地塞米松、阿霉素或环磷酰胺等已成为治疗 MM 的新策略。这些新治疗方案总的缓解率达 80%～90%，甚至部分研究表明 CR 率可达 30%。新药为基础的治疗方案将成为治疗多发性骨髓瘤患者的一线治疗方案。

（1）硼替佐米

硼替佐米是第一个通过临床试验，也是目前唯一应用于临床的新型蛋白酶体抑制剂。其抗肿瘤作用主要通过抑制泛素－蛋白酶体途径（ubiquitin-proteasome pathway，UPP）减少与 NF-κB 结合的 IκB 的降解从而下调转录因子 NF-κB 的活性，稳定细胞周期调节蛋白，以达到抑制 MM 细胞黏附、增殖，促进其凋亡的作用。还可以下调黏附分子的表达，抑制血管生成，抑制 DNA 修复因子，阻滞蛋白反应。后者会导致未激活蛋白不正确的聚集，从而使得细胞浆内质网的负荷过重而致细胞死亡。

① 硼替佐米治疗复发性难治多发性骨髓病

最初，硼替佐米首先试验性地用于复发和难治性 MM 患者。在对 193 例复发和难治多发性骨髓瘤患者 Ⅱ 期、开放性、单组、多中心研究中，硼替佐米 1.3 mg/m²，静推，第 1、4、8、11 d，每 3 周为一疗程，共 8 个疗程。总缓解率（CR＋PR＋MR）35%，其中 CR 4%，PR 13%；中位总生存时间 17.5 个月，反应中间期 12 个月，明显高于历史对照组中位生存时间（6～9 个月）。美国药品与食品管理局（Food and Drugs Administration，FDA）于 2003 年 5 月批准其用于复发难治和进展期多发性骨髓瘤患者。在随后进行的硼替佐米或大剂量地塞米松治疗复发难治多发性骨髓瘤的多中心、Ⅲ 期随机对照试验中，669 例复发 MM 患者随机接受硼替佐米或大剂量地塞米松治疗（地塞米松 40 mg 口服，第 1～4 d，9～12 d，17～20 d，每 5 周为一疗程；接着 5 次 4 周一疗程，第 1～4 d）。与地塞米松治疗组相比，硼替佐米可使多发性骨髓瘤患者疾病进展时间（TTP）延长 78%（中位 TTP 6.22 个月 vs 3.49 个月，危害比 0.55）；硼替佐米组缓解率（CR＋PR）显著优于地塞米松组（38% vs 18%）；硼替佐米组 1 年生存率为 80%，地塞米松组 1 年生存率为 66%（$P＝0.003$）；与硼替佐米组相比，地塞米松组死亡风险高 75%。30 例复发或难治 MM 患者被选入进行硼替佐米、沙利度胺、美法仑、泼尼松联合治疗，20 例患者（67%）获得部分缓解，其中 13 例（43%）获得非常好的部分缓解。其中的 14 位患者把此治疗作为二线治疗后部分缓解率达到 79%，并且有 36% 获得免疫学阴性的完全缓解。1 年无进展生存率为 61%，进入试验后的 1 年生存率为 84%。以上临床试验奠定了硼替佐米在复发和难治多发性骨髓瘤治疗中的作用。

②硼替佐米治疗初治多发性骨髓瘤

继而，有多个研究对硼替佐米作为一线药物用于初治的青年或老年 MM 患者治疗的疗效及毒性进行了评价。一个包括 60 位患者的 II 期试验对硼替佐米单药应用的疗效进行了评价，缓解率为 28%，包括 10%CR。类似于硼替佐米用于复发的 MM 患者获得的缓解率，结果提示初治与复治 MM 患者对硼替佐米的敏感性无太大差别。Dispenzieri 等人应用同样的剂量及方案将硼替佐米用于治疗 42 例初治的 MM 高危患者，获得的缓解率为 43%。该数据提示：硼替佐米可能是治疗高危 MM 患者的有效药物。Richardson 等对 46 例初治多发性骨髓瘤患者应用硼替佐米治疗，2 个疗程后出现明显的治疗反应，总缓解率（CR＋PR＋MR）达 59%，其中 CR 11%。Wang 等使用硼替佐米＋地塞米松＋沙利度胺（硼替佐米 1.3 mg/m²，第 1、4、8、11 d；地塞米松 20 mg/m²，第 1～4 d，9～12 d，17～20 d；沙利度胺 100～200 mg/d；每 4 周一疗程）治疗 25 例初治多发性骨髓瘤患者，治疗 2～3 个疗程后评估，总缓解率 84%。Jean 等对 18 例初治多发性骨髓瘤使用硼替佐米＋地塞米松（硼替佐米 1.3 mg/m²，第 1、4、8、11 d；地塞米松 40 mg，第 1～4 d，9～12 d；每 3 周一疗程）治疗，共 4 个疗程。治疗反应率（CR＋PR）83%。Jagannath 等人进行的 II 期试验中，给予单药应用硼替佐米未达到较好疗效的患者增加地塞米松，获得的缓解率最高达 88%，包括 18% 的 CR 和 nCR 率；在硼替佐米基础上加入地塞米松后使得 69% 的患者的缓解率得到了提高。上述研究显示，硼替佐米对于初治多发性骨髓瘤患者也有同样或更好的疗效，且硼替佐米联合化疗对初治多发性骨髓瘤的疗效更佳。

多发性骨髓瘤患者常伴发肾功能异常，尤其是需要透析治疗的预后很差。一个回顾性病例分析中评估硼替佐米在需要透析治疗的肾功能异常的 MM 患者中的可行性和有效性。患者接受硼替佐米单药治疗或与其他药物联合治疗。在 20 例患者中所有缓解率（CR＋PR）是 75%，其中 CR 和 nCR 为 30%。1 例患者不再需要透析治疗，3 例患者通过硼替佐米为基础的治疗后不再依赖透析治疗。结果显示硼替佐米或硼替佐米为基础的治疗可以用于肾功能损害甚至是需要透析治疗 MM 患者。

③硼替佐米在 AHSCT 前诱导治疗中的作用

将标准剂量硼替佐米联合地塞米松作为自体造血干细胞移植（AHSCT）前的诱导化疗，IFM（InterGroupe Francophone du Myelome）亦给予了研究评价。在一个含有 48 位患者的 I 期试验中，诱导化疗后的缓解率为 66%，包括 21% 的 CR 和 10% 的大 PR。令人兴奋的是，在自体造血干细胞移植后，CR＋PR 百分率由 31% 上升到了 54%。而后的 III 期试验中对标准剂量硼替佐米联合地塞米松方案与经典 VAD 方案的疗效进行了对比。来自 165 位患者的最初数据表明，硼替佐米联合地塞米松方案较 VAD 方案有更高的 CR＋nCR 率（20% vs 9%）。

在一项纳入 40 位患者的研究中，AHSCT 前给予数周期硼替佐米和地塞米松交替用药，总缓解率为 60%（13% 的 CR）。AHSCT 后总缓解率为 80%（40% 的 CR）。硼替佐米、地塞米松和加大剂量的阿霉素（PAD）联合应用于将要进行 AHSCT 的 MM 患者，硼替佐米采用 2 个不同的剂量：1.3 mg/m² 和 1.0 mg/m²。应用 PAD 诱导化疗后，两个剂量组均获得了较高的疗效(缓解率分别为 89% 和 95%,包括 29% 和 16% 的 CR)。虽然疗效相当,但是,在低剂量组,外周神经病变的发生率明显低于高剂量组。另一个研究将阿霉素替换为脂质体阿霉素,也取得了较好的疗效(总缓解率为 89%,32% 的 CR 和 nCR),在 AHSCT 后,该缓解率同样得到了提高(总缓解率为 96%,54% 的 CR 和 nCR)。上述试验中由于血液系统的充分恢复,造血干细胞动员未受到明显影响。而且,在以硼替佐米为基础的联合方案诱导化疗后给予高剂量的美法仑治疗会获得更高的 CR 率。这些数据显示出自体造血干细胞移植前给予硼替佐米为基础的联合化疗这种顺序治疗策略的价值所在。

像所有新药一样,硼替佐米的毒性尤其是联合用药时产生的毒性是颇受关注的。在上述试验中,最常发生的不良反应有疲乏、胃肠症状、血小板减少及周围神经病变和中性粒细胞减少等,这些不良反应在治疗停止后,约 2/3 的患者会自行改善。

鉴于硼替佐米在治疗 MM 中的有效性和安全性,2009 年 NCCN 指南已经推荐 MBP(美法仑+泼尼松+硼替佐米)作为初治 MM 的 I 类治疗方案。推荐硼替佐米单药、硼替佐米+地塞米松方案、硼替佐米 +地塞米松+多柔比星脂质体方案作为难治复发 MM 的 I 类治疗方案,推荐硼替佐米+雷利度胺+地塞米松方案作为难治复发 MM 的 2B 类治疗方案。推荐 VD(硼替佐米+地塞米松)方案、PAD(硼替佐米+地塞米松+多柔比星)方案、硼替佐米+雷利度胺+地塞米松方案、硼替佐米+沙利度胺+地塞米松方案用于造血干细胞移植前的诱导治疗。

(2)沙利度胺

沙利度胺是一种免疫调节剂,近年来研究发现沙利度胺在人类恶性肿瘤中具有抗新生血管作用,并能发挥免疫调节和抗炎作用,但确切的机制还不明确。近年来国内外学者应用沙利度胺治疗 MM,最初是因为沙利度胺能够抑制患者骨髓中异常增生的新生血管。此后,研究人员又发现沙利度胺还具有抑制肿瘤坏死因子(TNF)-α 的产生、刺激 T 细胞的增殖、诱导干扰素(IFN)-γ 和白介素(IL)-2 的分泌、增强 NK 细胞的毒性、诱导凋亡,并调节黏附分子的表达等作用。沙利度胺是第一个对多发性骨髓瘤具有高有效率,延长缓解时间及提高存活率的新药。

对于复发的 MM 患者,沙利度胺疗效显著,单用该药可获得 30%～40% 的总缓解率;与皮质类固醇、烷化剂联合应用时可获得 55%～60% 的总缓解率。Zangari 等报道传统化疗方案联合沙利度胺的 CR 率已达到了 40%。如此高的疗效促进了它在前期研究中的应用。在 2009 年 NCCN 指南中,初治 MM、难治复发 MM、MM 造血干细胞移植前的诱导治疗均已将传统化疗方案联合沙利度胺推荐为 I 类治疗方案。

①单药治疗

在一个系统的回顾性试验中分析了 42 个临床试验,调查研究了 1 674 例 MM 患者。部分缓解(partial response,PR)为 29.4%,轻微缓解(minor response)为 13.8%,疾病稳定(stable disease)为 11%。而一项前瞻性随机研究中,400 例患有复发性、难治性 MM 患者接受沙利度胺 100 mg/d,在 1 年的总生存率(overall survival,OS)为 73%。

②沙利度胺和地塞米松联合治疗

沙利度胺+地塞米松联合方案(Thal+Dex)已被广泛深入研究,目前已被美国食品药品监督管理局(FDA)批准用于初治的 MM 患者的治疗。数个有关此联合方案的研究显示该方案总缓解率可达 48%～80%,包括 4%～16% 的 CR 率。由美国东部肿瘤协作组 (ECOG)牵头的一项研究中,沙利度胺 200 mg/d+地塞米松 40 mg/d(第 1～4,9～12,17～20 d)联合方案治疗的缓解率明显高于单药地塞米松(63% vs 41%,CR 率 4% vs 0%)。在另一个纳入了 235 位患者的研究中,Thal+Dex 联合方案获得的缓解率也优于单用地塞米松 (63% vs 46%,CR 率 7.7% vs 2.6%),Thal+Dex 组中位肿瘤进展时间明显长于单药地塞米松组(24 个月 vs 7 个月),并且该组患者还获得了较长的总生存期(OS)。一个Ⅲ期随机试验的最初数据显示:造血干细胞移植前,分别给予患者 Thal＋Dex 方案或 VAD 方案进行诱导化疗,Thal＋Dex 组获得的 PR 率较 VAD 组高,分别为 25％和 7％。但是,造血干细胞移植后,PR 率无显著差异(44％ vs 42％)。

③沙利度胺＋美法仑治疗

对于初诊 MM 患者,在 Palumbo 等的研究中,美法仑＋泼尼松方案(MP)与 MP＋沙利度胺方案(MPT)治疗 60～85 岁 MM 患者,MPT 组 PR 为 76％,而 MP 组 PR 仅为 47.6％,2 年无事件生存率(EFS)分别为 54％和 27％($P<0.001$)。Hulinet 等研究发现,大于 75 岁的患者随机接受 MP 或 MPT 治疗,MPT 组和 MP 组相比,PR 明显增高(62％ vs 31％),中位无进展生存率(PFS)(24 个月 vs19 个月,$P=0.001$)和总生存期 OS(45 个月 vs 28 个月,$P=0.003$)均明显延长。上述研究显示,MPT 治疗适合于老年人,尤其是身体条件无法承受移植的老年患者。

④沙利度胺＋阿霉素

一项研究显示,联合应用沙利度胺＋阿霉素＋地塞米松化疗(TAD)治疗初诊 MM 患者,PR 为 88％,包括 34％ CR。有肾功能受损的患者也可经 TAD 治疗获得 PR,并且肾功能能得到恢复。在另一个对照试验中,造血干细胞移植前给予患者 3 周期的 VAD 方案或沙利度胺＋阿霉素＋地塞米松(TAD)方案诱导化疗,TAD 组患者较 VAD 组患者有更高的缓解率(≥PR),并且具有统计学差异(72％ vs 54％,$P<0.001$)。

⑤沙利度胺＋硼替佐米

Wang 等人给予 38 位患者加大了药物剂量的 VTD(沙利度胺＋硼替佐米＋地塞米松)方案,获得的总缓解率为 92％(CR 占 18％),达缓解的时间短于 1.5 个月。另外有相似的数个临床研究显示,给予初治的患者联合方案(VTD)化疗,这些患者短期内便获得了较高的缓解率(87％≥PR,CR 占 16％)。

⑥沙利度胺＋氨羟二磷酸二钠

沙利度胺＋氨羟二磷酸二钠联合治疗应用于维持治疗,一项研究对经历了 2 个月大剂量化疗的 97 例患者,进行随机分组治疗,共 3 组,A 组为不接受继续维持治疗;B 组为接受氨羟二磷酸二钠单药维持治疗;C 组接受沙利度胺＋氨羟二磷酸二钠联合维持治疗。获得 CR 或 VGPR 患者比例分别为 A 组 55％、B 组 57％、C 组 67％($P=0.03$);各组的 3 年无事件生存率分别为 A 组 36％、B 组 37％、C 组 52％($P<0.009$)。因此,口服沙利度胺是一种维持治疗的理想方法。IFM 的试验对 3 种维持治疗的方法进行了比较,分组如下:沙利度胺＋帕米磷酸钠组,无药维持治疗组,单药帕米磷酸钠组。接受沙利度胺的患者较无药维持治疗及单药帕米磷酸钠的患者获得了更高的 4 年无进展生存期百分率,分别为 50％、39％、37％。

由于沙利度胺的致畸史,其毒性作用受到关注。沙利度胺的不良反应与剂量呈正相关,最常见的是便秘、乏力、嗜睡和神经病变。外周神经病变是制约其治疗剂量及持续时间的主要因素。联合方案的应用增加了深静脉血栓(deep vein thrombosis,DVT)形成的危险。当瘤负荷大或者沙利度胺与化疗药联合,尤其是与阿霉素联合时,DVT 发生的危险性更大(联合方案和沙利度胺单药 DVT 发生率分别为 30％和 4％)。因此,需预防性地应用低分子肝素或阿司匹林抗凝。而血液学副反应较少,所以适合处于进展期或骨髓功能缺陷 MM 患者。

(3)雷利度胺

雷利度胺(lenalidomide)是一种有效的沙利度胺类似物,具有使骨髓瘤细胞凋亡,制止细胞因子介导的耐药,抗新生血管增生,增强地塞米松细胞毒性和刺激宿主抗骨髓瘤细胞等作用。但作为免疫调节剂,雷利度胺的效能比沙利度胺强 200～50 000 倍,但是它的抗血管生成作用可能相对较弱。

①单药治疗

在一个多中心、公开的随机 2 阶段试验中评估了两种剂量雷利度胺治疗复发难治性 MM

患者。70 例患者被随机安排 30 mg,每天 1 次或 15 mg,每天 2 次口服雷利度胺21 d,28 d 为 1 个疗程。患者经历了 3 个疗程后病情得到改善或稳定,所有缓解率为 25%(30 mg,每天 1 次 24%,15 mg,每天 2 次 29%)。中位总生存时间 30 mg 每天 1 次为 28 个月,15 mg 每天 2 次为 27 个月。中位无症状生存 30 mg,每天 1 次为 7.7 个月;15 mg,每天 2 次为 3.9 个月($P=0.2$)。

②雷利度胺+地塞米松

Rajkumar 等人报道 31 例初治的 MM 患者接受雷利度胺与地塞米松联合用药治疗,有 91% 达到了 PR(CR 占 6%)。有研究表明,雷利度胺联合地塞米松(Rev+Dex)作为初诊多发性骨髓瘤患者治疗方案的 2 阶段试验,34 例患者进入试验,雷利度胺 25 mg($1\sim21$ d),地塞米松 40 mg/d,$1\sim4$ d,$9\sim12$ d,和 $17\sim20$ d,28 d 为 1 个疗程。34 例患者中有 31 例得到缓解(91%),包括 2 例 CR(6%),11 例 VGPR(32%)。另外 3 例患者未到达缓解,其中的 2 例得到轻微缓解,另 1 例疾病稳定。Rev+Dex 对新诊断的多发性骨髓瘤患者是一种高效性的、副反应易控制的治疗方案。另一个试验中,351 例已经接受过大于 1 次治疗的多发性骨髓瘤患者,其中 176 例患者接受雷利度胺+地塞米松治疗,175 例患者接受单药地塞米松治疗。应用雷利度胺+地塞米松治疗组的患者较单药地塞米松组出现疾病进展的时间明显长(中位时间 11.3 个月 vs 4.7 个月,$P<0.001$)。获得缓解的患者雷利度胺+地塞米松组有 106 例(60.2%),单药地塞米松组有 42 例(24.0%,$P<0.001$),其中 CR 的患者分别为 15.9% 和 3.4%($P<0.001$)。雷利度胺+地塞米松组总生存率明显改善(死亡危害比 0.66,$P=0.03$)。雷利度胺+地塞米松治疗较单用大剂量地塞米松对于治疗复发难治骨髓瘤更有效。正在进行的研究将对以雷利度胺为基础的联合用药作为一线治疗方案的疗效进行评价。

经常被报道的雷利度胺的副反应有中性粒细胞减少、肌肉痛性痉挛、便秘、恶心、震颤和头晕,较沙利度胺少并且没有致畸作用,人体对雷利度胺有更好的耐受性。

(4)抗 IL-6 单克隆抗体

IL-6 是一种与 MM 发病相关的最重要的细胞因子,它可以通过旁分泌及自分泌两种方式促进 MM 细胞的生长,维持瘤细胞的存活与增殖。在体内试验中,骨髓瘤患者分泌的 IL-6 显著增加,血清中的 IL-6 水平和可溶性 IL-6 受体水平增高与预后不良相关。抗 IL-6 单克隆抗体(anti-IL-6 monoclonal antibodies,mAb)在骨髓瘤细胞短期培养中可以阻断其增殖,在 IL-6 依赖的骨髓瘤细胞株可以减少髓外增殖。抗 IL-6 mAb 还可以用于诱导骨髓瘤细胞凋亡。van Zaanen 等报道应用抗 IL-6 mAb(CNTO 328)治疗 9 例进展晚期 MM 患者,中位半寿期为 17.6 d,没有一例患者体内出现抗 CNTO328 抗体。其中 8 例患者病情稳定,但没有 1 例患者获得临床缓解。有报道联合应用抗 IL-6 单克隆抗体(BE-8)、地塞米松、大剂量美法仑,然后行自体干细胞移植治 16 例进展期 MM 患者,其中的 13 例患者缓解(81.3%,其中 CR 37.5%)。没有出现毒性和变态反应的报道,但是外周血中血小板减少和中性粒细胞减少副反应增加。

3. 放射治疗

放射治疗在骨髓瘤的治疗中不起主导作用,适用于不宜手术切除的孤立性骨浆细胞瘤和髓外浆细胞瘤的治疗,也是减轻局部剧烈骨痛的有效治疗手段之一。既往对于化疗不敏感的复发或耐药患者采用半身放疗或半身放疗联合化疗,有效率约为 50%。一般放射剂量为上半身 6.25 Gy,下半身 8.5 Gy。近年来,全身放疗多作为移植前预处理应用。

4. 造血干细胞移植

多发性骨髓瘤是老年性疾病,患者大多年龄偏大,全身多个器官功能不全,其治疗主要目的是尽量延长生存、减少痛苦。但对于年轻的骨髓瘤患者(通常指小于 65 岁的患者,也指身体状态较好,没有严重相关疾病能承受较大强度治疗或反复治疗的患者)的治疗目标是什么?理想的话,最好达到治愈,至少长期生存并有良好的生活质量。要达到这个目标就意味着必须要清除至少最大限度地减少患者体内的肿瘤细胞。虽然传统的化疗可以使病情得到一定控制,但很少有患者能够取得完全缓解,更不用说治愈。尽管多种新药陆续应用于临床,使疗效取得明显进步,但总的生存率及治愈率仍较低。近年来,MM患者采用自体或异基因造血干细胞移植治疗呈逐年增多趋势,并取得了显著的临床疗效。

（1）自体外周血干细胞移植

①单次自体外周血干细胞移植

在MM的治疗相对停滞数年后,目前有很多新的进展。20世纪90年代,大剂量化疗联合自体外周血干细胞移植(APBSCT)使MM治疗的有效率和完全缓解(CR)率明显提高,并延长生存,近年来逐渐成为MM的重要治疗策略。对年轻患者而言,APBSCT是非常重要的治疗,而几乎所有患者都能从新药中获益。

有大宗研究证据显示,APBSCT和MM缓解率、长期预后(如PFS和OS)密切相关。Child等将年龄小于65岁初治的MM患者随机分为2组:CVAMP方案诱导治疗＋美法仑200 mg/m² 预处理后行APBSCT,共201例;ABCM方案联合化疗组200例。结果表明,APBSCT组患者不仅CR率明显高于化疗组(分别为44%和8%,$P<0.01$),而且中位PFS明显延长(分别为32个月和20个月,$P<0.01$),中位OS期较化疗组延长近1年(分别为54.1个月和42.3个月,$P=0.04$)。Lenhoff等报道,APBSCT治疗214例60岁以下初治MM患者,有效率达89%(CR率为41%),3年PFS率为45%,OS率为71%。我国长征医院血液科采用APBSCT治疗46例多发性骨髓瘤患者,移植后CR率达到39.1%,总有效率95.6%,3年PFS率和OS率为52.6%和74.9%,与文献报道相似。英国(IFM)和法国(MRC)分别进行的前瞻性研究发现大剂量化疗(通常以美法仑200 mg/m²为基础)后行APBSCT和标准化疗相比5年OS明显增加(52% vs 12%),有一些病人存活超过10年。上述多个大样本的临床研究表明,大剂量化疗后,APBSCT治疗年轻的MM,无论是CR率还是EFS和OS均显著优于传统的常规化疗。虽然大部分试验都清楚地显示出APBSCT在无病生存时间上的优势,但不是所有随机试验都显现出APBSCT在OS上的优势。例如,美国(SWOG 9321)、法国(MAG91)及西班牙(PETHEMA-94)的研究都证实了APBSCT在患者RR缓解率和EFS无病生存上的优势,但在OS上无明显优势。Fermand等回顾性分析了190例55~65岁的Ⅱ~Ⅲ期MM患者的治疗情况,分成传统化疗组(conventional chemotherapy therapy,CCT)和APBSCT组。结果发现APBSCT和CCT组中位EFS分别为25个月和19个月,中位OS分别是47.8个月和47.6个月,APBSCT组有更好的EFS趋势($P=0.07$),但OS无统计学差异。另外,虽然随机试验的患者都小于65岁,但研究证实对于身体条件符合的老年患者,接受APBSCT也有类似的良好疗效。MM的患者肾功能不全也是很常见的,只要身体条件适合APBSCT,也能从中获益。这些研究结果的差异可能和以下两点有关:a. 研究设计例如患者的选择标准有差异;b. 预处理方案尤其是强度和时间不同。尽管存在这些差异,APBSCT仍被认为是当前对MM的年轻患者的标准治疗方案,主要是因为APBSCT的治疗相关死亡率(TRM)低(1%~2%),在缓解率、尤其是EFS上的优势(25~42个月),较传统化疗延长了9~12个月;而且,APBSCT后患者能很快有一个长期的生活质量很高的不治疗期。瑞典的研究显示,最近几年,MM患者的生存率明显提高绝大部分要归功于APBSCT的广泛应用。这些使APBSCT成为一个"性价比"高的治疗。事实上,和新药相比,APBSCT已经不再是一个昂贵的治疗。鉴于上述这些临床研究,美国国立综合癌症网(NCCN)从2006年起的临床指南已将APBSCT作为年轻MM患者的一线治疗方案。

但遗憾的是预处理方案目前仍没有很好的改进,Mel200仍是金标准。虽然如此,西班牙学者尚未发表的研究数据显示Mel和BU的联合方案可能优于Mel。IFM组的研究采用Mel200＋硼替佐米作为预处理,APBSCT 3个月后70%达到≥VGPR,包括34%的CR。Kaufman的研究显示Mel200＋硼替佐米PR为94%,VGPR为53%。另一个IFM试验特别研究发现,TBI作为APBSCT预处理的一部分相比单纯大剂量美法仑能使患者有更好的预后。重庆新桥医院血液科对 4 个骨髓瘤患者进行 APBSCT,在 APBSCT 前先进行 3～4 个疗程的硼替佐米＋地塞米松方案治疗,达 CR 或 PR 后采用 CEAC＋硼替佐米的方案预处理,术后复查提示 3 例患者达 CR,1 例为 VGPR,APBSCT 后继续予硼替佐米＋地塞米松方案每 3 个月治疗 1 次,随访 8～13 个月,患者均无病生存。

几个临床和实验室特征被认为是 APBSCT 预后的相关因素,包括疾病分期、肾功能不全、骨髓中浆细胞比例较高、外周血中出现浆细胞、β-2 微球蛋白升高和乳酸脱氢酶(LDH)升高、经过先前治疗后疾病的进展情况、是否有细胞遗传学异常和先前是否诊断意义未定的单克隆丙种球蛋白病等。其中和 HSCT 预后最密切的预测因子是细胞遗传学异常。

移植的最佳时机尚存争议,两个随机试验比较了早期和晚期复发时行 APBSCT 的可比较的 OS。在法国的一个研究中,在早期移植组中生活质量得分较高,提示早期移植的一个确实的优势。当前 APBSCT 治疗 MM 最普遍的是在北美,每年超过 5 000 例移植。实际上,国家和国际的指南现在都推荐对新诊断的适合移植的 MM 采用早期 APBSCT。

②二次自体外周血干细胞移植

由于 APBSCT 治疗 MM 患者疾病复发率高,因此近年一些研究采用二次移植以求进一步降低复发率。二次 APBSCT 作为 MM 的治疗,既可以作为先前 APBSCT 后复发的挽救性治疗,也可以在第一次 APBSCT 后很短的时间内进行(即序贯 APBSCT)作为巩固治疗。阿肯色大学的研究者最早报道了他们在 TT I(total therapy I)方案中使用序贯的 APBSCT,这个方案还包括一系列诱导方案和两周期的大剂量化疗(high-dose therapy,HDT)。观察到 EFS 和 OS 分别为 43 个月和 68 个月,优于历史对照。后来,几个随机试验都直接阐明了单次 APBSCT 和双次序贯 APBSCT 的疗效。在 IFM94 试验中,虽然二次移植的 CR＋VGPR 率仅有较小的改善(50% vs 42%),但二次移植后 7 年的 EFS(20% vs 10%)和 OS(42% vs 21%)是单次移植的 2 倍,并发现获益的患者主要局限于第一次移植没有达到 VGPR 的患者。在 Bologna 96 试验中,二次序贯 APBSCT 患者的 EFS 延长到 12 个月,PFS 延长到 17 个月,和单次 APBSCT 相比更突出的 6 年 OS 为 63%(vs 44%,$P=0.3$)。和 IFM94 一样,第一次 APBSCT 没有获得 CR 或 nCR 的患者二次移植能获得最大的利益。Hujjgons 等应用二次序贯 APBSCT 治疗 MM,发现 41 例接受单次 APBSCT 者 OS 平均为 44(6～152)个月,而 49 例接受二次移植者 OS 平均为 84(14～152)个月。随访中,单次 APBSCT 者死亡 29 例,死亡率 70.7%,双次 APBSCT 者死亡 19 例,死亡率 38.7%。显示二次序贯 APBSCT 明显延长了患者生存期,降低了死亡率。Putkonen 等的研究也发现,二次序贯 APBSCT 可显著延长患者 EFS 和 OS,临床疗效优于单次 APBSCT。二次序贯 APBSCT 最佳时间在距单次移植之后 9 个月之内。但是也有类似的研究表明,二次序贯 APBSCT 较单次移植的优势在于 EFS 延长,而对 OS 无显著影响。如 HOVON24 试验虽然显示二次序贯 APBSCT 使 EFS 延长了,但对 OS 没有改善;而 MAG95 试验则显示二次序贯 APBSCT 在 EFS 和 OS 上均没有改善。Arkansas 研究小组将沙利度胺和序贯移植联合,显示出 5 年持续 CR 的优势达 60%,EFS 为 50%。而最新资料中,231 个患者 10 年有 33% 患者生存,15 年有 17%,并且分别有 15% 和 7% 持续缓解。Ambuj 等总结了 6 个随机控制试验(randomized controlled trials,RCTs),比较了序贯 APBSCT 和单次 APBSCT。共纳入 1 803 个患者,序贯 APBSCT 的缓解率有显著增高(危险比＝0.79,95%[CI]＝0.67～0.93),但 TRM 也有显著性增高(危险比＝1.71,95%[CI]＝1.05～2.79)。对最近没有治疗的 MM 患者,序贯 APBSCT 没有改善 OS([HR]＝0.94;95%[CI]＝0.77～1.14)或 EFS(HR＝0.86;95%[CI]＝0.70～1.05)。显示序贯 APBSCT 和改善缓解率有关但 TRM 显著增加。基于这些试验,二次序贯 APBSCT 的标准治疗是针对首次移植至少没有达到 VGPR 的患者。

上述试验关注的是两次 APBSCT 序贯的方式,而第二次 APBSCT 作为挽救性治疗的还没有研究。但回顾性的研究中有足够的证据可以表明该治疗能用于复发的患者。在一个报道中,172个在第一次 APBSCT 后复发的患者有54个接受了第二次 APBSCT,其余的接受了挽救性化疗。虽然重复的移植有一个趋势,就是 OS 得到改善,但对首次 APBSCT 后不到18个月就复发的患者而言,二次移植没有什么益处,和第一次移植后缓解期较长的患者相比,中位生存时间明显缩短(不到6个月 vs 3年)。欧洲骨髓移植登记处(European Bone Marrow Transplantation Registry,EBMTR)的分析显示序贯二次 APBSCT 的患者移植后中位生存时间60个月,而挽救性行二次移植的患者中位生存期51个月($P=0.05$)。这些作者认为序贯二次 APBSCT 能改善生存,二次 APBSCT 应该在复发前、第一次移植后6~12个月之间进行。在另一个试验中,Abdelkefi 等随机纳入了195个新出现症状的患者,年纪小于60岁的接受序贯 APBSCT 或一次移植后用沙利度胺维持治6个月,若疾病进展再行二次 APBSCT。两个组初始治疗都用沙利度胺和地塞米松。序贯 APBSCT 组3年 PFS 和 OS 分别为57%和65%,而沙利度胺维持治疗组 PFS 和 OS 均为85%。这个试验提出了一个可能:用新药短期巩固治疗可能能代替序贯治疗。很少的已发表的研究阐述了二次 APBSCT 对复发疾病的安全性和有效性。RL Olin 等总结了 Abramson 癌症中心对复发 MM 进行的挽救性 APBSCT。41个患者接受了挽救性 APBSCT,两次移植间隔的中位时间为37个月(3~91)。在可评估患者中总的缓解率55%,TRM 7%。在中位随访时间15个月里,中位 PFS 为8.5个月,中位 OS 20.7个月。在 OS 的多因素分析中,先前治疗时独立不良预后因素≥5个,在首次移植后≤12个月。显示谨慎选择的复发患者,实施挽救性 APBSCT 是安全有效的。目前,对于首次 APBSCT 后复发的患者的治疗包括新药生物治疗,传统化疗或二次移植,没有明确的治疗标准。

2005年美国国际骨髓移植登记处报道,有5 900名 MM 患者接受了 APBSCT,超过了任何一种疾病。遗憾的是,不管是 HDT 还是 APBSCT,大部分 MM 患者仍将复发,并最终死于疾病复发。复发是由于患者体内瘤细胞未清除干净或肿瘤细胞混在移植物中回输进体内造成的。一个随机研究评估了自体干细胞移植物中去除骨髓瘤细胞的作用,发现即使净化技术能从移植物中去除3~4对数级的肿瘤细胞,在缓解率、OS 和 PFS 上仍无改善。原因可能是,尽管从干细胞移植物中去除了3~4对数级的肿瘤细胞但仍残存有足够的肿瘤细胞导致复发。另一种解释是,残余疾病可能对复发起了主要作用,只有清除残余宿主疾病,否则即使100%的从移植物中清除了肿瘤细胞,对缓解率和无病生存也没有太多作用。最近一个研究,43个同基因移植和170个 APBSCT 比较显示复发率较低,提示回输了肿瘤细胞对复发有作用,同基因移植物抗骨髓瘤效应也能控制残留病。Bourhis JH 的研究表明,回输的 ASC 混有恶性浆细胞在移植后不会引起复发,而又因为 CD34⁺ 单选会增加移植后感染的风险,所以没有选择的干细胞被应用在移植中。

(2)异基因造血干细胞移植

①清髓性异基因造血干细胞移植

多发性骨髓瘤至今仍被认为是不能治愈的血液系统肿瘤,即使用大剂量治疗+AHSCT,几乎所有患者最终都要复发,不能达到治愈。虽然资料显示少数患者长期生存超过10年,但还不到生存的平台期超过15年。异基因造血干细胞移植(allo-HSCT)为 MM 患者提供了一个可能治愈的方法,和 AHSCT 相比,毋庸置疑,allo-HSCT 有两个优势,一个是移植物中没有肿瘤细胞,另一个是通过供者淋巴细胞发挥移植物抗骨髓瘤(graft versus myeloma,GVM)效应。和 AHSCT 相比,allo-HSCT 的患者有更持久的分子水平的 CR 和显著降低的复发风险,并能转化为更长的缓解期。在一个研究中用 PCR 为基础的方法评估克隆标记,有一半 allo-HSCT 患者在分子水平上达到 CR,但 AHSCT 只有16%,而且 allo-HSCT 患者有更低的复发率和更长的 PFS(110个月 vs 35个月)。但由于异基因造血干细胞移植预处理毒性较高,有较高的移植相关死亡率(TRM)(30%~50%)和发病率(主要是 cGVHD),allo-HSCT 治疗 MM 成功的例子很有限,目前仍有争议,一般在谨慎评估了患者的身体情况和疾病状态下才采用,其大多仅适用于 55 岁以下的年轻患者。而 MM 患者中位患病年龄为 65 岁,意味着仅有极少部分年轻患者符合移植条件并能找到合适的供者。此外 allo-HSCT 的移植相关死亡率(TRM)比较高,Gahrton 等报道了 162 例接受 allo-HSCT 的患者中,55％于移植后 1 年内死亡。Barloqie 等报道了 36 例 MM 患者接受 allo-HSCT 后死亡率高达 53％。EBMTR 一个案例配对的回顾性分析中,接受 allo-HSCT 的患者和 AHSCT 的比较。AHSCT 的 OS 显著优于 allo-BMT,中位生存时间分别为 34 和 18 个月。allo-BMT 生存较差主要是因为更高的 TRM(41％ vs 13％),第一年存活的接受 allo-BMT 的患者有更好的 OS 和 EFS。虽然 TRM 随着时间会有所改善,但仍然很高。EBMTR 的资料显示 allo-BMT 2 年的 TRM 从 1983～1993 年的 42％降到了 1994～1998 年的 30％。重庆新桥医院血液科曾对 1 例骨髓瘤患者实施了 HLA 全相合同胞间异基因造血干细胞移植,移植前予硼替佐米＋地塞米松治疗 3 个疗程,预处理采用 FAC＋硼替佐米的方案,移植后患者达完全缓解,患者无病生存 16 个月。

②非清髓性异基因造血干细胞移植

目前由于高达 50％以上的 TRM,传统的清髓性 allo-HSCT 已经大多被废弃了。为了降低 TRM,故采用降低剂量的预处理方案(RIC),主要为氟达拉滨＋美法仑或氟达拉滨＋2 Gy TBI 的方案,也叫非清髓干细胞移植(NST)。用这个方法,TRM 降低到 12％～25％,但免疫效应较弱,导致 CR 率降低和较高的疾病进展率。欧洲血液和骨髓移植组回顾性分析比较了传统的 allo-HSCT 和 NST,显示 NST 的 TRM 降低但复发率增加,而且 OS 无差异和 PFS 更差。Avichai Shimoni MD 等报道,一个回顾性分析纳入 50 个难治/复发的 MM 患者,接受 NST。所有患者给予氟达拉滨—美法仑为基础的预处理,随后接受同胞(27 个)或无关(23 个)供者干细胞输注,中位年龄 53 岁。中位随访时间 6.4(5～7.9),OS 和 PFS 分别为 34％和 26％,TRM(NRM)率 26％。GVM 效应是相对较温和的,为了改善使用 RIC 的缓解率,传统的移植前的细胞缩减是需要的。为了克服这个问题,几个研究组采用了序贯的"auto-allo"方案。该技术是有希望能确保植入、低致死率和高缓解的,同时这个技术可以扩展到老年患者或有并发症的患者。高强度预处理方案通常是在 allo-HSCT 前使用,主要产生缩减细胞和免疫抑制效应而使供者细胞植入。而 RIC 方案,其方案的设计更多的是免疫抑制而不是细胞缩减,目的是用最小的毒性在对正常宿主组织损伤最小的情况下植入供者细胞。而且,RIC 能缩短严重的全血细胞减少的时间。这个技术在理论上,能发挥 GVM 效应而且避免较高的 TRM。NST 最好的结果是应用在新诊断的已经进行了首次 AHSCT 仅有微小残留病的患者身上。初步的结果显示序贯 auto-RIC allo 能使超过 50％的 MM 患者达到 CR;和大剂量预处理能达到的效果相似。NST 明确的疗效应该通过前瞻性Ⅲ期研究证明,新诊断的患者包括有供者和无供者。Seattle 组对 54 个年龄在 29～71 岁的患者,中位年龄 52 岁,实施序贯的 auto-allo 移植治疗。所有患者都处于疾病的Ⅲ期或Ⅱ期,48％为难治或复发 MM。在 AHSCT 后一个患者死于巨细胞病毒性肺炎,1 个患者在 AHSCT 后疾病进展,52 个患者 AHSCT 后 2～4 个月进行 NST,采用低剂量的全身放疗 TBI(2 Gy)和高剂量的免疫抑制药物(环孢霉素和骁悉)。除一名患者,其他都达到了供者嵌合体,其中有一名患者在移植后 84 d 因为部分嵌合体进行了 DLI。全部移植的死亡率为 22％,CR 率 57％。4 个患者出现了严重的 aGVHD(3～4 级)和 cGVHD。allo-HSCT 后中位随访 60 个月,在 60 个月生存率 60％,PFS 40％。Marcello 等报道了中位随访时间 6.3 年的 102 个接受 auto-RIC-allo 的 MM 患者的长期预后,治疗包括大剂量美法仑和 AHSCT,随后为 2 Gy TBI 有或无氟达拉滨,和 HLA 全相合同胞供者的 allo-RIC。移植后免疫抑制剂有环孢霉素或他克莫司和骁悉。42％患者出现了 2～4 级 aGVHD 和 74％广泛 cGVHD。异基因移植后 5 年无复发死亡率 18％,95％和 GVHD 或感染相关。95 个患者中,59 个 CR。中位进展期 5 年,中位 PFS 3 年,5 年 OS 和 PFS 为 64％和 36％;该研究小组后续的研究中,73 个在初始治疗后 10 个月内接受 auto-RIC-allo 的患者 5 年 OS 69%，PFS 37%，52 个患者 CR 48%，4 年 PFS 和 OS 分别为 48% 和 69%。在一个前瞻性的随机试验中，法国研究人员在预后差的患者中比较了序贯 AHSCT 和 AH-SCT 紧接 RIC allo-SCT 的疗效。遗憾的是，两组在 5 年后均没有 EFS。Hovon 研究小组发现这两个方法效果相近。西班牙 PETHEMA 研究结果也相近，但患者在第一次 AHSCT 后未达到 nCR。虽然 allo-RIC 有一个更好的 CR 率，并有一个更长的 PFS 的趋势，但也有一个更高的 TRM（16% vs 5%），而且在 EFS 和 OS 上没有统计学差异。还有学者比较了 26 个不同的 RIC 移植的预处理方案，从这些研究中没有得到明确的结论。最近 EBMT 的研究也显示 allo-RIC 有更显著的优势，6 年的 PFS 为 36% 和 15%，OS 为 65% 和 50%。一个更阳性的结果是由 Bruno 报道的，在他的研究中，58 个有 HLA 全相合同胞供者的患者接受标准的 AHSCT 后随后接受低剂量 TBI 预处理和 HLA 全相合同胞 allo-HSCT（在 AHSCT 后中位时间 2～4 个月），相比接受双次移植的 59 个患者，在中位随访期 3 年的时间里，TRM 分别为 11% vs 4%，CR 46% vs 16%，OS 84% vs 62%，PFS 75% vs 41%，都有显著不同。这个研究的局限是入组患者较少，而且双次移植的疗效相对较差。但可喜的是 RIC allo-SCT 的治疗相关死亡率显著下降到了 11%，虽然还需要更长的随访，但这个结果提示 auto-allo 方法可能的优势。但法国 IFM 研究，高风险 MM 患者 65 个有 HLA 全相合的供者，在 AHSCT 后接受包括白消安和氟达拉滨的减低剂量预处理方案的 allo-SCT（auto-allo）（IFM99～03），219 个没有相合供者的则接受双次 AHSCT（double auto）（IFM99～04），结果显示在 EFS 和 OS 上无显著不同。这个试验中使用 ATG 体内去除 T 细胞，优点是减少了急性和慢性 GVHD 的发生，缺点是减弱了想得到的 GVM 效应。急性 GVHD 发生率 32%，慢性 GVHD 43%，TRM 10%。移植后 2 个月，CR 为 62.6%，PR 为 20%，疾病稳定（stable disease，SB）和疾病进展（progressive disease，PD）占 18%。中位 OS 和 EFS 两组无显著不同（在 IFM99～03 试验分别为 35 和 25 个月，而 IFM99～04 试验为 41 和 30 个月）。HOVON54 研究中有 HLA 全相合同胞供者的患者都在 AHSCT 后 2～6 个月进行 allo-RIC，发现在 126 个异基因移植的患者和 141 个 AHSCT 患者之间，PFS 和 OS 没有区别。至少有一个研究比较了 AHSCT 和一次 AHSCT 后复发行 RIC 的疗效，发现在 PFS 和 OS 上没有区别。一个更新的研究显示，在复发和疾病进展时行二次 AHSCT 能达到主要缓解和更长的生存。所以，在第一次 AH-SCT 后是进行 RIC 还是二次 AHSCT 是最好的选择仍需探讨。

患者本身的差异、GVHD 的预防和预处理方案的不同使上述试验大多不能进行比较，但能解释这些结果的差异。RIC allo-SCT 后的患者还有一个新出现的问题就是髓外复发，显示虽然疾病可能在骨髓中得到控制，但髓外浸润仍可能发生。关于把 RIC allo-SCT 作为挽救性治疗，CR 或 VGPR 是移植的必备条件，因为疾病处于活动期的、在先前的 AHSCT 失败了或是耐药的患者无论移植物来自家庭成员还是无关供者，预后都较差，疾病也不会改善。在异基因移植后复发的患者行供者淋巴细胞输注（DLI）能使 30%～50% 的患者缓解，但不幸的是长期的疗效很有限。DLI 联合沙利度胺、雷利度胺或硼替佐米都可能提高缓解率和调节免疫反应。总之，由于高死亡率和发病率，异基因移植仍被认为是一个需研究的方法，还需要很好的对照试验。目前异基因移植主要在高风险患者（包括 AHSCT 后早期复发）上使用，但前提是移植前疾病必须控制得较好。

（3）HLA 不全相合造血干细胞移植

HLA 不全相合造血干细胞移植对大多数没有 HLA 全相合供者的患者而言是一个可供选择的治疗。为了克服组织不相容性的屏障，需要几项措施来预防严重的 GVHD。经典的体外去除 T 细胞的方法被广泛应用，然而，去除 T 细胞会带来肿瘤复发的高风险。而采用 ATG 或阿仑珠单抗（CD20 单抗）的方法加强移植前的免疫移植或加强移植后预防 GVHD 的措施，都能提高植入率和预防 GVHD。目前在半相合移植中 GVHD 的预防仍没有金标准。HLA 不全相合造血干细胞移植还有另外一个缺点，延迟的和不完全的免疫重建会导致严重感染的发生率提高,尤其是病毒感染。但 HLA 不全相合造血干细胞移植最大的优势也是其组织不相容性,由此可导致更强的移植物抗肿瘤作用(GVT)。事实上,异基因移植治愈 MM 的潜力就是依赖与供者细胞对 MM 细胞的免疫攻击。此外,Mohty 等已经揭示 ATG 的免疫抑制作用不会减弱移植物的抗 MM 作用。

对于预后差、疾病进展快、年轻(小于 55 岁)、身体状况好的患者在没有全相合供者的情况下,可以选择 HLA 不全相合造血干细胞移植。日本有报道对 65 个 MM 患者进行了 HLA 不全相合造血干细胞移植,但由于该报道主要是从 HLA 分子基础上阐明降低复发风险的机制,所以对 MM 患者的病情、一般情况、预后等没有具体介绍。该研究发现供受者 HLA-Cw、HLA-DPB1 不合,能把 GVL 从 aGVHD 中分离出来,不增加 GVHD 的发生率,复发率降低,患者有更好的预后。对髓系白血病的患者,尤其是慢性髓细胞白血病患者疗效最好,对急性淋巴细胞白血病疗效差,但对于 MM 患者而言,由于病例数较少无明确结论。2007 日本报道了 1 例原发浆细胞白血病行 HLA 不全相合造血干细胞移植的,42 岁的男性患者,初始治疗为大剂量 CVAD 方案,14 d 后外周血中又发现浆细胞,又给予大剂量阿糖胞苷治疗,达 CR 后予干扰素维持治疗但短期内复发。因为找不到 HLA 全相合供者,而且病情进展快,所以行同胞间 HLA 不全相合造血干细胞移植。供受者 HLA-A、DR 位点不合,预处理方案为 TBI(12 Gy)、环磷酰胺(120 mg/kg)和 ATG,GVHD 的预防措施是骁悉和他克莫司,移植后 14 d 植入成功。移植后患者发生了巨细胞病毒感染和 2 级 aGVHD,经治疗后好转。还是日本的病例报道,两个 MM 患者在 AHSCT 后复发。传统化疗包括沙利度胺起效甚微,但对标准剂量的硼替佐米反应好。一个患者接受两周期硼替佐米治疗,但病情突然恶化。RIC-无关脐血移植(cord blood transplantation,CBT)被应用在复发的疾病的治疗上。在 CBT 后该患者因为肿瘤溶解综合征和其他情况于 34 d 死亡。另一个患者在 1 周期硼替佐米治疗后达到 PR,接受 CBT 后(HLA 2 个位点不合)出现 aGVHD 和 cGVHD。48 个月后患者仍为 CR。这个结果提示 RIC-CBT 的时机非常重要,不仅是 AHSCT,硼替佐米也能达到细胞缩减的作用,从而给 CBT 的成功提供一个机会。脐血(umbilical cord blood,UCB)能迅速应用是其作为干细胞来源的一个优势。一些研究证明 UCB 有 GVM 效应。虽然 UCB 对骨髓瘤的作用已经有报道,但 CBT 主要在 AHSCT 后或疾病稳定期应用。上述资料提示移植的时机对 CBT 的成功是一个关键因素。然而,进展期的 MM 患者因为进展非常迅速,而搜寻 HLA 全相合的供者时机较长,很难在一个理想的情况下接受异基因造血干细胞移植。因为脐血的易获得性,CBT 可以让进展期的 MM 患者在一个理想时机接受 allo-HSCT,甚至可以没有 HLA 完全相合的同胞供者。

总而言之,对于 MM 而言,目前 AHSCT 是一个标准治疗,但是 allo-HSCT 的应用仍有争议,仅适用于临床试验的患者。而 HLA 不全相合造血干细胞移植由于其移植相关毒性和严重并发症(主要是严重的 GVHD 和感染)在临床应用极为有限,对于年轻(小于 55 岁)、身体情况良好、疾病进展迅速的患者可以尝试使用。另外,新药与造血干细胞移植不是二选一的关系,而是相辅相成的。新药与造血干细胞移植的联合应用未来将很有希望提高骨髓瘤的疗效。

(高力　陈幸华　张曦　孔佩艳)

参考文献

1. Qiang YW, Hu B, Chen Y, et al. Bortezomib induces osteoblast differentiation via Wnt-independent activation of beta-catenin/TCF signaling. Blood, 2009, 113(18):4319 - 4330.

2. Jagannath S, Barlogie B, Berenson JR, et al. Updated survival analyses after prolonged follow-up of the phase 2, multicenter CREST study of bortezomib in relapsed or refractory multiple myeloma. Br J Haematol, 2008, 143(4):537.

3. NCCN Multiple Myeloma Panel. NCCN clinical practice guideline in oncology: multiple myeloma national comprehensive cancer. Network, 2009:2.

4. Antonio Palumbo, Thierry Facon. Thalidomide for treatment of multiple myeloma: 10 years later blood. 2008, 111:3968 - 3977.

5. Rajkumar SV, Rosinol L, Hussein M, et al. Multicenter, randomized, double-blind, placebo-controlled study of thalidomide plus dexamethasone compared with dexamethasone as initial therapy for newly diagnosed multiple myeloma. J Clin Oncol, 2008, 26:2171 - 2177.

6. 奚昊, 袁振刚, 傅卫军, 等. 自体外周血造血干细胞移植治疗多发性骨髓瘤临床分析. 海军医学杂志, 2009, 30(3):204 - 207.

7. Kumar SK, Dingli D, Lacy MQ, et al. Autologous stem cell transplantation in patients of 70 years and older with multiple myeloma: results from a matched pair analysis. Am J Hematol, 2008, 83:614 - 617.

8. Kumar SK, Dingli D, Dispenzieri A, et al. Impact of pretransplant therapy in patients with newly diagnosed myeloma undergoing autologous SCT. Bone Marrow Transplant, 2008, 41:1013 - 1019.

9. Roussel M, Huynh A, Moreau P. Bortezomib (BOR) and high dose melphalan (HDM) as conditioning regimen before autologous stem cell transplantation (ASCT) for de novo multiple myeloma (MM): final results of the IFM Phase Ⅱ Study VEL/MEL. Blood, 2008, 112:160.

10. Kaufman JL, Lonial S, Sinha R, et al. A randomized, phase I study of melphalan and bortezomib for autologous transplant in myeloma. Clin Lymphoma Myeloma, 2009, 9:364.

11. Ambuj Kumar, Mohamed A, Kharfan-Dabaja, et al. Tandem versus single autologous hematopoietic cell transplantation for the treatment of multiple myeloma: a systematic review and meta-analysis. J Natl Cancer Inst, 2009, 101:100 - 106.

12. Abdelkefi A, Ladeb S, Torjman L, et al. Single autologous stem-cell transplantation followed by maintenance therapy with thalidomide is superior to double autologous transplantation in multiple myeloma: results of a multicenter randomized clinical trial. Blood, 2008, 111:1805 - 1810.

13. RL Olin, DT Vogl, DL Porter, et al. EA Stadtmauer Bone Marrow Transplant. 2009, 43(5):417 - 422.

14. Bashey A, Perez WS, Zhang MJ, et al. Comparison of twin and autologous transplants for multiple myeloma. Biol Blood Marrow Transplant, 2008, 14:1118 - 1124.

15. Avichai Shimoni, Izhar Hardan, Francis Ayuk, et al. Allogenic hematopoietic stem-cell transplantation with reduced-intensity conditioning in patients with refractory and recurrent multiple myeloma. Cancer, 2010, 116(15):3621 - 3630.

16. Marcello Rotta, Barry E. Storer, Firoozeh Sahebi, et al. Long-term outcome of patients with multiple myeloma after autologous hematopoietic cell transplantation and nonmyeloablative allografting. Blood, 2009, 113(14):3383 - 3391.

17. Lokhorst H, Sonneveld P, van der Holt B, et al. Donor versus no donor analysis of newly diagnosed myeloma patients included in the HOVON 50/54 Study. Blood, 2008, 112:461.

18. Rosinol L, Perez-Simon JA, Sureda A, et al. A prospective PETHEMA study of tandem autologous transplantation versus autograft followed by reduced-intensity conditioning allogeneic transplantation in newly diag-

nosed multiple myeloma. Blood,2008,112:3591－3593.

19. Bjorkstrand B,Lacobelli S,Hegenbart A. Autologoustem cell transplantation（ASCT）versus ASCT followed by reduced-intensity conditioning（RIC）allogeneic SCT with identical sibling donor in previously untreated multiple myeloma（MM）:a prospective controlled trial by the EBMT. Bone Marrow Transplant,2009, 43:223.

20. Takakazu Kawase1,Keitaro Matsuo1,Koichi Kashiwase,et al. HLA mismatch combinations associated with decreased risk of relapse:implications for the molecular mechanism. Blood,2009,113(12):2851-2858.

21. Ikumi Kasahara,Mitsufumi Nishio,Satoshi Yamamoto,et al. Cord blood transplantation with a reduced-intensity conditioning regimen for patients with relapsed aggressive multiple myeloma after cytoreduction with bortezomib. Int J Hematol,2009,90:413－415.

七 HLA 不全相合造血干细胞移植治疗骨髓增生异常综合征

骨髓增生异常综合征（myelodysplastic syndrome，MDS）代表了一组异质性的髓系肿瘤，通常表现为髓系细胞分化、成熟异常，造血功能衰竭以及因遗传不稳定导致的高风险向急性髓系白血病转化。在临床上此病进展多样，有的可以长期稳定数年，有的则在短期迅速转化为急性髓系白血病。传统治疗方法不能治愈，目前国际上报道人类白细胞抗原（HLA）匹配同胞供者异基因造血干细胞移植（HSCT）可以治愈 1/3～1/2 的 MDS 患者。异基因造血干细胞移植（allo-HSCT）是目前可使 MDS 得到彻底治愈的唯一方法。但是由于 MDS 患者发病年龄多较大，且病史长，病程中多次输血和血小板，并受供体限制，常常没有机会接受异基因骨髓移植。对≤30 岁的年轻 MDS 患者，有 HLA 配型合适供者条件下，积极争取 allo-HSCT。然而，仅有 25%～30%的患者能找到 HLA 相合的亲缘供者，在无关人群中找到相合供者的概率是 1/50 000～1/100 000，甚至更低。若进行 HLA 单倍体或不全相合 HSCT，则有 90%的患者能够找到供者，可为更多需接受移植治疗而无 HLA 相合供者的患者带来福音。

（一）MDS 的分型

MDS 的 WHO 分型 2008 年更新建议见表 1。

表 1　骨髓增生异常综合征的 WHO 分型 2008 年更新建议

疾病	血象	骨髓象
难治性血细胞减少伴单系发育异常（RCUD）	单系细胞减少或者双系减少	单系发育异常，受累系细胞≥10%发育异常
难治性贫血（RA）	无或很少原始细胞（<1%）	<5%原始细胞
难治性中性粒细胞减少（RN）		<15%红系前体为环形铁粒幼细胞
难治性血小板减少（RT）		
难治性贫血伴环形铁粒幼细胞（RARS）	贫血 无原始细胞	仅红系增生异常；≥15%红系前体是环形铁粒幼细胞；<5%原始细胞
难治性贫血伴多系发育异常（RCMD）	细胞减少 无或少量原始细胞（<1%） 无 Auer 小体 <1×10⁹/L 单核细胞	两系或者多系（粒系和/或红系前体和/或巨核系）中≥10%细胞发育异常；<5%原始细胞；无 Auer 小体；±15%环形铁粒幼细胞
难治性贫血伴原始细胞增多-1（RAEB-1）	细胞减少；<5%原始细胞无 Auer 小体；<1×10⁹/L 单核细胞	单系或者多系发育异常；5%～9%原始细胞；无 Auer 小体
难治性贫血伴原始细胞增多-2（RAEB-2）	细胞减少；5%～19%原始细胞；Auer 小体±；<1×10⁹/L 单核细胞	单系或者多系发育异常；10%～19%原始细胞；Auer 小体±
骨髓增生异常综合征未分类（MDS-U）	细胞减少；≤1%原始细胞	单系或者多系细胞小于 10%；明显发育异常；<5%原始细胞
MDS 伴随单一 5q 缺失	贫血；血小板计数通常正常或升高；无或少量原始细胞（<1%）	正常或增多巨核细胞伴有低分裂细胞核；<5%原始细胞；细胞遗传学上单独 5q 缺失；Auer 小体

2001 年的 WHO 分型近期已经被修订过，并且更新的 MDS 分型已经补充。一个新的亚型称为难治性血细胞减少伴有单系发育异常被提出，包括 3 种：RA，难治性中性粒细胞减少

和难治性血小板减少。5q⁻综合征亚型被重命名为"MDS伴有单一染色体缺失(5q)",但仍然要求骨髓原始细胞<5%。2008年的方案中,血小板增多的临界值下降至$450 \times 10^9/L$,这可能尚存在异议,因为大多数出版的论文对于此问题使用的是较高的临界值。

(二)HLA不全相合造血干细胞移植治疗MDS的可行性

在大多数的研究中,仅有少数MDS患者进行了亲属间HLA不全相合的造血干细胞移植,并且这些研究中并未明确指出该部分患者的生存情况。Mark等报道1例21岁存在预后不良因素MDS-RA男性患者,接受叔父提供的去T清髓性单倍体相合外周血干细胞移植,第15 d造血恢复,未发生严重GVHD,已无病生存5年以上。最近,北京大学血液病研究所报告了36例RAEB和RAEB-t患者接受HLA配型不全相合的亲缘供者(包括单倍型供者)移植的结果,2年的DFS为65%。由此显示亲属HLA不全相合/单倍型相合供者也可以作为HSCT治疗MDS的干细胞来源。

北京道培医院报告了血缘关系单倍型移植治疗16例MDS患者,采用BU/CY/ATG预处理方案,GVHD预防采用CsA+短程MTX+短程霉酚酸酯方案,3年总体存活率为90.05%,单因素分析显示,从诊断到移植的时间、移植前原始细胞比例、疾病分期、危险因素分层、移植物来源、移植类型、有无急慢性GVHD均不是DFS率的影响因素。allo-HSCT治疗各种类型的MDS均获得较高的无病生存率,因此可作为MDS的一线治疗。同胞相合移植、非血缘关系移植和单倍体移植治疗MDS疗效相当,因而在缺乏同胞相合移植供者时,可选择非血缘关系移植和单倍体移植。

新桥医院血液科2006~2009年对3例次MDS患者接受了单倍体/配型不合的HSCT,其中男性2例,女性1例,HLA配型2个位点不合1例,1个位点不相合1例,双份脐血移植1例(一份脐血为4/6位点相合,另一份脐血为5/6位点相合),预处理方案均采取白血病相同的预处理方案:改良的BU/CY方案及FBA方案。除双份脐血移植患者造血未重建后因颅内出血死亡,其余2例均无病存活至今。

(三)HLA不全相合移植治疗MDS适应证

目前认为MDS移植适应证包括3类患者:①IPSS评分为中危-1、中危-2、高危MDS,进行HSCT是最佳选择;②骨髓原始细胞虽然<5%,但伴随高危细胞遗传学(如-7,复杂异常核型)或严重多系细胞减少,即使处于低危/中危-1,也应行HSCT;③即使IPSS积分较低,但经积极治疗,一直无法摆脱输血依赖者,为了避免铁负荷增加导致的心、肝、肾等器官的功能损害,应该在器官损害前进行HSCT。

(四)HLA不全相合移植治疗MDS的时机及供体的选择

关于MDS患者采取移植治疗的时机,2010年NCCN有较明确规定:①IPSS评分中危-1组患者:以贫血为典型症状者,血浆EPO水平低于500 iu/mL且经补充EPO无效;血浆EPO水平高于500 iu/mL,对ATG和CsA等免疫抑制剂治疗效果不佳,且二者以阿扎胞苷(AZA)、DAC等治疗无效可考虑allo-HSCT。②IPSS评分中危-2及高危组患者:如机体条件能承受,并有合适供者,应尽早行异基因移植。

Sierra J等回顾性分析了452例MDS患者行allo-HSCT治疗的疗效,发现处于疾病早期阶段(RA/RARS)行移植治疗的生存率明显高于晚期阶段(RAEB-t/AML)的,其3年DFS分别为55%和28%。而西雅图研究组对比分析了接受传统治疗方法的184例患者与接受allo-HSCT的868例患者的疗效,发现:中危-2及高危患者在确诊时及疾病进展前行allo-HCST较传统治疗方法可以明显提高OS。而低危及中危-1组的患者在确诊时或疾病进展前移植则不能提高OS。

IBMTR 回顾性分析显示：IPSS 低危组和中危-1 组受益于延迟移植，患者能从疾病进展后行移植治疗获益，平均生存期分别为 7.21 年及 5.16 年，优于即刻移植（6.51 年，4.61 年）及患病 2 年后移植（6.86 年，4.74 年）。IPSS 中危－2 和高危组，患者可从即刻移植中受益，平均生存期分别为 4.93 年及 3.20 年，均高于患病 2 年后移植（3.21 年，2.75 年）和疾病进展后移植（2.84 年，2.85 年）。此研究不包括无关或不相合亲缘供体移植。移植前患者中位年龄 40.4 岁，骨髓中原始细胞中位数为 8.2%，所有人都接受清髓性预处理。

HLA 不全相合的亲缘供者选择方面，根据 HLA 配型（HLA 配型相合程度最高）、一般情况、年龄、性别、血型、孕产史、传染病史等条件，从患者的亲属中（父母，同胞兄妹，表/堂兄妹等）选择合适的供者。研究证明同胞间半相合移植发生重度 GVHD 的几率较母供子单倍型高，其原因可能与胎儿在宫内和母体存在双向交流，母体内存在子代的造血干细胞而形成了胎－母微量嵌合体，由于微量嵌合体免疫耐受的存在而减少了 GVHD 效应。HLA 1～2 个位点不合的脐带血也是我们的选择之一，为了克服单份脐带血的细胞数量不足问题，我们也进行了双份 1～2 个位点不合脐血移植治疗成人恶性血液病的尝试。我们的经验还证实，如果在 HLA 不全相合 allo-HSCT 时加一份 HLA 相合或 1～2 个位点不合的脐带血作为第三者同时移植，不仅移植后 GVHD 发生率低，且程度较轻，绝大多数受者可形成稳定的供者型嵌合体。

（五）HLA 不全相合移植治疗 MDS 的预处理方案

对于年龄小于 50 岁，一般条件比较好的患者应尽可能采取常规清髓性预处理，如 BU/CY 方案；对年龄偏大或一般状态差的患者可以尝试减低预处理方案（RIC）。

重庆新桥医院血液科从 HLA 不全相合移植治疗白血病经验中得到启示，在 HLA 不全相合移植治疗 MDS 的预处理方案采用白血病相同的预处理方案：改良的 BU/CY 方案及 FBA 方案。

1. 改良的 BU/CY 方案

CCNU：200 mg/（m^2·d），－9 d；Ara-C：4 g/（m^2·d），－8～－7 d；BU：0.8 mg/（kg·d），－6 d～－4 d；Cy：1.8 g/（m^2·d），－3～－2 d。兔抗人胸腺细胞球蛋白（ATG，德国）5 mg/（m^2·d），－5～－2 d。该方案清髓作用强，适用于年轻、一般情况相对较好的患者。

2. FBA 方案

氟达拉滨 30 mg/（m^2·d），用 5 d；美法仑 0.8 mg/（kg·d），用 2 d；Ara-C 2 g/（m^2·d），用 5 d。该方案清髓作用较弱，适用于年龄大、一般情况相对较差的患者。

移植后期的免疫抑制剂的调整有利于供体细胞成功植入。需要的话，供体淋巴细胞输注有利于完全嵌合体的形成。非清髓造血干细胞移植（NST）可能成为治疗老年 MDS、复发或伴发 MDS 的一种有效方法。

（六）影响 allo-HSCT 治疗 MDS 疗效的主要因素

影响 allo-HSCT 治疗 MDS 疗效的主要因素主要包括以下 5 个方面：

1. 年龄

MDS 易发于老年人，以往年龄是影响 MDS 患者 allo-HSCT 治疗 MDS 疗效的主要因素之一，但是目前年龄已经不是限制 allo-HSCT 治疗 MDS 的主要障碍。对于机体一般状况好的 MDS 及继发的急性髓系白血病患者，即使年龄超过 50 岁，也应该积极考虑行 allo-HSCT。多因素分析显示：影响移植后 4 年总体 OS 的主要因素为患者移植前疾病进展状态（HR 1.55；$P<0.01$），而年龄并不是独立影响疗效的因素。

2. IPSS 积分对移植结果的影响

IPSS 对移植后疗效有重要影响,是决定是否移植和移植时机的重要参考指标。低危和中危-1 患者的移植结果明显较中危-2 和高危患者好。美国西雅图移植中心报告 251 例患者进行 allo-HSCT,平均年龄 38 岁,3 年无病生存率 40%,复发率 18%。5 年生存期 IPSS 低危＋中危-1 组 60%,中危-2 组 36%,高危组 28%。其中较高年龄、较长病程、HLA 不匹配、男性、继发 MDS 移植者非复发死亡率高。欧洲一项研究结果显示,126 例 MDS 化疗达到完全缓解的患者异基因外周血干细胞移植后 3 年无病生存率 33%。因此,根据患者年龄、IPSS 及供者情况可以考虑自体或者异基因移植。

表 2　IPSS 积分标准及危度划分

预后参数	积　分				
	0	0.5	1.0	1.5	2.0
骨髓原始细胞(%)	<5	5~10	—	11~20	21~30
染色体核型*	良好	中间	不良		
外周血细胞减少△	0~1 系	2~3 系			
危度划分:					
低危:0 分					
中危-1:0.5~1 分					
中危-2:1.5~2 分					
高危:≥2.5 分					

* 预后良好核型,－Y,5q⁻,20 q⁻;预后不良核型:复杂核型异常(≥3 种异常),7 号染色体异常;预后中间核型:除上述两类以外的其他核型异常。△血细胞减少的标准:血红蛋白<100 g/L,中性粒细胞绝对数<1.8×10⁹/L,血小板数<100×10⁹/L。

3. 疾病缓解状态

是否获得 CR 是预测 MDS 移植后复发的独立因素。EBMT 回顾分析了 781 例 RAEB-T/sAML 患者,结果显示移植前接受化疗并能获得 CR 会获得更好的移植疗效,DFS 44%、TRM 37%、复发率 30%;而虽接受化疗但未达 CR,在未缓解状态下进行移植会比未化疗的患者疗效更差,DFS 29%、TRM 42%、复发率 45%。Rodrigo 等研究的结果也表明,无论采取标准强度预处理还是 RIC,移植前获得 CR 的患者将获得更长的生存期,而经 AML 样的强诱导化疗方案仍不缓解患者,OS 明显偏低。达到 CR 后过多的巩固化疗对患者无益,应在一个巩固化疗结束后尽快进行移植。

原始细胞数量和先前提到的在 HSCT 前减少其数量的方法,细胞遗传学的异常对于异基因移植的预后起着重要的意义。EBMT 最近报道细胞遗传的缺损(根据 IPSS 分类)会影响异基因移植的预后。在 692 名患者的资料中,根据 IPSS 积分标准及危度明显影响生存率,低危组为 47%,中危组为 40%,高危组为 31%。复发率:低危组为 34%,中危组为 35%,高危组为 57%。与年龄相同,细胞遗传危险积分是对于复发和生存率在多因素分析一个独立影响因子。另外有研究在 70 名 MDS 患者异基因移植预后调查证实了 IPSS 细胞遗传危险评分分期。低危组的无病生存率 51%,中危组为 40%,高危组为 6%。非复发死亡率没有区别。在低危组复发率为 19%,中危组为 12%,高危组为 82%。对于治疗 MDS 的新药物致力于解决染色体的异常,将来可能会在移植前治疗予以运用。来那度胺(lenalidomide)是一个免疫调节药物,对于提高转录活性和纠正染色体异常有帮助,特别是单独的 5q⁻和复合异常包括5q⁻。到目前为止,显示只有少数报道通过在异基因移植前运用来那度胺可以成功改善细胞遗传的异常。也有少数报道显示一些预后较差的染色体异常如 7 号单体可以通过去甲基化药物治疗获得较好的疗效。

因此,在移植前的缓解状态可以更好地通过联合运用阿扎胞苷或地西他滨联合组蛋白去乙酰化抑制剂(HDACi),例如 VPA、丁酸苯酯、MS275、vorinostat 或其他 HDACi。对于这些联合治疗后进行移植的研究是相当具有临床意义的。

4. 调整预处理方案

移植前预处理方案包括:标准的清髓性预处理、减低强度/非清髓性预处理(RIC)以及强化预处理方案。据 EBMT 2006 年比较了同胞 HLA 相合供体 RIC 与标准方案预处理移植 3 年后结果:虽然 RIC 组的复发率明显高于标准预处理组(45% vs 27%,$P<0.001$),但因 TRM 低(22% vs 32%,$P=0.04$),二者 3 年 DFS(33% vs 32%,$P=0.1$)及 OS(41% vs 45%,$P=0.1$)并无明显差别。CIBMTR 于 2008 年 ASH 会议报道了更大规模的移植后 5 年结果的对比研究,得到的结论基本一致,二者 OS 无明显差别。

Fred Hutchinson 肿瘤中心提出,通过强化治疗从而减少复发率,对晚期 MDS(RAEB,RAEB-t,CLL)采用美法仑(7 mg/kg)、环磷酰胺(120 mg/kg)及 TBI(12 Gy),其复发率为 28%,历史对照组为 54%。然而,非复发所致死亡率为 68%,历史对照组为 36%。无复发生存率为 23%,历史对照组为 30%。50 名晚期 MDS 和继发急性髓细胞白血病(sAML)治疗采用氟达拉滨替代 clophosphamide,令人失望的是其 100 d 非复发所致死亡率为 38%,3 年生存率仍只有 26%。因此,患者并不能从强化预处理方案中获益。

5. 干细胞来源

EBMT 对来源于骨髓和外周血干细胞的 HLA 不全相合同胞移植进行了回顾性研究。与骨髓来源干细胞相比,MDS 患者接受外周血来源干细胞(PBSC)可以较快植入成功且复发率较低,从而提高 DFS 率。重要的是,来源不同的干细胞移植发生急性宿主排斥移植反应(GVHD)几率相同,但 PBSC 发生慢性 GVHD 的可能性较高。在 Seattle 组也有类似的报道,PBSC 的 3 年 DFS 为 68%,而骨髓干细胞来源的为 48%。近期,Nevill 等对 156 例 MDS/sAML 患者 HSCT 的研究结果显示,高危染色体组患者进行骨髓移植和外周血干细胞移植术后的 7 年 EFS 分别为 6% 和 39%($P<0.001$),全部患者中两组的 EFS 也有存在差异的趋势($P=0.07$)。因此,对于高复发风险的 MDS 患者,更趋向于选用 PBSC。

(七)提高 allo-HSCT 治疗 MDS 疗效的策略

尽管异基因 HSCT 治疗有相当好的疗效,但超过 50% 的患者由于治疗相关死亡(TRM)和复发未能受益。如何提高 MDS 移植疗效是目前广泛关注的问题,主要包括如何减少 MDS 患者 TRM 和如何降低复发率两个方面。

1. 降低 TRM

降低 TRM 的方法包括:支持治疗手段的改善、合适供体的选择、制定合适的预处理方案。选择合适的供体和预处理方案会极大地减少发病率和死亡率。RIC 方案就是为了减少 TRM。然而,一个需要注意的问题是,在减少预处理强度的同时增加了 MDS 患者复发的可能。更重要的是,回顾性的研究证实使用 RIC 方案增加了复发的几率。因此,将来为了改善异基因 HSCT 移植的效果就必须降低复发率。这个可以通过两方面来改善,其一是移植前缓解状态和移植后的处理,例如维持和强化治疗。早期的 MDS 患者原始细胞较少,例如 RA 或 RARS,一般进行异基因 HSCT 移植效果较好,长期 DFS 超过 50%,但是 RAEB 和 RAEB-t 患者复发率较高,故预后较差。EBMT 报道 RAEB 患者的 5 年复发率为 44%,RAEB-t 为 52%,Fred Hutchinson 肿瘤研究中心(FHCRC)报道 RAEB 患者的复发率为 49%,而骨髓中无原始细胞的患者复发率为 4%。因此,合理的方法是减少移植前原始细胞计数,以降低复发率,提高移植结果,以获得较好的预后。

一般而言,HLA 全相合的同胞供体是移植的首选。随着治疗和支持手段的提高,无关供体造血干细胞移植的治疗相关死亡率逐渐降低,有单位报道其与同胞 HLA 全相合供体移植疗效无明显差异。如果患者年纪轻、机体状况良好,可以采取无关供者异基因造血干细胞移植甚至亲缘间 HLA 不全相合移植;对于年龄偏大及无合适的供体者,可以考虑强烈化疗后行自体造血干细胞移植。

一般清髓性预处理方案仍以传统的 BU/CY 方案为主,伴有髓外侵犯等可以考虑行 TBI;老年人或者机体不能耐受者可以采取 RIC 以降低 TRM。不建议采取增加强度预处理方案。

2. 降低移植后复发率

主要包括改善移植前缓解状态及在移植后进行维持巩固治疗两个方面。

在法国的一个关于 MDS 治疗的临床试验报道,应尽可能争取在移植前获得 CR,移植前通过采取白血病样的诱导治疗、来那度胺或去甲基化药物等改善缓解状态,尽可能降低原始细胞比例,争取达到 CR,甚至分子遗传学 CR,这些均有利于减少移植后的复发。经化疗后未获得 CR 者,移植疗效会比未经化疗的患者疗效更差。一旦达到 CR 应尽快进行移植。

(1)继承性免疫疗法:供者淋巴细胞输注

血液恶性肿瘤患者接受移植后复发者通过供者淋巴细胞回输(DLI)以得到长时间的缓解,但常伴随有严重的急慢性 GVHD。移植后早期复发患者行 DLI 治疗效果比移植 1 年后复发者效果差,生存率更低。然而,对于 MDS 的患者接受 DLI 后的经验并不多。只有小部分 MDS 患者有此类报道。Campreger 等报道了 16 名 MDS 患者在异基因移植复发后接受 DLI,22% 的患者 CR,其中 2 位病人缓解状态持续了 5 年,但是所有 CR 患者都有严重的急性和慢性 GVHD 反应。法国有研究报道 14 名 MDS 复发患者接受 CD3$^+$ 中位数为 $6.3×10^7$/kg 后 CR 率为 14%。Kolb 等报道在高危 MDS 患者(67 名)和 sAML(90 名)先予以 DLI($1×10^6$/kg、$5×10^6$/kg 和 $1×10^7$/kg),后接受 3 d 的诱导包括 TBI(4 Gy)(或者美法仑 8 mg/kg)联合环磷酰胺或者 ATG。给予 DLI 的一组相对于没有给予 DLI 的对于复发有预防作用。

(2)维持阶段联用阿杂胞苷

移植后采取 DLI 或者来那度胺及去甲基化药物联合 DLI。对于移植后复发,或供体细胞嵌合度下降的患者采用地西他滨或阿杂胞苷治疗(联合或不联合 DLI),部分患者可以再次获得 CR 或完全嵌合状态。6 名异基因 HSCT 复发患者联合运用 DLI 和阿杂胞苷的疗效为:5 名患者对于联合运用有效,其中 CR 为 3 例,PR 为 2 例。没有患者发生急性 GVHD,2 名患者有严重的慢性 GVHD。MD Anderson 肿瘤中心研究以剂量为 $8\sim24$ mg/m^2 的阿杂胞苷,5 d 为一疗程,1~4 个疗程,对于高危 MDS 和 AML 患者,他们发现没有严重副反应,且阿杂胞苷对于 GVHD 和嵌合体没有影响。他们建议阿杂胞苷的剂量为 24 mg/m^2×5 d,至少运用 4 个疗程。这个对于单用阿杂胞苷或联合 DLI 是一个令人鼓舞的结果,需要更多的评估。

(3)疫苗和 T 细胞特异免疫治疗

在异基因移植后,供者来源的造血和淋巴系统为治疗残余的微小疾病和预防复发,提供了多种免疫反应平台。白血病特异抗原,例如 WT、PR1、RHAMM 和肿瘤抗原被作为疫苗的肽引起特异的 T 细胞免疫反应,从而临床得到缓解。然而,MDS 很少有此方面的研究。

(八)未来方向

由于减少了非复发引起的死亡,MDS 患者通过异基因移植大大地改善预后。同时,未来需要关注降低复发几率。因此,Deeg 等建议对于中高危有合适供者的患者、轻型 MDS 伴高危细胞遗传学改变患者或严重多系细胞减少患者及输血依赖患者均应尽早行移植治疗,而伴低危细胞遗传学特征、无严重血细胞减少患者可采取较保守的治疗措施。对于脏器功能欠佳、年老不能耐受清髓移植患者可考虑非清髓造血干细胞移植。HLA 相合供者解决了临床近 30% 患者的干细胞来源,对于没有相合同胞供者又适合移植的患者,单倍体相合 HSCT 也是选择之一,其疗效与同胞相合移植相当。

(李杰平　孔佩艳　张曦　陈幸华)

参考文献

1. NCCN Practice Guidelines in Oncology. Myelodysplastic syndromes. v. 2. 2010.

2. Chen Y, Liu K, Xu L, et al. HLA-mismatched hematopoietic SCT without in vitro T-cell depletion for myelodysplastic syndrome. Bone Marrow Transplant, 2010, 45:1333 − 1339.

3. Garg R, Faderl S, Garcia-Manero G, et al. Phase Ⅱ study of rabbit anti-thymocyte globulin, cyclosporine and granulocyte colony-stimulating factor in patients with aplastic anemia and myelodysplastic syndrome. Leukemia, 2009, 23(7):1297 − 1302.

4. Galili NA, Raza. Pathogenesis and basic aspects of myelodysplastic syndromes. Hematology Education, 2009, 3:172 − 176.

5. Fenaux P, Giagounidis A, Selleslag D, et al. RBC Transfusion Independence and Safety Profile of Lenalidomide 5 or 10 mg in Pts with Low-or Int-l-Risk MDS with Del5q: Results From a Randomized Phase Ⅲ Trial (MDS-004). Blood, 2009, 114: Abstract 944.

6. Musto P, Maurillo L, Spagnoli A, et al. 5-azacitidine in 82 low/intermediate-1 IPSS risk myelodysplastic syndromes: results from the Italian Patient Named Program. Blood, 2008, 112: Abstract 2680.

7. Pierre Fenaux, Ghulam J Mufti, Eva Hellstrom-Lindberg. Efficacy of azacitidine compared with that of conventional care regimens in the treatment of higher-risk myelodysplastic syndromes: a randomized, open-label, phase Ⅲ study. Lancet Oncol, 2009, 10(3):223 − 232.

8. Lim Z, Brand R, Martino R, et al. Allogeneic hematopoietic stem-cell transplantation for patients 50 years or older with myelodysplastic syndromes or secondary acute myeloid leukemia. J Clin Oncol, 2010, 28(3):405 − 411.

9. Warlick ED, Cioc A, Defor T, et al. Allogeneic stem cell transplantation for adults with myelodysplastic syndromes: importance of pretransplant disease burden. Biol Blood Marrow Transplant, 2009, 15(1):30 − 38.

10. Nevill TJ, Shepherd JD, Sutherland HJ, et al. IPSS poor-risk karyotype as a predictor of outcome for patients with myelodysplastic syndrome following myeloablative stem cell transplantation. Blood Marrow Transplant, 2009, 15(2):205 − 213.

11. Kroger N. Epigenetic Modulation and Other Options to Improve Outcome of Stem Cell Transplantation in MDS. Hematology Am Soc Hematol Educ Program, 2008:60 − 67.

12. Kindwall-Keller T, Isola LM. The evolution of hematopoietic SCT in myelodysplastic syndrome. Bone Marrow Transplant, 2009, 43:597 − 609.

13. Barrett AJ, Savani BN. Allogeneic stem cell transplantation for myelodysplastic syndrome. Semin Hematol, 2008, 45(1):49 − 59.

14. Nachtkamp K, Kuendgen A, Hildebrandt B, et al. Hematological characteristics of patients with myelodysplastic syndromes in the light of WHO 2008 proposals, Blood (ASH Annual Meeting Abstracts), 2008, 112:1658.

15. Marcondes M, Deeg HJ. Hematopoietic cell transplantation for patients with myelodysplastic syndromes (MDS): when, how and for whom? Best Pract Res Clin Haematol, 2008, 21(1):67 − 77.

16. Zhang Z, Li X. [Progress of research on allogeneic hematopoietic stem cell transplantation with reduced-intensity conditioning regimen for treatment of myelodysplastic syndrome- review]. Zhongguo Shi Yan Xue Ye Xue Za Zhi, 2008, 16(4):969 − 974.

17. Jimin Shi, He Huang. Busulfan and Cyclophosphamide for Hemopoietic Stem Cell Transplantation from Related and Unrelated Donors in Patients with Myelodysplastic Syndrome. Blood (ASH Annual Meeting Abstracts), 2008, 112:4429.

18. Kanamori H, Enaka M, Ito S, et al. Myeloablative hematopoietic stem cell transplantation for myelodysplastic syndrome in patients younger than 55 years: impact of comorbidity and disease burden on the long-term outcome. Int J Lab Hematol, 2010, 32(2):222 - 229.

19. Franco L, Adrienne MM, Pierre T, et al. Encoraging results after alternative donor transplantation for myelodysplastic syndrome. Blood (ASH Annual Meeting Abstracts), 2008, 112:1964.

20. Kumar A, Alan F, Mhaskar R, et al. Efficacy of hypo-methylating agents in the treatment of myelodysplastic syndromes: a systematic review and Meta-analysis of randomized controlled trials. Blood (ASH Annual Meeting Abstracts), 2008, 112:3632.

21. Mundle S, Lefebvre P, Vekeman F, et al. Higher erythroid response rates with (Epoetin alfa versus other agents in treatment-naive low/int-1 myelodysplastic syndrome patients: a comparative Meta-analysis. Blood (ASH Annual Meeting Abstracts), 2008, 112:5074.

22. Boehrer S, Ades L, Tajeddine N. Selective suppression of the DNA damage response in acute myeloid leukemia versus myelodysplastic syndrome. Blood (ASH Annual Meeting Abstracts), 2008, 112:1656.

23. 卢岳,曹星玉,王静波,等. 异基因造血干细胞移植治疗骨髓增生异常综合征 45 例临床分析. 中华血液学杂志,2008,29 增刊:148.

八 HLA 不全相合造血干细胞移植治疗实体肿瘤

异基因造血干细胞移植(allo-HSCT)是治疗血液系统恶性肿瘤疾病的有效手段,随着造血干细胞移植的实验室研究及临床应用的深入,其应用范围日益广泛。目前 allo-HSCT 除了用于治疗血液系统肿瘤性疾病、某些遗传性疾病及某些免疫相关性疾病之外,还是治疗恶性实体瘤的有效方法,显示出良好的应用前景。

allo-HSCT 时通过给予大剂量化放疗最大限度地杀灭受者体内异常克隆细胞,同时抑制其免疫功能,保证正常供者的造血干细胞在受者体内被植活,重建造血功能。在此过程中可能伴有移植物抗宿主病(GVHD),早期动物实验研究发现伴有 GVHD 的白血病小鼠,移植后白血病复发减少,称这种效应为移植物抗白血病(GVL)效应。之后发现临床上 allo-HSCT 和自体造血干细胞移植在采用同样的清髓性预处理方案的条件下,allo-HSCT 抗白血病效应明显优于自体移植及去 T 细胞的 allo-HSCT,表明 allo-HSCT 治疗血液系统恶性肿瘤的优势主要来源于供者细胞植入后产生的 GVL 效应,而非大剂量化放疗的清髓性预处理。从 20 世纪 80 年代末开始,一些行 allo-HSCT 后复发的慢性髓细胞白血病患者进行了供者淋巴细胞输注(DLI),使得疾病得到长期的完全缓解,从而证实了 GVL 效应。随着 allo-HSCT 的深入研究,认为 GVL 效应是移植物抗肿瘤(GVT)效应的一部分,GVT 效应是移植后异基因免疫细胞产生的一种特有的抗肿瘤免疫效应。

目前肿瘤的免疫治疗已成为继手术、放疗、化疗三大传统疗法后的第四种模式,但直到 20 世纪末 allo-HSCT 才开始在上皮来源的恶性肿瘤中作为免疫治疗进行探索,经过大量的临床实验已证实 allo-HSCT 的 GVT 效应是当前最有效、最具潜力的肿瘤免疫治疗效应,有望为肿瘤治疗开辟新的途径。

对≤30 岁的年轻实体瘤患者,有 HLA 配型合适供者条件下,积极争取 allo-HSCT。然而,仅有 25%～30% 的患者能找到 HLA 相合的亲缘供者,在无关人群中找到相合供者的概率是 1/50 000～1/100 000,甚至更低。若进行 HLA 单倍体或不全相合 HSCT,则有 90% 的患者能够找到供者,可为更多需接受移植治疗而无 HLA 相合供者的患者带来福音。

(一)allo-HSCT 中的 GVT 效应的机制

多数情况下 GVT 效应与 GVHD 同时或先后出现,且 GVT 作用强度与 GVHD 强度密切相关,因此以往曾认为两者是相同的。此后实验研究分离到了只产生 GVT 作用而不发生 GVHD 的 T 细胞,还发现参与二者过程的细胞及因子并非完全一致,且临床中有时 GVHD 不一定伴有 GVT 效应,故推测二者发生过程可能虽有部分重叠但并不相同。

GVT 效应机制尚不完全明确,目前认为可能是多种效应细胞和因子介导的免疫反应抑制了恶性细胞克隆增殖。涉及的效应细胞有 T 细胞、自然杀伤细胞(natural killer cell,NK cell)和淋巴因子激活的杀伤细胞(lympholine-activated killer cell,LAK cell)等,动物实验分离出的 IL-11、IL-15 、IL-18 及某些金属蛋白酶抑制剂也可能与 GVT 效应相关。

1. T 细胞与 GVT 效应

allo-HSCT 时通过去除 T 细胞可减少或降低 GVHD 的发生率及严重程度,但肿瘤复发率增高,而一部分复发的患者通过供者淋巴细胞输注(DLI)能再次达到完全缓解。说明供者白细胞,尤其是 T 细胞介导的细胞毒作用在 GVT 中起重要作用,其可能的靶抗原有肿瘤相关抗原、肿瘤特异性抗原或肿瘤细胞表面的次要组织相容性抗原(miror histocompatibility antigens,mHAgs)等。体内体外实验表明在 allo-HSCT 中,供者 T 细胞能对受者的 mHAgs 产生异源性免疫反应,表达于肿瘤细胞表面的 mHAgs(如 HA-1、HA-2、HA-5、HB-1 等)是

GVT 效应中主要的靶抗原。如造血细胞起源的细胞局限性 mHAgs 只在白血病细胞及造血细胞表面表达,非造血细胞不表达,在体内可诱导特异性细胞毒 T 细胞(CTLs)产生,体内和体外均可对白血病细胞发挥细胞毒效应,而对非造血细胞无细胞毒效应。

2. NK 细胞与 GVT 效应

在正常情况下,机体组织细胞表面表达自身的 MHC-Ⅰ类分子,NK 细胞的杀伤细胞抑制受体(KIR)能识别自身的 MHC-Ⅰ类分子,产生杀伤抑制信号,阻断杀伤信号的传递,表现为自身组织细胞不被破坏。当靶细胞表面 MHC-Ⅰ类分子表达降低、丢失或发生变异(如细胞发生恶性转化)时,NK 细胞活化并启动杀伤作用,即 NK 细胞的丢失自我(missing self)识别模式。研究表明当 NK 细胞遇到 KIR 不相容的白血病细胞时,也显示出强大的细胞毒作用,而在 KIR 相合或自体造血干细胞移植中无此作用。动物实验将人类异源反应性 NK 细胞输注到已植入人类急性髓细胞白血病细胞的小鼠体内,发现这些异源反应性 NK 细胞可清除白血病细胞并使小鼠存活时间延长。动物实验及临床移植病例观察均证实由 KIR 不相合产生的异源反应性 NK 细胞有杀伤宿主来源的白血病细胞的作用,而移植后 NK 细胞功能低下及恢复迟缓与白血病复发密切相关。

3. 其他

树突状细胞能持续高表达 MHC 和 CD28 等免疫应答相关分子,并通过 MHC-Ⅰ 和 MHC-Ⅱ 分别将其限制性的肿瘤抗原提呈给 CD4$^+$、CD8$^+$ T 细胞,从而激发 GVT 效应。细胞因子 TNF-α、IL-1 和 IL-6 可直接刺激 T 细胞或间接地通过提高抗原表达激活供者 T 细胞介导 GVT 反应;细胞因子应答抑制剂 rapamycin 可通过抑制 Th1 细胞的细胞因子分泌而抑制 DLI 的 GVT 反应;IL-11、IL-15 、IL-18 及某些金属蛋白酶抑制剂也可能直接或间接地诱导 GVT 效应。

(二)动物实验中 allo-HSCT 治疗实体瘤的 GVT 效应研究

第一次证实实体瘤中存在 GVT 效应,是在 allo-HSCT 治疗乳腺癌的小鼠实验中。这些实验表明异基因的 T 细胞能诱导 GVT 效应,同时还初步证明了 mHAgs 表达于肿瘤细胞表面,是 GVT 效应的作用靶点。Kummar 等的实验表明,乳腺癌细胞分泌的转移生长因子(TGF-β_1)可抑制 GVT 效应,给接种转染抗 TGF-β_1 乳腺癌细胞株的大鼠移植自体或异基因干细胞,两者生存时间有显著性差别;而接种未转染 TGF-β_1 的两组差异无显著性,证明了移植物抗乳腺癌效应的存在。Moskovitch 和 Slavin 证实 GVT 效应类似于 GVL 反应,他们发现在诱导小鼠的宿主对移植物产生移植耐受过程中,能抑制自发性淋巴瘤。他们对接种乳腺癌细胞的 Balb/c 小鼠进行照射,随后输入三类品系健康小鼠的脾细胞:与受者同基因的品系、和肿瘤细胞同基因与受者半相合品系、和肿瘤细胞异基因与受者半相合品系,结果发现接受第三种脾细胞的荷瘤小鼠生存期明显长于其他两组,且未出现肺转移。在此模型中还发现小鼠输注了用肿瘤细胞预处理后的淋巴细胞后的生存率较未予处理组高,说明 GVT 效应能通过供者淋巴细胞预先免疫得以加强。通过这些实验我们可以推测,理论上实体肿瘤治疗中,以 allo-HSCT 为基础的免疫治疗能增强自体免疫,根除微小残留病灶。

(三)HLA 不全相合移植治疗实体瘤的适应证

通常造血干细胞移植主要应用于对化放疗敏感的实体肿瘤,而目前通过提高化放疗剂量的自体造血干细胞移植在实体瘤干细胞移植治疗中占主导地位,约占 80%,但由于干细胞净化困难,且缺乏 GVT 效应,肿瘤易复发,因此 allo-HSCT 在实体瘤治疗中的探索已逐渐成为热点。临床研究中发现 GVT 效应存在于神经内分泌癌、肾细胞癌、乳腺癌、结肠癌、卵巢癌、前列腺癌、非小细胞肺癌、肉瘤等的治疗中,其中 allo-HSCT 治疗肾透明细胞癌的效果较确切,其他的还处在临床试验中。由于全相合异基因供者的来源问题,随着移植技术的不断发展和安全性的不断提高,不全相合移植治疗化疗敏感的实体肿瘤的问题可能会逐渐得到深入研究和开展。

Childs 等临床试验显示,为了在体内尽可能产生 GVT 效应,需要供者免疫系统快速、完全的植入。可通过以下方法达到目的:(1)氟达拉滨＋环磷酰胺的预处理方案具有高度的免疫抑制作用及能在移植后快速解除免疫抑制效应;(2)动员的外周血干细胞需含有充足的 T 细胞;(3)移植后通过 DLI 可能有助于部分地向完全的供者 T 细胞嵌合体转化。

由于 allo-HSCT 在实体瘤中的应用还未得到充分的肯定,且移植相关死亡率高达 25% 以上,因此很多权威机构认为清髓性的 allo-HSCT 治疗实体瘤风险太大。随着临床研究的深入,发现在 allo-HSCT 治疗实体瘤时,预处理方案所起的作用中免疫抑制比骨髓抑制更为重要,且移植物可能在骨髓中形成造血细胞嵌合体。故近年来在该领域以"非清髓性"(NST)的 allo-HSCT 为主,其具有高度的免疫抑制效应,利于供者造血干细胞的植入,增加了移植成功率,降低了预处理毒性,减少了移植相关死亡率,使得 allo-HSCT 治疗实体瘤临床研究得到了进一步发展。

1. 肾细胞癌

肾细胞癌(Renal cell carcinoma,RCC)对化放疗不敏感,转移性的 RCC 对化疗有反应的不足 15%,中位生存期<1 年,5 年生存率<5%。RCC 对以 IL-2 和干扰素-α 为基础的免疫治疗有一定的疗效,但仅 20% 左右的患者产生治疗反应,完全缓解率(CR)低于 4%,且高剂量的 IL-2 有明显的副作用,耐受性差。1998 年,Childs 等用 NST 的方法治疗 1 例转移性 RCC,结果患者于移植后 60 d 形成部分嵌合体,100 d 形成完全嵌合;移植后 60 d 出现皮肤的 GVHD,200 d 出现慢性移植物抗宿主病(cGVHD);移植后 63 d CT 检查显示肺部转移灶开始缩小,110 d 完全消失,疾病缓解长达 1 年。随后 Childs 等采用同样方法治疗 19 例对常规方法治疗无效的转移性 RCC,总缓解率(CR＋PR)为 53%(10/19 例),其中 3 例肿瘤病灶完全消失(CR),7 例(37%)肿瘤病灶至少缩小 50%(PR)。但治疗反应仅见于肾透明细胞癌,且在急性移植物抗宿主病(aGVHD)后出现,其中 8 例发生在完全嵌合体形成后,2 例发生在停服环孢霉素(CsA)之后。Rini 等用 NST 治疗 1 例有纵隔及肺转移的难治性原发性左肾透明细胞癌,移植后第 30、100 d CT 复查未见肿瘤缩小,第 130 d 时患者发生了 GVHD,190 d 检查发现其左肾及纵隔肿块已明显缩小。Rini 再按 Childs 的方法治疗 12 例患者,观察到其中 4 例患者都在移植后 6 个月及完全嵌合体形成后抗肿瘤效应明显。NIH 的临床资料也显示,4 例 RCC 患者(4/26)在接受了 NST 治疗后达到完全、长期缓解,发现病灶的明显缩小也是在停服 CsA 后以及向完全嵌合体转换的过程中出现,部分患者 aGVHD 的发生伴随肿瘤病灶的消退,有 1 例患者出现了 GVT 效应却未出现 aGVHD,另外的患者出现在 aGVHD 后数月。Childs 认为,NST 治疗 RCC 的疗效取决于 GVT 效应。其证据是:①移植后 1 个月肿瘤无明显缩小,由此证明 CsA 和氟达拉滨等预处理化疗药物对 RCC 无效;②部分嵌合体形成或停服 CsA 后,病情开始缓解,其治疗反应时间与 GVT 效应发生时间相近。上述临床资料显示,NST 可使 10%～50% 的 RCC 患者产生治疗反应。

RCC 对 GVT 效应敏感可能跟 T 淋巴细胞是抗肿瘤免疫反应中重要的组分相关,在 RCC 原发灶及转移灶中可以找到同源的 CTLs,表明其具有针对 RCC 细胞系的 HLA 限制性的细胞毒作用。对供者来源的 CTLs 的体内研究显示,不同的 T 细胞群体有识别肿瘤限制性抗原或分子的能力,其作用可见于肿瘤及正常组织中,也可能存在于在 NST 后肿瘤应答中。

2. 乳腺癌(breast cancer,BC)

Eiblet 等首先报道 1 例难治性转移性乳腺癌患者接受 allo-HSCT 治疗后,在出现 GVHD 的同时,肝转移灶消退。他们还证明了,针对患者造血细胞 mHAgs 的 CTL 反应能溶解掉部分 HLA 相合的 BC 细胞系,且移植后该反应能够得到扩大。Ueno 等报道了 10 例有肝或骨转移的晚期高危乳腺癌患者接受 allo-HSCT,结果显示所有患者都获得血液学缓解和移植物植入,其中完全缓解1例,部分缓解4例,病情稳定4例。2例患者转移性肝病灶在停用CsA后伴随皮肤GVHD的出现而消退,中位无病生存期238(53～510)d。Eib、Bregni、Carella、Ueno和赵宏等也分别报道了转移性乳腺癌患者接受allo-HSCT后转移灶出现消退。提示allo-HSCT对治疗晚期高危的转移性乳腺癌有效。

3. 其他实体瘤

Mascardo等首次报道了1例对化疗耐药的ⅠB期非小细胞肺癌患者接受allo-HSCT治疗后获得完全缓解和长期无病生存。Martola等报道了1例有广泛淋巴结转移的直肠癌老年患者采用NST治疗后,伴随着GVHD的出现淋巴结转移灶呈持续性消退,虽然病人于移植后4个月死于肺炎和心功能不全,但尸检显示淋巴转移灶大部分坏死,且无残留癌细胞。目前还有很多治疗卵巢癌、前列腺癌、肉瘤和胰腺癌、直肠癌等的单病例报道,大部分治疗反应伴有GVHD发生。

(四)HLA不全相合移植治疗实体瘤的GVHD的预防

相对于HLA全相合造血干细胞移植,HLA不全相合造血干细胞移植多采用延长强化联合免疫抑制方案:环孢霉素A(CsA)+短程甲氨蝶呤(MTX)+霉酚酸酯(MMF)+抗人胸腺细胞球蛋白(ATG),少部分患者还加用抗CD25单抗预防GVHD,抗CD25单克隆抗体为T细胞活化的阻断剂,能够有效抑制白细胞介素介导的T细胞克隆增殖活性,可以进一步预防和控制重度GVHD的发生。CsA和MMF提前至预处理开始时使用,待肠道功能恢复正常后CsA改为口服,每周检测CsA血药浓度,维持在200～300 ng/mL。MMF 1.0 g/d口服,至移植后30 d开始逐渐减量,如无GVHD,至移植后90 d停用。根据患者具体情况,移植后60～90 d开始减量,如果无慢性GVHD,移植后180 d停用。MTX 15 mg/(m² · d)静滴+1 d,10 mg/(m² · d),+3 d、+6 d、+11 d。兔抗人ATG 2.5 mg/(kg · d),−5～−2 d;ATG抗CD4、CD8、CD16、CD28及MHC-Ⅰ类抗原作用可持续10～15 d,移植后还可继续对移植物中的T细胞发挥抑制作用,并可能会溶解移植物中部分T细胞,起到去除体内部分T细胞的作用,对预防aGVHD有积极作用。因此ATG是影响HLA半相合HSCT成败的关键因素之一。若出现Ⅱ度及Ⅱ度以上aGVHD,加用甲基泼尼松龙(MP)1～2 mg/kg或抗CD25单抗或更换CsA为FK506等治疗。

慢性GVHD的治疗首选泼尼松(Pred),若效果欠佳可加用抗CD25单抗或更换CsA为FK506等。

(五)HLA不全相合移植治疗实体瘤面临的问题和挑战

尽管目前有很多allo-HSCT治疗实体瘤有效的报道,实验室及临床观察结果令人鼓舞,但还存在诸多问题,限制了allo-HSCT在实体瘤治疗中的应用及推广。

1. 移植相关的风险

尽管目前临床在实体瘤的allo-HSCT治疗中多采用非清髓性预处理,在一定程度上降低了死亡率及化放疗毒性,但其处理强度与常规化放疗相比出现并发症和死亡的风险仍高,治疗相关死亡发生率仍有10%～20%,在全身一般状况较差的患者更高。进展期转移患者、巨大肿瘤包块患者行allo-HSCT治疗后移植相关并发症的发生及病死率也较高。因此allo-HSCT更适合年轻、全身情况较好、转移早期、瘤负荷小的患者,在治疗前可先行手术以及强化化疗以降低瘤负荷。由于GVHD的发生常伴有GVT效应,因此移植后出现GVHD有可能才产生治疗反应,而GVHD的严重程度对患者生活质量的影响极其重要,同时严重的GVHD也是引起移植后死亡的高危因素。因此如何防治GVHD及分离GVT与GVHD相关因子仍是移植治疗中亟待解决的热点问题。

2. 发生抗肿瘤反应的时间延迟

GVT 效应要求供者淋巴细胞完全植入形成嵌合体，还需要有恢复细胞介导的免疫反应和产生 T 细胞的 GVT 效应时间，因此需要较长时间才能发挥抗肿瘤作用，且免疫抑制时间久。所以，一般情况差、疾病进展较快、进展期转移患者不宜进行 allo-HSCT 治疗。

3. 移植供者的选择

由于 allo-HSCT 治疗实体瘤的经验有限，原则上需要选用同胞间 HLA 相合的供者，因选用 HLA 相合的非血缘关系供者或 HLA 不相合的亲缘供者可能会增加 allo-HSCT 相关的病死率和 GVHD 的发生率，故选择时需特别谨慎。

4. 完全缓解率较低

从目前的临床研究报道来看，实体肿瘤患者接受 allo-HSCT 后缓解率仍较低，其临床疗效还需扩大病例数并进行多中心的深入临床研究。

(六) 展望

目前在 allo-HSCT 治疗肿瘤的研究领域中，主要的挑战是如何促使供者免疫系统选择性地对抗肿瘤细胞，同时不损害正常的宿主细胞。也就是如何在扩大 GVT 效应的同时避免 GVHD 的发生或使其最小化。一种方式可能是利用活化的具有抗肿瘤异基因抗原的供者细胞加强 GVT 效应，动物实验已经发现 allo-HSCT 后输注肿瘤疫苗可以增强 GVT 活性而不会加重 GVHD。Morecki 等在乳腺癌小鼠实验中发现用与肿瘤或脾细胞不匹配的 mHAgs 预先免疫供者细胞，能激活效应细胞介导抗肿瘤效应。选择性去除 CD8$^+$ 细胞可减少 GVHD 的发生，而不会影响 GVT 的效应。而通过 allo-HSCT 提供的供者的免疫系统能允许反复输注来源于供者的异体免疫的淋巴细胞、具有肿瘤特异性的 T 细胞以及 NK 细胞，且不会产生排斥。这些实验结果为利用体外预处理供者淋巴细胞对抗肿瘤细胞提供了实验室依据，使异基因细胞有望成为新的清除残留病灶的临床手段。

在 allo-HSCT 治疗血液恶性肿瘤方面，已经证实特异性针对白血病的 CTL 的产生是保持疾病缓解的一个重要因素。Falkenburg 等证明了 1 例移植后复发且 DLI 无效的慢性髓细胞白血病患者，输注体外产生的特异性针对白血病的 CTL 后再次获得完全缓解。实验中还发现在部分实体肿瘤中有同种异体反应性淋巴细胞靶向攻击的抗原，但在不同肿瘤和疾病的不同阶段，肿瘤相关抗原可能出现显著的变化，因此生产针对特异性抗原的 CTL 将是很困难的。理论上，体内产生多种特异性的 CTL，将减少因肿瘤细胞缺乏免疫原性而出现的选择性免疫逃逸的发生，因此多种特异性的 CTL 特别适用于治疗靶抗原未知的实体肿瘤。以该理论为基础，已经有体外实验显示，通过诱导产生的供者 CTL 能直接攻击不同的恶性肿瘤细胞而不影响患者的非恶性细胞。

虽然 allo-HSCT 还不能成为转移性实体瘤治疗的突破性治疗方式，但通过研究的不断深入及优化仍有望为实体瘤治疗带来希望。

（熊竹娟　孔佩艳　张曦　陈幸华）

参考文献

1. Helal L,Byzun A,Rerolle JP,et al.Acute renal failure following allogeneic hematopoietic cell transplantation:incidence,outcome and risk factors.Saudi J Kidney Dis Transpl,2011,87(2):172-181.

2. Tykodi SS,Sandmaier BM,Warren EH,et al.Allogeneic hematopoietic cell transplantation for renal cell carcinoma:ten years after.Expert Opin Biol Ther,2011,22(3):437-443.

3. Lowe T,Luu T,Shen J,et al.Male breast cancer 15 years after allogeneic hematopoietic cell transplantation including total body irradiation for recurrent acute lymphoblastic leukemia.Onkologie,2008,31(5):266-269.

4. Ueno NT,Rizzo JD,Demirer T,et al.Allogeneic hematopoietic cell transplantation for metastatic breast cancer.Bone Marrow Transplant,2008,41(6):537-545.

5. Friedman DL,Rovo A,Leisenring W,et al.Increased risk of breast cancer among survivors of allogeneic hematopoietic cell transplantation:a report from the FHCRC and the EBMT-Late Effect Working Party.Blood,2008,111(2):939-944.

6. 赵宏,焦顺昌,高春记,等.首例异基因非清髓性外周血干细胞移植治疗转移性乳腺癌.军医进修学报,2004,25(2):95-96.

7. Darmon M,Azoulay E.Critical care management of cancer patients:cause for optimism and need for objectivity.Curr Opin Oncol,2009,21(4):318-326.

8. Takahashi T ,Omuro Y,Matsumoto G,et al.Nonmyeloablative allogeneic stem cell transplantation for patients with unresectable pancreatic cancer.Pancreas,2004,28(3):e65-69.

9. Hentschke P,Barkholt L,Uzunel M,et al.Low-intensity conditioning and hematopoietic stem cell transplantation in patients with renal and colon carcinoma.Bone Marrow Transplant,2003,31(4):253-261.

10. 杜娟,陈宝安.人类白细胞抗原不完全相合的异基因外周血干细胞移植.医学研究生学报,2004,17(5):461-463.

11. Syrjala KL,Artherholt SB,Kurland BF,et al.Prospective neurocognitive function over 5 years after allogeneic hematopoietic cell transplantation for cancer survivors compared with matched controls at 5 years.J Clin Oncol,2011,29(17):2394-2404.

12. Bashey A,Owzar K,Johnson JL,et al.Reduced-intensity conditioning allogeneic hematopoietic cell transplantation for patients with hematologic malignancies who relapse following autologous transplantation:a multi-institutional prospective study from the Cancer and Leukemia Group B(CALGB trial 100002).Biol Blood Marrow Transplant,2011,17(4):558-565.

九 HLA不全相合造血干细胞移植治疗再生障碍性贫血

(一)造血干细胞移植治疗再生障碍性贫血的进展史和意义

造血干细胞移植(HSCT)是现代医学发展的一个非常重要的里程碑,初期发展缓慢,在托马斯(Thomas)阐明异基因骨髓移植治疗重型再生障碍性贫血等相关疾病的基本机理及在临床实际应用之后,造血干细胞移植迅速在世界各国开展。1961年Mc Farland等用骨髓移植治疗20例再生障碍性贫血患者,移植前未行骨髓清除预处理,输入单个核细胞数量(0.7～40)×10^9,初期部分患者有效,但最终极少有骨髓植入者。随着细胞学、免疫学的发展,尤其是HLA系统的确定和HLA分析方法的完善,临床开展骨髓移植成为可能。Thomas领导的Seattle研究组成功地治疗再生障碍性贫血等疾病,标志着临床使用骨髓移植治疗血液疾病的开始。1957年他在开创性工作的基础上,探索总结了骨髓移植动物模型的多种方案,提出有效的全身照射剂量,使用甲氨蝶呤预防移植物抗宿主病,分别在1972年和1977年开始应用异基因骨髓移植治疗重型再生障碍性贫血与晚期白血病患者,均取得了一定疗效。

随着细胞生物学、免疫学、分子生物学和药理学的飞速发展,对造血干细胞的生物学特性、体外分离技术、移植物抗宿主病的预防、移植物抗白血病效应、全环境保护、预防感染、减少移植相关毒副作用等方面进行了综合深入的研究,使接受造血干细胞移植者的生存率日益提高、死亡率逐渐降低,但许多患者由于受到供者干细胞来源的限制,大约只有30%的患者有机会得到HLA配型相合的造血干细胞供者。为解决供体缺乏的问题,1986年美国建立了国家骨髓库(NMDP),开展HLA相合无关供者的异基因骨髓移植。我国于1992年经卫生部批准建立了"中国非血缘关系骨髓移植供者资料检索库"。2001年12月,成立了中国造血干细胞捐献者资料库管理中心,目前已建成一个100多万人份数据的资料库。另外,除骨髓和外周血移植以外,近年来脐血移植和使用脐带间充质干细胞改善造血微环境等治疗也受到了人们的密切关注。

异基因造血干细胞移植(allo-HSCT)、免疫抑制等是再生障碍性贫血(aplastic anemia,AA)的主要治疗方法。免疫抑制治疗存在复发率较高及继发克隆性疾病等风险,因此目前异基因造血干细胞移植是最有希望根治AA的理想方法。HLA全相合的同胞供者移植目前仍是异基因造血干细胞移植治疗AA的优先选择,但我国仅有20%～40%的AA患者有合适的同胞供者,并受着一些如健康情况、工作、学习等条件的限制,加之独生子女家庭的增多,严重制约了allo-HSCT在临床上的应用,使一些患者失去了最佳治疗时机或是并发严重的并发症而死亡。近几年,包括1个位点不相合、2个位点不相合、3个位点不相合(以低分辨配型HLA-A/B/DR 6个位点相合为全相合为例)等在内的HLA不全相合异基因造血干细胞移植的研究在国内外有了较大进展,加之HLA不全相合异基因造血干细胞移植的诸多优点,为AA的治疗开辟了新的路径,为许多AA患者带来了希望。

(二)再生障碍性贫血的病因、发病机制、年龄因素和诊断

AA是一种由化学、物理、生物等因素引起的骨髓造血功能衰竭,造血细胞减少的一种疾病,以全血细胞减少、感染和出血等为主要表现,同阵发性睡眠性血红蛋白尿(简称PNH)等同属于原发性骨髓造血功能低下(骨髓衰竭综合征)。有学者统计,约有50%以上的患者于发病数月或数年内死于感染或出血等并发症,并认为AA的实质为不同致病因素所导致的造血系统异常后所致的最终病理状况。AA的发病机制现在还不是十分清楚,可能与Ⅰ型细胞毒T细胞激活而引起的造血干细胞质和量的缺陷、造血微环境缺陷、病毒感染等有关。严重的获得性AA被认为是免疫介导的胸腺依赖性淋巴细胞干细胞和祖细胞的过度凋亡。一些

化学物如苯及衍生物的滥用,农药中如有机磷中毒等都是诱发 AA 的高危因素,其中苯类化合物中毒引起的血液系统损害表现多样,但以再障最为常见,苯可以直接损伤造血干细胞 DNA 或造血基质细胞,抑制其增生而导致造血功能衰竭;有资料显示临床一些常用药物如氯霉素、解热镇痛药、抗结核药物、硫脲嘧啶、卡马西平、甲氨蝶呤和硫唑嘌呤等亦可引起此病;γ射线和 X 射线等产生的离子辐射可以阻止 DNA 的复制,造成骨髓抑制而增生不良或死亡;各种病毒变异的侵袭、侵害,也使本病发病有上升趋势,如 EB 病毒、巨细胞病毒、微小病毒B19 和肝炎病毒等。多数学者认为异常免疫介导的造血抑制是 AA 的最常见病理生理机制,对一些 AA 患者强化免疫抑制治疗取得了显著的疗效也成为其佐证。另外有资料报道,再障的发病年龄有一定的规律性,发病高峰期以青壮年、老年人为主,少年和儿童少见,男性略高于女性。

关于 AA 的诊断,国内几经修改,1987年第四届全国再生障碍性贫血学术会议修正诊断标准如下:①可疑药物、物理、化学因素或环境接触史;②全血细胞减少,网织红细胞减少,淋巴细胞增多;③一般无脾肿大或脾脏轻度肿大;④骨髓一个部位以上

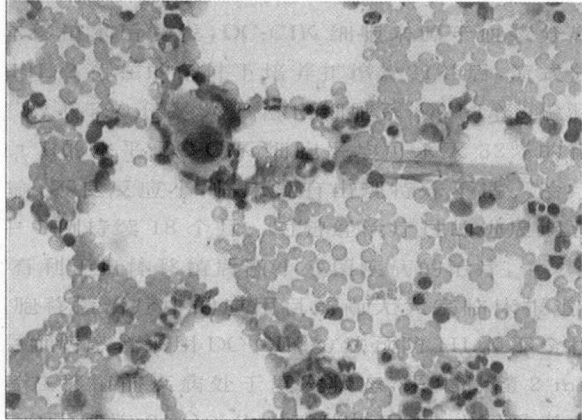

图 1 再生障碍性贫血骨髓象

减低或重度减低(骨髓象如图1),骨髓活检造血组织减少,脂肪组织增多;⑤排除其他能除外引起全血细胞减少的疾病。有学者提出儿童和 35 岁以下年轻患者应常规进行二环氧丁烷诱导的染色体脆性试验(DEB 试验)以除外 Fanconi 贫血。另外根据上述诊断又进一步分为急性型 AA 和慢性型 AA,急性再生障碍性贫血亦称重型再障Ⅰ型,慢性再生障碍性贫血包括非重型再障和重型再障Ⅱ型,慢性再障如病情急速进展,相关表现与急性再障相同,则称重型再障Ⅱ型。而在国外,将 AA 分为轻型再生障碍性贫血、中型再生障碍性贫血和重型再生障碍性贫血,轻、中型再生障碍性贫血统称非重型再障,而中性粒细胞<$0.2×10^9$/L 的重型再障则称为极重型再障(very severe aplastic anemia,VSAA)。关于儿童,国内通常采用小儿AA 诊疗建议中的 AA 诊断分型标准,将 AA 分为重型再障Ⅰ型(SAA-Ⅰ型)、慢性型再障(CAA)、重型再障Ⅱ型(SAA-Ⅱ型)。

(三)造血干细胞移植治疗再生障碍性贫血适应症的选择

关于造血干细胞移植治疗 AA 适应症的选择,目前从大量文献报道上可以看出,重点均放在重型再生障碍性贫血(SAA)上,究其原因可能与重型再障发病急,病情重,进展快,死亡率较高等有关。而多数非重型再障进展较慢,目前常用免疫抑制疗法(immunosuppressive therapy,IST)、大剂量的环磷酰胺、雄激素和补充造血原料等治疗。IST 主要是给予抗胸腺细胞球蛋白(ATG)/抗淋巴细胞球蛋白(ALG)和环孢霉素 A(CsA)等免疫抑制剂治疗。有资料报道 ATG 和 CsA 治疗的应答率为 60%~80%,5 年生存率与骨髓移植相似,但与骨髓移植不同的是,大多数用 IST 治疗的患者不能达到正常的血细胞计数。另外 IST 治疗后复发率很高,很多变为 CsA 依赖,或者发展为继发性的克隆性疾病如 PNH、MDS 等。Kook 等学者研究了 AA 患者 T 细胞受体 β 链的所有组成结构成分,包括可变区在免疫治疗前后的结构变化,结果提示多重特殊的克隆造血参与 SAA 的免疫过程,其中 IST 所造成的影响甚至要超过 SAA 本身克隆造血的影响。关于大剂量的环磷酰胺的使用,既往有观点认为能提高AA 的治愈率,然而 Tisdale 等通过用 ATG 和 Cy 对比的随机试验表明:大剂量的 Cy 不能阻止复发或是抑制严重 AA 克隆造血的进展。目前认为可以治疗 AA 的雄激素包括 17a-烷基

雄激素类（如康力龙、羟甲烯龙等）、睾丸素类（十一酸睾酮、丙酸睾酮、环戊丙酸睾酮等）、非17a-烷基雄激素类（苯丙酸诺龙等）、中间活性代谢产物（如达那唑等）等。临床上，给予一些如叶酸、B族维生素、氨肽素、复方皂矾丸等补充造血原料的药物，也可以起到辅助治疗的作用。另外传统医学（如中医学），也有一些学者提出中西医结合序贯疗法治疗 AA，临床上建议辨证论治，如急劳温热型给予清瘟败毒饮加味等。目前我们在常规适应证的选择中，主要也是以选择重型再障为主的患者给予造血干细胞移植治疗，而非重型再障患者的造血干细胞移植治疗也在积极探索中。有些学者把重型再障Ⅰ型和重型再障Ⅱ型的移植效果又作了比较，认为无论是外周血 HSCT 还是脐血 HSCT，SAA-Ⅰ型患者较 SAA-Ⅱ型患者的造血重建迅速、植入率高、并发症少且轻，认为 HSCT 不是 SAA-Ⅱ型患者的首选治疗方案。但目前我们的临床观察未发现此两者治疗效果的明显差异性。

（四）移植供体的选择和造血干细胞的选择

按照造血干细胞供体和受体的关系，可分为自体移植和异体移植两种，而后者又可分为同基因（同卵双生）移植和同种异基因移植。按照干细胞来源的不同，又可分为骨髓造血干细胞移植、外周血干细胞移植和脐血造血干细胞移植（UCBT）。其中：①骨髓不仅含有造血恢复所需要的干细胞，还具有造血环境所必需的基质细胞等成分，被认为是理想的造血干细胞来源。②外周血造血干细胞移植后的中性粒细胞及血小板数恢复较快，但 GVHD 发生率较高。③脐带血造血干细胞移植包括患者出生时所预存的自身脐带血、同胞脐血干细胞与非亲缘脐带血。临床应用较多的为非亲缘脐带血，而自身脐带血干细胞移植仅有个案报道。④骨髓及外周血混合移植：经粒细胞集落刺激因子动员后的骨髓和外周血干细胞联合移植具有造血恢复快和慢性 GVHD 发生率低的优点。

根据供受者人类白细胞抗原（HLA）配型的相合程度，人们又将异基因移植分为 HLA 全相合和 HLA 不全相合。关于 HLA 全相合造血干细胞移植治疗再生障碍性贫血目前国内外报道的较多，本章节主要是探讨一下另外一个方面，即 HLA 不全相合造血干细胞移植治疗再生障碍性贫血。

因 AA 患者在发病初期常需多次输注血小板、红细胞等血液制品，可能产生患者对献血者次要组织相容性抗原过敏，最终导致移植过程中或移植后移植物抗宿主病（GVHD）的发生率升高。有资料显示，不全相合移植较全相合移植发生 GVHD 的几率明显增高（26% vs 12%，$P<0.000\,01$），所以移植相关风险和移植失败率增高。在异体移植供体中，同基因（同卵双生）因不会发生 GVHD，移植成功率高，对 AA 患者来说是很好的选择。欧洲骨髓移植组比较了 1990 年之前和 1990 年之后行造血干细胞移植后患者的存活率，发现同卵双生移植的存活率无论在哪个时期都比相同时期行其他移植的存活率高，显著差异明显。但同基因供者的机会极少，此类供体较少。亲缘间、非亲缘间无关供者和脐带血等异基因供体是目前较多的移植供体，特别是志愿者资料登记库的无关供者和脐（带）血已逐步成为移植治疗的主要造血干细胞来源。脐带血又称胎盘血或胎盘脐带血，是胎儿出生时脐带内和胎盘近胎儿端血管内的血液。UCBT 是利用脐带血中的造血干细胞重建造血和免疫系统的一种造血干细胞移植疗法，2005 年广州人民医院报道了脐血干细胞移植成功治疗 9 例青年（15～37 岁）的病例，其中 7 例患者移植成功，32 个月随访存活率达 80%。既往我们主要完成了较多的亲缘间异基因造血干细胞移植治疗的工作，目前正在加深对非亲缘间无关供者 HLA 不全相合移植、脐血 HLA 不全相合造血干细胞移植和联合使用脐带间充质干细胞改善造血微环境等治疗的临床研究和循证医学观察。

关于造血干细胞的选择，考虑到骨髓造血干细胞（BMSC）和动员的外周血造血干细胞（PBSC）的生物学特征的差异和供受体的影响，在临床上，亲缘间造血干细胞移植我们常规给予分别采集了一定量的骨髓干细胞（有核细胞）和外周血干细胞（单个核细胞）的移植治疗。

动物实验的研究结果证明骨髓 MSC 有促进异基因移植物植入的作用,可明显加快移植后造血的恢复。另外,小鼠的移植实验显示,骨髓 MSC 与 HSC 共移植可以降低异基因 HSC 植入引起的 GVHD。有关的临床Ⅰ、Ⅱ期研究也显示,共同移植造血恢复更快,急性 GVHD 发生率较低。非亲缘间无关供者 HLA 不全相合造血干细胞移植,因采集条件等诸多限制,目前我们主要是回输 PBSC 移植治疗。另外联合脐带血 HLA 不全相合造血干细胞移植时,回输一定量的(先期冷冻保存后复温解冻的)脐(带)血干细胞。

(五)HLA 不全相合造血干细胞移植治疗再生障碍性贫血非清髓预处理方案

预处理是指在回输骨髓或外周血等造血干细胞之前对患者进行超大剂量化放疗及免疫治疗等,而非清髓异基因造血干细胞移植(NST)就意味着经适当强度的预处理就足以实现异基因造血干细胞在受体的植活,使移植初期供受者造血共存,然后依赖输注的供者的淋巴细胞产生移植物抗肿瘤效应(GVT)或移植物抗白血病效应(GVL)作用,这样有效地避免了超大剂量化放疗预处理的毒副作用,特别是对急、重症、老年、体弱和并发其他疾病的而不能耐受大剂量化放疗预处理的患者比较适合,但移植后本病复发的风险增加。Urban 等报道了 3 例难治性 SAA(其中 1 例曾有过植入失败)的患者采用了非清髓性预处理,取得了良好的植入,无 1 例发生排斥。

关于非清髓预处理方案的选择,从国内外文献报道上看主要是以包含有全身放疗(TBI)、环磷酰胺(CTX)、阿糖胞苷(Ara-C)、氟达拉滨(Flu)、抗胸腺细胞球蛋白(兔、马或猪)(ATG)等的不同组合的方案。如 Cy＋ATG、Cy＋ATG＋TBI、Flu＋CTX＋ATG＋TBI、Cy＋ATG＋VP-16(足叶乙甙)和 ATG＋Flu＋BU(白消安)等。我们的经验是 1 个位点不合、2 个位点不合和 3 个位点不合均应给予含有 ATG 的方案,实际中给予 Cy＋Flu＋ATG(环磷酰胺 100～120 mg/kg,氟达拉滨 130～180 mg/m²,抗胸腺细胞球蛋白 20～40 mg/kg)方案预处理者较多,根据位点的不同和相合的条件适当调整用药的剂量,但不合位点越多或者包含有 A 位点不合者,相关药物使用剂量较大,特别是 ATG 的使用。选择哪种预处理方案直接影响着移植治疗效果和并发症的发生,从我们的临床实践观察看,包含有环磷酰胺、氟达拉滨和抗胸腺细胞球蛋白的方案可以达到较好的治疗效果,造血重建较快,相对并发症的发生率较低。其中,ATG 有较强的免疫抑制作用,可去除受者体内的 T 细胞,有利于供者干细胞的植入,减少移植排斥,国内外一些学者的报道也证实了这点。另外,目前有学者针对联合脐带血造血干细胞移植进行的研究认为,影响 UCBT 成功的因素中对脐带血中造血干细胞数量的要求要超过对 HLA 配型的要求,亦和预处理方案的选择关系不大。

(六)HLA 不全相合造血干细胞移植治疗再生障碍性贫血的效果评价和并发症

从理论上看,此类患者达到血液重建并长期维持下去(即无病生存)是此类疾病治疗的难点和重点,相关研究和探索已取得了较好的效果或疗效,造血干细胞移植治疗过程可能遇到的问题(如重建问题、GVHD 和各种机会感染等)和预处理方案中药物的副作用(如环磷酰胺引起的出血性膀胱炎、ATG 引起的血压降低和心肌炎)等也是目前普遍面临的问题。

我们观察,多数患者在移植后＋16 d(＋12～＋20 d)造血重建,其中一个位点不合(A 位点、B 位点和 DR 位点)造血重建时间为 13.7 d,两个位点不合(A、B 位点,A、DR 位点和 B、DR 位点)造血重建时间为 15.2 d,三个位点不合(A、B 和 DR 位点各一个位点不合)造血重建时间为 18 d,经 HLA 配型、红细胞亚型、X/Y 染色体检测和 STR 等检测为供者型完全嵌合体。在给予适当的 CsA、吗替麦考酚酯(MMF)和甲氨蝶呤(MTX)等药物预防移植物抗宿主病的情况下可控制相关 GVHD 的发生。笔者观察的相关病例未发现 GVHD 的发生,据国际骨髓移植登记处报道,其严重型移植物抗宿主病发生率小于 20 岁的为 15%～20%,大于 20 岁的为 40%～45%。国外一些研究机构和学者,如 Fred Hutchinson 癌症研究中心报道Ⅱ～

Ⅳ度急性移植物抗宿主病（aGVHD）的发生率为47%；Storb等报道，156例NST发生Ⅱ～Ⅳ度aGVHD的占20%。关于细菌感染，如发热和肺部感染等，可给予单一或联合亚胺培南、美罗培南等抗生素抗感染治疗，必要时给予替考拉宁、万古霉素等抗G^+药物治疗。而CMV感染，如找到病原学证据或高度疑似体征，可给予更昔洛韦（或磷甲酸钠，单磷酸阿糖腺苷）控制，并给予人免疫球蛋白等间断输注治疗。从我们跟踪统计的患者看，中位无病生存期为20个月，最长的患者无病生存近4年。相关文献资料显示，有个别报道中性粒细胞恢复至0.5×10⁹/L需24d，而血小板达到20×10⁹/L需38d。这可能跟预处理方案的清髓程度、干细胞来源的选择和患者自身状况有一定关系。至于其他并发症，国内外学者有关于肠道Ⅳ度aGVHD和多器官功能衰竭死亡的病例的报道。

（七）HLA不全相合造血干细胞移植治疗再生障碍性贫血目前亟待解决的问题和前景展望

1. 患者和时机的选择问题

对于非重型AA患者相关文献和权威著作仍推荐以雄激素等药物治疗为主，而重型AA患者在条件适合的情况下给予造血干细胞移植治疗已得到较多学者的认可。2003年英国血液病学者提出重型再障治疗指南：重型再障患者年龄＜40岁，首先考虑做BMT。随着技术理论和实践经验的积累，相关条件在逐步放宽，如年龄问题（＜40岁）、感染问题、术前多次输血等问题。我们的经验认为，在年龄＜45岁、无感染或感染症状较轻、术前较少输血的患者可以给予HLA不全相合造血干细胞移植治疗。但也有一些学者仍强调以下问题：给予包括ATG/ALG等免疫抑制剂等药物联合治疗，所以是否重障必须或首选移植，非重障患者就都不需移植治疗；移植治疗的患者年龄问题，多少岁是此病移植治疗的极限年龄；在需移植治疗的患者当中，在移植治疗之前是否均需强调减少输注血液制品，输注血液制品的量以多少为度；是否在移植前必须经过通常的药物治疗阶段，而且常规治疗必须完全无效等。目前，这些还未形成一个较统一的意见或少有循证理论。

2. 植入和GVHD问题

HLA不全相合造血干细胞移植较全相合造血干细胞移植的GVHD发生率明显上升，不全相合移植的植入失败率远远高于全相合移植的，所以如何排除不利因素，使移植入受者体内的干细胞有效存活并发挥预期的作用，这也是一个现实的和值得深入探讨的问题。AA患者不需要发生移植排斥反应和GVHD，而如何迅速而有效控制移植后GVHD和减少各种机会感染（如CMV肺炎等），目前还没有一个比较权威的定论。

3. 复发的问题

临床AA复发主要包括：①真正意义的SAA复发；②进展为克隆性疾病，如PNH、MDS等；③CsA等药物依赖。复发的问题是所有血液系统疾病治疗的一大难题，AA的HLA不全相合造血干细胞移植治疗后的复发问题同样棘手。有研究发现CD8⁺T细胞内IFN-γ水平变化可作为AA复发预测指标之一，目前具体实验方法未普及临床。

4. 预处理方案的选择

增加预处理强度会降低免疫介导的排斥反应，但传统的预处理方案通过强烈的化放疗常产生严重的预处理相关毒性（RRT），目前就无关供者HSCT治疗SAA的最佳预处理方案尚未达成共识，虽有些学者不断提出改良非清髓性异基因造血干细胞移植治疗SAA，但国际和国内尚未就此达成一个较标准的方案，对此仍在不断摸索和改进过程中。

5. 非清髓HLA不全相合造血干细胞移植治疗AA前景展望

虽然此项手段目前尚未形成一个完整的理论，实践中也面临着这样那样的问题，甚至有些问题以目前技术还无法根本解决，但随着更多学者对非清髓HLA不全相合造血干细胞移植治疗AA的不断深入研究和探索，会有更多的理论和实践的创新，另外随着一些新的技术的发展,如间充质干细胞移植等,我们坚信在不久的将来相关难点将会不断被攻破,会为更多的患者带来福音。

(李云龙 刘耀 张曦 孔佩艳 陈幸华)

参考文献

1.陈幸华.造血功能障碍的修复与重建.重庆医学,2007,36(17):1687-1689.

2.张之南,沈悌.血液病诊断和疗效标准(第三版).科学出版社,2007:19-21.

3.余喆,葛林阜.重型再生障碍性贫血Ⅰ型和Ⅱ型患者的移植疗效比较.临床血液学杂志,2009,22(5):273-274.

4.孙新.造血干细胞移植治疗再生障碍性贫血.中国小儿血液与肿瘤杂志,2009,14(3):145-146.

5.Bacigalupo A. Aplastic anemia:pathogenesis and treatment. Hematology Am Soc Hematol Educ Program,2007,2007:23-28.

6.Zheng Y,Liu Y. Immuno-suppressive therpy for acquired severe aplastic anemia(SAA):a prospective comparison of four different regimens. Experimental Hematology,2006,34(7):826-831.

7.Young NS. Pathophysiologic mechanisms in acquired aplastic anemia. Hematology Am Soc Hematol Educ Program,2006:72-77.

8.Gafter-Gvili A,Ram R,Raanani P,et al. Management of aplastic anemia:the role of systematic reviews and meta-analyses. Acta Haematol,2011,125(1-2):47-54.

9.Sangiolo D,Storb R,Deeg HJ,et al. Outcome of allogeneic hematopoietic cell transplantation from HLA-identical siblings for severe aplastic anemia in patients over 40 years of age. Biol Blood Marrow Transplant,2010,16(10):1411-1418.

10.Gyurkocza B,Cao TM,Storb RF,et al. Salvage allogeneic hematopoietic cell transplantation with fludarabine and low-dose total body irradiation after rejection of first allografts. Biol Blood Marrow Transplant,2009,15(10):1314-1322.

11.Wingard JR,Majhail NS,Brazauskas R,et al. Long-term survival and late deaths after allogeneic hematopoietic cell transplantation. J Clin Oncol,2011,29(16):2230-2239.

12.Ohga S,Ichino K,Goto K,et al. Unrelated donor cord blood transplantation for childhood severe aplastic anemia after a modified conditioning. Pediatr Transplantation,2006,10(4):497-500.

13.Resnick IB,Aker M. Allogeneic stem cell transplantation for severe acquired aplastic anaemia using a fludarabine-based preparative regimen. Br J Haematol,2006,133(6):649-654.

14.Srinivasn R,Takahasi Y. Overcoming graft rejection in heavily transfused and allo-immunized patients with bone marrow failure syndromes using fludarabine-based haematopoietic cell transplantation. Br J Haematol,2006,133:305-314.

15.Deeg HJ,O'Donnell M,Tolar J,et al. Optimization of conditioning for marrow transplantation from unrelated donors for patients with aplastic anemia after failure of immunosuppressive therapy. Blood,2006,108(5):1485-1491.

16.龚奕,张曦,陈幸华,等.异基因造血干细胞移植治疗重型再生障碍性贫血临床研究.重庆医学,2010,39(14):1842-1843,1845.

十　HLA 不全相合造血干细胞移植治疗重型 β-地中海贫血

地中海贫血（thalassemia）是一组单基因遗传性慢性溶血性疾病，是由一种或一种以上珠蛋白基因突变或缺失，造成血红蛋白珠蛋白肽链（α 链或 β 链）合成受抑，导致肽链失衡而引起的慢性溶血性疾病。我国广东、广西、福建、湖南、四川、云南、贵州等地均是该病的高发区。以 α 链合成减少的称 α-地中海贫血，以 β 链合成减少的称 β-地中海贫血，根据相应肽链缺失的程度分为轻型、中间型、重型。轻型地中海贫血不影响患者的生长、发育、生活质量，不需治疗；中间型 β-地中海贫血进行对症处理即可，包括避免感染及使用氧化性药物，中度贫血伴脾大者可行切除脾脏治疗；重型 β-地中海贫血往往需要长时间、大量输注红细胞，并结合祛铁治疗，切脾及基因治疗效果有限，造血干细胞移植是目前根治该病的唯一方法。

自 1982 年美国 Thomas 等首例报道用异基因骨髓移植（allo-BMT）成功治愈一例重型 β-地中海贫血患儿以来，目前全世界已有超过 1 500 例重型 β-地中海贫血患者接受各种造血干细胞移植，效果显著。供体造血干细胞的来源包括骨髓、动员后的外周血造血干细胞和脐带血，HLA 全相合同胞供者移植是治疗该病的首选，根据地中海贫血患儿 Pesaro 分度不同，HLA 全相合同胞移植的无病生存率已提高到 80%～87%。但是，仅有 30% 左右的患者能找到 HLA 全相合的同胞供者，特别是在中国，由于人口控制，目前多数家庭仅有一个子女，因此有 HLA 全相合同胞供者的比例较其他国家更低。而重型 β-地中海贫血在中国的发病率却不低，因此选择其他供体进行移植是目前的研究方向之一，应用 HLA 不全相合造血干细胞移植治疗重型 β-地中海贫血目前报道较少。本文将讨论 HLA 不全相合造血干细胞移植在治疗重型 β-地中海贫血中的研究进展。

（一）HLA 不全相合造血干细胞移植不同来源的移植物

1. 脐血

由于脐血免疫细胞低度发育，对 HLA 配型要求相对较低，可耐受 HLA 1～2 个抗原位点不合，故易于找到合适的脐血供体，有 10 000 份标本的脐血库，HLA 4/6 以上相合几率＞90%，且配型时间短，大约需 14 d。脐血与骨髓、动员后的外周血造血干细胞相比，其移植后 aGVHD 发生率及其严重程度较低，且供体无危险，但单份脐血含干细胞的量较低，一般适合体重小于20 kg 的患儿行移植治疗，不适合大体重受体，后者可能需双份脐血才能满足移植治疗的需要。脐血植入率较低，且造血恢复较迟。由于免疫细胞发育和功能不成熟，因此移植后受体感染相关死亡率高。目前除单独采用脐血移植治疗以外，有部分机构还在探索脐血与低剂量单倍体相合供者外周血干细胞或骨髓联合移植治疗的方式，病例少，效果有待进一步观察。

2. 异基因骨髓

骨髓中造血干细胞含量高，但从骨髓中获取造血干细胞需要通过骨髓穿刺技术，且骨髓需求量大，通常需要上百甚至上千毫升骨髓，这对供体的伤害较大，所以现在临床上单独采用骨髓造血干细胞移植有逐渐减少的趋势，通常在单倍体相合的造血干细胞移植中同外周血干细胞一起使用（GIAC 方案：G 代表供者应用 G-CSF，I 代表预处理方案时间的延长及更强的免疫抑制，A 代表应用 ATG，C 代表联合应用骨髓及外周血以采集更多的造血干细胞和免疫调节细胞）。但由于骨髓中含有更多的基质细胞，更有利于植入，因此在地中海贫血移植治疗中骨髓应用较多。

3. 异基因动员后的外周血造血干细胞

经过动员的外周血造血干细胞中含有大量的造血干/祖细胞，其含量是骨髓的 2～5 倍，虽外周血造血干细胞中 T 细胞含量较骨髓中多 10 倍以上，但由于动员后的 T 细胞分化产生的Ⅱ类细胞因子增多，Ⅰ类细胞因子减少，故能双向动员 CD4$^+$、CD8$^+$ T 细胞等多方面因素并不增加移植后移植物抗宿主病（GVHD）的发生率及严重程度，但慢性 GVHD 发生率增高。由于 T 细胞含量高，移植后的移植物抗白血病效应（GVL）较骨髓移植明显，故移植后恶性疾病的复发率较低。输注异基因动员后的外周血造血干细胞的移植植入速度较骨髓移植快，免疫恢复速度与骨髓移植相当，某些有免疫功能的细胞亚群恢复亦很快。因此目前得以广泛应用。异基因外周血造血干细胞有来源于血缘间的，也有来源于非血缘间的。

除了有全相合供者以外，目前根据患者移植前体重情况、供患者 HLA 配型情况、是否为血缘间移植等因素，选择移植干细胞来源不同，通常体重小于 20 kg 的患儿可以选择行脐血移植，通常 HLA 1～2 个抗原位点不合均可采用，大体重儿童可用双份脐血。现临床上也有将脐血作为第三方细胞应用于单倍体相合的异基因造血干细胞移植，其方案为 GIAC-C，但目前在治疗重型 β-地中海贫血方面应用较少。血缘间外周血造血干细胞移植 HLA 1～3 个抗原位点不合、非血缘间移植 HLA 1～2 个抗原位点不合可用，但移植失败的风险、移植相关死亡率、发生 GVHD 等的风险随抗原位点不合数的增加而明显增高，因此应慎重选择。

（二）受体的选择

重型 β-地中海贫血患者移植前病情程度与移植效果密切相关，因此移植前需对病者进行评分，通常用意大利 Pesaro 危险度评分分类标准。三个危险因素：移植前受者的铁螯合剂治疗史、肝大情况、肝纤维化。评分标准分类如下：Ⅰ类 0 分、Ⅱ类 1～2 分、Ⅲ类 3 分。危险因素评分：（1）去铁胺应用史：0 分为规则使用，即第一次输血后 18 个月内开始，每周至少 5 d，皮下输注持续 8～10 h；1 分为不规则使用。（2）肝肿大：0 分为右肋下＜2 cm；1 分为肝肿大≥2cm。（3）肝纤维化：0 分为肝活检无纤维化；1 分为有纤维化。其中肝纤维化及铁负荷是最重要的危险因素。根据以上危险因素可知年龄大小与病程长短、铁负荷、器官损伤程度一致，故本病年龄越小，移植效果也越好，成人无病存活率仅 62%。移植效果顺序为Ⅰ＞Ⅱ＞Ⅲ类，无病存活率分别为 91%、84%、58%。Lawson 等根据 Pesaro 分级法统计了 55 例重型 β-地中海贫血患者移植之后生存率和 8 年脱地中海贫血生存率分别为：Ⅰ级 89% 和 100%，Ⅱ级 91% 和 89%，Ⅲ级 89% 和 73%。脾切除与否并不影响移植效果。受体移植前长期反复输血、慢性溶血等使骨髓造血极度活跃及处于高致敏状态，移植排斥可能性更高。因此移植前需详细了解输血及去铁药物的使用情况，检测血清铁蛋白浓度及肝活检检查是必要的。

（三）移植前受体的处理

移植前需进行输血，将血红蛋白稳定在 150 g/L 左右，同时给予铁螯合剂祛铁治疗（去铁胺每日 40 mg/kg 至移植前 9 d），输血时间有机构推荐移植前 3 个月，有机构尝试过移植前 45 d 开始；移植前 45 d 开始每日口服羟基脲 30 mg/kg 至移植前 12 d。移植前 15 d 至移植前 13 d 加或不加用氟达拉滨（Flu）20 mg/m^2，以上处理是为了使骨髓富细胞性变成贫细胞性，并加强免疫抑制，保证移植物的植入，降低移植失败率和严重 GVHD 的发生率。

（四）HLA 不全相合造血干细胞移植对不同来源移植物的要求

HLA 配型方面，HLA-A、B、C 和 DRB1 是影响非血缘造血干细胞移植结果的最重要位点，Rocha 等报道 HLA-A 位点全相合似乎有更好的结果。不同来源移植物所要求的有核细胞数、CD34$^+$ 细胞数也不同。异基因骨髓要求有核细胞量≥4×10^8/kg；异基因外周血干细胞要求单个核细胞量≥4×10^8/kg，CD34$^+$ 细胞数＞2×10^6/kg；脐血：HLA 相合程度 5/6 优于 4/6；若多份脐血在同一水平 HLA 相合可用，则选 HLA-DRB1 相合且有核细胞量含量更高者，脐血细胞有核细胞量≥4×10^7/kg，CD34$^+$ 细胞数＞1.7×10^5/kg，CFU-GM＞2.4×10^4/kg。目前多数学者认为足够量的 CD34$^+$ 细胞数是保证植入的前提。就是否对异基因骨髓及外周血干细胞进行 CD34$^+$ 细胞分选及去 T 细胞,目前意见不一,有研究表明对移植物分选 CD34$^+$ 细胞会降低植入率。我们曾进行过 1 例重型 β-地中海贫血患者的移植,移植物为 5/6 相合患者父亲进行 CD34$^+$ 细胞分选的骨髓,骨髓 CD34$^+$ 细胞数 42×10^6/kg,预处理方案为:移植前 3 个月高输血＋羟基脲(40 mg/kg,−45～−12 d)＋氟达拉滨(20 mg/m^2,−15～−13 d)＋白消安(0.8 mg/kg,q12 h,−9～−6 d)＋环磷酰胺(50 mg/kg,−5～−2 d)＋ATG(10 mg/kg,−5～−2 d),并采用单倍体移植预防 GVHD 的方式,移植后 2 个月患者自体造血恢复。Elhasid 等在 4 例 HLA 全相合地中海贫血患者移植时对移植物进行了 CD34$^+$ 细胞分选,输入 CD34$^+$ 细胞数 10.7(7.4～50)×10^6/kg,T 细胞 1×10^5/kg,预处理方案为白消安(4 mg/kg×4 d)＋环磷酰胺(50 mg/kg×4 d)＋氟达拉滨(40 mg/m^2×5 d)＋ATG(5 mg/kg×5 d),同时采用环孢霉素 1 mg/kg(−8～1 d),未予 GVHD 预防,结果全部植入且无病存活。

(五)HLA 不全相合造血干细胞移植预处理方案

预处理方案的选择与植入、继发排斥、GVHD 及移植相关毒性的发生密切相关,需根据患者的高敏状态、骨髓增生活跃程度、心脏及肝脏功能情况进行调整。既往经典的预处理方案:Ⅰ和Ⅱ类病者:白消安(BU)14～16 mg/kg,环磷酰胺(CY)200 mg/kg;Ⅲ类病者:白消安 14～16 mg/kg,环磷酰胺 120～160 mg/kg。以上方案各分 4 d 使用,HLA 不全相合或非血缘间造血干细胞移植均加用抗胸腺细胞球蛋白 ATG 10 mg/kg×3～4 d,国外大移植中心多采用经典预处理方案。也有采用白消安＋环磷酰胺＋塞替派＋ATG 的方案,但发现移植相关死亡率太高,现少用。预处理前未使用氟达拉滨的受者,还可采用白消安(14 mg/kg)＋环磷酰胺(160 mg/kg)＋氟达拉滨(20～30 mg/m^2×5 d)＋ATG(10 mg/kg×3～4 d)的方案。重庆新桥医院血液科在以上方案的基础上还尝试了其他的预处理方案,如按恶性血液病半相合异基因造血干细胞移植的方案调整为洛莫司汀(CCNU)0.2 g/m^2×1 d,阿糖胞苷(Ara-C)2 g/m^2 q12h×2 d,白消安 130 mg/m^2×3 d,氟达拉滨 30 mg/m^2×4 d,环磷酰胺 1.8 g/m^2×2 d,ATG 10 mg/kg×4 d,移植 2 例,1 例于移植后 28 d 行植入监测提示移植失败,自体造血恢复,1 例移植物回输后因并发左心衰竭死亡,故目前移植效果缺乏远期疗效评判。

(六)GVHD 的预防

HLA 不全相合造血干细胞移植 GVHD 的发生率较 HLA 全相合造血干细胞移植明显增高,且容易发生严重 GVHD,这是制约 HLA 不全相合造血干细胞移植开展的主要因素之一,因此预防 GVHD 是保证植入以外的移植治疗的另一个关键。据文献报道有单独采用环孢霉素 A(CsA)3 mg/kg,从−1 d 开始使用的;有采用 CsA 6 mg/kg,−5～+30 d,后改口服,麦考酚酸酯(MMF)0.5 g/d＋1～+60 d,还有采用 CsA＋短程 MTX＋甲泼尼龙(MP)的,CsA 3～5 mg/kg,−5 d 开始,并于+1 d 加 MMF 40 mg/kg 口服的。目前公认效果最好的为 CsA＋短程 MTX＋MMF 方案,但在用法用量上,各机构有差异。我们的经验是:−7 d 开始 CsA 静脉滴注 1.5 mg/kg,−1 d 改为 2.5～3 mg/kg,造血重建后改为口服,剂量为静脉剂量加倍,维持血药浓度在 200～400 μg/L;MMF 于−7 d 起口服至+30 d,成人 1 g/d,儿童 0.5 g/d;MTX 于+1 d 15 mg/m^2,+3 d、+6 d、+11 d 各 10 mg/m^2,静注,临床观察预防 GVHD 的效果比较理想。但仍较 HLA 全相合造血干细胞移植排斥反应发生率高。

(七)移植效果

1. 植入证据

供受者性别不同者,可检测性染色体作为植入证据;性别相同血型不同者,可监测血型转换情况;性别、血型均相同者,则常规行微卫星指纹图分析。移植后血红蛋白上升至正常水平或完全脱离红细胞输注、肝脾回缩至正常大小、出现 GVHD 均是植入的证据,缺陷地中海贫血基因分析也可评判植入情况,植入后正常供体移植者缺陷基因消失,杂合子供体则呈该种杂合子基因。

2. 移植效果

据文献报道,移植后,受者外周血中性粒细胞≥0.5×10⁹/L,平均需 19 d,血小板≥50×10⁹/L 需 24 d;但国内的文献报道似乎血小板≥50×10⁹/L 所需的时间更长,为 36～142 d。一般植入后 1 年生存率、无病生存率达稳定值,2～3 年后排斥率较肿瘤受者高。Polchi 等报道 18 例地中海贫血患者接受 HLA 不全相合血缘相关造血干细胞移植,随访 6 个月～10 年,生存率及无病生存率为 58% 及 26%,排斥率为 41%,总死亡率 44%。Gaziev 等报告 HLA 不全相合同胞或父母供者造血干细胞移植 23 例,中位随访时间 7.5 年,植入率 44.8%,排斥率为 55%,存活率为 65%,无病存活率为 21%,aGVHD 发生率Ⅱ～Ⅲ度 47.3%,Ⅲ～Ⅳ度 31.5%。李春富等报道 2 例母亲供体 HLA 5/6 相合骨髓移植,成功 1 例,自体造血恢复 1 例。黄绍良等进行 7 例 HLA 5/6 相合非血缘脐血移植,均自体造血恢复。新桥医院血液科行 2 例 HLA 不全相合干细胞移植也出现了自体造血恢复。部分患者移植后出现供受体造血共存的状态,称混合嵌合体(mixed chimerism,MC),MC 可发生三种转归:(1)稳定 MC(PMC):MC 状态持续 2 年以上,并可以在没有输注红细胞的情况下保持足够的血红蛋白水平(83～147 g/L),这种状态也称"脱地贫状态(ex-thalassemic)";(2)逐渐转为供体细胞完全嵌合;(3)移植排斥,自体造血恢复或自身骨髓衰竭。MC 排斥率高达 20%,与受体内供体造血细胞量成反比。Manra 等按受体内自身残留细胞(residual host cell,RHC)水平将 MC 分为 3 级:Ⅰ级 RHC<10%,Ⅱ级 RHC10%～25%,Ⅲ级 RHC>25%。1 年后 RHC 比例不增加,是稳定 MC 状态,Ⅲ级者多在 1 年内出现移植排斥。Lucarelli 等研究发现,Ⅰ级患者有 13% 出现排斥反应,30% 变成 PMC;Ⅱ级患者 41% 出现排斥反应,15% 变成 PMC;Ⅲ级患者 90% 出现排斥反应,10% 变成 PMC。

(八)植入后的处理

移植成功后,通常患者仍处于移植前的铁负荷高导致的多脏器功能不全的状态,据报道移植后保持血清铁蛋白(SF)在 2 000～2 500 ng/L 以下至少 5 年才有助于减少铁沉着症。目前主张移植后应继续使用去铁胺或放血以促进铁排出:①去铁胺治疗:去铁胺的使用不影响粒系、血小板、红系的恢复时间及 aGVHD 发生率,故移植后均使用去铁胺以加速储存铁的清除;②放血治疗:移植后 2 年以上,如 Hb 水平稳定,且 SF>2 000 ng/L,肝活检为中重度铁沉着者即可放血,方法为每隔 14 d 放血 5～6 mL/kg。香港 Li 等对 30 例地中海贫血移植后患者于移植后 3 个月开始祛铁治疗,发现使用去铁胺和放血疗法降铁蛋白的效果相当。

由于需保证植入成功,移植前使用了强烈的免疫抑制剂,免疫功能重建可能比全相合移植更延迟,因此 HLA 不全相合造血干细胞移植治疗重型 β-地中海贫血患者术后感染的并发症较其他疾病发生率更高,特别是真菌感染,治疗更为棘手,故感染的预防和治疗也至关重要。我们的经验是 HLA 不全相合造血干细胞移植后防治各种感染的口服药物用药时间需较全相合更长,同时定期输注丙种球蛋白以加强被动免疫,并加强对患者及家属的健康宣教。

目前干细胞移植治疗重型 β-地中海贫血的疗效确切,从移植相关风险、死亡率、GVHD 的发生率、感染等方面考虑,HLA 全相合造血干细胞移植仍为首选,在找不到 HLA 全相合供体,且无法接受输血及去铁胺治疗者才考虑进行 HLA 不全相合造血干细胞移植。由于 Pesaro 危险度评分越低移植效果越好,移植相关风险越小,因此早期诊断后及早进行移植也是保证治疗效果的关键。目前对于 HLA 不全相合造血干细胞移植在治疗重型 β-地中海贫血还仍在探索中,这些技术的成功开展势必给该类患者带来新的希望。

(熊竹娟　孔佩艳　张曦　陈幸华)

参考文献

1. Gaziev J, Lucarelli G. Stem cell transplantation for thalassemia. Reprod Biomed Online, 2000, 10(1):111 – 115.

2. Gaziev D, Galimberti M, Lucarelli G, et al. Bone marrow transplantation from alternative donors for thalassemia: HLA-phenotypically identical relative and HLA-nonidentical sibling or parent transplants. Bone Marrow Transplant, 2000, 25(8):815 – 821.

3. Andreani M, Nesci S, Lucarelli G, et al. Long-term survival of ex-thalassemia patients with persistent mixed chimerism after bone marrow transplantation. Bone Marrow Transplant, 2000, 25(4):401 – 404.

4. Lucarelli G, Andreani M, Angelucci E. The cure of thalassemia by bone marrow transplantation. Blood Rev, 2002, 16(2):81 – 85.

5. Lawson SE, Roberts IA, Persis A, et al. Bone marrow transplantation for beta-thalassemia major: the UK experience in two paediatric centers. Br J Haematol, 2003, 120:289 – 295.

6. 韩伟, 陆道培, 黄晓军, 等. HLA 配型不合造血干细胞移植 GIAC 方案 100 例临床分析. 中华血液学杂志, 2004, 25:453 – 457.

7. Bensinger W, Martin P, Barry S, et al. Transplantation of bone marrow as compared with peripheral-blood cells from HLA-identical relatives in patients with hematologic cancers. N Engl J Med, 2001, 344(3):175 – 181.

8. Storek J, Dawson M, Storer B, et al. Immune reconstitution after allogeneic marrow transplantation compared with blood stem cell transplantation. Blood, 2001, 97(11):3380 – 3389.

9. Lapierre V, Oubouzar N, Auperin A, et al. Influence of the hematopoietic stem cell source on early immunohematologic reconstitution after allogeneic transplantation. Blood, 2001, 97(9):2580 – 2586.

10. Flowers ME, Parker PM, Johnston LJ, et al. Comparison of chronic graft-versus-host disease after transplantation of peripheral blood stem cells versus bone marrow in allogeneic recipients: long-term follow-up of a randomized trial. Blood, 2002, 100(2):415 – 419.

11. Yesilipek MA, Hazar V, Kupesiz A, et al. Peripheral blood stem cell transplantation in children with beta-thalassemia. Bone Marrow Transplant, 2001, 28(11):1037 – 1040.

12. Lawson SE, Roberts IA, Amrolia P, et al. Bone marrow transplantation for beta-thalassemia major: the UK experience in two paediatric centres. Br J Haematol, 2003, 120(2):289 – 295.

13. Li CK, Lai DH, Shing MM, et al. early iron reduction programme for thalassemia patients after bone marrow transplantation. Bone Marrow Transplant, 2000, 25(6):653 – 656.

14. Petersdorf EW, Hansen JA, Martin PJ, et al. Major-histocompatibility-complex class I alleles and antigens in hematopoietic-cell transplantation. N Engl J Med, 2001, 345(25):1794 – 1800.

15. Morishima Y, Sasazuki T, Inoko H, et al. The clinical significance of human leukocyte antigen (HLA) allele compatibility in patients receiving a marrow transplant from serologically HLA-A, HLA-B, and HLA-DR matched unrelated donors. Blood, 2002, 99(11):4200 – 4206.

16. Rocha V, Locatelli F. Searching for alternative hematopoietic stem cell donors for pediatric patients. Bone Marrow Transplant, 2008, 41(2):207 – 214.

中英文对照一览表

A

aciclovir	阿昔洛韦
activated cell death	活化性细胞死亡
activation-induced cell death，AICD	激活诱导死亡
activation-induced apoptosis	活化后凋亡
acute leukemia bone marrow stromal cells，ALBMSCs	急性白血病骨髓基质细胞
acute lymphoblastic leukemia，ALL	急性淋巴细胞白血病
acute myeloid leukemia，AML	急性髓系白血病
acute promyelocytic leukemia，APL	急性早幼粒细胞白血病
acute renal failure，ARF	急性肾衰竭
adhesion molecules，AM	黏附分子
advanced-stage	晚期
aggressive lymphoma	侵袭性淋巴瘤
allele	等位基因
allogeneic hematopoietic stem cell transplantation，allo-HSCT	异基因造血干细胞移植
allogeneic peripheral blood stem cell transplantation，allo-PBSCT	异基因外周血造血干细胞移植
allograft	同种移植
all trans retinoic acid，ATRA	全反式维甲酸
American Cancer Society，ACS	美国肿瘤协会
amphotericin B	两性霉素 B
amplication refractory mutation system，ARMS	放大受阻突变体系
anchor factors	锚泊因子
anchor residue	锚定残基
angioimmunoblastic T-cell lymphoma，AITL	血管免疫母细胞性 T 细胞淋巴瘤
antibody dependent cell mediated cytotoxicity，ADCC	抗体依赖性细胞介导的细胞毒作用
antigen binding site	抗原结合位点
antigen-presenting cell，APC	抗原呈递细胞
anti-IL-6 monoclonal antibodies	抗 IL-6 单克隆抗体
antilymphocyte globulin，ALG	抗淋巴细胞球蛋白
antithymocyte globulin，ATG	抗胸腺细胞球蛋白
aplastic anemia，AA	再生障碍性贫血
arm muscular circulation，AMC	上臂肌围
ATP-binding cassette，ABC	ATP 结合盒
autograft	自体移植
autologous peripheral blood stem cell transplantation，APBSCT	自体外周血干细胞移植

B

bone marrow stromal cell，BMSC	骨髓基质细胞
bone mineral density，BMD	骨矿物质密度
bone sialoprotein，BSP	骨涎蛋白
breast cancer，BC	乳腺癌

breast cancer resistance protein,BCRP	乳腺癌耐药蛋白
bronchiolitis obliterans,BO	阻塞性细支气管炎
bronchiolitis obliterans organizing pneumonia,BOOP	阻塞性细支气管炎机化性肺炎
busulfan,BU	白消安

C

calcineurin inhibitor arteriolopathy	神经钙蛋白阻滞剂动脉病
cardiac shortening fraction	心脏端短轴缩短率
caspofungin	卡泊芬净,科赛斯
cefepime dihydochoride	头孢吡肟
cefoselis	头孢噻利
cefperazone-sulbactam	头孢哌酮-舒巴坦
cell adhension mediated drug resistance,CAM-DR	黏附介导的耐药
cell adhesion molecules,CAMs	细胞黏附分子
chemotatic factor	趋化因子类
cholestyramine	考来烯胺,消胆胺
chondroitin sulfate,CS	硫酸软骨素
chronic myelocytic leukemia,CML	慢性髓细胞白血病
chronic myelomonocytic leukemia,CMML	慢性粒-单核细胞性白血病
chronic renal failure,CRF	慢性肾衰竭
ciclosporin A,CsA	环孢霉素 A
complement-dependent cytotoxicity ,CDC	补体依赖的细胞毒试验
complete chimerism	完全嵌合体
complete remission,CR	完全缓解
connexin43,Cx43	细胞间隙连接蛋白 43
conventional chemotherapy therapy,CCT	传统化疗组
colestipol	降胆宁,考来替泊
cord blood transplantation,CBT	脐血移植
crossmatch	交叉配型
cyclophosphamide,CTX	环磷酰胺
cytarabine,Ara-C	阿糖胞苷
cytokine	细胞因子
cytokine-induced killer,CIK	细胞因子诱导的杀伤细胞
cytokines receptor,CKR	细胞因子受体
cytotoxic T lymphocyte precursor,CTL-P	细胞毒性 T 淋巴细胞前体细胞

D

daclizumab,DAC	抗 Tac 单抗,达昔单抗,达利珠单抗
deep vein thrombosis,DVT	深静脉血栓
defibrotide,DF	去纤苷
delta standard deviation score,delta-SDS	标准差评分差值
denaturing high-performance liquid chromatography,DHPLC	变性高效液相色谱
denileukin diftitox	白喉毒素的融合蛋白
DNA sequencing	序列测定
dcnor	供者

donor lymphocyte infusion, DLI	供者淋巴细胞输注
diflucan	氟康唑
diffuse alveolar hemorrhage, DAH	弥漫性肺泡出血
diffuse large B cell lymphoma, DLBCL	弥漫性大 B 细胞型淋巴瘤
dimethyl sulphoxide, DMSO	二甲基亚砜
disease-free survival, DFS	无病生存
disseminated intravascular coagulation, DIC	弥散性血管内凝血
doppler ultrasonography, DUS	多普勒超声
drug-induced lung disease, DILD	药源性肺病

E

emend aprepitant	阿瑞吡坦
endothelial cell growth factor, EGF	内皮细胞生长因子
essential thrombocythemia, ET	原发性血小板增多症
etoposide, VP16	足叶乙甙, 依托泊苷
European Bone Marrow Transplantation Registry, EBMTR	欧洲骨髓移植登记处
event-free survival, EFS	无事件生存
ex-thalassemic	脱地贫状态
extracellular matrix, ECM	细胞外基质成分
extramedullary haematopoiesis	髓外化生

F

Fas-associated death domain protein, FADD	Fas 相关死亡域蛋白
fat-overload syndrome	脂肪过载综合征
flow cytometry, FCM	流式细胞术
fludarabine phosphate, Flu	磷酸氟达拉滨
fluorescence in situ hybridization, FISH	荧光原位杂交技术
fibroblast growth factor, FGF	成纤维细胞生长因子
fibrotic stage, f-CMF	纤维化阶段
fingerprinting	指纹带
follicular lymphoma, FL	滤泡性淋巴瘤
food and drugs administration, FDA	美国药品与食品管理局
foscarnet sodium	磷甲酸钠
fragment of antigen binding, Fab	抗原结合片段
fragment of crystal, Fc	可结晶片段
freedom from treatment failure, FFTF	治疗无失败生存

G

ganciclovir	更昔洛韦
gap junctions	间隙连接
gap junction intercellular communication, GJIC	间隙连接细胞间通讯
generic type	主型
German Hodgkin's Lymphoma Study Group, GHSG	德国霍奇金淋巴瘤研究组
germinal center, GC	生发中心
global cardiovascular risk score	全球心血管危险积分

glycosaminoglycans,GAG   氨基葡聚糖

graft   移植

graft versus host disease,GVHD   移植物抗宿主病

graft versus myeloma,GVM   移植物抗骨髓瘤

graft versus tumor,GVT   移植物抗肿瘤

granisetron hydrochloride   格拉斯琼

granulocyte colony-stimulating factor,G-CSF   粒细胞集落刺激因子

granulocyte-macrophage colony-stimulating factor,GM-CSF   粒-巨噬系集落刺激因子

growth factor,GF   生长因子

H

H-2 antigens   H-2 抗原

haplotype   单元型

heat stable antigen,HAS   热稳定抗原

heavy chain   H 链,重链

helper T lymphocyte precursor ,HTL$_P$ 辅助性 T 淋巴细胞前体

hematopoietic inductive microenvironment,HIE   造血诱导微环境

hematopoietic stem cell,HSC   造血干细胞

hematopoietic stem cell transplantation,HSCT   造血干细胞移植

hematopoietic stem cell transplantation related nephropathy,HSCT-N   造血干细胞移植相关肾病

hemopoietic growth factor,HGF   造血生长因子

hemorrhagic cystitis,HC   出血性膀胱炎

heparanaulfate   硫酸类肝素

heparin Sodium   肝素钠

hepatic venous-occlusive disease,HVOD   肝静脉闭塞病

hepatic venous pressure gradient,HVPG   肝静脉压力梯度

hepatitis b virus,HBV   乙型肝炎病毒

herpes simplex virus,HSV   单纯疱疹病毒

heteroduplex analysis   杂合双链分析

high-dose therapy,HDT   大剂量化疗

Hodgkin lymphoma,HL   霍奇金淋巴瘤

homozygous typing cell,HTC   纯合子分型细胞

host   宿主

host versus graft reaction,HVGR   宿主抗移植物反应

human cytomegalovirus   人类巨细胞病毒

human immunodeficiency virus,HIV   人免疫缺陷病毒

human leukocyte antigen,HLA   人类白细胞抗原

human T-cell leukemia-lymphoma-virus,HTLV   人类 T 细胞白血病/淋巴瘤病毒

human umbilical cord blood-derived stromal cells,hUCBDSC   人脐血来源的基质细胞

hyperinflation   充气过度

I

idarubicin,IDA   去甲氧柔红霉素,善唯达,依达比星

idiopathic myelofibrosis   原发性骨髓纤维化

idiopathic pneumonia syndrome, IPS 特发性肺炎综合征

imipenem and cilastatin Sodium 亚胺培南西司他丁钠, 泰能

immune response, Ir 免疫应答

immunoblastic lymphoma 免疫母细胞淋巴瘤

immunoreceptor tyrosine-base activation motifs, ITAM 免疫受体酪氨酸活化基序

immunoreceptor tyrosine-based inhibitory motifs, ITIM 免疫受体酪氨酸抑制基序

immunosuppressive therapy, IST 免疫抑制疗法

imuran 硫唑嘌呤, 依木兰

infliximab 英利昔单抗

inositol triphosphate, IP3 三磷酸肌醇

insulin-like growth factor, IGF 胰岛素样生长因子

insulin resistance, IR 胰岛素抵抗

integrins 整合素

intercellular adhesion molecule, ICAM 细胞间黏附分子

interferon, IFN 干扰素

interleukins 白细胞介素

International Myeloma Foundation, IMF 国际骨髓瘤基金会

interstitial pneumonia, IP 间质性肺炎

involved node radiotherapy, INRT 累及淋巴结放疗

isograft 同系移植

itraconazole 伊曲康唑

K

Karnofsky performance score, KPS 卡氏行为状态评分

keratin 角蛋白

killer cell immunoglobulin-like receptor 杀伤细胞免疫球蛋白样受体

L

laminar air flow bioclean room, LAFR 空气层流洁净病房

leukemia associated antigen phenotype, LAAP 白血病相关抗原表型

leukemia associated inhibitory activity, LIA 白血病相关抑制活性

leukemia inhibitory factor, LIF 白血病抑制因子

leukemic bone marrow cell extracts, LBME 白血病患者骨髓细胞冻融物

light chain L 链, 轻链

linezolid 利奈唑胺

linkage disequilibrium 连锁不平衡

lipopolysaccharide, LPS 脂多糖

lobaplatin 洛铂

localized-stage 局限期

lomustine, CCNU 环己亚硝脲, 洛莫司汀

long-term bone marrow cultures, LTBMC 长期培养体系

low-densitygranuloctye, LDG 低密度粒细胞

low molecular weight heparin, LMWH 低分子量肝素

low molecular-weight Heparins Calcium 低分子肝素钙

low molecular-weight polypeptide, LMP 低分子量多肽

L-selectin   L 选择素
lung resistance protein/major vault protein,LRP/MVP   肺耐药蛋白/主要穹窿蛋白
lymphocyte function associated antigen-Ⅰ,LFA-Ⅰ   淋巴细胞功能相关抗原-Ⅰ
lympholine-activated killer cell,LAK cell   淋巴因子激活的杀伤细胞
lymphoma   淋巴瘤

M

macrophage like stromal cells   巨噬细胞型基质细胞
macrophage migration inhibition factor,MIF   巨噬细胞移动抑制因子
magnesium isoglycyrrhizinate   异甘草酸镁
major histocompatibility antigens,MHAs   主要组织相容性抗原
major histocompatibility complex,MHC   主要组织相容性基因复合体
melphalan,Mel   美法仑
meropenen   美罗培南
mesenchymal stem cells,MSCs   间充质干细胞
mesna   美司那
methotrexate,MTX   甲氨蝶呤
methylprednisolone   甲基泼尼松龙
metoclopramide   甲氧氯普安
minimal residual disease,MRD   微小残留病
minor response   轻微缓解
miror histocompatibility antigens,mHAgs   次要组织相容性抗原
mismatched   错配
missing self   丢失自我
mitogen-activated protein kinases,MAPK   促分裂原活化蛋白激酶
mitoxantrone,Mit   米托蒽醌
mixed chimerism   混合嵌合体
mixed lymphocyte culture,MLC   混合淋巴细胞培养
multidrug resistance,MDR   多药耐药
multidrug resistance associated protein,MRP   多药耐药相关蛋白
multiple myeloma,MM   多发性骨髓瘤
multiple organ dysfunction syndrome,MODS   多器官功能障碍综合征
multipotential stem cell   多能干细胞
muromonab-CD3,OKT3   抗 CD3 单抗
mycophenolate mofetil,MMF   霉酚酸酯
myeloablastive conditioning,MC   清髓性预处理
myelodysplastic syndrome,MDS   骨髓增生异常综合征
myeloiod-erythroid precursors   粒-红系祖细胞
myeloperoxidase,POX   髓过氧化酶
myeloproliferative disorder,MPD   骨髓增殖性疾病

N

National Cancer Institute,NCI   美国癌症研究院
National Comprehensive Cancer Network ,NCCN   美国综合癌症网
natural killer cell,NK cell   自然杀伤细胞

nature killer T cells	自然杀伤 T 细胞
near complete response,nCR	接近完全缓解
negative regulators	负调节因子
nephrotic syndrome,NS	肾病综合征
neural cell adhesion molecules,N-CAM	神经细胞黏附分子
NK cell receptors	NK 细胞受体
NK cell subpopulations	NK 细胞亚群
non-Hodgkin lymphoma,NHL	非霍奇金淋巴瘤
nonmyeloablastive conditioning,NC	非清髓性预处理

O

ondansetron Hydrochloride	昂丹司琼
oral mucositis,OM	口腔黏膜炎
over-myeloablastive conditioning,OMC	超强预处理
overall survival,OS	总生存

P

P-glycoprotein,P-gp	P-糖蛋白
panel reactive antibody,PRA	群体反应性抗体
parenteral nutrition,PN	胃肠外营养
partially matched	部分匹配
partial response,PR	部分缓解
peripheral blood stem cell transplantation,PBSCT	外周血干细胞移植
peripherallyinserted central catheters,PICC	外周静脉中心静脉插管
phenytoinsodium	苯妥英钠
plasminogen activatior inhibitor-1,PAI-1	纤溶酶原活化物抑制剂-1
platelet-derived growth factor,PDGF	血小板衍生生长因子
polycythemia vera,PV	真性红细胞增多症
polyene phosphatidylcholine	多烯磷脂酰胆碱
polymerase chain reaction,PCR	多聚酶联反应
polymorphism	多态性
post-transplantation lymphocytic proliferation disease,PTLD	移植后淋巴增殖性疾病
prefibrotic stage,p-CMF	前纤维化阶段
programmed cell death,PCD	程序性细胞死亡
progression-free survival,PFS	无进展生存期
progressive disease,PD	疾病进展
proliferating T lymphocyte precursor,PTL$_P$	增殖性 T 淋巴细胞前体
prostaglandine1,PGE1	前列腺素 E1
protein energy malnutrition,PEM	蛋白性营养不良
protein tyrosine kinase,PTK	蛋白酪氨酸激酶
proteoglycan,PG	蛋白聚糖

R

| randomized controlled trials,RCTs | 随机控制试验 |
| rapamycin | 雷帕霉素,西罗莫司 |

real-time quantitative PCR, RQ-PCR	实时定量 PCR
receptor	受者
recombinant human tissue plasminogen activation, rh-tPA	重组人类组织型纤维蛋白酶原激活物
refractory anemia with excess of blast, RAEB	原始细胞增多型难治性贫血
rejection	排斥
reduced glutathione hormone, GSH	还原型谷胱甘肽, 阿拓莫兰
reduced intensity conditioning, RIC	降低程度的预处理
renal cell carcinoma	肾细胞癌
restriction fragment length polymorphism, RFLP	限制性片段长度多态性
rituximab	利妥昔单抗, CD20 单抗, 美罗华

S

secondary cancer	继发肿瘤
sequence specific oligonucleotide probes, SSOP	序列特异性寡核苷酸探针
sequence specific primes, SSP	序列特异性引物
severe aplastic anemia, SAA	重型再生障碍性贫血
shell-vialculture	病毒壳培养
short tandem repeat, STR	短串联重复
signal transduction inhibitor-571	STI-571, 格列卫
simulect	巴利昔单抗, 舒莱
single strand conformation porlymophism, SSCP	单链构象多态性
skin/mucosa-associated lymphoid tissue, M/SLA	皮肤或黏膜相关的淋巴组织
skin reactive factor, SRF	皮肤反应因子
sideroblastic anemia, RSA	铁粒幼细胞性贫血
sodium phenobarbital	苯巴比妥
solid organ transplantation, SOT	实体器官移植
stable disease, SB	疾病稳定
steady-state bone marrow transplantation, SS-BMT	稳定状态的骨髓移植
stem cell factor, SCF	干细胞因子
stroma cell derivatize factor-1, SDF-1	基质细胞衍生因子-1
stroma initiating cells, SIC	基质起始细胞
sum of products of greatest diameters, SPD	最大垂直径乘积之和
surface membrane immunoglobulin, SmIg	表面膜免疫球蛋白
syngeneic peripheral blood stem cell transplantation, Syn-PBSCT	同基因外周血干细胞移植

T

tacrolimus, FK506	普乐可复, 他克莫司
T cell receptor, TCR	T 细胞受体
thalassemia	珠蛋白生成障碍性贫血, 地中海贫血
thalidomide	沙利度胺, 反应停
the National Institutes of Health, NIH	美国国立卫生研究院
thrombopenia, TP	血小板减少症
thrombopoietin, TPO	促血小板生成素
thymine deoxyriboside, TdR	胸腺嘧啶核苷
total body irradiation, TBI	全身放疗

total nutrient admixture, TNA	全合一营养液
total parenteral nutrition, TPN	完全胃肠外营养
transfection	转染
transformed RAEB, RAEB-t	转化型原始细胞过多性难治性贫血
transforming growth factor β, TGFβ	β 型转化生长因子
transfusion-related acute lung injury, TRALI	输血相关性急性肺损伤
transplantation antigens	移植抗原
transplantation immune tolerance	移植免疫耐受
transplant-related mortality, TRM	移植相关死亡率
transporter associated with antigen processing, TAP	抗原加工相关转运体
triceps skin fold, TSF	三头肌皮褶厚度
trimethoprim-sulfamethoxazole, TMP-SMZ	甲氧苄啶—磺胺甲噁唑, 复方新诺明
tropisetron	托烷司琼
tumor necrosis factor, TNF	肿瘤坏死因子
tumor necrosis factor-related apoptosis-inducing ligand, TRAIL	肿瘤坏死因子相关的凋亡诱导配体

U

ubiquitin-proteasome pathway, UPP	泛素-蛋白酶体途径
umbilical cord blood, UCB	脐带血
ursodeoxycholicacid, UDCA	乌索脱氧胆酸

V

vancomycin Hydrochloride	万古霉素
variable number tandem repeats, VNTR	变数目串联重复序列
vascular cell adhesion molecule, VCAM	血管细胞黏附分子
very severe aplastic anemia, VSAA	极重型再障
very late antigen-4, VLA-4	极迟抗原-4
voriconazole	伏立康唑

W

well-matched	完全匹配

X

xenograft	异种移植

图书在版编目(CIP)数据

HLA 不全相合造血干细胞移植/陈幸华,张曦,孔
佩艳主编.—重庆:西南师范大学出版社,2011.12
　ISBN 978-7-5621-5628-4

　Ⅰ.①H… Ⅱ.①陈… ②张… ③孔… Ⅲ.①造血干
细胞－干细胞移植 Ⅳ.①R550.5

中国版本图书馆 CIP 数据核字(2011)第 252883 号

HLA 不全相合造血干细胞移植

主　编　陈幸华　张　曦　孔佩艳

责任编辑:杨光明　杜珍辉　尹清强
责任校对:王莉娟　杨炜蓉
封面设计:王　煤
版式设计:梅木子
出版发行:西南师范大学出版社
　　　　　(重庆·北碚　邮编400715)
网　　　址:www.xscbs.com
印　　刷:重庆市蜀之星包装彩印有限责任公司
开　　本:889mm×1194mm 1/16
印　　张:28
字　　数:800 千字
版　　次:2013 年 1 月　第 1 版
印　　次:2013 年 1 月　第 1 次印刷
书　　号:ISBN 978-7-5621-5628-4

定　　价:198.00 元

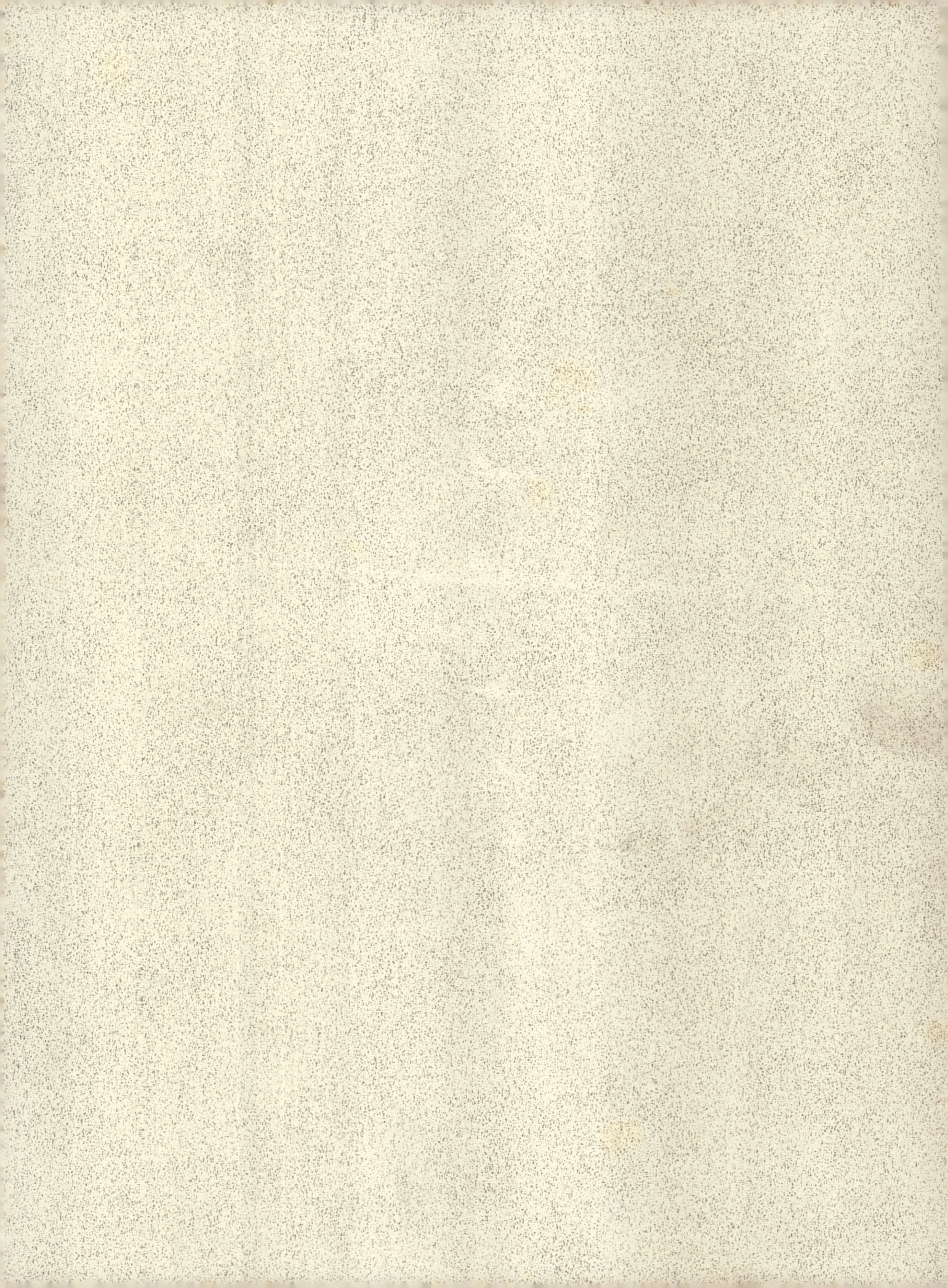